中国医药学术原创精品图书出版工程

U0292050

中国口腔数字化
——从临床技术到病例精选

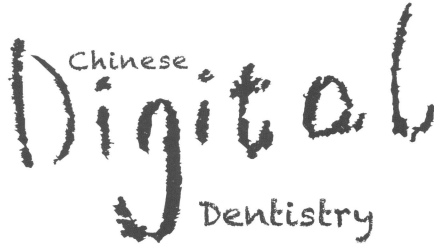

Chinese Digital Dentistry

—— From Clinical Technology to
Case Omnibus

主 编
刘 峰 满 毅 陈亚明

主 审
郭传瑸 宿玉成 陈 江

副主编（按姓氏音序排序）
郭 航 北京瑞泰口腔医院
刘伟才 同济大学附属口腔医院
马楚凡 中国人民解放军空军特色医学中心
王晓燕 北京大学口腔医院
胥 春 上海交通大学医学院附属第九人民医院
姚江武 厦门麦芽口腔医院
张振生 北京德倍尔口腔诊所
郑 明 福建医科大学附属口腔医院

人民卫生出版社
·北京·

孙静华	首都医科大学附属北京口腔医院	杨雪超	广州医科大学附属口腔医院
田杰华	北京大学口腔医院	姚江武	厦门麦芽口腔医院
王　芳	上海马泷澄心口腔门诊部	叶红强	北京大学口腔医院
王　华	南京医科大学附属口腔医院	于夏焱	武汉萌芽齿科
王　菁	空军军医大学第三附属医院	余　涛	北京大学口腔医院
王　磊	四川大学华西口腔医院	俞懿强	同济大学附属口腔医院
王　庆	复旦大学附属中山医院	袁玲君	上海交通大学医学院附属第九人民医院
王　新	首都医科大学附属北京口腔医院	张　健	南开大学口腔医院
王　震	上海交通大学医学院附属第九人民医院	张　凌	空军军医大学第三附属医院
王妙贞	北京大学口腔医院	张　路	北京大学口腔医院
王维戚	空军军医大学第三附属医院	张　敏	四川大学华西口腔医院
王晓燕	北京大学口腔医院	张　怡	厦门医学院附属口腔医院
王亚珂	武汉大学口腔医院	张吉昊	北京大学口腔医院
王宇华	上海交通大学医学院附属第九人民医院	张思慧	福建医科大学附属口腔医院
魏建华	空军军医大学第三附属医院	张卫兵	苏州大学附属独墅湖医院
吴夏怡	中山大学附属口腔医院	张振生	北京德倍尔口腔诊所
伍颖颖	四川大学华西口腔医院	赵瑞峰	空军军医大学第三附属医院
谢　瑞	空军军医大学第三附属医院	赵香琪	四川大学华西口腔医院
胥　春	上海交通大学医学院附属第九人民医院	郑　明	福建医科大学附属口腔医院
徐明明	北京大学口腔医院	周　毅	武汉大学口腔医院
杨静文	北京大学口腔医院	周永胜	北京大学口腔医院
杨新杰	空军军医大学第三附属医院	朱　静	上海市口腔医院
杨醒眉	四川大学华西口腔医院	朱建宇	厦门医学院附属口腔医院

主编简介

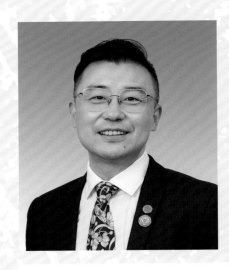

刘　峰　主任医师

北京大学口腔医院门诊部副主任、门诊部培训中心主任、综合科主任

北京大学口腔医学院毕业后教学管理委员会委员

北京大学口腔医学院继续教育管理委员会委员

北京大学口腔医学院口腔全科质控小组委员

国内学术兼职

全国卫生产业企业管理协会·数字化口腔产业分会（CSDDI）会长

国际种植牙医师协会（ICOI）·中国专家委员会副会长

中华口腔医学会·口腔美学专业委员会（CSED）常务委员

中华口腔医学会·口腔种植专业委员会委员

白求恩精神研究会口腔医学分会常务理事

中国整形美容协会·口腔整形美容分会常务委员

《中华口腔医学杂志》《华西口腔医学杂志》《口腔颌面修复杂志》《老年口腔医学杂志》《中国实用口腔科杂志》等国内学术期刊审稿人

国际学术兼职

国际数字化牙科学会（DDS）中国区主席

国际计算机牙科学会（ISCD）认证培训师

欧洲美容牙科学会（ESCD）认证会员、执行委员会委员兼中国区主席

International Journal of Prosthodontics 编委

International Journal of Computerized Dentistry、*International Journal of Esthetic Dentistry* 等国际学术期刊审稿人

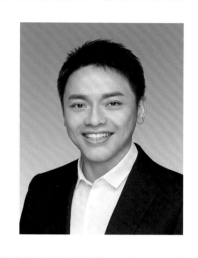

满 毅 教授

四川大学华西口腔医院种植科主任、种植教研室主任,博士研究生导师
全国卫生产业企业管理协会·数字化口腔产业分会(CSDDI)副会长
中华口腔医学会·口腔种植专业委员会常务委员
四川省口腔医学会口腔种植专业委员会主任委员
国际骨再生基金(Osteology Foundation)中国区执行委员会(NOG China)
会长
国际口腔种植牙医师协会(ICOI)中国专家委员会会长

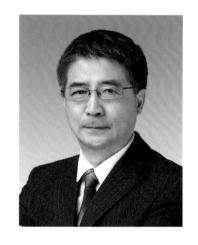

陈亚明 教授

南京医科大学附属口腔医院主任医师,博士生导师
全国卫生产业企业管理协会·数字化口腔产业分会(CSDDI)专家委
员会主任委员
中华口腔医学会·口腔急诊专业委员会副主任委员
中华口腔医学会·口腔美学专业委员会常务委员
全国口腔材料和器械设备标准化技术委员会(SAC/TC99)委员
国家食品药品监管总局医疗器械专业分类技术委员会口腔器械专业
组委员
中国牙防基金会第六届理事会健康口腔推广和培训中心主任
国际口腔激光应用学会中国专家委员会(中国分会)常务委员
全国统编研究生教材《口腔生物材料学》《全口义齿修复学》编委;专
著《口腔临床核心技能视频图谱教程》编委。《口腔医学杂志》《口腔
生物医学杂志》《口腔材料和器械杂志》编委。

副主编简介

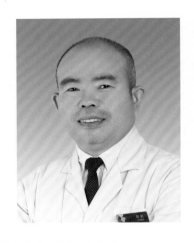

郭　航

北京瑞泰口腔医院院长,博士、主任医师
全国卫生产业企业管理协会·数字化口腔产业分会(CSDDI)专家委
员会副主任委员
中华口腔医学会·口腔美学专业委员会委员
华人美学牙科学会常务理事
国际牙医师学院院士

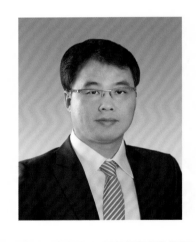

刘伟才

同济大学附属口腔医院数字化口腔中心、美容牙科、技工中心主任,
主任医师
全国卫生产业企业管理协会·数字化口腔产业分会(CSDDI)专家委
员会副主任委员
中华口腔医学会·口腔修复学专业委员会常务委员
中华口腔医学会·口腔美学专业委员会委员
上海口腔医学会理事、上海口腔修复专业委员会副主委

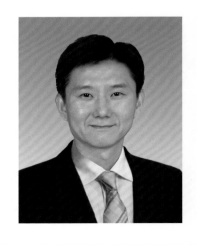

马楚凡

中国人民解放军空军特色医学中心口腔科主任,教授、主任医师
全国卫生产业企业管理协会·数字化口腔产业分会(CSDDI)专家委
员会副主任委员
中华口腔医学会·口腔美学专业委员会副主任委员
中华口腔医学会·口腔修复学专业委员会常务委员
陕西省口腔医学会口腔修复学专业委员会、口腔种植学专业委员会
常务委员

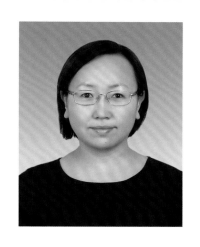

王晓燕

北京大学口腔医院牙体牙髓科教授、主任医师

全国卫生产业企业管理协会·数字化口腔产业分会（CSDDI）专家委员会副主任委员

中华口腔医学会·牙体牙髓病学专业委员会常务委员

北京口腔医学会牙体牙髓病学专业委员会常务委员

北京口腔医学会口腔激光专业委员会副主任委员

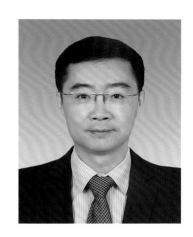

胥 春

上海交通大学医学院附属第九人民医院口腔修复科副主任（主持工作）、口腔修复学教研室副主任，主任医师

全国卫生产业企业管理协会·数字化口腔产业分会（CSDDI）专家委员会副主任委员

中华口腔医学会·口腔修复学专业委员会常务委员

上海市口腔医学会口腔材料专业委员会副主任委员

上海市口腔医学会口腔修复学专业委员会常务委员兼学术秘书

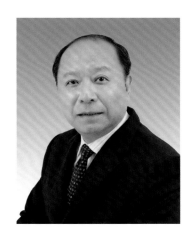

姚江武

厦门麦芽口腔医院院长，主任医师、教授

全国卫生产业企业管理协会·数字化口腔产业分会（CSDDI）副会长

麦芽口腔集团副总裁、专家委员会主席

中华口腔医学会理事

国务院政府特殊津贴获得者、福建省高校名师

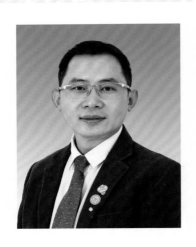

张振生

北京德倍尔口腔诊所创始人、院长

全国卫生产业企业管理协会·数字化口腔产业分会（CSDDI）创会会长

数字化牙科学会（DDS）中国区委员

国际计算机牙科协会（ISCD）CEREC 培训讲师

西诺德（SIRONA）牙科学院顾问

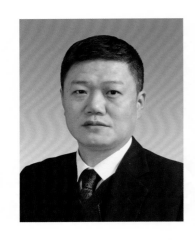

郑　明

福建医科大学附属口腔医院口腔修复科副主任，副教授、主任医师

全国卫生产业企业管理协会·数字化口腔产业分会（CSDDI）专家委员会副主任委员

中华口腔医学会·口腔修复学专业委员会常务委员

福建省口腔医学会常务理事

福建省口腔修复和材料工艺专业委员会副主任委员

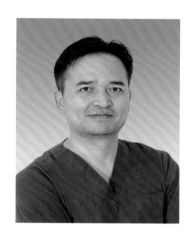

白石柱

空军军医大学第三附属医院数字化口腔医学中心主任,副主任医师
全国卫生产业企业管理协会·数字化口腔产业分会(CSDDI)专家委员会常务委员
中华口腔医学会·口腔颌面修复专业委员会副主任委员
中华口腔医学会·口腔医学计算机专业委员会常务委员
西安交通大学先进制造技术研究所博士后

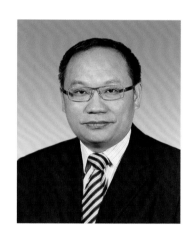

邓旭亮

北京大学口腔医院科研副院长,教授、主任医师
国家药品监督管理局口腔材料重点实验室主任
长江学者特聘教授、国家杰出青年科学基金获得者
入选中组部万人计划、科技部中青年科技创新领军人才、教育部新世纪优秀人才
中国生物医用材料产业技术创新战略联盟副理事长

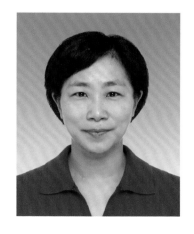

邸　萍

北京大学口腔医院种植科主任,教授、主任医师
中华口腔医学会·口腔种植专业委员会常务委员
北京医学会口腔种植专业委员会副主任委员
《临床牙科种植及相关研究》(CID)中文版副主编
《国际口腔颌面种植学杂志》(JOMI)中文版副主编

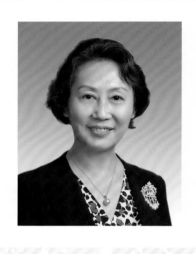

房　兵

上海交通大学医学院附属第九人民医院口腔正畸科主任，教授、主任医师

全国卫生产业企业管理协会·数字化口腔产业分会（CSDDI）顾问

中华口腔医学会·口腔正畸专业委员会候任主任委员

中华口腔医学会·口腔美学专业委员会副主任委员

英国爱丁堡皇家外科学院院士及口腔正畸专科院士国际考官

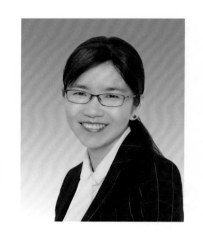

黄　翠

武汉大学口腔医院口腔修复科主任，教授、主任医师

中华口腔医学会·口腔修复专业委员会副主任委员

中华口腔医学会·口腔美学专业委员会候任主任委员

日本东北大学客座教授（2020—2022）

香港大学牙学院荣誉教授（2020—2022）

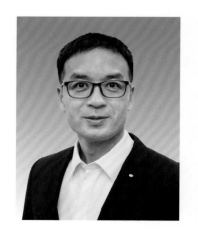

刘海军

北京瑞佳义齿创始人

全国卫生产业企业管理协会·数字化口腔产业分会（CSDDI）秘书长

京品医学科技（北京）有限公司总经理

礼合投资管理合伙人

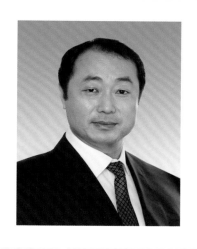

柳忠豪

滨州医学院附属烟台口腔医院院长,教授、主任医师
全国卫生产业企业管理协会·数字化口腔产业分会(CSDDI)专家委员会副主任委员
中华口腔医学会·口腔种植专业委员会常务委员
中华口腔医学会·计算机专业委员会常务委员
山东省口腔医学会口腔医学美学专业委员会主任委员、口腔种植专业委员会候任主任委员
国际口腔种植学会(ITI)中国分会(study club)主管

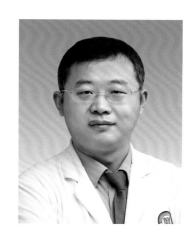

魏建华

空军军医大学第三附属医院颌面肿瘤科主任,教授、主任医师
全国卫生产业企业管理协会·数字化口腔产业分会(CSDDI)专家委员会常务委员
中华口腔医学会·口腔颌面 - 头颈肿瘤专业委员会副主任委员
中华口腔医学会·口腔颌面修复专业委员会常务委员
中国抗癌协会头颈肿瘤专业委员会常务委员

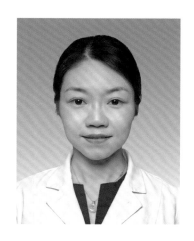

杨醒眉

四川大学华西口腔医院种植科副主任医师
全国卫生产业企业管理协会·数字化口腔产业分会(CSDDI)专家委员会常务委员
四川省种植专业委员会常务委员
四川省口腔医学会颌面修复专业委员会委员
四川省计算机及数字口腔医学专业委员会委员

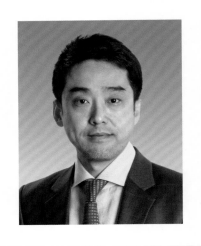

张　健

天津市口腔医院(南开大学口腔医院)副院长,教授、主任医师
全国卫生产业企业管理协会·数字化口腔产业分会(CSDDI)副主任委员
中华口腔医学会·口腔种植专业委员会常务委员
天津市口腔医学会口腔种植专业委员会主任委员
国际口腔种植学会专家组委员,国际牙医师学院(ICD)院士

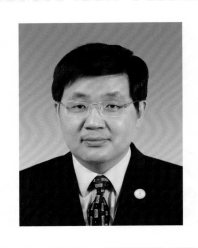

张卫兵

苏州大学附属独墅湖医院口腔医学中心教授、主任医师
中华口腔医学会·口腔正畸专业委员会常务委员
江苏省口腔医学会口腔正畸专业委员会主任委员
国家卫生健康委医院管理研究所"儿童早期矫治规范化诊疗项目"专家委员会委员
国际牙医师学院(ICD)Fellow
《中华口腔正畸学杂志》编委

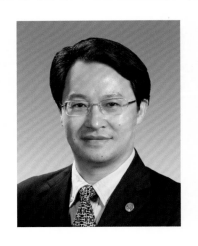

周永胜

北京大学口腔医院党委书记、口腔修复科主任,教授、主任医师
长江学者特聘教授,国家百千万人才
国务院学位委员会口腔医学学科评议组召集人
中华口腔医学会党委委员 / 常务理事
中华口腔医学会·口腔颌面修复专业委员会前任主任委员

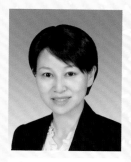 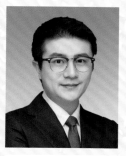 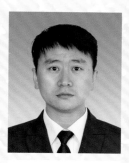 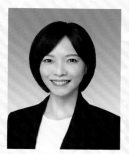 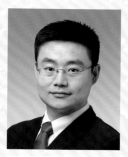
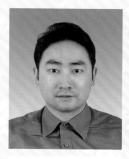 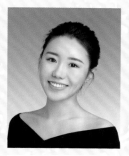 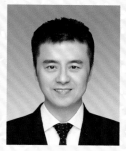 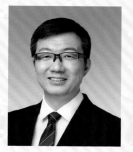 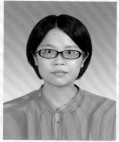
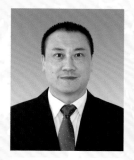 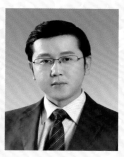 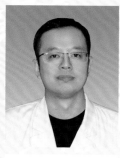 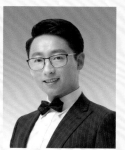 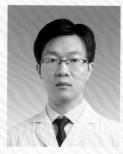
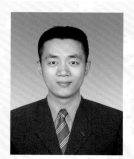 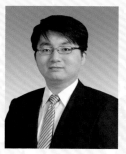 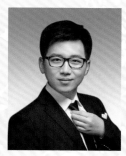 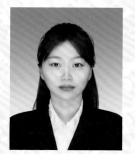 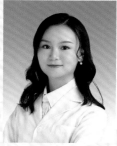

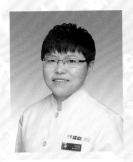 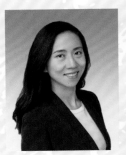 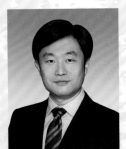 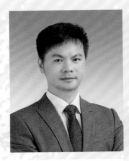 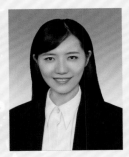

刘邵晨　北京瑞泰口腔医院　　刘诗铭　北京大学口腔医院　　柳大为　北京大学口腔医院　　吕昊昕　苏州园区牙博士口腔门诊部　　吕珑薇　北京大学口腔医院

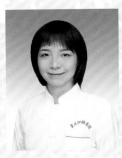 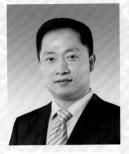 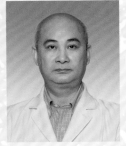 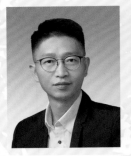 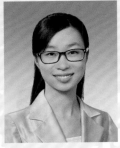

马赛　空军军医大学第三附属医院　　马威　空军军医大学第三附属医院　　莫安春　四川大学华西口腔医院　　彭勃　深圳瑞尔齿科　　钱锟　北京大学口腔医院

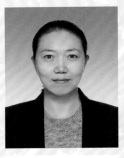 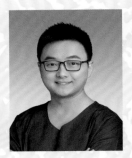 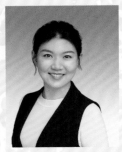 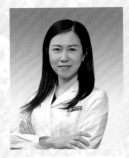 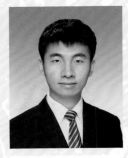

任光辉　滨州医学院附属烟台口腔医院　　撒悦　武汉大学口腔医院　　师晓蕊　北京大学口腔医院　　孙静华　首都医科大学附属北京口腔医院　　田杰华　北京大学口腔医院

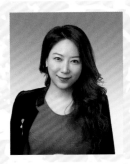 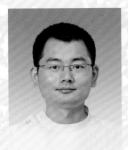 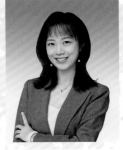 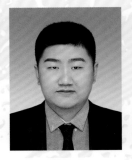 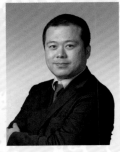

王芳　上海马泷澄心口腔门诊部　　王华　南京医科大学附属口腔医院　　王菁　空军军医大学第三附属医院　　王磊　四川大学华西口腔医院　　王庆　复旦大学附属中山医院

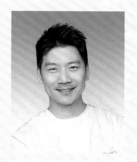
王　新　首都医科大学附属北京口腔医院

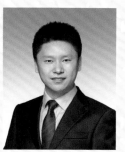
王　震　上海交通大学医学院附属第九人民医院

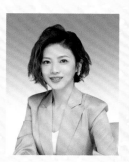
王妙贞　北京大学口腔医院

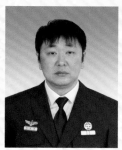
王维戚　空军军医大学第三附属医院

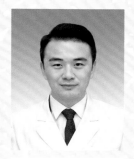
王亚珂　武汉大学口腔医院

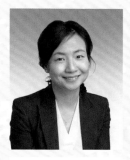
王宇华　上海交通大学医学院附属第九人民医院

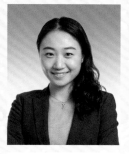
吴夏怡　中山大学附属口腔医院

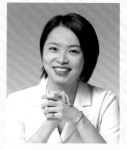
伍颖颖　四川大学华西口腔医院

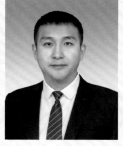
谢　瑞　空军军医大学第三附属医院

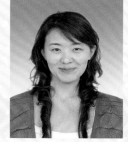
徐明明　北京大学口腔医院

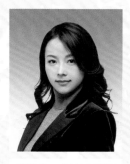
杨静文　北京大学口腔医院

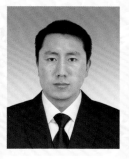
杨新杰　空军军医大学第三附属医院

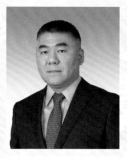
杨雪超　广州医科大学附属口腔医院

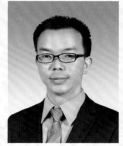
叶红强　北京大学口腔医院

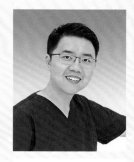
于夏焱　武汉萌芽齿科

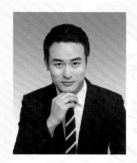
余　涛　北京大学口腔医院

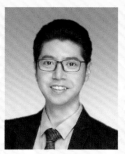
俞懿强　同济大学附属口腔医院

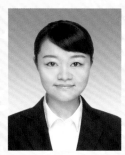
袁玲君　上海交通大学医学院附属第九人民医院

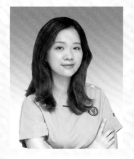
张　凌　空军军医大学第三附属医院

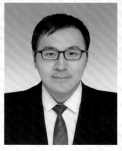
张　路　北京大学口腔医院

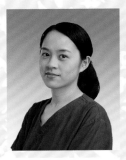

张 敏 四川大学华西口腔医院

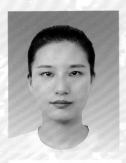

张 怡 厦门医学院附属口腔医院

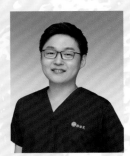

张吉昊 北京大学口腔医院

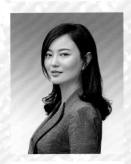

张思慧 福建医科大学附属口腔医院

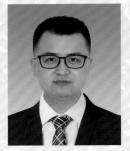

赵瑞峰 空军军医大学第三附属医院

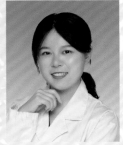

赵香琪 四川大学华西口腔医院

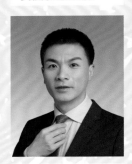

周 毅 武汉大学口腔医院

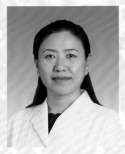

朱 静 上海市口腔医院

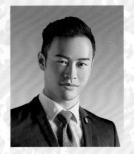

朱建宇 厦门医学院附属口腔医院

2021 年 8 月中旬,有一天刘峰主任医师来到我的办公室,邀请我为他主编的《中国口腔数字化——从临床技术到病例精选》一书写序。虽然刘峰是正高级专家了,但我注意到,他在说话的时候的表情、语音和语气,仍然还显出讨人喜欢的、少有的羞涩和腼腆。顿时,在我的脑海潜意识里,有关他的影像迅速聚集一起,涌现在我的眼前:刘峰是北大口腔后起之秀,不到 40 岁已晋升至正高级,在口腔临床摄影技术、口腔美学修复和口腔数字化、牙列缺失、牙列缺损以及殆重建等口腔修复学,口腔种植学,口腔美学等亚分支学科已有建树;

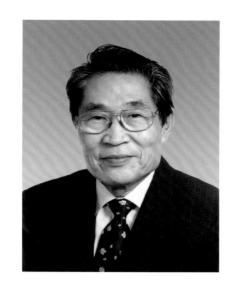

他主编的有关书籍深受读者喜爱,多次再版重印;人民卫生出版社一位口腔专业编审曾向我提到刘峰主编出版的多部学术专著都是我国口腔医学领域里发行量很大的书籍,均已成为畅销书,产生了很好的社会效益和经济效益。近 20 年来,他在国内外学术会议上的主旨演讲、大会发言以及在国内继续教育的讲课累计 800 余次,累计听众已超过 10 万人次,这两个数字已达到惊人的程度,也许可以称为口腔医学界中的佼佼者。

像北京大学口腔医学院这样处在我国第一方阵的高等院校,正是需要这样有创新能力的人才,尤其是能独立闯出一片天地并登上高峰的人才。我思索着为这样一位后生写序,一方面可以学到很多新鲜知识和前沿理念,另一方面作为已在口腔界站岗 70 年的老兵的我,也应该对这样年轻的一代给予鼓励。因此,当刘峰邀请我为他写序的话音一落,我停顿了片刻,便欣然地说:"好呀!"接着他露出喜悦的微笑,立刻递上厚厚的一本初稿书样。我躬身前去接书,厚厚的一本大书,厚度足有 8~9cm,单手接书时因为太重,书籍差点跌落。我问刘峰,你给我多少时间,他说最好是 8 月底(我计算着不到两周时间)。我想,这么厚的书通读一遍至少也要一周,我说"我尽力争取,最好给我三周时间……"。

通读一遍后虽然很累,但我的心情非常轻松,是喜悦、是欣慰。《中国口腔数字化——从临床技术到病例精选》包括两大部分。第一部分是全国相关专家对口腔医学数字化的专论;第二部分是经专家组成的评委精选出来数字化在口腔临床医学中的应用病例,共 63 例。本书籍有以下特点。

专论部分:

1. 专论涉及的内容几乎全覆盖了口腔临床医学各个分支学科。从发展历史、发展过程以及当代前沿已问世的高新科技和未来发展的趋势,叙述得很翔实。

2. 专论的作者,有全国口腔界第一方阵著名院校的知名度很高的专家,也有地方高等院校的专家,可喜的是还有民营口腔医院和诊所的专家,更可喜的是年轻一代较多。

精选的 63 例病案报告部分:

1. 报告的病例几乎涉及口腔医学各个分支学科:①牙体牙髓学科;②美学修复学科;③殆重建;④口腔种植学科;⑤牙周病学科;⑥口腔正畸学科;⑦正颌外科;⑧口腔颌面外科;⑨牙槽外科;⑩口腔生理学科;⑪口腔材料学科;⑫口腔赝复学科;⑬机器人种植与修复技术;⑭复杂病例,多学科联合诊治等。被精选录用的病案作者,可喜的是包括不少是民营口腔医生被选上的病案,也是清一色年轻的一代。

2. 所有诊治病例叙述不漏细节,治疗步骤详细,图文并茂,不少图像十分精美,代表了我国在数字化口腔医学方面已达到一流水平,并进入世界先进的一流行列。

基于以上所述,参与编写的几十位专家,他(她)们是我国数字化口腔医学的探索开创者,他(她)们仅用了十几年时间追赶上国际先进的一流水平并开始与之同步发展。有了这样的基础,再努力奋斗去超越,这正是我国新时代年轻一代医学科技专家的使命!

从牙匠到口腔医生,逐渐形成一个行业,一个专业发展为一个成熟的学科,已有千年历史。我国从 1950 年起,将牙医学更名为口腔医学至今已有 70 年历史。当下,我国口腔医学已经是临床大医学中相对独立、又非常有特色的一个专业学科,成为医学的重要组成部分,并且早被医学界、科学界和社会各界所接受。

然而,几百年来一代又一代传下来的牙/口腔医学只不过就是拔牙、补牙、镶牙而已的技艺和手工活,似乎不是医学的分支,这样的文化习俗形成的传统观念,也仍然顽固而又深刻地印留在部分民间的认知领域。当然从科学和医学发展史的视角来看,确实医学科学的发展总是落后于物理、化学和数学等自然科学,而牙/口腔医学的发展也总是落后于大的医学科学的发展。时间的剪刀差可以是几十年,甚至上百年。同样,高新科技总是首先应用于军事和国防领域,其次才扩散到工业产业和医学领域,最后才可能在牙/口腔医学得到应用。时间的剪刀差又是短则十几年,长则也有几十年。

例如大家熟知的高科技微波,早在 20 世纪 40 年代就已用于军事,而微波炉在中国百姓家里作为烹饪器皿使用已是 20 世纪 90 年代,落后了半个世纪;另一个例子是青霉素,英国细菌学家弗莱明于 1928 年已经发现它可以杀灭葡萄球菌并有效控制感染,第二次世界大战后,在欧美的军队和医疗机构已经广泛应用,而在中国广泛应用晚了几十年。相比之下,可喜的是当代医疗 CAD/CAM、数字化医学、三维重建技术、数字化虚拟现实技术、3D 打印技术、三维扫描技术,以及医疗机器人技术等高新科技在口腔医学中的应用,由于年轻的一代的努力,已与大医学同步发展,和国际相比其时间剪刀差缩短到只有几年,其中某些技术还处在领先地位。《中国口腔数字化——从临床技术到病例精选》的出版,展现了我国口腔界年轻的一代敢于创新、善于创新,真所谓青出于蓝而胜于蓝。

在写序过程中联想到一位已故去的在这一领域的专家——北京大学口腔医学院吕培军教授。我情不自禁借此机会情感真挚地写了以下一段历史。

1. 1984 年他在《华西口腔医学杂志》发表了题为《计算机技术在口腔正畸学的应用——牙列拥挤矫治方案的计算化》的论文。请注意:那是在 40 年前发表的,当时我们大多数人还没有接触计算机,也不懂计算机什么技术呀!

2. 1989 年他在《中华口腔医学杂志》发表了题为《用数学构成法对牙弓、颌弓几何形态的研究》的论文。请注意:那是在 30 余年前呀!他的理科数学底子相当深厚!

3. 1992 年他在《中华口腔医学杂志》发表了题为《计算机辅助设计在全口义齿排牙的应用》的论文。请注意:30 年前吕教授已在临床上应用数字化 CAD/CAM 技术了。

4. 1992 年他作为中国唯一的代表应邀出席在美国加州洛杉矶举行的"第二届国际牙科计算机学术与应用研讨会"并做了学术报告,介绍了他应用幂数和辛普森积分,研究建构的人体牙弓、颌弓的数学模型,以及在此数学模型基础上,用计算机实现有关口腔疾病治疗设计方案。与会的专家听后大为震惊。中国的牙科(口腔)医生的数学功底居然这样深厚。从此吕教授与国际很多一流专家结下深厚友谊。请注意:那也是在 30 年前呀!

这些数学术语多数牙 / 口腔医生根本不懂也未听说过, 而吕教授那时还仅仅是一位住院医师!

5. 1993 年, 他在《中华口腔医学杂志》发表了题为《计算机辅助可摘式局部义齿设计的专家系统》的论文。

6. 1994 年他完成了中国口腔医学界第一篇关于人工智能在口腔医学领域应用的博士论文《计算机辅助设计 (CAD) 及人工智能 (AI) 技术在口腔活动修复中的应用》并获医学博士学位。请注意: 在答辩会上, 导师和评委都坦言, 我们对论文中有些数学、编程等计算机语言看不懂呀! 30 多年前吕培军还是口腔住院医师的阶段, 已经能自己编程。我不知道在中国口腔界还有没有第二位。

7. 1994 年他自筹资金邀请将工业 CAD/CAM 技术最早引进牙科领域——牙科 CAD/CAM 第一人、被誉称为国际牙科 CAD/CAM 之父的 Dr.Duret 来京作专题演讲。请注意: 又是吕培军教授是我国第一个与国际顶级专家接轨的, 从此他跟跑在国际一流水平线上。

8. 1995 年他创建了北京大学口腔医学院数字化研究中心并为首任主任。这也许在口腔医学界还是第一个。

9. 1998 年他创建了中华口腔医学会口腔医学计算机学组, 后改为中华口腔医学会口腔医学计算机专业委员会, 并为首任主任委员。

10. 2001 年他主编出版了中国第一部相关专著《数字与计算机技术在口腔医学中的应用》。

11. 2011 年在他的努力下创建了中国第一个国家级口腔数字化医疗技术和材料国家工程实验室。

综上所述, 吕培军教授是我国 CAD/CAM 数字化技术引入口腔医学的开拓者和奠基人, 可惜英年早逝。我在此亲切地称吕培军教授为中国口腔 CAD/CAM 数字化之父。

《中国口腔数字化——从临床技术到病例精选》一书的出版是数字化技术在口腔医学中应用的一件标志性事件: 它标志着中国口腔数字化技术步入世界先进的一流行列; 它标志着中国口腔数字化技术已经迈过了研究阶段, 迈过了仅仅在教授级资深医师应用阶段, 开始进入推广和普及阶段; 它标志着口腔临床医学尤其是牙科领域将从传统的手工业技艺模式转型向数字化模式, 即转向科学模式, 从而可以把复杂的工艺活儿转型向工业化和智能化的自动化机械化制作生产应用阶段。只有到了这个阶段, 才可以大大降低成本, 才可能同质化提高诊治质量, 才可能成倍地提高临床诊治效率。到那时, 全中国亿万普罗大众都能享受到新时代新高科技的牙和口腔疾病的诊治。主编刘峰主任医师和整个编写团队正带领着全国向口腔医学这个终极目标前进!

《中国口腔数字化——从临床技术到病例精选》是一本数字化在口腔医学 (尤其在牙医学领域) 应用的理论和实践综合性专题汇编, 也是一本综合性的资料书籍, 是值得所有口腔全科医师、专科医师以及研究生和口腔行政管理人员拥有的案头书, 我推荐大家一读。

中华口腔医学会　创会会长
北京大学口腔医学院　名誉院长
2021 年 10 月

序 二

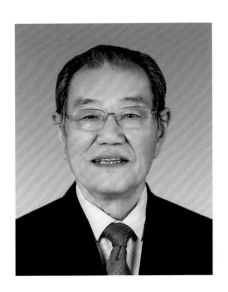

　　以数字化、信息化、人工智能为代表的第四次工业革命的浪潮正在席卷全球,正在以人们难以想象的广度和深度迅速改变着我们的经济、社会发展模式,改变着我们每一个人的学习、生活和工作方式。

　　数字化技术和医学的结合产生了数字医学,形成了以数字医疗检测技术、诊断和治疗技术为主要特征的新的数字医学交叉学科。同时数字化医疗机构的管理、远程会诊、远程医学教育也给我们带来极大的便利和全新的感受。

　　数字化口腔医学是基于数字化影像技术的发展并广泛应用而出现的一门新的交叉学科。1985 年法国学者 Duret 开创性首次将 CAD/CAM 技术引入口腔修复体的设计与制作。进入新的世纪以来,数字化口腔医学技术发展迅猛,一系列新产品新技术不断涌现,乘着国家改革开放的东风,国家学术交流的日益广泛,我们国家的数字化口腔医学基本上处于与国际发达国家同一起跑线上。一系列数字化口腔医学技术(三维口扫与面扫、三维数字模型、数字化导板、手术导航、手术机器人等)被广泛应用于口腔医学的各个分支学科(修复、种植、正畸、牙体牙髓、口腔颌面外科等),这也为我国年轻一代的中青年口腔医学专家攀登口腔医学高峰提供了大好的历史机遇。坦率地讲,我们这一代人非常羡慕这个时代,羡慕这一系列先进技术和手段的应用能为我们的临床和研究带来诸多便利与优势,这些应用也会使我们的临床和研究水平站上前所未有的高度。中华口腔医学会曾连续三年以"数字化口腔医学"作为学会的年会主题,就是希望数字化口腔医学能够在我国得到健康、规范、快速的发展。

　　非常高兴看到北京大学口腔医学院刘峰主任医师送来由他担任主编,集几十位中青年专家的智慧编写的《中国口腔数字化——从临床技术到病例精选》书稿,几十位中青年专家大多是近年来在我国口腔医学领域涌现出的"数字化口腔医学"先行者,他们不仅积极学习了解国际数字化口腔医学的最新进展,而且在自己的临床实践中积极探索数字化口腔医学技术的规范应用,积累了丰富的经验。18 篇专家笔谈几乎囊括了现今数字化口腔医学的方方面面,精选的 9 个方面的 63 个病例也为我国数字化口腔医学的规范应用提供了佐证。这样的专著对推动数字化口腔医学在我国的不断进步与发展无疑将起到重要作用。我相信活跃在口腔临床一线的各位专家阅读这样的专著都会有所裨益。

　　祝贺这本专著的出版发行,也感谢人民卫生出版社的朋友们为助力数字化口腔医学在我国的发展所付出的努力、做出的贡献!

王兴

中华口腔医学会　名誉会长
2021 年 10 月 30 日于北京

序 三

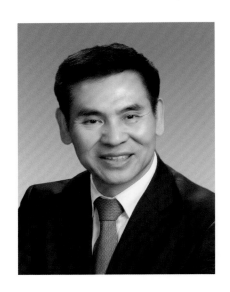

　　数字化医学技术是 21 世纪医学领域最重大的发展之一,它具有精准和高效等诸多优点,迅速推动了各个医学学科的大力发展。口腔医学作为医学的重要组成部分,数字化技术对其发展同样产生深刻的影响。口腔疾病的诊疗操作性强、美观要求高,更加凸显出数字化技术的优势。

　　我国的数字化口腔医学紧跟世界数字化医学发展的步伐。2015—2017 年是中华口腔医学会的"数字化口腔医学"主题年,主题年活动的开展,促使我国数字化口腔医学技术的应用更加普及、更加规范。数字化医学技术已经渗透到口腔医学的各个领域,显著提高了口腔疾病的诊治水平,造福广大人民群众。

　　刘峰主任在我国较早地开展数字化口腔修复,积累了丰富经验。这次他组织了 90 余位口腔医学专家和优秀的临床医师共同编写了《中国口腔数字化——从临床技术到病例精选》。其中既有专家笔谈,介绍数字化口腔医学在各个领域的最新进展;也有大量经过精选的临床病例的展示,资料翔实,配以精彩的专家点评。参编的作者既有知名的专家学者,也有大批活跃在临床一线的临床医师,他们的作品既有理论的高度和深度,更有对于临床实践的指导性和参考价值,对于发展我国的数字化口腔医学必定起到积极的推动作用,相信出版以后会受到广大读者的欢迎和喜爱。

数字化口腔医学已经取得显著的成绩和快速的进展,然而这个领域还很年轻,还有不少问题尚在探索之中,尚需广大口腔医学专业工作者持之以恒,不断探索,不断改进,不断完善,不断发展。

中华口腔医学会　名誉会长

2021 年 10 月 28 日

序 四

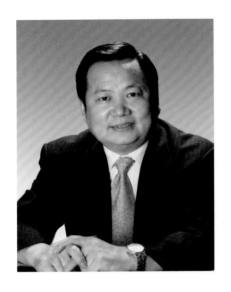

　　今天，在我们展望口腔医学的未来时也许大家会有许多的意见和看法，但是对于数字化技术将成为口腔医学发展的一个重要方向这一点，人们已经不再有疑问，在口腔医学界已形成了共识。关注它就是关注口腔行业的未来，掌握它就确立了自己在未来的定位和发展空间。随着人们对数字技术探索和应用的不断深入，数字化与口腔医学的结合也日趋密切，作为 21 世纪口腔医学发展的一个特点和标志，正在悄然地渗入我们工作的方方面面，也必将在未来深刻地改变我们的医疗技术、医疗模式和医疗理念。

　　走在中国口腔数字化技术发展前列的一直是一群年轻人。青年人富于热情，善于学习，对新事物高度敏感，这些特性决定了他们理所当然地将成为数字化口腔的探索者、推动者、践行者和传播者。20 世纪 90 年代初，以吕培军教授为首的一群年轻人最早认识到了以计算机技术为代表的数字化技术在未来口腔医学发展中的特殊地位和引领作用。开始将计算机技术引入到口腔医学领域中，在中国成立了中华医学会口腔分会计算机应用专业学组，开启了中国数字化口腔医学的探索之路，并在这条路上奋力前行。经过了近 30 年的努力已经取得了许多成绩，在口腔医学的很多领域都开出了花，结出了果实。当年他们播下的点点星火，今天已经在中国的口腔医学界成为燎原之火。越来越多的口腔医生开始认识到这一重要的发展趋势，纷纷开始学习、钻研数字化技术，探索、尝试将数字化诊疗技术引入到口腔医学领域，改进我们的诊疗技术，改进我们的医疗模式，改进我们的医疗理念。在国内还出现了以探索未来口腔医学工作模式为目的的数字化口腔诊疗中心，为我们建立了未来口腔医学发展的样板间。

　　今天，有一批朝气蓬勃的年轻人，为我们捧出了他们在此领域探索和实践的成果。这本《中国口腔数字化——从临床技术到病例精选》，就是他们送给中国口腔医学界的一份礼物，也是他们向中国口腔界的一次汇报。这本书比较全面地记述了数字化技术在口腔医学各个领域中的应用，涵盖了数字化印模，口腔修复体的设计和制作，正畸的设计与预测，数字化颌面外科手术，数字化种植导板，数字化导航种植技术，虚拟现实技术，种植牙机器人，颌面手术机器人以及口腔医学医疗、科研、教学的整体的数字化交流平台，涵盖了口腔医学的多个专业领域，反映了我国口腔数字化进程和取得的重大成就，可谓是我国数字化口腔建设的缩影和集成。更为可喜的是，这本书还为我们提供了很多经典的临床应用案例，标志着数字化技术在中国口腔界已经有了初期的探索和尝试，开始从理论走向了实践，从实验室进入了诊室。这是一个重大的进步，它预示着一个新的时期，是中国口腔医学整体跃进的开始。

　　应该感谢刘峰、满毅、陈亚明三位医生和他们所带领的青春组合为我们奉上的这顿精神大餐，带给我们关于口腔医学发展的新的知识和新的理念。它将引领中国的口腔医生，同时引起我们更多的思考，让我们去走进数字化技术，去了解未来的口腔医学。希望口腔医生，特别是青年口腔医生来读这本书，关注数字化技术的研究和发展，自觉地、主动地追踪前沿，迎接挑战，让我们在新技术革命的潮流中勇立潮头，成为口腔医学发展大潮中的弄潮儿。

中国工程院院士
国际口腔医学博物馆　馆长
中华口腔医学会　名誉会长
《中华口腔医学杂志》总编
2021 年 9 月 1 日于西安

序 五

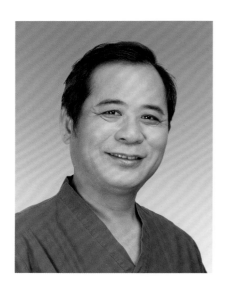

 非常高兴再一次接到刘峰医生的邀请,为他和满毅、陈亚明等专家共同主编、全国各地约九十多位学者和医生共同参加编写的《中国口腔数字化——从临床技术到病例精选》一书担任主审并作序。

 今天,数字化已经占据我们生活的方方面面,极大地改变人们对这个世界的认知。口腔医学的各个领域也在向着数字化的方向快速发展,成为近几年来口腔发展的一个重要方向,而且在未来将会占据越来越重要的位置。

 说来也很巧,我和刘峰医生最早的近距离接触就是得益于数字化。虽然之前我和刘峰及其团队成员有过多次的学术交流,但真正很近距离的接触,是在德国的一次口腔数字化学术研讨会和培训活动中。在这次学术活动中,我们感叹数字化口腔医学的快速进步,领略了数字化口腔医学的魅力。这次学术活动只有我们两个中国人参加,因此交流甚多。我真正深入了解了聪明好学、精力旺盛、积极乐观和对数字化孜孜以求的刘峰医生。

 作为同样喜欢通过书籍出版将自己的经验、技术、知识、理念传播给更多同道的口腔人,我很理解著书立传之不易,这需要耗费非常大量的时间、精力,需要不断积累、不断思考、不断打磨、不断修正,才能把自己的思想有效地、正确地表达出来。刘峰和他的团队多年来一直保持着很好的写作状态,不断地通过写作方式把自己的临床积累和思考整理成册,帮助了国内很多基层医生的成长,这一点难能可贵。

与以往出版的图书有所不同，这次这本书更加具有特点。这本书由两个部分组成，第一部分是针对口腔数字化发展各个方面理论和技术的整体介绍，由各个领域内十八位知名的中青年专家和他们的团队共同撰写；第二部分是涉及口腔数字化各个领域的临床病例精选，由来自全国几十所院校以及民营医疗机构的数十名优秀中青年临床专家所提交。

整本书共涉及作者 90 余位，他们每一位都为这本书的成型付出了很多，通过他们的努力，让我们看到了数字化口腔在中国发展的现状，也让我们看到了中国数字化口腔发展的光明未来。当然其中贡献最多的是主编团队，他们从整书结构的策划、各个专业方向邀请适当的专家参与编写、邀请全国各地数十位医生提交病例报告，到文稿的审阅、筛选，协助作者们进行修改、修订，达到整本书内容、格式的统一，再到对所有病例投稿进行详细的点评、促进读者可以从病例中吸收更多精华……他们所做的每一步工作，不仅是为我们的行业、读者奉献了一本内容丰富、严谨规范的参考书，同时也是在年轻一辈实干型口腔数字化专家中形成了一定的共识和更强的专业联系，这都将进一步促进口腔数字化在我国的健康、迅速发展。

至此，我高兴地向读者推荐此书，让我们共同为数字化口腔医学的发展而努力奋斗！

白求恩精神研究会口腔医学分会　会长
中国医学科学院北京协和医院　教授
中华口腔医学会口腔种植专业委员会　主任委员
2021 年 11 月 6 日于北京

序 六

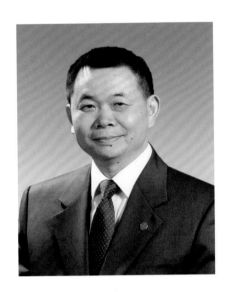

很高兴应《中国口腔数字化——从临床技术到病例精选》主编刘峰、满毅、陈亚明三位专家的邀请，担任这本书的主审并作序。接过厚厚的书稿，翻开封面，看到强大的作者团队及吸引人的目录内容，油然而生对这本书充满了的期待。这本书集众家之长，为读者展示了数字化发展前沿理论和实用技术，引人入胜，让人爱不释手。

数字技术在我国口腔医疗领域的应用与研究已经有几十年的历史。随着我国经济、科技的快速发展，在口腔同仁们的不懈努力下，近十多年来，数字化技术在口腔医学各个领域都得到了迅猛的发展，在很多领域已经达到与国际先进同步的水平。我们感谢祖国的崛起和腾飞为我们带来的良好发展环境，也要感谢一批为口腔数字医学发展而不断学习、应用、研究、传播的临床医生和专家学者。

我国口腔数字化技术的发展大致经历了三个阶段。第一阶段是应用和传播，将已有的数字化设备应用于临床工作，将传统的诊疗工作转换为数字化诊疗工作，协助医生获得更加精准、快速、微创、可预期的治疗效果，帮助患者获得更佳的治疗感受。第二阶段是总结和提升，在应用的基础上将口腔数字化技术应用的资料进行总结分析，以此加深对各类数字化技术的理论认识，进一步指导临床工作，同时开始进行应用研究，不断寻找口腔数字化发展的方向，开始致力于开发国产数字化相关软件和设备。第三阶段是研发和转化，伴随着国家科技实力的整体快速提升，研发和转化必将成为口腔数字化未来发展的最重要一环。从技术角度，对各类数字化设备和软件进行国产化研发，使其更加符合中国医生的工作习惯和中国患者的实际情况，目前在很多领域都已经取得很多突破和成果；从临床资料安全的角度，国产化的设备和各类数据服务平台，可以使我国人民的健康数据安全获得更大的保障。我们很自豪有一批有想法、有能力的专家，在不断进行着口腔数字化的研发工作;同时我们也有很多有实力、有情怀的数字化企业,不断投入,实现了很多口腔数字化设备和软件的转化。

这本书由专家笔谈和病例精选两部分组成。专家笔谈部分由各个领域的专家从多个维度对口腔数字化技术在口腔医疗各方面的应用现状进行了系统阐述;病例精选部分则纳入了来自全国 90 余名优秀临床医生提交的口腔数字化应用的典型病例资料,从理论到实践,全方位、立体地展现了当今时代口腔数字化的进展。

非常感谢刘峰、满毅、陈亚明三位主编以及数十位参编专家。他们长期活跃在临床一线,有深厚的理论知识和临床经验,在口腔数字化领域颇有建树。这本书是主编和编者们长期实践的结晶,理论与实践并重,其详尽的临床技术和病例实战资料可以为同行们带来启迪和思考,为推动我国口腔数字化进一步发展发挥重要作用。

北京大学口腔医院 院长
中华口腔医学会 会长
2021 年 10 月 21 日

序 七

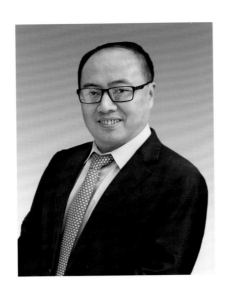

　　近年来中国数字化口腔医学发展方兴未艾,数字化技术作为纽带,打破了传统的口腔分科界限,将口腔医学的各专业有机地融为一体,口腔数字化内容包括数字化扫描、数字化影像、数字化诊断、数字化加工等,数字化技术在口腔医学领域的应用。既提高了修复的效率,又精准地恢复了功能,同时也减少了材料成本支出。

　　刘峰、满毅、陈亚明三位专家主编的《中国口腔数字化——从临床技术到病例精选》,是汇聚了全国优秀口腔数字化病例的一部高水平专著,囊括了口腔多学科的数字化病例,从牙髓治疗到牙体保存,从单牙种植到全口数字化咬合重建。更有价值的是本书还邀请了口腔各个专业的全国知名专家撰写专家笔谈,内容涉及数字化口腔修复、数字化口腔外科、数字化正畸、人工智能、虚拟仿真技术等多个方面,使得本书既有实战经验的总结,又有对未来新技术发展趋势的探讨,实用技术与理论论述充分结合,使得本书成为一部具有很强临床实用价值的数字化技术指导用书。

　　本书主编之一的刘峰主任医师,长期专注口腔数字化和口腔美学,出版了不少美学及数字化专著,是国内知名的口腔美学专家,既具有扎实的理论基础,又有丰富的临床经验,同时又有良好的数字化诊疗技术。在他的倾心组织下,全国各个知名院校的专家以数字化为主轴,将各学科的经典治疗病例打造成集,图文并茂,语言简练,诊断设计完整,技术应用得当,基本上涵盖了各专业的内容,不失为近年来少有的一部数字化口腔专著,相信在口腔领域将具有很好的专业荣誉。

感谢刘峰主任医师及全国其他口腔专家的辛勤付出和奉献，在刘峰医生的带领下，大家共同为中国口腔数字化迈开了充实的一步。值得关注，特此推荐。

福建医科大学口腔医院　党委书记
中华口腔医学会口腔美学专业委员会　候任主任委员
中华口腔医学会口腔种植专业委员会　副主任委员
全国卫生产业企业管理协会·数字化口腔产业分会（CSDDI）顾问
2021 年 10 月 21 日

序 八

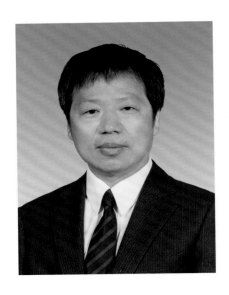

　　中国口腔数字化技术经过近 40 年的厚积薄发，尤其是近 10 年的爆发性发展，已经广泛应用于口腔医学各个分支领域。这恰恰与我国发展的整体起飞同步，这一医学创新技术正迅速进入从公立大型口腔医院到微型民营口腔诊所的各类型口腔医疗机构，有力推动了口腔临床向"精准、高效、微创、自动"的不断进步。数字技术可以积累海量的临床数据（包括文字、二维三维图形和图像等），并能通过人工智能分析、总结和推论其中的内在规律。也就是说，以往通过长时间、高代价获取的宝贵临床经验，将有可能通过新的途径积累，由此"循证"产生新的治疗思路和技术，并可以较低成本扩散共享。这对于我国这样起点较低、人口众多、医疗资源分布不均衡的现状，有非常重大的社会意义。

　　口腔数字化技术可以在治疗前基于相对全面的患者个体三维数据进行诊断和治疗方案设计，更加科学合理，可大大提高治疗手术的安全性和可预期性。口腔医生和口腔技师甚至口腔专业工程师如果能组成一个相对稳定的团队，相互了解，互相支持，在数字化技术平台的基础上可以为患者提供最优的诊断和治疗方案；医患沟通、医技沟通可以得到进一步的加强；与此同时口腔技师的作用也会得到进一步的尊重，并发挥更大的作用。

　　本书第一主编刘峰主任医师是北京大学口腔医院一名优秀的口腔临床一线医生，专长为口腔美学修复、口腔种植以及口腔数字化技术的临床应用，也是一名广受欢迎的讲课老师，更难得的是他喜欢和擅长把自己的临床经验及时总结编写成书，在这方面花费了大量的时间和精力，至今已有十多本专业书籍问世，受到广大读者的欢迎，发挥了非常好的临床技术普及和推动作用。

本书的编委来自国内数十家口腔医疗机构、近百名临床一线的中青年专家和青年医生。本书包括了专家笔谈和病例精选两个部分，较为全面地展示了我国目前数字化技术在口腔临床的应用现状。该书收集整理的 18 篇专家笔谈，包括数字印模（模型扫描、口内扫描、无牙颌种植扫描等）、CBCT、面部三维扫描、下颌运动、数字化设计软件、种植导航、口腔机器人、3D 打印、人工智能、虚拟现实以及口腔材料等数字化技术。临床病例涉及口腔修复、口腔种植、牙体牙髓、口腔颌面外科、口腔正畸等多个口腔临床专业，共计 63 个临床病例，并采用了统一的病例报告模板，规范严谨，特别难得的是每个病例都附有专家点评，可以让读者有更加全面的收获。作者都是有着丰富临床经验和技术研发经历的国内一流专家，相信对读者，无论是临床医生，抑或是口腔专业的研究生，对于数字技术的认识和理解会提供非常大的帮助。

口腔数字化技术目前尚未列入口腔医学本科和研究生教学大纲，医生多是自习或通过企业产品技术培训渠道学习，加之数字化技术的实现依赖于具体的设备和软件，不同设备和软件版本功能的操作流程不尽相同，使得数字化技术的学习曲线长、综合成本高。相信本书的出版，会推动我国基层口腔医生和研究生对数字化技术的学习和技术的临床普及，发挥提纲挈领的积极作用。

教授级高级工程师、口腔医学技术博士生导师
北京大学口腔医学院口腔医学数字化研究中心　主任
口腔数字化医疗技术和材料国家工程实验室　总工程师
中华口腔医学会口腔医学计算机专业委员会　候任主任委员

前　言

数字化是当今世界发展的重要方向，各行各业、各个领域都在发生着迅猛的数字化转型，数字化带动了当今社会的飞速进步。

医学领域同样是数字化风暴的中心，数字化设备、技术使医疗诊断及治疗水平均较以往有了长足的进步。与临床医学相比较，口腔医学的诊疗水平的提高更加依赖设备、材料的进步，随着口腔医学数字化进程的不断推进，口腔医学的发展也在以不断加速度的状态发展。

受国情所限，早期我国的口腔数字化较国际水平起步略晚、发展稍慢。随着我国经济发展和实力的快速提升，在一代又一代口腔人的不断努力之下，我国口腔数字化领域的发展逐渐跟上国际发展的步伐，很多领域已经达到了与国际水平基本同步的水平。在这样的背景下，我们启动了本书的编写工作。

本书分为两卷。第一卷为专家笔谈，来自全国十余所高校和民营机构的专家学者，从十八个视角，向读者介绍了口腔数字化方方面面的最新进展，使读者可以系统了解和学习口腔数字化在口腔医学各个领域中应用的现状和发展趋势。第二卷为病例精选，收录了来自全国30余所高校、10余所民营机构的优秀临床医生提交的63个优秀的临床病例，体现着口腔数字化理念和技术在口腔临床各领域在国内较高的实际应用水平；同时邀请了相关领域的专家对每一个病例进行了点评，不仅帮助读者提炼了病例中最值得学习借鉴的理念、技术和临床技巧，同时也指出了病例中尚存的遗憾、进一步提升的方向，相信可以给读者更多启发。

本书的编写凝聚了90余名作者的思想和技术精华，力争反映目前我国口腔数字化发展的实际水平，希望成为记录历史发展水平的年鉴；同时，依托大量翔实的临床技术详解和临床病例资料，希望成为广大临床医生学习、精通口腔数字化技术的实用参考书籍。

目　录

篇首语　让我们拥抱这个时代 ·· 刘　峰　刘　星　1

第一卷　专家笔谈 ·· 17

第一章　数字化口腔医学的入口（一）——数字印模设备和技术 ·············· 刘　峰　余　涛　18

第二章　数字化口腔医学的入口（二）——锥形束 CT 在口腔数字化领域的应用 ········· 满　毅　伍颖颖　30

第三章　数字化口腔医学的入口（三）——面部三维扫描技术解析及其在口腔美学
　　　　全局诊疗中的应用 ······························ 刘伟才　俞懿强　胡仲琳　40

第四章　数字化口腔医学的入口（四）——数字化下颌运动轨迹描记技术
　　　　····················· 郑　明　林泓磊　师晓蕊　刘　峰　49

第五章　数字化口腔医学的入口（五）——数字化口腔修复材料 ········ 刘诗铭　陈亚明　刘　峰　57

第六章　数字化口腔修复设计软件 ··· 胥　春　黄庆丰　69

第七章　数字化种植软件设计 ·························· 马楚凡　马　赛　王　菁　84

第八章　数字化导板种植手术 ····································· 郭　航　刘劭晨　96

第九章　数字化导航种植手术 ·············· 杨醒眉　王妙贞　刘　峰　冯毓璋　107

第十章　机器人在口腔医学领域的应用 ··································· 白石柱　赵瑞峰　130

第十一章　数字化外科技术结合血管化髂骨瓣功能性重建下颌骨缺损的临床应用 ····· 魏建华　王维戚　139

第十二章　数字化技术在牙体牙髓病学中的应用 ························· 王晓燕　张　路　149

第十三章　数字化正畸技术 ····································· 张卫兵　王　华　158

第十四章　口腔椅旁数字化修复的发展和临床应用 ············ 张振生　刘　星　刘　峰　172

第十五章　口腔临床 3D 打印技术 ····················· 刘海军　张吉昊　刘　峰　183

第十六章　口腔医疗数字化平台建设 ··································· 姚江武　金　地　193

第十七章　口腔人工智能的应用和未来发展趋势 ············ 邓旭亮　徐明明　刘　峰　205

第十八章　虚拟现实技术在口腔医学中的应用 ············ 周永胜　吕珑薇　李娅宁　213

第二卷　病例精选 ⋯⋯⋯⋯⋯⋯⋯⋯⋯⋯⋯⋯⋯⋯⋯⋯⋯⋯⋯⋯⋯⋯⋯⋯⋯⋯⋯⋯⋯⋯⋯⋯ 223

第一章　数字化牙髓治疗和牙体保存修复 ⋯⋯⋯⋯⋯⋯⋯⋯⋯⋯⋯⋯⋯⋯⋯⋯⋯⋯⋯⋯⋯⋯⋯⋯ 224
　　病例 1：从 CBCT 到 CAD/CAM —— 数字化技术辅助根管治疗与冠部修复 ⋯⋯⋯⋯⋯ 张　路 224
　　病例 2：动态导航辅助下前牙微创根尖手术 ⋯⋯⋯⋯⋯⋯⋯⋯⋯⋯⋯⋯⋯⋯⋯⋯⋯⋯ 杨雪超 228
　　病例 3：45 残根椅旁 CAD/CAM 桩冠修复 ⋯⋯⋯⋯⋯⋯⋯⋯⋯⋯⋯⋯⋯⋯⋯⋯⋯⋯⋯ 朱　静 234
　　病例 4：全瓷嵌体修复多颗后牙缺损 ⋯⋯⋯⋯⋯⋯⋯⋯⋯⋯⋯⋯⋯⋯⋯⋯⋯⋯⋯⋯⋯ 于夏焱 240
第二章　天然牙数字化美学修复 ⋯⋯⋯⋯⋯⋯⋯⋯⋯⋯⋯⋯⋯⋯⋯⋯⋯⋯⋯⋯⋯⋯⋯⋯⋯⋯⋯ 244
　　病例 5：数字化技术引导前牙复合树脂分层修复 ⋯⋯⋯⋯⋯⋯⋯⋯⋯⋯⋯⋯⋯⋯⋯⋯ 程　磊 244
　　病例 6：数字化技术引导前牙直接修复微改形 ⋯⋯⋯⋯⋯⋯⋯⋯⋯⋯⋯⋯⋯⋯⋯⋯⋯ 张　敏 248
　　病例 7：上颌前牙轻度唇倾扭转伴牙体缺损数字化美学修复 ⋯⋯⋯⋯⋯⋯⋯⋯⋯⋯ 孙静华 253
　　病例 8：前牙中度氟牙症即刻贴面美学修复 ⋯⋯⋯⋯⋯⋯⋯⋯⋯⋯⋯⋯⋯⋯⋯⋯⋯⋯ 张　怡 258
　　病例 9：椅旁数字化氧化锆贴面修复重度四环素牙 ⋯⋯⋯⋯⋯⋯⋯⋯⋯⋯⋯⋯⋯⋯⋯ 余　涛 263
　　病例 10：前牙区多颗牙椅旁美学修复 ⋯⋯⋯⋯⋯⋯⋯⋯⋯⋯⋯⋯⋯⋯⋯⋯⋯⋯⋯⋯⋯ 于夏焱 267
　　病例 11：CEREC 完成前牙瓷贴面美学修复 ⋯⋯⋯⋯⋯⋯⋯⋯⋯⋯⋯⋯⋯⋯⋯⋯⋯⋯ 张振生 280
　　病例 12：应用 EOS/IOS 技术相结合的数字化美学修复 ⋯⋯⋯⋯⋯⋯⋯⋯⋯⋯⋯⋯ 刘伟才 284
第三章　数字化多学科联合美学治疗 ⋯⋯⋯⋯⋯⋯⋯⋯⋯⋯⋯⋯⋯⋯⋯⋯⋯⋯⋯⋯⋯⋯⋯⋯⋯ 289
　　病例 13：美时美刻——前牙冠延长即刻临时椅旁修复 ⋯⋯⋯⋯⋯⋯⋯⋯⋯⋯⋯⋯⋯ 钱　锟 289
　　病例 14：数字化导板激光冠延长前牙美学再修复 ⋯⋯⋯⋯⋯⋯⋯⋯⋯⋯⋯⋯⋯⋯⋯ 朱建宇 294
　　病例 15：以美学为导向的无托槽隐形矫正联合修复治疗 ⋯⋯⋯⋯⋯⋯⋯⋯⋯⋯⋯⋯ 王　芳 301
　　病例 16：数字化牙齿微小移动联合微创粘接桥前牙美学修复 ⋯⋯⋯⋯⋯⋯⋯⋯⋯⋯ 张　凌 309
　　病例 17：三维/四维数字化虚拟仿真设计与实施技术辅助多学科前牙精准美学修复 ⋯⋯ 叶红强 317
　　病例 18：美学区单颗牙缺失以 DSD 为导向的正畸种植联合治疗 ⋯⋯⋯⋯⋯⋯⋯⋯ 吴夏怡 325
第四章　数字化咬合重建修复 ⋯⋯⋯⋯⋯⋯⋯⋯⋯⋯⋯⋯⋯⋯⋯⋯⋯⋯⋯⋯⋯⋯⋯⋯⋯⋯⋯⋯ 334
　　病例 19：数字化咬合重建牙磨耗 ⋯⋯⋯⋯⋯⋯⋯⋯⋯⋯⋯⋯⋯⋯⋯⋯⋯⋯⋯⋯⋯⋯⋯ 黄红蓝 334
　　病例 20：下颌运动轨迹描记辅助数字化咬合重建 ⋯⋯⋯⋯⋯⋯⋯⋯⋯⋯⋯⋯⋯⋯⋯ 林泓磊 340
　　病例 21：DSD 全口咬合重建 ⋯⋯⋯⋯⋯⋯⋯⋯⋯⋯⋯⋯⋯⋯⋯⋯⋯⋯⋯⋯⋯⋯⋯⋯⋯ 何　晨 350
　　病例 22：应用光学数字化咬合轨迹技术对牙酸蚀症患者进行全数字化𬌗重建 ⋯⋯⋯ 黄　懽 357
　　病例 23：数字化信息整合设计辅助全口咬合重建 ⋯⋯⋯⋯⋯⋯⋯⋯⋯⋯⋯⋯⋯⋯⋯ 师晓蕊 366
　　病例 24：重度酸蚀磨耗牙齿数字化咬合重建 ⋯⋯⋯⋯⋯⋯⋯⋯⋯⋯⋯⋯⋯⋯⋯⋯⋯ 任光辉 373
　　病例 25：数字化技术在咬合重建修复中的应用 ⋯⋯⋯⋯⋯⋯⋯⋯⋯⋯⋯⋯⋯⋯⋯⋯ 胥　春 380
　　病例 26：数字化治疗思路引导——全口牙列咬合重建 ⋯⋯⋯⋯⋯⋯⋯⋯⋯⋯⋯⋯⋯ 吕昊昕 390
第五章　美学区单颗牙数字化种植修复 ⋯⋯⋯⋯⋯⋯⋯⋯⋯⋯⋯⋯⋯⋯⋯⋯⋯⋯⋯⋯⋯⋯⋯⋯ 402
　　病例 27：前牙美学椅旁即刻修复与即刻种植 ⋯⋯⋯⋯⋯⋯⋯⋯⋯⋯⋯⋯⋯⋯⋯⋯⋯ 彭　勃 402
　　病例 28：CEREC 导板下即刻种植即刻修复 ⋯⋯⋯⋯⋯⋯⋯⋯⋯⋯⋯⋯⋯⋯⋯⋯⋯ 郭　帅 408
　　病例 29：数字化辅助下美学区引导骨再生种植修复 ⋯⋯⋯⋯⋯⋯⋯⋯⋯⋯⋯⋯⋯⋯ 窦晓晨 416
　　病例 30：椅旁数字化助力美学区即刻种植即刻修复 ⋯⋯⋯⋯⋯⋯⋯⋯⋯⋯⋯⋯⋯⋯ 王　庆 424
　　病例 31：全数字化助力的美学区单颗前牙即刻种植即刻修复 ⋯⋯⋯⋯⋯⋯⋯⋯⋯⋯ 撒　悦 430
　　病例 32：导板引导下 21 即刻种植即刻修复 ⋯⋯⋯⋯⋯⋯⋯⋯⋯⋯⋯⋯⋯⋯⋯⋯⋯ 田杰华 437
　　病例 33：数字化导航辅助美学区种植 ⋯⋯⋯⋯⋯⋯⋯⋯⋯⋯⋯⋯⋯⋯⋯⋯⋯⋯⋯⋯ 杨醒眉 444

病例 34：美学区垂直骨增量后导航引导下精准种植 ································· 王妙贞　450

病例 35：镜像技术在美学区即刻种植即刻修复中的应用 ························· 王　新　455

病例 36：数字化动态导航用于美学区种植修复 ································· 王亚珂　461

第六章　数字化多单位种植修复 ··· 470

病例 37：导航辅助下的上颌前牙多颗牙缺失种植修复 ························· 葛严军　470

病例 38：数字化导板引导下前牙区即刻种植即刻修复 ························· 刘劭晨　476

病例 39：自体牙冠在即刻种植即刻修复中的应用 ····························· 刘　艳　483

病例 40：全数字化种植修复流程传递"软组织轮廓"在前牙连续多颗牙缺失中的应用 ·· 马　威　492

病例 41：美学区连续缺牙种植体三维位置精确设计与实施 ····················· 周　毅　500

病例 42："数拟"之美——以数字化思维引导种植美学修复 ····················· 吕昊昕　506

病例 43：自主式口腔种植机器人的临床应用 ································· 谢　瑞　515

第七章　数字化骨增量种植修复 ··· 521

病例 44：数字化栅栏技术修复前牙缺失 ··································· 伍颖颖　521

病例 45：3D 打印个性化钛网 +GBR 技术修复上颌前牙区多颗牙连续缺失复杂骨缺损 ·· 黄元丁　528

病例 46：前牙区牙槽突裂伴软硬组织缺损数字化骨增量及美学修复 ············· 刘菁晶　534

病例 47：数字化取骨植骨 ··· 王　磊　541

病例 48：个性化骨块治疗下颌前牙区骨缺损 ································· 莫安春　546

病例 49：上颌前牙骨壳技术数字化骨增量种植修复 ··························· 满　毅　550

第八章　数字化无牙颌种植修复 ··· 557

病例 50：上颌半口数字化设计、即刻种植即刻修复 ··························· 郭　航　557

病例 51：虚拟患者建立及全牙弓数字化种植修复重建 ························· 陈　琰　564

病例 52：以功能为导向的数字化种植支持式咬合重建 ························· 张思慧　575

病例 53：序列手术导板辅助重度牙周炎终末期牙列患者全牙列即刻种植即刻修复 ··· 杨静文　584

病例 54：应用全程数字化为牙周炎患者实现全口即刻种植即刻修复 ············· 李笑班　590

病例 55：数字化指导的多学科联合颌骨缺损后种植修复 ······················· 王　菁　597

病例 56：面部美学引导的半口无牙颌全数字化流程种植修复 ··················· 黎曙光　604

第九章　数字化正畸正颌及赝复体修复 ··································· 611

病例 57：双牙弓前突露龈微笑使用种植体支抗及个性化舌侧矫治 ··············· 柳大为　611

病例 58：全数字化设计在多学科治疗复杂骨性Ⅱ类错𬌗畸形中的交流与精准实现 ··· 王宇华　619

病例 59：单侧上颌骨大面积缺损的数字化赝复治疗 ··························· 顾晓宇　628

病例 60：颧种植支持式个性化美学赝复体数字化修复流程 ····················· 王　震　633

病例 61：数字外科技术结合血管化腓骨瓣功能性重建上颌骨缺损 ··············· 杨新杰　641

病例 62：隐形正畸联合正颌手术矫治反𬌗偏颌 ······························· 袁玲君　645

病例 63：数字化技术在牙颌畸形矫治中的常规临床应用 ······················· 丁明超　655

视频目录

视频 1　记录主诉 ··· 268

视频 2　记录发音 ··· 268

视频 3　记录术前咬合运动 ··· 268

视频 4　mock-up 后效果 ··· 273

视频 5　mock-up 后效果展示 ··· 273

视频 6　术中咬合运动 ··· 274

视频 7　记录术后咬合运动 ··· 278

视频 8　术后效果 ··· 278

视频 9　无托槽隐形矫治动画设计方案 ······································· 304

视频 10　矫治过程动画 ·· 313

视频 11　术后"f""m""s""e""v"发音视频 ···································· 316

视频 12　三维虚拟仿真设计：22 未调磨 ····································· 321

视频 13　三维虚拟仿真设计：22 调磨 ······································· 321

视频 14　四维数字化虚拟仿真设计效果：22 未调磨 ··························· 321

视频 15　四维数字化虚拟仿真设计效果：22 调磨 ····························· 321

视频 16　数字化口内扫描 ·· 328

视频 17　DSD 与正畸微调 ·· 330

视频 18　美学动态与发音检查 ·· 331

视频 19　视频记录数字 1~10 ··· 351

视频 20　息止颌位匹配坐标 ·· 353

视频 21　术前 DSD 设计 ··· 353

视频 22　术前面部扫描 ·· 354

视频 23　DSD 设计二维转为三维 ·· 354

视频 24　利用电子面弓数据设计𬌗垫 ··· 376

视频 25　第二次开闭口运动电子面弓描记 ···································· 377

视频 26　第二次前伸运动电子面弓描记 ······································ 377

视频 27　第二次复合运动电子面弓描记 ······································ 377

视频 28　牙体预备后，模型扫描数据导入数字化设计软件 ······················ 377

视频 29　利用电子面弓数据指导设计永久修复体(1) ························· 377

扫二维码免费观看视频:

1. 首次观看需要激活,方法如下:①刮开带有涂层的二维码,用手机微信"扫一扫",按界面提示输入手机号及验证码登录,或点击"微信用户一键登录";②登录后点击"确认",再点击"查看"即可观看网络增值内容。
2. 激活后再次观看的方法有两种:①手机微信扫描书中任一二维码;②关注"人卫助手"微信公众号,选择"知识服务",进入"我的图书",即可查看已激活的网络增值服务。

视频 30 利用电子面弓数据指导设计永久修复体(2)·····377

视频 31 永久修复后口内自由运动·····379

视频 32 设计美学蜡型·····396

视频 33 临时修复体 CAD/CAM·····396

视频 34 最终修复后,动态咬合压力记录·····398

视频 35 术前、术后下颌运动轨迹对比·····398

视频 36 21 即刻种植术前数字化设计·····404

视频 37 21 即刻种植、即刻修复·····406

视频 38 对齐数据,模拟患者情况设计最终修复体形态·····510

视频 39 种植规划·····510

视频 40 种植手术·····511

视频 41 将种植体坐标和基台载入模型·····512

视频 42 设计最终修复体·····512

视频 43 最终修复体精修·····512

视频 44 手术视频·····528

视频 45 11、21 位点个性化钛网取出 + 同期植入种植体·····532

视频 46 种植体位置和软组织数据匹配·····570

视频 47 虚拟患者的建立及下颌功能运动·····570

视频 48 微笑设计及永久修复体和临时修复体对比·····571

视频 49 虚拟𬒗架咬合参数·····571

视频 50 治疗前、治疗后面扫对比·····572

视频 51 上颌种植手术(1):全程导板引导下备洞·····593

视频 52 上颌种植手术(2):种植体植入·····593

视频 53 下颌种植手术·····593

视频 54 未配戴赝复体语音情况·····639

视频 55 戴入赝复体后语音情况·····639

视频 56 赝复体固位力情况·····639

视频 57 配戴赝复体后即刻进食情况·····639

让我们拥抱这个时代
Let's embrace this times

刘峰　刘星

It was the best of times, it was the worst of times.

—— Charles Dickens, 1859

2021年4月20日在海南博鳌开幕的博鳌亚洲论坛上,习近平主席的主旨演讲中再次讲到,我们所处的是一个充满挑战的时代,也是一个充满希望的时代。人类社会应该向何处去? 我们应该为子孙后代创造一个什么样的未来? 对这一重大命题,我们要从人类共同利益出发,以负责任的态度做出明智选择。

今天,我们生活在一个矛盾的世界之中。我们看到了物质财富不断积累,科技进步日新月异,人类文明发展到历史最高水平。

我们正身处百年未有之大变局之中,人类正处在一个特殊的历史时期。伴随着危机的是科学与技术的迅猛发展,从对宇宙深处的探索,到对人类自身的认识;从航空航天,到人工智能自动驾驶;从生物科技,到基因工程……身边每天发生的改变,无不在提醒我们正身处一轮重大的科技革命之中。其中,数字化无疑是目前势头最强劲、最具引领意义的科技方向。如同三百多年前的蒸汽机的出现、一百五十年前的发电机的出现、七十多年前电子计算机的出现一样,我们今天的数字化进程又一次革命性地改变着这个世界,创造属于自己的时代。

当前中国数字化进程已经扩展到政务、民生、实体经济等各个领域,"数字农业""数字校园""数字社区""数字社会""数字政府""数字生态"等等,不一而足。在口腔医学领域,我们也可以非常强烈地感受到数字化带来的改变和冲击。无论主动还是被动,数字化正在影响着每一个口腔医学从业者。

站在2021年的后半程,我们每一个人都能感受到这个世界与以往的不同,都能够感受到我们正在经历的大时代、大变革。从国际社会,到身边琐事;从日常生活,到工作模式。所有事情都在以加速度的形式发生着改变,稍有松懈就可能被时代所抛弃。如果想要在时代的激流中伫立,很多人都会感觉比以往更辛苦;但是如果能够把握时代的脉搏,随时代而改变,则可以体会到酣畅前行的快乐。

从专业角度讲,我们今天以及今后的时代,无疑是数字化口腔医学时代。

数字化口腔已经给我们的行业带了很多变化与革新,而更大的量变乃至质变也许在不远的未来即将发生。这些日新月异的巨变带给我们时代进步的体验和享受,也带给我们必须紧随时代脚步而前进的压力与紧迫感。

站在时代变革的不平凡时刻,我们回顾历史,汲取智慧、继续前行的力量;我们面向未来,寻找创新、高质量发展的方向。

我们要把握这个时代,我们要拥抱这个时代。

一、时代造就的数字化口腔

(一)口腔医学的蒙昧时代

口腔,是人类有机体组成不可或缺的功能部分。对自身口腔的认识,从新石器时期就已经开始,伴随着人类漫长的历史。作为数千年后由我们的祖先传承至今的智慧人类,我们的脑容量扩大带来的知识积累与储备,让我们对于历史有更加科学和客观的认识。

现代科学与医学的发展与每一代科学及医学工作者都密不可分。

作为口腔医学工作者,当我们回首新石器时代时,也许看到的是发掘于河姆渡文化头骨上缺失的牙齿,或是发掘于仰韶文化遗址的头骨上的错𬌗畸形(图0-0-0-1,图0-0-0-2),再或是发掘于河南下王岗村遗址的头骨上的龋齿和牙周病。然而在那些年代,由于没有现代科学和医学的加持,古代人甚至把口腔异常表现当作一种天赋异禀的表现。

犹记得司马迁《史记》开篇中描述的我们的祖先帝喾,若不是《宋书》中说起"帝喾高辛氏,生而骈齿,有圣德"，我们可能就忽略了口腔疾病在远古时期对于社会的重大影响，更加不会想到对于口腔疾病的观察早在帝喾时期就已经开始了。

后世更有许多这样的例子。例如女皇帝武则天因为牙周炎骨吸收导致智齿暴露的她以为是自己长了新牙，竟为此在公元 692 年下诏改元为长寿，影响了一个朝代。这种令现代口腔人哭笑不得的例子不胜枚举。我们必须需要承认，正确认识和治疗口腔疾病是依赖于特定时代的医学与科学背景的。在古代，受限于医学认知和科学技术的发展水平，一种疾病从观察到诊断再到治疗往往可能需要数百年的时间。

（二）第一次工业革命与口腔医学的诞生

随着科学技术的发展和一次工业革命的爆发，科学的力量开始掌控时代的发展。

1705 年，苏格兰铁匠纽克曼发明了世界第一台真正的蒸汽机，但是其缺点很明显，又笨重、又非常耗费煤炭，并且无法应用于精细的工作中，只能用于矿井的抽水和灌溉，因此使用率极低。1785 年，詹姆斯·瓦特改良了蒸汽机，改良后的蒸汽机耗能明显降低，且更加可控，可以驱动更加复杂的工业机械，使其能够快速普及各个生产领域，让人类开始有机会脱离简单依靠四肢肌肉的体力劳动，利用机械扩展放大肌肉能力，完成仅靠人力难以完成的工作（图 0-0-0-3，图 0-0-0-4）。

蒸汽机成为令全世界震惊的科学创举，成就了第一次工业革命，让空想家莫尔在其名著《乌托邦》中所描述"羊是温顺的动物，在英国这个奇异的国度里，羊能吃人"的圈地运动停下了脚步，人类社会踏入了工业时代。

医学科学从原始蒙昧的状态进入科学的开端，早于工业革命，但是早期发展非常缓慢。由于保守的宗教力量过于强大，1573 年才给予了人体解剖学应有的地位；1614 年意大利人 S. Santorio 发表了《论医学测量》，介绍了人体测量，开创了医学定量测量和实验方法，并且发明了很多实验仪器，让医学开始进入了变量数学方法的时代。

口腔医学作为医学的一个分支，进入变量数学方法时代的时间点更晚，几乎到 19 世纪初期才进入这一时代，而这已经是口腔医学早期发展年代的末端，距最早的口腔医学专著的发表（1685 年，Charles Allen 出版了英国第一部牙科教科书 *The Operator for Teeth*）前后相差 200 余年。变量数学方法是近代科学的标志，因此我们可以笼统地判定，18 世纪以前的口腔医学更多的是建立在经验和推论之上，没有真正意义上客观和科学的学科体系，甚至是铁匠、理发师和沿街叫卖的小贩从事的附属职业。

那时候的中国也没有独立的口腔医学，1797 年北京太医院任锡庚编写的《太医院志职掌》将咽喉、口齿共为一科，谓之太医九科（图 0-0-0-5，图 0-0-0-6）。

在 18 世纪，口腔医学诊疗技术的发展明显落后于工业技术，治疗手段相对简陋，更像是农耕社会和无机械的轻工业时代。然而这种差距正是促进口腔医学快速发展的动力，这种动力源于口腔医学与临床医学的差异性——临床医学更加依赖于对生命体深入的剖析、正确而精准的认识，也就是生物学基础；而口腔医学不仅需要生物学，相对而言更加依赖于物理学、化学、数学的发展，而工业的进化往往又是这三个学科发展的直接体现。

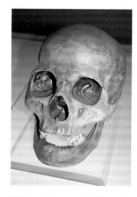　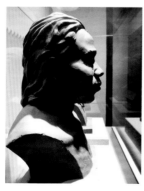　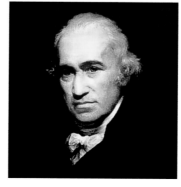　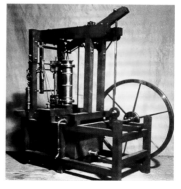

图 0-0-0-1　仰韶文化遗址出土人头骨　　图 0-0-0-2　仰韶文化遗址出土人头骨复原　　图 0-0-0-3　詹姆斯·瓦特（1736—1819）　　图 0-0-0-4　瓦特发明的蒸汽机

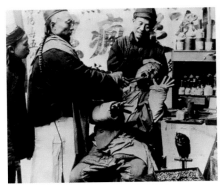 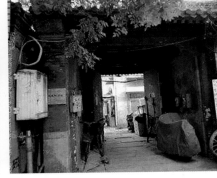

图 0-0-0-5　中国清代牙科诊疗　　　图 0-0-0-6　北京太医院

这一点在材料学方面较为凸显,由于第一次工业革命期间,化学和物理学的大发展,材料学也进入了更加广泛应用的阶段。随着冶金等材料加工制造工艺的成熟,也诞生了多种新型的口腔修复材料。18 世纪是口腔材料起源的关键时期,从原始的象牙材料(1728 年 Pierre Fauchard),到蜡和石膏的应用(1756 年 Pfaff)、低熔点合金(1770 年 JeanDarcet)和瓷修复体的诞生(1792 年 de Chamant),这一百年间口腔医用材料发展迅速。新的工业制造技术不断催生着新的口腔材料,可以预见在随后的两百多年里,工业的发展将会带动口腔医学进入高速追赶的轨迹中。

(三)第二次工业革命与口腔医学的发展

18 世纪之前,中国是世界农业和手工业的领衔者,依靠丝绸、茶叶、瓷器独霸天下,那时的欧洲人羡慕不已,便利用各种手段来到中国偷师学习。

18 至 19 世纪之间,第一次工业革命促使欧洲成为最早的城市化国家,仰仗着工匠的实践经验,重科学、懂技术的英国成为世界的中心。世界的变化总是循环往复的,作为邻国的欧洲众国家近水楼台先得月,快速地从英国掌握了核心技术,于是催生了第二次工业革命的诞生。

1866 年德国人维尔纳·冯·西门子发明了世界上第一台大功率发电机,发电厂和发电站也陆续在比利时(1870)和法国(1875)首次出现(图 0-0-0-7,图 0-0-0-8)。那时远在大西洋彼岸的美国人同样是十分羡慕,因此又来到欧洲,学习各国的技术成果,于是很快地跟上了第二次工业革命的脚步。1882 年爱迪生发明发电厂和输电网,大规模、广覆盖的发电站在美国开始出现;1903 年莱特兄弟发明了飞机,这种更加快速的交通工具开始逐渐投入日常的应用。在第二次工业革命中,科学和技术与工业升级紧密地捆绑在一起。

第二次工业革命的到来,也正式激活了口腔医学。

如前所述,在 19 世纪以前,口腔医生更像是农民或者轻工业者,需要用大量体力劳动完成治疗——那时候连现在每一个口腔医生都无法离开的牙科诊疗椅都没有,更不用说电动的涡轮机头了,口腔医生要像农民一样鞭策牲口来拔牙,也要像纺织工一样需要踩踏动力踏板来驱动诊疗设备运作,进而完成治疗;而且由于治疗设备如同最初的蒸汽机一样笨重、粗糙且难以操控,很多诊疗活动无法完成(图 0-0-0-9,图 0-0-0-10)。

口腔医学这种远远落后于工业现状的局面被第二次工业革命——电气化时代的到来所打破。1887 年全球最早的电动牙科钻头诞生了,仅仅晚于发电机的出现 21 年,口腔医学诊疗设备快速进入了电气化时代,这次跃迁仿佛跳过了第一次工业革命的机械化时代,电动设备迅速占据了先进口腔诊疗机构,让当时的口腔医生可以完成此前无法想象的、更加精细和强力的诊疗操作,比如牙体预备。

如果说第一次工业革命是扩展、增强人体躯干大肌肉的能力,那么第二次工业革命则除了进一步增强大肌肉的能力外,还增强了手指肌群为代表的小肌肉的能力。口腔医学的关键诊疗技术大多都是靠医生的双手,因此不难理解,第二次工业革命为何为口腔医学带来如此巨大的变革。

随着人类进入"电气时代",欧美、日本等国家的资产阶级革命或改革也已完成,经济得到了空前的发展。

电力驱动的产品大规模生产成了普遍现象,工商业进入了产品批量生产的模式。工业化 2.0 的进程促使资本主义经济发生了重大变革,生产社会化趋势的加强、企业间竞争的加剧,进而促进生产和资本的集中。此时采用新技术的企业往往具备同行业难以企及的优势,并且可以快速打垮对手,占据统治甚至垄断地位,因此,这种生产模式也极大地刺激了各行各业的创新发展。在这次革命中出现的新兴工业,如电力工业、化学工业、石油工业和汽车工业等,都要求实行大规模的集中生产,于是垄断组织便应运而生了,这又反过来促使企业规模进一步扩大。管理学在这一时期进入理论爆发阶段,使得工业生产效率再一次发生了飞跃。

然而对于口腔医学而言,境况又截然不同。医学自古讲究"对症下药",口腔医学作为其分支也同样使然。电气化时代的流水线大规模生产所制造的产品,虽然生产速度日益加快,精细度也逐步提高,但同质化问题十分严重,无法适应千变万化的人体及口腔情况,因此高水平口腔诊疗活动的开展也无法高效率地展开。

就以口腔修复学为例,作为一个高度整合了口腔医学、设备、材料的学科,工业化进程对其影响是尤为显著的。在第二次工业的推动下,口腔医生终于可以轻松、准确地对患者完成修复体牙体预备等操作,然而修复体制作却完全依赖于技工室内的手工与机械的配合加工,并且在个性化表达方面完全依靠人工完成,机械化、电气化设备在前端加工阶段并不能起到关键性作用。因此,口腔医学的工业化进程再一次放缓了步伐,与工业生产拉开了差距。

(四)第三次工业革命与口腔数字化的开端

1945 年,随着一声巨响,人类第一颗原子弹爆炸,标志着第三次工业革命——计算机和信息技术革命的到来。这是一次横纵双向的革命和爆发,原子能技术、航天技术、电子计算机、人工合成材料、分子生物学和遗传工程等,现在大家耳熟能详的技术领域都陆续取得了突破性进展。严格地说,这一次不应该简单地称之为工业革命,而是一场科学的革命。

与第一次工业革命和第二次工业革命对比,第三次工业革命的意义更加伟大。往远看,空间技术的出现与发展,让人类跳出本我,不再着眼于自己本身的存续,而去探求更高层次的自我、精神满足及宇宙来源;往近说,计算机技术和信息技术的出现,让人类的生活、工作和学习再次发生翻天覆地的变化,我们的衣、食、住、行、用等生活体验被潜移默化地改变,第三产业受到的影响尤为深远。

口腔医疗行业从某种意义上来讲更符合第三产业的特征,因此也随之启动了一次意义深远的重大变革——数字化革命。

数字化革命的重要基础是计算机技术和信息技术。1946 年美国建造了第一台数字积分计算器(ENIAC,图 0-0-0-11),虽然功能单一、原始,但是凭借其较高的运算能力和信息储存能力,可以完成很多数值分析的工作,这也标志着计算机技术的出现。在随后的 32 年里,以麻省理工学院(MIT)等科研院校和 IBM 为代表的众多计算机研发机构,不断推进着计算机构成和功能的复杂化,并且让更多更复杂的数据运算和设计工作可以在计算机上完成,也就是最早的计算机辅助设计(computer aided design,CAD)。

数字化设计完成后的问题,是设计好的工件如何转化为产品,1952 年,数控机床在 MIT 应运而生,通过对

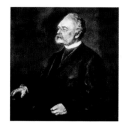

图 0-0-0-7　维尔纳·冯·西门子(1816—1892)

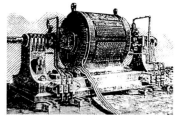

图 0-0-0-8　西门子发明的发电机

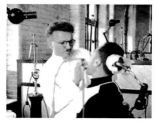

图 0-0-0-9　机械诊疗椅

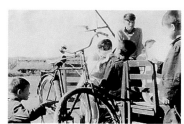

图 0-0-0-10　自行车脚踏牙钻

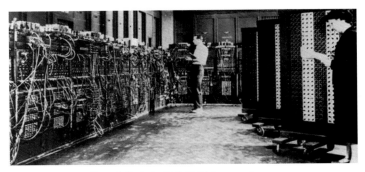

图 0-0-0-11　第一台数字积分计算器（ENIAC）

数控程序的改变可以完成不同零件的个性化加工，其中 APT 自动编程语言完成了走刀轨迹的描述，实现了计算机辅助数控编程及加工，也就是最早的计算机辅助制造（computer aided manufacture，CAM），如此就完成了完整的 CAD/CAM 流程。

1957 年，FORTRAN 程序设计语言诞生，其后 COBOL 和 BASIC 等更加成熟的编程语言出现。1963 年，I.E.Sutherland 关于人机对话图形通信系统的论文问世，并且研制成功了第一套能够实现实时交互的二维 SKETCHPAD 系统，该系统允许操作者通过操作光笔和键盘，在荧光屏上完成人机交互作业，这一系统被认为是 CAD 技术的诞生，为之后的 CAD/CAM 技术的发展和成熟奠定了理论基础。IBM 此后推出了具有绘图、数控编程和强度分析的大型 CAD/CAM 系统，直到 1978 年超大规模集成电路的成型，计算机借助应用程序逐渐可以完成诸多复杂的信息处理和计算，CAD 逐渐进入成型期。

为了适应更高的要求，三维几何处理技术诞生了，并且出现了多种面对中小企业的 CAD/CAM 商品化软件系统。然而在当时，这样的计算机功能虽然比较强大，但体积同样惊人，通常需要占用一两个房间。1980 年以后，令人吃惊的是计算机技术的发展，正如 1965 年戈登·摩尔所提出的摩尔定律一样（摩尔定律指集成电路上可容纳的元器件的数量每隔 18 至 24 个月就会增加 1 倍，性能也将提升 1 倍），体积快速变得越来越小巧，计算功能却日益强大。于是 CAD/CAM 技术进入高速发展期，相应的软件技术不断涌现，如优化设计、有限元设计、数据库设计等等，让计算机从大型军用和商用设备走到民间，从生产军工产品转为生产民用商品。

随着应用不断推广，与制造过程密切相关的计算机辅助技术，包括计算机辅助工艺规程、计算机辅助工装及夹具设计、计算机辅助质量设计等也逐渐发展和完善。1990 年前后，计算机技术逐渐打破了单一功能、单一领域的运行瓶颈，转向集成化、标准化和智能化。INTEL 的 Pentium 芯片和微软的 Windows NT 系统的出现，让原本只能在工作站上运行的 CAD 软件可以在微机上运行，也就是大家现在普遍使用的台式电脑或笔记本电脑，这奠定了计算机技术进入家庭、进入诊疗机构的基础。

随着时代的发展，口腔医学亟待一种能够完成个性化信息收集、整合和处理，并且通过更加精确可控地方式完成定制化生产的工业技术。当科技发展到这个阶段，口腔医学领域也迎来了计算机技术的定制化应用。

1986 年，德国西门子公司首先推出椅旁计算机辅助设计与制造（computer aided design and computer aided manufacture，CAD/CAM）系统（CEREC 系统）。CEREC 的首字母 C 代表椅旁（chair-side）的含义，以椅旁数字化修复系统为代表，构成了口腔医学椅旁数字化技术的狭义内涵，其技术特点可概括为：应用口内扫描设备、数字化修复设计软件和小型数控切削设备，在诊室内一次诊疗（也可多次）完成全瓷或树脂常规修复体的设计和制作（图 0-0-0-12，图 0-0-0-13）。

椅旁 CAD/CAM 对技术和材料应用的限定较明确：口腔三维数据获取主要采用口内三维扫描技术，数字化修复设计软件主要完成嵌体、冠、桥等常规修复体设计，修复体制作以小型化、高效率的数控切削或磨削技术为主，修复材料则以玻璃陶瓷和复合树脂材料的预成型料块为主。由于早期扫描和加工精度均较低，仅能满足最低需求，因而并未在短时间内出现爆发式增长，另外，早期的椅旁 CAD/CAM 系统为封闭式系统，数据信息仅能

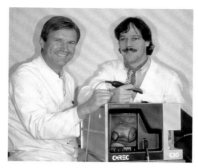 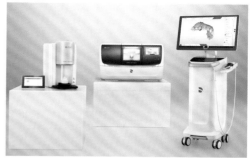

图 0-0-0-12　早期 CAD/CAM 系统　　图 0-0-0-13　现代的口腔椅旁数字化修复系统

在系统内部传递，扫描、设计、加工环节的前后衔接仅限于封闭系统自身的软硬件环境，无法破圈以支持第三方数据处理和加工，不能满足口腔临床对数据开放和流程灵活性选择的需求，故而应用也较为受限。但是经过近35 年的高速发展，行业内涌现了众多 CAD/CAM 设备和软件，开放性也在逐渐提高。

此外，几乎在 CEREC 系统诞生的同时，另外一项关键性计算机辅助制造技术——3D 打印技术（1984 年 Hull 提出）也出现了。相比于传统机床加工的减法工艺，3D 打印技术具有更高的灵活性和可加工性，同时由于其加法工艺的特性，也更加环保，因此未来必将成为取代机床加工的主要 CAM 技术。

3D 打印技术目前也出现了众多分支，根据美国材料与实验协会及 ISO 的分类，可分为七大类，包括粘接剂喷射、定向能量沉积、材料挤出、材料喷射、粉末床融合、板层压和光聚合，而这七个大类下又分为二十余个小的技术分支（表 0-0-0-1）。如此多的分类，可见 3D 打印技术正处于超速发展的阶段，这些分类也是为了满足不同材料加工的特性，如复合材料、金属材料、陶瓷材料、生物材料、电子材料以及 4D 材料等。其未来的应用潜能无疑是巨大的，只是受限于第三次工业革命发展至今的科学与技术的现状和视野，目前还无法穷尽其所能。

同时，由于计算机的发展，自动化也成为工业 3.0 阶段各个制造行业的阶段性目标。自动化、无人化一直

表 0-0-0-1　美国材料与试验协会 3D 打印技术分类

分类	相关技术分支
粘接剂喷射	Voxeljet
	ExOne
	彩色喷射打印（CJP）
直接能量沉积	激光工程化净成形（laser engineered net shaping，LENS）
材料挤出	熔融层积成型（fused deposition modeling，FDM）
材料喷射	Stratasys'PolyJet
	3D System 的多喷头打印（multijet printing，MJP）
	Solidscape
粉末床融合	选择性激光烧结工艺（selective laser sintering，SLS）
	激光选区熔化技术（selective laser melting，SLM）
	电子束熔融金属（electron beam melting，EBM）
片层压	分层实体制造（laminated object manufacturing，LOM）
	Mcor 的 A4 纸打印技术
	Kira 的纸压层技术
还原光聚合	立体平版印刷（stereo lithography appearance，SLA）
	数字光处理（digital light procession，DLP）

是人类的梦想,但这需要数学、物理、化学等多个学科的进步和突破。到现在为止,在全球多个制造领域已经初步实现了高度自动化,大量的无人化车间、无人化农场、无人机、无人驾驶汽车及无人化物联网等技术和应用,已经每天充斥在新闻的字里行间。

其中机器人技术是作为其中的重要代表,本身即是自动化技术的高阶结晶产物。虽然目前的机器人技术功能还较为单一,且智能化程度还不够,但是在部分行业已经有了初步的应用。

在口腔医学领域,机器人技术同样有非常成熟的研究成果,作为国内数字化口腔医学先驱之一的吕培军教授,早在全球最早的 CAD/CAM 系统诞生前 2 年就发表了计算机技术在数字化口腔医学应用的文章,但受限于国内工业 CAD/CAM 水平,未能率先在全球建立口腔 CAD/CAM 技术路线,直到 1994 年才引入工业技术进入口腔医学领域,比国际先例仅晚 8 年的时间,但由于吕培军教授具有卓越的远见,在起步略晚的情况下,带领他的团队迅速进入口腔医疗机器人技术的研发、成立了口腔数字化医疗技术和材料国家工程实验室,并领先于全球地完整研发出服务于口腔修复学疾病诊疗的机器人,且进一步研究牙体牙髓病治疗机器人(图 0-0-0-14)。

此外还有许多其他团队也取得了可喜的成果,两款口腔种植机器人更是率先取得了医疗设备许可证,郭传瑸教授团队研发的微创颌面外科机器人和穿刺机器人也已经成型(图 0-0-0-15);在其他口腔医学分支学科领域,也有着很多重要的研究成果。由此可见,国内口腔诊疗机器人技术与国际相比并不落后,甚至在某些方面还较为超前,更加全面的机器人技术离我们的时代并不遥远。

自进入 20 世纪以来,在计算机技术快速发展的同时,医学研究也愈加精深,随着亚细胞结构的揭示(20 世纪 30 年代 Ernst Ruska 在电子显微镜下展现了亚细胞结构),并且在 20 年后 George Palade 成功分离了亚细胞成分,Watson 和 Francis Crick 同期推测并证实了 DNA 双螺旋结构,医学进入亚细胞和分子时代,分子生物学和遗传工程一直是近年来医学研究的前沿领域,这也是现代医学的特征所在。口腔医学领域也受其影响,在分子生物、干细胞和组织工程方面开展了广泛而深远的研究。其中干细胞和组织工程已经和计算机及信息技术在科研领域展开了多方位的联合应用,部分技术甚至已经进入临床应用,如组织支架设计打印与干细胞诱导分化技术、器官打印技术,其展现出来的前景也是值得期待的。

随着第三次工业革命逐渐接近尾端,计算机与信息技术的成熟催生出了一项重要的分支联合技术——互联网技术,从其出现到现在发展到"互联网+"的时代,我们看到了无限的可能性。这一时代具有六个重要的核心特性:跨界融合、创新驱动、重塑结构、尊重人性、开放生态和连接一切。这一技术对口腔医学的促进作用是显而易见的,特别是在信息技术大发展的今天,互联网带来的海量信息和数据,让医疗行业受益匪浅,无论是科研工作,还是临床工作,我们都享受着互联互通带来的福利。更加高效的数据收集、信息交换、技术交流,不同领域在互联网中相互碰撞擦出了绚丽的火花,产生了大量新的理念。新的技术以及新的运作模式,让行业生态得到优化。

随着获取数据的手段不断丰富,获取数据的准确性不断提高,再加上互联网传播数据的便利性,数据逐渐从专门从事数据收集分析服务的咨询行业遍及各个生态和产业。就像大数据概念的提出者麦肯锡公司所述:"数据,已经渗透到当今每一个行业和业务职能领域,成为重要的生产因素。人们对于海量数据的挖掘和应用,

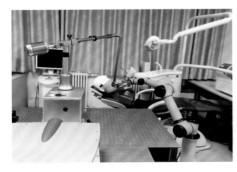 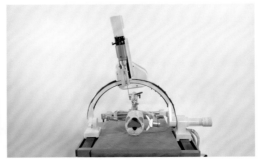

图 0-0-0-14　吕培军教授团队研发的机器人　　图 0-0-0-15　郭传瑸教授团队研发的穿刺机器人

预示着新一波生长率增长和消费者盈余浪潮的到来。"

医疗行业同样是一个极其看重数据的领域,近现代医学一直强调循证医学,循证的"证"其实就是一种数据的表现形式。医疗大数据的价值体现在多个方面,疾病统计、分类、诊断、预防、治疗、研究等,数据的重要性不言而喻。全世界各地、各个医疗结构所收集的数据整合在一起,必定能更加客观真实地反映现实,消除片面性,做到问题最优解。

这是全球跨入第四次工业革命或工业4.0的重要基础。

(五)第四次工业革命与口腔数字化的走向

第四次工业革命,是以人工智能、新材料技术、分子工程、石墨烯、虚拟现实、量子信息技术、可控核聚变、清洁能源以及生物技术等为技术突破口的工业革命。从某种程度上讲,目前我们无法以某一个已知的技术作为第四次工业革命的标志性节点——如果一定要找一个标志的话,就是2011年德国联邦教研部与联邦经济技术部在2013年汉诺威工业博览会上提出的工业4.0战略概念,该战略也于2013年被德国政府纳入国家战略。

但实际上早在2003年左右,以IBM为代表的工业3.0尖端企业,已经开始布局工业4.0,当时命名为智慧工业,与德国提出的工业4.0战略概念不谋而合。可见,一个时代的变革往往需要长时间的酝酿和探索。

工业4.0最具代表的核心属性就是智能,这种智能是将互联网、大数据、云计算、物联网等新技术与工业生产相结合,最终实现工厂智能化生产,让工厂直接与消费需求对接(表0-0-0-2)。反观口腔医疗行业的数字化进程,我们惊奇地发现,从某种意义上讲,口腔数字化就是一种与消费需求(患者需求)直接对接的智能生产加工理念和技术。虽然其智能化程度还达不到工业4.0的最终水平,但至少从起点来看,口腔医疗数字化有机会伴随第四次工业革命一同发展,而一改此前三次工业革命阶段一路追赶的状态。

表0-0-0-2　工业4.0的框架

信息物理系统网络(cyber physical systems,CPS)			
四大主题			
智能生产	智能工厂	智能物流	智能服务
三项集成			
纵向集成	横向集成		端到端集成
八项计划			
标准化和参考架构	管理复杂系统	工业宽带基础	安全和保障
工作的组织和设计	培训与再教育	监管框架	资源利用效率

当然,现在谈工业4.0是怎样的,还为时尚早,有分析认为,即使是德国这样的工业强国,要真正实现工业4.0至少还需要10~15年,也许随着物联网及服务的引入,待到2030年前后,制造业才会迎来真正的第四次工业革命。届时,将会有一部分超前的企业能以信息物理系统(cyber physical systems,CPS)的形式建立全球网络,整合其机器、仓储系统和生产设施,达到客制化智能化生产的目标。而这种网络物理系统将需要更为先进的通信数字技术与软件、传感器和纳米技术相结合。待到那时,生物、物理和数字技术的融合也会将口腔数字化推进到一个现在难以预估的更高阶段,我们有幸能创造、体验、应用下个时代造就的数字化口腔。

二、数字化口腔时代的发展现状

在工业革命及医学发展的基础上,数字化技术在口腔医学的应用出现了众多分支,在技术上不断飞跃,并且早已超出了最初、单纯的口腔修复学领域,在口腔种植学、口腔正畸学、口腔影像学、口腔颌面外科学、牙体牙髓病学、牙周病学等多个口腔分支学科都有了不同程度的发展。

（一）口腔修复学数字化

数字化口腔医学中最为成熟的是口腔修复学领域的应用。前文已经提及了 CAD/CAM 技术，该技术可以认为是现阶段、工业 3.0 在口腔医学领域的典型应用。

这一技术从技术流程上来说，主要包括三个部分：数据获取的数字印模系统、数据处理的 CAD 系统以及数据加工的 CAM 系统。各部分的设备及软件已经较为成熟，在市场环境内，存在大量竞品，这也是技术成熟的一种表现。借助 CAD/CAM 系统，医生可以获取具有极高精准度的数字印模数据，并且根据患者的实际情况和需求，个性化设计和制作各类修复体，包括固定修复体、活动修复体及种植修复体等几乎所有种类的修复体。这种高度定制和高速加工，已经显著提高了修复学相关疾病的诊疗效率及效果。大量文献证明，CAD/CAM 技术制作的修复体在形态准确性、边缘密合性、功能和美观等方面不低于传统工艺，甚至部分方面还具有一定优势。因此，数字化口腔修复已经成为一项可以普及的临床技术。

另外由于数字化口腔修复在数据收集、储存和分析方面的绝对优势，在教学和科研方面的价值也远非传统加工工艺所能媲美。近年来，随着加成型技术的普及，如面部扫描、虚拟殆架、CBCT 技术等的广泛应用，数字化技术可以获得传统方法难以获取的重要补充信息，因此得以辅助 CAD/CAM 技术进行更加客观、符合患者实际的治疗方案规划和设计。虽然部分技术目前还有很多不足之处，但是其应用的优势已经在很多特殊病例中得以展现，随着技术的完善，未来必定会发挥更加重要的作用。

除此之外，数字导航技术也在修复教学和临床中得以应用，术者可以利用数字导航系统，结合对应的机头和车针，准确地进行牙体组织的预备。对于教学而言，这种方式更加数据化和直观，对于临床而言，也可以尽可能高地满足修复学的生物性原则。

（二）口腔正畸数字化

正畸领域也是早期口腔数字化的主战场，虽然出现的时间较 CAD/CAM 技术晚十余年，但是隐形矫治已经成为除传统固定矫治外的一项不可或缺的正畸技术。

随着数字印模技术及 CAD/CAM 技术的发展，隐形矫治技术也较早期有所不同。目前模型数据的获取同修复一样，基本可以免于灌取物理石膏模型，而是采用口内扫描和 3D 打印技术，相比传统正畸石膏模型获取和储存，也有着天然优势。

而在正畸设计部分，数字排牙和阶段性数据输出，可以为正畸治疗保驾护航，让医生更加直观和预见性地设计治疗方案、监控治疗流程。在 CAM 方面，既可以直接生成正畸用的隐形矫治器三维文件用于加工，也可以利用设计阶段输出的虚拟模型数据进行模型打印和压模制作矫治器。即便不使用隐形矫治技术，还可以借助托槽粘接导板技术，辅助完成准确的唇侧或者舌侧的托槽粘接，避免因为经验不足、技术不成熟给患者带来不必要的代价和痛苦，或者因操作难度过大给医生带来的操作不便和工作疲劳。

（三）口腔种植数字化

随着口腔种植技术的出现和迅速普及，数字化种植也成为口腔种植学中非常重要的组成部分。

目前的数字化种植主要分为三个方面：数字化静态导板、数字化动态导航和种植机器人。前两个技术都已经相对比较成熟，可以广泛应用于简单或复杂的种植手术中，但其技术构成略有不同，故而需要不同的设备配合；种植机器人则正处于起步发展阶段。

对于数字化静态导板而言，需要的是与修复学类似的 CAD/CAM 系统和 CBCT 系统，可以帮助术者在术前更好地判断患者的软硬组织情况和预期手术的实施情况，设计出更加合理的手术方式，然后通过 CAM 加工（机床切削或 3D 打印）完成高精度实现，达到降低手术风险、缩短手术时间的效果；此外，配合后端修复 CAD/CAM 系统，可以实现传统自由手种植无法实现的预见式精准快速修复，从而缩短整个种植治疗流程，降低患者痛苦，提高诊疗体验。与种植相关的截骨导板技术是种植导板技术的个性化衍生品，受其启发，其衍生领域并不限于种植，已经扩展到口腔颌面各类手术之中。

数字化动态导航系统则需要 CBCT 系统和导航设备,但一般无须 CAM 设备,相对来说工序更加简单,更加环保,但其往往需要术者有一定的经验,方可使用。对于非种植类其他口腔颌面手术,应用数字化导航系统也都可以获得实时引导的作用。

（四）口腔放射数字化

口腔放射学是数字化技术应用比较成熟的另一个领域。目前临床上传统胶片影像已经逐渐被数字影像系统所取代,无论是根尖片、全口牙位曲面体层片(简称全景片)、头颅侧位,还是 CBCT 等均实现了数字化,并且各医院也在逐步建立完善放射 PACS 系统,将放射数据进行系统的收集和存放,在软件中可以利用多种测量工具、分析工具进行病例分析,对疾病的诊断和治疗都带来了显著的收益。远期而言,口腔放射数字化对大数据的积累和教学、科研工作也具有重要意义。

（五）牙体牙髓数字化

牙体牙髓病学中数字化技术也同样有了一定程度的应用,树脂充填导板、根管治疗导板,如上文所述的截骨导板一样,可以认为是种植导板技术的衍生技术或灵活应用。数字化导航也已经应用于牙体牙髓治疗之中。这些技术在一些复杂的或特殊病例中可以展现出其非凡的能力,甚至挽救传统技术难以完善治疗的根管。

（六）牙周病学数字化

牙周病学的应用与牙体牙髓病学有些类似,牙周手术导板同样也是来源于种植导板技术,这种应用方式在一定程度上打破了复杂牙周手术的技术壁垒,让没有经验的医生也可以更好地完成牙周手术并且接近预计目标。但其组织学和生理学基础尚较为薄弱,还需要进一步研究。另外,在牙周常见病防治方面,也有很多医生开始使用数字化技术对牙周疾病病程进行数据采集、收集和分析对比,研究以慢性牙周炎等疾病为代表的常见病的发展规律和诊疗技术。

（七）口腔颌面外科数字化

除了口内、修复、正畸和放射系统各学科外,数字化在口腔颌面外科系统也有重要的应用。前文所述的导航系统,最早实则是应用于外科系统的。借助 CT 和导航系统,可以对目标肿瘤进行准确的定位,从而在导航下精确地切除和清扫。这种精确性不仅可以提高手术成功率,同时也可以降低微创手术的风险,使微创手术不再是经验丰富的外科医生专有的技术。另外,对于由于肿瘤、外伤、唇腭裂等原因导致的颌面部缺损,借助 CT 系统、数字扫描系统,CAD/CAM 系统也可以进行更加精准的修复,例如颌骨缺损后重建的病例,可以借助 CAD 软件处理 CT 和三维口内扫描和面部扫描数据,可以设计出最适合的组织瓣,减小手术难度;或者设计出兼具美观和功能恢复的赝复体,通过 3D 打印技术加工后手术戴用,提高术后恢复效果。

（八）数字化技工室的出现和转变

除了口腔临床数字化应用的各个方面,临床辅助机构对于数字化的应用也十分广泛,其中最为典型的代表就是数字化技工室。

目前的数字技工室可以分为三种类型:传统技工室转型配合数字化设备完成加工的技工室,全数字化流程技工室,以及虚拟技工室。

第一种类型是目前较为常见的类型,众多成型已久的传统技加工单位,在发现数字化技术所带来的便利和高效后,纷纷采购数字化生产线,从而部分取代传统加工方式,但其往往仍需要或接受石膏模型等物理媒介。

第二种类型是目前大力发展的技工室类型,其特点是不需要物理媒介传递患者信息,以数据的方式通过互联网进行传输,通过 CAD 虚拟设计及 CAM 加工完成产品(如修复体或矫治器),最终通过物联网返还临床。

第三种类型则可能是未来最主要的技工室类型,这种类型的技工室只接受数字化数据,完成 CAD 设计后并不进行加工,而直接传送设计好的加工数据到临床,在椅旁进行最终的 CAM 加工环节。这种方式在成熟的数字化技术普及后的诊疗机构中,是最为高效和环保的方式,并且也有利于沟通和调整。

从三种技工室类型可以看出,这不单单是形态差异问题,更重要的是体现出数字化技术向数字化理念的转变。

三、数字化口腔时代的前沿

作为一个随着科学和医学发展同步进步的技术,数字化技术的更新也是日新月异的,虽然目前我们借助数字化技术已经可以在很大程度上替代了传统技术,甚至是超越了传统技术,但数字化口腔的从业者和研究者目光并不限于此。

在我们的临床工作和科研中,几乎每天都会有新的挑战、新的理念或者新的技术出现,这些技术领域虽然可能还不成熟,但是经过各个学科和行业的不懈努力,在不远的将来必将会对临床带来重大冲击。

(一)超精细智能数字印模技术

数字印模技术已经较为完善,无论是国内还是国外,目前最新的数字印模技术和设备,在性能上差距并不是很大,就此而言,国产设备的研发成果是非常值得肯定的。而总体行业的研究目标是如何能够进一步提高扫描速度和精度,并且对特殊类型的组织形成更加智能化的鉴别和获取。特别是口内数字印模,如何进一步缩短全口扫描时间,提高软硬组织形态、颜色甚至厚度(透光度)识别能力和准确性已经是各大设备研发和软件开发机构的重点项目。我们也期待着,在随后的数年间可以看到能够准确获取软硬组织细微结构、弹性参数计算和光学属性的超精细智能印模设备。

(二)"一键式"计算机辅助设计技术(CAD)

在计算机辅助设计技术 CAD 方面,全世界范围内的计算机辅助设计软件在成熟度上普遍不是非常高,仅有部分软件可以较为全面地实现加工部件的智能化设计,大部分软件还需要操作者具备足够的经验。

以最为成熟的修复体设计软件而言,大部分软件还需要设计者自行摆设咬合平面的位置,修复体的初始形态和位置甚至是调用既有数据库的形态;而且即便是操作者选择了合适的形态数据库,计算机根据数据库计算出来的个性化修复体也可能存在大量的问题,特别是形态不规则的牙体组织或大量修复体同时计算时,这就需要操作者借助个性化调整工具进行进一步的修改才能完成设计。

因此,目前软件开发还需要更加优化的算法,需要人工智能的加入,在计算机学习的同时完成更加个性化的修复体设计。在未来,CAD 过程应该真正成为"一键式",甚至可以实现无人化计算机辅助设计。

(三)3D 打印计算机辅助加工技术(CAM)

计算机辅助加工技术 CAM 方面的前沿技术非常多,涉及的学科组成也极为复杂,此处不一而足,仅能挑选其中比较成熟的供读者参考。

在传统机床加工领域,加工速度和精细度在逐年增高,许多设备更是提供了普通、精细和超精细等多种加工精度,机械研磨和激光切削等前沿领域也不断有所推进。

然而,随着 3D 打印技术的逐步成熟,打印材料的种类与性能日益丰富,机床切削将逐渐被 3D 打印技术所取代。并非前者加工性能不够,而是其与生俱来的一个重大缺陷——减法工艺会产生废料。

第四次工业革命又被称为绿色工业革命,前三次工业革命在创造巨大的科技进步的同时,也造成了巨大的能源消耗和资源浪费,人类付出了巨大的环境代价以及生态成本,人与自然之间的矛盾在无形中放大到我们无法忽视的程度。因此,今天人类面临着空前的全球能源与资源、生态与环境、全球气候变化等重大危机,可持续的绿色发展模式已经是摆在人类面前唯一出路。因此,任何可被取代的、造成环境污染等问题的技术都必将成为过去。

抛开环境问题不说,3D 打印技术展现出来的可能性远远高于机床切削,这也是未来所预期的方式。举例而言,在口腔医学领域,3D 打印修复体已经逐渐在临床上开始应用,包括复合材料、金属材料和陶瓷材料,且性能与切削加工的修复体十分接近,并且由于打印材料的可定制化,打印的修复体个性化程度远高于切削修复体。3D 打印种植体也逐渐开始从实验室走向临床,种植体表面结构的个性化表达,相对于传统标准加工的种植体而言具有更多的可能性和更高的性能。3D 打印组织工程支架也是目前的尖端技术,例如牙髓再生支架,目前在临床已经有一定的实验和应用,其疗效也得到了肯定。这样的创新应用不胜枚举,也让未来的 CAM 制造充满了可能性。

(四) 大数据、人工智能与机器人

除了数字化口腔的三大传统组成部分,在大数据、人工智能以及机器人领域,也有很多团队在不辍耕耘,并且取得了阶段性成果。大数据时代的到来,让很多具备良好数据积累的医疗机构看到了新的可能性。部分院校及诊疗机构已经开始进行数据整合及分析,在全世界形成了多个数据中心,进而聚集和归纳全球不同地区的疾病和诊疗数据。

大健康已经是大家耳熟能详的标题了,如何能够实现大健康,除了宏观政策和技术支持外,对于大健康数据的收集、分析成了重中之重。在数据良好处理的基础上配合云计算、人工智能等前沿科技,可以更加全面准确地获得疾病发生、发展和转归、治疗方案及治疗效果等多个方面的系统性数据,并且利用计算机的学习能力可以在极短的时间掌控一种疾病、一类人群或一个地区的最佳的个性化诊疗方案,提高人类疾病的治愈率,降低发病率和病死率。

机器人领域前文略有提及,除了牙体预备机器人、种植机器人外,牙体牙髓根管治疗机器人等许多其他治疗领域的机器人,也已经进入末端关键技术攻坚阶段,相信在不久的将来会走向临床与大家见面。

综上可见,数字化口腔技术正处于一个全面开花、高歌猛进的阶段,不断有新的技术从实验室走到临床,也不断地改写着口腔医学的发展史。

四、数字化口腔时代的未来

数字化口腔时代不是一个标签,而是看得见摸得着的理念和技术,它改变着我们的学习、生活与工作。回望过去,即使身在此地,仍有些许不真实,很多现在的生活在过去都无法想象。但是这不是终点,而是新的起点。作为数字化口腔人,沉浸在数字化的氛围中,有时仿佛能窥见未来。我们脚踏现实的同时,也会对未来的口腔数字化有一些感悟和畅想。

(一) 诊疗模式的转变

我们的医学现在处于社会-心理-生物医学模式中,大家的关注点还是实实在在的人或者说一个个的个体及与之联系的社会因素。然而随着大数据和人工智能的逐步推进,我们有可能会进入一个更加超脱于个体、更加超前的诊疗模式。

《素问·四气调神大论》有言:"圣人不治已病治未病,不治已乱治未乱,此之谓也。夫病已成而后药之,乱已成而后治之,譬犹渴而穿井,斗而铸锥,不亦晚乎"。

反观数千年后的我们,依旧还在"病已成而后药之"的路上蒙头前进,岂不是大谬特谬。从大数据和人工智能的发展现状来看,未来我们将有机会被推进到真正的"治未病"的阶段,阻止疾病的发生是未来医生的终极目标。

(二) 服务模式的转变

随着互联网的不断提速,5G 技术的成熟,甚至 6G 技术标准的提出,人与人之间的链接将变得空前紧密。虚拟现实技术以及增强现实技术,可以无限制地缩短人和人之间的距离,人体将以虚拟的形式存在于数字的世界中。

口腔诊疗也将由"线下"转为"线上",患者以虚拟的形态就诊,但其虚拟生理特征完全符合真实情况,通过虚拟现实与医生在"空中"见面,完成疾病的检查和诊断,再通过附近的无人化诊疗机构中的机器人及 CAD/CAM 系统完成具体治疗。

对于一些特殊需求或病种的患者,甚至可以借助增强现实和人工智能,让其在治疗前虚拟感受治疗后的效果(如美学修复),让患者不再因听不懂医生的专业术语而尴尬地一头雾水或抓耳挠腮。

(三) 医疗层次的改变

现阶段数字化口腔医学所具备的个性化、精准化、可预见性等特点,暗合精准医疗(precision medicine)的要

求,但也仅限于宏观层面。

随着生命科学的发展,组织工程在第四次工业革命的过程中即将成熟,而分子工程也将进入正轨。现在已有很多医学领域已经借助 3D 打印技术和组织工程完成了心脏、关节、耳朵等器官和人体结构的打印,来治疗有器官缺陷的患者。

口腔领域也同样有团队在研究,3D 生物打印制造高度仿生人工牙,或诱导干细胞分化成特定形态的牙齿和牙周组织的多层结构组织支架,这些也许就是未来人类牙齿缺失的主要解决手段,而 4D 打印材料的逐渐成熟也即将让口腔诊疗脱离单纯解决某一时刻的形态和位置问题,而将是时控性、系统性治疗纳入未来重要分支方向,如实时恒力正畸技术。

更深层次的从基因和分子的层面靶向治疗也即将成为未来数字化前进的方向,例如电子材料 3D 打印的微小机器人,将其注射入血管,就可以进行肿瘤细胞的靶向清除或特定细胞器的置换,以及通过基因修改等方式来消除病原,从而形成"自愈"的结果;甚至从受精卵或者胚胎层面进行介入,提前解除遗传因素带来的疾病,比如唇腭裂、肿瘤甚至是错颌畸形。这些方向最终可以达到真正意义上的精准医疗,成为人类健康的保护伞。

(四) 数字化带来新的挑战

无论在任何时代,新的技术在带来变革的时候,同时也会带来新的挑战,这是亘古不变的道理,在这个时代乃至于下个时代亦然。

1. 数据安全 数字化时代最为底层的构架之一就是数据,然而在人类疯狂搜集、挖掘、传播和利用数据的同时,往往容易忽视一个重要的问题——数据安全。

数据安全对于个人而言可以视作为一种隐私,然而上升到一个团体、一个企业、一个国家或地区甚至一个种族的层面时,就不单单是隐私这么简单了。据统计 2019 年全年单纯网络数据记录泄露已经到达了 151 亿条,而 2020 年前三个季度就将这个记录翻了个番,到达了恐怖的 360 亿条,数字隐私专家 DanielMarkuson 解释说:"我们的生活不得不转移到网上,使我们留下更多的数字足迹,这吸引了所有类型的诈骗者、欺诈者和黑客,他们正在寻找可利用的安全漏洞。"

医疗大数据同样让人产生这样的担忧,如果人们的大健康数据像 2019 年谷歌公司 12 亿用户个人信息数据一样毫无遮掩地暴露给别有用心者,恐怕产生的结果绝不单单是社交媒体账户、电子邮件地址和电话号码的泄露那么简单。因此在数字化时代,数据安全应该是我们医疗发展数字化技术的关键屏障,因为这可能关乎亿万人民的生命与健康,关乎国家和种族的安全和未来。

因此,在未来的数字化口腔医学发展和应用过程中,必须要加强数据保护、数据安全、数据管理的意识,避免个人数据隐私的泄露,更要杜绝种族遗传数据泄露而带来的安全问题。

2. 伦理学问题 这里所说的伦理不仅仅指医学伦理,也包括更大的伦理概念。在大多数人眼中:科学是天使,它让人类不断进步,不断超越自我。然而这恐怕是人类盲目自大的一种表现,科学发展带来的问题其中涉及一个可能非常致命的方面——伦理。

西方伦理的诞生始于古希腊,本身其出现的背景就是原始氏族制向奴隶制转化的过程中,农业、手工业的发展和商业的出现造成了阶级和利益关系的转变,同时也导致人类的行为方式和生活秩序发生了紊乱,伦理学就是为了讨论并解决这一问题应运而生。

近年来,科学技术的发展速度让人瞠目结舌,众多原本仅生活于实验室的"魔物"渐渐进入到社会生活中演绎着它们的魔法,帮助人类创造着精彩的文明。尤瓦尔·赫拉利在《未来简史》中曾大胆预言:"因为生物技术与人工智能的进展,一百年内,人类就可以向'神人'迈进。"但需要警惕的是它们同时也造成了很多社会乱象,不断考验着人性。这仿佛是古希腊时期的翻版,因此,社会学家为此奔走呼号,提醒着人类要自我反省,认清自己。

以医学为例,前文我们已经提及基因编辑技术作为未来重要医学技术方向,必将从根源上解决众多以遗传病为代表的疾病,然而这种编辑虽然可能解决了病痛,改变了部分患者的命运,但是也可能带来重大问题,比如基因优化和基因编辑婴儿,对生物体特别是人体的修改更是需要慎之又慎。对此,国内外达成了许多共识,也出台了相应的如《赫尔辛基宣言》《人胚胎干细胞研究伦理指导原则》《生物医学新技术临床应用管理条例》以及《中华人民共和国药品管理法》等相对比较宏观的准则和法规,同时也有如《中华人民共和国人类遗传资源管理条例》这类针对具体某个技术(如基因编辑)的特定条例,让我们在不断推进科学技术的同时,有法可依、有理可据。

在数字化设备、数字化加工、数字化材料、人工智能、机器人等数字化领域的方方面面都获得极大发展的未来,我们的许多社会行为,包括医疗行为乃至口腔医疗行为,都将和过去和现在明显不同,也可能带来伦理上的问题。我们需要严密思考,谨慎实施,在患者知情同意的基础上,还要考虑是否符合人类总体利益。只有人人坚守、互相监督,才能达到人类自洽、人类与社会共荣的目标。

3. 环境问题　如前文所述,一次次的工业革命在创造人类辉煌的同时,也对环境造成了严重的破坏。煤、石油和天然气的燃烧产物以及工业废弃物在不同的工业时代成了最为突出的环境破坏者,有许多重要的工业城市都遭受了环境污染带来的恶果比如出现雾霾、水源污染。

数字化同样可能带来环境问题。

在数字化技术高速发展的今天,由于技术更新换代极快,电子废弃物的产生也出现显著提升的趋势。这些废弃物成分复杂,其中半数以上的材料对人体有害,有一些甚至是剧毒的。比如,一台电脑有 700 多个元件,其中有一半元件含有汞、砷、铬等各种有毒化学物质,而废旧电路板在强酸溶解出稀有金属后会转变成玻璃纤维基板,经过焚烧会产生二噁英等剧毒物质。此外,电子废弃物里还有大量的铅、镉、六价铬、PVC、溴化阻燃物、钡、铍、油墨以及磷化物等其他添加物都会造成极为严重的环境污染,也会对人体健康带来极大威胁。

诸如此类的污染物实在无法穷尽,这些废物的大量产生,除了客观原因外,还有人类的主观原因。英国古典经济学家亚当·斯密所著的《国富论》奠定了资本主义自由经济的基础,在此书中宣扬了一种"放任自由"的发展态度。

虽然他表达的人类利己本性是客观的,但是追逐利益绝对不是人类唯一的目标,为己利他性是现代伦理学在承认人类自私本性后对人类行为提出的基本要求,这里的"他"不仅包括人,也包括环境和自然。

所幸的是,随着技术的发展,人类开始觉醒了这种意识,工业 4.0 被称为绿色工业革命,是由于过去受限于技术水平而无法解决的污染问题,逐步可以用新技术改进或解决,把环境污染的破坏性逐步降低,寻求人类发展与环境保护的平衡。

在数字化革命的今天,大部分国家和个体都已经逐步觉醒了环境保护的意识,从政策、法律和行为层面不断规范自己、节制排放、循环利用、避免对环境的破坏,这些已经是目前伴随着发展的主要议题,让人类的发展和进步不再是通过无节制地破坏环境换回来的。

4. 社会分配问题　在数字化技术的进化之路上,不可避免地会淘汰很多被时代落下的人。新技术的成熟也同样会影响着相关的从业者,就如同传统修复技师或医生抵触数字化技术的应用或多或少也有这方面的原因。

然而长远来看,数字化技术的影响力绝不会仅局限于利益相关人群,而会逐步扩展到整个人才供需关系。现如今,我们仍旧处于弗雷德里克·温斯洛·泰勒在其著作《科学管理原理》中所阐述的管理分工体系下,然而这种模式在工业 4.0 时代必将转化为整体模式或社会技术系统模式,具体的分工会更加模糊,个人职责会逐渐扩大,管理也会呈现出去中心化的特点。口腔修复数字化诊疗就初步体现了这一特点,作为一个数字化医生,我们可以熟练地驾驭数字化设备和软件,一个人独立完成传统方式中需要多人分工参与的多项工作,这就要求人才具有驾驭复杂系统,作出正确决定,以及协调各方等能力。

从这一特点来看,数字化似乎确实抢了很多人的"饭碗",但实则不是,本质上讲目前工业 4.0 的发展方向依旧是建立在人类基础上的。虽然它确实会带来大量低技术劳动力的失业,但是它同时也产生了巨大的人才缺口。在迈向单一数字市场的过程中,在欧洲据估计就有约 82.5 万的相关人才缺口。而对于工业 4.0,相关技术人才的缺口将会更大。我们要做的是学习和转变我们的工作方式,而不是哀叹技术的进步让自己失业。只要人类还是这个世界的主宰,工业的进步就永远离不开人,因此我们也应该收起自怨自艾,努力学习和掌握新的技术来填补人类进步的巨大人才缺口。

参考文献

1. 周大成 . 中国口腔医学史考 . 北京:人民卫生出版社,1991.
2. 曹波 . 化石人类的口腔疾病 . 化石,1990(1):16-18.
3. 王兴 . 迎接数字化口腔医学时代的到来 . 中华口腔医学杂志,2016,51(4):193.
4. 吕培军 . 数学与计算机技术在口腔医学中的应用 . 北京:中国科学技术出版社,2001.
5. 吕培军,王勇 . 口腔数字化医疗技术相关问题的思考 . 中华口腔医学杂志,2012,47(8):449-452.
6. 王勇,赵一姣 . 数字化口腔医学课程体系建设 . 中国实用口腔科杂志,2020(8):461-466.
7. 王勇 . 浅谈口腔修复计算机辅助设计与制作系统在我国的应用及研发 . 北京大学学报(医学版),2008,40(1):4-6.
8. 赵一姣,王勇 . 口腔医学与数字化制造技术 . 中国实用口腔科杂志,2012,5(5):257-261.
9. 赵一姣,王勇 . 从工程技术角度谈口腔医学椅旁数字化技术 . 中华口腔医学杂志,2018,53(4):230-235.
10. 王子轩,孙玉春 . 数字化全口义齿的研究和应用进展 . 口腔颌面修复学杂志,2017(5):291-295.
11. 沈志坚,宋路 . 口腔修复的数字化协同共享趋势 . 中华口腔医学杂志,2020,55(12):932-937.
12. 宿玉成 . 浅谈数字化口腔种植治疗 . 中华口腔医学杂志,2016,51(4):194-200.
13. 余佳丽,聂二民 . 口腔修复数字化:印模比色材料设计及加工 . 中国组织工程研究,2018(22):3602-3608.
14. MÖRMANN W H,BRANDESTINI M.Cerec-system:computerized inlays,onlays and shell veneers.Zahnarztl Mitt,1987,77(21):2400-2405.
15. DURET F,BLOUIN J L,DURET B.CAD-CAM in dentistry.J Am Dent Assoc,1988,117(6):715-720.
16. MIYAZAKI T,HOTTA Y,KUNII J,et al.A review of dental CAD/CAM:current status and future perspectives from 20 years of experience.Dent Mater J,2009,28(1):44-56.
17. DAVIDOWITZ G,KOTICK P G. The use of CAD/CAM in dentistry.Dent Clin North Am,2011,55(3):59-70.
18. ALGHAZZAWI T F. Advancements in CAD/CAM technology:Options for practical implementation.J Prosthodont Res,2016,60(2):72-84.
19. STEINMASSL P A. KLAUNZER F. STEINMASSL O,et al.Evaluation of Currently Available CAD/CAM Denture Systems.Int J Prosthodont,2017,30(2):116-122.
20. ISTABRAK HASAN,FRIEDHELM HEINEMANN,CHRISTOPH BOURAUEL,et al.Technology in dental treatment:from manufacturing history to modern digital technologies and biomedical engineering.Biomedizinische Technik,2012,57(1):1-2.
21. MCLAREN E.CAD/CAM Dental technology.Compend Contin Educ Dent,2011,32(4):73-76.
22. ANDERSON J,WEALLEANS J,RAY J.Endodontic applications of 3D printing.Int Endod J,2018,51(9):1005-1018.
23. SULAIMAN T A.Materials in digital dentistry-A review.J Esthet Restor Dent,2020,32(2):171-181.
24. TINSCHERT J,NATT G,HASSENPFLUG S,et al.Status of current CAD/CAM technology in dental medicine.Int J Comput Dent,2004,7(1):25-45.
25. ZHU W,MA X,GOU M,et al.3D printing of functional biomaterials for tissue engineering.Curr Opin Biotechnol,2016,40(3):103-112.
26. TACK P,VICTOR J,GEMMEL P,et al.3D-printing techniques in a medical setting:a systematic literature review.Biomed Eng Online,2016,15(1):115.
27. LIAW CY,GUVENDIREN M.Current and emerging applications of 3D printing in medicine.Biofabrication,2017,9(2):024102.
28. LOUVRIER A,MARTY P,BARRABÉ A,et al.How useful is 3D printing in maxillofacial surgery.J Stomatol Oral Maxillofac Surg,2017,118(4):206-212.
29. KESSLER A,HICKEL R,REYMUS M.3D Printing in Dentistry-State of the Art.Oper Dent,2020,45(1):30-40.
30. WN PRICE,COHEN I G.Privacy in the age of medical big data.Nature Medicine,2019,25(1):37-43.
31. BENKE K,BENKE G.Artificial intelligence and big data in public health.Int J Environ Res Public Health,2018,15(12):2796.
32. RICHARDS D J,TAN Y,JIA J,et al.3D printing for tissue engineering.Israel Journal of Chemistry,2013,53(9/10):805-814.
33. 斯塔夫理阿诺斯(STAVRIANOS L.S.). 全球通史:从史前史到21世纪(修订版).7 版 . 吴象婴,梁赤民,董书慧,等译 . 北京:北京大学出版社,2006.
34. 埃里克·布莱恩约弗森(Erik Brynjolfsson),安德鲁·麦卡菲(Andrew McAfee). 第二次机器革命:数字化技术将如何改变我们的经济与社会 . 蒋永军,译 . 北京:中信出版社,2016.
35. 拉兹·海飞门,习移山 . 数字跃迁:数字化变革的战略与战术 . 张晓泉,译 . 北京:机械工业出版社,2020.

第一卷

专家笔谈

第一章

数字化口腔医学的入口（一）
——数字印模设备和技术

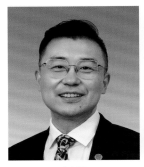 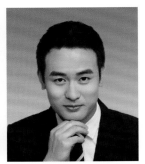

刘峰　　　　　　余涛

北京大学口腔医院　刘峰　余涛

　　数字印模是数字化口腔最基本的入口,也是数字化手段构建复杂口颌系统的枢纽所在。

　　1985 年,第一个椅旁数字化修复系统问世,被命名为 CEREC(chairside economical restoration of esthetic ceramics,椅旁经济型美学全瓷修复),这也是第一个实际进入临床应用的数字印模设备。此后 30 余年里发展出的一系列 CEREC 系统(Dentsply Sirona),其中的数字印模系统也在不断升级、换代,是口腔 CAD/CAM 的经典产品(表 1-1-0-1)。

表 1-1-0-1　CEREC 系统发展年代表

系统名称	上市时间	数字印模中的主要革新
CEREC 1	1987 年	世界首套临床应用的口内数字印模系统问世
CEREC 2	1994 年	升级三维照相机,大幅提高口扫效能
CEREC 3	2000 年	口扫/设计与加工设备分离,小型设备方便进入诊室
CEREC 3D	2003 年	三维软件界面,能直观看到牙齿和修复体形态
CEREC Bluecam	2009 年	高分辨率蓝色发光二极管的 LED 光源,取像几乎无失真
CEREC Omnicam	2012 年	彩色扫描,无须喷粉
CEREC Primescan	2019 年	快速、精确的全口扫描、黏膜扫描

与此同时,来自全世界的许多口腔医疗设备厂商也在不断投入、研发数字印模系统,目前成熟的、在临床上接受程度较高的口腔数字印模有数十种。德国牙科工业协会(IDS)2019 年曾比较了当年接受程度最高的10 个品牌最新的口内扫描仪,覆盖高中低市场,希望能为读者选择合适的口扫系统提供帮助(表 1-1-0-2)。与此同时,近两年来国内外又涌现出很多新的口扫系统,比如国内的 Aoralscan 3(Shining 3D)(图 1-1-0-1)、DentaLink(Fussen)(图 1-1-0-2)、PANDA P3(Freqty)(图 1-1-0-3)等等,为临床医生带来了更多的选择。

表 1-1-0-2　2019 年 IDS 评测的不同口扫系统整体性能比较

口扫仪	公司	速度评分	流畅度评分	尺寸评分	操作难易度评分	触屏	无线	龋检测
CEREC Primescan	Dentsply Sirona	5	5	1	5	是	否	否
Trios 4	3Shape	5	4.5	3	4.5	是	是	是
Emerald S	Planmeca	4	4	4	4	否	否	是
iTero Element 5D	Align	3.5	4	1	3	是	否	是
i500	Medit	4.5	4.5	4	4	否	否	否
CS 3600	CareStream	3	3	3	4	否	否	否
Virtuo Vivo	Straumann	3	4	5	4	是	否	否
Aadva IOS 2000	GC	1	2	3	2	否	否	否
EZSCAN	Vatech	3	3	5	3	否	否	否
Aoralscan	SHINING3D	2	1	3	2	否	否	否

数字印模刚刚出现时主要是作为 CAD/CAM 的一个环节,而当今的数字印模则不只是 CAD/CAM 流程中的一部分。

口腔专业的各种治疗都可能应用到数字印模,例如牙齿修复、种植、正畸、各类手术导板等。数字印模融合其他数字化数据,如 CBCT、面扫数据等,可以为临床分析、诊断、设计提供非常直观的素材和效果,其方法一般是匹配牙列上的标志点,选择牙尖、切角或者人工增加的明显的标志点。目前也有部分软件匹配的智能化程度比较高,可以自动匹配数字印模和 CBCT;另外,电子面弓记录下颌运动时所带有的下牙列坐标信息,也可以与数字印模匹配在一起,使咬合诊断和设计可以更加准确。

虽然将传统的物理印模进行数字化,也可以进行各类数字化诊断与设计,但直接的数字印模则可以带来更便利的操作流程,在大部分情况下可以更好地避免误差、获得更高的精确性,因此数字印模已经成为数字化口腔最基本的入口,也是数字化手段构建复杂口颌系统的枢纽所在。数字印模目前已经在一定比例上取代了传

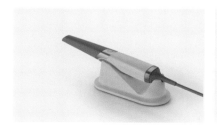 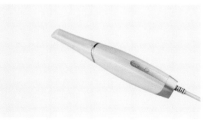 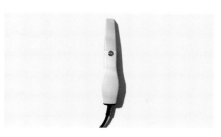

图 1-1-0-1　Aoralscan 3(Shining 3D)　图 1-1-0-2　玲珑(DentaLink)口内扫　图 1-1-0-3　PANDA P3(Freqty)口内扫
口内扫描仪　　　　　　　　　　　　描仪　　　　　　　　　　　　　　描仪

统印模,相信随着技术的不断提升,数字印模能够进一步提升其性能、解决目前存在的不足,在未来将在极大比例上替代传统物理印模。

一、数字印模的优势

(一) 高效

与传统印模技术相比,制取数字印模技术流程更加简单方便,无须有印模材和石膏的调拌操作、无须等待硬固的过程。即使是经验并不十分充足的操作者,花在采集数字印模过程的时间略长,但算上印模发送的整个工作的时间仍然会低于传统印模。有报道认为应用数字印模需要补扫或者重扫的频率高于传统印模,但总体花费的时间仍然更低。而对于熟练的操作者来说,数字印模一次完成的成功率非常高,整个过程需要花费的时间明显少于传统印模。

对于单个牙修复或跨度较小的固定修复,只需部分牙弓的数字印模即可,无须采集全牙弓的印模;在发现制取的印模存在缺陷时,操作者可根据口扫系统实时显示的扫描结果,对缺陷区域补充扫描即可,而无须重复整个印模过程;对于需要制取术前印模、术中印模、参考印模等多次印模的患者,可以采取局部去除工作区、补扫工作区的方式,提高印模制取的效率,同时提高多次印模匹配的精确度;操作者还可以通过数字印模及时检查牙体预备、术区准备等情况,调整不足之处。

(二) 学习曲线在缩短

早期的数字印模的确有一定的使用难度,即使三位瑞士的资深数字化专家使用 CEREC Bluecam(Dentsply Sirona)进行三单位固定桥口扫,平均用时仍高达 28 分 22 秒,长于传统的聚醚印模,主观评价也认为口扫更困难。

但是随着软硬件的发展,数字印模的学习壁垒逐渐降低。在 R6th 等的研究中,10 位牙科学生使用 Trios 3(3Shape)对天然牙列进行全口扫描,第一次扫描平均时间是 23 分 9 秒,而第十次扫描就降低到 15 分 28 秒。针对口腔洁治员的类似研究同样表明全牙列数字印模用时短于传统印模,并且与工作年限无关。对于未经训练的初学者而言,数字印模甚至比传统物理印模容易掌握。Joda T 等的研究则表明,学生与正式的牙医在经过训练之后,数字印模比传统印模均节省时间,而且两组操作者之间没有显著差异。通过问卷调查,临床经验较少者比临床经验丰富者更认可数字印模。

(三) 舒适

数字印模可以避免很多传统印模制取时患者的痛苦。

传统印模所用到的托盘和印模材料有可能刺激咽部和舌根,引起恶心反胃的感觉;过多进入倒凹区的印模材脱位时需要更大的力量,同时也挤压患者口内组织。研究显示,比起传统印模,患者更偏向于接受数字印模,尤其儿童患者。

(四) 便于交流

以往医患交流主要是临床照片或者内镜影像,无法以 3D 模型的形式直观地向患者展示。目前主流的数字印模可以实时显示口内组织的三维形态和色彩,医生可以立刻直观地向患者展示口内情况。另一方面,互联网传输数字印模也使得医-医、医-技远程交流更为便捷。

在数字印模基础上进行的三维数字化设计,可以通过网络迅速地传输给技师,进行数字化设计,再将设计结果传回临床医生,这个过程最快可以在 10 分钟左右完成,而这个设计结果可以成为医生和患者交流的非常重要的工具。

(五) 易于储存

传统印模的模型储存须占用大量物理空间,这对于很多医疗机构都是一个非常实际的问题,多数修复和正畸医生可能都经历过"模型储存空间不足"的烦恼。而数字印模储存于硬盘、光盘、甚至是云存储中,所占空间微不足道。而且数字印模容易备份,只要做好备份工作,就几乎不用担心破损、丢失,在需要时随时可以通过数字化三维打印的方式获得物理印模。

(六)易于比较

采制数字印模,也就获得了口腔内的三维数据。匹配、重叠两个相同部位、不同时期的数字印模,就能比较二者的差异,可以用来直观地观察牙体预备量、牙齿磨耗、龈缘退缩、牙齿移动等变化;也可以进行数据的测量,获得更加客观的数据;更可以进一步计算、统计分析,撰写科研论文。

(七)安全性

口内数字印模的采集是一个非接触性的过程,这减小了对口腔软硬组织的物理刺激,也在很大程度上可以避免印模过程中的交叉感染问题。比如在种植手术中或者手术后取模制作临时修复体,可以避免印模材料接触伤口造成的感染风险,减少对软组织的刺激;对具有松动度的牙齿或修复体进行取模制取时,也可以避免意外脱落。

二、常见数字印模技术的基本原理

(一)口内直接数字印模

口内直接数字印模是在患者口内直接获取。目前国内可以见到的商业化的口内直接数字印模系统已有十余套之多,其主要的取像原理包括:共聚焦显微成像技术(confocal microscopy)、三角测量技术(triangulation)、主动波阵面采样技术(active wavefront sampling,AWS)、光学相干断层扫描技术(optical coherent tomography,OCT)等。

1. 共聚焦显微成像技术(confocal microscopy)　共聚焦显微成像技术利用放置在光源后的照明针孔和放置在检测器前的探测针孔,实现点光源和点探测。照明针孔与探测针孔对被探测点来说是共轭的,仅有焦平面上的反射光能通过探测针孔,在探测器上成像,非聚焦范围的反射光线均被阻挡而不成像,从而仅获得该焦平面上牙齿的形貌,形成一张二维图像。然后通过逐层扫描,获取牙齿不同深度的焦平面形貌数据,从而构建出牙齿的三维形貌(图 1-1-0-4)。

Trios 系统(3Shape)的取像原理是基于共聚焦显微成像技术,并且改进性地加入了特殊的光路振荡系统,使其即使不改变扫描头与牙齿的相对位置,焦平面也会周期性自动变换,聚焦成像,实现牙齿不同层面的动态连续扫描及三维成像,这样可以大幅提高扫描效率,被命名为"超快速光学分割技术(ultrafast optical sectioning)",其第四代口扫 Trios 4 的速度在 2022 年国内口扫评测中得到认可(图 1-1-0-5)。

iTero 系统(Align Tech)则采用平行共聚扫描原理,可以在不喷粉的条件下捕捉口内的所有信息,通过逐层扫描模式,获取牙齿三维形态(图 1-1-0-6)。

2. 三角测量技术(triangulation)　三角测量技术是一种广泛用于收集三维物体形状数据和构建数字三维模型的非接触技术。主动三角测量技术的基本原理是激光器发射激光投射到被测物表面反射后,经过透镜,在图像传感器上成像,最后通过光路图几何计算得出被测点的三维坐标信息(图 1-1-0-7)。该技术对被测物表面的漫反射效果要求较高,体液、牙釉质、修复体的反光性都会影响测量的准确性。

被动三角测量技术也称为立体摄影技术,基本原理是已知两个相机位置和空间中一点在各相机的投影点,进一步求该点三维位置。如图 1-1-0-8 所示,已知 R_0、R_1 两台相机的信息和同一特征点 P 的投影点 X_0、X_1,P

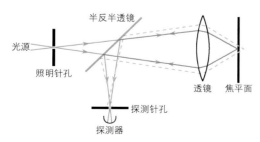

图 1-1-0-4　共聚焦显微成像技术原理

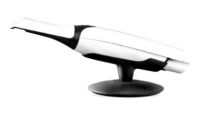

图 1-1-0-5　3Shape Trios4 扫描仪

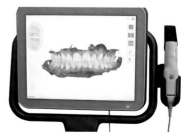

图 1-1-0-6　iTero 扫描仪

的位置应该就是两条射线的交点。而实际情况中,由于存在多台相机(多张不同位置拍摄的照片),所有射线往往并不恰好交于一点,用最小二乘法求出 P 的最优值。

CEREC Bluecam 是三角成像技术的典型应用。它在光路设计上融合有共聚焦显微成像技术的特点,测量的本质是有源三角成像技术。CEREC Bluecam 需要喷粉,在牙面形成一层非常薄且均匀的漫反射层,避免获取的图像数据变形,并可增加边缘扫面的精确性,在取像后也很容易冲洗。

CEREC Omnicam(Dentsply Sirona)的核心技术为连续立体摄影技术,也属于三角测量技术范畴,但其不需要喷涂遮光粉,取像探头与被拍摄物体的距离,在 0~15mm 的范围内均能得到高精度的数据信息(图 1-1-0-9);更新一代的 Primescan(Densply Sirona)有更大的景深,扫描更加灵活(图 1-1-0-10)。

3. 主动波阵面采样技术(active wavefront sampling,AWS) 主动波阵面采样技术的成像原理是利用设置在采样光路中的旋转偏心孔装置,过滤牙齿上被测点的反射光线,并在成像平面内形成圆形轨迹的失焦图像,通过测量失焦图像半径,结合已知光路系统参数,计算获得牙齿表面被测点的空间坐标。偏心孔装置的光线过滤作用可以很好地防止牙齿表面不同区域的图像重合,从而提高图像的空间分辨率。

Lava C.O.S.(3M)数字扫描设备融合了结构光投影技术和主动波阵面采样技术,3M 公司将其命名为动态 3D 技术(3D-in-motion technology)。该系统的取像单元的尖端仅为 13.2mm,几乎是所有数字印模取像单元中最小的;但在采集口内数字印模时,和 CEREC Bluecam 一样,需要喷一层薄而均匀的粉末,防止图像变形。

4. 光学相干断层技术(optical coherent tomography,OCT) OCT 是一种非接触、高分辨率层析和生物显微镜成像设备。OCT 设备中的干涉仪将一个宽带源场分成一个参考场和一个采样场,将扫描光学结构和物镜聚焦到组织表面以下的某个点,从组织会散射回来一个改变的采样场,与原采样场在光电探测器的上形成干涉条纹,读取干涉条纹输出影像数据。

E4D(Planmeca)的取像原理基于光学相干断层技术和共聚焦显微技术,多数情况下无须喷粉,便能获得目标区域的良好细节。

总体来讲,由于牙釉质、牙本质、修复体、牙龈等结构的反光特性、半透明性不同,会产生一定的噪点,还没有一种取像原理能完美地解决所有问题。近年推出的口内数字印模系统倾向于整合多种取像原理,以结合不同技术的特点,获得更好的取像效果。表 1-1-0-3 总结了目前常见口内数字印模系统的取像原理及相关特点,帮助读者更好地理解不同取像系统的特点,并选择合适的取像系统。

(二)间接数字印模

虽然目前口内直接数字印模的适应证已非常广阔,包括全口种植修复,但在临床上有时仍然需要应用间接数字印模。

口内直接数字印模过程中,口腔内比较狭小的空间、复杂的软硬组织结构有可能会限制扫描头的运动,有时会造成扫描困难或者精确度下降。此时,可以通过扫描物理印模或者灌制好的石膏模型,间接获得数字印模,这一过程也被称为印模数字化或者模型数字化(impression digitalization/model digitalization)。其操作流程是将

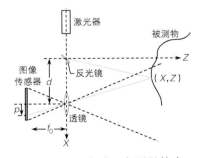

图 1-1-0-7 主动三角测量技术原理

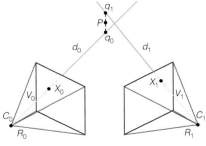

图 1-1-0-8 被动三角测量技术原理

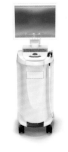

图 1-1-0-9 CEREC Omnicam 系统

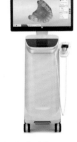

图 1-1-0-10 CEREC Primescan 系统

表1-1-0-3 不同数字印模系统的原理和相关特点

	原理	是否喷粉	输出格式
iTero	平行共聚成像技术	不需要	专用或STL
Trios	超快速光学切割技术和共聚焦显微技术	不需要	专用或STL
CEREC Bluecam	主动三角成像技术和共聚焦显微技术	需要	专用
CEREC Omnicam	连续立体摄影技术	不需要	专用或STL
Lava C.O.S.	主动波阵面采样技术	需要	专用
E4D	光学相干断层技术和共聚焦显微技术	基本不需要	专用
IOS FastScan	有源三角成像技术	需要	STL
i500	连续立体摄影技术	不需要	STL/PLY/OBJ
Aoralscan	连续立体摄影技术	不需要	STL/OBJ
玲珑	连续立体摄影技术	不需要	STL/PLY
PANDA P3	连续立体摄影技术	不需要	STL/PLY

被扫描物体固定在一个空间坐标已知的位置，再进行扫描。间接数字印模总体上准确性高于口内数字印模，扫描设备称为台式扫描仪。

针对复杂牙列缺损或缺失的扫描需求，以蓝光光栅和多光束蓝光激光扫描为主要原理的台式扫描仪占据主导地位。从操作流程上可以分为印模扫描和模型扫描两类。

印模扫描比口内直接扫描多一个制取物理印模的步骤，也可以用于椅旁修复。如今的印模扫描系统可以针对印模材料扫描的光强参数和光线投射角度进行性能优化，以提高印模扫描的速度和数据处理效率。此类扫描仪多为紧凑型、开窗型设计，方便椅旁操作，扫描后提供STL格式开放数据或与后续CAD软件配套的数据格式。

目前国内外主流台式扫描仪的扫描精度均能达到10μm或更高，扫描时间在1min以内，可满足临床上椅旁印模扫描需求。当然，也有一些高性能的台式扫描仪体积相对较大，虽然也能扫描印模，但主要是针对技工室使用，比如inEos X5（Dentsply Sirona）。

模型扫描时，石膏模型在台式扫描仪内是与扫描底座稳定固定的，被扫描模型与扫描仪坐标系的相对空间位置关系稳定可知。该解决方案非常成熟，扫描精度均可优于10μm，而扫描时间低于1分钟。比如inEos X5扫描精度可达2.1μm，而E4（3shape）扫描单颌全牙列模型仅需11s。

三、目前口内直接数字印模的主要局限性

口内扫描存在一些不可控因素，造成目前口内数字印模技术主要有以下局限性。

（一）口腔环境的复杂性

牙釉质、瓷和树脂修复体都具有半透明性，唾液及金属修复体呈高反光性，分别影响最终成像的准确度和三维重建算法精度。文献表明喷粉可降低被扫描物体的半透明性和反光性，一层薄而均匀的二氧化钛粉末可以提高扫描的准确度，还能缩短扫描时间，但是过厚或者不均匀的喷粉则会导致扫描不准确；喷出的粉末有被患者误吸的风险，用强力负压吸引可以降低该风险；同时，喷粉对于手术创口存在污染，因此不适于在外科手术同时制取数字印模。目前大部分口扫系统已经针对半透明性和高反光性有了专门的改善，在扫描前大部分设备已经不需要喷粉。

（二）拼接成像

口腔内狭小的操作空间使得口扫系统需要一个小巧灵活的扫描头，导致其光学系统的单视野视场较小，需要拼接大量的多视场三维数据，才能获得相对完整的牙列、黏膜数据。但是扫描范围越大、拼接次数越多、数据准确度也就越低，尤其是跨越光滑黏膜区域时，容易出现拼接错误，带来明显的印模误差。

（三）动态扫描

在口内扫描时，患者的口腔与操作者手持的扫描头没有稳定的位置关系，扫描获得的诸多视场数据完全由软件算法进行拼接，这就对单视场间的数据搭接率提出较高要求，这正是目前各个扫描系统之间扫描速度、流畅度和准确度差异的重要原因之一。

（四）解剖式印模

光学印模都是非接触的取像方式，得到的是解剖式印模，无法获得在某些情况下需要的压力性印模；另外，光学印模目前也无法进行功能整塑，在远中游离缺失的可摘局部义齿修复和总义齿修复中，不能像个性化托盘制取的物理印模一样明确基托边缘位置。因此在存在这一类非解剖式印模的需求时，数字印模暂时还不能完全替代物理印模。

四、采集口内直接数字印模的技术要点

（一）取像前准备

1. 建议提前开启扫描设备，使之自行预热，防止镜头起雾。

2. 少数口扫系统需要喷粉，多数系统已不再需要喷粉。

3. 关闭牙椅灯光、无影灯等强大的外部光源，避免杂光干扰。

4. 种植印模还须准备种植体匹配的扫描杆或扫描体、扫描帽等标记植体位置的工具（图 1-1-0-11）。

（二）干燥隔湿

使用环形开口器式的橡皮障是很好的隔湿方法，在隔湿的同时可以起到牵拉口唇的效果，这在全口扫描和前牙扫描时尤为重要（图 1-1-0-12）。口内挡舌器可以有效牵拉舌体，便于下颌后牙区扫描（图 1-1-0-13）。使用棉卷，结合专用的棉卷夹持器，也能起到隔湿作用。良好的四手操作对于制取数字印模也非常重要，在扫描过程中，助手最好能够协助术者牵拉颊、舌黏膜，必要时用强/弱吸管吸走唾液，用三用枪轻吹牙面保持干燥。

（三）取像角度

1. 为了减少图像重叠产生的畸变，在大部分情况下，应尽量保持光学扫描设备与牙体组织表面平行，减少近远中向夹角。

2. 在获取邻面图像时，可以在近远中向稍微倾斜，但不建议超过 15°，避免为获取邻面清晰图像将扫描头大角度摆动，甚至立起，否则有可能降低数据精度。

3. 在扫描不同的牙面时，利用手腕的转动控制扫描头绕牙体组织长轴所在颊（唇）舌（腭）向轴面进行颊（唇）舌（腭）向旋转，使取像距离相对稳定，取像过程保持连续，尽量减少抬臂、压臂动作。

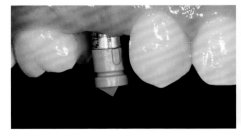 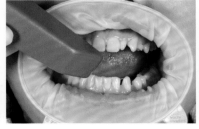 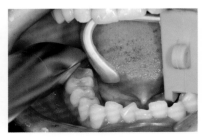

图 1-1-0-11　扫描体、扫描帽于口内就位　　图 1-1-0-12　环形开口器牵拉口唇　　图 1-1-0-13　挡舌器牵拉舌体

(四)取像顺序

目前主流数字印模均属于动态取像系统,是将大量视频的数据拼接而成,因此要求取像时手柄移动缓慢而连续,并按照系统的要求遵循一定的规则和顺序,具体操作要点如下。

1. 后牙区取像　从预备体的远中邻牙𬌗面开始,缓慢向近中移动至近中邻牙𬌗面,将扫描头向颊面旋转90°左右,引导摄像头从近中邻牙开始扫描至远中邻牙颊面,再经远中邻牙𬌗面转向舌面,向近中扫描至近中邻牙舌面,最后补扫邻面(图1-1-0-14)。

2. 美学区取像　美学区跨过中线,取像时经常需要翻转扫描头,较后牙区更为复杂。建议的顺序是:左侧前磨牙𬌗面向右移动,经前牙舌面至右侧前磨牙𬌗面,翻转扫描头并转向颊面,向左移动,经前牙唇面至左侧前磨牙颊面,越过𬌗面至舌面,向右移动经前牙切端至右侧前磨牙舌面,最后补扫细节(图1-1-0-15)。

3. 全口取像　全口取像范围大,流畅的扫描过程不仅节约时间,还能保证图像拼接的准确性。可以先从左侧远中𬌗面开始,向右扫描至前牙区,边继续向右边唇舌向旋转扫描头,以获得足够的前牙唇舌面信息,保证在右侧尖牙处调转扫描头方向时能连续扫描右侧后牙𬌗面至远中末端,然后旋转扫描头至舌面,向左经前牙舌面完成舌面扫描,再从左至右完成颊面扫描,最后在必要的位置补扫细节(图1-1-0-16)。

(五)取像范围

对于简单的单个后牙修复,一般只需要近远中两个邻牙之间的范围即可;前牙修复除邻牙外还建议包括对侧同名牙,作为美学参考;如果需要匹配两个或多个模型,且多数牙外形都会发生变化,则需要扫描更多没有变化的牙齿,或者扫描附着龈以辅助匹配,此时需要注意避免因打麻药而造成的软组织形态变化;如果存在咬合诊断、咬合分析、咬合设计的需求,希望应用虚拟𬌗架等数字化设计功能的病例,则需要采集范围较广、能反映咬合状态范围的数字印模。

关于颊侧扫描即数字化咬合记录,如果治疗仅涉及少量牙齿修复,则一次颊侧扫描即可;如果是多单位牙齿修复甚至全牙列治疗,则需要双侧后牙均进行颊侧扫描,综合两次扫描结果,互相确认后可以得到准确的咬合记录。

(六)其他注意事项

1. 种植修复的口内取像是通过扫描在种植体上连接的扫描体或更上层的扫描帽,软件推算种植体位置。有些系统要求完全的扫描体或者扫描帽信息,有些系统原理上只需扫描体或扫描帽顶端的信息就能计算出种植体位置。为了数据计算准确,建议将扫描体和扫描帽与牙列形成连续三维图像,否则软件可能会将游离的扫描体或扫描帽顶部当作噪点自动删除,或者出现计算不准确的问题(图1-1-0-17)。

2. 灵活运用数字印模的复制、剪切、补扫功能。例如种植牙龈袖口扫描之前,建议先扫描牙列,之后删除种植位点周围数据,再取下临时修复体或者个性化基台,数秒内完成牙龈袖口扫描(图1-1-0-18)。目前有的数字印模系统已经融入这种思想,在扫描步骤上引导术者按上述顺序完成。

五、数字印模的应用

(一)数字化修复

最初发明数字印模最初的目的,是为了后续计算机设计和加工修复体。发展至今,其适应证已经囊括贴面、嵌体、高嵌体、全冠、部分冠、桩核、固定桥等所有固定修复类型,以及种植冠、桥修复等等。成熟的椅旁数字化修复系统可以在30min内完成取像、设计和加工修复体,一次就诊完成修复。

可摘局部义齿和全口义齿也逐渐被纳入数字化修复的范围。扫描缺损牙列的印模或石膏模型,可以设计并3D打印支架蜡型;扫描印模或石膏模型获得无牙颌的数字印模,可以3D打印或者切削出全口义齿。

现在的CAD软件还能高度融合数字印模与面扫、虚拟𬌗架、电子面弓、CBCT,通过数据整合可以获得虚拟患者,而不是单纯的牙列,既可以进行颜面部整体的美学分析诊断和设计,又可以进行咬合和功能的诊断分析

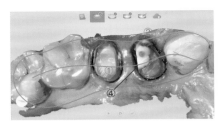
图 1-1-0-14　后牙区扫描顺序

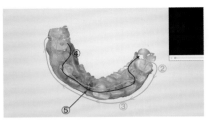
图 1-1-0-15　美学区扫描顺序

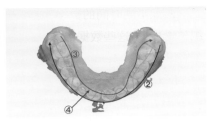
图 1-1-0-16　全口扫描顺序

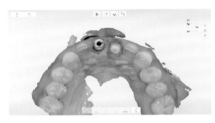
图 1-1-0-17　完整的扫描体扫描数据

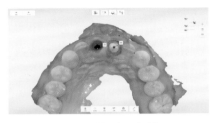
图 1-1-0-18　牙龈袖口扫描

和设计。相关内容在后续章节将具体阐述。

（二）数字化正畸

隐形矫治是数字化正畸的典型应用，在计算机中重建三维牙列模型，数字分牙，虚拟排牙，模拟牙齿移动，3D 打印每一步的牙列模型，压制隐形矫治器，或者根据牙齿移动步骤直接打印矫治器。

舌侧矫治托槽体积对患者的感受影响非常明显，根据数字印模中牙齿舌面形态制作个性化托槽，可以极大地减小对舌体的刺激，患者的感受类似于粘了舌侧的固定保持器。

即便是颊侧固定矫治，医生还可以在数字重建的牙列模型上，排布最合适的托槽，设计并加工托槽粘接托盘，可提高托槽粘接精度，缩短椅旁操作时间。

相关内容在后续章节将具体阐述。

（三）数字化引导手术

数字化引导手术是将数字印模和 CBCT 数据相融合，进行手术目标设计、手术方案设计，并对手术过程进行数字化引导，包含数字化导板手术和数字化实时导航手术两类。

最初设计和加工手术导板的目的是增加种植手术的准确性。现在手术导板可适用于更复杂的手术，从单颗牙到全口种植；同时也跨入其他专业，例如牙周冠延长手术导板、开髓导板、根尖手术导板等。

数字化导航同样是数字印模与 CBCT 结合的产物。虽然市面上多见种植导航系统，但它其实具有非常高的灵活性，只要软件数据库包含了手术工具的尺寸信息，就能在数字化导航下开展相应手术。除了种植以外，还能用于上颌窦侧壁开窗、截骨、埋伏阻生齿拔除、根尖手术等等。

更进一步的数字化种植机器人，是数字化导航和机械臂的结合，其术前设计流程中数字印模也是必不可少的。

相关内容在后续章节将具体阐述。

（四）科研价值

在软件中测量数字模型的尺寸，匹配不同模型后进行比较，这些优势是数字印模所独有的。

比如测量牙龈厚度，传统做法是局麻下扎入牙周探针或者根管锉，这些方式会对患者带来创伤；单纯依赖 CBCT 数据进行软组织厚度测量，则准确性并不高。而匹配包含牙龈组织的数字印模和 CBCT 数据，在软件中就可以轻松、准确地测量软组织厚度。

匹配不同时间的数字印模,还可以检测牙齿磨耗变化、牙体预备量的大小、牙齿移动量、牙龈退缩量、软组织扩增量等,这些数据都可以成为科研工作的基础素材。

六、数字印模的发展趋势

(一)全口种植口内数字印模扫描

光学探测装置本身已经能达到数微米级甚至更高的精准程度,已有大量研究证实,五个单位以下的固定修复口扫的精确度与传统印模相近。Schmidt A 等采集患者的口内全牙列印模,虽然聚醚印模+Ⅳ型石膏精确度最高,但与 CEREC Primescan(Dentsply Sirona)和 Trios4(3Shape)相比并没有统计学差异。

目前有大量的研究针对大范围扫描,尤其是全口种植的扫描。很多模型研究的结果表明,全口种植扫描已经可以达到较高的精确度。Tohme H 等在无牙颌 4 枚种植体的参考模型上使用口扫,获得的种植体位置及角度的精确度甚至稍高于夹板式开窗聚醚印模。M Revilla-León 等在无牙颌 6 枚种植体模型上直接口扫精确度也接近于个性化金属夹板的传统印模。

但是口内直接制取全口种植数字印模最大的难点是跨软组织扫描。由于湿润的软组织表面反光性强、特征较少,不利于数据拼接,因此容易产生误差。

虽然也有学者认为直接扫描可以获得满意的效果,如 Russo 等用 Trios3 对无牙颌患者进行口内扫描,与个别托盘制取的印模差异较小,无明显临床意义;Revell 等在新鲜尸体上无牙颌种植并口扫,其种植体平台偏移与物理印模接近。但是大部分学者仍然认为目前软组织的口内扫描存在一定的困难,在未来需要进一步提升数字印模系统的扫描和计算能力。

(二)立体摄影测量定位种植体

目前全口种植修复体病例量增加非常迅猛,传统物理印模需要在口外制作转移杆夹板、断开、口内再连接、取印模、灌模型等一系列复杂程序,而直接使用常规口扫设备获取数字印模又因跨越大范围的软组织而存在一定难度,现阶段的解决方案是结合立体摄影测量技术定位种植体。

立体摄影测量技术是通过几组相关的照片来定位物体三维位置的技术。

早在 2013 年的报道中,华盛顿大学 Rubenstein 教授的研究使用立体摄影测量技术,体外定位无牙颌种植体位置与角度,获得比传统印模更准确的结果,该课题组还将模型安放在仿头模中模拟不同开口度下口唇软组织的遮挡,立体摄影测量得到的种植体信息准确性与传统印模类似。目前常见的商品化种植体立体摄影测量工具有 PIC(PiC Dental)系统(图 1-1-0-19)、ICam4D(Imetric4D)系统(图 1-1-0-20)两种,从体外研究的结果看来,它们定位种植体的准确性甚至高于传统印模。二者均可以快速、准确地确定种植体的位置与角度,和黏膜口扫的数据融合后便可得到完整的无牙颌种植数字印模,此方法在国外学者的病例报告中已多见报道,在国内的普及率也在迅速提高。

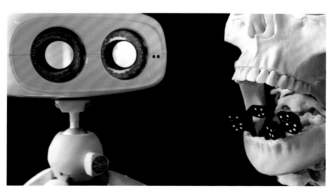

图 1-1-0-19　PIC 系统

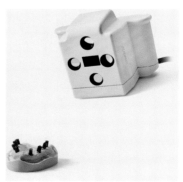

图 1-1-0-20　ICam4D 系统

（三）多维数据的结合

现在大部分数字印模系统都能获得彩色的数字印模,这是三维空间尺寸以外的另一维信息,已经是相对于传统印模的一个巨大优势。但是口内的信息维度远不止尺寸与色彩。部分扫描系统能通过荧光和透射光分别检测早期窝沟龋和邻面龋。OCT 是一种可显示活体组织表层以下 3mm 微小结构的非接触式、非侵入式断层成像,这使得数字印模可以更好地排除软组织和血液对印模的影响,也可以在口扫的同时观察牙龈血管状态,从而获得炎症情况、移植物存活状况等信息。

总之,我们治疗的对象是完整的一个人,因此数字印模也会向更完整的口腔信息方向发展。

参考文献

1. MORMANN W H.The evolution of the CEREC system.The Journal of the American Dental Association,2006,137(Suppl):7-13.

2. GRÜNHEID T,MCCARTHY S D,LARSON B E.Clinical use of a direct chairside oral scanner:An assessment of accuracy,time,and patient acceptance.American Journal of Orthodontics & Dentofacial Orthopedics,2014,146(5):673-682.

3. MANGANO F,GANDOLFI A,LUONGO G,et al. Intraoral scanners in dentistry:a review of the current literature.Bmc Oral Health,2017,17(1):149.

4. IRENA S,SVEN M,VINCENT F,et al. Randomized controlled clinical trial of digital and conventional workflows for the fabrication of zirconia-ceramic fixed partial dentures.Part I:Time efficiency of complete-arch digital scans versus conventional impressions.Journal of Prosthetic Dentistry,2019,121(1):69-75.

5. RÓTH I,CZIGOLA A,JOÓS-KOVÁCS G L,et al. Learning curve of digital intraoral scanning-an in vivo study.BMC Oral Health,2020,20(1):287.

6. KIM J,PARK J M,KIM M,et al. Comparison of experience curves between two 3-dimensional intraoral scanners. Journal of Prosthetic Dentistry,2016,116(2):221-230.

7. LEE S J,GALLUCCI G O.Digital vs. conventional implant impressions:efficiency outcomes.Clinical Oral Implants Research,2013,24(1):111-115.

8. JODA T,LENHERR P,DEDEM P,et al. Time efficiency,difficulty,and operator's preference comparing digital and conventional implant impressions:a randomized controlled trial.Clinical Oral Implants Research,2017,28(10):1318-1323.

9. YILMAZ H,AYDIN M N.Digital versus conventional impression method in children:comfort,preference and time. International Journal of Paediatric Dentistry,2019,29(6):728-735.

10. PADDOCK S W,ELICEIRI K W.Laser scanning confocal microscopy:history,applications,and related optical sectioning techniques.Methods in Molecular Biology,2014(1075):9-47.

11. BURDE A V,DUDEA D,CUC S,et al. Three-dimensional evaluations of the coating thickness of two optical conditioning scanning sprays.Materiale Plastice,2016,53(1):65-67.

12. OH H S,LIM Y J,KIM B,et al. Influence of applied liquid-type scanning-aid material on the accuracy of the scanned image:an in vitro experiment.Materials,2020,13(9):2034.

13. RUPF S,BERGER H,BUCHTER A,et al. Exposure of patient and dental staff to fine and ultrafine particles from scanning spray. Clin Oral Investig,2015,19(4):823-830.

14. LIM J H,MANGAL U,NAM N E,et al. A Comparison of accuracy of different dental restorative materials between intraoral scanning and conventional impression-taking:an in vitro study. Materials,2021,14(8):2060-2072.

15. LUCIO LO R,GIAMMARCO C,GIUSEPPE T,et al. Three-dimensional differences between intraoral scans and conventional impressions of edentulous jaws:A clinical study. The Journal of Prosthetic Dentistry,2020,123(2):264-268.

16. REVILLA-LEON M,SUBRAMANIAN S G,ÖZCAN M.Clinical study of the influence of ambient light scanning conditions on the accuracy(trueness and precision)of an intraoral scanner.J Prosthodont,2020,29(2):107-113.

17. SCHEPKE U,MEIJER H J,KERDIJK W,et al. Digital versus analog complete arch impressions for single-unit premolar implant crowns:Operating time and patient preference.J Prosthet Dent,2015,114(3):403-406.

18. ENDER A，ZIMMERMANN M，ATTIN T，et al. In vivo precision of conventional and digital methods for obtaining quadrant dental impressions.Clin Oral Investig，2016，20（7）：1495-1504.

19. SU T S，SUN J.Comparison of repeatability between intraoral digital scanner and extraoral digital scanner：An in-vitro study.J Prosthodont，2015，59（4）：236-242.

20. Schmidt A，Klussmann L，Wstmann B，et al. Accuracy of digital and conventional full-arch impressions in patients：an update. Journal of Clinical Medicine，2020，9（3）：688.

21. TOHME H，LAWAND G，CHMIELEWSKA M，et al. Comparison between stereophotogrammetric，digital，and conventional impression techniques in implant-supported fixed complete arch prostheses：an in vitro study.The Journal of Prosthethic Dentistry［2021-06-07］.https：//www.sciencedirect.com/science/article/abs/pii/S0022391321005679.Doi：10.1016/j. prosdent.2021.05.006.

22. REVILLA-LEÓN M，ATT W，ÖZCAN M，et al. Comparison of conventional，photogrammetry，and intraoral scanning accuracy of complete-arch implant impression procedures evaluated with a coordinate measuring machine.The Journal of Prosthetic Dentistry，2021，125（3）：470-478.

23. REVELL G，SIMON B，MENNITO A，et al. Evaluation of complete-arch implant scanning with 5 different intraoral scanners in terms of trueness and operator experience. The Journal of prosthetic dentistry［2021-04-05］. https：//www.thejpd. org/article/S0022-3913（21）00052-4/fulltext#articleInformation.Doi：10.1016/j.prosdent.2021.01.013.

24. BERGIN J M，RUBENSTEIN J E，MANCL L，et al. An in vitro comparison of photogrammetric and conventional complete-arch implant impression techniques. Journal of Prosthetic Dentistry，2013，110（4）：243-251.

25. BRATOS M，BERGIN J M，RUBENSTEIN J E，et al. Effect of simulated intraoral variables on the accuracy of a photogrammetric imaging technique for complete-arch implant prostheses.Journal of Prosthetic Dentistry，2018，120（2）：232-241.

第二章

数字化口腔医学的入口（二）
——锥形束 CT 在口腔数字化领域的应用

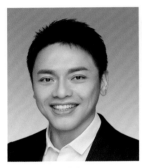 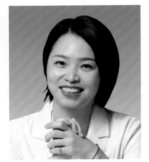

满毅　　　　　伍颖颖

四川大学华西口腔医院　满毅　伍颖颖

　　口腔颌面医学影像学在临床评估、治疗计划制订和疾病预后判断方面起着重要的辅助诊断作用。然而，传统的二维成像技术，如根尖片、全口牙位曲面体层片（简称全景片）等，常常受到透照角度及影像重叠的限制，无法准确反映颌面部解剖结构信息。传统的 CT 虽然可以实现三维成像，但由于其放射剂量较大、成本较高，在口腔领域中的应用较为局限。直至 20 世纪 90 年代锥形束 CT（cone-beam computed tomography，CBCT）问世，口腔诊疗才真正实现二维到三维的转变，为口腔领域数字化可视化发展奠定坚实基础，也成为当今数字化口腔医学的重要入口之一。

一、CBCT 的成像原理及基本概念

（一）CBCT 的成像原理

　　锥体束 CT，是一种锥体束投射计算机重组断层影像设备，其原理为 X 射线源以一定时间间隔发射锥形束 X 射线，围绕投射中心单次旋转 360°（或 180°）后，获得 150 张至 600 多张连续的二维数字投照图像，并利用计算机数据重建获得三维立体成像。

（二）CBCT 的基本概念

　　1. 视野　锥体束 X 射线源和平板探测器围绕被投射中心旋转，所获得的扫描成像范围，称为视野。大多数视野呈圆柱体，少数视野可呈球形。视野的大小主要取决于探测器尺寸和形状、射线投射的几何形状及射线的瞄准能力等因素。

　　市场上大多数 CBCT 设备设有三种视野。

　　（1）小视野：<8cm，适用于牙槽骨、颞下颌关节、单侧颌骨的观察。

(2) 中视野:8~15cm,适用于上下颌骨的观察,向上可延伸至鼻根。

(3) 大视野:15~21cm,适用于颅颌面部观察。

2. 体素　能被 CT 扫描的最小体积单位称为体素,与二维影像中的像素相对应。体素在很大程度上决定 CT 的空间分辨率,体素越小,空间分辨率越高。传统 CT 的体素大小取决于层厚,而 CBCT 的体素大小主要取决于平板探测器的像素大小。因此,传统 CT 的体素形状为四方体,其高度受到层厚影响,称为各向异性;CBCT 的体素形状为立方体,称为各向同性,重建的图像空间分辨率相同,图像更精确。

3. 空间分辨率　空间分辨率是指图像中辨认细微结构的最小极限,空间分辨率越高,则图像的精确度越高,对微小结构的分辨能力越强。空间分辨率的高低,主要由 CBCT 设备的体素大小决定,此外也与探测器的尺寸和形状、射线焦点大小、射线扫描角度、射线与被透照物体及探测器之间的距离、被透照物体与探测器之间的距离等因素有关。CBCT 机围绕被投射中心旋转的过程中,中心位置始终不变,而越远离中心的物像,移动度越大,分辨率越低。此外,视野越小,探测器所能接受的有效信息量越大,分辨率越高,反之视野越大空间分辨率越低。因此在进行 CBCT 检查前,应根据临床所需观察的病变结构及范围选择最佳视野大小,如需要对细微结构进行观察时,应选择较小视野进行扫描。

目前,市场上 CBCT 机的分辨率在 0.075~0.5mm 之间,当解剖结构小于 CBCT 分辨率时,就无法在影像上显示,这也是某些细小血管、细小根管及隐裂等解剖结构常常无法显示的原因。此外,有学者指出,CBCT 设备的最大分辨率为工程设计分辨率,即公式运算上的数据值,而临床上的影像分辨率是影像上可见的分辨率水平,常常无法达到工程设计分辨率值。

4. CBCT 的图像重建　CBCT 扫描后,原始扫描数据经过计算机特定的数据处理方式(多为滤波反投影技术)重建三维容积数据,此时需要选择合适的图像重建参数。目前,CBCT 最低图像重建层厚为 0.1mm,该数值可以在扫描后根据临床需求进行设定。一般来说,重建层厚越厚,则图像精确度较差,从而影响诊断效能;重建层厚越薄,则图像质量提高,然而重建数据量过大,数据处理时间较长、所需储存容量较大。必须要说明的是,不能将影像重建的最小层厚与最大空间分辨率相混淆,CBCT 的空间分辨率是设备的固有参数,而非人为影像重建可以改变的。

5. 伪影的产生与影响　伪影是影响在口腔锥体束 CT 成像质量的重要因素,主要分为运动伪影、金属伪影、环状伪影、硬化伪影、系统伪影等,临床上以金属伪影和运动伪影较为多见。

金属伪影是主要由颌面部金属类物质(种植体、金属桩、正畸托槽、银汞合金充填体、烤瓷修复体等)射线照射时产生的硬化效应和空洞效应导致,表现为金属周围放射状高密度影像和条索状投射影(图 1-2-0-1)。临床上常常发现种植体与周围骨之间,或者种植体与种植体之间存在低密度伪影,从而影响临床医师对种植体周围骨量的评估。临床上可以通过增强 X 射线能量、增加提高 CT 值、增加层厚提高信噪比、采用金属伪影校正计算方法等方法降低金属伪影带来的不利影响。也有学者提出,利用干的医用纱布隔离软组织与金属修复体,可以部分阻断金属伪影传播途径,提高影像质量。

运动伪影是由于被投射对象在扫描过程中出现位置移动,移位由探测器记录下来,在重建影像上形成目标影像之外的重影(图 1-2-0-2)。临床上可以在拍摄前嘱患者保持稳定、尽量减少扫描时间或运用运动伪影校

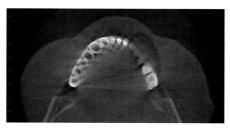
图 1-2-0-1　金属伪影

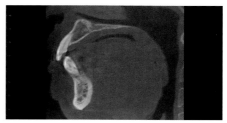
图 1-2-0-2　运动伪影

正算法来减少运动伪影的产生。

（三）CBCT 的放射剂量

CBCT 的有效剂量范围在 5~1 073μSv 不等,低于传统医学 CT 的放射剂量,其大小主要与视野大小、CBCT 拍摄时的曝光参数等因素有关(表 1-2-0-1)。

表 1-2-0-1　不同放射类型的放射剂量(参照 ICRP 2007 标准)

放射类型	成人有效剂量/μSv	放射类型	成人有效剂量/μSv
大视野 CBCT	168~368	全景片	14~24
中视野 CBCT	28~265	螺旋 CT	280~1 410
小视野 CBCT	19~44	每年背景辐射量	2 000~4 500
根尖片	2~9		

尽管 CBCT 辐射剂量相对传统 CT 大大降低,若不规范使用仍然会给患者、医生及社会带来危害。2009 年欧洲口腔颌面放射学会(European Academy of Dental and Maxillofacial Radiology,EADMFR)提出如下关于牙科 CBCT 使用的基本准则。

1. CBCT 检查必须在病史采集和临床检查后进行。

2. 必须确保每个患者的收益大于风险时方可进行 CBCT 检查。

3. CBCT 检查应提供新的信息以帮助患者的诊疗。

4. 在没有进行新的风险/收益评估时,CBCT 不应作为一种"常规"检查重复进行。

5. 临床医师申请 CBCT 检查时,必须提供充分的临床信息(病史询问及临床检查结果),以便 CBCT 检查医师可确定进行正确检查。

6. 只有在低辐射剂量的常规(传统)放射学检查不足以解决相应问题时,才可进行 CBCT 检查。

7. 应对 CBCT 检查的全部影像进行全面的临床评价("放射学报告")。

8. 如果患者的放射学检查目的是要进行软组织观察,适宜的影像学检查方法应为传统医用 CT 或 MR,而非 CBCT。

9. CBCT 检查设备应提供不同大小的视野选择,若小视野检查能够降低辐射剂量,则应使用能够解决临床问题的最小视野。

10. 如果 CBCT 能够提供不同的分辨率选择,应选用能充分满足诊断需要,且辐射剂量最小的分辨率模式。

11. 各种 CBCT 设备应具有质量保证程序,包括设备、技术及质量控制程序。

12. 每次检查都必须使用定位辅助装置(定位灯)。

13. 新安装的 CBCT 设备在使用前应进行认真检查和仔细的验收测试,保证对操作人员、社会公众和患者的辐射防护最优化。

14. 对 CBCT 设备应当定期测试,保证操作人员和患者的辐射安全。

15. CBCT 操作者的放射防护应遵守欧盟"放射防护 136"文件中第六部分"欧洲牙科放射学放射防护指南"的相关规定。

16. 所有与 CBCT 检查相关的人员都必须接受足够的关于放射学检查及辐射防护的理论及操作培训。

17. 获得相关上岗资格后,仍须参加继续教育及培训学习,特别是在新的 CBCT 设备或技术引入时。

18. 负责使用 CBCT 检查的牙科医师,如果以前没有接受过相关理论及操作培训,应当追加相关理论学习及操作培训,所学习的课程应当经过学术机构(大学或相应机构)审核。如果有国家级口腔颌面放射学专科医师认证制度,培训课程式设计及讲授应包括口腔颌面放射学专科医师。

19. 对于牙科CBCT影像涉及牙及牙周支持组织、下颌骨、鼻底以下上颌骨(8cm×8cm以下的视野),放射诊断报告应当由有专门培训资格的口腔颌面放射学医师出具,如果没有这样的口腔颌面放射学医师,可由经过必要培训的牙科医师出具。

20. 对于非牙科小视野CBCT图像(如颞骨)及所有颅面部CBCT图像(视野超过牙及牙周支持组织;下颌骨、包括颞下颌关节;上颌骨影像超过鼻底以上),放射诊断报告应由经过专门培训的口腔颌面影像学医师或临床放射学(医学放射学)医师出具。

二、CBCT在口腔医学中的应用

(一)口腔种植领域

1. 术前诊断　制订全面的种植治疗方案是获得最终理想修复效果的必要条件。临床医师可通过仔细的术前临床检查及常规X片获得患者种植位点信息,拍摄CBCT可以进一步明确解剖结构的三维位置形态。2011年,欧洲骨整合协会(European Association for Osseointegration,EAO)提出,术前使用横断面成像(包括CBCT)必须基于临床上的明确需求,在以下几种情况下推荐使用:①临床检查和常规放射学检查无法充分展示相关解剖边界时;②当拍摄CBCT可提供额外信息,以帮助减少对重要解剖结构的损伤风险时;③在临床边缘的情况下,如骨高度和/或骨宽度受限时,采用CBCT可以增加种植体成功率;④当需要采用大范围骨增量、上颌窦底提升、自体骨移植、牵张成骨或植入颧骨种植体时;⑤当诊断信息可以辅助规划外科手术,从而改善种植体位置,优化生物力学、功能和美学的效果时。

(1) 种植位点三维骨量:CBCT影像重建后,医生可以从矢状面、冠状面、水平面等多个平面观察术区,三维评估牙槽嵴形态及牙槽骨密度,并在软件中直接测量垂直骨高度、水平骨宽度、近远中修复距离以及与重要解剖结构的距离,测量结果可精确到0.01mm。很多软件还内置虚拟种植体,医生可自定义种植体参数,将其放置于术区理想位置,预判种植体周围骨量。对于骨缺损的病例,可以通过连续截面,判断骨壁缺损类型,有助于植骨手术方案的制订(图1-2-0-3)。

(2) 局部解剖结构及病理范围:CBCT有助于评估术区局部解剖风险,如鼻腭管、颏孔、下牙槽神经管、下颌副孔等骨内结构(图1-2-0-4),判断种植体预期位置与这些解剖结构之间的关系,从而降低术中损伤神经血管、造成医源性并发症的可能。此外,可以通过CBCT分析术区及邻近组织病理范围,有助于术中清除病灶、避免种植体接触感染区域,提高种植体成功率。

(3) 上颌窦:上颌窦提升术是常用的上颌后牙区骨增量技术。术前除了进行常规三维骨量分析之外,尚有一些解剖结构需要注意,如上颌窦黏膜厚度、窦内病理状况、上颌窦内骨间隔位置、上颌窦侧壁血管走行及血管直径、邻牙根尖位置及与上颌窦黏膜的关系等,从而指导手术方案选择,降低窦黏膜穿孔、出血、伤及邻牙等术中并发症的风险,为上颌窦提升手术的成功实施的关键(图1-2-0-5~图1-2-0-7)。

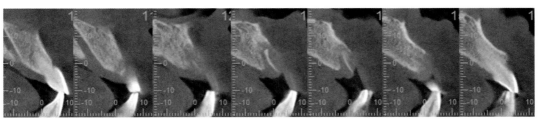
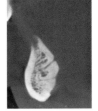

图1-2-0-3　连续截面观察骨缺损类型

图1-2-0-4　下颌副孔

2. 术中、术后及随访 欧洲骨整合协会的共识指南指出：大多数情况下，术中采用X线足以判断种植体与周围解剖结构的关系；术后及随访时，若患者无明显症状，原则上不是CBCT拍摄的指征。

在某些术后并发症的诊断和处理方面，CBCT可以起到重要辅助作用。如下颌后牙种植术后，患者出现下唇麻木、感觉异常、疼痛等下牙槽神经损伤症状时，应使用CBCT及时判断种植体与神经管的关系，以评估神经损伤程度，指导下一步临床措施。上颌窦提升同期进行种植手术，可能出现种植体进入上颌窦或其他解剖结构内等并发症。采用CBCT可以较为直观、准确地定位种植体位置，为种植体取出提供手术入路指导（图1-2-0-8）。

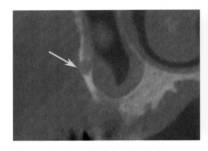 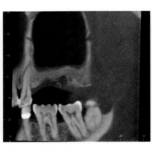 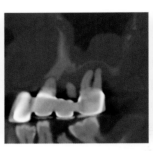 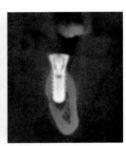

图1-2-0-5 上颌窦侧壁血管　　图1-2-0-6 上颌窦黏膜增厚　　图1-2-0-7 上颌窦囊性病变　　图1-2-0-8 术后CBCT显示种植体触及下牙槽神经管

（二）口腔内科领域

相较于传统根尖片，CBCT可清楚判断根尖周骨质吸收破坏的三维范围，并对根管数目及走行、根管口位置、副根管及钙化根管位置、牙根纵折程度、牙根内外吸收程度进行准确分析；根管治疗过程中，可利用CBCT配合根测仪，提高根管长度测量的精确性。

对于牙周组织的评估方面，CBCT有助于评估牙槽骨外形、骨壁缺损形态（骨开窗、骨开裂）、根分叉病变程度、牙槽骨密度、牙周膜间隙宽度，对牙周干预的实施、治疗前后的效果评价等提供有利信息。2008年，Januario等人开发出针对软组织成像的CBCT，可用于精确测量牙龈厚度、分析牙周组织与牙龈之间的关系，为牙周软组织的定量分析方式提供新的选择。

（三）口腔外科领域

由于解剖结构的重叠，采用全景片评估颌面部外伤存在一定难度。CBCT可以为外科医生提供三维重建影像，用于分析颌面部损伤患者的损伤性质、骨折位置、骨折分类及骨折段移位程度，指导外科复位和固定。对于颌骨内囊肿、肿瘤等病变，CBCT可以清楚显示病变部位、范围、病变内部结构、与周围解剖结构的毗邻关系，为早期手术干预提供有利指导。此外，CBCT在确定颌面部软组织钙化、唾液腺导管疾病等方面均具有一定的辅助诊断价值。

（四）口腔颞下颌关节领域

CBCT是评价颞下颌关节状况最有效的影像学方法之一，主要用于评估髁突与关节窝之间的位置关系，及髁突骨质改变如骨质硬化、骨质破坏、骨质增生、囊样变等。CBCT主要对硬组织成像效果较好，临床上常常需要配合磁共振成像（magnetic resonance imaging，MRI）辅助分析软组织变化，如关节盘位置及形态检查。

近年来，开发出了一种将CBCT与MRI自动配准的技术，可以使临床医生同时观察到颞下颌关节软硬组织图像，从而提高诊断可靠性和便利性。

（五）口腔正畸领域

正畸医师通常使用全景片及头颅侧位片来分析诊断错颌畸形。然而，二维影像存在诸多缺陷，如影像失真、解剖结构重叠等,影响解剖标志点定位准确性和可重复性,一定程度上有可能影响医生的临床判断。

采用 CBCT 具有诸多优势:一次性获得患者牙体、牙周、颞下颌关节、颅面部软组织、上呼吸道狭窄情况等多方面信息,满足大部分正畸前临床检查需要,有利于整体治疗方案的制订及预后评估;利用 CBCT 进行头影测量分析,允许进行容积范围内任意三维空间定点,从而完成角度、距离的精确测量,有助于错𬌗畸形的诊断及方案设计;在分析牙齿运动时,有利于评估冠根比、牙周膜间隙、可用骨宽度及牙槽骨密度,辅助计算牙齿倾斜度及转矩,有利于动态观察牙根与牙槽骨的位置关系;在需要使用微螺钉种植体支抗的病例中,可用于评估拟种植区域的安全位置。然而,较大视野的 CBCT 必然增加患者辐射剂量,临床医生应当结合患者临床检查,选择合适影像学方式及投射范围,最大限度地减少患者辐射暴露。

三、CBCT 辅助数字化口腔的临床应用

随着 CBCT 精度不断提高,计算机辅助设计(computer aided design,CAD)及快速成型技术的成熟,数字化在口腔领域的应用势不可当。主要体现以下两个方面。

(一)静态数字化外科导板

1. 静态导板的数字化处理流程

(1) CBCT 的数据获取和处理:CBCT 拍摄后,可以利用配套软件完成数据重建、测量等操作。然而,在 CBCT 应用的早期,不同的数据格式使得信息较为封闭,不同制造商设备之间的数字化图像无法实现信息交换,很大程度上限制了数字化的发展。

1985 年,美国放射学会(American College of Radiology,ACA)和美国电器制造商协会(National Electrical Manufactures Association,NEMA)共同制定了第 1 版医学数字成像和通信(digital imaging and communication in medicine,DICOM)标准,其中包含医学数字图像及相关信息获取、存储、通信、显示、传输、查询等协议,不同设备的影像数据根据此标准可以实现标准化的输入、输出,增加了医学信息的开放性与关联性,便于实现医学信息交互交流、构建医学信息数字化网络、建立全数字化工作流程,目前 DICOM 已成为医学图像和相关信息的国际标准规范。

CBCT 拍摄完成后,可得到几十至几百个包含元数据信息的 dcm 数据文件。将 DICOM 文件导入医学图像处理软件后,需要手动选择恰当的阈值来对图像进行三维重建。阈值大小对应 CBCT 灰度值,即灰度值越大的组织,阈值越大,密度越高;灰度值越小的组织,阈值越小,密度越低。以制作种植导板所需的三维重建影像为例,通过阈值设定,可以实现"骨肉分离",将软组织及其他低密度影像分割,仅保留骨组织、牙体组织等硬组织影像(图 1-2-0-9);若将阈值调低,则可得到患者面部软组织信息。通过对无关区域进行遮罩,保留感兴趣的区域进行三维影像重建,从而降低数据量,提高计算机计算效率。

(2) CBCT 与其他数据的融合

1) 与口扫或模型扫描数据的融合:在三维图像重建时,可以通过调整阈值获得牙列信息。但是如前所述,CBCT 扫描精度一般为 0.075~0.5mm,重建出来的牙齿结构不够清晰,加上拍摄时图像如果存在伪影等还会进一步大大影响成像质量,由此制作出来的导板可能会有较大误差,难以就位于口内。

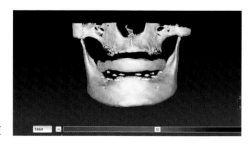

图 1-2-0-9 阈值设定

利用口内光学印模或对石膏模型光学扫描获取的牙列信息,其精度可达到0.006~0.05mm,且同时可以获取口腔软组织信息,满足后期精准数字化设计的要求。这些数据通常以STL(standard tessellation language)格式导出,随后导入计算机设计软件,通过分别点选CBCT重建图像和牙列模型上的相同解剖标志点(至少需要三个位点)或解剖区域,可以实现二者的数据匹配及图像整合(图1-2-0-10)。

2)利用放射导板进行数据融合:无牙颌患者口内没有稳定的解剖标志点用于数据匹配,也缺乏理想修复体信息用于种植体位置设计,此时需要借助放射导板完成数据收集。传统方法是通过在义齿基托和牙列中加入不同比例的放射阻射剂(如硫酸钡),使得患者在佩戴放射导板拍摄CBCT后,图像中可以显示理想修复体及组织面轮廓。然而,放射阻射剂的散射效应容易影响骨组织成像,丧失关键信息。因此,目前通常使用的是KU Leuven大学研究小组提出的"双扫描技术(dual scan technique)",首先采用普通丙烯酸树脂制作诊断蜡型或过渡性义齿,并在基托光滑面放置6~8个圆形放射性标志点(直径1~1.5mm,要求颊腭侧分散、均匀放置),即将理想修复体和软组织信息转移至放射导板上,让患者佩戴放射导板拍摄CBCT,再将放射导板进行单独CBCT扫描(或光学扫描),随后在软件中利用两次CBCT数据通过共同的放射显影标志点进行配准,即可准确获得无牙颌患者组织面轮廓、牙龈厚度、理想修复体信息及牙槽骨信息(图1-2-0-11)。

(3)基于融合数据的虚拟设计:通过标记牙弓曲线可以对三维数据重新定向,以获得连续多张与下颌骨长轴垂直的横断面影像,同时重建曲面体层图像,更加直观地展现全牙列关系。临床医师可以在计算机辅助设计软件中,同时查看三维立体视图、连续轴位视图、连续横断面视图、重组全景图像等,利用相关工具定点测量缺牙区软硬组织条件,根据测量结果,在数据库中选择相应系统、规格的种植体及上部结构,并根据对颌牙、邻牙或诊断排牙信息调整种植体位置。此外,通过分别标记连续横断面图像的神经管位置,从而追踪重建整体下牙槽神经管走行,有助于术前调整种植体参数及方向,留出一定安全距离(图1-2-0-12)。不同影像区域的阈值大小可以一定程度上反映该区域的骨密度,一些软件会据此显示各位点的骨密度分型。然而,该阈值大小与CBCT机的管电压有关,因此不同CBCT设备所得到的阈值差异较大,因此这里由阈值得出骨密度仅可作为同一重建影像、不同位点之间的横向对比参考。

(4)导板的设计与生成:种植体设计完成后,可根据需要生成牙支持式、骨支持式、黏膜支持式或混合支持式的虚拟导板,最终通过快速成型或数字化切削得到相应导板。

2. 影响数字化导板准确性的因素 种植外科导板的制作环节众多,各环节的误差均可能影响最终导板的精确性,临床上应该注意操作细节的把控,将导板误差尽可能降到最低。与CBCT相关的影响因素主要体现在数据获取与数据融合方面。

(1)CBCT空间分辨率较低、图像重建层厚较大等可能造成图像质量较差。

(2)CBCT拍摄过程中,患者移动造成运动伪影、口内金属修复体形成金属伪影,影响牙槽骨和其他解剖边界的识别及后期匹配精确度。

(3)三维重建过程中需要进行阈值分割获得颌骨信息、排除干涉图像,阈值设置过高可能导致低密度骨不

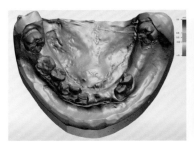
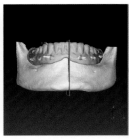
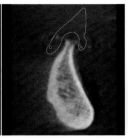

图1-2-0-10 模型光学扫描数据与CBCT数据融合　　图1-2-0-11 无牙颌"双扫描"流程　　图1-2-0-12 追踪标记下牙槽神经管位置

显影,阈值设置过低可能导致干涉影像过多,均可影响导板的术中就位。

(4)放射导板与患者黏膜匹配度较低,CBCT 显示放射导板与软组织之间存在空隙,将影响黏膜支持导板的就位精确性。

(5)放射导板或模型/口内扫描 STL 数据与 CBCT DICOM 数据匹配过程中存在配准误差。

(6)由于牙齿存在不同程度松动,导致 CBCT 与模型仓扫数据牙齿位置存在差异,影响数据配准精确性,从而影响牙支持式导板的精度(图 1-2-0-13)。

3. 静态数字化外科导板的临床应用　种植术前获取患者硬组织、软组织及理想修复位置信息,虚拟设计种植体植入的位置、方向,术中利用数字化导板将术前设计较为精确地转移至口内,极大程度地提高了种植手术精确性、安全性,实现以修复为导向的种植目标,减小了由于种植位置不佳导致的种植修复并发症的发生。此外,通过调整 CBCT 阈值可获得患者面部软组织信息,或者叠加 3D/4D 面扫数据重建患者不同状态下的唇齿关系,从而指导前牙区修复体排列和种植体位置,增强医患沟通(图 1-2-0-14,图 1-2-0-15)。

种植手术完成后,可以将术后 CBCT 与种植术前设计导入计算机软件中,通过稳定的解剖标志点进行匹配,分析手术导板的精确性(图 1-2-0-16)。

除了有上述针对种植窝洞预备和种植体植入的外科导板之外,临床上尚有各种针对植骨手术或其他特殊手术的外科导板。

上颌窦侧壁开窗导板主要通过 CBCT 重建影像预判上颌窦内骨间隔位置、上颌窦侧壁血管走行、邻牙牙根形态及长度等信息,术前模拟设计最佳侧壁开窗范围,从而指导术中手术精准、安全进行,避免上颌窦黏膜穿孔、损伤血管或邻牙等并发症的发生(图 1-2-0-17,图 1-2-0-18)。

截骨导板主要应用于需要进行牙槽骨修整的病例,通过软件模拟切除截骨区域,并制作含有截骨平面的骨支持式导板,术中导板就位后,可使用超声骨刀紧贴截骨平面,根据截骨导板的外形轮廓进行高效、精准地截骨;取骨-植骨导板主要应用于块状植骨的病例,通过三维重建影像评估受区牙槽嵴骨量及供区取骨范围,虚拟切除供区骨块并放置于受区,基于此制作出外科导板,指导取骨及植骨手术进行(图 1-2-0-19)。

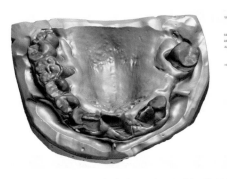

图 1-2-0-13　牙齿存在松动,导致部分数据重叠不够准确(非绿色部分)

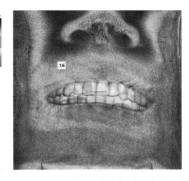

图 1-2-0-14　调整阈值获得面部软组织信息

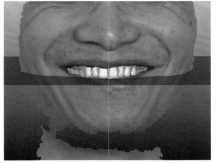

图 1-2-0-15　重叠 3D 面扫数据辅助美学设计

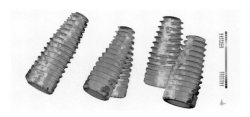

图 1-2-0-16　术前-术后种植体位置对比

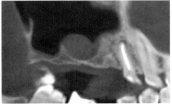

图 1-2-0-17　CBCT 示上颌窦内骨分隔

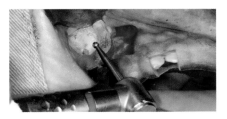

图 1-2-0-18　上颌窦开窗导板

对于种植位点有残根存留的病例,可能影响其种植窝洞预备及种植体骨结合,因此,可以设计取残根导板,精确定位残根位置,辅助残根顺利取出(图1-2-0-20,图1-2-0-21)。

除了种植领域,外科导板尚可用于口腔颌面外科、牙体牙髓等学科。在颌面外科手术中,将截骨导板定位于受区,可确保肿瘤在最小范围内完整切除,最大程度保留周围正常组织,缩短手术时间;取骨导板和塑形导板有助于指导供区取骨范围及重建颌骨外形轮廓。在牙髓及根尖周病治疗中,针对一些复杂情况如根管钙化、牙内陷,术前制作数字化根尖定位导板,术中通过套筒引导车针,微创获取髓腔入路,准确定位根管,最大程度保留牙体组织,降低髓室底穿孔、根管侧穿、根管偏移等医源性并发症风险。此外,利用数字化根尖手术导板可以精确指导病损区定位、去骨和根尖切除范围,有助于降低去骨量、减小邻近组织损伤,实现根尖手术快速、精准、微创等目的。

(二)数字化动态实时外科导航

动态导航系统是结合医学影像三维可视化、配准技术和立体定位技术,实现手术器械实时跟踪,实时引导手术进行的数字化技术。患者佩戴带有放射标记点的定位模板(或配准支架)拍摄CBCT,将CT数据导入导航软件后,构建三维影像,虚拟设计种植体位置。

种植术前,需要将患者术区标记点与三维影像的标记点分别配准,实现手术空间与工作站图像空间的结合。手术过程中,通过光学立体定位系统实时追踪术区与种植钻针的空间位置,并反映在工作站坐标系中。医生可通过显示屏实时观测钻针与目标位置之间的位置关系,并根据实际情况实时调整方案,增加整个种植手术的可控性、灵活性(图1-2-0-22)。文献显示,动态导航系统与静态外科导板均具有良好的精确度,且显著高于自由手操作。相比之下,导航系统具有术中可视化、实时反馈、不受开口度限制、术中常规冷却等优点,在剩余骨量严重不足或颧骨种植体等复杂病例中具有显著优势。

值得一提的是,数字化在推动口腔各学科实现微创化、精准化、个性化的治疗目标的同时,也促进了多学科协作诊疗的蓬勃发展。不同学科的医生可以通过计算机软件设计、模拟、讨论不同的治疗方案,初步预测治疗效果,得出最优化的治疗方案,为患者安全、有效康复提供有效保障(图1-2-0-23,图1-2-0-24)。

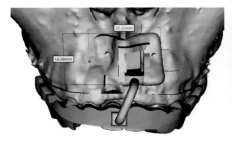

图1-2-0-19 基于CBCT重建影像制作 图1-2-0-20 种植位点根方存在残根 图1-2-0-21 导板定位残根
原位onlay取骨-植骨导板

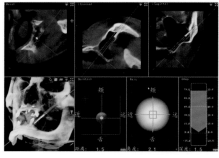 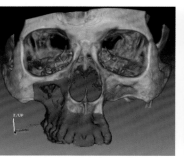

图1-2-0-22 术中实时观察、调整钻针 图1-2-0-23 模拟肿瘤切除范围 图1-2-0-24 肿瘤切除同期导板引导
位置 下植入种植体

参考文献

1. MOZZO P,PROCACCI C,TACCONI A,et al. A new volumetric CT machine for dental imaging based on the cone-beam technique:preliminary results. Eur Radiol,1998,8(9):1558-1564.

2. NEMTOI A,CZINK C,HABA D,et al. Cone beam CT:a current overview of devices. Dentomaxillofac Radiol,2013,42(8):20120443.

3. 王照五,许来青,曹均凯. 口腔颌面影像技术与诊断. 北京:科学出版社,2019.

4. 马绪臣. 口腔颌面锥形束 CT 的临床应用. 北京:人民卫生出版社,2011.

5. LUDLOW J B,TIMOTHY R,WALKER C,et al. Correction to effective dose of dental CBCT—a meta analysis of published data and additional data for nine CBCT units. Dentomaxillofacial Radiology,2015,44(7):20159003.

6. ATT W,WITKOWSKI S,STRUB J. Digital workflow in reconstructive dentistry. Berlin:Quintessence Publishing Co.,Ltd,2019.

7. 王虎,欧国敏. 口腔种植影像学. 北京:人民卫生出版社,2013.

8. PATEL S,DURACK C,ABELLA F,et al. Cone beam computed tomography in endodontics-a review. Int Endod J,2015,48(1):3-15.

9. JACOBS R,SALMON B,CODARI M,et al. Cone beam computed tomography in implant dentistry:recommendations for clinical use. BMC Oral Health,2018,18(1):88.

10. HORNER K,ISLAM M,FLYGARE L,et al. Basic principles for use of dental cone beam computed tomography:consensus guidelines of the European Academy of Dental and Maxillofacial Radiology. Dentomaxillofac Radiol,2009,38(4):187-195.

11. HARRIS D,HORNER K,GRÖNDAHL K,et al. E.A.O. guidelines for the use of diagnostic imaging in implant dentistry 2011. A consensus workshop organized by the European Association for Osseointegration at the Medical University of Warsaw. Clinical Oral Implants Research,2012,23(11):1243-1253.

12. JANUÁRIO A L,BARRIVIERA M,DUARTE W R. Soft tissue cone-beam computed tomography:a novel method for the measurement of gingival tissue and the dimensions of the dentogingival unit. J Esthet Restor Dent,2008,20(6):366-373.

13. LIBRIZZI Z T,TADINADA A S,VALIYAPARAMBIL J V,et al. Cone-beam computed tomography to detect erosions of the temporomandibular joint:effect of field of view and voxel size on diagnostic efficacy and effective dose. Am J Orthod Dentofacial Orthop,2011,140(1):25-30.

14. VERSTREKEN K,VAN CLEYNENBREUGEL J,MARTENS K,et al. An image-guided planning system for endosseous oral implants. IEEE Transactions on Medical Imaging,1998,17(5):842-852.

15. VERCRUYSSEN M,LALEMAN I,JACOBS R,et al. Computer-supported implant planning and guided surgery:a narrative review. Clinical Oral Implants Research,2015,26(S11):69-76.

第三章

数字化口腔医学的入口（三）
——面部三维扫描技术解析及其在口腔美学全局诊疗中的应用

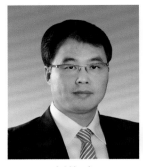
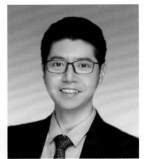

刘伟才　　　　　俞懿强

同济大学附属口腔医院　刘伟才　俞懿强　胡仲琳

数字化虚拟现实技术是 20 世纪末兴起的一门综合性信息技术,在医学领域中的研究应用方兴未艾。数字化医疗技术主要包含三维扫描成像技术、手术导航技术、显微外科导航技术以及 3D 打印技术等。目前,数字化技术广泛应用于整形外科和美容外科的手术前设计、手术中导航以及手术后评判。

在面部美容整形和口腔美学修复诊疗过程中,通过面部扫描技术获得患者的准确面部软硬组织形态,对其进行术前的评估和设计尤为重要。

口腔、嘴唇和牙齿是影响面部整体美观的重要因素,牙齿形态与颜面部软组织形态的关系十分密切。在前牙美学修复中,患者对牙齿审美的满意程度,很大程度上取决于牙齿与面部整体的和谐程度。而且,在正畸正颌手术中,术后面部软组织的改善程度对治疗效果起着至关重要的作用。因此,对颜面部软组织真实形貌进行快速、准确的测量分析越来越受到口腔医师的重视。

一、面部组织测量技术的发展

人类对人体测量最初起源于人类测量学,早在 18 世纪末,西欧科学家就建立了系统的人体测量方法,诸如直接测量法、模型测量法等。

直接测量法可以对人体大多数软组织形态进行测量,采用不同的计量工具对颌面部软组织的点、线、面之间比例关系进行直接测量。该操作方法简单,对测量对象无损伤,但该方法会压迫软组织使其变形而导致测量结果不准确。此外,有人尝试使用模型测量法,对面部软组织取模、灌注石膏模型、在模型上标注各点并测量,但该方法烦琐,资料保存困难。

至20世纪初,随着人类摄影技术的发展,有学者从不同角度拍摄照片,使用游标卡尺和斜角量角器测量相应的距离和角度,通过分析被测对象的照片而获得面部的整体认识,并通过测量数据研究面部各部分比例及形态结构特点。照片测量方法具有资料容易获取、软组织结构显示清楚、价格低廉等优点,但无法显示软硬组织之间的关系,并且易产生误差。

随着X射线的发现,人类开启了医学和牙科的新纪元。1981年Broadbent采用X线头影测量技术进行头面部硬组织的测量。之后,Bjork等开始使用电子计算机改良X线头影测量技术,将手工测量变为图像数字化测量,大大减轻了工作量,提高了测量精度和效率。然而头影测量分析法主要基于左右两侧在正中矢状面的良好重叠,但人体面部的不对称性使这种重叠很少观察到,并且由于缺乏清晰的轮廓、硬边和阴影以及患者的拍摄位置不同均会造成头影测量结果的误差。

随着计算机技术的发展,更多医师开始利用图片编辑、演示软件程序或头影测量分析软件等工具进行面部形态的测量及简单的美学分析。这些方法虽然操作简便但精度欠佳,由于将面部三维结构变成二维视图,其在竖直与水平位置被成比例压缩。而且,面部软组织标志点的准确定位也比较困难。由于所有的诊断及设计都是二维的,因此只能分析正面的面部美学关系,而无法解决因前牙前突、切牙和尖牙所处平面差异以及照片拍摄角度差异等而导致的问题。

随着三维图像的引入,医生在临床实践中可以对解剖结构进行三维评估。其中,云纹影像测量法(又称莫尔条纹法)采用了光学干涉的原理,利用几何光投影条纹的方法,结合数字图像处理和小波算法,实现三维物体的面形自动测量。至20世纪80年代,随着CT扫描设备的出现及影像学技术的发展,Marsh等报道了使用该技术对颅颌面畸形进行诊断手术设计和术后评估。之后,人们开始使用CT、锥形束CT(cone-beam computed tomography,CBCT)、磁共振成像(magnetic resonance imaging,MRI)等设备获取面部数据,用以重建面部软硬组织的三维形貌。该方法可以同时获得清晰直观的面部软硬组织的解剖特征,但像素分辨率相对较低,且对患者存在一定的放射性伤害。

到了20世纪90年代,出现了应用于面部软组织的近景立体摄影测量方法,该方法具有手术方案设计、术前模拟、模型参数自动测量、图像储存、美学分析等功能,也是目前口腔颌面软组织测量较有前景的技术之一。

二、面部三维扫描技术

近年来,随着三维扫描技术的发展,面部三维扫描成为获取颌面部软组织形貌信息的可靠方法(图1-3-0-1)。

物体的三维扫描,是将物体的三维信息通过技术手段真实全面地反映出来,主要包括接触式和非接触式扫描两大类。接触式三维测量的典型代表是坐标测量机,其测量精准度高并可对复杂工件形状进行测量,缺点是测量速度慢、测量体积小、不能测量软质物体、对客观环境要求较高且影响因素较多。非接触式扫描主要分为光学扫描法和非光学扫描法两类。光学扫描法主要分为有源式和无源式扫描。有源式扫描是指对被测物体投射特定的结构光,使之被物体调制,再经过物体解调得到被测物体的三维信息,如线激光和结构光扫描技术。

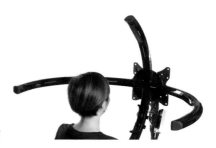

图1-3-0-1　面部三维扫描

无源式扫描则不需要额外的光源,在自然光照明下通过一定技术检测物体三维信息,即立体摄影技术。下面我们重点解析一下激光三维扫描、结构光三维扫描及立体摄影技术。

(一)激光三维扫描

光学有源式三维扫描技术主要为激光扫描技术和结构光扫描技术。激光扫描基本原理是应用光学三角测量原理:在扫描过程中,首先将激光光束投射至物体上产生特征性光条纹,通过电荷耦合器件图像传感器(charge coupled device,CCD)获取所需物体的数字图像信号,得到没有纹理的点云模型;然后通过光学系统已知参数求解三角形边长可计算得到物体上对应点的深度信息,进而转换为点的三维空间坐标;最后运用计算机软件将区域图像结合在一起,得出能任意方向旋转且逼真的立体形态图像。

目前常用的激光扫描仪,如 Cyberware 公司开发的 3D 激光扫描仪,扫描仪头包含激光线发生器、反射镜系统以及彩色摄像机。通过被测对象的旋转和平移或者在对象周围以圆周运动移动传感器来进行扫描,并且反射镜系统从相对于激光的左右三角测量路径收集激光。该操作方法有助于避免由于三角测量角在扫描中产生的阴影。但是,它对光学组件的质量和系统的校准提出了严格的要求,并增加了扫描仪的尺寸。此外,该方法扫描操作复杂,不便于携带,价格相对昂贵。如 Faro 线激光扫描仪扫描静态物体时的数据精度较高,扫描灵活性好,可以实现补扫及重点区域加强扫描,但扫描完整颜面形态的速度相对较慢,熟练操作时间为 20~30s,因此其扫描的动态适应性还有待进一步研究。

(二)结构光三维扫描

结构光扫描技术运用三角测量原理捕获三维信息的系统,是结合结构光扫描技术、相位测量技术、计算机视觉技术的复合三维非接触式测量技术。结构化的光栅条纹投射到被测物体上,投射条纹经过被测物体变形成测量条纹,形成携有待测对象表明轮廓信息的相移光栅图,由 CCD 采集测量条纹图像,进行解码和相位计算,从而获得物体表面的三维形态信息(图 1-3-0-2)。

采用结构光三维扫描技术对面部软组织进行数字化重建被研究证明具有良好的精确性。如 FaceScan (Advictor)结构光扫描仪采用白光结构光扫描技术,白光光源生物安全性高,双侧镜面成像装置使得一次投射可快速顺序获得不同角度的一系列相移条纹图像,扫描效率相对较高,约为 0.3s(图 1-3-0-3)。因此,结构光三维扫描技术的仪器可以应用于临床颜面部软组织图像的获取。由于结构光三维扫描设备价格较低,且更加便携,故在临床中广泛应用。

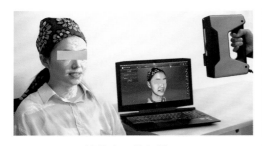
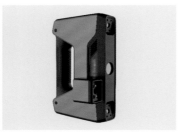

图 1-3-0-2　结构光三维扫描　　　　图 1-3-0-3　手持式结构光扫描仪

(三)立体摄影技术

立体摄影技术是利用双目视觉的原理,使用照相机或摄像机从不同角度摄取立体像,再运用计算机软件对立体像进行三维拼接技术处理,并从水平向与垂直向进行分析,从而形成三维立体图像。立体摄影技术可结合多个角度获得的图像形成面部的三维外形,包括软组织的形态甚至颜色特点,通过与计算机技术的结合,获得高精确度的三维信息。

Jon Webb 于 1995 年首次展示了一台立体照相机,它包含 14 个摄像头及磨砂曲面镜头,其拍摄的图像是由一系列图像序列融合而成的。随着三维摄影技术在科研领域中的发展,在 2001 年首个 3dMD(3dMD,美国)高精度摄影系统横空出世,次年 Di3D(Dimensional Imaging,英国)等摄影系统相继问世。临床中常使用的 3dMD 立体摄影扫描仪是在基于环境光成像的原理上,主动附加投射非结构光图案,以提供更加细致的被测对象表明特征,从而提高成像精度。

近年来,3dMD 升级了一系列动态 3dMD 系统,用于记录和量化解剖学密集的表面运动、功能、姿势和表情。3dMD 的动态 3D 系统范围包含基于 LED 的非侵入式照明系统,可提高眼睛安全性和主体舒适度,无需任何特殊的表面化妆或准备工作;并尽量减少分散注意力的刺激,以保证受试者最自然的表情。立体摄影技术具有成像速度快,对环境要求低、安全性高、数据存储方便等特点。因此,该技术可用于颜面部软组织的测量,提高了面部软组织测量速度和精度。

总体而言,三维扫描技术有以下几个优点。第一,面部外形反求重建可以使临床医生从对面部的二维图像判读中解脱出来,获得立体、直观的三维模型。模型以点云的形式呈现,在软件中不仅能多角度观察,还能获得各点独立的三维坐标,用于面部标志点之间距离的定量分析。这有助于对面部外形分析和缺损重建的设计及预后判断,在一定条件下如将图像转化为实体则更有助于医患交流,提高临床治疗效果。第二,基于光学测量的精确面部外形反求对患者没有任何伤害,也不会造成组织变形,采集时间短,数据量小,处理简单。相较传统石膏模型保存办法,面部信息保存时间长。第三,三维重建和测量对于研究正常人面部外形、建立面部指标数据库来说,能提供直观的数字化模型和数字信息。随着移动设备的发展,近年出现了多款 APP 形式的面扫软件,如纤寻 3D(智美科技)、Bellus3D(Bellus)及 Artec3D(Artec 3D)等。相对立式扫描仪,尽管这些移动面扫设备易出现由于被测对象抖动或拍摄角度问题导致的数据误差,但其操作方便,易携带,可快速对被测对象的解剖结构进行三维评估,在未来 3D 扫描发展中具有明显优势。

三、面部三维扫描技术在口腔美学全局诊疗中的应用

面部美学是人体美学的重要组成部分,是评价一个人整体形象的重要因素。由发育异常引起的颌面畸形即骨性错𬌗畸形或先天面部缺损,如唇裂等面部形态异常的患者,通常还伴有生理功能及心理障碍,因此对于面部形态异常患者的诊治受到更多重视。

在对此类患者进行正畸或正颌手术的治疗过程中,由于面部软硬组织在三维空间的生长方向和相互关系存在偏差,因此运用三维扫描测量技术对于正畸和正颌治疗术前设计和术后评估极为重要。

目前,牙齿形态与面部形态的协调性成了评判牙齿形态美观的因素之一,口腔医师在种植及美学修复治疗中越来越重视牙齿形态与面部形态的和谐度。因此,结合面部形态进行修复术前的设计,使患者达到满意效果,得到了口腔医师的重视。

随着三维扫描测量技术的发展,其在口腔医学多个领域的应用得到了国内外学者的推崇,使得复杂口腔疾病个性化治疗及修复成为可能。

(一) 面部三维扫描与三维虚拟患者的建立

近年来,随着数字化口腔扫描技术和三维虚拟修复软件的发展,通过面部扫描和口内扫描虚拟模型匹配设计的数字化技术已逐步应用于临床。特别是在前牙美学区涉及颌骨、牙周、牙体多方面因素修复治疗的过程中发现,在面型的指导下可以拥有更好的美学功能效果。诊疗中将患者二维微笑照片或面扫与三维牙列扫描数据匹配,创建一个三维虚拟患者模型(图 1-3-0-4),这个虚拟模型既包括清晰牙体形态,颌骨、牙槽骨影像及牙列之间、上下颌骨之间关系,又包括面部软组织轮廓、牙龈软组织特征,再引入面部和嘴唇动度,确保模型高度逼真。这样仿真的模型可以解决前牙凸度、切牙和尖牙所处平面差异及照片拍摄角度差异等问题。

创建三维虚拟患者未来的研究方向将是在动态条件下一体化采集面部骨骼、牙齿和软组织数据,而不需要

再将多种数据进行叠加,以简化操作流程,但这种一体化设备和软件价格高昂,例如非接触式三维激光扫描仪,目前难以在临床开展应用。

目前创建三维虚拟患者需要整合多种数字化数据,创建三维虚拟模型,这种方式虽然操作烦琐、存在误差,但较为实际。具体可采用以下两种方式。

1. 方法1 借助牵拉状态下的面部扫描图像,实现面部扫描与口内扫描数据的拟合。

(1)口内扫描数据(intra-oral scan,IOS):采用 3Shape Trios 口内扫描仪(3Shape)等设备将口腔内牙列形态及软组织形态转化为数字化虚拟模型,分别扫描上、下颌牙列,前牙区精细扫描,在牙尖交错位咬合时扫描双侧后牙区颊侧,获得具有咬合关系的上、下颌牙列三维数字图像,以光固化立体造型(stereolithography,STL)格式导出。

(2)口外面部扫描(extra-oral face scan,EOS):使用面部扫描仪分别采集患者在静态闭口位、最大微笑位、牵拉口角位(使用口角拉钩暴露上下颌牙齿颊面)及咬𬌗叉位的面部三维图像(图 1-3-0-5),扫描时牙齿处于牙尖交错位,保存为 OBJ 格式(一种包含彩色纹理的 3D 几何定义文件格式)。

将 EOS 和 IOS 数据导入软件[如 Exocad Dental CAD(Align)]通过"匹配网格"功能将静态、微笑、牵拉状态下的面部三维图像中面中、上部进行对齐,然后将上下颌牙列的唇颊面作为参考,将数字化虚拟模型对齐牵拉状态下的面部三维图像,并通过面扫𬌗叉匹配面扫数据与口扫数据(图 1-3-0-6),精细调整后就得到了包含面部软组织和牙列软硬组织信息的虚拟牙科患者(图 1-3-0-7)。

2. 方法2 借助 CBCT 实现 EOS 与 IOS 整合。

(1)CBCT 扫描:扫描时要求患者表情自然、嘴唇放松、牙尖交错位咬合,CBCT 扫描范围包括上下颌骨及全牙列,以医学数字成像和通信标准(digital imaging and communication in medicine,DICOM)格式导出。

(2)IOS 数据采集方法同前。

(3)EOS 使用便携式面部扫描仪分别采集患者在静态闭口位、最大微笑位的面部三维图像,扫描时牙齿处于牙尖交错位,保存为 OBJ 格式。

调整 CBCT 不同辐射强度阈值后,分别显影面部软组织及牙釉质和骨组织部分。首先通过调整阈值显示面部皮肤组织,使用"匹配网格"功能将静态和微笑状态下的面部三维图像执行匹配;再调整阈值显示牙釉质和骨组织,将数字化虚拟模型与 CBCT 匹配。利用 CBCT 数据作为媒介间接实现面、骨、牙的匹配,该方法可以最大程度保证两者数据对齐的准确性。

在此基础上的计算机辅助设计数字化美学蜡型可以采用 EXOCAD 软件,设计时随时参照面部三维图像以及 CBCT 数据,综合测量和分析前牙美学参数完成虚拟诊断蜡型设计。向患者展示数字化设计的 3D 微笑设计图和虚拟诊断蜡型设计,与患者沟通后确定最终修复方案(图 1-3-0-8)。

将虚拟诊断蜡型设计与原牙列拟合为一个新的牙弓数据,3D 打印出美学诊断蜡型,即使当前牙存在前凸或较大侧向偏差情况下,3D 打印美学蜡型也可以实现在无牙体预备的情况下设计出适合的诊断饰面(mock up);也可以引导对牙周软硬组织进行修整,如制作牙周手术导板;后续可以拓展应用于外科导板/种植导板以及即刻种植修复体的设计和制作。

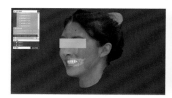
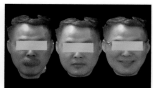
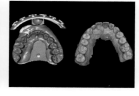
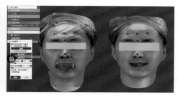

图 1-3-0-4 三维虚拟牙科患者　　图 1-3-0-5 口外面部扫描图像　　图 1-3-0-6 采用面扫𬌗叉匹配面扫数据与口扫数据　　图 1-3-0-7 虚拟牙科患者

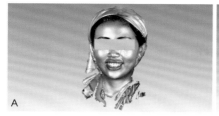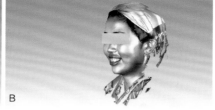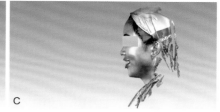

图 1-3-0-8 数字化设计的 3D 微笑设计图

A. 正面微笑设计图；B. 45°侧面微笑设计图；C. 90°侧面微笑设计图。

通过这种方法完成的设计避免了常规诊断蜡型，减少额外的费用和复诊次数，优化传统修复体制作流程，实现真正的数字化诊疗流程。在完成最终修复之前，医师可以获得一套完善的数字化设计方案，减少治疗的不确定性，不仅有利于医患沟通，而且使整个修复过程更加微创、便捷、准确。

对于美学修复、种植手术、正颌手术和正畸治疗，三维虚拟患者均具有重要的指导意义。通过拟合面部扫描、口内牙列扫描、CBCT 数据创建三维虚拟患者，引导数字化设计和制作，不仅加速了从虚拟蜡型设计、效果预测和最终修复体制作这一系列治疗过程，而且使得功能和美观效果更具有可预测性，为多学科合作解决复杂病例提供了一条新的临床路径。在今后的诊疗中将逐渐制订一套评价体系，完善创建三维虚拟患者的数字化诊疗新方法。

（二）面部三维扫描在口腔美学修复中的应用

随着基于三维测量技术的面部扫描仪在口腔医学领域的应用，将口内扫描获取的牙列数据和面部三维扫描获取的面部图像进行配准，重建三维虚拟数字化面容，在计算机辅助设计软件中设计修复体并完成制作，借助数字化设计平台，能够在修复治疗前直观地预见修复后的牙与面部软组织的美学协调效果，方便医患与技工间的沟通和交流，真正达到以美学为目标的修复治疗（图 1-3-0-9）。

研究表明，将光学三维测量技术应用于前牙美学修复，缩短了修复体的初戴时间，并能够提高患者对修复效果的满意度。对于口腔美学区的修复（包括种植修复），面部扫描可以作为高效的医患沟通工具，预测最终修复效果，使患者在治疗开始前了解最终面部整体外观的效果。目前，口腔修复领域的诊疗流程主要为整合面部扫描、口内扫描及 CBCT 为一体的全数字化流程。

Meereis 等对运用数字笑容设计（DSD）的方法对面部及口腔行整体美学分析，进行美学修复治疗的临床病例进行为期两年的随访，表明这种方法得到了令人满意的长期治疗效果。Garcia 等运用数字化诊疗流程，设计三维虚拟模型及 3D 打印后制作诊断饰面，3D 诊断饰面可以为结果提供可预测性，并提高患者的期望满意度，改善了 DSD 模拟不足以使患者理解和观察前牙改变的缺陷。

目前，面部扫描仪仍难获取牙齿形态的准确细节特征，实现面部扫描与牙列扫描数据的对齐仍需辅助装置，且容易存在误差；但通过使用 CBCT 数据，调整不同的辐射强度的阈值重建的两个扫描数据作为媒介间接完成面部三维扫描和口内扫描的对齐，该方法可以最大程度保证两者数据的对齐准确性。因此整合面部三维扫描、口内扫描及 CBCT 数据，实现以面部轮廓以及微笑曲线为导向的修复设计、诊断饰面以及最终修复体制作的全数字化流程，对于口腔诊疗效果起着至关重要的作用，在临床工作中的应用势必将更广泛。

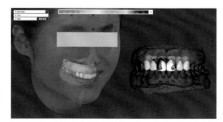

图 1-3-0-9 数字化设计平台呈现修复后的牙齿与面部软组织的美学协调效果

（三）面部三维扫描在口腔种植修复中的应用

在种植修复治疗过程中，种植术前设计通过口内扫描与CBCT数据配准，能更全面直观地反映软硬组织的情况，结合设计软件设计修复体及种植位置，甚至通过数字化技术在术前打印出修复体，制作导板及基台，为精准的治疗结果创造可能。在种植修复阶段，可将种植体位点转移到虚拟模型上，根据种植体的虚拟位置信息对基台等上部结构进行设计制作，也可再次对修复体的设计进行调整。面部扫描提供了具体、精确、直观的数据，也有学者提出以面部为导向的种植和修复概念。Hassan等尝试采用结合面部扫描的CAD/CAM数字化工作流程进行全口种植修复，但须对这种流程的准确性和适用性进行更多的评估。

（四）面部三维扫描在口腔正畸中的应用

三维扫描测量技术在口腔正畸学的应用非常广泛。传统石膏模型制备在临床操作时间长，对模型保存要求高，且无法可视化预测治疗效果。通过光学三维测量技术可更加方便快捷地获得数字化口腔模型，缩短椅旁操作时间，并方便携带和保存。在计算机软件中，不仅可以从正畸各阶段、多个角度和多个方位对数字化牙列模型进行观测，确定正畸治疗的进度，而且可通过定量分析每颗牙齿在治疗前后的三维位置变化，直观地观测移动牙实际改变位置与设计预期间的差异，及时评估治疗进展及效果。

正畸治疗的效果会影响面部形态的改变，因此正畸治疗方案的制订很大程度上基于患者的面部形态。由于不同性别、地域与种族的面部轮廓存在差异性，正畸医生在制订治疗方案时，应了解患者面部形态的特征及该民族正常的面部形态，以达到患者满意的治疗效果。

对于正畸颜面部形态的研究，传统方法多是以数码相片与X线片软硬组织头影测量为基础进行的二维测量。光学三维测量技术可以通过数据整合与分析，创建正常人的平均面部特征，从而对比不同人群，不同性别的面部形态差异。例如可采用3dMD数字化成像系统对安氏Ⅰ类与Ⅱ类中国成年男女的面部三维特征进行对比研究，分析男女面部形态的差异，为临床治疗提供了参考依据。有学者评估了高分辨率三维成像系统测量成人脸部模型的准确性和再现性，发现该系统的测量误差在0.2mm以内，表明该技术可以应用于临床对于颜面部软组织的测量，为正畸提供临床参考。此外，光学三维测量技术还可以与CBCT及数字化模型整合，为正畸治疗提供更高的技术平台。

（五）面部三维扫描在正颌外科中的应用

口腔颌面外科涉及口腔颌面部各种畸形的矫正和缺损的重建。近年来，先天性口腔颌面畸形、口腔颌面肿瘤手术治疗或外伤后咬合关系紊乱患者日益增多。口腔颌面外科医生通过颌骨的切开、移动和重新固定来恢复正常的牙-颌骨位置关系。在术前，正颌外科医生需要获得患者的面部模型，并模拟术后结果，以筛选出能取得最佳功能和美学效果的手术方案。

目前，常用螺旋CT或CBCT获得软硬组织数据，结合二维数码照片，运用计算机软件设计打印三维可视化模型，但CT数据对于面部软组织测量的准确性不足，会造成一定的误差。结合光学三维测量技术建立面部三维模型，用于正颌外科的术前模拟，能够模拟术后的整体面部软组织形态。有学者将CBCT和光学三维测量技术获得的面部软组织图像进行结合，应用于正颌手术的手术模拟，结果显示该方法相较于二维模拟准确性更高，而且能更为直观地显现整体的面貌与轮廓，在治疗方案的确定及医患沟通中也更具优势。

在正颌手术的设计中，不能只局限于恢复咬合关系和面部垂直距离，颌面三维立体方向的软硬组织考量也十分重要。光学三维测量技术在此方面相较于二维测量更具优势。研究显示应用颅颌面部三维数字化技术，通过上下颌骨的移动得到良好的咬合，对Le FortⅠ型截骨术等术式进行术前模拟，可据此预测颌面软组织的变化，设计出较为合理的治疗方案。

光学三维测量技术在术后软组织治疗效果的评估中也有十分重要的作用。有学者结合CBCT和立体摄影技术评估Le FortⅠ型患者术前和术后面部软组织的变化情况，结果显示运用光学三维测量技术预测面部三维软组织的方法临床效果可靠，面部三维测量可以便捷地记录正颌手术患者术后复诊和随访时的面部特征。

此外,立体摄影技术可用于评估正颌手术后肿胀消退的程度,即通过分析面部三维立体照片来量化面部的体积变化情况。在面部软组织局部充填治疗中,该方法也可用来观察治疗结果的情况,分析治疗的预后情况。

（六）面部三维扫描在唇腭裂修复中的应用

唇腭裂是口腔颌面部常见的先天畸形之一,对患者的口腔功能、颜面形态、心理健康等都会产生严重的影响。在唇腭裂的治疗过程中,经常需要测量分析患者颅颌面的组织,以协助疾病的诊断、手术方案的制订及治疗效果的评估,临床常用的测量方法包括拍摄数码照片及用 X 线进行测量,方法简便但精确度较低。

运用光学三维测量技术,可以在术前和术后获得患者的颜面部软组织数据,重建三维图像,更加客观、精确地分析面部外形,从而设计更好的治疗方案。Djordjevic 等通过面部激光扫描获得了 12 名完成治疗的唇腭裂儿童和 35 名健康儿童的面部三维模型,通过数据对比对唇腭裂修复后的效果进行了客观的评估。Cammarata 等运用立体摄影技术对 39 名唇裂患儿和 29 名健康儿童的面部形态进行了对比分析,发现唇裂儿童面下 1/3 发育不佳。屈文静等开发了一套唇腭裂唇鼻部三维测量系统,应用 VIVID910（Konica Minolta）三维激光扫描仪对 60 例采用三叶瓣修复术的单侧唇裂患者面部软组织进行了三维扫描、重建及测量,建立了应用三叶瓣手术方法治疗的单侧唇腭裂患者的唇鼻部数据库,对研究唇腭裂术后面部生长规律、评价手术效果等有较好的指导意义。

参考文献

1. BROADBENT B H.A new x-ray technique and its application to orthodontia.Angle Orthod,1931,1（2）:45-66.

2. BJORK A.Determination of facial types and diagnosis of sagittal malocclusion using cephalometric x-ray photography.The Dental Journal of Australia,1951,22（12）:605-618.

3. MARSH J L,VANNIER M W,STEVENS W G,et al. Computerized imaging for soft tissue and osseous reconstruction in the head and neck.Clinics in Plastic Surgery,1985,12（2）:279-291.

4. LISCIO E,LE Q,GURYN H.Accuracy and Reproducibility of Bullet Trajectories in FARO Zone 3D.Journal of Forensic Sciences,2020,65（1）:214-220.

5. MU C-Q,WANG S-Q,LIU Y,et al. Development of a facescan 3D facial reconstruction technology method for quantitative evaluation of cheilitis granulomatosa.Scientific Reports,2017,7（1）:1295.

6. TZOU C-H J,ARTNER N M,PONA I,et al. Comparison of three-dimensional surface-imaging systems.Journal of Plastic,Reconstructive & Aesthetic Surgery,2014,67（4）:489-497.

7. LLRD A,CDGD B,ASE C,et al. Integrating intraoral,perioral,and facial scans into the design of digital dentures.The Journal of Prosthetic Dentistry,2020,123（4）:584-588.

8. NORD F,FERJENCIK R,SEIFERT B,et al. The 3dMD photogrammetric photo system in cranio-maxillofacial surgery:Validation of interexaminer variations and perceptions. Journal of Cranio-Maxillo-Facial Surgery:Official Publication of the European Association for Cranio-Maxillo-Facial Surgery,2015,43（9）:1798-1803.

9. PIEDRA-CASCÓN W,MEYER M J,METHANI M M,et al. Accuracy（trueness and precision）of a dual-structured light facial scanner and interexaminer reliability. The Journal of Prosthetic Dentistry,2020.

10. PARK J-M,OH K C,SHIM J-S.Integration of intraoral digital scans with a 3D facial scan for anterior tooth rehabilitation.The Journal of Prosthetic Dentistry,2019,121（3）:394-397.

11. MEEREIS C,DE SOUZA G,ALBINO L,et al. Digital Smile Design for Computer-assisted Esthetic Rehabilitation:Two-year Follow-up.Operative Dentistry,2016,41（1）:13-22.

12. GARCIA P P,DA COSTA R G,CALGARO M,et al. Digital smile design and mock-up technique for esthetic treatment planning with porcelain laminate veneers.Journal of Conservative Dentistry,2018,21（4）:455-458.

13. HASSAN B,GIMENEZ GONZALEZ B,TAHMASEB A,et al. A digital approach integrating facial scanning in a CAD-CAM workflow for complete-mouth implant-supported rehabilitation of patients with edentulism:A pilot clinical study.The Journal of Prosthetic Dentistry,2017,117（4）:486-492.

14. KHAMBAY B,NAIRN N,BELL A,et al. Validation and reproducibility of a high-resolution three-dimensional facial imaging system.The British Journal of Oral & Maxillofacial Surgery,2008,46（1）:27-32.

15. LIEBREGTS J H F,TIMMERMANS M,DE KONING M J J,et al. Three-dimensional facial simulation in bilateral sagittal split osteotomy：a validation study of 100 patients.Journal of Oral and Maxillofacial Surgery：Official Journal of the American Association of Oral and Maxillofacial Surgeons,2015,73（5）：961-970.

16. RESNICK C M,DANG R R,GLICK S J,et al. Accuracy of three-dimensional soft tissue prediction for Le Fort I osteotomy using Dolphin 3D software：a pilot study.International Journal of Oral and Maxillofacial Surgery,2017,46（3）：289-295.

17. 邵刚,孙健,谷方,等 . 计算机辅助软组织预测技术在正颌外科手术中的应用 . 现代生物医学进展,2009,9（23）：4.

18. VAN HEMELEN G,VAN GENECHTEN M,RENIER L,et al. Three-dimensional virtual planning in orthognathic surgery enhances the accuracy of soft tissue prediction.Journal of Cranio-Maxillo-Facial Surgery,2015,43（6）：918-925.

19. DJORDJEVIC J,LEWIS B M,DONAGHY C E,et al. Facial shape and asymmetry in 5-year-old children with repaired unilateral cleft lip and/or palate：an exploratory study using laser scanning.European Journal of Orthodontics,2014,36（5）：497-505.

20. CAMMARATA M J,WAKE N,KANTAR R S,et al. Three-dimensional analysis of donor masks for facial transplantation.Plastic and Reconstructive Surgery,2019,143（6）：1290-1297.

21. 屈文静,尹宁北 . 单侧唇裂患者面部软组织的三维激光测量研究 . 北京：北京协和医学院(清华大学医学部)& 中国医学科学院,2013.

第四章

数字化口腔医学的入口（四）
——数字化下颌运动轨迹描记技术

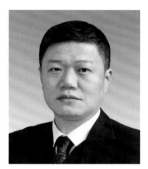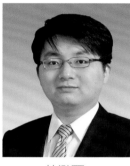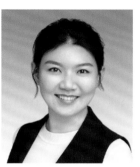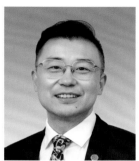

郑明　　　　　　林泓磊　　　　　　师晓蕊　　　　　　刘峰

福建医科大学附属口腔医院　郑明　林泓磊　　北京大学口腔医院　师晓蕊　刘峰

传统口腔治疗过程中，咬合作为重要因素之一，直接影响治疗时机的选择、治疗计划的制订、治疗的短期效果以及长期预后。在数字化口腔技术发展的初期，咬合功能方面的实现相对单一简化，不能完全满足临床需求。随着数字化技术的进步，不仅传统秴学理念逐渐在数字化世界中被实现，而且由此发展出了一些带有数字化自身特色的新理念。咬合信息通过扫描技术、感应技术、软件技术被整合应用至数字化世界，不可或缺的环节是下颌运动信息的获取。

下颌运动轨迹描记技术是数字化咬合的入口，也是数字化口腔医学的重要入口之一。

下颌运动是通过中枢神经系统的兴奋作用于有关肌肉产生的复杂的三维运动。它由牙、咀嚼肌和颞下颌关节共同参与完成，执行口颌系统的各种功能。下颌运动模式与人体咀嚼系统的健康状况密切相关，可以通过下颌运动的特征对相关疾病做出诊断、分析，也可以根据下颌运动的规律设置秴架，还可以根据下颌运动的个性化特征设计制作修复体。因此，测量分析下颌运动轨迹有着重要意义。

下颌运动轨迹描记技术的发展具有以下几个阶段。

一、传统时代——机械式下颌运动描记

1921 年，美国学者 Dr. Beverly B. McCollum 研制了一种机械式的下颌运动描记仪，通过夹板、面弓和描记笔板记录下颌的运动（图 1-4-0-1）。其主要特点为描笔的位置可精细调整，并具有一定的收缩功能。尽管目前应用的机械运动面弓做了许多改进，仍然因其设备笨重、方法过于烦琐和复杂、易受下颌运动干扰等缺点而难以得到普及。但不得不承认，机械式下颌运动描记技术及设备的产生，为学者们研究秴学相关理论提供了新的视角。近年来，随着光学、电磁学以及计算机的发展应用，下颌运动轨迹描记技术在性能上得到了新的改进和

发展,但其基本理念仍有源自传统描记设备的传承。

二、数字化时代——电子下颌运动描记

电子下颌运动描记(通常也被称为电子运动面弓)起于20世纪50年代。其电子记录装置较好地克服了机械式运动面弓的各种缺点,使信息传递迅速,资源数字化。依据工作原理的不同,可以分为以下四类。

1. 基于电子接触描记的髁突轨迹描记仪　此类电子下颌运动描记的基本构架与机械式面弓类似。它的工作原理是:将描记板固定于外耳孔前方,面弓固定于下颌。面弓上对着描记板处设有描记针,描记针通过下颌弓体与个性化𬌗叉连接。描记针对准髁突标志点,下颌运动的采集通过记录描记针与描记板之间的相对滑动及转动完成。

由于是接触式描记,此类运动面弓可以通过观察描记针在小范围开口过程中的运动,机械性地获得个性化铰链轴位置,且可以达到相对高的测量精度。其次,将经典的髁突运动轨迹描记与计算机相结合,在横断面、矢状面及冠状面三维方向上将双侧铰链轴点运动数据处理再现,可以在一定程度上反映关节内部结构的运动情况,并计算出下颌运动的个性化参数。

当然,此类运动面弓也有其缺点:主要是操作技术复杂,技术敏感性强,测量结果易受操作者熟练程度的影响;其次,复杂的机械式面弓构架对咀嚼系统形成了负担和干扰,使所测得的运动轨迹生理性受到影响,降低了下颌轨迹记录的临床意义和实用性能。此类代表产品是CADIAX髁突轨迹描记仪(GAMMA)(图1-4-0-2)。

CADIAX髁突轨迹描记仪是由奥地利维也纳大学Slavicek等学者在传统面弓记录仪基础上发明的。该系统由电子测定系统和下颌运动快速记录的软件GAMMA DENTAL组成。

其主要特征包括以下两点:首先,传感器以参考位置为基准找到铰链轴的精确位置。其次,可在三维坐标体系中观察髁突运动的形式和大小,而且考虑了颞下颌关节的运动顺序。所有的分析可以定性、定量。分析的项目包括空间位移、旋转角度、髁突倾斜角度等等(图1-4-0-3)。

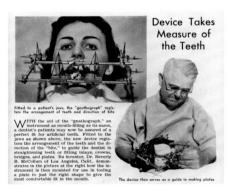

图1-4-0-1　Dr.Beverly B.McCollum与机械式的下颌运动描记仪

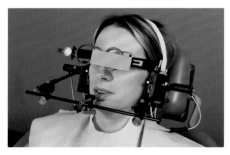

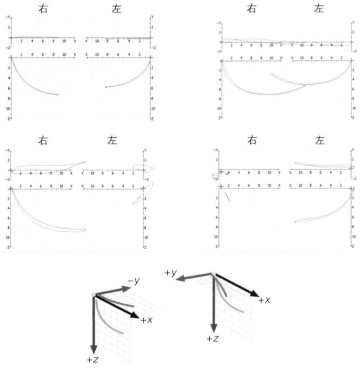

图1-4-0-2　CADIAX髁突轨迹描记仪　　图1-4-0-3　下颌运动中CADIAX髁突轨迹描记曲线

CADIAX diagnostic（诊断型运动面弓）利用双针系统,在确切的髁轴处对下颌运动进行测量,可满足临床医生在进行功能性诊断方面的需求。此外,CADIAX diagnostic 还可以对功能性和技能性运动障碍进行测量,如:咀嚼、磨牙、言语等,此系统测量分辨率达 0.001mm。测得的个性化数值可用于 Reference SL（GAMMA）𬌗架系统或者其他𬌗架系统如 PROTAR digma（KaVo）、Artex CR（Amann Girrbach）等进行咬合值设定。

2. 基于磁电转换描记的下颌运动轨迹描记　此类下颌运动轨迹描记是非接触式的,实现了在无损伤、无接触、无负荷状态下进行下颌运动的描记。此种描记仪是一种数字化下颌运动轨迹描记仪,依靠磁电量转换方式,可将 SCG 输入的模拟信号通过 A/D 模数转换为数字信号,从矢状面、冠状面和水平面观测下颌运动中切牙切点运动轨迹,然后在监视器上显示出下颌运动的轨迹图像。该装置能主动监测粘于下切牙区域磁铁的空间位置,对对𬌗无干扰,也不限制下颌的运动范围。此类装置一般与计算机、肌电图仪和肌松仪等同步相连。因此,此类运动面弓可结合肌活动以及𬌗音等因素自动分析𬌗功能。但要注意的是,此类运动面弓易受外界微磁场或电磁场环境的干扰。

此类代表产品是 K7（Myotronics）神经肌肉牙医学分析系统（图 1-4-0-4）。此系统主要包括:CMS 下颌运动轨迹记录分析仪、ESG2 关节音记录分析仪以及 EMG 肌电仪,常配合 J5 Myo-monitor 肌松仪一起使用,为𬌗重建建立精确的颌位。

K7 CMS 下颌运动轨迹装配 8 个灵敏度传感器,并通过贴附在下颌切牙的牙龈上的磁铁以记录垂直、侧向及 A/P 下颌运动,并通过线性表现出来,记录精度达 0.1mm（图 1-4-0-5）。其次,此系统还可以测量准确的息止颌位间隙,为咬合重建提供准确的建𬌗高度。K7 ESG2 关节音记录分析可提供简单、准确的描述和分析颞下颌关节振动,帮助临床医生准确判断颞下颌关节状态。K7 EMG 肌电仪可将肌电信号放大 5 000 倍并将同期波形及平均值显示到计算机屏幕上,通过同时检测面部 8 条肌肉,确定肌肉运动的统一性、协调性和时序。在治疗前后可看到休息状态下的肌肉活动情况,为颅面肌肉运动提供快捷、准确的测量数据。

3. 基于超声感应描记的下颌运动轨迹描记　此类下颌运动轨迹描记仪同样属于非接触式。利用超声波传感器和计算机技术,能够测量和显示下颌运动轨迹。超声波发生源通过𬌗叉固定在下颌牙列上,超声波接收器固定在头部。运动数据的采集是通过对上下部超声感应元件的相对运动的计算获得。与前两种不同的是,此类下颌运动轨迹描记仪可显示出髁点、切点、各组牙的运动轨迹。同样地,可以获得三维方向上的个性化下颌运动数据及𬌗架设定所需要的参数。通过固定于下颌的咬合板,可将检测者头颅坐标参数转移到配套的𬌗架上,使得测量数据直接用于𬌗架的调节。此类下颌运动轨迹描记仪的独特优势是可以将下颌运动轨迹的测试与临床紧密结合。非接触式设计虽然减轻了咀嚼系统的负担,简化了操作步骤,但有时需要反复测量,选取可重复性高的结果。

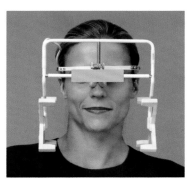

图 1-4-0-4　Myotronics K7 CMS 下颌运动轨迹记录分析仪

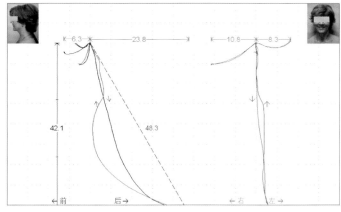

图 1-4-0-5　Myotronics K7 CMS 下颌运动轨迹描记记录下颌切牙牙龈上磁铁的位置

最早研发此类下颌运动轨迹描记仪的是 Zebris 公司,其产品为 Jaw Motion Analyzer(Zebris)。目前,国内市场中 ARCUS digma(KaVo)、Plane Analyser(Zirkonzahn)和 Zebris for ceramill(Amann Girrbach)均为同类产品。尚未进入中国市场的西诺德公司的 SICAT function(Dentsply Sirona)也属于此类运动面弓。

ARCUS digma 下颌运动轨迹描记仪是德国 KaVo 公司研发的(图 1-4-0-6)。此系统由 ARCUS digma 电子面弓、电子分析仪和 ARCUS digma 全可调𬌗架组成,是迄今为止市场上较成熟的功能性修复设备。此电子面弓的原理是:由附加于下颌牙弓的 4 个超声波发射器发出声音,由固定于患者头部的 8 个超声波麦克风接收此声音,利用多普勒效应原理计算出信号源的空间位移和移动速度,可在接近生理状态下测试下颌运动数据。精度误差在 ±0.1mm/2°。

此系统的特点主要包括两个方面:首先,ARCUS digma 通过分析和记录颞下颌关节的运动轨迹,辅助诊断颞下颌关节疾病(图 1-4-0-7);同时,分析软件可定位颞下颌关节的疼痛区域;诊断结果明确后,PROTAR digma 可根据患者的实际情况,模拟出最终的治疗效果;其次,ARCUS digma 仅仅需要几分钟的时间,就可以精确地确定关节的所有参数,并利用卡瓦独有的 KTS 系统(KaVo Transfer System)将关节参数转移到 PROTAR digma(KaVo)全可调式𬌗架上,也可以利用传统的铰链轴方式转移颌位关系,实现修复体的精确制作。

Jaw Motion Analyzer 是由 Zebris 公司研发的下颌运动测量系统,同样采用超声脉冲测量技术(图 1-4-0-8)。其功能主要包括以下几点:首先,Jaw Motion Analyzer 可测量计算全可调𬌗架参数,并通过专用转移台,直接转移到 Artex 全可调𬌗架,所有测得数据还可以生成 PDF 格式报告,帮助临床医生诊断分析(图 1-4-0-9);第二,可模拟下颌真实的运动轨迹,系统获得的运动轨迹,可转移至实体𬌗架,可以以 XML 格式导入 Exocad(Align)等数字化修复设计软件中,辅助进行数字化修复体设计,通过三维分析,还可以帮助临床医生记录颞下颌关节活动,分析咬合关系紊乱等关节疾病。第三,患者根据系统提示进行开闭口、哥特弓运动,可快速精确找到正中关系位,帮助制作咬合垫等产品;第四,Jaw Motion Analyzer 还可进行髁突电子位置分析。针对颞下颌关节咬合位置进行靶向分析,有效验证咬合板的治疗。

4. 基于图像采集形成的下颌运动轨迹记录　此类下颌运动轨迹记录是利用椅旁扫描超快速采集二维图像并结合成三维运动模式,真实记录下颌运动轨迹,扫描所得数字化动态咬合数据可直接导入修复设计软件中,以便完成牙体缺损或牙列缺损的数字化修复。

此类代表产品为 3Shape 公司的 Trios(3Shape)系统,其原理基于共焦显微成像技术结合特殊光路震荡系统的超快光学切除技术(ultra-fast optical sectioningᵀᴹ)。在扫描完成上下颌牙列模型及咬合关系后,将扫描头置

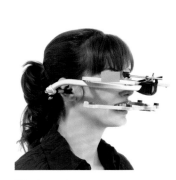

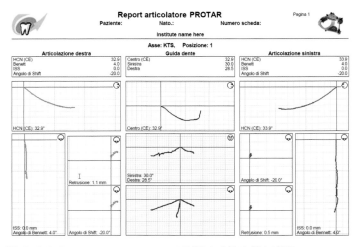

图 1-4-0-6　KaVo ARCUS digma 下颌运动轨迹描记仪

图 1-4-0-7　KaVo ARCUS digma 下颌运动轨迹描记报告

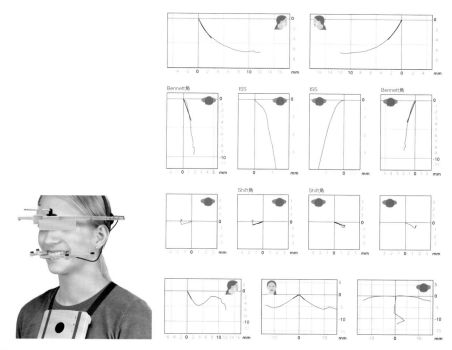

图 1-4-0-8　Zebris Jaw Motion Analyzer 下颌运动测量系统

图 1-4-0-9　Zebris Jaw Motion Analyzer 下颌运动轨迹描记

于口内固定位置,让患者从牙尖交错位开始分别做前伸、侧方运动,该系统能够自动识别下颌运动轨迹,并导入 3Shape 数字化修复设计系统中,辅助进行数字化修复体设计(图 1-4-0-10,图 1-4-0-11)。

5. 基于光学原理形成的下颌运动轨迹记录　这类下颌运动轨迹记录装置是利用佩戴或粘固在面部及下颌的感应点提供运动信号,通过光学设备将信号捕捉,软件解析后形成实时运动曲线。代表产品是 4D Jaw Motion(Planmeca)和 Modjaw(Motion)。这类设备在 2017 年的 IDS 引起了极大关注,特别是其中的 Modjaw 设备,可以通过配套的光学定位器(TALLY)标记双侧髁突及前鼻棘点位置,通过下颌牙列四点定位,直接将口扫的数字模型与所捕捉曲线进行匹配,不需要进行 CBCT 的拍摄,从而减少患者接受的辐射剂量(图 1-4-0-12)。

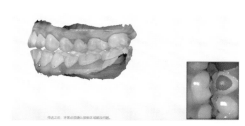

图 1-4-0-10　3Shape Trios 系统通过图像采集方式记录下颌运动轨迹

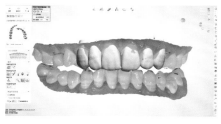

图 1-4-0-11　3Shape Trios 系统通过图像采集方式记录下颌运动轨迹

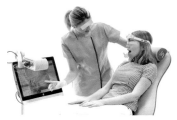

图 1-4-0-12　Modjaw 基于光学原理记录下颌运动轨迹

三、下颌运动描记数据的临床应用

1. 数据用于功能诊断　数字化下颌运动轨迹描记设备应用时可以嘱患者进行特定下颌运动,如前伸、侧方、开闭口、咀嚼、吞咽、发音等并记录相应的运动轨迹。根据对目标运动轨迹的分析(如运动幅度、平滑度、可重复性、曲线形态等),在一定程度上显示患者颞下颌关节的运动状态,从而提示医师可能存在的异常,帮助规避治疗过程中的潜在风险。除此之外,部分描记设备的配套软件可以实现对于咬合状态的实时监控,即咬合接触点被实时反映在数字化模型上,医师可以在软件上实现多角度的观察评估(图1-4-0-13)。

2. 数据用于传统物理𬎿架的设定　咬合调整对全瓷牙牙冠抗折能力具有明显不利影响,而且这种影响无法弥补,无论抛光或上釉都不能将断裂抗力恢复到未调整牙冠的水平,为提高抗折性和降低崩瓷等失败的发生率,应避免大面积咬合调整。可见,修复体高精确度的咬合接触除了可减少椅旁调𬎿时间,也可能会避免不必要的失败风险。而𬎿架作为精确咬合接触设计最重要的工具,在口腔医学尤其修复学领域不可或缺并且应用广泛。

利用下颌运动描记的数据,一方面可以辅助进行个性化的物理𬎿架参数设定,直接利用描记结果给出的数值设置前伸髁导斜度、Bennett角度、迅即侧移、个性化切导盘等。另一方面也可以利用数字化设备对于关键步骤(如颌位关系的确定等)进行质量控制,从而减少由操作引入误差(图1-4-0-14)。

3. 数据用于虚拟𬎿架的设定　临床应用传统𬎿架时,除了烦琐的操作步骤,还有石膏膨胀、石膏模型咬合面瑕疵影响上下颌咬合匹配等问题,而光学口内扫描结合虚拟𬎿架的应用解决了以上问题。再者,传统𬎿架应用时,在上下颌间常需要应用易变性的咬蜡、咬合硅橡胶,这些介质都已证实或多或少会改变实际咬合。因此传统上𬎿架的方法在某种程度上是上下颌的重新定位,而虚拟𬎿架可直接通过模型扫描来获取咬合关系,不仅可节省大量操作时间,且研究认为这比使用咬合记录获得的相对位置更准确、更客观。对于无须应用介质时可获得稳定的上下颌相对位置的情况(如稳定的牙尖交错位咬合),无论是上颌模型还是下颌模型,在虚拟𬎿架上定位的精确性都与传统𬎿架相当,满足临床要求。另外,传统𬎿架在修复体咬合设计时,通常采用咬合纸印迹来显示,而石膏模型在流程中常有损坏,印迹并不完全与口内一致,而且调整时需要手工修改,磨除后不可逆,但虚拟𬎿架在设计修复体咬合时,可通过特殊分析方法显示接触点、接触强度、咬合区的咬合间隙分析,利用CAD系统极其简单便捷且可逆的操作,就可轻松地实现了精确的咬合设计(图1-4-0-15,图1-4-0-16)。

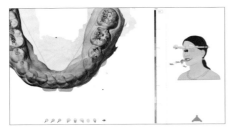
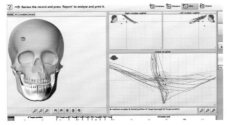

图 1-4-0-13　依据下颌运动描记数据,对于咬合接触的实时监测评估

图 1-4-0-14　通过下颌运动轨迹描记记录反复咬合与哥特弓运动确定下颌水平位置

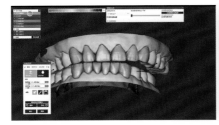
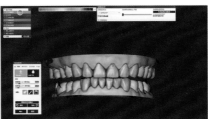
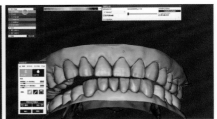

图 1-4-0-15　全数字化修复体设计流程
在 Exocad 等数字化修复设计软件中,直接导入下颌实际运动轨迹,无须通过虚拟𬎿架或实体𬎿架转化,从而避免大量误差(病例提供:福建医科大学附属口腔医院)。

　　然而,传统𬌗架或基于传统𬌗架设计的虚拟𬌗架在动态咬合分析时都不完全匹配真正的下颌运动,相关参数虽由口内复制,但运动过程并不是完全的个性化仿真,换句话说,即便能保证运动的起始点和终止点正确,但运动过程中无法完全一致地复制口内运动时的全程轨迹。而通过数字化技术定位上颌并用特殊设备来记录患者的特定下颌运动的下颌运动分析系统,脱离了原有物理𬌗架的框架,关注下颌功能运动路径(functional generated path,FGP),实现所制作修复体形态与FGP的协调关系,从而大大提高了修复体在设计阶段的咬合精确性(图1-4-0-17)。另外,在咀嚼或进食等肌肉运动过程中,下颌运动分析系统可以根据肌肉运动对软组织弹性的时间依赖性,来表征和量化下颌运动对肌肉等软组织弹性的影响,这对肌功能型颞下颌关节紊乱的诊断和治疗有重大的意义。下颌运动分析系统的功能仍在进一步强大。

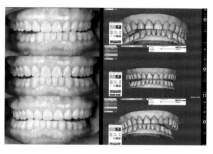

图1-4-0-16 完成修复后下颌运动轨迹与软件数字化设计基本一致
(病例提供:福建医科大学附属口腔医院)

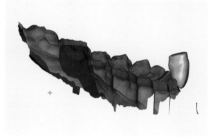

图1-4-0-17 下颌功能运动路径与上前牙修复体腭侧形态相协调
红色部分为FGP,黄色部分为上颌前牙修复体。

　　目前,以下颌运动轨迹描记为依托的数字化动态咬合设计已经广泛应用于数字化修复流程的诊断和治疗规划,从单冠、多单位修复再到全口咬合重建等复杂病例。不仅如此,口腔各个二级学科都开始着手将下颌运动轨迹描记所提供的咬合数据应用在本专业领域。在正畸专业,可以根据数字化的颌位关系指导𬌗垫的制作,更好地规划隐形矫治计划;在种植专业,下颌运动相关数据被整合于治疗规划阶段,可以提供更高的精度,缩短整体疗程;在正颌外科专业,手术前通过数字化信息拟定精确的治疗计划,不仅可以打印术中下颌定位导板,提高手术效率及准确性,还可以在术前打印模拟模型,精确地再现传统的手术方案,帮助即使是经验不足的外科医生获得良好的结果。

参考文献

1. SCHMITTER M,LOTZE G,BMICKE W,et al. Influence of surface treatment on the in-vitro fracture resistance of zirconia-based all-ceramic anterior crowns.Dent Mater,2015,31(12):1552-1560.

2. KORDASS B,GRTNER C,SHNEL A,et al. The virtual articulator in dentistry:concept and development.Dental Clinics of North American,2002,46(3):493-506.

3. HSU M R,DRISCOLL C F,ROMBERG E,et al. Accuracy of dynamic virtual articulation:trueness and precision.Journal of Prosthodontics,2019,28(4):436-443.

4. MAZZETTO M O,ANACLETO M A,RODRIGUES C A,et al. Comparison of mandibular movements in TMD by means of a 3D ultrasonic system and digital caliper rule.Journal of Craniomandibular Practice,2017,35(1):46-51.

5. RUGE S,KORDASS B.3D-VAS—initial results from computerized visualization of dynamic occlusion.International Journal of Computerized Dentistry,2008,11(1):9-16.

6. EDWARD K,DANUTA L K,BOGUMILA F.Assessment of the TMJ dysfunction using the computerized facebow analysis of

selected parameters.BioMed Research International,2015,2015:508069[2022-04-22].http://dx.doi.org/10.1155/2015/508069.

7. TEJO S,ANIL K G,KATTIMANI V S,et al. A comparative evaluation of dimensional stability of three types of interocclusal recording materials-an in-vitro multi-centre study.Head & Face Medicine,2012,8(1):27.

8. SOLABERRIETA E,MÍNGUEZ R,BARRENETXEA L,et al. Comparison of the accuracy of a 3-dimensional virtual method and the conventional method for transferring the maxillary cast to a virtual articulator.The Journal of Prosthetic Dentistry,2015,113(3):191-197.

9. KORALAKUNTE P R,ALJANAKH M.The role of virtual articulator in prosthetic and restorative dentistry.Journal of Clinical & Diagnostic Research,2014,8(7):25-28.

10. SOLABERRIETA E,R MÍNGUEZ,BARRENETXEA L,et al. Direct transfer of the position of digitized casts to a virtual articulator.Journal of Prosthetic Dentistry,2013,109(6):411-414.

11. CURTO F D,SARATTI C M,KREJCI I.CAD/CAM-based chairside restorative technique with composite resin for full-mouth adhesive rehabilitation of excessively worn dentition.The international journal of esthetic dentistry,2018,13(1):50-64.

12. TSIROGIANNIS P,PIEGER S,PELEKANOS S,et al. Surgical and prosthetic dental rehabilitation through a complete digital workflow-A case report.International Journal of Computerized Dentistry,2016,19(4):341.

第五章

数字化口腔医学的入口（五）
——数字化口腔修复材料

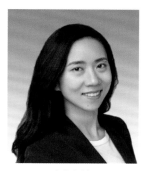 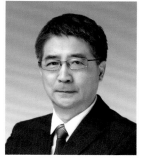 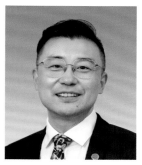

刘诗铭　　　　　　　陈亚明　　　　　　　刘峰

北京大学口腔医院　刘诗铭　　南京医科大学附属口腔医院　陈亚明　　北京大学口腔医院　刘峰

　　数字化技术已经渗透到口腔医学几乎每一个分支学科，而数字化口腔修复材料本身，也随着临床需求的扩大以及制造技术的提高，持续飞速发展。可以说，数字化技术最终需要通过数字化修复材料来呈现结果。目前，已经成熟地应用于口腔医学的数字化材料种类繁多，这些材料大多可用于制作修复体，也有一些材料是用于制作辅助治疗的工具。

　　本文将按照材料的主要成分将数字化材料进行如下分类，并分别加以描述（表 1-5-0-1）。

一、玻璃陶瓷

　　玻璃陶瓷（glass ceramics）材料是最早出现的数字化修复材料，用于椅旁 CAD/CAM 系统。1971 年，法国牙医 Durst 与多位计算机专家合作开发椅旁修复系统，通过数字化技术获取修复体印模，用计算机软件设计修复体形态，并于 1985 年成功通过切削的方式制作出第一个全冠修复体，这个修复体便是采用了玻璃陶瓷材料。

　　可切削玻璃陶瓷的主要成分为二氧化硅，占体积比约 60%，抗弯强度 130~160MPa。可切削玻璃陶瓷从 20 世纪 90 年代开始广泛应用，一直延续至今，其优势包括：瓷块的颜色即为修复体的颜色，无须二次结晶，切削完成后可直接修形染色，材料具有良好的通透性。

　　可切削玻璃陶瓷还可根据成分的不同，分为白榴石与长石瓷，对应不同品牌的产品。Vitablocs Mark Ⅱ 和 CEREC Blocs 这两种瓷块都是长石质玻璃陶瓷，材料由细粒度（4μm）、高玻璃体的长石颗粒构成（图 1-5-0-1）。IPS Empress CAD 则含有 35%~45% 白榴石成分，粒度为 1~5μm（图 1-5-0-2）。

　　可切削玻璃陶瓷用于牙体缺损的修复，其长期成功率与牙齿的受力大小以及牙体缺损的程度直接相关。玻璃陶瓷材料本身的结构与成分，决定了其抗折强度有限，当修复体受力过大时会发生断裂。从临床研究报道的长期结果来看,可切削玻璃陶瓷用于前牙区修复的长期成功率高于后牙区,后牙区修复体失败的主要原因是修复体折断(表 1-5-0-2)。

表 1-5-0-1 数字化口腔修复材料的分类

按加工工艺分类	材料属性	材料种类	材料成分	抗弯强度/MPa	代表性材料
可切削材料	非金属材料	玻璃陶瓷	白榴石	>160	Empress CAD(Ivoclar Vivadent)
			长石瓷	>160	VITA blocs(VITA Zahnfabrik)
		加强型玻璃陶瓷	二硅酸锂加强型玻璃陶瓷	>360	e.max CAD(Ivoclar Vivadent) 瓷倍健锂瓷(Upcera) 科美玻璃陶瓷(Aidite) 甄美玻璃陶瓷(BSM)
			二硅酸锂/氧化锆加强型玻璃陶瓷	>360	Celtra Duo(Dentsply Sirona) Suprinity(VITA Zahnfabrik)
		氧化锆陶瓷	四方氧化锆陶瓷	>1 200	瓷倍健 ST(Upcera) 赛瓷(Aidite) 铂晶瓷 HTS(BSM)
			立方氧化锆陶瓷	>600	玉瓷 TT,魅影(Upcera) 绚彩 3D,荣耀(Aidite) 甄美 3D(BSM)
		陶瓷树脂混合物	纳米树脂陶瓷	>160	Lava Ultimate(3M ESPE)
			树脂渗透陶瓷	>160	ENAMIC(VITA Zahnfabrik)
		有机物	聚醚醚酮(polyetheretherketone,PEEK)	—	—
			聚甲基丙烯酸甲酯(polymethyl methacrylate,PMMA)	—	—
	金属材料	钛合金		—	—
3D 打印材料	非金属材料	树脂 氧化锆	—	—	—
	金属材料	钛金属			

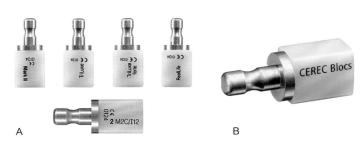

图 1-5-0-1 用于 CAD/CAM 加工工艺的长石瓷材料
A. Vitablocs;B. CEREC Blocs。

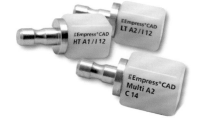

图 1-5-0-2 IPS Empress CAD 用于 CAD/CAM 加工工艺的白榴石材料

表 1-5-0-2　可切削玻璃陶瓷的长期临床应用情况

文献作者及发表时间	修复体类型	修复体数量/个	随访时间/年	成功率/%
Daninelle，2012	贴面	499	10~20	96(10 年) 91(20 年)
Fradeani，2002	单冠	125	4~11	95.2(前牙 98.8、后牙 84.4)
Frankenberger，2008	嵌体 高嵌体	98	12	84
Strasding，2020	嵌体 高嵌体	157 27	11	80.4 80. 0

基于这样的结果，目前可切削玻璃陶瓷多用于前牙区的微创粘接修复。临床适应证主要包括贴面和前牙区全冠。

可切削玻璃陶瓷含有大量二氧化硅成分，可与天然牙形成化学结合。修复体的粘接前处理过程如下。

1. 使用氢氟酸进行表面处理(60s)，以形成多孔结构。

2. 涂布硅烷偶联剂。

3. 涂布树脂粘接剂：在硅烷偶联剂的作用下，二氧化硅与树脂粘接剂形成化学结合。

4. 最后采用树脂水门汀将修复体与天然牙粘接固位。

二、加强型玻璃陶瓷

加强型玻璃陶瓷，是在玻璃陶瓷中加入了结晶成分，在兼顾美观性的同时增加陶瓷的抗弯强度，使其能够承受更高的应力作用，扩大临床应用范围。

(一) 二硅酸锂加强型玻璃陶瓷

二硅酸锂加强型玻璃陶瓷(lithium disilicate glass ceramics)，最早用于制作修复体时采用压铸工艺。由于完全结晶的二硅酸锂加强型玻璃陶瓷的抗弯强度较高，不利于切削，因此用于 CAD/CAM 技术的瓷块是不完全结晶的状态，呈蓝紫色，因此也被称为"蓝瓷块"(图 1-5-0-3)。

可切削二硅酸锂加强型玻璃陶瓷在初始状态下，成分中含有二氧化硅微晶，占体积比约 40%。此时是"软"的半成品状态。以人工切磨或 CAM 快速切削的方式进行修复体成型，接着需要一个约 20 分钟的"再结晶过程"，即经烤瓷炉二次烧结。烧结完成后，该材料最终抗弯强度可提升到 360MPa 以上，约为玻璃陶瓷的 2~3 倍，并且从蓝色恢复为半透明的牙齿颜色。再结晶后，二硅酸锂晶体的粒度可达到 1.5μm，体积比也增加到 70%。(图 1-5-0-4，图 1-5-0-5)

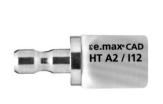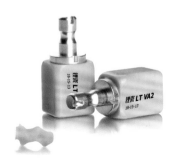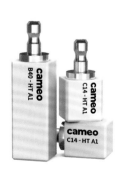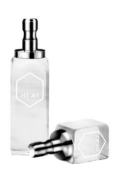

图 1-5-0-3　用于 CAD/CAM 加工工艺的二硅酸锂加强型玻璃陶瓷块

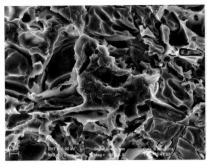
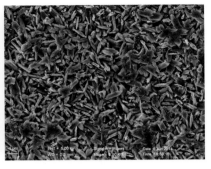

图 1-5-0-4　玻璃陶瓷扫描电镜结构　　图 1-5-0-5　二硅酸锂加强型玻璃陶瓷扫描电镜图可见二硅酸锂晶体分布

二硅酸锂加强型玻璃陶瓷与玻璃陶瓷相比,具有更高的抗弯强和硬度,因此其临床应用范围也比玻璃陶瓷更广泛,临床适应证包括贴面、全冠、嵌体、高嵌体、前牙区 3 单位固定桥、前牙区粘接桥、种植上部个性化基台、种植上部螺丝固位全冠等。其在不同情况下应用的特点如下。

1. 二硅酸锂加强型玻璃陶瓷用于天然牙修复　在天然牙的牙体缺损修复方面,二硅酸锂加强型玻璃陶瓷具有良好的长期应用效果。很多临床研究报道了在前牙区和后牙区使用二硅酸锂加强型玻璃陶瓷进行微创粘接修复以及全冠修复,均获得了较高的修复体成功率。

采用二硅酸锂加强型玻璃陶瓷制作单一结构全冠修复体(无饰瓷)的长期成功率介于 83.5%~95% 之间。发生失败的原因并不完全是由于机械并发症,即并非因为修复体抗力不足发生断裂引起的。相反,修复体失败的发生率在全部的失败病例中只占一少部分,其他原因还有修复体脱落和生物学并发症,例如继发龋、根尖周炎等。因此,可以认为,二硅酸锂加强型玻璃陶瓷用于天然牙牙体缺损的修复治疗时,可以满足机械强度和美学需求(表 1-5-0-3)。

表 1-5-0-3　二硅酸锂加强型玻璃陶瓷在牙体缺损修复方面的长期临床应用情况

文献作者及发表时间	修复体类型	修复体数量/个	随访时间/年	修复体折断率	成功率/%
Gehrt,2013	全冠	前牙 82 后牙 22	7	1/82 1/22	94.8
Rauch,2018	后牙区全冠	41	10	1/41	83.5
Aziz,2019	后牙区全冠	40	4	0/40	95

二硅酸锂加强型玻璃陶瓷在前牙区修复牙列缺损时,长期成功率 63%~71%。尽管二硅酸锂加强型玻璃陶瓷的临床适应证中也包括了前牙区 3 单位固定桥的应用,但是与金属烤瓷固定桥或氧化锆固定桥相比,成功率显著较低,并且失败的原因主要就是桥体连接体处断裂。因此可以认为,二硅酸锂加强型玻璃陶瓷用于牙列缺损修复方面有机械强度的局限性,并不推荐作为首选材料。

二硅酸锂加强型玻璃陶瓷中依然含有二氧化硅成分,因此同样可与天然牙形成化学结合。材料表面处理过程与玻璃陶瓷相似,依次需要下述步骤。

(1) 使用氢氟酸进行表面处理,酸蚀时间缩短至 20s。

(2) 涂布硅烷偶联剂。

(3) 涂布树脂粘接剂,在硅烷偶联剂的作用下,二氧化硅与树脂粘接剂形成化学结合。

(4) 最后采用树脂水门汀将修复体与天然牙粘接固位。

2. 二硅酸锂加强型玻璃陶瓷用于种植体上部修复　二硅酸锂加强型玻璃陶瓷用于种植体上部修复的时间较短,需要与成品钛基底粘接为一体,用于个性化基台,也可以用于螺丝固位全冠。关于该材料用于种植基台的机械强度研究,一般会将其与纯钛基台以及氧化锆基台做对比。有实验室研究报道,二硅酸锂加强型玻璃陶瓷配合钛基底的实验试样,在侧向力作用下,其弯曲强度与纯钛基台以及氧化锆基台的弯曲强度没有显著性差异。根据该研究结果,二硅酸锂加强型玻璃陶瓷基台/钛基底、氧化锆基台/钛基底、纯钛基台,三组样本在不断增加的侧向力作用下最终都发生了金属内连接部分的变形,没有发生陶瓷部分的折断。因此可以认为,二硅酸锂加强型玻璃陶瓷的机械强度能够满足种植个性化基台的需求。

在实际的临床应用中,分别有研究报道二硅酸锂加强型玻璃陶瓷用于单牙种植修复的短期结果,在较短的随访时间中无论生物学并发症还是机械并发症都没有发生(表 1-5-0-4)。但从研究的样本量和随访时间来看,目前还不能十分确定地认为二硅酸锂加强型玻璃陶瓷用于种植修复是十分安全具有足够机械强度的材料。如果从临床研究的角度来说,对于单牙种植修复病例,可以选择二硅酸锂加强型玻璃陶瓷,但是需要长期随访,及时收集临床数据;对于一些确定存在夜磨牙等副功能的患者,则需要慎选这类材料。

表 1-5-0-4　二硅酸锂加强型玻璃陶瓷在种植修复方面的短期临床应用情况

文献作者及发表时间	修复体类型	修复体数量/个	随访时间/年	成功率/%
Joda,2017	螺丝固位全冠	50	2	100
Spies,2017	螺丝固位全冠	22	5	100

(二) 氧化锆加强型硅基锂基陶瓷

氧化锆加强型硅基锂基陶瓷(zirconia reinforced lithium silicate ceramics)是近些年研发出的另一种硅酸锂玻璃陶瓷,其材料成分中除了二氧化硅、氧化锂之外,含有约 10% 的二氧化锆均匀分散于玻璃相。二氧化锆成分的高度分散性可防止氧化锆成分结晶,形成不透明或低透明度的外观。氧化锆加强型硅基锂基陶瓷的晶粒大小为 0.6~0.8μm,小于传统二硅酸锂加强型玻璃陶瓷的晶粒(图 1-5-0-6)。

Celtra Duo 瓷块是氧化锆加强型硅基锂基陶瓷,这个瓷块是已经完全结晶的材料,这一点与以往的二硅酸锂加强型玻璃陶瓷有所不同(图 1-5-0-7)。Celtra Duo 瓷块的初始强度可达到 420MPa,在切削过后的即刻强度约为 210MPa,可经过调磨、抛光处理后直接粘接,适用于嵌体或高嵌体修复病例;如果经过釉烧处理,强度可升高到 370MPa,适用于单个牙冠尤其是后牙冠的修复病例。

SUPRINITY 也是氧化锆加强型硅基锂基陶瓷(图 1-5-0-8),不过,这个瓷块是尚未完全结晶的瓷块,此时

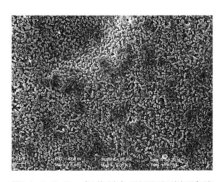

图 1-5-0-6　氧化锆加强型硅酸锂陶瓷扫描电镜结构

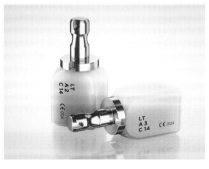

图 1-5-0-7　Celtra Duo 用于 CAD/CAM 加工工艺的氧化锆加强型硅基锂基陶瓷

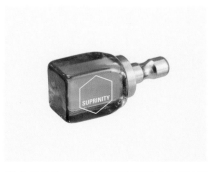

图 1-5-0-8　SUPRINITY 用于 CAD/CAM 加工工艺的氧化锆加强型硅基锂基陶瓷

的弯曲强度约为 180MPa，修复体切削完成后需要进炉进行二次结晶，结晶完成后弯曲强度可达到 420MPa，其弹性模量约为 70GPa。在临床应用方面，VITA SUPRINITY 的适用范围以及材料的粘接前表面处理都与二硅酸锂加强型玻璃陶瓷非常相似。

三、氧化锆陶瓷

氧化锆陶瓷（zirconia）是真正的第一个数字化修复材料，由于完全结晶的氧化锆硬度极高，无法采用传统的修复工艺，只能通过 CAD/CAM 技术切削预烧结的多孔瓷块，再进行烧结，完全结晶，制作修复体。

氧化锆陶瓷从用于口腔修复领域至今已有几十年的时间。初代的氧化锆陶瓷具有高达 1 200MPa 的抗弯强度，但是由于颜色呈白垩色，通透性差，与天然牙的外观差异明显，只能用于制作修复体的内冠，外面需要添加表面饰瓷提高美学效果。但是在多年的临床应用过程中发现，氧化锆陶瓷的表面饰瓷崩瓷率很高，超过 20%。当崩瓷范围较大，或者位于邻接区时，医生不得不更换修复体。氧化锆的崩瓷率显著高于金合金的崩瓷率，其根本原因在于，氧化锆陶瓷的熔附系数较小，也就是说，氧化锆陶瓷表面与长石瓷瓷粉的熔附能力较弱，弱于金合金。

为了解决这一问题，医生和技师们提出，可以制作不加饰面瓷的全氧化锆修复体，不过，需要改良氧化锆陶瓷的颜色和透光性能。随后，材料研究者研发出高透氧化锆陶瓷和超透氧化锆陶瓷。

（一）四方氧化锆

在理解氧化锆陶瓷的晶相和特点之前，我们需要了解氧化锆陶瓷的加工工艺。氧化锆陶瓷是由二氧化锆瓷粉以及一些其他成分按比例混匀后，加压成型，再进行预烧结成瓷块。氧化锆陶瓷中含有一定比例的氧化钇（Y_2O_3，3mol%），起到稳定剂的作用，因此我们常常看到氧化锆陶瓷缩写为 3Y-TZP，其中 3Y，指的就是其中含有 3mol% 的氧化钇。这种氧化锆陶瓷在完全结晶后，晶体为四方相，因此，也被称为四方氧化锆（tetragonal zirconia）（图 1-5-0-9）。

如今临床所使用的四方氧化锆，弯曲强度可达到 1 100MPa 以上，与初代氧化锆陶瓷相比具有更好的通透性。采用四方氧化制作单一结构修复体，只通过内染色与外染色的方式，能够制作出令人满意的非美学区的修复体（图 1-5-0-10）。

四方氧化锆（3Y-TZP）的临床适应证包括：单冠、多单位固定桥、种植个性化基台、种植支持式固定桥、无牙颌种植支持固定义齿等。

四方氧化锆（3Y-TZP）是适合用于冠桥修复以及单牙种植修复的材料。大量临床研究证实，单一结构的氧化锆修复体的边缘密合性好，机械性能好，长期成功率高。在避免使用饰面瓷之后，解决了崩瓷的问题，氧化锆修复体在天然牙修复与种植单牙修复中均表现出良好的长期修复效果。

近些年，四方氧化锆逐渐应用于无牙颌种植固定修复体的支架结构。氧化锆支架的应用时间虽然晚于钛支架，但是应用发展速度非常快。氧化锆支架最初用来替代金属支架的主要目的是提高美学效果。早期应用

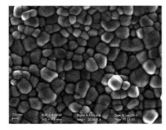

图 1-5-0-9　四方氧化锆扫描电镜结构可见致密的四方相晶体

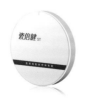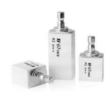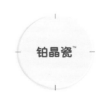

图 1-5-0-10　国内品牌可用于椅旁修复系统和技工室的四方氧化锆陶瓷材料

氧化锆作为支架材料时,技师通常先制作氧化锆支架,然后在表面烤瓷。随着对氧化锆材料认识加深,以及氧化锆美学性能的提高,现在无牙颌种植固定修复体已经可以采用全氧化锆结构,牙冠部分外染色,只在牙龈部分使用粉色的牙龈瓷。

当用于种植无牙颌固定修复时,单一结构的氧化锆修复体具有良好的修复体保存率,相对于以往氧化锆支架表面烤瓷的做法,可以明显降低崩瓷率;同时单一结构的氧化锆修复体横截面积会增加,从而增加支架强度,降低了支架折断的风险。

研究表明,与钛支架相比,四方氧化锆陶瓷用于无牙颌种植修复对修复空间的要求更高,螺丝孔周围侧壁厚度、连接体面积、种植体植入位置以及远中悬臂长度,都会影响氧化锆修复体的长期修复效果。

(二) 立方氧化锆

二氧化锆这种材料本身还有另一种存在形式,外观表现是完全透明的,也称锆石,是一种常见的人工宝石,晶体结构全部为立方相。仅仅由于晶体结构的改变,二氧化锆的外观差异就能如此之大。因此,可以想象,如果将四方氧化锆中混入一定比例的立方氧化锆,材料的透光性能一定会有很大的改善。

事实上,近几年出现的超透氧化锆确实是这样研发出来的。超透氧化锆中氧化钇的比例增加了(4~5mol%),晶体结构为同时含有四方相和立方相,通透性显著提高,弯曲强度在 600~1 100MPa 范围内,低于四方氧化锆。

立方氧化锆(cubic zirconia)的晶体尺寸明显大于四方氧化锆。这种大方格立方相晶体是超透氧化锆透明度明显增加的原因。而致密呈三维网状的小方格四方相晶体是经典氧化锆抗弯强度更高并且不容易折断的原因。

目前国内品牌的立方氧化锆陶瓷材料,能够做到颜色和透明度从高到低逐级分层,相对应的抗弯强度从低到高逐级分层,兼顾修复体的美学需求与机械强度需求(图 1-5-0-11)。

对于立方超透氧化锆陶瓷的透光性研究很多,研究结论也比较一致:在相同颜色相同厚度的前提下,立方氧化锆陶瓷的透光性仍然低于二硅酸锂加强型玻璃陶瓷,但是两者的透光性差异低于人眼的识别阈值;当 1.0mm 厚的立方氧化锆陶瓷与 1.5mm 厚的二硅酸锂加强型玻璃陶瓷相比时,则立方氧化锆具有更好的透光性。

立方超透氧化锆的临床适应证包括:单冠、3 单位固定桥(前牙区)、种植个性化基台、种植支持式固定桥(前牙区)等。

由于立方超透氧化锆的临床应用时间比较短,目前应用范围主要集中在美学区。立方超透氧化锆在制作美学区修复体时,与二硅酸锂加强型玻璃陶瓷相比具有更好的机械强度、相似的美学效果。

氧化锆陶瓷的粘接处理与玻璃陶瓷不同,由于不含有二氧化硅成分,因此不需要氢氟酸和硅烷偶联剂。粘接前处理步骤如下。

1. 使用 Al_2O_3(30μm 或 50μm)颗粒,进行修复体内表面喷砂,压力为 0.2MPa,距离 10mm,喷砂 20s。喷砂的目的是在氧化锆内表面形成微孔结构。

2. 将修复体放入 75% 乙醇振荡 10min,去除喷砂残留物。

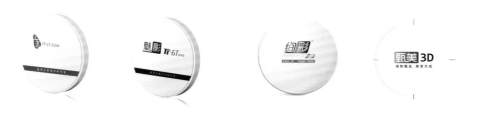

图 1-5-0-11　国内品牌颜色和抗弯强度分层分布的立方氧化锆陶瓷

3. 修复体内表面涂布含有胞壁酰二肽(muramyldipeptide,MDP)成分的预处理剂。

4. 修复体内表面涂布树脂粘接剂。

5. 采用树脂水门汀将氧化锆修复体与天然牙或钛基底粘接固位。

四方氧化锆和立方氧化锆的粘接处理程序一致,对于粘接强度的研究表明,立方氧化锆具有与四方氧化锆相似的粘接性能。

四、陶瓷树脂混合物

陶瓷树脂复合物是数字化修复材料技术发展过程中的一个重大革新。这类材料从微观结构到实测的机械强度都表明可与传统玻璃陶瓷相媲美,并且兼具了树脂材料的高韧性特点,弥补了陶瓷脆性方面的不足。陶瓷树脂复合物的长期修复效果还有待临床观察和随访来进一步验证。

(一) 纳米树脂陶瓷

LAVA Ultimate 是一种陶瓷树脂混合材料,也被称为纳米树脂陶瓷(resin nano ceramic,RNC),商业名为优韧瓷(图 1-5-0-12)。其成分主要是纳米陶瓷填料,约占质量比 80%,与复合树脂均匀混合在一起。它具有类似复合树脂的韧性,易抛光性,调磨抛光之后能够长期保持表面的光泽效果;同时,还具有与玻璃陶瓷材料接近的耐磨性能。纳米树脂陶瓷的抗弯强度优于光固化复合树脂,能够可达到 160MPa,与玻璃陶瓷接近。因此,纳米树脂陶瓷的临床应用范围与玻璃陶瓷基本一致。

LAVA Ultimate 在粘接之前不需要氢氟酸酸蚀以及硅烷化,可以通过喷砂处理,使用树脂水门汀可获得满意的粘接强度。不过,需要注意的是,纳米树脂陶瓷与树脂水门汀的粘接强度低于玻璃陶瓷与树脂水门汀的粘接强度。

LAVA Ultimate 的临床适应证包括贴面、嵌体、高嵌体等。

(二) 树脂渗透陶瓷

ENAMIC 是一种树脂渗透陶瓷(polymer-infiltrated ceramic network,PICN)混合物,其商品名为弹性瓷(图 1-5-0-13)。这种材料是在多孔玻璃陶瓷结构的基础上将聚合物材料渗入其中然后固化形成。其中的玻璃陶瓷部分是由细颗粒长石瓷中加入氧化铝成分组成。其中陶瓷结构占质量比 86%,有机聚合物材料占 14%,有机聚合物为树脂成分 UDMA(三甲基丙烯酸脲烷酯)以及 TEGDMA(二甲基丙烯酸三甘醇酯)。

ENAMIC 兼具玻璃陶瓷材料的强度以及树脂材料的韧性,抗弯强度 150~160MPa,是目前弹性模量与天然牙本质最接近的材料。ENAMIC 另一个突出特点是具有良好的可切削性能,在制作菲薄边缘的修复体时,边缘连续性及完整性更优于 CAD/CAM 玻璃陶瓷(图 1-5-0-14)。

基于这样特殊的混合物结构、机械强度和可切削性能,树脂渗透陶瓷是目前所有数字化材料中,最适合用于制作数字化加工的超薄修复体和无预备修复体的材料。

ENAMIC 的临床适应证包括贴面(尤其是无预备贴面、超薄贴面)、嵌体、高嵌体等。

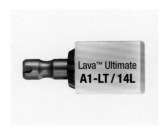

图 1-5-0-12　LAVA Ultimate 用于 CAD/CAM 工艺的树脂纳米瓷块

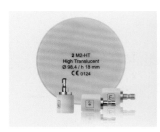

图 1-5-0-13　ENAMIC 用于 CAD/CAM 加工工艺的树脂渗透陶瓷

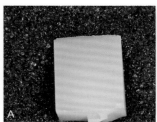

图 1-5-0-14　切削锐利边缘时 ENAMIC(A)边缘完整性优于玻璃陶瓷(B)

五、有机物

(一)聚醚醚酮

聚醚醚酮(PEEK)材料是一种具有良好力学性能的多环芳香族半结晶热塑性聚合物,可用于生物医药领域。有研究者通过将羟基磷灰石颗粒加入 PEEK 基体中,获得一种复合聚合物,其拉伸强度介于 49.0~83.3MPa 之间,非常接近人类骨皮质的拉伸强度,因此该材料可在骨科手术中用作骨替代材料。

随着关于 PEEK 材料的研究逐渐深入,通过加入陶瓷颗粒、羟基磷灰石、磷酸钙以及碳纤维等填料,PEEK 材料的抗弯强度逐渐增加,可满足口腔修复领域的需求。

目前应用于口腔修复学领域的 PEEK 材料,可以通过 CAD/CAM 技术进行加工,也可以通过 3D 打印成型。这种材料在 1 200N 外力作用下不会断裂,而是会发生形变。这种高强度的弹性材料,有望替代金属材料,用于制作牙列缺损的固定修复体支架结构。

PEEK 材料的外观为浅灰白色,由于该材料与天然牙外观差异较大,无法制作单一结构修复体,只能用于支架结构。PEEK 材料支架的外冠部分可以采用玻璃陶瓷单冠、氧化锆单冠、树脂人工牙等等。目前,PEEK 材料已经用于临床修复类型包括固定桥支架、活动义齿支架、双套冠精密附着体支架、种植体支持式固定桥支架、无牙颌种植支持式固定桥支架等。

PEEK 支架用于无牙颌种植支持式固定桥是近些年很受关注的一个研究方向。目前已发表的临床研究随访时间只有 1~3 年,病例数量也较少,结果显示修复体保存率较高,严重的机械并发症(例如支架折断)发生率较低(表 1-5-0-5)。不过研究也发现,PEEK 支架的外冠脱落或树脂饰面折断的比例较高,尽管这些均属于可修复并发症,但也是今后临床应用 PEEK 支架时需要关注并改进的问题。

表 1-5-0-5　PEEK 材料用于无牙种植固定桥支架的短期临床应用情况

文献作者及发表时间	修复体数量/个	随访时间/年	支架折断/个	修复体保存率/%
Al-Rabab,2019	2	2	—	100
Bechir,2016	35	1	—	100
Zoidis,2018	1	2	—	100
Malo,2020	46	3	1	98

(二)聚甲基丙烯酸甲酯

聚甲基丙烯酸甲酯 PMMA 是一种热凝聚合树脂。预先固化的 PMMA 树脂盘也是一种应用广泛的可切削树脂材料,这种材料是通过树脂单体在高温高压条件下预先固化后,再采用 CAD/CAM 技术来切削修复体或义齿基托。

尽管成分和聚合原理完全相同,可切削 PMMA 与传统的热凝型 PMMA 在一些材料属性上有一些差异。有研究表明,由于可切削 PMMA 的聚合过程发生在高温高压条件下,聚合后 PMMA 孔隙率小,单体存留率更低,因此可切削 PMMA 树脂表面的菌斑微生物的附着率更低。可切削 PMMA 的抗弯强度显著高于传统热凝型 PMMA。不仅如此,通过比较可切削 PMMA 与传统 PMMA 的材料硬度和表面粗糙度发现,可切削 PMMA 具有更高的材料硬度,精细抛光后可切削 PMMA 的表面粗糙度更低。

可切削 PMMA 的临床适应证包括种植支持式临时修复体、数字化总义齿等。

六、椅旁种植修复 CAD/CAM 材料

目前,数字化修复材料应用发展最快的领域是椅旁种植修复。为了满足医生能够实现椅旁种植修复需求,很多非金属 CAD/CAM 材料设计了预成的中央孔,可以与钛基底粘接为一体,应用于椅旁设计-制作种植修复体。根据材料成分的差异,医生可以选择用作临时修复或永久修复,用于前牙区或后牙区(表 1-5-0-6,图 1-5-0-15)。

表 1-5-0-6　椅旁种植修复 CAD/CAM 材料

材料成分	修复类型		代表性材料
PMMA	种植临时修复		Telio CAD (Ivoclar Vivadent)
树脂渗透陶瓷	种植临时修复	(前牙区) 种植个性化基台 螺丝固位全冠	ENAMIC (VITA Zahnfabrik)
二硅酸锂加强型玻璃陶瓷		种植个性化基台 螺丝固位全冠	Emax CAD (Ivoclar Vivadent)
氧化锆陶瓷		(后牙区) 种植个性化基台 螺丝固位全冠	CEREC zirconia (Dentsply Sirona)

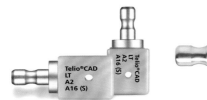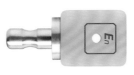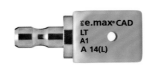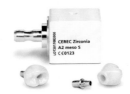

图 1-5-0-15　可用于椅旁种植修复的 CAD/CAM 材料

七、金属材料

主要包括可切削钛合金。

5 级钛合金(Ti-6Al-4V)是用于种植基台和无牙颌种植体支持式固定桥支架的经典材料。早期,无牙颌种植固定修复体中,钛支架是通过铸造工艺完成的。随着数字化技术的发展,可切削钛合金已经几乎完全取代了铸造钛合金,成为最主要的种植修复体的金属支架材料。

与铸造钛支架相比,可切削钛合金支架的制造精度显著提高,与种植体连接时可以形成良好的被动就位,边缘密合度良好。有研究表明,切削钛支架与种植体颈部边缘的垂直向间隙平均仅有 6μm,当垂直向间隙低于 10μm 时便可认为达到了理想的被动就位。而传统的铸造支架与种植体颈部边缘之间的垂直间隙大概在 30~50μm 范围内。

正是由于数字化技术加持下,可切削钛支架的制作精度明显提高,临床报道的关于无牙颌种植固定修复病例使用钛支架修复体的长期成功率也随之提高,并且支架折断的发生率明显降低。

八、3D 打印材料

在口腔修复领域，3D 打印材料主要有以下几类。

1. 3D 打印树脂，用于制作辅助治疗工具，包括 3D 打印模型、3D 打印个别托盘、3D 打印手术导板、3D 打印树脂临时修复体等。

2. 3D 打印钛金属，用于制作可摘局部义齿支架。

3. 3D 打印氧化锆，目前还没有广泛应用于临床修复体制作。

其中，3D 打印树脂材料是现阶段应用最广泛的材料。在数字化治疗过程中，医生可以通过获取口内数字印模、患者面部扫描等数据，进行治疗设计，通过 3D 打印的方式制作研究模型、个别托盘、临时修复体等等；在一些手术治疗前，可以制作 3D 打印手术导板，指导精准的手术操作；修复体设计完成后，可以先制作 3D 打印的临时修复体进行试戴等等。3D 打印技术与切削工艺相比，最显著的优势是，加工精度更高，尤其是在精细部位，能够更准确地还原医生或技师的原始设计。

以上是关于数字化口腔修复材料的相关内容。数字化技术的进步飞快，数字化修复材料也会随着更新迭代。我们需要不断了解和熟悉各类材料的特点与性能，为临床工作中所遇到的各类患者提供最合适的方案和最可靠的材料。

参考文献

1. LAYTON D M，WALTON T R.The up to 21-year clinical outcome and survival of feldspathic porcelain veneers：accounting for clustering.International Journal of Prosthodontics，2012，25（6）：604-612.

2. FRADEANI M，REDEMAGNI M.An 11-year clinical evaluation of leucite-reinforced glass-ceramic crowns：a retrospective study. Quintessence Int，2002，33（7）：503-510.

3. FRANKENBERGER R，TASCHNER M，GARCIA-GODOY F，et al. Leucite-reinforced glass ceramic inlays and onlays after 12 years.Journal of Adhesive Dentistry，2008，10（5）：393.

4. STRASDING M，SEBESTYÉN-HÜVS E，STUDER S，et al. Long-term outcomes of all-ceramic inlays and onlays after a mean observation time of 11 years. Quintessence Int，2020，51（7）：566-576.

5. GEHRT M，WOLFART S，RAFAI N，et al. Clinical results of lithium-disilicate crowns after up to 9 years of service.Clinical Oral Investigations，2013，17（1）：275-284.

6. RAUCH A，REICH S，DALCHAU L，et al. Clinical survival of chair-side generated monolithic lithium disilicate crowns：10-year results. Clin Oral Investig，2018，22（4）：1763-1769.

7. AZIZ A，O EL-MOWAFY，TENENBAUM H C，et al. Clinical performance of chairside monolithic lithium disilicate glass-ceramic CAD-CAM crowns.J Esthet Restor Dent，2019，31（6）：613-619

8. MAKAROUNA M，ULLMANN K，LAZAREK K，et al. Six-year clinical performance of lithium disilicate fixed partial dentures.Int J Prosthodont，2011，24（3）：204-206.

9. SOLÁ-RUIZ M F，LAGOS-FLORES E，ROMÁN-RODRIGUEZ J L，et al. Survival rates of a lithium disilicate-based core ceramic for three-unit esthetic fixed partial dentures：a 10-year prospective study.International Journal of Prosthodontics，2013，26（2）：175-180.

10. ELSAYED A，WILLE S，AL-AKHALI M，et al. Effect of fatigue loading on the fracture strength and failure mode of lithium disilicate and zirconia implant abutments. Clin Oral Implants Res，2018，29（1）：20-27.

11. JODA T，FERRARI M，BRÄGGER U.Monolithic implant-supported lithium disilicate（LS2）crowns in a complete digital workflow：A prospective clinical trial with a 2-year follow-up.Clinical Implant Dentistry and Related Research，2017，19（3）：505-511.

12. SPIES B C，PIERALLI S，VACH K，et al. CAD/CAM-fabricated ceramic implant-supported single crowns made from lithium

disilicate:Final results of a 5-year prospective cohort study.Clin Implant Dent Relat Res,2017,19(5):876-883.

13. ROJAS VIZCAYA F.Retrospective 2-to 7-year follow-up study of 20 double full-arch implant-supported monolithic zirconia fixed prostheses:measurements and recommendations for optimal design. J Prosthodont,2018,27(6):501-508.

14. CARAMÊS J,ANTÓNIO PEREIRA DA MATA DS,MARQUES D,et al. Ceramic-veneered zirconia frameworks in full-arch implant rehabilitations:A 6-month to 5-year retrospective cohort study. Int J Oral Maxillofac Implants,2016,31(6):1407-1414.

15. ZOIDIS P.The all-on-4 modified polyetheretherketone treatment approach:A clinical report.J Prosthet Dent,2018,119(4): 516-521.

16. AL-RABAB'AH M,HAMADNEH W,ALSALEM I,et al. Use of high performance polymers as dental implant abutments and frameworks:A case series report.J Prosthodont,2019,28(suppl11):365-372.

17. BECHIR ES,BECHIR A,GIOGA C,et al. The advantages of BioHPP polymer as superstructure material in oral implantology. Mater Plast,2016,53(3):394-398.

18. MALO P,DE ARAÚJO NOBRE M,MOURA GUEDES C,et al. 2020 Hybrid polyetheretherketone(PEEK)-acrylic resin prostheses and the all-on-4 concept- a full-arch implant-supported fixed solution with 3 years of follow-up. Clin Med,2020,9(7): 2187.

19. AL-DWAIRI,ZIAD,TAHBOUB K Y,BABA N Z,et al. A comparison of the surface properties of CAD/CAM and conventional polymethylmethacrylate(PMMA).J Prosthodont,2019,28(4):452-457.

20. DA CUNHA FONTOURA D,DE MAGALHÃES BARROS V,DE MAGALHÃES CS,et al. Evaluation of vertical misfit of CAD/CAM implant-supported titanium and zirconia frameworks.Int J Oral Maxillofac Implants,2018,33(5):1027-1032.

数字化口腔修复设计软件

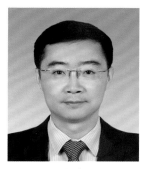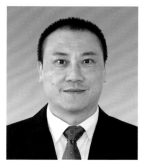

胥春　　　　黄庆丰

上海交通大学医学院附属第九人民医院　胥春　黄庆丰

　　数字化口腔修复设计是一项集计算机、绘图设计、网络通信、信息管理等多领域知识于一体的技术,它利用计算机强大的计算能力和图文处理功能来辅助口腔医师和技师进行修复治疗规划、修复体设计和数据管理,极大地提高了口腔修复体设计效率,避免了传统手工制作的烦琐流程,节省了大量的人力和物力。本章将从固定修复、活动修复、种植修复、赝复治疗等方面对现阶段口腔修复治疗中应用较为广泛的修复设计软件做一介绍。

第一节　固定修复数字化设计软件

一、概述

　　数字化口腔修复技术发端于口腔固定修复体——冠、桥的数字化设计制作。1971年,法国Duret医生首次提出采用光学印模技术在口内取模,并用数控铣床切削制作全冠的概念,即现今椅旁数字化修复系统的雏形,开启了计算机辅助设计与制造(computer aided design/computer aided manufacturing,CAD/CAM)技术在口腔修复领域应用的大幕。1985年瑞士Mormann医生和Brandestini工程师研发出世界上第一台椅旁数字化修复系统——CEREC,并于1986年推向市场。经过多年的研究和发展,以CAD/CAM技术为代表的固定修复数字化设计制作技术日益成熟,在口腔固定修复领域得到了广泛的应用。

　　目前,数字化口腔修复设计软件能够设计的固定修复体包括全解剖型冠桥、冠桥基底冠、马里兰桥、嵌体、高嵌体、贴面、套筒冠、桩核冠、临时冠等等。能够满足固定修复需求的数字化修复设计软件琳琅满目,例如3Shape Dental System(3Shape),Procera Software 6.1(Nobel Biocare),Cercon Art CAD(DeguDent GmbH),Cercon

System（DeguDent GmbH）、Lava Design 5.0（3M）、CEREC SW（Dentsply Sirona）、inLab SW（Dentsply Sirona）、exocad DentalCAD（Align）等等。

根据面向人群不同，数字化修复设计软件可分为椅旁 CAD 软件和技工室 CAD 软件两类。椅旁 CAD 软件拥有配套的口内扫描仪来获取数字化工作模型，通过集成的软件模块完成修复体设计后，由配套的椅旁数控切削设备切削制作出相应的修复体，以 Dentsply Sirona 公司的 CEREC SW 为代表。技工室 CAD 软件则通常面向口腔技师，功能更加强大，除修复体设计模块本身外，有些软件还拥有配套的模型扫描仪及数控修复体切削设备，如 Dentsply Sirona 公司的 inLab SW 软件；有些软件则仅拥有配套的扫描仪，如 3Shape 公司的 Dental System 软件；还有些软件则仅有修复体设计模块，未配套扫描仪和加工设备，如 Align 公司的 exocad DentalCAD 软件（表 1-6-1-1）。

表 1-6-1-1　固定修复常用数字化软件系统

公司名称	CAD 软件	数控切削	扫描仪	使用范围
Dentsply Sirona	CEREC SW	CEREC MC	CEREC Primescan CEREC Omnicam	椅旁 CAD
Planmeca	PlanCAD Easy 6.1	Planmeca PlanMill	Planmeca Emerald™ S	
Amann Girrbach	Ceramill 系列	配套该公司系列切削设备	Ceremill map 600	技工室 CAD
Dentsply Sirona	inLab SW	CEREC MC	CEREC Primescan CEREC Omnicam	
Planmeca	PlanCAD Premium	Planmeca PlanMill	Planmeca Emerald™ S	
KaVo	multiCAD	配套该公司系列切削设备	配套该公司扫描仪	
Dental Wings	DWOS	配套该公司系列切削设备	配套该公司扫描仪	
3Shape	Dental System	可配套各种开放式切削设备	TRIOS（也可匹配其他品牌扫描仪）	
Align	exocad DentalCAD	可配套各种开放式扫描仪及切削设备		

有的软件为封闭式，不向其他扫描仪、切削设备开放数据接口，只能配合同品牌扫描仪、切削设备使用，典型的如 Dentsply Sirona 公司的 CEREC SW 软件；有些软件为开放式，可配合其他品牌的扫描仪、切削设备使用，如 Align 公司的 exocad DentalCAD 软件等。

二、固定修复常用的数字化软件系统

（一）CEREC 系统

CEREC 系统是进入市场最早的、应用时间最长的椅旁数字化修复系统，其早期为封闭式系统，近年来实现了部分功能的开放。其按照功能可分为取像系统、CAD 系统和 CAM 系统三个部分。CEREC SW 是椅旁软件，CEREC inLab 是技工室常用软件，其软件应用范围已涵盖了固定修复、活动修复、种植修复以及正畸治疗的数字化设计等。

（二）Planmeca 系统

2008 年，E4D Technologies 公司推出了一款椅旁数字化修复系统，称为 E4D 系统。该公司后被 Planmeca 收购，E4D 系统更名为 PlanScan-E4D、PlanCAD 和 PlanMill-E4D。Planmeca 系统的使用与 CEREC 系统非常类似，首先使用 PlanScan 口内扫描系统进行扫描，获取高质量的数字印模，之后采用系统配套软件 PlanCAD 进行修复体设计,再使用 PlanMill 研磨设备加工成型修复体。

(三) Dental System

Dental System 是丹麦 3Shape 公司推出的 CAD 软件,它可搭配该公司自主研发的 Trios 口内扫描仪,也可搭配使用市面上其他品牌的开放式扫描仪及切削设备。其功能非常强大,包含了固定修复体设计、活动义齿设计、正畸治疗相关设计、个性化种植手术导板设计等功能模块。

(四) exocad DentalCAD

exocad DentalCAD 是应用非常广泛的开放式 CAD 软件,它几乎可以搭配市面上所有品牌的开放式扫描仪及切削设备,因其操作快捷、易用而被熟知。标准版本的 exocad DentalCAD 已基本涵盖各种口腔固定修复体的设计能力(图 1-6-1-1),其附加模块还可设计个性化基台、活动义齿及咬合板等修复体。

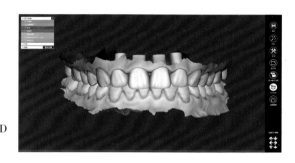

图 1-6-1-1 exocad DentalCAD
数字化修复体设计软件

三、固定修复体数字化设计

固定修复体数字化设计的基本流程如下。

1. 数字模型修整　裁掉取像过程中的干扰影像,也可用于隔离预备基牙,方便后期绘制预备体颈缘。

2. 模型摆放　匹配上、下颌模型,并设置模型三维轴向。

3. 确定预备体边缘　在精确清晰的预备体数字模型上,准确绘制预备体边缘线。

4. 确定就位道　通过旋转数字模型,观察预备体是否存在倒凹,确定就位道方向。

5. 设计修复体外形及咬合　在模型相应牙位设计修复体解剖形态,并进行相应的咬合检查。

在固定修复数字化设计中,修复体解剖形态设计、数字化微笑设计以及采用虚拟𬌗架检查设计修复体咬合是三个核心问题,下面我们结合这三个核心问题对固定修复数字化设计进行介绍。

(一) 设计修复体的解剖形态

设计固定修复体的难点之一在于准确恢复修复体的解剖形态及咬合关系。传统方法设计制作修复体时,其解剖形态通常依靠技师手工雕刻蜡型、堆塑瓷料等方法设计得到。而依托于计算机软件的数字化设计技术,提供了更为简便和准确的修复体解剖外形设计方法。

目前固定修复体解剖形态的生成方法主要有三种:①参考标准牙冠形态数据库:软件内置了一系列预先设计好的标准牙冠的三维数据,可根据基牙预备体的形态自动匹配适合的标准牙冠,还可以在此基础上手动调整牙冠形态,此技术高度依赖技师的操作经验和审美水平,操作相对复杂,目前市面上大多数软件都采用此类方法;②生物再造(biogeneric,图 1-6-1-2A):Dentsply Sirona 公司的 CEREC SW 软件提供了智能恢复形态设计算法,称之为"生物再造",即依托通过分析大量天然牙形态特征建立的牙体解剖形态数据库,参考邻牙及对颌牙的位置及解剖形态,自动生成符合临床要求的修复体外形。该方法操作较为简便,仅需少量形态调整就可形成形态自然、与邻牙和谐的修复体;③生物复制(biogeneric copy,图 1-6-1-2B)及生物参考(biogeneric reference,图 1-6-1-2C):是 CEREC 软件提供的一种修复体解剖形态生成方法,即通过复制基牙预备前的牙冠解剖形态,

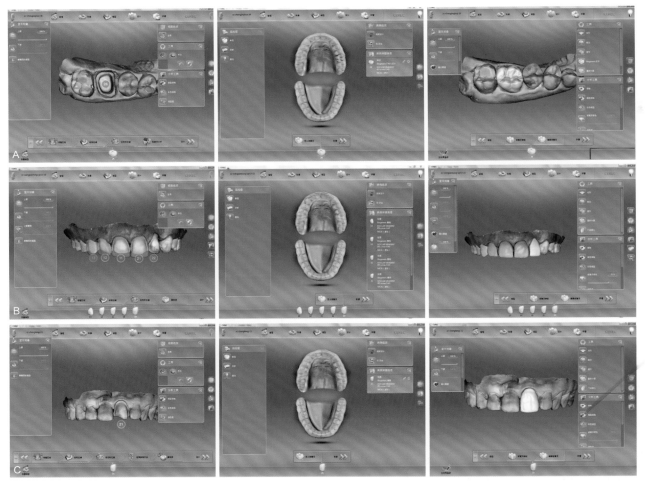

图 1-6-1-2　CEREC SW 软件中生成固定修复体解剖形态的方法
A. 生物再造；B. 生物复制；C. 生物参考。

或复制并镜像对侧同名牙牙冠形态，形成修复体的解剖形态。该方法效率高，仅需在软件上少量调整即可生成逼真、美观的修复体形态，并且修复体形态与患者天然牙更加协调，更适合患者的口腔功能（咀嚼、发音等），但对于基牙或对侧同名牙牙冠形态不完整，以及需要纠正其原有形态者，则需要预先制作诊断蜡型恢复或修改基牙或对侧同名牙牙冠形态，通过复制诊断蜡型来形成修复体解剖形态。

（二）数字化微笑设计（digital smile design，DSD）

对于一些相对复杂或对美学效果要求较高的病例，通常会使用 DSD 技术来辅助修复体的形态设计。DSD 技术除了能够与患者直观地沟通治疗方案、展示治疗效果外，还能为技师设计修复体形态提供参考依据，是医患、医技沟通的桥梁。最早的 DSD 技术是通过 Keynote（Apple）、Powerpoint（Microsoft）、Photoshop（Adobe）等平面软件来实现的，其本质是根据 Ward 等提出的前牙列正面投影宽度比例、宽高比等美学参数，在患者面部微笑照片中对美学区牙齿形态进行修整，设计得到新的、更加符合美学要求的牙齿形态，操作简便（图 1-6-1-3）。后来，CEREC SW 和 3Shape Dental System 等口腔修复 CAD 软件也提供了 DSD 模块，为数字化修复体设计带来了便利（图 1-6-1-4，图 1-6-1-5）。初期的 DSD 技术为静态、二维平面设计，无法兼顾患者牙齿的三维整体形态、功能等因素，也无法反映唇齿之间的动态协调情况，且只能为技师制作诊断蜡型或设计最终修复体形态提供较为粗略的参考，修复体的形态还原程度常常取决于技师的个人操作经验和设计水平。目前最新的 DSD 软件如 DSD App（DSDApp LLC）、Planmeca Romexis Smile Design（Planmeca）等已可以进行三维，乃至动态的微笑设计，

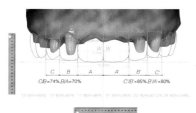

图 1-6-1-3　使用 Keynote 进行二维 DSD 设计

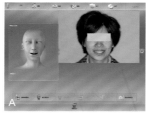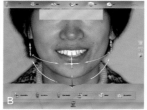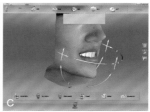

图 1-6-1-4　CEREC SW 软件 DSD 模块
A. 定义面部特征点;B. 正面观察 DSD 设计效果;C. 侧面观察 DSD 设计效果。

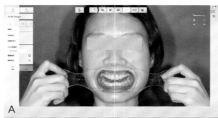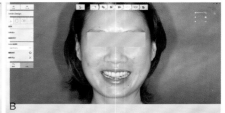

图 1-6-1-5　3Shape Dental System 软件 DSD 模块
A. DSD 微笑设计;B. DSD 微笑设计效果。

能获得与患者口唇、面部更加协调的修复体形态。

Doya Omar 在 2018 年发表的一篇综述中系统地比较了包括 Photoshop CS6、Keynote、Planmeca Romexis Smile Design、CEREC SW 4.2、Aesthetic Digital Smile Design（Dr.Valerio Bini）、Smile Designer Pro（Tasty Tech）、DSD App 以及 VisagiSMile（Web Motion）等 8 个软件用于数字化微笑设计的效果。其中 Photoshop、Keynote 以及 Aesthetic Digital Smile Design 拥有最大数量的美学分析参数,Photoshop 和 Keynote 虽然不是专门为 DSD 设计的软件,但其功能最为全面且应用最广泛;DSD App、Planmeca Romexis Smile Design 和 CEREC SW 4.2 可以实现三维的数字化微笑设计,且 Planmeca Romexis Smile Design 和 CEREC SW 4.2 中通过数字化微笑设计得到的修复体形态参数能输出至计算机辅助加工（CAM）模块,切削得到最终的修复体;而 VisagiSMile 和 DSD App 则在微笑设计中考虑了患者的性格因素。

（三）虚拟𬌗架

数字化修复体形态设计完成后,还需要在虚拟𬌗架上检查、调整咬合（虚拟调𬌗）,使最终修复体与患者口腔内的咬合关系协调。目前商业化应用的多种 CAD/CAM 系统中均可配置相应的虚拟𬌗架软件模块,如 KaVo PROTARevo 虚拟𬌗架（KaVo）、Amann Girrbach Artex CR 虚拟𬌗架（Amann Girrbach）、CEREC SW 虚拟𬌗架（图 1-6-1-6）、3Shape Dental System 虚拟𬌗架（图 1-6-1-7）、exocad DentalCAD 虚拟𬌗架（图 1-6-1-8）等。虚拟𬌗架软件模块可在软件里模拟下颌骨各向运动,观测咬合接触点的位置和运动轨迹,从而有效地帮助医师和技师分析数字化修复体的咬合,在软件中精细调整修复体咬合面的形态,合理设计咬合接触。

总体上虚拟𬌗架的使用方法大同小异,根据不同的 CAD/CAM 系统选择相应的虚拟𬌗架后,首先通过口内扫描或模型扫描获得上下颌牙列的三维数据图像。接下来,通过电子面弓获取患者上颌牙列相对于个体铰链轴的位置关系,以及下颌的运动参数（图 1-6-1-9）;如没有电子面弓,也可通过机械面弓和机械𬌗架获取下颌运动参数。最后将获取的下颌运动参数输入至虚拟𬌗架软件模块内,进行上下颌的咬合分析,以不同颜色的色阶图来描述咬合接触紧密程度,通过在软件中调整修复体咬合面形态,进行虚拟调𬌗,精确控制修复体咬合接触紧密程度。

此处以 CEREC SW 4.2 为例介绍虚拟𬌗架的使用（图 1-6-1-10）。CEREC SW 4.2 软件中系统默认𬌗架参数为平均值,若要设置个性化参数,须利用运动面弓及双侧关节 CBCT 数据获取患者的真实颞下颌关节参数,

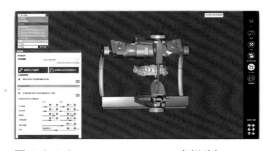

图 1-6-1-6　CEREC SW 虚拟𬌗架

图 1-6-1-7　3shape Dental System 虚拟𬌗架

图 1-6-1-8　exocad DentalCAD 虚拟𬌗架

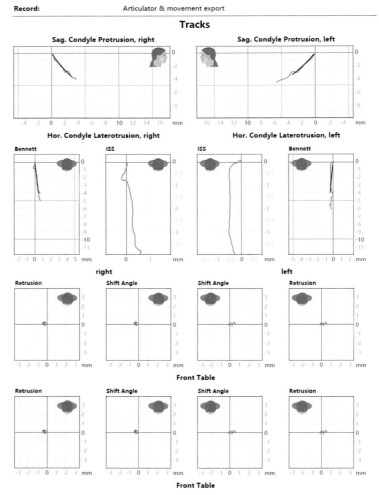

图 1-6-1-9　电子面弓获取患者的下颌运动参数

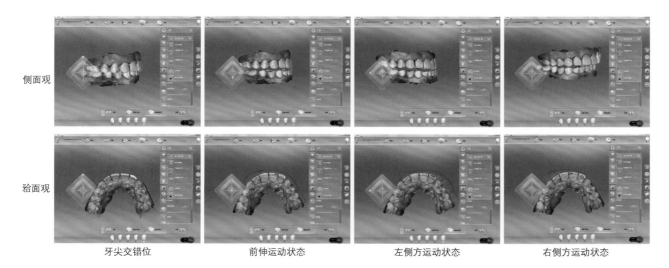

| | 牙尖交错位 | 前伸运动状态 | 左侧方运动状态 | 右侧方运动状态 |

侧面观

𬌗面观

图 1-6-1-10　在 CEREC SW 软件虚拟𬌗架中检查修复体咬合接触情况

再将数据输入至软件内。在虚拟𬌗架模块中,上下颌牙列的咬合接触区依据接触紧密程度用不同颜色标记。模块还提供了上、下颌虚拟功能𬌗道(functionally generated path,FGP)功能和动态咬合分析功能,虚拟FGP功能可显示下颌极限运动范围,而动态咬合分析功能则可通过移动鼠标手动或者自动动画演示,从各个角度检查上下颌牙列咬合接触情况,分析咬合,在此基础上利用修复体形态修改工具,调整修复体咬合面形态,最终形成与患者咬合协调的修复体外形。

现阶段固定修复数字化制作技术中应用最为广泛的仍是CAD/CAM技术,属于"减材"制造技术,但随着数字化技术、软件技术及制造技术的飞速发展,以3D打印等技术为代表的多种"增材"制造技术应运而生,"增材"制造技术相对于CAD/CAM技术节省材料,没有刀具的磨损,对环境更加友好,具有诸多优势。目前在固定修复中,选择性激光熔融(selective laser melting,SLM)技术制作的钴铬合金冠桥、底冠已成功应用于临床,3D打印陶瓷冠桥也正在从实验室进入临床。随着材料和加工技术的发展,更多、更成熟的"增材"制造技术将应用于固定修复体的加工制作,固定修复数字化设计软件也将随之不断推陈出新。

第二节　活动修复数字化设计软件

20世纪90年代,数字化技术开始应用于活动义齿修复。1994年日本学者前田芳信等人采用快速成型技术(rapid prototyping,RP)制作并报道了世界上第一副数字化全口义齿。1997年日本学者川畑(Kawahata)等人使用计算机数控(computerized numerical control,CNC)研磨技术对患者原有的一副全口义齿进行了复制。进入21世纪后,随着数字化技术和材料技术不断发展,数字化活动义齿修复技术越发成熟。

常规的数字化义齿修复技术可分为三个部分:三维数据获取、数字化设计和数字化制作。活动义齿修复的过程则通常分为以下五个步骤:印模制取、颌位关系记录、修复体的设计、修复体的制作、试戴与调磨。目前,数字化技术在活动义齿印模制取、修复体设计与制作等方面都得到了应用。下面我们分别对个别托盘、可摘局部义齿、全口义齿数字化设计中的软件应用进行介绍。

一、个别托盘的数字化设计

数字化印模制取分为口内直接扫描和口外间接数字化印模2种方式,获取的印模数据可保存为立体光刻(stereo lithography,STL)格式文件导入软件中。其中,口内直接扫描法由于无法制取压力印模,目前仅用于牙支持式可摘局部义齿的设计制作,尚不能用于全口义齿以及黏膜支持式、混合支持式的可摘局部义齿。口外间接数字化印模将数字化技术和传统印模技术相结合,其数字化技术主要体现在个别托盘的设计和制作中:首先用传统方式制取初印模,翻制石膏模型,再扫描石膏模型获取数据导入软件,设计出边缘伸展合适并为终印模材料预留均匀空间的个别托盘,三维打印或切削出个别托盘用于制取终印模。

二、可摘局部义齿的数字化设计

2000年,日本学者前田芳信等报道了在牙颌数字化模型上设计可摘局部义齿支架并通过快速成型技术加工出支架蜡型,再通过失蜡铸造法制作完成义齿金属支架的方法。2004年,英国学者Williams等在软件中初步实现了数字化模型观测,在数字化模型上设计了包含双臂卡、圈卡及连接体的可摘局部义齿支架,通过快速成型技术制作获得树脂铸型,包埋铸造得到义齿金属支架。随后,在2006年Williams等又采用金属粉末直接经快速成型技术制作获得可摘局部义齿金属支架,并在患者口内试戴,效果良好,标志着可摘局部义齿的数字化设计制作从实验室研究阶段进入临床实用化阶段。

随着材料和软件技术的进步,最近几年涌现了多种商品化的可用于可摘局部义齿设计制作的数字化修复设计软件系统,数字化技术设计制作的可摘局部义齿在临床上的应用也越来越广泛。

可摘局部义齿设计的重点和特色即义齿支架的设计。目前临床使用较多的设计软件有:DIGISTELL(C4W)、Mimics(Materialise)、SensAble System(SensAble Technologies)系列、3Shape Dental System 系列等,一些工业设计软件包括 CATIA(Dassault Systèmes)系列、Geomagic Studio(Geomagic)和 RapidForm(INUS Technology)系列等软件也常被应用于可摘局部义齿金属支架的设计中。常见的用于可摘局部义齿支架设计的软件如表 1-6-2-1 所示。

表 1-6-2-1 可摘局部义齿支架常用数字化软件系统

软件	公司	扫描仪	功能
DIGISTELL	C4W	—	数字化支架设计
Mimics	Materialise	—	三维建模
SensAble System	SensAble Technologies	—	三维建模+数字化设计
Dental System	3Shape	Trios	数字化支架设计
唐龙 CAD	北京大学口腔医学院与北京航空航天大学联合开发	北京时代天使 CXM-Ⅰ型三维层析扫描仪	三维建模+数字化设计
CATIA	Dassault Systèmes	—	数字化支架设计
Imageware	Simens PLM Software	—	数字化支架设计
Geomagic Studio	Geomagic	—	数字化支架设计

(一) DIGISTELL

DIGISTELL 是由 C4W 公司研发的一款义齿设计软件,可应用于卡环、基托、殆支托、终止线、腭板、舌杆等可摘局部义齿支架各部件的设计,它帮助技师实现了可摘局部义齿支架的数字化设计,告别了熬心费力的手工操作。

(二) Mimics

Mimics 是 Materialise's interactive medical image control system 的缩写,是 Materialise 公司开发的一款医学三维重建软件。Mimics 可兼容医学数字成像和通信(digital imaging and communications in medicine,DICOM)、联合图像专家组(joint photographic experts group,JPEG)、标签图像文件格式(tag image file format,TIFF)、位图(bitmap,BMP)、原始数据(RAW)等格式的图像数据,可将计算机断层扫描成像(computed tomography,CT)、磁共振成像(magnetic resonance imaging,MRI)乃至三维彩超获取的口腔内和颌面部解剖结构的断层图像重建为高精度的三维数字化模型,导出到第三方软件进行后续的义齿设计(图 1-6-2-1)。

(三) SensAble Dental Lab System

SensAble Dental Lab System 是由 SensAble Technologies 公司研发的一款设计软件,包含三维建模和数字化设计功能,可用以设计可摘局部义齿支架的数字化蜡型。

(四) Dental System

Dental System 是 3Shape 公司研发的一款义齿设计软件,是目前较为完善的一套义齿设计系统。下面以该软件为例,介绍可摘局部义齿支架数字化设计流程(图 1-6-2-2)。

1. 在数字化模型上观测并选择合适的就位道。通过彩虹图可了解当前就位道方向下各软硬组织的倒凹深度,根据需要调整就位道方向。

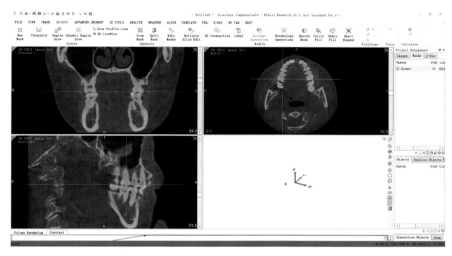

图 1-6-2-1　Mimics 操作界面

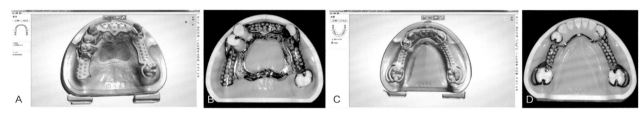

图 1-6-2-2　采用 3Shape Dental System 设计可摘局部义齿支架
A. 上颌可摘局部义齿支架数字化设计图;B. 根据数字化设计制作的上颌可摘局部义齿支架;C. 下颌可摘局部义齿支架数字化设计图;D. 根据数字化设计制作的下颌可摘局部义齿支架。

2. 填倒凹。软件自动根据当前就位道方向用虚拟蜡对模型填倒凹。

3. 绘制支架部件。在缺牙区设置网状连接体,并绘制大连接体、邻面板、卡环、支托及外部终止线等结构,软件配套的扫描仪支持纹理扫描功能,可以捕获实体模型上手绘的支架轮廓线,辅助数字化支架设计。

4. 排列人工牙。在缺牙区进行虚拟排牙,用于指导支架的设计,从而达到最佳美观效果及稳定性。还可将虚拟牙冠与支架合并形成一个整体,在虚拟𬌗架上观察和调整牙冠的咬合。

5. 预制造。通过厚度检查工具查看支架的厚度,并使用雕刻工具调整支架外形,在大连接体抛光面添加橘皮样花纹,为远中游离端的网状连接体添加组织止点,对于采用快速成型技术制作的蜡型或树脂熔模还须添加支撑杆、铸道及储金池等结构。

6. 完成设计,输出加工。将设计完成的修复体外形 STL 文件输出给快速成型加工模块,制作支架蜡型或树脂熔模,包埋铸造得到可摘局部义齿支架;或通过选择性激光熔融技术(selective laser melting,SLM)直接制作出钴铬合金的义齿支架。

（五）唐龙 CAD 软件

唐龙 CAD 软件是一款国产的可摘局部义齿设计软件,由北京大学口腔医学院与北京航空航天大学联合开发,可将口腔解剖结构的点云数据调入软件中建立数字化模型,在其上设计可摘局部义齿支架各组件,连接各组件完成义齿支架的设计。

三、全口义齿的数字化设计

全口义齿的数字化设计主要体现在数字化排牙,以及基托形态的设计中。在传统的全口义齿排牙过程中,人工牙排列的优劣主要依赖技师的经验。而在数字化设计软件中,可将全口义齿的各项排牙原则参数化,利用排牙控制程序定位人工牙并调整其空间位置,准确设定人工牙之间、人工牙与𬌗平面之间的三维位置关系。数字化排牙大大缩短了全口义齿的制作时间,提高排牙的规范程度,同时更容易实现个性化平衡𬌗排牙,兼顾功能与美学。

目前已有多种商业化的全口义齿设计软件,包括:AvaDent(Global Dental Science)、DENTCA/Whole You(DENTCA. Inc;Whole You. Inc)、Baltic Denture System(Merz Dental GmbH)、Ceramill Full Denture System(Amann Girrbach)、Wieland Digital Denture(Ivoclar Vivadent)、Dental System 等。其中 AvaDent 和 DENTCA 这两种系统目前在临床应用最多(表1-6-2-2)。

表1-6-2-2　全口义齿常用数字化设计软件系统

软件	公司	取模	咬合记录	制作
AvaDent Digital Dentures	Global Dental Science	热塑性可调节个别托盘	AMD	切削制作
DENTCA	DENTCA Inc.	Dentca 印模托盘	哥特弓描记器	3D 打印制作
Baltic Denture System	Merz Dental GmbH	BDKEY Set components	BDKEY Lock	切削制作
Ceramill Full Denture System	Amann Girrbach	临床常规取模后翻制石膏模型,Ceramill Map400 扫描仪扫描石膏模型	传统咬合记录	切削制作
Wieland Digital Denture	Ivoclar Vivadent	定制个别托盘	Gnathometer CAD & UTS CAD	切削制作

(一) AvaDent Digital Dentures

AvaDent Digital Dentures 系统利用热塑性可调节个别托盘制取终印模以确定基托伸展范围,同时用结构测量工具(anatomical measuring device,AMD,类似哥特弓)记录颌位关系。将 AMD 固定在无牙颌患者口内,获取患者垂直和水平颌位关系,托盘前部的可调节翼板用于记录上唇的支持形态。调节配套的𬌗平面定位尺,使其与双瞳连线平行,随后记录患者的面中线及笑线,挑选合适的牙齿形态,最后将颌位关系记录同终印模一同送往牙科技工室。激光扫描终印模和 AMD 托盘,得到具有颌位关系的上下颌三维数字化模型,随后在数字化模型上标记基托边缘线,形成义齿基托的组织面,再根据𬌗平面和颌位关系进行虚拟排牙,最后形成完整的义齿基托;然后切削聚甲基丙烯酸甲酯(polymethyl methacrylate,PMMA)树脂块或蜡块得到基托或基托蜡型,并在其中插入人工牙,经临床试牙,调整排牙和设计;最后将人工牙粘接到切削加工得到的基托中,完成全口义齿的制作。该系统不仅能制作常规全口义齿,还能制作即刻全口义齿、单颌全口义齿以及种植固定全口义齿。

(二) DENTCA 系统

DENTCA 系统(早期曾名为 Whole You Nexteeth 系统)采用特制的 Dentca 印模托盘(三种标准尺寸,托盘在后牙区可拆分)制取无牙颌患者功能性印模。通过哥特弓描记器记录颌位关系。用唇尺记录切牙乳头到上唇下界之间的距离。之后进行模型扫描、数字化虚拟排牙和基托设计,3D 打印树脂基托及人工牙,在患者口内试戴合适后,完成义齿。

该系统自动化程度高,基托及人工牙均采用 3D 打印制作,但目前只能设计制作双颌全口义齿,尚不能设计制作单颌全口义齿。

目前,活动义齿的数字化设计仍处在发展阶段,还有诸多问题有待进一步研究解决。例如:印模的制取和咬合关系的记录仍无法脱离传统手工操作的方式;全口义齿人工牙仍然需要手工粘接至基托;可摘局部义齿基托和人工牙仍需要采用传统排牙、充胶方式制作;现有数字化技术设计制作的全口义齿美观性尚不能完全令人满意等等。相信随着数字化技术和材料学的进步,这些问题都能在不远的将来得到解决,使数字化设计制作方法成为口腔活动修复的主流技术。

第三节　种植修复数字化设计软件

一、概述

数字化技术的发展为种植义齿修复带来了长足的进步。与传统的种植修复设计方式相比,数字化工作流程可以帮助医师获得更为详细的术前信息,预先在虚拟环境中设计预览治疗计划,同时预测最终结果、术中风险,管理潜在的并发症,减少总体治疗时间和成本,提供可预测的临床治疗结果。种植修复数字化设计软件通过整合 CBCT 等影像学数据以及光学扫描获取的牙列和口腔软组织图像数据等,在软件中重建患者口腔软硬组织的三维形态和结构,对预行种植的区域进行骨量测量、骨密度分析、种植体选择及手术位点模拟,完成种植修复治疗的规划设计,并可进一步设计制作种植手术导板或制订导航手术规划。这一过程中数据、图像分析结果及种植手术方案全程可视化,并可通过软件输出、分享,可以直观地看到预行种植区域颌骨的三维结构,通过在软件中调整虚拟种植体长度、直径、植入位置、角度、深度,避开重要解剖结构,达到最适合的种植位点,制订出最佳的种植治疗方案。种植修复体则可采用前两节中介绍的固定修复或活动修复数字化设计软件进行设计。

1988 年,Columbia Scientific 公司推出首款三维牙科软件,将 CT 断层扫描片转换为牙槽嵴断面图像,对牙槽嵴骨量骨质进行诊断和评估。1991 年,ImageMaster-101 软件出现,首次提供了将牙种植体图像放置在牙槽嵴断面图像上的功能。1993 年,Columbia Scientific 公司发布了 Simplant 软件,首次提供了将精确尺寸的虚拟牙种植体放置在牙槽嵴 CT 图像的横断面、轴向和全景视图上的功能。2002 年,Materialize 公司收购 Columbia Scientific 公司,发布的新版本 Simplant 软件中引入了设计种植导板精确控制牙种植体植入深度和方向的技术。至此,种植修复数字化设计软件已拥有了必需的各项基本功能。

一般来说,使用数字化软件进行种植修复设计的步骤大致如下。

1. 将 CBCT 获取的 DICOM 格式文件与光学扫描获得的 STL 文件导入种植设计软件进行配准。

2. 图像重建(包括三维重建、金属伪影的修正)。

3. 种植区域测量分析　标记重要解剖结构、测量术区骨量、骨密度。

4. 结合修复体设计软件完成种植修复体的设计。

5. 模拟种植　根据上述分析结果,在数据库中找到合适尺寸的牙种植体,调整种植体植入位置、角度、深度,生成种植手术方案,据此设计手术导板或导航规划方案。

二、种植修复常用数字化设计软件系统

随着数字化技术的快速进展,多家公司均开发了自己的种植修复设计软件。常见的种植修复数字化设计软件如表 1-6-3-1 所示。

下面对目前使用较为广泛的几种种植修复设计软件做一介绍。

（一）Simplant

1993 年由 Columbia Scientific 发布,可在 CT、全景片上模拟真实大小的种植体植入效果。1999 年增加了

表 1-6-3-1 种植修复常用数字化设计软件系统

公司名称	口内扫描	种植设计	导板设计	修复体设计
Materialize	—	Simplant	SurgiGuide	Atlantis（VAD）
Dentsply Sirona	CEREC Omnicam/Bluecam	GALILEOS Implant	CEREC SW	
Nobel Biocare	DTX Studio Clinic	DTX Studio Implant		DTX Studio Lab
Media Lab	—	Implant 3D	GuideDesign	
Straumann	Virtuo Vivo	coDiagnostiX		DWOS CAD
Align	—	exocad exoplan	Guide Creator	DentalDB
3Shape	Trios	Implant Planner	Implant Studio	

3D 图像表面处理功能。目前的 Simplant 软件的牙种植体数据库中包含了 100 余个品牌、超过 10 000 种规格的牙种植体，可选择所需的牙种植体在软件中进行虚拟植入，配套的 SurgiGuide 和 Atlantis 软件可分别设计手术导板和种植个性化基台、种植修复体，达到更精确的种植治疗效果（图 1-6-3-1）。

（二）Galileos Implant

Galileos Implant 是 Dentsply Sirona 公司推出的种植手术方案设计软件，将配套的 CEREC Omnicam/Bluecam 口内扫描系统获取的植入区数字化印模与 CBCT 数据配准后，在 Galileos Implant 软件中标记重要的解剖结构，选择合适尺寸、型号的牙种植体，并规划种植体的植入位置、角度和深度，得到种植手术方案，导入 CEREC 软件可设计手术导板以及个性化基台或修复体。

（三）DTX Studio

2005 年，Nobel Biocare 公司的数字化诊疗软件问世，成为一套集成度较高的种植设计流程。随着技术的迭

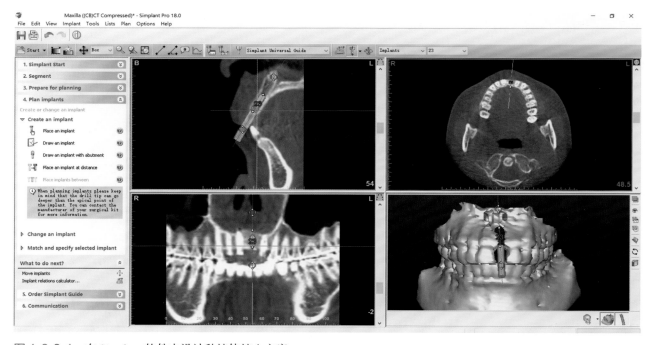

图 1-6-3-1 在 Simplant 软件中设计种植体植入方案

代创新,Nobel 公司推出了强大的整合软件 DTX Studio,构建了完善的生态系统。其中,DTX Studio Clinic 模块可以获取、导入二维的影像检查、临床口腔摄影数据与三维的 CBCT 数据;DTX Studio Implant 模块可以使医师轻松结合数字化微笑设计(digital smile designing,DSD)完成种植手术方案设计,并生成手术导板;除了常规的静态导板设计,DTX Studio 软件中也整合了 X-Guide 动态导航技术,支持医师采用动态导航技术顺利完成不同条件限制下的种植治疗;DTX Studio Lab 模块用于种植修复体的设计和制作。

(四) exocad exoplan

Align 公司旗下的种植规划软件 exocad exoplan 有着直观的数字化流程指导医师完成种植手术方案的设计。使用附加的 Guide Creator 模块可完成手术导板的设计,而 DentalDB 模块则可以帮助医师完成个性化基台的设计。此外,exocad exoplan 可以与该公司的修复体设计软件 exocad DentalCAD 无缝对接,完成种植体上部的临时修复体和最终修复体的设计。

三、种植修复体的数字化设计

数字化种植修复体的设计与前两节中固定修复、活动修复的数字化设计类似,较特殊的是个性化基台或一体冠的数字化设计。由于患者的牙龈曲线与穿龈轮廓各不相同,成品基台形态、直径与穿龈高度无法精准满足每个患者的需求,需要设计制作个性化的基台或基台-冠一体式修复体。上海交通大学医学院附属第九人民医院胥春等报道了采用数字化技术,通过镜像对侧同名天然牙的形态和穿龈轮廓,精确设计并切削得到个性化的基台-冠一体式修复体,对牙龈进行塑形后形成了自然美观的种植体周牙龈形态(图 1-6-3-2)。前述种植修复设计软件中的 Atlantis、CEREC SW、Nobel DTX Studio Lab 以及 exocad DentalDB 等软件均支持个性化基台或一体冠的设计。

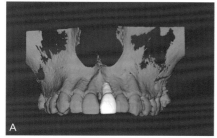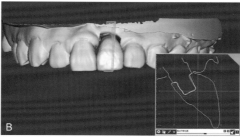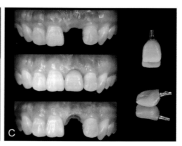

图 1-6-3-2　数字化技术设计制作个性化基台-冠一体式修复体塑造得到自然美观的种植体周牙龈形态
A. 镜像缺失牙同名对侧牙的牙体形态,并放置在缺牙区;B. 将光学扫描获取的包含缺牙区牙龈及邻近区域软硬组织及种植体三维位置信息的 STL 格式数据与通过数字化镜像获取的缺失牙牙体形态数据拟合,设计个性化基台-冠一体式临时修复体形态;C. 采用个性化基台-冠一体式修复体进行牙龈塑形,获得良好的软组织形态。

第四节　赝复治疗数字化设计软件

口腔颌面部肿瘤患者经手术治疗后,经常并发颜面部组织缺损和变形,严重影响患者术后的生活和心理健康。对该类颜面缺损者进行适当的修复能有效改善其生活质量。口腔颌面缺损修复治疗总体分为外科手术和赝复治疗两部分。赝复治疗相对整形外科手术而言,具有风险低、成本低的优势,且有利于监测患者术后创口愈合及肿瘤复发情况,是目前常用的口腔颌面缺损修复方法。传统赝复治疗主要通过取模、制作蜡型、充胶等修复工艺手工制作完成。2004 年上海交通大学医学院附属第九人民医院焦婷、张富强等首次报道了采用数字化技术设计制作义耳,开启了数字化技术在赝复治疗中的应用。目前世界上尚未出现商品化的、类似于固定修复 CAD/CAM 系统的赝复体设计制作专用软件系统,均须结合多种软件完成数字化赝复体设计。尽管在细节技术和原理上有所不同,应用数字化技术设计制作赝复体均需要三个主要步骤,即三维数据获取、赝复体数字化设计以及数字化加工,下面逐一介绍这三个步骤。

一、三维数据获取

三维数据获取的方式主要有两种,一是断层扫描技术,包括 CT、MRI 扫描技术;二是表面扫描技术,包括三维激光扫描技术、结构光栅投影技术和立体摄影测量技术。

赝复治疗设计中颌面部数字化模型获取步骤如下。

1. 根据患者缺损部位及形态确定扫描体位,使用 CBCT 或高精度螺旋 CT 获取患者缺损区域软硬组织数据,以 DICOM 格式保存,导入 Mimics 软件进行三维重建,获得三维数字化模型,以 STL 格式保存。

2. 面部光学扫描　采用结构光投影面部三维测量系统等光学扫描装置,对患者面部进行光学扫描,获得面部数据,以 STL 格式保存。

3. 利用 Geomagic Studio 软件读取面部光学扫描数据和 CT 三维重建模型数据,通过颌面部标志点初步配准,边缘缝合融合,形成颌面部三维数字化融合模型(图 1-6-4-1),以便后续赝复体的数字化设计与制作。

二、赝复体数字化设计

所有基于点云设计的逆向软件,如 Geomagic Studio、3-matic(Materialise)以及 SolidWorks(Dassault Systèmes)等,都可用于赝复体的设计,下面以 Geomagic Studio 为例,介绍赝复体数字化设计的步骤。

1. 赝复体三维设计　对口腔颌面部具有对称特征缺损的患者,采用对称镜像的方法,将健侧正常区域数据复制至患侧(图 1-6-4-2)。对非对称特征缺损患者,如鼻缺损、上腭缺损等,因缺少患者自身正常数据作为参考,则调取赝复数据库中健康组织数据进行匹配或用软件直接构造曲面,使之符合正常组织的解剖结构。

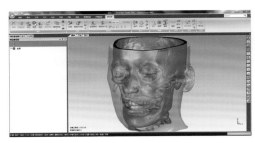

图 1-6-4-1　Geomagic Studio 软件生成颌面部三维数字化模型

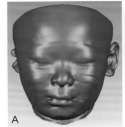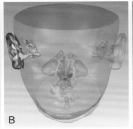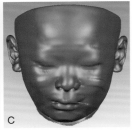

图 1-6-4-2　通过镜像法设计义耳
A. 面部扫描获取患者面部三维数据;B. 镜像健侧耳部形态复制至患侧;C. 镜像复制健侧耳部形态得到的义耳设计。

2. 赝复体与可摘局部义齿的连接结构设计　对上颌骨缺损须同时制作可摘局部义齿的患者,分体式设计赝复体和可摘局部义齿,然后利用 Pro/Engineer Wildfire 正向工程软件(Parametric Technology Corporation)设计连接体将二者连接起来。

三、赝复体的数字化加工

赝复体数字化加工方法方面的研究主要集中在快速成型技术上。目前采用的赝复体数字化加工方法是用快速成型加工技术,制作赝复体的树脂阴形型盒,再充填赝复用硅橡胶、树脂等材料获得赝复体,简化人工操作,提高赝复体制作的效率,提升颌面部缺损的赝复治疗效能。这种方法尚未实现赝复体的全程数字化制作,相信随着材料学和数字化加工制造技术的进步,将会出现采用3D打印等技术直接制作出赝复体的全程数字化赝复体加工技术,并应用于临床。

参考文献

1. DURET F,PRESTON J D. CAD/CAM imaging in dentistry. Curropin Dent,1991,1(2):150-154.

2. MORMANN W H,BRANDESTINI M,LUTZ F,et al. Chair side computer-aided direct ceramic inlays. Quintessence Int,1989,20(5):329-339.

3. WANG F,TANG Q,XI S,et al. Comparison and evaluation of the morphology of crowns generated by biogeneric design technique with CEREC chairside system. PLoS One,2020,15(1):e0227050.

4. 刘一帆,郑秀丽,王伟娜,等.数字化设计技术在口腔修复中的应用.实用口腔医学杂志,2017,33(1):129-133.

5. OMAR D,DUARTE C.The application of parameters for comprehensive smile esthetics by digital smile design programs:A review of literature.Saudi Dent J,2018,30(1):7-12.

6. 刘峰.椅旁数字化修复实战:从入门到精通.北京:人民卫生出版社,2017.

7. 许恩馨,黄慧.数字化𬌗架应用于数字化口腔修复的研究进展.口腔材料器械杂志,2019,28(4):228-231.

8. 陶娴,姚江武.数字化口腔修复(11):虚拟𬌗架.临床口腔医学杂志,2016,32(6):370-372.

9. 谢明杰,李潇.3D打印技术在口腔种植修复中的应用进展.医学研究生学报,2018,31(11):1217-1221.

10. MAEDA Y,MINOURA M,TSUTSUMI S,et al. A CAD/CAM system for removable denture. Part I:Fabrication of complete dentures. Int J Prosthodont,1994,7(1):17-21.

11. KAWAHATA N,ONO H,NISHI Y,et al. Trial of duplication procedure for complete dentures by CAD/CAM. J Oral Rehabil,1997,24(7):540-548.

12. 张楠,刘庆,刘娜,等.数字化印模对可摘局部义齿临床适合性的影响.口腔医学研究,2019,35(1):72-75.

13. 王莉莉,刘洪臣.三维数字化技术在全口义齿修复中的应用进展.中华老年口腔医学杂志,2019,17(1):65-68.

14. BABA N Z,ALRUMAIH H S,GOODACRE B J,et al. Current techniques in CAD/CAM denture fabrication. Gen Dent,2016,64(6):23-28.

15. BIDRA A S,TAYLOR T D,AGAR J R.Computer-aided technology for fabricating complete dentures:systematic review of historical background,current status,and future perspectives. J Prosthet Dent,2013,109(6):361-366.

16. BILGIN M S,ERDEM A,AGLARCI O S,et al. Fabricating complete dentures with CAD/CAM and RP technologies. Journal of Prosthodontics,2015,24(7),576-579.

17. 赵鹏娜,武峰,王文强,等.CAD/CAM技术在全口义齿修复中的研究与应用.中华老年口腔医学杂志,2019,17(2):123-127.

18. GALLUCCI G,EVANS C,TAHMASEB A,et al. ITI treatment guide volume 11:digital workflows in implant dentistry. Surrey:Quintessence Pub Co,2019.

19. SPINELLI D,OTTRIA L,DE VICO G,et al. Full rehabilitation with nobel clinician and procera implant bridge:case report.Oral Implantol,2013,6(2):25-36.

20. ZHUANG J,WANG Y,SONG Y,et al. The application of individualized abutment-crown integrated provisional restoration in optimizing the peri-implant soft tissue contour in the esthetic zone. J Esthet Restor Dent,2021,33(4):560-566.

21. JIAO T,ZHANG F,HUANG X,et al. Design and fabrication of auricular prostheses by CAD/CAM system.Int J Prosthodont,2004,17(4):460-463.

22. 顾晓宇,陈晓波,焦婷,等.三维打印数字化阴模辅助制作口腔颌面缺损赝复体的临床应用.中华口腔医学杂志,2017,52(6):336-341.

23. 顾晓宇.数字化口腔颌面缺损赝复技术.中国实用口腔科杂志,2012,5(5):272-276.

第七章

数字化种植软件设计

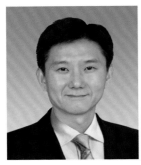
马楚凡

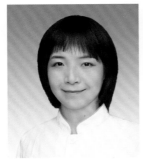
马赛

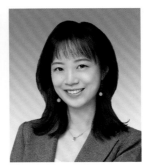
王菁

中国人民解放军空军特色医学中心口腔科　马楚凡　　空军军医大学第三附属医院修复科　马赛　王菁

第一节　数字化种植的发展历史及现状

　　自 20 世纪 60 年代 Brånemark 教授提出骨结合的理论以来，口腔种植治疗取得了广泛的应用和长足的发展，目前已成为牙列缺损、牙列缺失最重要的修复方法之一。

　　在种植技术发展的早期，术前仅拍摄 X 线平片，无法显示种植区域软硬组织的三维结构。因此种植体植入的位置、角度主要由医生依据局部骨床的条件结合自身的临床经验来确定，常因种植体植入位置不当导致最终修复效果欠佳甚至无法修复。例如，种植体间角度差异过大，给后期修复体的制作和就位带来很大困难；美学区的种植体如不在理想的三维位置，会影响修复体的美观效果甚至带来严重的美学和生物学并发症等等。另外，传统的自由手植入更容易出现损伤下颌神经管、上颌窦或邻牙牙根等严重的并发症。

　　近年来，"以修复为导向"的种植理念已被广大医师一致认可。这种理念提倡在手术前依据最终修复体的设计来确定种植体数量、分布和正确的三维位置，进而保证种植修复体获得最佳的功能和美观效果。只有将术前设计好的种植体位置等信息转化到外科手术中，才能更好地实现"以修复为导向"的种植理念，种植导板辅助下的植入技术也因此应运而生。

　　1987 年，Edge 应用可摘局部义齿的设计理念，以模型为依据，使用自凝塑料制作种植导板，首次应用种植导板辅助种植体的植入，改变了之前仅凭借医生临床经验和术前二维影像学信息进行种植牙手术的历史。种植导板是将术前设计与手术操作连接在一起的桥梁。理论上，应用种植导板能将种植设计准确地转化到手术操作中，从而在手术中实现种植体的准确植入。传统导板利用诊断蜡型压制，在种植体相对应的部位开孔或固定套管，在手术中用以确定种植体的位置和角度。该方法制作简单、费用低廉，但只有模型表面信息，而缺乏内部骨组织的信息,因此精度和准确度欠佳,手术仍然带有不可预知性和风险性,难以为种植手术提供可靠的保证。

随着 CT 技术在牙科领域的广泛应用,医生可获得较传统全景片更为详细可靠的数据,尤其是骨组织内部的信息,从而实现了三维诊断。医生将诊断蜡型制作成临时修复体,戴入患者口内进行 CT 扫描,得到的断层影像上就可以同时观察到修复体与骨组织的信息,以此来辅助种植手术的设计。但此时扫描数据只能在与 CT 机相连的计算机工作站上进行观察,医师间及医师与患者间交流不便;显示的多维图像相互间联系不够直观,无法同步显示颌骨拟种植区域解剖结构的三维图像;而且扫描完成后如果发现种植设计存在问题需要更改修复体位置,还要重新进行扫描。

随着计算机技术的发展,20 世纪 90 年代初期出现了能够在个人电脑中浏览 CT 断层数据并进行三维重建的软件,紧接着一些嗅觉敏锐的公司开发出了能够虚拟设计种植体植入的软件。1993 年,美国哥伦比亚科学公司生产出第一个版本的口腔种植软件,即 Simplant 软件,此软件可以在计算机断层图像的横断面、轴向和全景图上进行精确的种植手术虚拟设计。1998 年比利时 Verstreken 等在尝试将修复体放射线模板与颌骨模型整合时,首次提出了双扫描技术(double scanning procedure),主要是用于黏膜支持式导板,第一次扫描,患者须佩戴放射线模板进行 CT 扫描,获得患者口腔硬组织信息及放射线模板阻射性标记物信息;第二次扫描,只扫描放射线模板,获得修复体信息。将两次扫描的信息配准后就可以间接得到黏膜表面的形态。至此,通过利用专用的计算机辅助设计软件,才真正实现了“以修复为导向”的种植设计。

这类软件的一大优点是种植外科、修复医师能在显示器屏幕中的多个窗口上同时观察基于 CT 扫描的轴位图像和重建的侧向断层图像及颌骨三维模型,克服了 CT 胶片中静止图像区域联系不够直观的缺陷;操作时,可以随意浏览轴位、侧向断层及全景各层面颌骨结构影像,达到不同视角观察同一解剖部位的目的,还可以在三维模型中对种植方案进行更直观的观察和调整。其次,软件提供了包括线距、角度、容积和骨密度等的测量功能。通过线距测量可预先获取受植区牙槽骨的高度和宽度、与下颌神经管或上颌窦底的关系及距离;通过骨密度的测定能了解受植区的骨质情况。软件的进一步发展使得可以根据上下颌的咬合关系模拟出最终的修复体,结合局部骨组织的信息就可将种植体设计在最佳三维位置上,并为种植体的直径、长度和数量的选择提供基本的依据。

早期,种植手术辅助导板的制作在技工室完成。须先制作诊断蜡型,将其翻制成丙烯酸树脂的扫描模板。为了能够在 CT 检查中显影,扫描模板中的“牙齿”是由阻射性材料构成。随后,将一个预先制备好的 X-Cube 固定到扫描模板上,并让患者带着扫描模板进行 CT 检查。将 CT 结果导入种植设计软件中,并进行植体位置设计。利用 X-Cube 将扫描模板连接固定到钻孔机(drilling machine)上,定位后在扫描模板上进行准确钻孔,将虚拟种植设计转移到扫描模板上。随后将套管 X-Cube 与扫描模板分离,并将手术套管固定到扫描模版上钻好的孔洞中,从而将扫描模板转化为手术导板,用于种植手术的引导。

随着快速成型(rapid prototyping,RP)技术的发展成熟,目前能够将种植设计软件中的种植导板的数据快速准确地加工成实物,实现电脑虚拟设计向手术实际应用的转化。这些新技术和软件的开发和应用,使得口腔种植真正进入了数字化时代,极大地推动了种植技术的发展。在获得数字化影像的基础上,将计算机辅助设计与计算机辅助快速成型技术相结合,制作种植导板,使得复杂牙列缺损及牙列缺失患者的种植手术更为简单、微创和精确,甚至可以实现即刻种植即刻修复。计算机辅助设计与制造种植导板的简要过程如下。

1. 首先医生要为患者制作一副临时的扫描修复体,并对其进行 CT 扫描(如果患者缺牙不多,也可以不制作临时修复体而仅对患者进行 CT 扫描)。随后,患者佩戴扫描修复体进行 CT 扫描。扫描数据保存为 DICOM 格式输出并导入个人电脑,利用相关软件读取数据进行三维重建。

2. 将两次扫描的信息配准后获得修复体、骨组织的信息。不同的操作软件中匹配的方式有所不同,如在 Simplant 软件(Materialize),其两者数据的匹配是自动的,不需要人工手动匹配;而 Implant studio(3 Shape)是需要在两者的三维模型的工作殆的牙体硬组织上分别选取三个对应的点,通过相同位置对应点进行匹配。

3. 结合修复体、骨组织的信息,标注出重要的解剖结构,包括下颌神经管、上颌窦底等,并"以修复为导向"进行种植设计,包括种植体的数目、位置、角度、深度等的设计,完成种植导板的设计。

4. 通过快速成型技术实现种植导板的数字化制作。目前有两种方式进行外科种植导板的制作,一种是应用 3D 打印技术,即所谓的加法制作;另一种是计算机数控切削技术,即所谓的减法制作。最后,再将钛金属套管固定于导板孔洞内,即完成了种植外科导板的制作。种植医生拿到种植导板后,首先要在患者口内进行试戴并检查导板是否能够完全就位。确保完全就位后,该导板就可以消毒用于手术了。

随着光学扫描技术的发展,现在也可以通过扫描牙颌石膏模型或直接口内扫描快速、精确地获取患者口内的软硬组织轮廓形态,然后使用与之配套的软件将扫描数据与 CT 影像数据进行匹配,进一步对种植手术导板做出规划设计。

除了上述静态手术导板,数字化种植发展的另一个方向是动态手术导航。利用导航技术,能够在计算机同一坐标系中同时显示患者术前经过三维重建和可视化处理后的手术部位与配有定位装置的手术器械,实时反映术中手术器械与手术部位的相对位置关系,从而指导手术的实施,最终使手术实际效果与术前规划尽量达到一致。口腔种植手术导航系统可以使操作者在术中实时观察钻针进入的深度、角度和准确位置,便于医生根据实际情况及时调整钻针的方向,此外还可以在无须借助手术导板的情况下进行不翻瓣的种植手术操作,减小了手术创伤。

综上所述,数字化引导种植手术具有以下优点:①微创,利于行不翻瓣手术;②降低损伤重要解剖结构的风险;③降低手术难度,可以充分利用可用骨量,避免不必要的植骨;④缩短手术时间;⑤提高种植精度;⑥利于实现"以修复为导向"的种植;⑦利于实现即刻修复;⑧方便医、技、患的沟通。因此,数字化引导的种植手术在国内外都得到广泛关注和应用。但是,数字化导板的设计和制作过程复杂,任何一个环节的误差都会累积成为最终外科导板的误差。在实践应用中,临床医生应该充分了解并尽量避免可能产生的偏差与并发症,采取预防措施,正确选择适应证,使得数字化引导种植手术技术最大限度地为医生提供方便,为患者提供舒适。

第二节　常用种植导板软件基本情况介绍

一、Simplant

Simplant Platform 是比利时 Materialize Dental 公司旗下一款专为口腔医学研发的三维手术设计平台,是首个辅助种植体植入的商用软件,至今超过 20 年历史。该设计软件因其设计数据开源且多种 CT 数据均可使用(接受 20 世纪 70 年代以来常用的 CT 和 CBCT 导出的 DICOM 文件),受到临床的广泛应用。

二、NobelClinician

NobelClinician 为瑞典 Nobel Biocare 公司于 2005 年提出的数字化诊断和治疗计划软件。从单牙到全口,实现诊断、方案设计、引导手术及临时修复的完整工作流程。不仅为牙医提供具有预见性的数字化诊疗及引导式手术流程,实现最佳的修复效果,同时也能与治疗团队的其他成员进行数据互通,并与患者进行高效的沟通。该系统可实现 Nobel Biocare 种植体系列的全程引导导板的软件设计,精确度较高,同时开放多个主流种植系统的数字化设计及半程引导导板的制作。

三、Implant 3D

由德国 med3D GmbH 公司研发的 Implant 3D 种植设计软件最早面世于 2001 年。该软件可以通过 CT 数据的二维截面和三维图像的视图,自由移动植入物,进行实时交互,识别下颌神经管,追踪骨模型的全景图和截面图,并具有计算骨密度的能力,从而探讨不同方案治疗。其导板所使用的钛套管定位器由 Georg Schick Dental GmbH 制造,是由 Schick 和 med3D 共同开发的,专门用于植入 Implant 3D 软件,可以在软件帮助下将计划的植入物的最佳位置转移到术中钻孔模板上。其推出的自动定位器 X2med3D 可将 3D 规划软件中当前选定的套管位置精确实现,具有很大的机械刚度和很高的精度。

四、Dionavi

韩国 DIO 公司于 2014 年建立的全程数字化导航系统,从诊断扫描到最终修复整个过程使用无缝的数字化系统,可实现手术预先规划、管理和实施。其致力于通过数字化手段实现个性化种植设计,减少手术创伤,缩短手术时间,建立舒适化的种植外科手术过程,实现 DIO 种植系统的全程引导植入及个性化修复方案。可与 3Shape 口腔扫描数据对接。

五、彩立方

彩立方数字化导板是由天津市亨达升科技股份有限公司自主研发的口腔种植导板软件系统,其前身公司专注于运用 3D 打印技术。该导板系统以 CT 扫描技术为基础,获取颌骨结构的断层与重组图像,在计算机辅助下重建三维模型,个性化设计手术方案,包含植入种植体的数量、位置、角度和深度等信息,最终通过快速成型设备,采用医用光敏树脂材料制作完成数字化口腔种植导板。彩立方以高精度打印机为特点,出品精度达到 16μ(0.016mm)。

六、六维

六维牙种植导板是由杭州六维齿科医疗技术有限公司研发,为牙种植手术提供数字化技术支持,为实现最佳种植方案所设计和制造的个性化手术辅助工具。依据术前计算机中设计的种植方案,通过 3D 打印的方式生产制造。分为骨支持式导板、黏膜支持式导板及牙支持式导板。同时该公司自主研发了远程网络辅助设计平台、牙种植方案设计软件、横进式导板、自锁式导板、带冷却系统导板、正畸导板等多项专利。

第三节　种植导板的分类

一、根据固位方式进行分类

根据固位方式进行分类是种植外科导板最常用的分类方法,可以分为:牙支持式外科导板、黏膜支持式外科导板、骨支持式外科导板以及混合支持式外科导板。

(一)牙支持式外科导板

牙支持式外科导板是指由种植术区的邻牙提供固位和支持的导板,利用牙齿的外形倒凹来对抗导板的脱位力(图 1-7-3-1A)。牙支持式导板通常固位力较好,一般不需要额外装置(如固位钉)来辅助固位,精度高。适用于单颗牙缺失和部分牙列缺损的患者,不适用于游离端牙齿缺失和牙列缺失患者。

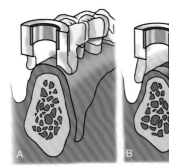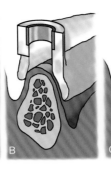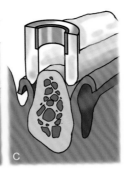

图 1-7-3-1　不同类型的外科导板
A.牙支持式外科导板;B.黏膜支持式
外科导板;C.骨支持式外科导板。

（二）黏膜支持式外科导板

黏膜支持式外科导板是指直接贴附于术区黏膜上的一类导板(图 1-7-3-1B)。由于黏膜提供的固位力差,同时黏膜还具有可让性,通常需要在导板的唇颊侧或舌腭侧增加固位钉来获得固位力。黏膜支持式导板不直接接触牙槽骨骨面,主要适用于牙列缺失的不翻瓣外科手术,或翻瓣之前对种植位点的预定位,精度较高。反复拆卸或翻瓣操作会导致手术精度下降,因此不建议进行上述操作。

（三）骨支持式外科导板

骨支持式外科导板是指直接贴附于术区牙槽骨上的一类导板(图 1-7-3-1C),导板的固位力受到牙槽骨形态影响,如牙槽骨颊舌侧存在利于固位的倒凹,则固位力较好。同时,该导板要求直接贴附于骨面,需要较大的翻瓣,创伤较大。适用于牙列缺损或牙列缺失患者。骨支持式外科导板必须翻瓣之后才能使用,因此不适用于不翻瓣病例。目前的研究数据显示,骨支持式外科导板是上述三种导板中精度最低的。

（四）混合支持式外科导板

混合支持式外科导板是多种支持方式结合的一类导板。可以是牙和黏膜共同支持,也可以是黏膜和骨支持结合,这种导板多用于缺失牙较多的患者尤其是游离端缺失的情况,其固位力明显强于黏膜支持式导板,但多种方式结合也会增加导板的不可控性,从而影响导板的精确性。这类导板也可以设计固位钉来辅助固位。

二、根据导板的引导方式进行分类

（一）半程引导的导板

1. 仅先锋钻引导的种植导板　在导板支持引导下利用定位钻及先锋钻完成种植窝洞的初始预备,然后去除导板,使用种植品牌系统各自配套的外科工具盒沿初始窝洞完成后续的种植窝洞预备工作及种植体植入。该类导板适用于所有种植系统,术中便于对初始预备的窝洞进行调整,灵活性较大,特别适合开口度不足、全程导板使用困难的病例。

2. 使用通用手术工具备洞的种植导板　在导板支持下,使用一组不同直径的通用钻头,完成从定位钻到最终扩孔钻之前一钻的备洞步骤,获得位置、方向和深度准确的预备窝洞。去除导板后,在原种植窝洞引导下使用对应的种植品牌系统的专用外科工具盒完成最后一步扩孔钻的预备(必要时使用攻丝钻),最终植入种植体。该类导板适合未开发专用导板工具的各种种植体系统,应用广泛,推广性高。

（二）全程引导的种植导板

使用种植品牌系统相配套的专用种植导板手术工具,在导板的引导下,从初始定位钻开始,逐级备孔,直到最后一钻,获得植入位置、方向及深度准确的种植窝洞,最终在导板引导下植入种植体。该类方案需要与各种植品牌系统专用的导板手术工具盒配合使用,部分种植系统全程引导手术时须使用带有专用携带体的种植体。

第四节　数字化种植软件设计的流程

目前数字化种植规划软件种类较多,但是这些软件中导板设计流程大致相同,通常是先将患者数据导入软件中,通过三维数字模型重建、配准得到患者软、硬组织的清晰的三维图像;测量缺牙区的牙槽嵴宽度、高度、离重要解剖结构的距离、骨密度等;根据缺牙区情况选择所需种植系统下不同型号的种植体,按照"以修复为导向"的种植理念进行模拟种植,要求种植体的位置能同时满足解剖结构的限制和合理恢复咬合的需求;根据所放置的种植体的位置、轴向设计种植导板的套管结构;根据缺牙区周围邻牙和骨形态设计导板的固位结构,形成导板;把最后形成的导板以特定的格式(一般为 STL 通用格式或软件系统自带格式)导入到制造设备中进行后续的制造。

上述步骤可以归纳为以下内容。

（一）数据获取

种植导板设计制作过程中有很多因素都会影响到导板的精度。如何精准、完整地获取导板设计所需要的患者数据就成为导板精度的首要保证。目前市面上所有设计软件设计过程类似,以下以 Materialize 公司的 Simplant 设计软件为例进行介绍。

1. 简单牙齿缺失患者　单颗牙缺失或上下颌咬合关系稳定的多颗牙缺失患者,通常采用 CBCT 获取患者的颌骨数据,采用口内直接三维扫描或模型扫描的方法获取患者的牙列、咬合和黏膜数据。

患者拍摄 CBCT 时头部应保持稳定不动,下颌位置可以在牙尖交错位,这样后期软件中设计种植体位置时可以更好地参照与对颌牙的关系,但是会加大 CBCT 数据与口扫或仓扫数据配准的难度;也可以使用咬棉卷等低密度材料使上下颌分开一定间隙,来增加后期牙齿配准的标志点,提高配准精度。此外还应该尽量减少口内金属物,从而减少 CBCT 伪影。

口内数据应包含完整的软硬组织信息和准确的咬合关系,数据获取通常依靠口内扫描仪和模型扫描仪两种设备。口内扫描仪对于单牙缺失的患者来说,精度较高,但是对于缺失牙较多或牙列缺失的患者,如果存在跨域大范围软组织的情况,则扫描精度目前还难以满足设计要求。模型扫描仪的扫描精度较稳定,扫描精度也满足数字化种植导板的设计要求,但是操作流程略为复杂,对于模型制取精确性也有较高的要求。

2. 复杂牙列缺损和牙列缺失患者　复杂牙列缺损和牙列缺失患者一个重要的特点是缺失牙较多,导致咬合关系不稳定、丧失或位于错误的颌位上。对于这类患者,通常需要先制作可摘局部义齿或全口义齿,该义齿包含放射线阻射点,故又称为放射导板。放射导板上的阻射标记点在前后牙区应尽量均匀分散,避免重叠,建议数量为 6~8 个。患者佩戴该义齿后可以获得正确和稳定的颌位关系,同时修复体上的人工牙位置也可以作为设计种植体位置的参考。这一类患者,可以采取 CBCT 双扫描技术(double scanning procedure)。

CBCT 双扫描技术是指前后进行两次 CBCT 扫描。第一次患者佩戴放射导板进行 CBCT 扫描,获得患者口腔硬组织的信息和义齿阻射点的信息;第二次 CBCT 扫描,只扫描放射导板,获得树脂义齿和义齿阻射点的信息。将两次扫描的信息通过放射线阻射点进行配准,统一诊断义齿与颌骨信息之间的空间坐标系,进行三维重建,就得到了带有义齿修复体的口腔软、硬组织信息的三维图像。

（二）数据导入及处理

1. 数据导入　将通过 CBCT、口内扫描仪或模型扫描仪获取的颌骨数据、牙列数据、黏膜表面数据以及诊断修复体数据导入软件中(图 1-7-4-1)。

2. 分离工作模型　利用软件中的阈值分割工具,分离出设计所需的颌骨数据。分割工具的工作原理是根据所扫描的不同组织的影像灰度值将其从二维的 CBCT 灰度断层图像上分割出来,而后重建出相应的三维数字模型,且当组织间灰度值差异越明显时分割越有效(图 1-7-4-2)。

3. 重建三维数字模型　重建三维数字模型是将二维数据转换为三维信息的过程。进行数据重建的主要目的就是通过重建将患者术区的解剖结构真实完整地再现，医生可以直观、立体地看到术区的形态，同时通过多平面重组（multiplanar reformation，MPR）功能，可以清晰地显示颌骨任意切面的轴向图、冠状面图、矢状面图（图1-7-4-3）。

4. 绘制牙弓曲线 在轴向图上依次选点绘制牙弓曲线（图1-7-4-4）。

5. 三维数字模型配准设计制作 种植导板还需要口内黏膜数据，同时对于一些复杂牙列缺损者或牙列缺失患者，已经无法找到稳定的颌位关系，所以必须采取双扫描技术，利用放射导板得到稳定的颌位关系和准确的修复体位置。

软件中，首先需要导入口内扫描、模型扫描数据或放射导板的CT数据，三维重建后将获取的三维数字模型与颌骨模型进行配准，这些配准包含了颌骨与黏膜的配准、颌骨与放射导板的配准。颌骨与黏膜的配准需要先在牙齿上选择3个特征点进行点配准，然后再根据牙齿的外形进行点云配准（图1-7-4-5）；颌骨与放射导板之间的配准则是依据诊断义齿上的阻射点来完成配准（图1-7-4-6）。配准完成后，颌骨、牙列、黏膜以及诊断

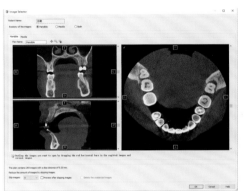

图1-7-4-1 导入数据

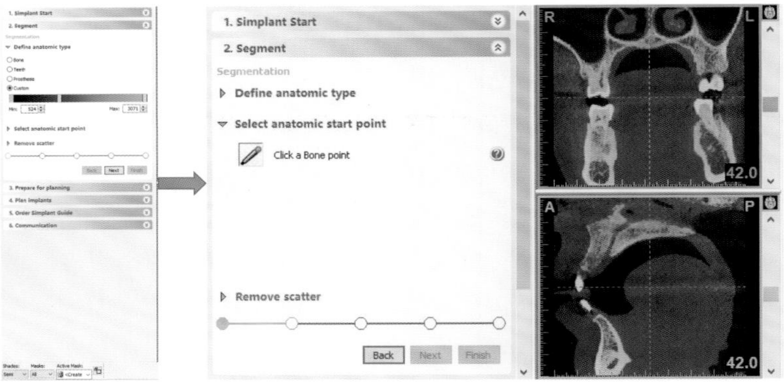

图1-7-4-2 阈值分割，分离工作模型

图1-7-4-3 颌骨三维数字模型及任意切面的冠状面图、水平面图、矢状面图

图1-7-4-4 绘制牙弓曲线

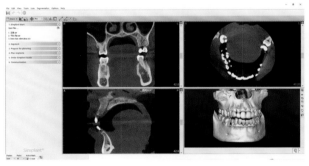

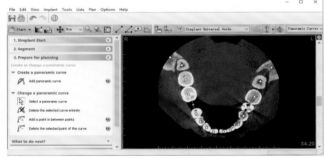

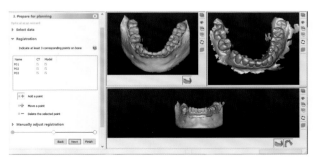

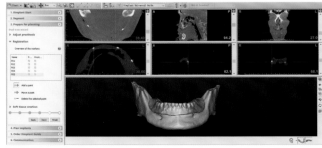

图1-7-4-5 颌骨与黏膜的配准

图1-7-4-6 颌骨与放射导板的配准

义齿的空间坐标相互统一,各部分的数字化信息与患者口内的实际情况也达成一致。

6. 标记重要的解剖结构　在进行种植规划前,需要标记重要的解剖结构,例如下颌神经管、上颌窦底等,以避免手术损伤。例如,在下颌前磨牙区、磨牙区种植时,需要考虑下颌神经管的位置并测量距牙槽嵴顶的距离,即管嵴距。所以,需要在软件中在冠状面图中绘出下颌神经管的走行(图 1-7-4-7)。

7. 规划种植体位置　种植体位置规划首先要避开一些重要的解剖结构,例如:上颌窦、下颌神经管、骨岛等,避免发生不必要的并发症。规划中可以选择以种植体为中心视图,然后参考缺牙区牙槽骨近远中宽度、颊舌向宽度以及骨高度确定种植体的长度、直径及空间位置(图 1-7-4-8)。规划过程中,要遵循“以修复为导向”的原则,尽量确保植体穿出方向与修复体长轴方向一致并与𬌗平面垂直。同时,Simplant 软件植体库中还包含了基台信息,可以进行基台的规划和添加。

(三) 设计加工导板

1. 设计导板　种植导板的设计制作过程中,医生通常只负责数据的获取及简单处理,软件设计和导板加工的步骤通常是由技工所完成的。但是医生也应该对软件设计的过程和方法有充分的了解,能提出明确的设计要求并起到监督确认的作用,这样设计的导板的适用性会更好。导板设计中有一些基本要求,如:①必要时需要添加支撑杆,以加强导板强度;②对于多牙种植导板,还需要添加固位钉,以减少导板在手术操作过程中的翘动和移位;③添加大小合适、位置适宜的观察窗口,以便在术前试戴和术中检查确认导板的就位情况;④导板要有足够的厚度,一般为 3mm,以保证导板的强度,避免折断;⑤导板设计的大小范围要适中,既保证导板的强度,又要便于手术操作;⑥种植区域应预留冷却水通道,以免导板戴入后影响备洞时的水冷效果(图 1-7-4-9)。

2. 加工导板　立体光固化成型技术(stereolithography apparatus,SLA)和数字光处理技术(digital light procession,DLP)是目前数字化种植导板加工的主流技术,特别是 DLP 技术凭借其精准、高效等特性已经被越来越多的医生和技师所认可。

种植导板使用中需要注意:加工导板所使用的材料不能与消毒材料发生化学反应(现阶段使用的导板多为树脂材料,通常采用化学药物浸泡或低温等离子等方式消毒);手术前要在患者口内进行导板试戴,检查导板是

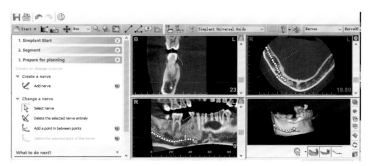

图 1-7-4-7　绘制下颌神经管

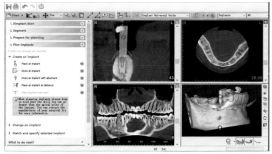

图 1-7-4-8　规划种植体位置

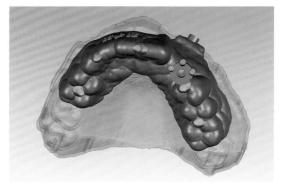

图 1-7-4-9　设计完成后的导板

否可以顺利就位、是否有翘动等不稳定情况；检查导板是否有折断变形，导环有无松动等情况。

第五节　数字化预成修复体

预成修复体，是指在种植外科手术前规划设计的术后即刻戴入的临时修复体。预成临时修复体的使用能为患者带来良好的种植修复体验。首先，预成临时修复体能有效缩短患者的缺牙期，减少牙齿缺失对患者美观和社交的影响；第二，预成临时修复体可以作为诊断性修复体评估咬合、美观、形态等，从而为正式修复体的制作提供依据；第三，有利于减少椅旁操作时间，减少了传统印模和模型制取的不适体验和由此带来的感染风险；第四，利用临时修复体的穿龈形态可以对软组织进行塑形；第五，牙列缺失患者的种植预成修复体，可以有效地缩短手术后操作时间，尽快地恢复患者的咀嚼功能。

然而，传统的预成修复体由于技术限制存在众多不足之处：①前期工作繁杂，需要获得大量软、硬组织信息，完成在石膏模型上的模拟植入；②精确性不佳，在传统石膏模型上制作的预成临时修复体，无法保证种植植入位点与设计位点的一致；③采用传统的技工端操作流程，抛光不良、消毒困难；④不利于数据的留存与获取，进而无法对正式修复体起到准确的指导作用。

数字化技术日新月异的发展使得种植预成修复体具有更高的精准度、可控性、便捷性，临床医生可以很好地利用 CBCT、数字化口内扫描、数字化面部扫描、数字化颌位关系信息等数据构建虚拟患者，在数字化软件中设计种植位点、方向、选择导板类型，生成模拟修复体，并发送订单生成数字化预成修复体。

数字化预成修复体作为数字化种植的重要组成部分，通过利用先进的数字化设计软件，可以从根本上改变传统种植义齿的治疗程序和理念，将以终为始的现代种植理念贯穿于临床治疗的始终。这种技术具有众多优势，可以完成一站式种植规划设计制作，可以同时获取骨、软组织、牙齿美学及面部美学信息，可以减少椅旁操作时间、提高工作效率，改变了传统技工制作流程、实现人机交流可视化，同时便于信息储存。总之，在"以修复为导向"的种植治疗中，预成修复体会扮演越来越重要的角色。

预成临时修复体包括活动式临时修复体、粘接式临时修复体及种植体支持式临时修复体，本节中主要讨论的是种植体支持式预成临时修复体。

数字化预成修复体的制作方法

（一）口内粘接式预成修复体

1. 获取数字化资料并导入软件生成虚拟病人。

2. 设计数字化导板，在软件上模拟种植体植入位点，模拟临时基台，并设计未来修复体形态，将数据发送至加工端（图 1-7-5-1）。利用数字化加工技术打印预成树脂修复体。

3. 在外科手术完成后，旋入临时基台，将预成修复体就位于口内试戴，将预成修复体以咬合关系或指示小翼就位于口内，修整临时修复体，使用橡皮障隔湿，在临时基台与修复体的间隙注射树脂口内粘接临时基台及预成修复体。

口内粘接的预成修复体对实际植入的三维位置、轴向、深度与软件预期设计可以有一定的包容性，允许一定程度的误差存在。然而，这种方法制作的预成修复体增加了椅旁操作时间，同时使得伤口存在污染的可能性，对临床修复医生的操作有较高的要求。特别是应用于口内多牙同时粘接时，技术敏感性高、操作难度大。

（二）口外粘接式预成修复体

1. 获取 CBCT 数据和口内扫描或模型扫描数据，种植规划软件中进行数据拟合，进行种植规划并在软件上设计预成修复体(图 1-7-5-2)。

2. 设计全程数字化导板,制作导板锁,完成树脂模型打印。

3. 在模型上安装种植体替代体,打印预成树脂修复体。

4. 在打印的数字化模型上,完成预成修复体的制作,调整预成修复体的咬合及邻接,口外粘接临时基台及预成修复体。

这种方法制作的预成修复体大大减少了椅旁操作时间,避免了伤口的污染。然而,全程数字化预成修复体要求植入的三维位置、轴向、深度与预期设计完全一致,同时达到初期稳定性。这对患者的骨质、骨量等个性化病例特征、临床医生的操作水平及全数字化流程中的误差控制都有很高要求。

(三)优化设计的预成修复体

本团队针对无牙颌患者研发了一种新型的三位一体导板。该新型三位一体种植导板利用咬合关系定位装置提供一个稳定可重复的导板位置,使导板最大程度地与术前拍摄 CT 的扫描义齿一致,以保证导板引导的种植手术与术前计算机设计一致,同时,通过术前测量和设计,能够使得截骨导板、种植导板、过渡义齿三位一体,建立一种以咬合关系为导向的三位一体种植导板模型。

具体设计与制作步骤简要叙述如图 1-7-5-3~图 1-7-5-5 所示。

1. 标准程序制取无牙颌模型 使用全口义齿标准印模制取流程,先使用成品托盘制作初印模,而后制作个别托盘放入口内进行边缘整塑,制作终印模,灌制石膏模型。

2. 放射义齿的制作 按全口义齿转移颌位关系的标准,确定患者颌位关系,通过口内试戴后验证,制作完成的扫描义齿打孔充填阻射材料。

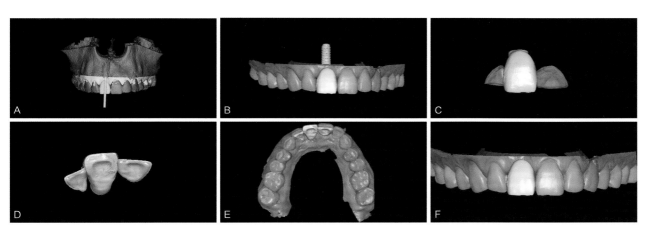

图 1-7-5-1 软件规划设计口内粘接式预成修复体

A. 口扫数据与 CBCT 数据拟合,并在其上设计种植体及预成修复体;B. 去除 CBCT 数据,观察种植体及预成修复体位置;C. 预成修复体正面观;D. 预成修复体舌侧观;E. 预成修复体在牙列上的位置𬌗面观;F. 预成修复体在牙列上的位置正面观。

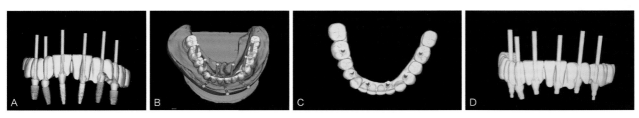

图 1-7-5-2 依据模型数据和 CBCT 数据设计螺丝固定式预成修复体

A. 种植体与设计的预成修复体的位置关系;B. 预成修复体与模型的位置关系;C. 预成修复体螺丝孔位置;D. 设计完成的预成修复体。

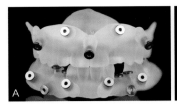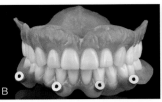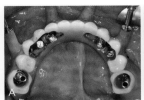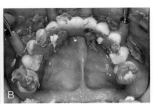

图 1-7-5-3　打印完成的导板和预成修复体
A. 种植外科手术导板(绿色孔指示固位针,紫色孔指示种植位点,银色孔指示截骨线);B. 预成修复体(绿色孔指示固位针)。

图 1-7-5-4　调整临时基台,使临时修复体依据固位针就位
A. 修整临时基台后,使预成修复体口内完全就位;B. 使用硅橡胶材料口内连接固定临时基台。

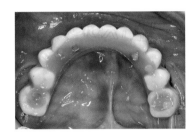

图 1-7-5-5　完成后的预成修复体口内就位

3. 拍摄 CBCT　让患者佩戴边缘封闭良好的放射义齿拍摄 CBCT,并将放射义齿单独行 CBCT 扫描。

4. 数据拟合　将包含患者颌骨信息的 CT 数据和包含咬合关系的放射义齿数据通过阻射材料拟合,获取患者颌骨信息及咬合关系信息。

5. 导板设计　测量患者上下颌的颌间距离,按后期修复所需(一般单颌 15mm)设计截骨定位孔。测量患者颌骨信息,按固位针设计原则设计固位针安放标志,该固位针为导板定位、临时义齿就位二合一引导。测量患者种植位点颌骨和咬合关系信息,设计种植位点标志。

6. 种植手术　按术前设计安放咬合关系定位的牙列缺失患者三位一体种植导板,完成种植窝的预备与临时义齿的戴入。

数字化种植设计与实施为我们描绘了美好的前景,也大大方便了复杂病例的临床操作,必定是今后种植领域的发展方向。但目前数字化种植并不像我们想象的那么完美,还存在一些问题。

在很多医生的印象中,数字化种植最大的优点体现在两个方面:一是简单,二是精准。实际情况并非如此,数字化种植应当包括设计和操作两方面,简化的是操作部分。而设计方面,前期要花大量的时间去学习相关软件的使用,也就是存在学习曲线的问题。更重要的是,种植修复最终是否成功,关键取决于设计方案,对于复杂病例更是如此,因此对设计者即医生的知识储备要求很高,要求全面掌握修复、种植外科、牙周等相关学科的知识,能够进行科学和合理的设计。

关于精度方面,不得不承认,目前数字化导板还存在着一定的误差。2018 年 ITI 共识会议指出,数字化导板引导种植存在误差:对于牙列缺损患者,肩台处偏差均值为 1.2mm,根尖处偏差为 1.2mm,角度偏差为 3.3°;对于牙列缺失患者,肩台处偏差均值为 1.3mm,根尖处偏差为 1.5mm,角度偏差为 3.3°。此外,与单牙缺失相比,多颗牙连续缺失的病例使用数字化导板引导种植更容易发生误差。精度与导板的类型有密切关系:在牙支持式导板、黏膜支持式导板和骨支持式导板中,牙支持式导板的精度最高,骨支持式导板的精度最低。

数字化种植的误差是一个累积的误差,主要来源于三个方面:①信息采集阶段,包括 CBCT 数据的精度、口扫或模型扫描的精度,如需要使用放射导板,则还有放射导板的制作精度和就位精度;②软件设计和手术导板加工阶段,包括数据分割与匹配、种植体的数量和位置设计、导板的生产加工精度;③手术应用阶段,包括医生对导板手术的熟悉和掌握程度、导板的就位与固定、手术工具的容忍度、患者的开口度限制等。

因此,要想进一步提高数字化种植的精度,须从医生、软件、硬件方面综合改善。医生要有全面的知识储备,

熟悉软件的操作和导板手术的流程；软件须有更友好和方便的操作界面，开放性和兼容性；硬件方面，进一步提高 CBCT 的精度、口扫或模型扫描的精度、导板的加工精度等。相信随着理念和技术的进步，数字化种植的应用会越来越广泛、简便、精确，对口腔种植的发展起到更大的推动作用。

参考文献

1. EDGE M J.Surgical placement guide for use with osseointegrated implants. J Prosthet Dent, 1987, 57 (6): 719-722.

2. HULTIN M, SVENSSON K G, TRULSSON M.Clinical advantages of computer-guided implant placement: a systematic review.Clin Oral Implants Res, 2012, 23 (Suppl 6): 124-135.

3. 白石柱, 刘宝林, 陈小文, 等. 种植导板的制作及 CAD-CAM 技术的应用. 实用口腔医学杂志, 2011, 27 (1): 138-142.

4. D'HAESE J, ACKHURST J, WISMEIJER D, et al. Current state of the art of computer-guided implant surgery.Periodontol 2000, 2017, 73 (1): 121-133.

5. VERSTREKEN K, VAN CLEYNENBREUGEL J, MARTENS K, et al. An image-guided planning system for endosseous oral implants.IEEE Trans Med Imaging, 1998, 17 (5): 842-852.

6. FORTIN T, BOSSON J L, COUDERT J L, et al. Reliability of preoperative planning of an image-guided system for oral implant placement based on 3-dimensional images: an in vivo study.Int J Oral Maxillofac Implants, 2003, 18 (6): 886-893.

7. TURKYILMAZ I.Keys to achieving successful restoratively-driven implant placement with CAD/CAM surgical guide: A technical note.J Stomatol Oral Maxillofac Surg, 2019, 120 (5): 462-466.

8. SCHUBERT O, SCHWEIGER J, STIMMELMAYR M, et al. Digital implant planning and guided implant surgery - workflow and reliability.Br Dent J, 2019, 226 (2): 101-108.

9. VERCRUYSSEN M, FORTIN T, WIDMANN G, et al. Different techniques of static/dynamic guided implant surgery: modalities and indications.Periodontol 2000, 2014, 66 (1): 214-227.

10. TATAKIS D N, CHIEN H H, PARASHIS A O.Guided implant surgery risks and their prevention.Periodontol 2000, 2019, 81 (1): 194-208.

11. VISCIDO, ANTHONY J.Endosseous implants as fixed bridge abutments. J Am Dent Assoc, 1969, 79 (6): 1421-1426.

12. SZMUKLER-MONCLER S, SALAMA H, REINGEWIRTZ Y, et al. Timing of loading and effect of micromotion on bone-dental implant interface: review of experimental literature.J Biomed Mater Res, 1998, 43 (2): 192-203.

13. LINKOW L I, GLASSMAN P E, ASNIS S T.Macroscopic and microscopic studies of endosteal bladevent implants (six month dog study).Oral Implantol, 1973, 3 (4): 281-309.

14. 蒂齐亚诺·滕托里, 法比奥·加利, 马西莫·戴尔·法布罗. 即刻负重: 口腔种植学的新纪元. 王大为, 李增健, 译. 沈阳: 辽宁科学技术出版社, 2017.

15. CRANIN A N, DEGRADO J, KAUFMAN M, et al. Evaluation of the Periotest as a diagnostic tool for dental implants.J Oral Implantol, 1998, 24 (3): 139-146.

16. TESTORI T, BIANCHI F, DEL FABBRO M, et al. Immediate non-occlusal loading vs. early loading in partially edentulous patients.Pract Proced Aesthet Dent, 2003, 15 (10): 787-794, 796.

17. TRISI P, TODISCO M, CONSOLO U, et al. High versus low implant insertion torque: a histologic, histomorphometric, and biomechanical study in the sheep mandible. Int J Oral Maxillofac Implants, 2011, 26 (4): 837-849.

第八章

数字化导板种植手术

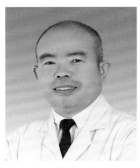 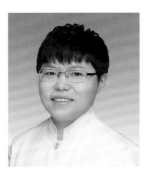

郭航　　　　　刘劭晨

北京瑞泰口腔医院　郭航　刘劭晨

口腔种植修复经过几十年的发展,临床成功率和修复效果得到了很大提升,已成为牙齿缺失的最主要修复方式。信息技术与数字化技术的更新,给口腔种植治疗带来了一场数字化的变革,数字化导板、数字化导航、手术机器人已成为或即将成为种植手术的辅助方式。其中,数字化导板技术在现阶段最易切入临床工作,数字化导板可将种植术前的规划实施到术中,实现以修复为导向、安全、精准的种植体植入。无论对于初学者还是经验丰富的医生,数字化导板对于种植临床工作的指导意义都是非常肯定的,尤其是在美学区种植、连续多牙缺失、解剖条件特殊、无牙颌种植等复杂病例中,更要求种植体的准确植入,数字化导板的必要性更为显著,本章将系统介绍数字化导板在种植手术中的应用。

一、数字化导板的临床优势

种植治疗的目标是重建缺失牙部位的软硬组织,恢复患者的咀嚼、美学及发音等功能、尽量避免或者减少并发症的出现,并达到长期稳定的修复效果。种植体正确的三维位置是获得最终理想修复效果的必要条件。

在颌骨中植入种植体,首先,要以最终修复为导向,种植体的植入位置不佳,可能导致后期无法修复,尤其是美学区的种植修复,一旦出现偏差,将会导致难以弥补的美学缺陷;其次,需要避开邻牙牙根、颌骨倒凹、颏孔、下牙槽神经管等重要解剖结构;同时,对于骨量不足的患者,又需要充分利用余留骨,尽量增大骨-种植体接触面积(bone implant contact, BIC),减少附加手术的可能性。种植成功的关键,不仅在于术前做出正确、合理的治疗计划,还在于能否通过一定的手段将设计好的手术方案精确地转移到临床手术中。

为了解决种植修复的相关问题,导板用于种植手术由来已久,最初采用的导板为在诊断模型上制作的压膜式手术导板(图1-8-0-1),虽充分考虑了修复需求,但未参考骨组织信息,无法明确植入区骨的形态和重要解剖结构的位置。数字化导板同时参考了颌骨的解剖结构和预期的修复体轮廓,可以根据预先设计的修复信息决定外科手术的术式,是将术前虚拟设计的种植方案精确转移到患者口内的个性化种植手术辅助配件。与传统种植技术相比,数字化导板辅助的种植技术具有以下优势。

1. 准确转移术前种植规划方案于临床手术中,保证种植体植入位置、方向及角度的精确性,避免重要解剖结构损伤,提高种植手术的安全性以及美学效果的可预见性,避免种植并发症的出现。

2. 对骨量充足、软组织条件理想的患者,可实现不翻瓣的微创种植手术,减小手术创伤,减轻患者痛苦。

3. 充分利用剩余骨量,减少甚至避免附加手术,最大限度地简化外科操作。

4. 对于美学区病例、多牙缺失、半口或者全口牙缺失的病例,术前可根据数字化设计方案制作临时义齿,使术后即刻修复成为可能。

5. 医生可术前在三维重建影像上向患者展示手术方案和术后效果,便于医患沟通,有利于减少纠纷。

二、数字化导板的分类和相关工具

(一) 数字化导板的分类

数字化导板的分类方式有多种,目前常按照以下方式分类。

1. **按照支持方式分类** 数字化导板按照支持方式可分为牙支持式、黏膜支持式、牙黏膜混合支持式和骨支持式导板。临床上选择哪种导板需考虑多种因素,如缺失牙的位置和数量、余留牙的分布和松动程度等。

牙支持式导板依靠口内余留牙固位,稳定性较好,导板体积相对较小,准确度较高,适用于牙齿缺失数目较少的病例(图 1-8-0-2)。黏膜支持式导板直接固位于软组织表面,由于软组织具有一定的弹性,术中通常需要咬合记录引导导板就位,然后通过固位钉固定导板位置,主要适用于无牙颌患者(图 1-8-0-3)。牙黏膜混合支持式导板适用于口内多数牙缺失,特别是游离端缺失的患者,根据导板定位的难易程度,可能需要设计辅助固位装置。骨支持式导板直接与骨组织表面接触,在导板就位前需要大面积翻瓣暴露骨面,手术创伤较大;但是根据锥形束 CT(cone-beam computed tomography,CBCT)生成的骨组织表面数据准确度不高,此类导板的误差较大,现临床应用较少。

2. **按引导程度分类** 数字化导板按引导程度可分为部分引导导板和全程引导导板。部分引导导板仅先锋钻定位或者完成部分种植窝洞预备,不引导种植体植入。全程引导导板同时引导种植窝洞预备和种植体植入,即引导和确定每一钻的定位和深度,同时引导种植体植入过程,其物理导向和深度控制可以确保种植体精准植入。

3. **按制作方式分类** 数字化导板按照制作方式可分为数控切割、机械仪器切割、快速制造技术、光固化快速成型等。目前导板加工主要采用快速成型技术和数控切割技术。

快速成型技术是将三维数字化模型数据输入快速成型机器,通过数字化控制打印,获得物理模型。根据成型原理不同,快速成型技术可分为熔融沉积制造、液态光敏树脂选择性光固化、粉末材料选择性激光快速成型法等。目前,液态光敏树脂选择性光固化技术是最为经济快速的方法。

(二) 数字化导板的相关工具

数字化导板设计与制作需要相应的设备和软件配备,CBCT、口内扫描仪、模型扫描仪、种植导板设计软件、数字化切削、数字化快速成型等内容在本书其他章节有详细介绍,此处不加累述。本章主要对种植导板工具盒加以介绍。

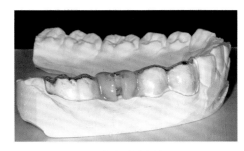

图 1-8-0-1 压膜式手术导板

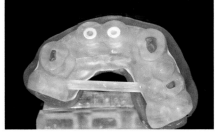

图 1-8-0-2 牙支持式导板

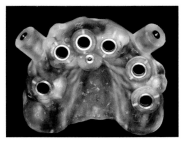

图 1-8-0-3 黏膜支持式导板

种植导板工具盒分为两类：一类是种植体厂家专为本系统种植体和钻针设计的导板工具盒，通常称之为专用导板工具盒；另一类是第三方厂家设计的通用导板工具盒(图1-8-0-4)，适用于所有的种植系统。在部分引导手术中，可以采用专用导板工具盒，也可以采用通用导板工具盒，在全程引导手术中，只能采用专用导板工具盒。

通用导板工具盒主要包括钻针、固位钉、手柄，钻针又包括固位钉钻针、牙龈环切钻、骨平整钻、定位钻、先锋钻、扩孔钻。

牙龈环切钻主要用于微创种植手术中种植备孔前的牙龈切除(图1-8-0-5)。骨平整钻根据需要选择使用，主要用于斜面形骨面的牙槽嵴平整。定位钻尖端非常锋利，主要用于扩孔前的定位，避免先锋钻在备孔时出现打滑情况(图1-8-0-6)。扩孔钻分为不同的直径和长度，以满足不同位置和不同规格种植体的备洞需求，每个钻头上都有与压板配合的止停环，手术过程中，选择相应的钻针，全长预备即可。在导板工具备孔完成后，使用种植体品牌相配套的钻头完成最后一钻备孔，根据需要决定是否颈部成形或攻丝，即可植入种植体。

固位钉主要用于黏膜支持式导板、混合支持式导板和骨支持式导板的固定，固位钉直径常为2mm，有长短之分，适用于不同的固位要求，不同长度的固位钉与专门的固位钉钻匹配(图1-8-0-7)。手柄钻套的内径与钻针的直径相吻合、外径与导板套管的内径相吻合(图1-8-0-8，图1-8-0-9)，通过导板、手柄和钻头的配合使用达到引导种植的目的。

专用导板工具盒除配备有钻针、手柄以及固位钉外，还有适用于特定种植体的螺丝刀、扭力扳手等。

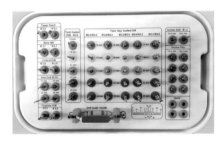

图1-8-0-4 通用导板工具盒

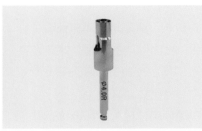

图1-8-0-5 牙龈环切钻

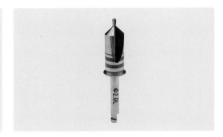

图1-8-0-6 定位钻

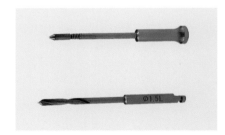

图1-8-0-7 固位钉钻和固位钉

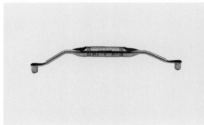

图1-8-0-8 手柄

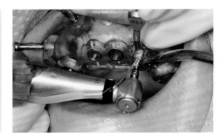

图1-8-0-9 导板、手柄和钻头配合使用

三、数字化导板的制作流程

数字化导板的制作包括一系列临床与技工室程序：临床检查、数据采集、数据整合、种植体三维位置设计、导板结构设计、导板数据输出、导板及模型打印等。本部分内容在前面的章节已经详细论述，本文仅对整体程序进行简单的梳理。

（一）临床检查

临床检查包括问诊、口颌系统检查及医患沟通。问诊主要了解患者的主诉、缺牙部位及时间、既往牙科治疗史、全身情况等。口颌系统检查除了常规口内检查及种植位点专项检查之外,还需注意检查患者的开口度和颞下颌关节状态,患者开口度不足或者颞下颌关节状态不良可能会影响术中操作,尤其在后牙区。

（二）解剖学和影像学数据采集

数字化导板设计过程的一个关键步骤就是解剖学数据和影像学数据的整合。把精确的解剖学数据、影像学数据以及咬合记录提供给导板设计人员,是制作导板以及保证导板准确度的必要条件。

1. 解剖学数据采集　解剖学数据包括缺牙区软组织、邻牙、对颌牙以及咬合关系的信息。可采用传统印模和数字化印模两种方法,传统印模法建议使用加成型硅橡胶材料,通过规范的印模方法制取印模,灌注模型,技师采用模型扫描仪进行光学扫描,获得 STL 格式的解剖学数据。数字化印模是采用椅旁扫描仪直接进行口内扫描,可直接输出 STL 格式数据,传输给导板设计人员。

种植体和导板设计之前,需要首先进行修复体设计。尤其是口内缺失牙过多以及无牙颌的患者,还需要进行诊断排牙,制作放射导板。修复体设计或诊断排牙是制作种植导板、过渡义齿以及永久修复体的基础。

如患者有旧义齿,且旧义齿在颌位关系、咬合关系、美学及发音等方面满足要求,可复制旧义齿、加入放射标记点,制作为放射导板。放射标记点的作用是将未来修复体、缺牙区黏膜形态及颌骨整合到一起,为后续导板设计提供参考。注意若原义齿佩戴时间较长,应先重衬义齿,以保证组织面的准确性。放射标记点的位置和数目有一定的要求,需在放射导板前牙区和后牙区的颊舌侧非对称排布,远离口内放射伪影源。如患者无旧义齿或者旧义齿不满足要求,须制作新义齿,新义齿需具有良好的固位性、稳定性、正确的颌位关系、理想的咬合关系及美学效果,满足以上要求的新义齿,将被制作为放射导板（图 1-8-0-10）。

通过模型扫描仪扫描放射导板和患者模型,可获得放射导板和黏膜表面形态的解剖学数据,也可对放射导板进行 CBCT 二次扫描。

2. 影像学数据采集　影像学数据的获取包括拍摄 CBCT 和导出 DICOM 格式数据,CBCT 的拍摄要点如下。

（1）CBCT 机器必须定期校准。

（2）严格按照 CBCT 拍摄基本规范。

（3）拍摄时,患者上下颌须分开 1~2mm,便于 CBCT 数据三维重建时上下颌的分离。

（4）缺失牙数目较少、无过多金属固定修复体且口内有 3 颗及以上松动度小于 1 度的天然牙时,直接拍摄咬合空开状态的 CBCT 即可;口内余留牙多数松动时,可在患者口内置入放射固位钉,以增加稳定的数据重合位点（图 1-8-0-11）。口内金属固定修复体过多、缺失牙过多以及无牙颌的患者,需制作放射导板。患者佩戴放射导板拍摄 CBCT,拍摄过程中,放射义齿最好用咬合记录材料固定,以免拍摄过程中放射导板出现移位;之后需要调整曝光条件,单独对放射导板拍摄 CBCT。

（5）拍摄时,患者上颌𬌗平面需与地平面平行。CBCT 拍摄完成后输出 DICOM 格式数据。

（三）解剖学数据和影像学数据的整合

将解剖学数据（STL 格式数据）和影像学数据（DICOM 格式数据）,导入导板设计软件,选择合适的 CBCT 阈值重建三维图像,选择两种数据的相同典型解剖标记点（例如牙尖、放射标记点等）,进行数据匹配,匹配完成后

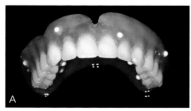
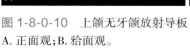

图 1-8-0-10　上颌无牙颌放射导板
A. 正面观;B. 𬌗面观。

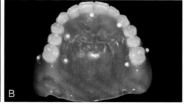

图 1-8-0-11　口内余留牙多数松动时,置入放射固位钉拍摄 CBCT

检查数据匹配的准确度。

（四）种植体模拟植入

种植体的模拟植入需遵循种植植入的基本原则,结合患者的解剖条件,以最终修复为导向。最终修复体的数据获取有两种方式:一种是在石膏模型缺失牙或者预计拔除牙的位置制作诊断蜡型,然后扫描模型;另一种是在导板设计软件的解剖学图像上进行数字化诊断排牙(图 1-8-0-12)。

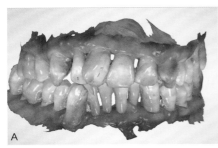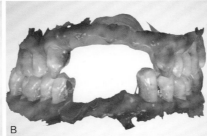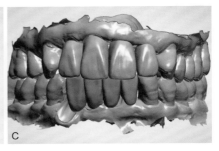

图 1-8-0-12　种植体的模拟植入
A. 重度牙周炎患者,拟拔除 11、12、21、22、31、32、41、42、43 松动牙后种植修复;B. 在 Implant studio 导板设计软件(3Shape)中模拟拔除 11、12、21、22、31、32、41、42、43;C. 在导板设计软件中进行数字化诊断排牙,以指导种植体位置的设计。

（五）数字化导板的生成与制作

种植体位置确定后,在导板设计软件中选择导板覆盖范围,设置就位检查窗、冷却窗,输入导板的 STL 格式数据,3D 打印软件将导板数据排版,完成导板打印,而后安放和粘接套管。如解剖学数据的获取采用的是口内扫描方式,则可以打印出模型,以便试戴导板,判断导板是否精确。

四、数字化导板手术的临床程序

为了达到数字化导板的最佳效果,医生应遵循其特有的流程与规范,否则可能会导致误差过大,甚至带来并发症。数字化导板手术的临床程序如下。

（一）导板试戴

导板的制作涉及多个临床和技工环节,每个环节都可能会影响其准确度,所以术前需要检查导板。牙支持式种植导板需要检查以下内容。

1. 导板就位过程中是否有阻力,是否能完全就位。

2. 导板的稳定性和密合性。可通过导板就位窗来检查导板的密合性,导板完全就位时,所有就位窗部位与牙面均密合,如出现开窗部位与牙面不密合,则须检查是否出现模型不准确、导板进入牙面倒凹、导管套管压迫牙龈等情况(图 1-8-0-13)。混合支持式导板需首先检查导板的稳定性,其次检查导板与牙面和黏膜的密合性。黏膜支持式导板需检查导板在黏膜上的密合性以及咬合的稳定性,黏膜支持式导板通过咬合引导就位,固位钉钉道预备时须有稳定的咬合来固定导板(图 1-8-0-14)。

（二）导板消毒

树脂导板不适合高温高压消毒,可采用浸泡消毒,通常在术前半小时聚维酮碘浸泡,术中用生理盐水冲洗干净。

（三）局部麻醉

牙支持式导板依靠口内余留牙做支持和固位,与软组织无接触,相应的种植手术麻醉方式可采用常规的局部浸润麻醉。混合支持式导板和黏膜支持式导板与软组织表面接触,局部浸润麻醉后软组织会有一定的形变,影响导板的就位。为了减小麻醉对导板就位的影响,需要选择好麻醉时机和麻醉部位,导板通过咬合引导就位后,嘱患者紧咬合,固位钉区域浸润麻醉后固位钉钻备洞,插入固位钉,在导板边缘处行前庭沟浸润麻醉,腭侧就位检查窗处行浸润麻醉,植入区域行牙槽嵴顶麻醉。

(四)导板就位和固定

牙支持式导板生成时已去除倒凹,确认导板密合性后,术中需术者或者助手手压辅助固定。多颗牙、半口、全口缺失者,导板通过咬合记录引导就位后,需要固位钉固定,固位钉放置后需检查导板与黏膜的密合程度。如固位钉导板和植入导板分开制作,固位钉导板确定固位钉位置后,再通过固位钉位置定位植入导板的位置。如果采用组合式导板,固位钉植入后,去除导板的咬合引导部分即可暴露引导植入的套管。

(五)种植窝洞预备与种植体植入

种植窝洞预备需按照术前设计的扩孔程序,应特别注意钻针冷却和导板的稳定。可通过在套管附近预留冷却窗、选择带内冷却的钻针、控制种植手机转速、增加提拉动作、预备间隙冰生理盐水大量冲洗、加大种植机的出水量、助手额外滴水等措施来避免热损伤。在骨和软组织条件都非常理想的情况下,可以实施导板全程引导下的不翻瓣手术。多数病例出于保留角化龈、骨修整或者骨增量的考虑,需要做翻瓣处理,可在先锋钻预备后,取下导板,翻瓣,核查种植位点的三维位置,如基本无偏差可复位导板继续种植窝洞的预备,如偏差较大,需在直视下及时修正种植体的位置。

(六)骨修整

多数牙缺失或者无牙颌患者,常需要进行骨修整。骨修整通常有以下目的:①修除牙槽嵴顶比较薄的骨,避免或减小植骨的可能性;②在修复空间不足时创造修复空间;③保证修复平台在同一水平面,利于后期修复支架的被动就位;④在即刻 种植位点,可增加 BIC,易于获得更佳的种植初期稳定性。常用的骨修整工具有咬骨钳(图 1-8-0-15)和菠萝钻(图 1-8-0-16)。术前进行详细规划,标记截骨位点,或者种植体植入完毕后再行骨修整可更精确地控制骨修整的量。

(七)制作临时修复体

美学区种植修复、多颗牙缺失种植修复、无牙颌种植修复的病例,都有可能需要制作临时修复体,临时修复体的制作有以下几种方式。

1. 计算机辅助设计和制造(computer aided design/computer aided manufacturing,CAD/CAM)的树脂粘接桥　美学区少数牙缺失的病例,可通过数字化诊断蜡型模拟最终修复体的形态,利用其数字化诊断蜡型的数据,可预先加工出树脂粘接桥,以备即刻修复使用(图 1-8-0-17~图 1-8-0-22)。

2. 种植体支持式的局部固定义齿　当预计种植体很大可能获得理想的初期稳定性时,也可根据导板软件中数字化诊断蜡型的信息,预先加工出树脂临时冠,参照种植体的位置预留出临时修复基台的空间(图 1-8-0-23),以备手术当日修改为种植体支持的临时修复体(图 1-8-0-24)。

3. 种植体支持式的半口或者全口义齿

(1)将放射导板改为临时修复体:参照导板设计方案中种植体的位置,在放射导板相应的部位预留孔洞(图 1-8-0-25),预先做好咬合记录或者咬合标记(图 1-8-0-26),孔洞的直径须比临时基台稍大,术后通过咬合

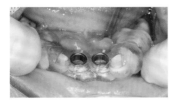
图 1-8-0-13　33、43 各设一导板就位窗

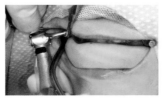
图 1-8-0-14　黏膜支持式导板预备固位钉钉道时需要咬合记录固定

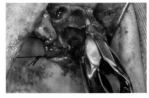
图 1-8-0-15　咬骨钳修整牙槽骨

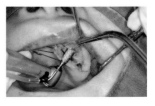
图 1-8-0-16　菠萝钻修整牙槽骨

记录或者咬合标记确定临时修复体的位置,将临时修复体与临时基台通过自凝树脂连接,补全义齿组织面,修改为种植体支持式的临时修复体(图 1-8-0-27~图 1-8-0-29)。

(2) 将预先制作的聚甲基丙烯酸甲酯(polymethyl methacrylate,PMMA)树脂桥修改为临时修复体:无牙颌种植修复可根据数字化导板设计方案,预先制作出 PMMA 树脂桥(图 1-8-0-30),在临时基台对应的位置留出空间,手术当日将其修改为种植体支持式的临时修复体(图 1-8-0-31)。

(3) 通过导板固位钉定位临时修复体:无牙颌种植可根据导板设计方案中最终修复体的信息预先设计和打印出带有固位钉通道的 PMMA 修复体(图 1-8-0-32),术后可通过固位钉通道确定修复体的位置,然后进行组织面重衬及义齿的调𬌗、修形、抛光,即可戴入口内。

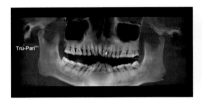

图 1-8-0-17　CBCT 图像
60 岁男性患者,31、32、41、42 明显松动,寻求种植修复,术前 CBCT 显示 31—42 周围骨质吸收至根尖,根尖区骨质未见异常。拟拔除 31—42 后于 32、42 位置即刻植入种植体。

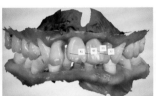

图 1-8-0-18　术前口内扫描图像
术前采用 Trios 3 basic 扫描仪(3 Shape)口内扫描,将 CBCT 数据和光学印模数据传至技工室。

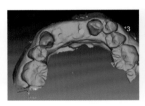

图 1-8-0-19　在 Implant studio 导板设计软件中模拟拔除 31、32、41、42

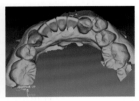

图 1-8-0-20　进行数字化诊断排牙,并据此设计种植体位点

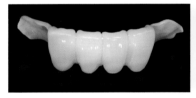

图 1-8-0-21　根据诊断排牙的信息预先加工出树脂粘接桥

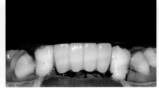

图 1-8-0-22　手术当日树脂粘接桥即刻修复

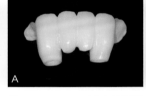
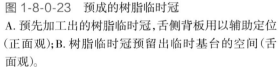

图 1-8-0-23　预成的树脂临时冠
A. 预先加工出的树脂临时冠,舌侧背板用以辅助定位(正面观);B. 树脂临时冠预留出临时基台的空间(舌面观)。

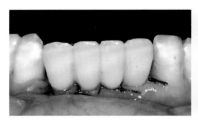

图 1-8-0-24　手术当日把树脂临时冠修改为种植体支持的临时修复体

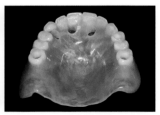

图 1-8-0-25　上颌无牙颌患者,拟行种植支持式的固定修复
数字化导板方案设计植入 6 颗种植体,在放射导板对应种植体穿出的位置预留孔洞。

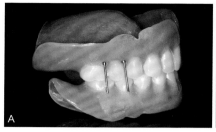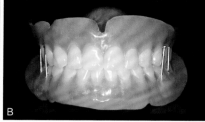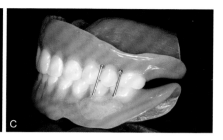

图 1-8-0-26 放射导板通过左右两侧的金属杆球记录并稳定上下颌之间的咬合关系
A. 右侧面观;B. 正面观;C. 左侧面观。

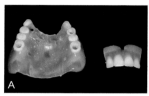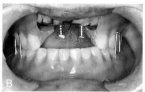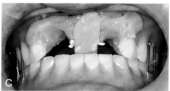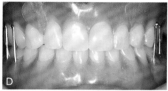

图 1-8-0-27 种植术后即刻修改临时修复体、连接临时基台
A. 截去放射导板的中切牙和侧切牙部分;B. 将前牙区临时基台戴入口内,通过两侧的金属杆球固定上颌义齿的位置;C. 在前牙区临时基台周围放入自凝树脂(新世纪);D. 采用自凝树脂将截去的中切牙、侧切牙部分与临时基台以及放射导板的剩余部分固定在一起,而后可在模型上用自凝树脂连接余下的临时基台和放射导板。

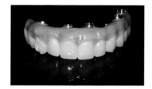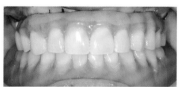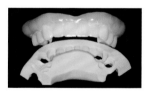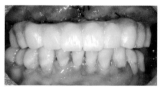

图 1-8-0-28 补全义齿组织面,修形,打磨,抛光

图 1-8-0-29 将临时修复体戴入口内

图 1-8-0-30 上颌无牙颌患者,根据数字化方案切削出上颌 PMMA 树脂桥,制作用以定位的咬合记录

图 1-8-0-31 手术当日将 PMMA 桥修改为种植体支持的临时修复体

图 1-8-0-32 带有固位钉通道的 PMMA 修复体
A. 正面观;B. 𬌗侧观,已预留出临时基台的空间。

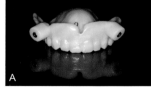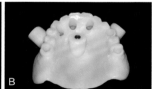

五、数字化导板的误差分析

数字化导板的误差是导板技术能否广泛推广的争论所在。导板的设计和应用中涉及诸多程序,现阶段确实不可完全避免导板的误差。国际口腔种植学会第四届共识研讨会关于数字化导板误差的共识性论述如下:种植体肩部不超过 0.9mm、种植体尖端不超过 1.3mm、轴向角度不超过 3.5°。但是可以肯定的是,如果导板的使用误差小于医生在外科操作中的经验误差,那它就是有价值的。临床医生应该了解误差来源,以在临床工作中尽量减小数字化导板引导手术的误差,做到更精准、更理想的种植植入。

(一)数据获取误差

数据获取误差包括解剖学数据的误差和影像学数据的误差。

1. 解剖学数据的误差 不同的印模材料和取模方式造成的误差不同,余留牙松动与否也会有一定程度的影响,如果模型无法准确反映口内的解剖情况,将会影响导板的制作。数字化印模与传统印模相比,可避免印模材料、石膏材料、灌制和修整石膏模型中产生的误差,但其精度亦受仪器设备、患者口内唾液、血液、操作者熟练程度、扫描范围等影响。

2. 影像学数据的误差 CBCT 的精度会影响三维建模时数据的精确度,CBCT 扫描层厚、体素会影响图像分辨率,分辨率越高,测量、勾勒结构的准确性越高;图像的灰度值会影响医生对组织结构的判断;患者拍摄 CBCT 有无保持正确的张口位、有无移动都将影响最终影像学数据的精确性。CBCT 拍摄要求在本书相关章节中有详细描述,严格遵循 CBCT 拍摄要求有利于减小影像学数据的误差。

（二）导板设计过程中的误差

导板设计过程中的误差主要由将解剖学数据和影像学数据匹配不准确导致。两者的匹配需要选择同一典型解剖标记点(例如牙尖、放射标记点等),为了增加数据匹配的准确度,可在牙面上粘接树脂标记点或者在缺牙区植入放射骨钉,人为创造出具有典型形态的解剖标记(图 1-8-0-33,图 1-8-0-34)。匹配完成后须检查数据匹配的准确度并在必要时加以改进。

（三）导板打印过程中的误差

数字化导板对制作精度有很高的要求,导板打印须使用工业级 3D 打印机,打印层厚应 ≤ 16μm 方可达到临床精度的要求。关于数字化 3D 打印技术,本书后续章节将有详细介绍。

（四）手术过程中的误差

1. 钻针位置变化 钻针位置变化包括先锋钻的位置变化和扩孔钻的位置变化,先锋钻的硬度需要达到一定的要求,以减少弹性形变带来的任何位置变化。先锋钻需要锋利尖锐,以减少其在骨面的滑脱移位。牙齿长期缺失造成的斜坡形骨吸收易造成先锋钻的滑脱移位,建议先用骨面平整钻平整骨面。

理论上,先锋钻及各级钻要与相应的导管套环直径完全吻合,以减少备洞过程中的移位,实际上,为了便于钻针通过,套环的直径会略大于钻针的直径,在备洞过程中,钻针可能产生一定的轴向偏差。另外,当患者的开口度过小或种植位点靠近后牙区域时,由于颌间距离过小,钻针提拉受到限制,术中可能会使植入方向有一定的偏差。

2. 导板就位和复位误差 手术过程中,导板未完全就位或稳定性不足均会影响种植体最终的植入位置。手术前必须进行导板就位检查。牙支持式导板需要双侧有稳定的天然牙,术前一定要仔细检查是否有邻牙松动的情况,松动的天然牙不能用来固位和支撑导板,术中医生或者助手一定要固定好导板,以防备洞过程中导板移位。黏膜支持式导板需要咬合引导就位后固位钉固定,固位钉固定后须再次检查导板和黏膜之间的密合性,以及检查导板是否稳固。无牙颌导板应至少使用 3 颗固位钉进行固位,固位钉入骨深度应 ≥ 5mm,且固位钉最好有一部分骨皮质固定。在固位钉区域骨密度较低时,不建议反复插拔固位钉,以免造成固位钉位置移位。

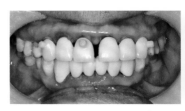
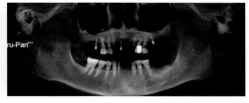

图 1-8-0-33 为了增加数据匹配的准确度,在 11、13、23 颊侧粘接具有典型解剖标志的树脂标记点

图 1-8-0-34 局麻下在 11、16、26 区域植入三枚具有典型形态的放射骨钉
拟行上颌半口种植的患者,局麻下在 11、16、26 区域植入三枚具有典型形态的放射骨钉,以增加解剖学数据和影像学数据重合的准确度。

为了增加黏膜支持式导板的稳定性,无牙颌导板的伸展范围可按照全口义齿的范围而定。混合式导板根据预留牙的固位力决定是否添加固位钉。

六、数字化导板与数字化导航的应用对比分析

(一) 应用情况

数字化导板与数字化导航两种技术均对临床工作有一定的指导意义,在应用过程中也都具有一定的局限性。

数字化导板在大多数情况下都可使用,但是对患者的张口度有一定的要求,对于张口受限或者后牙区,尤其是第二磨牙种植位点,可能出现钻针无法顺利进入导板套管的情况。另外,导板导管的设计对缺牙间隙的修复空间有一定的要求,缺失牙近远中间隙过小的患者,无法采用数字化导板。

数字化导航对患者张口度和缺牙间隙的空间要求较小,可以实时、动态显示种植邻近区域重要的解剖结构。但动态导航设备较为昂贵,且导航实施过程较为复杂,技术敏感性较高。有报道认为,对于下颌种植患者,术中下颌的动度会对导航实时定位产生影响。同时,全口种植固定修复采用导航手术不能术前设计制作即刻义齿。

因此,目前数字化导航的临床应用普及性小于数字化导板。

(二) 术前准备

目前数字化动态导航可以实现 CBCT 拍摄、计算机设计、导航引导下当日进行种植手术,可缩短治疗周期。但是导航术前需要进行配准及相关设备的协调,配准方式是影响导航精确度最重要的因素。配准方式包括侵入性与非侵入式两种方式。目前非侵入性配准,例如解剖标志法、皮肤表面配准法的误差较大,侵入式的骨内放入标记物是配准的金标准,但该方式具有一定的损伤,患者的接受度相对较低。

数字化导板的准备时间虽然稍长,但在准备过程中几乎不会对患者造成损伤,相对而言易于被患者接受。

(三) 术中操作

数字化导板在种植术中应时刻注意导板的密合性和稳定性,如导板未按照预定位置就位或术中出现移动则可能造成较大的误差,但医生可通过规范的术前准备和手术操作控制部分误差。

数字化导航手术过程中医生可以直视术区,也可在监测屏幕上实时动态观看手术钻针在种植位点的位置,当钻针超出了预先设计的区域,仪器会发出警报声提醒,医生可以随时调整手术方案。

理论上,数字化导航更符合种植手术的要求,但是研究表明,导航系统易产生追踪误差和垂直向偏差,导致显示位置和实际位置不一致,医生需要等待术中成像系统的实时反馈并且加以判断,易造成手术时间的延长。

另外,在动态导航手术中,医生握持的手机上带有协助定位的装置,该装置增加了手机的体积及重量,术者的握持手感将会发生改变,术者坐姿及握持器械时须注意不能影响定位装置与追踪系统之间的信号传播,且术者手的稳定性及其对导航的熟练程度都会影响导航的精度,种植医生需要通过训练来减少对精确度造成的影响。

受以上因素所限,目前数字化导航技术的普及率较数字化导板明显更低,在国际上尚未成为主流的数字化种植技术。

七、总结

数字化技术的应用,为精准种植的开展提供了便利,但到目前为止,数字化技术还不能取代医生在种植手术的重要作用。医生的经验是种植成功的基础,数字化技术可以在医生经验的基础上更好、更便捷地辅助医生争取实现最佳的修复效果,或者完成一些复查的临床操作;如果结合机械臂等数字化设备,甚至可以在简单种植修复案例中解放医生的双手。

数字化导板是目前临床推广程度最高的数字化技术,但数字化导板在应用过程中仍会产生一定的误差,医生在借助数字化导板辅助的同时,必须考虑到可能引起误差的因素,尽量通过标准程序减小误差带来的影响。

参考文献

1. LALEMAN I,BERNARD L,VERCRUYSSEN M,et al. Guided implant surgery in the edentulous maxilla:A systematic review.Int J Oral Maxillofac Implants,2016,31(Suppl):103-117.

2. TAKEUCHI Y,KOIZUMI H,FURUCHI M,et al. Use of digital impression systems with intramural scanners for fabricating restorations and fixed dental prostheses.J Oral Sci,2018,60(1):1-7.

3. ZHAO X Z,XU W H,TANG Z H,et al. Accuracy of computer-guided implant surgery by a CAD/CAM and laser scanning technique.Chin J Dent Res,2014,17(1):31-36.

4. AL YAFI F,CAMENISCH B,AL-SABBAGH M.Is Digital guided implant surgery accurate and reliable？.Dent Clin North Am,2019,63(3):381-397.

5. EI KHOLY K,LAZARIN R,JANNER S F M,et al. Influence of surgical guide support and implant site location on accuracy of static computer-assisted implant surgery.Clin Oral Implants Res,2019,30(11):1067-1075.

6. TURKYILMAZ I.Keys to achieving successful restoratively-driven implant placement with CAD/CAM surgical guide:A technical note.J Stomatol Oral Maxillofac Surg,2019,120(5):462-466.

7. PANCHAL N,MAHMOOD L,RETANA A,et al. Dynamic navigation for dental implant surgery. Oral Maxillofac Surg Clin North Am,2019,31(4):539-547.

8. GARGALLO-ALBIOL J,BAROOTCHI S,SALOMÓ-COLL O,et al. Advantages and disadvantages of implant navigation surgery. A systematic review.Ann Anat,2019,225(9):1-10.

第九章

数字化导航种植手术

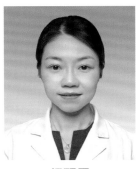
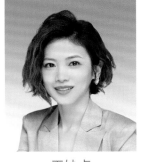
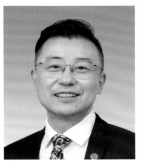

杨醒眉　　　　　　　　王妙贞　　　　　　　　刘峰

四川大学华西口腔医院　　杨醒眉　　　北京大学口腔医院　　王妙贞　刘峰　　　四川大学华西口腔医院　　冯毓璋

随着种植技术的发展,使用传统自由手的口腔种植手术方法已经不能满足患者及医生对于口腔种植修复在精度、美学以及诊疗过程的高效性上日益增加的要求。随着数字化技术的飞速发展,计算机辅助影像引导下的手术方法被越来越广泛地应用于临床。其中,数字化动态种植导航系统能够帮助主刀医生在种植手术中做到知"己"知"彼"。

知"己"指的是,导航系统的追踪定位功能让医生"看到"手中的种植钻针在患者颌骨内的实时三维空间位置;知"彼"指的是,利用导航系统中特有的配准环节,将术前三维重建的患者影像信息中虚拟设计的种植体理想位置以及标记出的重要解剖结构与患者术区实际位置相重叠,从而医生术中能够实时掌握钻针的轴向和深度与理想位置之间的偏差,以及保持器械和重要解剖结构的安全距离,最终实现更安全、更精准的操作。目前国内外众多团队致力于探索针对各类病例,如即刻种植、前牙美学区、无牙颌、穿颧骨种植体等复杂情况,如何在数字化导航的引导下实现精准植入,优化导航系统的方法。

第一节　数字化导航的原理

数字化导航在外科手术的应用可以类比在机动车驾驶中使用全球定位导航系统(global positioning system,GPS)。组成上来说可以分为三个主要部分:导航定位仪、种植手机和患者的影像数据。导航定位仪是手术导航系统中负责定位追踪患者佩戴的参考板和手术器械的部件,类似于GPS中的人造卫星;种植手机上安装有定位器,其作用类似接收传输信号的车载导航设备;导航软件中患者术区三维重建影像,还包含术前模拟种植体位置以及突出标记出的重要结构,类比于驾驶时的道路地图,术中辅助引导医生精准实现术前计划且保护重要的解剖结构。医生根据显示器上提示的种植钻针在患者颌骨内的实时位置指导精准种植体的备孔和植入,就如同按照车载导航的指示明确目前所处的位置以及到达目的地的正确路径。

一、配准原理

配准,即将影像学资料上获得的信息和患者术区所在的三维空间建立联系。配准的精确与否关系能否正确转移术前计划,进而指导术中种植体的精准植入。故配准是种植导航手术中最重要的环节之一。

目前大部分在数字化导航种植手术中使用的配准方法是点对点配准(paired-point registration),其原理是术中在导航软件中手动或半自动选择三维影像信息中的配准参考点,再通过导航系统的手术器械与实际患者术区的配准点接触,将患者术区所在的三维空间与三维重建后的术前影像资料依靠对应的配准标记点进行重叠。数字化口腔种植导航系统常用的配准标记点(fiducial marker)可以是患者面部或口腔区域侵入性植入物,也可以是附着在配准板上或者依靠解剖结构等的非侵入性配准标记点。

(一)骨内配准钉

术前在患者术区周围颌骨内植入数颗配准钉,植入位置的选择不应影响后续种植体植入。在配准前应选择在骨内的稳定就位配准钉进行配准,钻针尖端与配准钉上部表面对应接触完成配准,排除动度大以及配准误差较大的配准点。尽管牙或黏膜支持式配准装置的固定是无创的,但其在就位时会出现位置偏移而损失精度(图1-9-1-1)。骨内配准方法不受皮肤动度以及软组织肿胀情况的影响,且就位稳定,配准精度相比于皮肤配准点和解剖结构配准点精度较高。Wang等的实验研究中对于上颌骨骨量严重缺失、需要进行导航引导下穿颧骨种植手术的患者,非侵入式的配准装置由于骨量的限制,难以获得精确稳固的口内就位条件,故采取采用骨内支抗钉作为配准标记点,植入位点的设计应位于如双侧上颌结节、前鼻棘以及腭中缝等不影响植入操作的区域。

(二)颌骨内固定式配准装置

在牙支持式或黏膜支持式配准装置于口内无法获得稳定就位与可重复性的情况下,为了提高配准精度可以使用骨内固位钉来支持配准板在术区就位。Luigi V等临床回顾性实验研究报告,对于无牙颌或者余留牙不足以提供配准装置稳固就位的患者,采取在颌骨内临时植入一颗微型种植体的方法,种植体的上端通过连接杆给予含有配准标记点的装置刚性和稳固的锚定功能。杨醒眉团队在体外模型试验研究中,对下颌无牙颌牙槽骨严重吸收的患者,采用在前牙区植入两颗短种植体,为新型导航装置的配准板和参考板提供稳定的固位。统计10个下颌无牙颌模型共40颗种植体在导航引导下的种植精度,种植体肩台处三维植入误差相比于术前设计为1.14mm,种植体根尖处为1.29mm,角度误差为3.02°(图1-9-1-2)。

(三)口内佩戴式配准装置

为了避免颌骨内植入此类有创操作,口内佩戴式配准装置主要是依靠患者余留牙和/或口内黏膜支持就位。故术前需要参考患者口内情况制作个性化带有阻射标记点的配准装置,随后嘱患者佩戴配准装置进行锥状束CT(cone beam CT,CBCT)的拍摄。以国产易植美导航系统(迪凯尔)为例,术中先在导航软件中提取选择阻射标记点的影像,再按照顺序使用手术器械在患者口内一一对应进行配准。此配准方法技术关键在于术前和术中口内就位位置的一致性。配准标记点位置的改变会直接导致配准后目标区域结构相较于实际位置出现偏移,此现象称为"目标偏移效应"(target shift effect)。其中一种口内佩戴式配准装置"U形管"是根据患者个性化牙弓以及缺隙处进行术前制作,保证佩戴时稳定紧密就位。U形管上有氧化锆小球作为放射标记点,利用导航种植手机配准钻针球形尖端放置于U形管上的配准半球凹坑,计算机软件完成相关计算,进行点对点配准,识别定位术区(图1-9-1-3)。

(四)解剖结构配准

不同于上述几种基于标记点的配准方法(marker-based registration),仅依靠患者颌面部解剖结构作为配准参考点的方法称为无标记点的配准(marker-free registration)。选择患者颌面部的骨突,如前鼻棘等结构,与CT

上相对应的图像进行配准。无论是在患者术区还是在 CT 影像上精确选择所对应的解剖结构都有一定难度。另外,在进行相关解剖结构配准精度实验过程中,此方法的可重复性也受到限制。Dr. Ricardo Henriques 团队 2018 年病例报告使用 Navident 导航系统(ClaroNav,加拿大)新型追踪配准方法(trace registration)完成导航引导 24 颗种植体的植入。术中首先选取患者三维重建影像中术区附近余留牙表面总共 4 个标记点,之后依次将追踪器械(tracker tool)放于对应标记点的区域内,计算机将追踪定位仪采集到每个标记位置的 100 个图像点经算法处理后完成配准步骤。

（五）激光扫描配准

激光扫描配准是一种无标记点的配准方法,其原理是将激光扫描的患者表面外形(皮肤或骨)和术前拍摄影像的三维重建数据相匹配。其优势是节省时间、无创而且能够通过激光探测获得更多表面标记点以提高配准精度。然而一旦受到软组织肿胀、皮肤表面位置移动、肌肉舒张紧张程度改变的影响,激光配准精度就会大打折扣,导航系统就需要再次进行配准。

二、追踪原理

目前,计算机辅助导航技术在口腔种植手术中的应用主要依靠光学信号对患者术区及种植手机进行追踪定位。根据光学定位原理可分为主动式和被动式。

将一组红外发光二极管集成在定位器或患者佩戴的参考装置上,由发光管按特定的顺序发射脉冲,由立体摄像机接受光学信号,从而推算种植器械或患者颌骨的位置,以上光学定位方法称为主动式。被动式定位技术是依靠定位器或患者佩戴的参考装置将红外线信号源的光学信号反射给追踪立体摄像机,完成术中的定位追踪任务。

患者参考板的固位可以采用入侵式植入骨内或者安装在树脂导板上依靠余留牙支持。如对于单颗牙缺失的患者,参考板可以选择邻近缺牙区或对侧同名牙支持固定(图 1-9-1-4);对于无牙颌患者,参考板可借助骨内植入钉以获得稳定固位(图 1-9-1-5,图 1-9-1-6)。在导航手术开始之前需要使用标定钻对参考板进行标

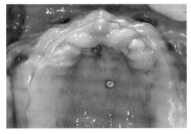

图 1-9-1-1　钛钉作为配准基准点在局部麻醉下植入上颌骨内

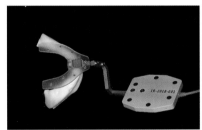

图 1-9-1-2　临时微型种植体植入无牙颌患者颌骨内,上端与水平固定臂一端相连接,另一段连接带有 CT 标记点的颌骨标记板以及参考板

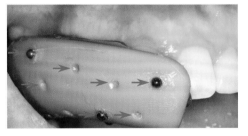

图 1-9-1-3　口内 U 形管就位
表面有氧化锆小球(红色箭头)附着,配准时将配准钻尖端放置在配准半球形凹槽内(绿色箭头)。

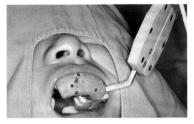

图 1-9-1-4　迪凯尔导航系统参考板通过连接杆和配准装置固定于患者口内余留牙获得稳固就位

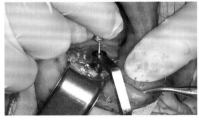

图 1-9-1-5　无牙颌患者颌骨内植入一颗固位种植体,上部通过螺丝与连接杆的一端固定

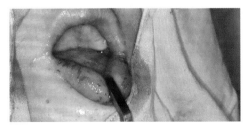

图 1-9-1-6　连接杆另一段连接参考板

定(calibration),在标定完成后手术器械的尖端的几何结构就被记录在导航系统配置中。West J 等研究报告追踪误差(tracking error,TE)与患者参考板以及手机定位器上的追踪元件的位置分布相关。追踪元件之间的距离(手机上的追踪原件沿长轴距离)与 TE 成反比。钻针尖端与手机定位器或参考板之间的距离越近,TE 越小。

第二节　国内外主要数字化导航的发展

20 世纪初,随着医学影像学的发展,医生得以通过患者影像学资料辅助疾病的诊断及治疗方案的设计,但是如何将影像信息上发现的病灶或者手术设计精准转移到术中患者身上是一个难题,只能依靠医生的经验和空间想象,但是精确度欠佳。立体定向技术(stereotaxy)能够实现精确地将影像信息与患者术区解剖进行匹配。最早基于框架的立体定向系统(frame-based stereotactic system)应用于神经外科手术。

随着技术的不断发展,无框架立体定向系统(frameless stereotactic system),也就是我们现在所说的"导航系统",取代了烦琐的立体定向框架,临床应用范围也从神经外科扩大到耳鼻咽喉、整形外科以及口腔颌面外科等外科手术中。

目前在口腔颌面外科手术中,数字化导航因其更直观、精准、安全和微创的优势,可应用于牙槽骨种植窝洞预备及种植体植入、肿瘤切除、颞下颌关节强直手术、异物取出、颅骨创伤修复及陈旧性修复等手术中。

在 2000 年,美国首次将开发的数字化导航系统应用于临床口腔种植手术中。随着牙科锥形束 CT(CBCT)在临床上的广泛应用和计算机技术的飞速发展,专为口腔种植外科手术研发设计的商用数字化导航系统相继应用于临床,如 X-Guide(X-Nav Technologies)、Navident(ClaroNav)、IGI(DenX Advanced Dental System)、IRIS-100(EPED Inc)、Inliant(Navigate Surgical Technologies INC)、ImplaNav(BresMedical)、DENACAM(Mininavident AG)、AQ Navi(TITC,Ltd)、Adens NAVI(Uniadens)等数字化种植导航系统,其中 X-Guide、Navident、IGI 已获得美国食品药品监督管理局(Food and Drug Administration,FDA)认证。

国内从 2008 年开始出现有关数字化导航系统在口腔种植领域应用的报道。陈晓军等团队于 2008 年研发 IGOIS 导航系统并在国内首次将数字化导航应用于口腔种植领域中,完成在体外模型中植入一枚纯钛颧种植体。实验报告种植精度验证结果,与设计种植体头部误差为 1.3mm,到达颧骨外侧点种植体末端误差为 1.7mm。至今越来越多的数字化口腔种植导航系统被开发并投入临床和科研使用,指导临床医生更精准、更安全、更高效地植入种植体以及改良优化系统。

第三节　数字化导航的操作流程

数字化导航在操作方面和传统自由手及数字化导板引导的种植手术有较大的不同,主要在于导航在手术操作前需要建立数字化坐标系并将实际颌骨与虚拟影像匹配,即标定与配准的过程。其术前设计与自由手或数字化导板一致,均遵循修复引导种植的原则。本文以国产的导航为例,从拍摄 CBCT、设计、术前准备、手术操作、精度验证四个方面归纳导航手术的操作流程及技术要点。

一、获得影像信息

导航的 CBCT 影像需要有放射性阻射的配准点,因此与常规拍摄 CBCT 不同的是在拍片之前需要准备配准装置。在第一节介绍了四种放射阻射的配准方式,针对无牙颌或者余留牙很少的患者常用的是骨内配准钉,对于有余留牙支持的患者则常规采用 U 形管等配准装置。

(一)配准装置的佩戴

配准装置佩戴在术区,利用 3~4 个牙的倒凹固位,如果牙的倒凹不够则需要在轴面加树脂钉突增加倒凹。用硅橡胶或聚醚印模材料充填配准装置,在缺牙区轻按至完全就位,待硅橡胶或聚醚固化后取下试复位,观察其边界是否就位,轻压观察其是否有回弹。如果无法复位需要仔细观察是否有进入龈外展隙的材料或锐角锐边等阻碍就位的部分,要求其每次复位时准确、稳定,且有清晰的边界参考。配准装置复位准确无误后,戴咬合垫拍片防止患者咬到配准装置(图 1-9-3-1)。

(二)植入骨内配准钉

当天然牙过少或有松动时,如患者曾进行骨增量手术或颌骨手术,可以利用既往手术用于固定的骨膜钉、钛板进行配准;如果没有则可以植入钛钉。一般至少植入 4 个钛钉,要求钛钉的头部不能位于同一平面上;均匀分布在术区周围;务必保证钛钉的稳定性,即拍摄 CBCT 与手术时不移位(图 1-9-3-2)。

(三)拍摄 CBCT

获得 CBCT 的连续多片的 DICOM 数据,一般直接导入到导航仪器中进行下一步的设计。

二、术前设计

种植导航手术的术前设计的总体原则是遵循修复引导种植的设计方案。

(一)获得理想修复体影像信息

在术前设计时需要获得未来理想修复体的位置(包括其三维位置和轴向)、形态(包括轴面形态、凸度、龈缘形态,在前牙特别要注意龈缘最高点的位置)、咬合关系等信息。这些信息可以通过以下三种方法获得。

1. 导航中虚拟排牙　在少数牙缺失、从邻牙可以获得足够的排牙信息时,可以利用导航本身的软件排牙,如易植美导航系统(迪凯尔)。注意排牙时需要和邻牙的位置协调,需要从轴面、𬌗面、龈缘最高点位置几个方面反复比对虚拟修复体的形态是否与邻牙协调。

2. 导入第三方软件虚拟排牙结果　由于导航在拍摄 CBCT 时常常需要佩戴配准装置,患者无法咬合拍片,不能从 CBCT 中获取咬合信息,因此可以将口扫的数据通过匹配的方式在导航设计界面与 CBCT 结果融合,从而获得对颌咬合的数据,通过咬合信息设计修复体的位置。

目前在进行前牙美学设计时,也会利用面扫获得患者的面部美学信息,由面扫结合口扫可以在数字化设计软件中进行修复体位置和形态的设计,再将该设计导入到导航软件中(图 1-9-3-3,图 1-9-3-4)。

3. 制作具有放射性修复体信息的 U 形管　在进行前牙美学种植修复时,可以先进行诊断蜡型的制作,

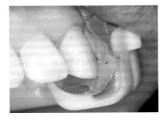

图 1-9-3-1　U 形管取下修剪后复位,记录复位后的位置,配准装置聚醚材料与牙体贴合
U 形管装置来自易植美导航系统(迪凯尔)。

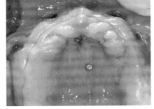

图 1-9-3-2　上颌植入共 6 颗钛钉,其中 4 颗分布于颊舌侧和近远中

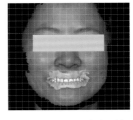

图 1-9-3-3　通过面扫及口扫获取患者颜面部的美学信息、面齿关系、唇齿关系,依据以上信息进行修复体设计

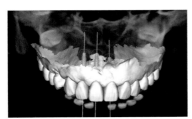

图 1-9-3-4　将佩戴 U 形管拍摄的 CBCT 与口扫图像在设计软件中拟合,进行虚拟排牙和种植体三维位置设计

将诊断蜡型的形态用速凝材料或者流体树脂 mock-up 至口内，进行形态修整，经过医患双方评估确认后拍摄 CBCT。由于速凝为放射阻射材料，佩戴 U 形管拍摄 CBCT 后是影像显影的，此时可以根据修复体的位置设计种植体的三维位置和轴向（图 1-9-3-5，图 1-9-3-6）。

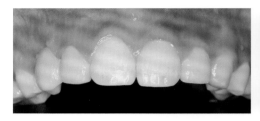 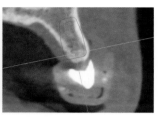

图 1-9-3-5　13 缺失病例，制作诊断蜡型，利用速凝进行口内 mock-up

图 1-9-3-6　速凝具有放射阻射性，可以观察到龈缘位置种植体肩台的位置按照理想修复体龈缘下 3mm、理想龈缘偏腭侧 2mm 原则放置，轴向从理想修复体的腭侧穿出。

（二）种植体设计

1. 前牙的种植体位置设计遵循近远中向、颊舌向、冠根向及轴向四方面原则。

（1）近远中向：种植体轴向位于修复空间的角平分线上，与天然牙之间至少保存 1.5mm 的安全距离。

（2）冠根向：骨水平种植体肩台处的深度为理想修复体最高点根方 3~4mm，在牙龈为薄龈表现型、设计采用小直径种植体、即刻种植时，笔者的经验倾向于将种植体肩台置于深度 4mm 处，以获得长期的软组织美学的稳定性和较为宽容的穿龈轮廓把控。

（3）颊舌向：种植体肩台颊侧顶点位于理想修复体龈缘内至少 2mm。

（4）轴向：首选从理想修复体的舌隆突上穿出，即种植体轴线的位置在理想修复体切缘内 1mm，以形成螺丝固位。

对于轴向还应考量：如果种植体肩台向腭侧倾斜，则根尖处可能会穿出颊侧骨板，此时需要考虑种植体根尖暴露处的骨缺损形态，如果为有利型骨缺损则维持该轴向，同时术中植骨；如果为不利型骨缺损则将种植体唇倾、从切缘穿出，形成粘接固位。

因此术前设计是从近远中向、深度、颊舌向、轴向四个维度控制种植体的位置，以期达到修复引导种植、修复与外科相协调的目的（图 1-9-3-7~图 1-9-3-9）。

2. 后牙的种植体设计同样遵循三维设计原则。

（1）近远中向：种植体轴向位于修复空间的角平分线上。

（2）冠根向：种植体肩台处的位置在理想修复体龈缘根方 3~4mm，由于后牙常用虚拟排牙，则参考为邻牙的釉牙骨质界根方 2~3mm，同时考虑种植体肩台与对颌牙的空间是否能满足修复体所需的最小空间，如果不能满足则深埋，但深埋种植体不能超过邻牙釉牙骨质界根方的 4mm。

（3）颊舌向：种植体从理想修复体的中央窝穿出，以形成螺丝固位及使咬合力沿种植体长轴传导。

3. 多颗种植连续设计除了单颗牙设计原则外，尚须遵循以下原则：种植体之间的距离不能小于 3mm，否则难以保证种植体之间的血供，如果无法达到 3mm，则需要种植体减数；种植体之间尽量平行，以保证取模的准确性及可能的联冠或桥修复（图 1-9-3-10，图 1-9-3-11）。

（三）种植设计的目的

通过种植体三维位置的设计可以确定种植体的数量、直径、型号、未来修复体的固位类型（螺丝固位或粘接

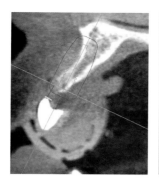

图 1-9-3-7　种植体以修复体为导向的设计
种植体肩台在修复体最高点根方 3.52mm(红线),在修复体龈缘内 2.01mm(黄线)。

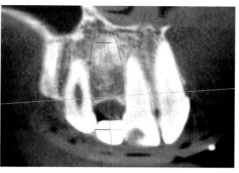

图 1-9-3-8　在修复空间与邻牙近远中触点分别为 3.16mm(红线)与 3.21mm(黄线)

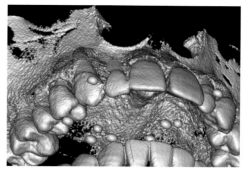

图 1-9-3-9　从三维视图中可见 12 有唇侧明显的骨缺损
尽管 12 有唇侧明显的骨缺损,但为容纳型骨缺损,即有利型骨缺损,因此手术计划设计为种植体植入+同期植骨。

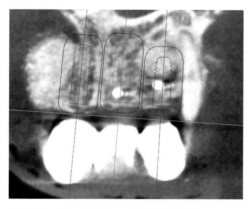

图 1-9-3-10　种植体之间的距离均大于 3mm,种植体之间轴向平行

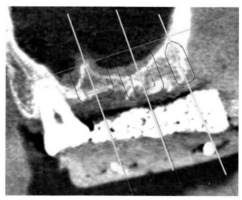

图 1-9-3-11　种植体之间轴向设计为平行

固位)、术中是否需要同期植骨及植骨方法。种植设计需要仔细考量与反复核对。

三、种植手术前导航准备

手术开始前先要对导航设备进行标定和配准。标定是将种植手机上的定位器与颌骨追踪装置上的参考器建立坐标系,使得跟踪定位系统可以实时追踪患者的颌骨位置和种植钻针的空间位置,获得定位;配准是将影像学资料上获得的信息和患者种植术区的颌骨实际三维空间建立联系。配准的精确与否关系着能否正确转移术前计划进而指导种植体的精准植入。

（一）调整追踪定位系统方向、种植手机定位器方向

需要根据导航仪的追踪定位系统的可视范围调整,一般追踪定位系统位于患者头部前上方 1.2~1.5m;按照常规自由手种植时的体位要求调整患者体位及头位,再次调整导航仪的追踪定位系统,可以长按点亮追踪定位系统的激光追踪点,使其定位在患者口腔中心点。连接手机及参考板,旋松定位器与手机之间的关节,按照种植位点扩孔方向摆放钻针,旋转手机定位器的朝向,直至在单个位点或多个种植位点扩孔时,手机定位器都能很好地被导航仪识别。确认后锁死定位器的位置。在术中如果一旦手机定位器松动,需要重新标定配准。

（二）标定

按照各个导航系统的说明进行标定,标定误差一般不能超过 0.3mm。超过需要重新标定。

迪凯尔导航系统是将手机连接标定钻针,将标定钻置于参考板侧面的凹坑内,旋转手机使得手机定位器上三个面发射的红外线被导航仪的探测器捕捉。

将追踪装置按照系统说明进行坚固固定,一般固定的方式在口内有自固化树脂、固位种植体或钛钉的螺丝固位,在口外有头戴式支架或颅骨内固位钛钉。无论哪种固位方式一旦松动需要重新标定配准(图1-9-3-12)。

（三）配准

复位配准装置,需要确定其稳定性,确认位置与拍CT时一致。按照系统说明逐一选择配准点与CBCT上的放射阻射点一一对应并重叠(图1-9-3-13)。配准误差决定了整个手术的精度,一般使配准误差小于0.3mm,如果配准误差过大需要重新检查U形管是否有变形或者复位是否不准确,需要重新配准。

配准结束后,屏幕上即刻可以实时追踪手机钻针的位置,此时可以选择口内放射阻射的非配准点进行准确性验证(天然牙的牙尖、切角、窝沟、钛钉、翻瓣后的骨嵴),在导航屏幕各个方向进行观察,钻针的位置、轴向是否与口内一致。如果明显不一致则检查配准误差,当再次配准误差减小但是准确性验证依然无法通过时则说明发生了目标点配准误差,导航失去意义,需要改用其他数字化引导方式进行种植植入(图1-9-3-14,图1-9-3-15)。

四、导航引导下植入

当坐标系建立完成,实现了颌骨和术前CBCT的影像配准后,开始进行实时导航引导下的种植手术。导航的界面一般均由定点、轴向、深度三方面构成,可以看到钻针尖端在颌骨内的位置,同时实时显示偏差,该偏差报警范围可以进行人为设定。此时医生需要改变操作习惯,由看术区改为看导航界面,依据导航仪的提示,改变钻针的定点、轴向、控制力度,直至扩孔轨迹与设定轨迹完全一致(图1-9-3-16)。

在进行数字化导航引导的扩孔和植入的过程中,需要结合数字化界面和口内观察,不能完全依赖数字化导

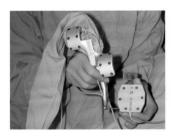
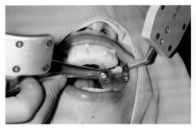
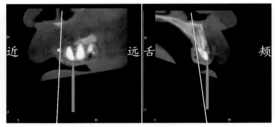

图1-9-3-12　术前标定,将手机的标定钻放入参考板的凹坑内

图1-9-3-13　利用手机标定钻针置于配准装置凹坑内配准

图1-9-3-14　钻针与天然牙接触,在二维截面上验证定点是否准确

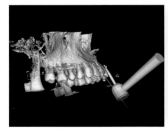
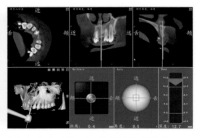

图1-9-3-15　钻针长轴与天然牙长轴一致,在三维重建图中验证轴向是否准确

图1-9-3-16　导航引导下扩孔

航。在进行较长时间手术例如无牙颌种植或穿颧手术时,固定的追踪装置有可能在术中发生松动,一旦参考板松动则意味着整个坐标系破坏,需要重新固定参考板后重新配准。因此在手术过程中需要时刻注意观察术区,如果发现有明显偏差则需要重新进行准确性验证。

五、术后验证

导航手术完成之后,使用拆卸工具拆除参考板固定装置。

在有必要的情况下,可以在术后佩戴相同的 U 形管,拍摄术后 CBCT;将术前设计、术后 CBCT 拟合,可以进行植入准确性的评价和验证。

第四节　导航准确性的影响因素

数字化导航系统的精度研究对于这项多学科交叉的前沿技术有着至关重要的作用。从软件本身的研发到复杂的临床应用流程,影响导航准确性的因素众多,主要分为四类:设备因素、影像因素、配准因素和应用因素。但目前因为不同导航系统之间个性化差异较大,切忌以偏概全一概而论式的精度分析,需要医生们在临床应用以及实验研究中具体问题具体分析。

一、设备因素

设备因素包含不同导航系统中硬件和软件差异,以及工作原理本身的区别造成的差异。术前检查装置就位是否稳定牢固,确认手术器械磨耗程度,如标定之前需要保证参考装置的稳定就位,以及检查标定钻针尖端的磨耗程度,避免红外光学追踪功能受到仪器运行时产热的影响等。

二、影像因素

影像因素包含影像学设置参数,如体素、层厚等,还有三维重建及图像分割时软件参数设定、计算机算法等。牙科用的影像学检查包括 CBCT 和螺旋 CT,其中螺旋 CT 的层厚为 1mm,即原始数据之间的层间距为 1mm,不适合进行种植位点的精准设计。因此目前均用 CBCT 作为导航设计的基础。

另外需要注意牙列中的金属或氧化锆修复体产生的放射伪影。放射伪影表现为非常强的放射阻射影像,会对患者本身牙、骨及其他重要解剖结构的影像判读产生干扰。可能会影响导航种植体位置的设计。

三、配准因素

配准作为将虚拟影像空间与实际患者术区建立联系的关键步骤,其精度大小对医生是否能够在导航辅助下精准完成种植手术有决定性作用,对于种植体精度有重要意义,是数字化导航手术成功的关键。

衡量配准精度的指标分为三种,分别是基准点定位误差、基准点配准误差和目标点配准误差。

（一）基准点定位误差（fiducial localization error,FLE）

基准点定位误差由图像定点误差（FLEi）和术中定点误差（FLEs）两部分组成。

1. 图像定点误差（FLEi）　与导航软件中手动或者自动定位配准点的准确度相关,即与配准点的设计参数有关。设计参数包括配准点的体积、形状、材料等,同时图像定点误差也与软件的算法有关。

（1）配准点体积:配准点体积在一定范围内与精度成正比,体积越小,越容易增加配准误差。

（2）配准点形状:配准点形状应设计规则,越规则配准点的定位越可重复。

（3）配准点材料：姚洋等的研究结果认为配准点的材料种类、表面粗糙程度、影像学中产生的伪影都会影响最终的配准精度，氮化硅的配准精度强于氧化锆及氧化铝，不锈钢的配准精度最差。

（4）软件算法：Kozak 等研究报告使用基于图像分割或模式识别方法的自动算法来计算配准点的重心，而不管标记在扫描图像中的位置如何，均能准确自动识别配准点。

2. 术中定点误差（FLEs） 术中定点误差来源于配准点在术前拍摄影像时的位置与术中佩戴时位置出现的偏差。牙支持式或黏膜支持式的配准装置因为固位材料、黏膜动度等因素，可能影响配准精度。

（二）基准点配准误差（fiducial registration error，FRE）

FRE 是指配准完成后计算出的配准点空间坐标系与系统中提前依赖配准装置计算出的空间坐标系的平方差，通常采用均方根来表示，导航系统在配准完成后系统可以自动计算得出。配准点要求至少四个不在同一个平面的点来计算空间坐标系。FRE 与配准时点选配准点的精准度、配准点之间的相对空间位置是否改变以及配准装置是否稳定有关。下面阐述三种配准方式的 FRE。

1. 利用解剖结构作为配准点 利用牙尖、骨嵴、骨尖作为配准点时，一方面受影像学影响很大，另一方面这些点不易点选准确，不论是在 CBCT 重建影像中点选还是在患者口内点选，都非常依赖术者经验且 FRE 较大。

2. 利用牙支持式的配准装置配准 以迪凯尔导航系统为例，其配准装置为含有氮化硅小球的 U 形管。设计中点选 CBCT 影像中 U 形管中的氮化硅小球配准点，建立坐标系；术中将标定钻放置于患者口内的 U 形管的配准坑内配准。如果 U 形管在牙列上因为天然牙松动、固位牙位过少而不稳定，则标定钻在点选凹坑的过程中 U 形管可能会有微小的翘动，配准点的位置会发生变化，术中建立的坐标系与术前设计的坐标系出现较大的误差，即 FRE 过大的情况。迪凯尔导航系统可容忍的 U 形管的 FRE 是 0.6，如果系统计算出 FRE 大于 0.6 时，则系统将自动删除所有配准结果，需要重新复位稳定 U 形管后配准。

U 形管本身在拍片和手术两个时间点之间出现变形也可能是 FRE 出现的另一个原因，这在成品 U 形管中发生较少。

3. 利用骨内配准钉配准 在无牙颌或剩余天然牙过少无法稳定 U 形管时，常常利用钛钉作为骨内配准点。只要钛钉稳定，在拍片和手术时的位置是一致的，则 FRE 将明显减少。因此，目前来说骨内配准钉的配准精度是最高的。

（三）目标点配准误差（target registration error，TRE）

TRE 是配准精度最有代表性的指标，直接影响了导航手术的精度。TRE 是一个综合误差，由导航仪的系统误差、影像误差、FLE 及 FRE 综合产生，也与配准装置是否在口内准确复位直接相关。由于患者实际的坐标系空间无法进行测量，因此目前众多的导航系统均无法在体内直接计算 TRE。

TRE 尽管不能测量，但是可以在临床中观察及估算。以迪凯尔导航的操作为例，如本章第三节中所述，在配准完成后，不可忽略的一步是精度验证，即将钻针放在患者口内的牙尖上，观察在导航系统的影像中，钻针的针尖是否能实时动态在同一位置，此时可以粗略评估 TRE 的大小。如果钻针在口内与牙尖接触但在导航仪屏幕中与牙尖有一定的距离，则反映 TRE 较大。

TRE 临床中存在 FRE 较小但是 TRE 很大的情况。表现为配准完成后，系统计算出的误差较小，但是实际验证时钻针在导航系统中的验证位置与在患者口内出现肉眼可见的偏差。这可能由于配准装置就位稳定（FRE 较小）但复位不准确，以及与配准点覆盖的位置与实际手术操作的位置距离过远有关。例如进行右侧穿颧手术，U 形管佩戴在左侧牙列上，此时手术位置与配准点覆盖的位置距离较大，U 形管在左侧牙列上微小的复位误差经过跷跷板效应可能在右侧颧骨上放大成为较大的误差，即 TRE 过大。

因此，在配准后、手术前必须检查配准精度。通过选取术区非配准点的参照点，将标定钻或实际扩孔钻与参照点接触，比较计算机屏幕上计算出的位置和患者的真实位置，进行验证，如果偏差较大，应检查配准装置是否复位准确,并进行重新配准。反复验证 TRE 均无法消除时,则应弃用导航。

四、应用因素

应用因素包含医生在术中操作导航系统的学习曲线,导航显示器上对于实时手术器械的位置的记录方式,术区结构的复杂性对于医生观看显示屏的影响,以及医生操作时是否能完全按照导航指示的定点、轴向、深度进行操作,在扩孔及种植体植入时是否保持钻针的稳定。

目标点配准误差(TRE)与实际的操作因素共同决定了导航手术最终的准确性。

第五节　数字化导航与导板相比较的优势

正确的种植体位置,可以使得种植上部修复更加简便,粉色美学效果更好,应力分布更合理,因此"精准种植"对每一个种植患者都是必要的。

计算机辅助种植包括导板和导航两种方式,和自由手相比都能够提高种植的精确性。比较而言,实时动态导航技术是一个相对更新的发展方向。本节我们将探讨计算机辅助种植手术的必要性,比较实时动态导航和静态导板相比较的特点和优势。

一、计算机辅助种植的适应证

(一)避免损伤重要解剖结构

由于骨内经常存在各类特殊的解剖结构,如果不能精准控制,就有可能造成损伤,引起不必要的并发症。

(二)不翻瓣种植

在适宜的情况下,不翻瓣种植手术可以大幅缩短手术时间、减小手术创伤。但是不翻瓣种植无法直视骨的形态,易增加骨形态判断的失误机会,有可能增加植入角度不良的机会,在美学区也有可能增加根尖部意外穿孔的机会。采用数字化引导技术,可以令不翻瓣种植更有保证。

(三)种植体距离牙根过近

当种植位点间隙很小,近远中邻牙牙根间距有限时,要求种植的近远中轴向非常精确,否则如果发生近远中轴向上的偏差,就会造成种植体距离邻牙过近,丧失安全距离。此时应用数字化引导种植可以规避损伤邻牙的风险。

(四)需要精确的种植角度

在一些情况下,种植体植入轴向可以有少许的宽容度,此时自由手植入就可以很容易获得良好效果,但也有些情况下,我们希望通过角度的控制,获得最佳的植入效果,此时种植体植入角度的宽容度非常小,仅依靠自由手植入有可能存在一些风险。

(五)同时植入多个种植体

多个种植体之间的位置、角度可能存在比较复杂的关系,利用数字化手段引导实施手术,通过严谨的术前设计,可以简化术中操作难度,更容易获得可预期的治疗效果。

(六)便于实现术前设计的即刻修复

如果在术前制作了即刻修复的辅助配件,则要求种植体植入的位置、角度尽量准确,采用数字化引导技术将种植体植入到准确种植位点具有比较明显的临床意义。

二、实时动态导航的优点

（一）术前准备简单，得以实现即日手术

对于单牙缺失的患者来说，导航手术的术前准备相对导板手术来说更加简单快捷。患者只需要佩戴 U 形管拍摄 CBCT，随后将 CBCT 的数据导入到导航仪内，根据邻牙的情况设计修复体，并进行种植方案的设计及实施手术。这个过程免去了制作、运输导板的步骤，相对导板而言简便得多，使得当日手术成为可能。

对于连续多牙缺失的患者，导板设计往往需要双 CT 扫描，或是 CBCT 扫描联合口扫或者模型扫描来获取修复体信息及颌骨解剖信息。究其原因，是导板需要在口内准确、稳定地就位。它需要非常精确的黏膜、剩余牙列的信息，来保证制作出来的导板在口内可以和口腔黏膜或者剩余牙列紧密贴合。而导航系统的 U 形管是通过硅橡胶或聚醚材料就位和固定，参考板通过复合树脂就位固定，通常无需非常精确的黏膜、剩余牙列信息，因此只需要患者佩戴放射导板及 U 形管情况下的单 CBCT 扫描信息即可进行设计。

（二）降温较好

导板手术中，由于有导板、导环的阻挡，冷却水经常不能充分地灌注到术区，影响降温效果。因此在导板手术中，特别强调反复充分提拉钻针，使用锋利的钻针降低钻速，尽量选择双冷却系统的手机，利用冲洗器进行额外降温等方式来提高降温效果。然而，对于骨密度极高的一类骨病例，导板引导的种植手术下骨灼伤仍有发生。

而导航手术没有导板的阻挡，和自由手手术一样，都具有非常好的手术视野和降温的通路。

（三）术中实时监控

导板手术的视野较差，备洞过程中由于导环的阻挡，术者的手感较差，往往需要备完洞之后，取下导板，探查是否存在意外穿孔，并放上指示杆核对种植备洞的轴向。

而导航手术更容易实现"实时监控"。首先，在备洞之前，进行静态验证，即把钻针放在容易分辨的解剖结构上，如邻牙的牙尖或者边缘嵴，同时看显示器显示的钻针位置是否和实际相符。其次，在备洞过程中，术者参考导航仪的显示屏进行备洞，显示屏及时反馈钻针在颌骨内的位置、角度、深度，与目标位置的偏差，便于在备洞过程中及时地调整；术者还可以直视口内，核对口内情况和显示屏显示是否一致；由于没有导环的阻挡，术者具有比较好的手感，可以感受是否有落空感，是否存在明显的唇颊向骨阻力等等。

（四）手术方案随时可调

如有必要，在术中可以随时调整所设计种植体的直径、长度、形状，甚至种植体的品牌，并且可以根据术中的实际情况，在软件中精确调整目标种植体的三维位置和角度。

（五）可以应用于张口受限或者牙位靠后的情况

由于导航系统所用的钻针是普通的备洞钻针，不需要特殊加长的车针，因此可以更方便地应用于张口受限、第二磨牙，以及无牙颌的病例中倾斜植入或者穿颧穿翼等高难度病例。

（六）适用于所有种植系统

对于导板手术而言，每一个导板系统、每一种种植系统都需要对应特制的导板专用钻针和工具盒配套，既增加了额外的花费和学习时间，实际工作中也容易受到工具的限制。而导航设备只需要应用种植系统的常规备洞钻针，无须特殊定制。

（七）便于术后复盘

导航仪软件自带手术录屏功能，便于医生在手术之后通过回放视频，进一步反思、总结和提升。

三、实时动态导航可能存在的不足

（一）需要比较长的学习曲线

导航手术需要术者具有比较好的手眼配合、协调能力，精确微调钻针或者种植体的三维位置，达到虚拟与现

实的高度统一。文献显示可能需要经过 15 例以上的导航病例积累之后,术者才能比较好地掌握导航这项技术。

（二）需要较长的手术准备时间

导航手术中需要额外标定、配准的步骤才能应用导航仪。在备洞过程中,需要通过术者的手眼配合,精确、细微地调整钻针的位置才能达到最佳植入效果。因此,和导板相比,导航手术往往需要花费更长的手术时间。

（三）导航仪造价较高

实施导航手术需要一笔经费来购买导航仪,因此门槛较高;但是由于手术耗材较少,不需要特殊工具盒,导航手术普及之后,平均分配到每个导航患者身上的费用可能比导板手术低。

四、实时动态导航的相对适应证

多数情况下,导板和导航两种方式都是可以选择的。临床医生可以根据自己的习惯、患者的临床条件和医院或者诊所的实际情况来选择。有些情况下,更建议选择导航辅助手术,包括以下几种情况。

1. 患者需要当日检查当日手术。
2. 患者张口受限,手术入路极为有限,例如第二磨牙。
3. 手术操作空间非常有限,或者扩孔路径非常长,因此导板的导环无法形成良好制约,例如穿颧种植。
4. 缺牙间隙太小,导板的导环无法就位。

第六节　前牙美学区导航技术操作流程

在美学区应用数字化实时导航进行种植手术,与数字化导板比较复杂的术前准备相比,数字化导航的术前准备相对简便许多,可以很快进入到手术阶段。数字化导航手术的术前准备包括以下基本流程。

一、数据采集及种植方案设计

（一）个别前牙缺失

对于前牙个别缺失的患者,只需要佩戴 U 形管进行 CBCT 扫描的数据即可进行手术方案的设计。U 形管上有多个放射阻射点,便于后续的配准步骤。它通过硅橡胶或聚醚材料在口内待种植区就位(图 1-9-6-1、图 1-9-6-2)。待硅橡胶硬固之后取下,切除多余部分硅橡胶,重新在口内就位。确认 U 形管可以在口内准确、稳定就位,不翘动,没有微动,即可让患者进行 CBCT 的扫描。CBCT 的要求是能涵盖待种植区以及 U 形管上的所有放射阻射点。

将 DICOM 格式的 CBCT 数据导入到导航仪自带的软件中,接下来进行种植方案的设计,设计原则见本章第三节。

（二）连续多颗前牙缺失

多颗前牙连续缺失时,可能存在由于邻牙信息较难参考,按照邻牙进行虚拟排牙较难实现较好的美学效果,此时可以按照本章第三节中设计方法的第二、三种设计方法,即导入第三方软件的排牙数据,或者将诊断蜡型 mock-up 至口内再进行 CBCT 拍摄的方法进行。

二、术前准备:标定、配准

（一）标定

调整导航仪的相对位置和角度使之处于最佳工作距离,以确保在操作过程中导航仪信号接收器可以无阻碍地识别手机发射器发射的信号。连接、调整手机定位器角度。在种植备洞过程中,手机上的定位器只有朝向前上方,它所发射的红外线才能被导航仪探测头捕获、识别。安装标定专用球钻,将钻头置于参考板球形凹槽中,使两者紧密贴合,在软件的标定模块中进行校准步骤(图1-9-6-3,图1-9-6-4)。

（二）配准

配准的目的是将虚拟颅骨(CBCT数据)和实体颅骨进行匹配。佩戴U形管,连接参考板,并用桩核树脂将参考板固定于口内。将U形管上的放射阻射点和CBCT数据内的放射阻射点进行匹配,获得虚拟颅骨(CBCT数据)和实体颅骨的数据匹配(图1-9-6-5,图1-9-6-6)。手术过程中,导航仪识别钻针所处的位置后,就可以实时拟合到虚拟颅骨数据中,于是我们就可以看到钻针在CBCT影像中的运行位置和角度,为术者提供实时的导航信息。

（三）验证准确性

在标定、配准完成后,进行正式手术前,应进行准确性验证,评价其实时定位的精确性,是保证实施导航手术精准效果的重要步骤。

在口内用钻针指向牙列中具有标志性的解剖结构,比如明显的牙尖、切角、沟窝,在屏幕上仔细观察,其在软件中指向的位置是否对应、一致、准确(图1-9-6-7,图1-9-6-8)。一般在牙列中分散验证3~5个点即可,如果每个点位都可以获得非常精确的匹配,则证明前面的标定、配准等工作精确性非常高,可以放心地进行实时导航手术。

三、实时导航

在操作中,术者可以实时地观察到备洞钻针在骨内的位置,钻针运行的角度、方向,以及钻针实时的位置与术前设计之间的差异,以此指导临床医生进行精确的操作(图1-9-6-9)。根据导航仪的提示,准确调整钻针的位置和角度,非常依赖于术者的手眼配合能力。有经验的医师,可以迅速理解屏幕上提供的实时信息,并将其

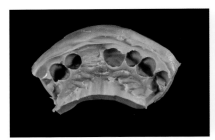
图1-9-6-1 采用硅橡胶将U形管固定在种植位点同颌的牙列上

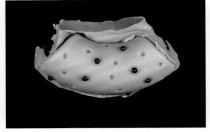
图1-9-6-2 U形管上有多个用以定位的珠状结构,可以协助后期进行虚拟-实物匹配

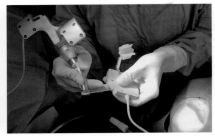
图1-9-6-3 标定手机和参考板

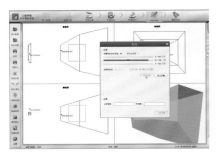
图1-9-6-4 标定过程中的屏幕显示

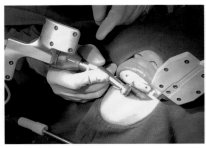
图1-9-6-5 佩戴U形管,匹配虚拟颅骨(CBCT数据)和实体颅骨

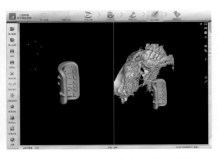
图1-9-6-6 匹配过程中的屏幕显示

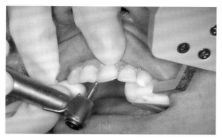
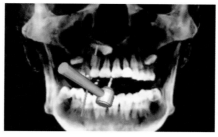
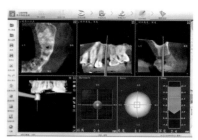

图 1-9-6-7　静态验证中,钻针指向牙尖　　图 1-9-6-8　静态验证中,软件中钻针指　图 1-9-6-9　手术过程中的屏幕显示
　　　　　　　　　　　　　　　　　　　　　　　　　向相应的牙尖,位置准确

转化为对手机方向、力量上的调整,使车针可以按照术前预定的规划路径运行,达到最精准的种植窝洞预备和种植体植入。对于初学者来说,在预备条件难度较大的时候,比如即刻种植、骨密度各向差异比较大,有可能理解了应该怎样做、怎样调整,但由于手感、手法欠缺,无法将获得理想中的操作效果。

因此,实时导航手术实际上要求操作者具有比较好的自由手操作能力,配合实时导航给予的指导信息,才能获得理论上的精确效果。

四、术后验证

导航手术完成之后,使用拆卸工具拆除参考板固定装置。

必要时,可在术后佩戴相同的 U 形管,拍摄术后 CBCT;将术前设计、术后 CBCT 拟合,进行植入准确性的评价和验证。

五、临床小提示

(一)固定配件基牙要求

固定配件时要注意不要固定在不稳定的基牙、加工不良的修复体上,以免造成固定配件的不稳定,或者在取下固定配件时损伤不良的基牙或者修复体。

(二)固定配件固位要求

当邻牙较短,或者牙面的倒凹小,可以考虑增加树脂附件来提高固定配件的固位力。

(三)浸润麻醉顺序

建议在标定配准步骤完成之后再打麻药,否则由于麻药浸润导致局部黏膜浮起、变形,可能影响 U 形管准确就位。

第七节　无牙颌导航的操作要点

对于无牙颌患者而言,由于没有剩余的天然牙,因此需要采用其他固位方案,通常采用骨固位的形式。本节将介绍使用易植美导航系统(迪凯尔)进行无牙颌导航的操作流程和要点。其技术路线的核心是以自攻性钛钉作为放射标记点,以临时种植体为参考板提供稳固固位。

一、数据采集及种植方案设计

(一)种植体支持的覆盖义齿

对于种植体支持的活动修复而言,在设计种植方案的时候,我们需要考虑种植体和修复体之间的位置关系,还需要让种植体之间尽量相互平行、种植体完全植入在骨内、没有意外穿孔、距离重要解剖结构有足够的安全距离。当然,并不是每个病例都需要在设计软件内显示未来修复体的信息;换句话说,不是每一个无牙颌病例都需要事先制作放射导板。

对于简单的、无须制作放射导板的无牙颌病例,数据采集及方案设计可以非常简便、快捷。术前在局麻下植入 4~6 颗钛钉作为放射标记点,然后拍摄 CBCT。将 CBCT 的数据以 DICOM 格式输入到导航仪内,即可进行种植方案的设计。

(二)种植体支持的固定修复

对于种植体支持的固定修复而言,则强调更加精准的修复导向设计种植体,这对于修复体的美学和功能都非常重要。合理的种植体位置和轴向,避免修复体从唇侧开孔,避免种植体从修复体薄弱环节穿出,同时使得𬌗力受力更加合理、均匀。因此,对于这类患者,在设计软件内需要体现出未来修复体的信息,这就要求制作放射导板,并且拍摄 2 次 CT:在手术设计阶段,拍摄初步 CBCT;在手术当日,植入钛钉之后拍摄第二次 CBCT。

术前取模型及咬合关系,制作放射导板。

放射导板的要求包括:能够稳定就位,颌位关系正确,唇齿关系协调,唇丰满度理想,不含金属部件,但是具有一定的显影性(包含锆珠、牙胶或硫酸钡涂层)(图 1-9-7-1,图 1-9-7-2)。手术方案的设计,可以直接在导航自带软件内设计,也可以借助第三方的设计软件,如 3Shape 等软件进行设计。不同的设计流程,放射导板的要求略微有些不同。

1. 如果希望用导航软件进行设计,可以在放射导板的非组织面涂布硫酸钡,或者翻制硫酸钡义齿作为放射导板,这样患者所拍摄的 CBCT,不仅显示颌骨的信息,也能显示未来修复体的信息,包括牙列的位置、黏膜的边缘等等。把 CBCT 数据导入到导航仪中,即可以设计并保存种植方案。

2. 如果希望用第三方软件进行设计,如 3Shape 等其他设计软件,这一类软件往往是配合导板来使用的。而无牙颌手术导板的组织面是完全复制放射导板的组织面,因此需要非常精确的放射导板组织面的信息。除了导入患者佩戴放射导板的 CBCT 之外,通常还需要单独导入放射导板的三维形态数据,可以是通过数字扫描放射导板获得,也可以是放射导板单独拍摄 CBCT 获得。

我们需要在放射导板上高低错落地摆放锆珠或者牙胶,让患者佩戴放射导板 CBCT 扫描+单独放射导板 CBCT 扫描,或者让患者佩戴放射导板 CBCT 扫描+数字扫描放射导板,并将这些数据导入到 3Shape 等设计软件内;利用这些锆珠或者牙胶,可以把不同的数据进行匹配、融合,这样就得到既有修复体信息又有颌骨信息的复合数据。在设计完成之后,再把手术方案导入到导航软件中。

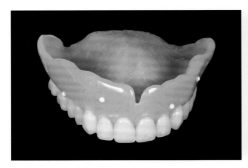 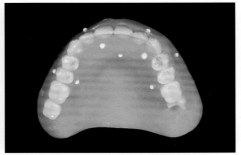

图 1-9-7-1 带有锆珠的放射导板正面观　　图 1-9-7-2 带有锆珠的放射导板𬌗面观

二、术前准备

（一）植入配准钛钉

手术前 24 小时内，局麻下穿黏膜垂直于牙槽骨骨面手动植入 4~6 颗具有自攻性的钛钉（2mm×11mm），尽量分散，高低错落，保证钛钉在骨内的长度达到 2mm（图 1-9-7-3~图 1-9-7-5）。需要认真思考确定钛钉的植入位置，避开重要解剖结构（如下牙槽神经管、薄弱的上颌窦壁），避免影响种植体植入路径，对于术中需要修整牙槽嵴的患者钛钉的植入位置尽量靠根方，避免影响去骨的操作。对于采用 3 Shape 软件进行种植设计的病例，可以利用已有数据，制作配准钉导板，保证配准钉安全、准确地就位。

（二）拍摄第二次 CBCT

植入配准钉后，患者拍摄第二次 CBCT，把 CT 数据导入到导航仪中，并且与之前的种植设计进行匹配融合。

（三）标定

标定方式与单牙种植相同。首先调整导航仪的相对位置和角度，然后连接、调整手机定位器角度，安装标定专用球钻，将钻头置于参考板球形凹槽中，使两者紧密贴合，在软件的标定模块中进行校准步骤。

进行无牙颌手术中，由于需要同时操作左、右双侧工作区域，为保证手术的连贯性，有条件的情况下建议直接标定两只手机，以减少手术中因调整设备而造成的中断和等待时间。

（四）配准

完成标定后，在颌骨正中（上颌植入 11 或 21 牙位，下颌植入 31 或 41 牙位）自由手植入第一颗种植体，以使用 Straumann BL/BLT 3.3/4.1 的种植体为例，终末扭矩达到 35N·cm 以上。安装 SRA 基台，安装连接杆与参考板（图 1-9-7-6）。将患者口内的钛钉和 CBCT 数据内的放射阻射点进行一一配对（图 1-9-7-7），获得虚拟颌骨（CBCT 数据）和实体颌骨的数据匹配。完成了标定和配准程序后，就实现了患者真实颌骨、钻针、术前 CBCT 和种植方案四合一，在导航仪屏幕上同一窗口显示出来。

（五）验证准确性

在标定、配准完成后、进行正式手术前，同样需要进行准确性验证，评价其实时定位的精确性。对于无牙颌患者，由于缺乏明确的解剖标志，通常利用配准钉进行验证。

三、实时导航

对于颌骨条件理想，无须去骨的患者，可以采用导航引导下不翻瓣种植的方式，更加微创，患者术后恢复快，痛苦小。

对于颌骨条件不理想，需要修整牙槽嵴的患者，在切开翻瓣暴露牙槽嵴顶之后，可以利用导航仪的引导确定截骨线，精确去骨，然后在导航仪引导下逐级备洞植入种植体。

在操作中，术者可以实时观察到备洞钻针在颌骨内的位置，钻针运行的角度、方向，以及钻针实时的位置与

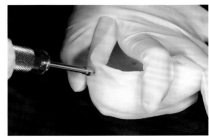

图 1-9-7-3　模拟颌骨上手动植入配准钛钉

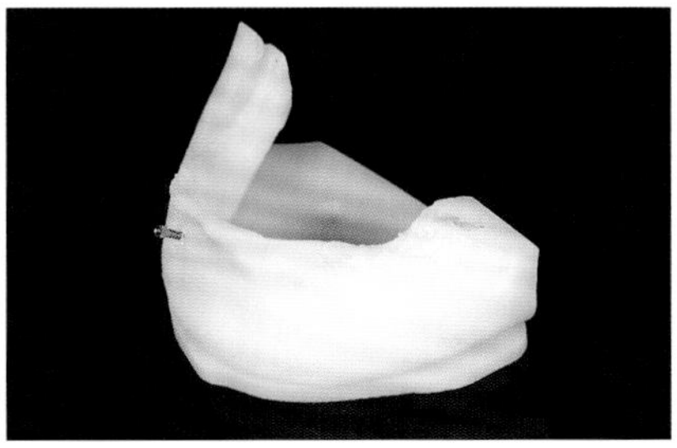

图 1-9-7-4　钛钉进入骨内 2mm

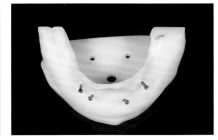

图 1-9-7-5　钛钉在骨内高低错落、散在分布

术前设计之间的差异,以此指导临床医生进行精确的操作(图1-9-7-8)。

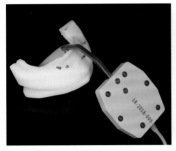

图1-9-7-6　利用临时植体固定参考板

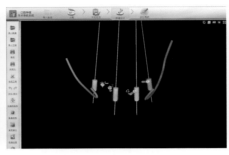

图1-9-7-7　利用配准钉进行配准

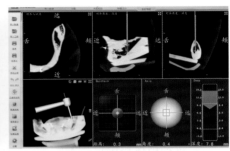

图1-9-7-8　导航引导下精准备洞

导航手术完成之后,使用拆卸工具拆除参考板固定装置,取出临时种植体。如果出于节省成本的角度考虑,希望利用上临时种植体,可以有以下两种妥协方案。

1. 如种植的位点包括侧切牙,而且该位点骨量充足,手术风险较小,可以将第一个植体自由手植入在侧切牙位点,利用这个种植体对参考板进行固定,这样就不需要额外植入一个临时种植体。

2. 如果种植位点不包括侧切牙,则可以在最后一个植体种植备洞之后,拆除固定装置,取出临时植体,自由手植入到最后一个位点中。

必要时可进行即刻修复。

四、术后验证

拍摄术后CBCT,将术前设计、术后CBCT拟合,可以进行植入准确性的评价和验证。

第八节　穿翼种植导航的设计和操作要点

在上颌骨严重萎缩导致剩余骨量严重不足时,应用传统的种植策略一般需要先进行上颌窦提升并大量植骨,该治疗手段的缺点是治疗时间较长,无法进行即刻负载,种植体周围自体骨较少,上颌窦内有弥散性上颌窦炎或结石等无法清除的上颌窦病变时上颌窦提升后感染的风险较大。因此可以考虑在上颌骨结节至蝶骨大翼区或颧骨区放置一颗倾斜种植体并联合前牙区的直立种植体进行修复,即穿翼或穿颧骨种植,其优点是可以避开上颌窦,避免植骨,获得初期稳定性,可以即刻负载,减少手术次数,缩短治疗疗程。根据文献研究,倾斜种植体在种植体生存率、边缘骨吸收等种植治疗的主要指标上与直立种植体相比没有显著差异,因此在上颌骨严重萎缩的游离端牙列缺损或牙列缺失的条件下,使用穿翼种植或穿颧种植是一个可预期的备选治疗方案。

穿翼种植或者穿颧骨区种植的难点在于其技术敏感性非常高,两种技术所需种植体均较长,需要穿过很多重要的解剖结构,有误伤神经血管的可能;而传统的自由手种植有较多的视野盲区,风险较高,因此可以利用数字化引导的穿翼种植或穿颧种植。两种数字化种植技术即导板和导航相比,数字化导板有其自身的应用局限,例如穿颧穿翼种植体和钻针都较长,扩孔钻和种植体会受到张口度的影响,操作困难,特别是穿颧种植在有对颌牙的情况下极易受到下颌尖牙的阻挡;导板一般仅引导定点,无法全程引导种植体植入;由于钻针较长,导板的引导在末端容易出现较大的偏差。在一项临床研究中,导板对穿颧种植的肩台处定点误差为2.77mm,根尖处误差为 4.46mm,该偏差量较大。

利用数字化导航引导穿翼或穿颧种植中,其扩孔过程类似于电脑引导下的自由手操作,不受套环高度的影响,同时可以直视,容易术中调整,因此导航引导的穿翼或穿颧种植有较大的优势。

一、穿翼种植的设计要点

一个理想的穿翼种植体应该完整穿过上颌结节、腭骨垂直部、翼突,到达翼内外板之间的舟状窝。在设计穿翼种植体时应该注意以下要点。

(一)避开重要解剖结构

穿翼种植体周围可能有的重要解剖结构包括:翼腭窝及下行延伸为翼腭管、上颌动脉的腭降段及腭大动脉、翼丛及扁桃体。在设计时需要标绘出翼腭管及腭大动脉出孔,设计种植体位置时需要从各个角度旋转检查种植体与翼腭管及腭大动脉的距离;种植体根尖不要超过翼上颌缝上方 25mm,即植入角度不宜过陡,以免损伤上颌动脉翼腭段;种植体不能穿透翼外板,否则会损伤翼丛;不能穿透翼内板,否则会损伤扁桃体或咽侧壁(图 1-9-8-1)。

(二)避免进入上颌窦

种植体应避开上颌窦,避免损伤上颌窦黏膜(图 1-9-8-2)。

(三)修复引导外科设计种植体的位置

在保证不伤及重要解剖结构和避开上颌窦的情况下,尽量使种植体的肩台位于上颌第二磨牙的位置,种植体的轴向在近远中向与𬌗平面不低于 60°,使用多基基台轴向指向对颌咬合面,且与轴向种植体具有共同就位道。

(四)利用翼板区的皮质骨固位

即调整种植体的长度和轴向,使种植体根尖区穿过上颌结节后缘及蝶骨大翼的翼外板和翼内板,抵达舟状窝,使种植体获得良好的初期稳定性,有利于即刻负载(图 1-9-8-3)。

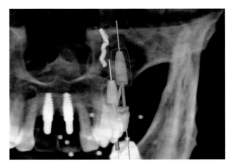 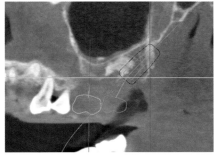 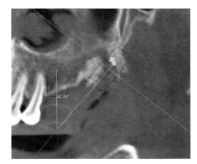

图 1-9-8-1　标记翼腭管,种植体距离翼腭管有至少 2mm 安全距离

图 1-9-8-2　种植体不进入上颌窦,角度基台纠正后与轴向种植体有就位道

图 1-9-8-3　穿翼种植体根尖进入翼板,黄色箭头示种植体根尖抵住蝶骨大翼骨皮质

(五)保证上颌结节有 10mm 的骨

由于上颌结节骨质疏松,因此种植体周围骨过于薄弱可能会将上颌结节挤崩裂。

二、穿翼种植的操作要点

(一)配准方式

牙列缺损患者的穿翼种植在放置配准装置时一般利用牙列固位 U 形管,应该将配准装置尽量向远中放,末端包绕上颌结节,以避免配准偏差。

（二）常规导航过程

穿翼种植的术前标定、配准、导航引导下的扩孔过程与常规种植类似。

（三）钻针长度不够时的处理

在进行左上颌穿翼种植时,可能出现右上颌牙列及固定装置阻挡种植机头,可以用钻针加用延长杆进行扩孔。在某些种植系统中,导航软件中可能没有纳入延长杆+长钻针的数据,此时导航仪上的钻针因为未经过长度标定,因此深度不准确,但是可以参考定点和轴向。其深度需要在术前设计中确定与骨面或软组织的参考点的差距,从而在导航引导中确定深度。

第九节 穿颧种植导航的设计和操作要点

穿颧种植体适用于因肿瘤进行单侧或双侧上颌骨切除患者,或上颌骨牙槽嵴严重萎缩而未选择通过上颌窦提升进行植骨的患者。

一、穿颧种植体设计要点

（一）不伤及重要解剖结构

种植体设计的位置距离眼眶、眶下沟、眶下孔至少5mm;不要进入颞下窝和颞窝,否则容易引起感染。

（二）种植体肩台位置

遵循"以修复为导向"原则,通常在前磨牙的区域穿出,穿出点的延长线在未来修复的牙冠上,远中尽量不留悬臂,需要兼顾考虑生物学、力学、口腔卫生维护和患者舒适度（图1-9-9-1,图1-9-9-2）。

（三）种植体根尖位置

颧骨种植体的根尖需要刚刚穿出颧骨,以获得良好的初期稳定性;同时尽量使种植体在颧骨内与颧骨有最大的种植体骨组织接触面积（BIC）。调整颧骨种植体根尖穿出颧骨的最佳位置,使得保证安全距离的同时获得颧种植体最大的BIC。一般颧种植体在颧骨内的部分长度至少14~15mm（图1-9-9-3,图1-9-9-4）。

（四）种植体的路径

种植体肩台与根尖位置决定了种植体在骨内的路径,根据种植体的路径与上颌窦之间的关系将种植体分

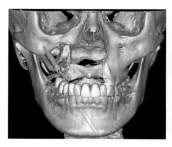 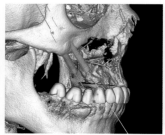 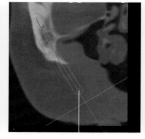 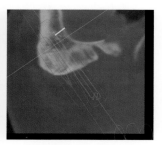

图1-9-9-1 "以修复为导向"的穿颧种植设计,种植体轴向从前磨牙牙冠穿出

图1-9-9-2 种植体根尖刚刚穿出颧骨骨皮质以获得最大的初期稳定性

图1-9-9-3 本病例中种植体在骨内长度为25.18mm（红线）,种植体肩台到对颌牙垂直修复空间为20.43mm（黄线）

图1-9-9-4 种植体边缘距离眼眶为5.18mm（黄线）

为上颌窦外种植体、上颌骨外种植体及上颌窦内种植体。上颌窦本身的形态与向前延伸的范围及种植体的路径决定了种植体要不要穿上颌窦。颧骨种植体最大的生物并发症是上颌窦炎,发生率为5.9%。

(五) 保证足够的垂直修复空间

在上颌骨切除患者的穿颧种植时,由于缺乏拾平面的参考,因此种植体可能会被植入过深或过浅。植入过深时种植体颈部被黏膜包绕,患者很难清洁,将有长期慢性的疼痛,植入过浅时后期无法修复。因此需要在设计时计划未来修复体的形式,并保证恰当、足够的垂直修复空间。

二、导航引导的穿颧种植的操作要点

(一) 追踪装置的固定

如果患者为无牙颌的穿颧种植,参考板可以用一颗颌骨内种植体固定在上颌骨切牙管处,也可以用头戴式追踪装置固定在口外,也可以选择颅骨内固位钉固定;如果患者为单侧穿颧,另一侧牙列存在且稳定,则可以用常规固位装置固定(图1-9-9-5,图1-9-9-6)。

(二) 配准

如果患者为单侧穿颧,有足够多的牙齿稳定配准装置,则可利用前牙及对侧牙佩戴配准装置拍片,尽量使配准装置靠近手术侧的颧骨区及上颌窦区以获得更好的准确性(图1-9-9-7)。

如果患者为无牙颌的穿颧种植,则采取骨内配准钉的方式,至少分散植入4个配准钉,可以植入6~8个配准钉以备有配准钉松动。可以植入的位置有:腭穹窿、鼻棘、尖牙之间的牙槽嵴顶、上颌结节。如有可能,尽量使配准钉靠近颧骨以获得更好的准确性(图1-9-9-8)。

配准钉的植入可以借助配准钉导板以避让种植体的位置及重要解剖结构,同时能找到最大骨量以获得稳定性。在配准结束后不要拆除配准钉,由于穿颧手术时间较长且追踪装置可能脱位引起整个导航系统的较大误差,需要在从一侧手术结束换到另一侧时再次利用配准钉进行准确性验证。如果有偏差,则需要重新标定和配准,才可以进行下一步手术(图1-9-9-9,图1-9-9-10)。

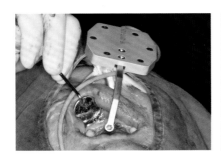
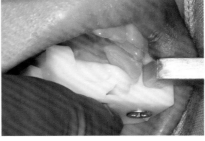
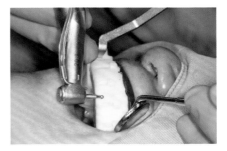

图1-9-9-5　追踪装置利用切牙管种植体固定在正中　　图1-9-9-6　追踪装置利用同颌对侧固定　　图1-9-9-7　利用余留牙固位U形管配准

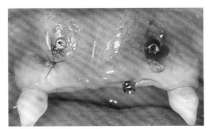
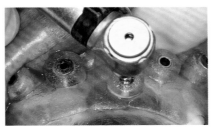
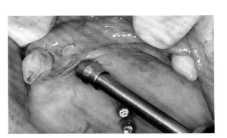

图1-9-9-8　利用骨内配准钉配准　　图1-9-9-9　利用配准钉导板扩孔　　图1-9-9-10　植入配准钉

（三）切口设计

无牙颌患者的切口设计为偏腭侧的牙槽嵴顶切口直至上颌结节,前方在鼻棘处做正中颊侧垂直切口,后方在上颌结节后方做垂直切口。

上颌骨切除的患者口内有瘢痕组织可能不易辨认解剖结构,可以借助导航利用圆形磨针定点,其对应的位置做微创的小切口,只需要暴露扩孔位置即可。

（四）上颌窦开窗

上颌窦内穿颧种植需要在扩孔前先进行上颌窦侧壁斜形开窗,开窗的近远中边界指示种植体的路径,也可以借助上颌窦骨窗检查种植体路径有无偏移。可以利用数字化导板先在骨面标记出上颌窦开窗位置,超声骨刀开窗后,将骨板推向上颌窦内。可以利用胶原骨块如 bio-collagen 抵住骨板及上颌窦黏膜,或填塞盐水纱条保护上颌窦黏膜在扩孔时不被扩孔钻绞住(图 1-9-9-11,图 1-9-9-12)。

（五）扩孔

根据 Nobel 颧骨种植扩孔钻的使用说明在导航的引导下系列扩孔。由于圆形磨针可能在骨面打滑,可以借助直径更小的球钻先定点,进一步用 3.0mm 的圆形磨针扩孔。在 2.9mm 螺旋钻扩孔时,当扩孔钻即将穿透骨皮质,助手可以用手抵住颧骨处,感受钻针穿出颧骨的位置。在每一根钻针扩孔时,都要结合导航界面与口内,防止导航引起的偏差(图 1-9-9-13,图 1-9-9-14)。

（六）种植体植入

穿颧种植体可以在导航的全程引导下植入,注意定点、轴向依据导航界面对准植入,在导航界面观察种植体植入深度,同时助手在面部颧骨处感受种植体是否抵达设计的位置。在种植体根尖刚刚穿出颧骨时,初期稳定性将明显增加。此时换用 Z 手柄连接到取钉器上,微调种植体的斜角式头部位置和方向,可以将修复螺丝刀连接到取钉器上,借助螺丝刀的朝向检查未来基台方向,该方向要尽可能与咬合面垂直(图 1-9-9-15)。

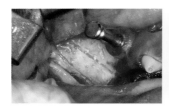 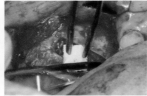 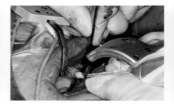 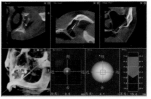

图 1-9-9-11　按照导板标记上颌窦开窗的位置　　图 1-9-9-12　填入胶原骨块抵住骨板及上颌窦黏膜　　图 1-9-9-13　3.5mm 扩孔钻进入颧骨内扩孔　　图 1-9-9-14　导航上定点、轴向、深度对准引导

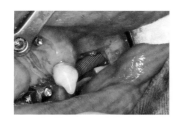

图 1-9-9-15　种植体植入位置与术前设计轴向相同

参考文献

1. WANG F,BORNSTEIN M M,HUNG K,et al. Application of real-time surgical navigation for zygomatic implant insertion in patients with severely atrophic maxilla.J Oral Maxillofac Surg,2018,76(1):80-87.
2. STEFANELLI L V,DEGROOT B S,LIPTON D I,et al. Accuracy of a dynamic dental implant navigation system in a private

practice.Int J Oral Maxillofac Implants,2019,34(1):205-213.

3. WEST J B,MAURER C R.Designing optically tracked instruments for image-guided surgery.Trans Med Imaging,2004,23(5): 533-545.

4. AZARMEHR I,STOKBRO K,BELL R B,et al. Surgical navigation:A systematic review of indications,treatments,and outcomes in oral and maxillofacial surgery. Journal of Oral and Maxillofacial Surgery,2017,75(9):1987-2005.

5. 陈晓军,林艳萍,吴轶群,等.计算机辅助口腔种植手术实时导航系统的研究与实现.生物医学工程学杂志,2008,25(2): 429-434.

6. WIDMANN G,STOFFNER R,BALE R.Errors and error management in image-guided craniomaxillofacial surgery. Oral Surgery Oral Medicine Oral Pathology Oral Radiology & Endodontology,2009,107(5):701-715.

7. DU Y,WANGRAO K,LIU L,et al. Quantification of image artifacts from navigation markers in dynamic guided implant surgery and the effect on registration performance in different clinical scenarios. The International Journal of Oral & Maxillofacial Implants,2019,34(3):726-736.

8. KOZAK J,NESPER M,FISCHER M,et al. Semiautomated registration using new markers for assessing the accuracy of a navigation system.Comput Aided Surg,2002,7(1):11-24.

9. FM DEL,CERESOLI V.The fate of marginal bone around axial vs. tilted implants:A systematic review.European Journal of Oral Implantology,2014,7(2):171-189.

10. RINALDI M,GANZ SD.Computer-guided approach for placement of zygomatic implants:Novel protocol and surgical guide. Compend Contin Educ Dent,2019,40(3):1-4.

11. CHRCANOVIC B R,ALBREKTSSON T,WENNERBERG A.Survival and complications of zygomatic implants:an updated systematic review.J Oral & Maxillofacial Surgery,2016,74(10):1949-1964.

第十章

机器人在口腔医学领域的应用

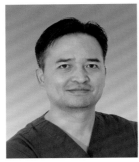 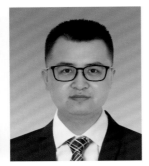

白石柱　　　　　　赵瑞峰

空军军医大学第三附属医院　白石柱　赵瑞峰

机器人（robot）是一种人工制造的能够半自主或全自主工作的智能机器，其具有感知、决策、执行等基本特征，可以辅助甚至替代人类完成危险、繁重、复杂的工作，提高工作效率与质量，服务人类生活，扩大或延伸人的活动及能力范围。随着数字化设计和数控制造的发展，机器人技术已经迅速扩展到与人类生活息息相关的各行各业。从外太空、深海、工业制造领域，到微小分子，机器人已无处不在。新一代机器人有望在家庭、工作场所和社区安全等方面创造更多可能，在服务、娱乐、教育、医疗、制造和援助等方面提供支持。

从 1996 年 Da Vinci（Intuitive Surgical）手术机器人系统问世，到如今口腔种植手术机器人等成果，机器人在医学领域取得了重大进展。相比传统手术，机器人具有以下优势。

（1）突破了手术中术野空间的局限。

（2）灵活结构控制技术可实现精确定位精准手术。

（3）机器人工作稳定可靠（安全），可重复性高。

（4）实现手术微创化。

（5）可以减少医生的职业暴露。

（6）可以不间断连续工作。

（7）使远程手术成为可能。

第一节　医疗机器人的临床应用

一、神经外科

神经外科主要治疗的是由于肿瘤、炎症、外伤等导致的脑部和脊髓等神经系统的疾病,因此对术者要求特别高,在切除病变组织的同时不能损伤邻近组织。神经外科手术机器人的应用使得神经外科手术越来越精细和微创。

由于人类疲劳会导致注意力不集中,机器人辅助有利于长时间的显微外科手术。Li 等使用 NeuroMate (Renishaw)机器人系统进行图像引导和辅助神经外科手术进行靶结构的立体定向,可以减少人为错误,也可以节省涉及多个目标时活体组织检查的手术时间,而且不易出错。Minchev 等研究表明,使用机器人进行立体定向手术的辅助可以提高精准度,缩短定位时间,而且对于年轻医生的学习曲线也会变短。

二、脊柱外科

脊柱外科机器人的主要作用是在术中通过影像系统进行实时导航,辅助医生进行椎弓根螺钉的植入。脊柱外科机器人可以克服外科医生手术时难以保证定位精度、手术时间过长容易导致疲劳等问题。术者只需要通过控制机械臂操纵手术工具,通过术中影像实时导航完成精细的手术动作,植入椎弓根螺钉的准确率为 85%~100%。

三、放射治疗

对于一些颅内肿瘤,使用内镜或显微神经外科的方法造成的创伤较大,术后重建颅底困难,且易引发感染等术后并发症。而使用传统放射外科的方法单次放射剂量过大易损伤入路和肿瘤周围组织;而放射剂量过小则肿瘤治疗效果不佳,且肿瘤周边易复发;同时还要在患者头部固定立体定向头架,进一步加重患者负担。

使用机器人引导进行放射治疗可以更加精准地覆盖肿瘤区域,避免造成靶器官周围组织的损伤;精准控制照射量,减少无关照射的产生;且不再使用立体定向头架,患者更舒适。

四、血管外科

血管吻合术对医生的技术和耐心是一种考验,同时也是传统腹腔镜行血管旁路术的主要难题。使用医疗机器人辅助医生进行血管吻合术已经取得了不错的效果:术者采用舒适的坐位在主控台进行手术操作,可缓解疲劳,能够轻松完成长时间的复杂手术;可以明显缩短术中血管阻断时间,提高手术效率,减少术后并发症的发生;通过机械手能减少术者手部震颤对手术的影响,操作更加精细。

五、腔内介入

血管腔内介入手术要在持续的 X 线照射下进行操作,长时间的辐射积累会给术者造成不可逆的伤害。术中术者无法直接控制导丝或导管的末端,从而需要频繁更换器材和反复操作,导致手术时间的增加,同时也会增加血管损伤的可能。

应用腔内介入机器人时,术者可以直接控制导丝或导管末端的前进方向,精准快速地到达目标部位,缩短手术时间的同时还降低了手术成本。且整个过程中术者不会受到 X 线辐射。

六、腹腔手术

腹腔镜手术相对于传统开放式手术创伤小、失血量少、术后患者疼痛轻、恢复快,因此得到了快速普及。但是腹腔镜手术同样存在其局限性,如器械并不完全符合人体工程学特点,限制了术者操作;手术视野较小导致手术操作时间长;术者长时间高度集中注意力容易导致疲劳;同时学习曲线也较长,尚无法完全替代传统手术。

Da Vinci(达芬奇)机器人系统经美国 FDA 批准已应用于临床 20 余年,是目前世界上外科手术应用最广泛的手术机器人系统。达芬奇机器人手术相比于腹腔镜手术和传统开放手术有明显优势:具有可放大 10~15 倍的 3D 视野;仿生器械和防震颤系统使得机器人的机械臂比术者的手更加稳定;7 自由度的机械臂关节使得末端夹持的手术工具能够在狭小的空间灵活运动;在疗效上有明显优势;学习曲线低;术后手术并发症发生率低等。

七、骨科

骨科手术为硬组织操作手术,结构复杂,对操作精度要求高,而且手术术式多样、操作流程复杂。传统的骨科手术要求术者有足够的力气和耐心,手术强度大。而对于同为刚性结构的手术机器人来说,在该领域具有天然的优势。

手术机器人在骨科的应用主要包括骨折复位、骨折内固定、关节置换等。骨科机器人可以实现微创操作,减少因术中牵拉导致术者体力的快速消耗;通过术前规划进行术中精准定位,加快手术速度,最大限度地减少医患所受到的 X 线辐射;对患者创伤小,术后疼痛轻,降低感染、神经血管损伤等相关并发症发生的概率;使得远程操控进行临床手术成为可能。

第二节　医疗机器人在口腔医学领域的应用

近年来,随着机器人在医疗行业的不断发展,有不少学者开始将机器人技术应用于口腔修复、正畸、颌面外科、种植等多个领域。

一、口腔修复

牙体预备,是口腔医生最基本和最常用的治疗牙齿的临床操作技能。为了解决目前临床手工牙体预备方式存在的局限性,北京大学口腔医院吕培军教授带领的研发团队集成了最前沿的科技手段,用微机器人来替代人类医生手工操作,用飞秒激光技术取代传统的机械切削技术,在国际上首次提出"自动化牙体预备"的概念,并研制出世界首台牙体预备机器人样机(图 1-10-2-1),可自动控制飞秒激光束高质快速地为患者完成"牙体预备"。目前已完成了数百例临床仿真实验测试,证明了其技术路线、装备、软件算法、临床应用的可行性。单颗牙平均耗时 17min,整体误差为 0.05~0.17mm,各项评价指标均达到或超过口腔临床操作规范所要求的各项

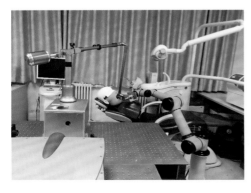

图 1-10-2-1　牙体预备机器人

参数。同时,利用该系统初步实现了口腔修复智能化、自动化的治疗技术。

数字化全口义齿中的排牙工作也可以由机器人完成。人工牙的形状比较复杂,单个机器手臂不容易准确地抓持和操作,2011 年,张永德等提出了用多脉冲器排牙的方法,并设计了一种基于多机械手和牙弓的新型全口义齿制造装置。该装置采用基于全口义齿排牙原理的分析方法,建立了多机械手排牙机器人的运动学模型。利用其进行了初步排牙实验,可以根据颌弓参数自动设计制作一副适合患者的全口义齿。实验结果验证了多机械手排牙机器人运动学模型的有效性和其实现全口义齿制作策略的可行性。

二、口腔正畸

精准的弓丝弯制是固定矫治的关键技术。与传统手工弯制相比,使用具有精确形态控制能力的机器人可以提高弓丝弯制的精度和效率。2004 年,Butscher 等人设计了一种名为"SureSmile"的双手弓丝弯制机器人,它能准确、自动地弯制弓丝。

2009 年,张永德等和 Du 等制作了基于 Motoman UP6(YASKAWA)的弓丝弯制机器人,与传统用于工业的 Motoman 机器人的运动控制不同,其末端可以实现小范围内较复杂的曲线运动,以满足弯制复杂形状弓丝的要求。随后,为了提高机器人弯制弓丝的精度和可靠性,张永德等人基于不同弓丝回弹特性,在有限元分析软件 MSC.Marc(MSC.Software)上建立弓丝弯制模型,模拟实际的弓丝弯制过程,从而得到弓丝仿真回弹特性。同时,采用机器人进行不同角度的弯制,手动测量得到弓丝的回弹角度,通过多次实验和误差分析得到弓丝弯制的实际回弹特性。由软件所得仿真数据和实验数据,分析误差的来源和改进方法,从而确定常用的镍钛合金弓丝、不锈钢弓丝、β-钛合金弓丝和澳丝的回弹特性数据曲线,为采用机器人进行矫正弓丝的弯制提供了依据。

2011 年,Gilbert 开发了一种名为 LAMDA 的机器人系统,用于精确快速地弯制正畸弓丝。其采用龙门式结构设计,弯曲精度高,效率高。设备的价格相对较低,但缺点是它只能弯曲一条平坦的曲线。

2013 年,在对弓丝成形的过程进行分析的基础上,蒋济雄等搭建了弓丝弯制机器人及其控制系统。其建立的标准的和带外展弯的正畸弓丝数学模型成功拟合了机器人弯制弓丝时的回弹参数,提高了弓丝弯制精度和效率。通过将该机器人弯制的正畸弓丝应用于一例正畸患者,验证了机器人及其控制规划模型的有效性和实用性。

2014 年,Xia 等和 Guo 等设计了正畸弓丝弯制机器人专用的末端执行器,使之在正畸弓丝弯制的过程中可以根据需要自动更换钳头。针对弓丝弯制过程中的回弹问题,研究不同材料正畸弓丝的弯曲回弹特性,设计出相应的补偿方案,提高了自动弯曲的精度与效率。为了获得机器人弓丝弯制的运动轨迹节点,根据医师的弯制流程和动作,对正畸弓丝进行参数化设计,并根据设计参数自动生成一条弯制路径,从而实现正畸弓丝的自动化弯制。最终基于 ROS 与 Gazebo 建立了机器人仿真平台,对机器人的运动轨迹进行分析,验证了机器人路径的合理性。

三、牙体牙髓治疗

虽然根管治疗技术已经在临床应用多年,但其操作差异大,成功率与医生个人的经验与技术水平关系较大。为了使根管治疗标准化、精确化和高效化,Dong 等于 2007 年尝试开发多功能微型根管治疗机器人。该机器人可以放置在患者的口腔内,固定于牙齿上,通过 Z 轴执行器来控制根管器械的运动和更换装配,从而高效、可靠地进行根管治疗。

2010 年,Ortiz Simon 等开发了一个辅助抓持手机的机器人,以协助医生更稳地手持牙科手机。在预备窝洞时,机器人辅助医生使用平稳而精确的动作来操纵手机。其最大限度地减少了由于疲劳引起的手动震颤,降低了医源性口腔损伤的风险。该研究的结果表明,此机器人使钻针的定位准确率提高了 53%。

根管治疗要连续地使用多达数十种器械,而手动选择器械是一个相当低效的过程;再者,治疗器械占用了移动推车或治疗台上的大部分面积。Nelson 等制作了一种新型的"器械选择和递送机器人",它能够有效解决这些问题。这种机器人能执行预先设置好的命令,自动按照预设的顺序逐个递送器械,有效提高了根管治疗的效率,保持了台面的整洁。在实际应用中,该机器人为整个治疗过程节省了 4.4% 的时间。

四、口腔颌面外科手术

(一)正颌外科

传统截骨术只能线性截骨,很难进行复杂形状的截骨,精度也很难保证。为了解决这一问题,2010 年,Burgner 等基于短脉冲激光消融系统成功制作了正颌截骨机器人。其支持任意形状的截骨术。实验采用了猪骨头,预先根据骨 CT 进行截骨线的规划;整个截骨过程由机器人辅助激光消融系统自主执行;术后测量结果显示,整体定位精度为 0.5mm。

颅颌面区具有精细复杂的解剖结构,在这个区域进行手术需要外科医生具有高超的技术和灵巧的双手。为了提高手术中的准确性,在 2015 年,Gui 等设计和制造了一种 7 自由度机械臂手术机器人。这款机器人基于 Gui 等人自己开发的导航系统 TBNAVIS-CMFS(韬博),主要用于正颌手术中的精确截骨。机器人在导航系统的可视化条件下,通过预先设计,成功地进行了 Le Fort Ⅰ 型截骨手术。

2015 年,Baek 等研究了 Er:YAG 激光器在截骨手术中的应用,其主要优势是复杂形状的截骨和截骨精度的控制。他们制作了一种使用激光截骨的手术机器人系统。这种激光机器人可在手术室中进行临床应用,其优势在于多种环境下可操控,适合于个性化的骨瘤切除和复杂形状的截骨术。

2019 年,Ma 等使用无标记导航模块建造了一种口腔颌面外科机器人系统。该团队提出了一种新的概念来处理患者、医疗设备和外科医生之间的关系,即利用患者自己的器官作为姿势识别的自然标志,让机器成为手术的主要操作者,将外科医生的工作优先级从术中实施转变到术前规划。他们认为,这种手术关系的变化最终可能有利于未来数字化口腔颌面外科的发展。

(二)腭裂修复

局限的操作空间和复杂的环境,大大增加了腭裂修复术的难度。随着机器人腹腔手术方式的成熟,2015年,Khan 等基于达芬奇手术机器人,探索了使用机器人进行腭裂修复术的可行性。先是对一名儿童的气道模型进行腭裂手术模拟,然后对尸体进行机器人辅助的 Hynes 咽成形术。结果表明:由于更直观的视野和更清晰的解剖结构,使用机器人辅助腭裂手术可以大大提高外科医生进行难度较大的腭和后咽手术的能力,也为新技术开发奠定了基础。这种手术方式不仅降低了术中二次伤害的风险,而且更容易学习。同年,Nadjmi 等也研究了达芬奇手术机器人修复腭裂的可行性,以及尸体上人机(患者-机器人)的最佳手术姿势,然后在临床实践中使用该机器人完成了 10 例腭裂修复手术,术中和术后无并发症。虽然住院时间比传统手术缩短 1.4d,但手术时间平均延长 35min。Nadjmi 认为口腔机器人修复腭裂可以减少对血管、腭肌、神经和黏膜的损伤。修复术后,后腭部和咽鼓管功能均得到改善。此外,高分辨率的三维图像提供了良好的空间感知,提高了手术精度,利于口内缝合,提高了手术安全性。与传统手术相比,机器人手术的姿势更加合理。

(三)肿瘤切除

在传统的头颈部肿瘤切除术中,为了满足视野的需要,手术切口往往很大;这不仅造成严重的美学问题,而且对患者的术后生活产生心理影响。此外,舌根等区域使用传统手术方式特别难以操作。与传统的手术技术相比,手术机器人具有三维可视化、良好的止血,以及更好的操作自由度(约 360°)等优势,有望克服传统手术的问题。在 2011 年,Kayhan 等进行了第一例达芬奇手术机器人辅助切除舌根部腺样囊性癌的手术。采用口腔入路,避免了气管切开术、皮肤切口和下颌骨骨折,从而避免了术后颈部瘢痕。因此,近年来,达芬奇手术机器人已被用于咽旁间隙肿瘤的外科治疗,如多形性腺瘤、脂肪瘤和神经鞘瘤。然而,由于缺乏力反馈系统,在手术过程中很容易导致肿瘤包膜破裂。因此,如有必要,需要手动钝性分离。与传统手术相比,机器人切口较小,可隐藏在患者耳后发际线中。因此,术后美学满意度明显高于传统手术,但平均手术时间略长。

(四)微创手术

北京大学口腔医院郭传瑸教授团队研制出了具有自主知识产权、达到国际先进水平的口腔颌面微创诊疗手术辅助机器人系统(图 1-10-2-2),该手术机器人实现了人工智能的医学影像处理和自动化的手术规划、术中在线规划、实时三维导航、机器人精准定位、基于神经血管密集空间的运动约束及避障策略、主动主从双模式微创精准安全控制、多层自主安全监控等核心技术问题。

(五)颅面部穿刺诊疗

颅底及面侧深区位置深在,内含重要的神经血管。此区的病变,如肿瘤、神经疾患、炎症等在诊治上存在较大难度及风险,是头颈外科领域内最为疑难的解剖区域。随着计算机辅助技术的发展,颅底手术的方法和手术模式得到了改进,在计算机导航基础上的机器人辅助定位技术,充分发挥机器人稳定、精确的优势,力图解决颅底及面侧深区穿刺手术精确定位和稳定操作两大瓶颈问题。

颅底及面侧深区疾病穿刺诊疗手术机器人系统的构成可分为两类:硬件构成和软件构成。硬件构成包括颅颌面穿刺诊疗手术机器人、光学定位导航仪、计算机工作站。软件构成包括手术设计系统、机器人运动控制模块、手术安全监控系统。郭传瑸教授团队根据颅底肿瘤穿刺活检手术、颌面肿瘤放射性粒子植入手术和三叉神经痛射频热凝手术三种手术的要求,设计了一种具有 6 自由度的立体框架式穿刺机器人(图 1-10-2-3)。机器人本体在实施三种手术时具有通用性,根据三种不同手术的区别,设计了三种不同的手术末端执行装置并具有通用接口,可快速、方便、可靠地固定在穿刺机器人的末端,用于执行三种不同的手术。这种"一本体,三末端"的设计方式,增大了颅颌面穿刺诊疗手术机器人的实用性,有利于形成医疗器械产品后的推广应用。

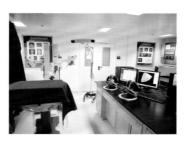 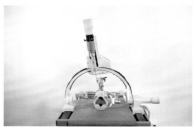

图 1-10-2-2　口腔颌面微创精确诊疗手术机器人　　图 1-10-2-3　颅底及面侧深区疾病穿刺诊疗手术机器人

五、颞下颌关节紊乱的治疗

颞下颌关节紊乱(temporomandibular joint disorder,TMD)的特点是颞下颌关节疼痛,张口受限,颞下颌关节有弹响。目前常用保守治疗来缓解其临床症状。按摩作为一种物理保守疗法,在临床上广泛应用于 TMD 的治疗,取得了良好的效果。与传统按摩相比,机器人按摩不仅节省了人力,而且其程序化和标准化的按摩可以给患者良好的治疗体验。Ariji 等使用口腔康复机器人 WOA-1,对 26 名不同类型的 TMD 患者进行三次按摩(每次 10 分钟)。他们发现,75% 的肌筋膜疼痛患者得到有效缓解,40% 的患者张口增加 5mm 甚至更多。

张口训练是治疗 TMD 所致张口受限的有效方法。Takanobu 等建立了一个用于横向运动训练的 6 自由度机器人,并治疗了一名 TMD 患者。结果表明,开口距离从 28mm 增加到 45mm,右侧颞下颌关节横向运动距离从 9mm 增加到 15mm,左侧从 7mm 增加到 12mm。在 2015 年,Sun 等人构建了一种软质口腔康复机器人,该机器人由一种新型的软质气动执行器驱动,用于训练有张口受限的患者。他们通过一种特殊的模型对机器人的力学性能进行了研究,表明利用机器人进行张口训练是可行的。

第三节　手术机器人在口腔种植领域的应用

传统口腔种植技术中,种植位点精度、钻孔的力度等难以控制,种植成功率取决于医生的技术和经验。而已被广泛应用于临床的手术机器人,由于其精准、微创、安全、高效等特点,成为进一步提高口腔种植手术精度的重要方向。

2011 年,Sun 等人设计了一种 6 自由度的三维图像引导机器人种植系统。根据术前锥形束 CT 图像重建患者的三维模型,并使用这些数字模型进行种植规划。他们提出了一种两步配准方法,从而将种植体植入的术前计划转化为术中操作所需的参数。该系统中引入了坐标测量器(coordinate measuring machine,CMM)作为参考坐标系,避免了种植过程中机器人与患者的直接接触,保证了患者的安全。体外实验表明,该系统设计可行,配准误差为 1.42mm±0.70mm。

2017 年,Yomi(Neocis)牙科种植导航机器人系统获得 FDA 批准,该系统由触觉式导航技术操控,以提供钻头位置、方向和深度的物理参数,并可以限制钻针的方向和深度。Yomi 机器人使手术部位可视化,并使医生能够根据术中的具体情况实时更改种植方案。2021 年,Scotty L 等使用 Yomi 机器人在临床上进行了 5 个患者共计 38 个种植体的植入手术。结果显示角度偏差为 $2.56°±1.48°$,肩部偏差为 1.04mm±0.70mm,根部偏差为 0.95mm±0.73mm,深度偏差为 0.42mm±0.46mm。

从 2013 年开始,以临床应用为目的,赵铱民教授的团队开发了一个高度自主化的种植牙机器人系统——雅智口腔手术机器人(图 1-10-3-1)。该系统由高精度 UR5 机械臂、FusionTrack 250 光学追踪系统、Gamma 六轴力/力矩传感器、计算机等硬件系统和基于应用程序开发框架 Qt 及可视化工具包开发的软件控制系统构成。口腔种植机器人能够在医生的监督下,按照规划好的种植方案根据医生指令自主完成种植窝洞的制备和种植体的植入,且种植精度高于传统自由手种植、导板引导种植或导航引导种植的手术方式,保证了术后修复效果和种植体的远期成功率。在视觉伺服和力伺服的混合控制下,机器人末端执行器能够进行精准运动,补偿末端执行器由于受力时发生形变而导致的系统误差,使机器人在种植过程中能够具有"医生手感"。机器人具有随动功能,能够实时跟踪患者局麻状态下颌骨的非自主震颤,保证种植体植入的精度和患者的安全。该团队使用种植牙机器人系统进行了动物实验,受试动物为 9 只 3 岁中华田园犬,结果显示总体精度:颈部偏差为 0.269mm±0.152mm,根部偏差为 0.254mm±0.218mm,角度偏差为 $0.989°±0.517°$。2017 年 9 月,进行了 3 例缺牙患者的自主式口腔种植机器人手术,并顺利完成缺失牙的即刻修复。

对于严重萎缩的上颌骨,颧骨种植已经成为越来越流行的修复方式。然而,颧骨种植难度大,手术复杂,准确性在很大程度上取决于外科医生的经验。为了克服传统手术导航系统的缺点,2019 年,Cao 等人设计并研制了一种 6 自由度新型颧骨种植机器人系统。体外实验显示该机器人系统的角度、入口点和出口点偏差分别为 $1.52°±0.58°$、0.79mm±0.19mm 和 1.49mm±0.48mm。同时,将机器人操作与人工操作进行了比较,结果表明,利

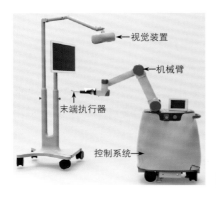

图 1-10-3-1　自主式种植机器人系统

用该系统进行颧骨种植体植入可以提高手术的准确性。

　　另外,国内另一款种植机器人Remebot(柏惠维康)也已于2021年正式上市。

第四节　总　　结

　　医疗机器人的优点是手术精度高、稳定性好、智能化、标准化,可实现远程手术。随着医学机器人在口腔领域中的不断发展,必将推进整个口腔医学行业的标准化、规范化、精确化、智能化进程。除了上述口腔机器人外,还有口腔教学机器人、刷牙机器人、模拟牙科患者机器人系统等。虽然目前在口腔医学领域对机器人的研究取得了较大的进展,但还远不够完善,存在很多缺点:如缺乏充分的人机交互,智能化水平不足以完全解放临床医生,手术器械作用力的感知和控制系统需要建立等。然而,随着人工智能技术、纳米机器人技术和机器人控制理论的不断发展和完善,上述问题将在未来得到解决。这意味着机器人将在口腔医学领域得到更广泛的应用,并将为人类口腔健康做出巨大的贡献。

参考文献

1. 吕培军,王勇,李国珍,等.机器人辅助全口义齿排牙系统的初步研究.中华口腔医学杂志,2001,36(2):139-142.

2. WANG D,WANG L,ZHANG Y,et al.Preliminary study on a miniature laser manipulation robotic device for tooth crown preparation.Int J Med Robot,2014,10(4):482-494.

3. ZHANG Y D,JIANG J G,LV P J,et al.Study on the multimanipulator tooth-arrangement robot for complete denture manufacturing.Ind Robot,2011,38(1):20-26.

4. 张永德,蒋济雄.正畸弓丝弯制特性分析及实验研究.中国机械工程,2011,22(15):1827-1831.

5. 蒋济雄.口腔正畸弓丝成形规划及弯制机器人研究.哈尔滨:哈尔滨理工大学,2013.

6. DONG J,HONG S Y.Design of Z Axis Actuator and quick tool change assembly for an endodontic micro robot//ASME 2010 international mechanical engineering congress & exposition.Vancouver:ASME,2010,10:507-511.

7. ORTIZ SIMON J L,MARTINEZ A M,ESPINOZA D L,et al.Mechatronic assistant system for dental drill handling.Int J Med Robot,2011,7(1):22-26.

8. NELSON C A,HOSSAIN S G,AL-OKAILY A,et al.A novel vending machine for supplying root canal tools during surgery.J Med Eng Technol,2012,36(2):102-116.

9. BURGNER J,MÜLLER M,RACZKOWSKY J,et al.Ex vivo accuracy evaluation for robot assisted laser bone ablation.Int J Med Robot,2010,6(4):489-500.

10. GUI H,ZHANG S,LUAN N,et al.A novel system for navigation-and robot-assisted craniofacial surgery:establishment of the principle prototype.J Craniofac Surg,2015,26(8):746-749.

11. BAEK K W,DEIBEL W,MARINOV D,et al.Clinical applicability of robot-guided contact-free laser osteotomy in cranio-maxillo-facial surgery:in-vitro simulation and in-vivo surgery in minipig mandibles.Brit J Oral Maxillofac Surg,2015,53(10):976-981.

12. MA Q,KOBAYASHI E,WANG J,et al.Development and preliminary evaluation of an autonomous surgical system for oral and maxillofacial surgery.International Journal of Medical Robotics and Computer Assisted Surgery,2019,15(4):1997.

13. KHAN K,DOBBS T,SWAN M C,et al.Trans-oral robotic cleft surgery(TORCS) for palate and posterior pharyngeal wall reconstruction:A feasibility study.J Plast Reconstr Aesthet Surg,2016,69(1):97-100.

14. NADJMI N.Transoral robotic cleft palate surgery.Cleft Palate Craniofac J,2016,53(3):326-331.

15. KAYHAN F T,KAYA H,YAZICI Z M.Transoral robotic surgery for tonguebase adenoid cystic carcinoma.J Oral Maxillofac Surg,2011,69(11):2904-2908.

16. ZHU J H,DENG J,LIU X J,et al. Prospects of robot-assisted mandibular reconstruction with fibula flap：comparison with a computer-assisted navigation system and freehand technique.Journal of Reconstructive Microsurgery,2016,32（9）：661-669.

17. ZHU J H,WANG J,WANG Y G,et al. Performance of robotic assistance for skull base biopsy：a phantom study.J Neurol Surg B,2017,78（5）：385-392.

18. ZHU J H,WANG J,WANG Y G,et al. Prospect of robotic assistance for fully automated brachytherapy seed placement into skull base：Experimental validation in phantom and cadaver.Radiotherapy & Oncology,2019,131（1）：160-165.

19. ARIJI Y,KATSUMATA A,OGI N,et al. An oral rehabilitation robot for massaging the masseter and temporal muscles：A preliminary report.Oral Radiol,2009,25（1）：53-59.

20. 吴秦 . 口腔种植机器人空间映射装置的研发及其应用研究 . 西安：第四军医大学,2016.

21. 谢瑞 . 口腔种植机器人系统精度的相关研究 . 西安：第四军医大学,2016.

22. 白石柱,任楠,冯志宏,等 . 自主式口腔种植机器人手术系统动物体内种植精度的研究 . 中华口腔医学杂志,2021,56（2）：170-174.

数字化外科技术结合血管化髂骨瓣功能性
重建下颌骨缺损的临床应用

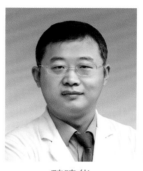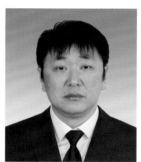

魏建华   王维戚

空军军医大学第三附属医院   魏建华   王维戚

下颌骨是位于面下部 1/3 的弓形骨骼,具有复杂的形态和功能,是颌面部唯一可以活动的骨骼,双侧下颌骨髁突还参与颞下颌关节的构成。由于下颌骨上有咬肌、颞肌、翼内肌及翼外肌等咀嚼肌群和舌骨上肌群附着,因而下颌骨对于保持呼吸道的通畅、行使咀嚼功能、参与吞咽和语音等口腔功能具有极其重要的作用。下颌骨缺损的原因主要来自肿瘤切除手术,严重的创伤和感染、放疗、使用抗吸收药物等所引起的各种骨坏死。下颌骨尤其是颏部或体部一旦缺损将对患者的面容及口腔功能产生举足轻重的影响,严重影响患者的生活质量。因此,下颌骨缺损的修复与重建是口腔颌面外科医师、整形外科医师和修复科医师所面临的一项极具挑战性的难题。

下颌骨缺损的修复与重建也应同时兼顾功能和外形的恢复原则,理想的下颌骨修复与重建方法应能达到以下目标:①恢复面下部 1/3 和下颌骨原有的外形与下颌骨的连续性;②恢复下颌骨和周围软组织的空间位置关系;③重建良好的咀嚼、吞咽和语音功能;④维持足够的气道通畅度。目前研究重点集中在恢复外形及重建良好的咀嚼、吞咽和语音功能,本文介绍了下颌骨修复重建的发展史、下颌骨缺损的分类、髂骨肌皮瓣的发展史和解剖学基础、数字化医学技术组成和数字化技术在血管化游离髂骨瓣修复下颌骨缺损中的临床作用,并报道一例应用数字化技术完成血管化游离髂骨重建下颌骨缺损并同期植入种植体的病例,阐述了数字化技术在髂骨重建下颌骨中的作用及应用前景。

一、下颌骨修复重建的发展史

下颌骨缺损重建的历史最早可追溯到 19 世纪末期,Bardenheuer(1892)最早应用取自前额部的带有皮肤、骨膜和额骨的复合组织瓣来修复缺损的下颌骨。而 Sykoff(1900)首先应用非血管化的骨移植进行下颌骨重建,他选择了健侧下颌骨体部作为供区来重建 4cm 的下颌骨缺损。Klapp 和 Schroder(1917)在他们出版的《下颌骨火器伤》一书中详细地介绍了各种下颌骨重建的方法,紧接着,Risdon 和 Waldron(1919)首次报道了应用髂嵴进行下颌骨重建的经验,以后该方法被许多学者接受并在全世界得以推广和改进,如游离非血管化髂骨和数字化钛网加碎松质骨修复下颌骨缺损等,但当下颌骨缺损范围较大或合并有较大软组织缺损时,此类非血管化骨移植效果往往不佳,且会引起供区的显著损伤,术后感染率较高,即使植骨成活,骨吸收量往往也比较多。随着血管化复合骨组织瓣的出现和显微外科的广泛应用,大多数学者采用血管化骨移植进行下颌骨缺损的修复,以避免游离骨移植和带蒂骨移植所可能引起的并发症。

血管化骨移植与游离骨移植和带蒂骨移植相比其主要的优势在于移植骨的存活率明显高于后两者,而移植骨感染率和远期吸收率以及瘘管形成的概率明显降低。可用于进行血管化骨移植的供区主要有腓骨和髂骨。

近年来还有用 CAD/CAM 技术制作个体化的下颌骨钛假体植入重建下颌骨的报道。生物材料的使用避免了骨移植重建下颌骨所需要的切取移植骨和进行塑形等过程,节省了手术时间和步骤,短期可获得令人满意的效果。然而,其远期疗效并不佳,主要的问题在于生物材料植入后易导致术区感染和植入物暴露等并发症,即使通过转移邻近的肌筋膜皮瓣或区域性的轴型皮瓣覆盖植入物也往往无济于事,这也导致了用生物材料重建下颌骨的方法难以推广。

由于下颌骨缺损的类型各异,手术难度大,没有任何一种方法能够涵盖并重建所有的下颌骨缺损,这就给予我们思考,是否可以将数字化技术应用在传统的髂骨重建下颌骨治疗中,解决传统髂骨重建下颌骨的难题,提高髂骨植入的准确性,确保重建后的美观和功能效果。本文旨在根据笔者的经验和认识,着重介绍并聚焦利用数字化技术、以咬合为导向的下颌骨缺损的血管化髂骨移植的功能性重建修复方法。

二、下颌骨缺损的分类

现有下颌骨缺损分类标准并不统一,故均未能在临床上被广泛接受和应用。国内外文献报道较为常用的下颌骨缺损分类方法多达十余种,其中以 HCL 分类法、Urken 分类法相对最为常用,鉴于篇幅有限,我们仅对下列分类方法作一简要介绍。

(一)HCL 分类及其衍生的几种分类方法

HCL 分类(1989)是 Jewer 等基于 60 例用血管化髂骨肌瓣重建下颌骨缺损的经验而提出的一种分类方法。该分类将下颌骨缺损分成 3 种类型,H 型指包括髁突在内的一侧下颌骨不超过中线的任意长度的缺损,L 型指不包括髁突在内的一侧下颌骨不超过中线的任意长度的缺损,C 型指双侧尖牙之间的下颌骨中段的缺损。H、L、C 的不同组合,构成临床实践中各类型的缺损,如 HH、LC、LCL、HCL 等(图 1-11-0-1)。

(二)Urken 分类

该分类(1991)是 Urken 等按照下颌骨的解剖部位和功能外形等因素提出的分类系统。他首先将下颌骨分为不同解剖区域,骨缺损分为 C、R、B、S 共 4 个基本类型,其中 C 表示髁突、R 表示下颌升支、B 表示下颌骨体部、S 表示颏部(指包括 4 颗切牙及 2 颗尖牙在内的下颌前部骨段)。若缺损发生在一侧颏部,则表示为 SH。几个节段的不同组合即构成各种下颌骨缺损的亚型,如 RB、BSB、BSBRC 等。Urken 分类的优点是通俗易懂,便于记忆和应用,引用率仅次于 HCL 分类法,缺点是不能涵盖所有的下颌骨缺损类型(图 1-11-0-2)。

三、髂骨肌皮瓣的发展史和解剖学基础

Manchester 是最早报道髂骨前面的形状及曲率与半侧下颌骨自然形态相似的研究者之一。1972 年,上海华山医院杨东岳医师在世界上首次使用游离的髂腹股沟皮瓣修复口面颊软组织获得成功,并将成果于 1974 年发表于《中华医学杂志》;Taylor(1975)首次报道了吻合旋髂浅血管的髂骨皮瓣移植治疗小腿部复合骨质缺损;1979 年,他又报告了应用旋髂深血管为蒂的血管化髂骨瓣移植的经验。Urken 等(1989)报道了携带腹内斜肌

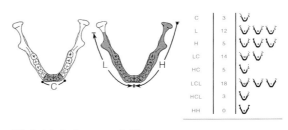

图 1-11-0-1　HCL 分类

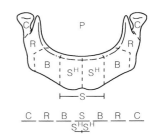

图 1-11-0-2　HCL 分类

的血管化髂骨骨肌皮瓣作口腔下颌骨重建,腹内斜肌供血来自旋髂深动脉升支,并且与髂骨之间的相对移动性好,非常有利于口腔内黏膜的修复,弥补了髂骨瓣皮岛血供不可靠的缺点。髂骨肌瓣在颌面外科最常见的适应证为下颌骨长度在 8cm 左右节段性缺损的修复,可以满足大多数下颌骨肿瘤切除术后单侧体部缺损修复的需要。

髂骨肌瓣在下颌骨重建中具有重要的作用:①髂骨的形态与一侧下颌骨比较相似,最适用于重建下颌骨体部或者下颌升支的缺损;②髂骨量丰富,足够的髂嵴骨块来恢复下颌骨的高度;③充足的髂嵴宽度非常适合进行种植义齿修复,以完成下颌骨的功能性重建。

髂嵴有足够的高度和厚度,骨松质多,其上有肌肉附着,是修复颌骨缺损良好的骨质供体。髂骨的血供来源丰富,主要有旋髂浅血管和旋髂深血管。解剖和临床研究证明,旋髂深动脉及臀上动脉深上支起源位置恒定,血管外径较粗,血管蒂长,营养带骨的分支较多,是作为带血供骨移植修复颌面部骨质缺损的良好供区。

四、数字化医学技术组成

(一) 计算机辅助设计技术(computer aided design,CAD)和 3D 打印技术(3D printing)

数字化医学的核心部分是计算机辅助设计技术,其组成包括:镜像技术、自由曲面构建、有限元分析、数据分割和构建、差值分析和图像配准技术等。在临床研究中,系统解读患者影像数据,运用术前规划软件和 3D 打印技术制作三维模型,直观、立体、真实地显示颌面差值分析技术、颌面部的三维解剖结构及空间关系,方便手术医师从不同角度对三维模型进行精确测量和旋转移动,为制订最佳手术方案提供依据。

3D 打印技术,又称增材制造(additive manufacturing,AM),属于快速成型(rapid prototyping,RP)技术的一种,是一种以数字模型文件为基础,依托于信息技术、精密机械以及材料科学等多学科发展起来的尖端技术,主要通过计算机辅助设计软件或逆向工程重建三维设计模型,然后对模型进行分层设计,在 3D 打印上实现"打印"叠加,最终整体成形。目前较为成熟的打印方法主要包括光固化成型(stereo lithography apparatus,SLA)、选择性激光烧结(selected laser sintering,SLS)、分层实体制造(laminated object manufacturing,LOM)、熔融离散堆积成型(fused deposition modeling,FDM)等,其中 SLA 技术因其分辨率高、打印尺寸不受限制、显示内部结构精确而被广泛应用。

(二) 计算机辅助手术模拟(computer assisted surgery simulation,CASS)

应用计算机辅助手术模拟是在手术前运用图像处理软件将 CT 三维图像资料通过计算机模拟系统工作站进行三维重建,根据病变破坏范围,结合三维重建图像和 CT 平扫图像,确定手术切除的边界。通过手术模拟设计病变累及区域的截骨安全切缘,确定截骨起始点,设计截骨导板、塑形导板和种植导板等供修复重建手术使用,并借助 3D 打印技术将术前虚拟手术设计的外科辅助模型和导板,以增材制造形成实体供术中使用;实现外科治疗的个体化、精确化、微创化。临床实践证实,采用数字导板技术可以有效精确地实施虚拟手术方案、提供术中定位指导、实现疾病的个体化诊疗,从而提高手术治疗效果,缩短手术时间,减少手术创伤。

(三) 计算机辅助导航系统(computer assisted navigation system,CANS)

计算机辅助导航系统将经过计算机处理的三维模型影像与实际手术过程交互,通过可见光、红外线或激光探头实时动态显示手术操作位点和追踪手术器械位置,将三维图像与手术部位精确匹配,实现手术区域、器械与虚拟环境的动态定位,可以避开重要解剖结构,使手术更为安全。在游离血管化髂骨重建下颌骨手术中,可以通过标记点位置检测实际操作的位置与术前虚拟设计是否吻合,验证实际位置与目标位置是否一致。随着配准手段精确度的提高,导航系统可作为信息载体,将虚拟计划信息传达到临床外科手术中,提高手术成功率,保证手术按照计划设计方案精确完成。

目前,CANS用于下颌骨缺损修复重建中的报道较少。这与下颌骨是颅颌面部唯一能动的骨骼,位置不易固定,在术前拍摄CT时位置很难与患者术中位置保持一致,配准及定位困难有关。这也是导航技术应用于下颌骨手术的最大难点。我们选择通过咬合板固定装置使上、下颌骨处于一个稳定位置关系,从而保持术前、术中下颌骨位置一致。收集术前颌面部CT数据前需先制作健侧咬合板,术前CT扫描时患者戴上预制的咬合板,保持上、下颌骨位置相对稳定,手术时在同样位置使用咬合板并通过具有足够牵引力强度的橡皮圈牵引固定,使术中上、下颌骨位置关系与术前一致,从而验证移植髂骨的位置与术前设计相一致。

(四) 虚拟现实技术(virtual reality,VR)和增强现实技术(augmented reality,AR)

虚拟现实技术起源于20世纪60年代,其技术特征是通过计算机模拟出一个接近真实的虚拟环境,提供视觉、听觉、触觉等感官的模拟,使用户产生一种交互式的三维动态视景和实体行为系统沉浸感。增强现实技术是计算机图形技术的进一步发展,和虚拟现实技术不同,增强现实技术是将虚拟的图形信息叠加显示在真实环境中,使得观察者能体验到真实环境中难以体验到的虚拟信息,这种技术可被形象地描述为"实中有虚"。与增强现实相对应的是增强虚拟,是将真实物体的各种物理属性,比如触觉信息、温度信息呈现在虚拟环境中,可被描述为"虚中有实"。

下颌骨重建手术因其特殊的手术部位,手术的难度与风险较大,而且患者对美观有较高的要求;术前对病变情况进行充分评估,可以更好地确定切除范围,降低手术风险。VR和AR技术可以根据患者的CT或MRI数据进行三维重建,完整呈现病变的位置以及与重要解剖结构的关系,可以帮助医师在术前更好地进行手术规划与方案设计;并且VR技术凭借其出色的沉浸感和触觉反馈设备,甚至可让医生在术前模拟手术,使手术更加安全、高效。VR与AR技术在下颌骨重建中也有尝试,主要包括术前设计和术中导航两个方面。Olsson等运用VR技术模拟游离腓骨肌皮瓣重建下颌骨手术,可以通过VR系统在术前模拟肿瘤切除、腓骨重建方案设计及受区血管选择,可以减小术中风险,获得更好的手术效果。

(五) 混合现实技术(mixed reality,MR)

米尔格朗提出现实-虚拟区间的概念,从现实环境到虚拟环境需依次经历增强现实和增强虚拟。而混合现实,既包含了"增强现实",又包含了"增强虚拟",可将真实世界和虚拟世界混合在一起,进而产生出新的可视化环境,环境中同时包含了物理实体与虚拟信息。同增强现实技术相比,混合现实并不是虚拟物体和现实世界的简单叠加,而是构建了一个虚拟和现实无缝融合的全新世界,使得两者之间的信息能实时交换和互动。MR技术结合了VR与AR的优势,是增强现实技术的进一步发展,通过在现实环境中引入虚拟环境,在现实世界与虚拟世界之间搭起一个交互反馈的信息回路,以增强用户体验的真实感。

利用MR技术实现颌面外科的术区设计和诊断是一个重要的研究方向,通过术前重建颌面部的三维模型,对提高手术精确度、增强医患沟通具有重要的意义。在下颌骨肿瘤切除中可最大程度在术前模拟截骨的位置和截骨后的效果,为手术医师的操作提供重要的参考。配合3D打印技术,还可制作手术导板,在术中指导医师按照术前的设计精确地执行手术。

五、数字化技术在血管化游离髂骨瓣修复下颌骨缺损中的临床作用

目前,髂骨组织瓣已经广泛应用在下颌骨缺损重建中,但对于移植骨块的塑形及面部外形的构筑,以往临床上应用髂骨肌瓣行下颌骨重建的外形效果的优劣往往取决于术者的主观判断,难以达到精确匹配的客观效

果,对于精确种植位点更是难以达到。其原因在于术前和术中均难以获取与缺损下颌骨尤其是颏部的弧度完全吻合的髂嵴,因此往往需要术者通过截骨与外形修整加以调整。而过多的磨改或髂嵴截开将导致移植骨的损伤,增加术者操作的复杂性,并延长了手术时间,这些都给髂骨肌瓣重建下颌骨的外形带来诸多不便。这与重建下颌骨外形及功能的要求尚存有一定的距离。

3D打印技术、CAD、计算机辅助导航技术联合应用的出现,为构筑理想的新下颌骨形态,使其恢复原有的外形和功能提供了可能。联合应用的基本原理是通过CT、MRI等影像学检查,收集原始组织三维数据,产生基本的解剖图像,再通过计算机系统转换为清晰、直观、全方位的三维立体图像,进行临床相关的虚拟、动态可视化仿真医学研究,从而帮助医生作出最准确的诊断,尝试并对比各种手术干预方法和不同的治疗效果,从而制订最合理且具个体化的治疗方法,并且在术中、术后数字化验证治疗方案的可靠性,并以此建立数据库,为每种类型的下颌骨缺损的修复方案的标准化奠定基础。

3D打印技术、CAD、计算机辅助导航技术联合应用的临床基本过程如下。

1. 采用CT等影像设备行放射线扫描,获取原始数字化图像数据。为保证实体模型的精确度,目前患者均行256排或64排螺旋CT扫描。通过计算机图像处理软件辅助获得三维重建原始图像,获得的颅面部不同结构的三维数字化模型可以进行任意角度的旋转及缩放,显示不同解剖结构间的空间构象和毗邻关系,同时进行各角度的三维测量。

2. 将三维重建原始数据以DICOM格式导入Proplan软件(3.0,Materialise公司,比利时),首先定义三维坐标顺序,再利用区域增长功能从DICOM原始文件中分割骨性重建部分、重建部分模型,最后根据需要将选定部分进行三维重建,保存STL格式数据。

3. 将STL格式数据输入3D打印机,3D打印机将二维、平面的数据转化为三维、立体的实体模型。三维数字化模型,不但为术前钛板预弯成型提供形态学参考,还可以将术前虚拟手术设计的外科辅助器具,以增材制造形成实体形式(导板)转移至术中。

4. 在术中利用计算机辅助导航技术验证下颌骨重建的准确性,为同期以咬合为导向的种植体植入提供可靠的保障。

5. 将术后CT数据进行三维重建,进行术后效果的系统化三维虚拟评估,验证术前计划的术中实施情况,进一步指导术者未来的手术计划的制订,提高手术方案实施的匹配精确度。

6. 虚拟数字化随访将带来大量全新的知识理念(例如术后移植骨块的稳定性、髁突的变化和种植体稳定性)。

六、利用数字化外科技术和髂骨肌皮瓣功能性重建下颌骨LC(BS^H)缺损的实际案例

患者史某,男,31岁,主诉"右侧下颌骨植骨术后3年,要求进一步修复"入院,4年前无明显诱因出现右侧下颌肿物,无明显疼痛,未予重视,肿物逐渐长大,遂于2012年7月在本院就诊,诊断为"右侧下颌肿瘤",在我院行"右侧下颌骨肿瘤探查切除术、左侧游离髂骨切取转移修复术、钛板植入术",术后病理回报"右侧下颌骨骨化纤维瘤",伤口愈合良好。术后在我院行"右侧下颌种植体植入术",术后咀嚼功能恢复尚可。2015年12月CT检查时发现钛板断裂,种植体周围大量骨质吸收。2016年4月再次复查时发现右侧下颌骨病理性骨折。为进一步治疗,门诊以"右侧下颌骨植骨术后病理性骨折"收治入院。患者目前精神尚可,体力正常,食欲正常,睡眠正常,无发热、咳嗽,体重无明显变化。

患者全身情况良好,否认肝炎、结核、疟疾等传染病史,否认高血压、糖尿病、血液病、心脏病等病史,否认其他手术史,否认重大外伤史,否认输血史,否认明确药物、食物过敏史,预防接种随当地进行。

检查可见右侧下唇麻木,右侧下颌骨较对侧偏小,下颌骨下缘可扪及台阶感,压痛明显,并可触及钛板断端,双侧颞下颌关节活动不一致,其余未见明显异常。口内可见恒牙列18—38、38—41,咬合关系错乱,口内黏

膜伤口愈合良好,可触及右侧下颌骨骨台阶,其余未见明显异常。临床诊断为右侧下颌植骨术后病理性骨折(图 1-11-0-3)。

在本病例的治疗设计阶段,我们考虑利用数字化技术完成以咬合为导向的骨重建,利用数字化镜像技术恢复患侧升支及髁突的正确位置,利用数字化技术精准同期种植体植入,利用数字导航技术在术中验证术前的数字化设计,利用数字化色谱分析技术于术后验证术前的数字化设计。

制订以下治疗计划。

(1)右侧下颌骨节段性切除+髂骨肌皮瓣重建+同期种植体植入。

(2)角化龈重建术,断层皮片切取转移修复术。

(3)完成种植体上部结构。

首先进行术前数字化设计(图 1-11-0-4~图 1-11-0-9),之后在数字化导板引导下完成髂骨肌皮瓣重建手术,并在数字化导航的引导下完成同期种植体植入(图 1-11-0-10~图 1-11-0-15),最终取得了良好的治疗效果(图 1-11-0-16~图 1-11-0-21)。

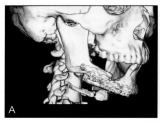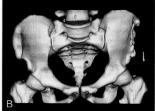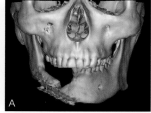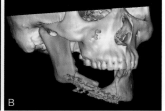

图 1-11-0-3 术前影像学检查
A. 术前上下颌骨螺旋 CT 三维重建;B. 双侧骨盆螺旋 CT 三维重建。

图 1-11-0-4 通过 Proplan 医学图像处理软件读取颌面部 CT 扫描数据,对扫描的断层序列图像进行三维重建
A. 获得的该患者的颌骨三维重建图像;B. 模拟下颌骨节段性切除术,确定截骨线。

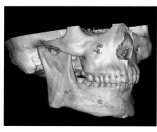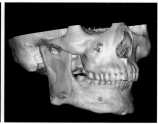

图 1-11-0-5 健侧镜像技术复位患者升支位置

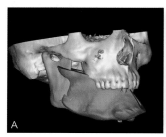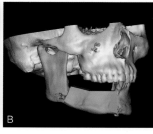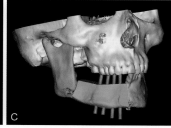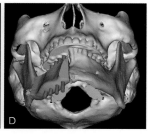

图 1-11-0-6 用 Proplan 软件读取骨盆 CT 扫描数据,对扫描的断层序列图像进行三维重建
A. 将三维重建的骨盆进行多角度的旋转,并与患侧下颌骨的形态反复进行比较;B. 选择形态与其最为匹配的一侧髂嵴部分,确定拟切取的髂骨长度,将计算机切取的髂骨骨块转至患侧下颌骨模拟重建,最后将完成塑形的移植髂骨与原始模型相比较;C、D. 调整得到计算机模拟手术的最终效果图和种植体植入位置及方向,并按照最终效果图制作快速原型。

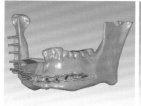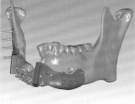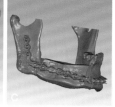

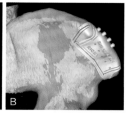

图 1-11-0-7 计算机模拟钛板、截骨导板和髂骨瓣的位置
A. 钛板植入及锁定钉的位置;B. 截骨导板位;C. 髂骨和钛板的关系。

图 1-11-0-8 下颌骨和髂骨的截骨导板
A. 病变截骨导板位置;B. 髂骨截骨及种植引导孔导板。

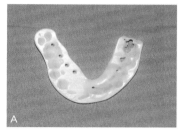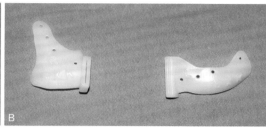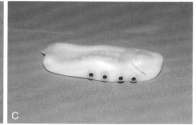

图 1-11-0-9 术前通过 3D 打印技术制作的导板
A. 咬合导板;B. 病变区截骨导板;C. 髂骨的截骨和种植体引导孔导板。

图 1-11-0-10 用电锯按术前设计的截骨导板行下颌骨节段性切除
A. 截骨导板就位;B. 切除下颌骨病变区;C. 植入低切迹重建钛板。

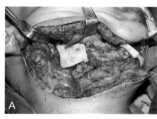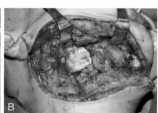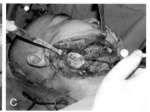

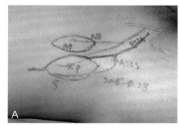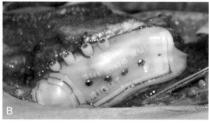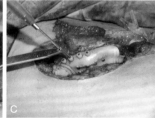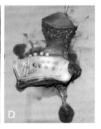

图 1-11-0-11 髂骨肌皮瓣制备过程
A. 设计髂骨肌皮瓣(一蒂三岛,髂骨、腹内斜肌和升支皮岛);B. 固定截骨导板;C. 明确种植位点;D. 完成髂骨瓣制备。

图 1-11-0-12 术中确认咬合关系,钛板恢复下颌骨连续性
A. 收集术前颌面部 CT 数据前需先制作健侧咬合板,术前 CT 扫描时患者戴上预制的咬合板,保持上、下颌骨位置相对稳定,手术时在同样位置使用咬合板并通过具有足够牵引力强度的橡皮圈牵引固定,使术中上、下颌骨位置关系与术前一致;B. 钛板及咬合导板就位。

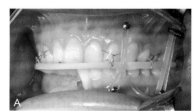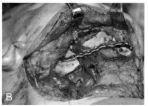

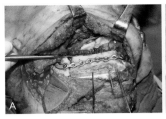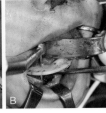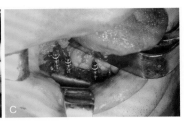

图 1-11-0-13　术中种植体植入过程

A. 验证术前数字化计划种植位点准确性；B. 并逐级备孔；C. 植入 3 颗 BLT 4.1mm×12mm 植体（BLT 种植体，Struamann 集团）。

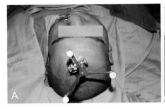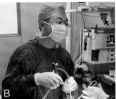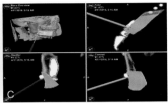

图 1-11-0-14　术中利用博医来数字化导航技术（BrainLAB 2.0，博医来）验证髂骨植入的准确性

A. 导航定位参考架；B、C. 术中验证。

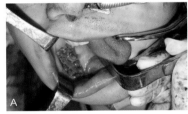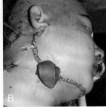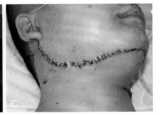

图 1-11-0-15　术后情况

A. 腹内斜肌修复口内缺损；B. 升支皮瓣作为观察窗；C. 皮岛去除后伤口的情况。

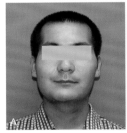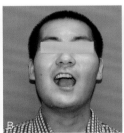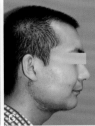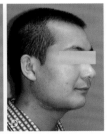

图 1-11-0-16　髂骨肌皮瓣重建治疗效果

术后 30 天正侧面影像，双侧下颌基本对称，张口度好。

A. 正面影像；B. 正面张口影像；C. 侧面影像；D. 侧面 45°影像。

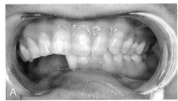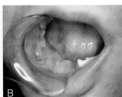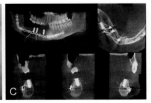

图 1-11-0-17　术后 30 天口内情况及影像学检查

A. 术后 30 天健侧咬合关系良好 B. 腹内斜肌黏膜化；C. 锥形束 CT 提示：种植体良好骨结合。

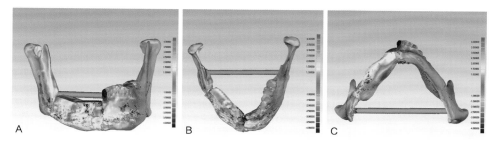

图 1-11-0-18 通过医学图像处理软件 Proplan 软件将术后的 CT 数据进行三维重建
A. 前面观；B. 上面观；C. 下面观。

通过医学图像处理软件 Proplan 软件将术后的 CT 数据进行三维重建与术前设计比较显示，髂骨的实际位置与术前设计相对比，根据色谱界定的范围，可知髂骨摆放位置与设计基本一致(绿色)，髂骨段偏牙槽嵴远心端和偏下颌端位移较大(蓝色和黄色色谱)，右侧下颌骨升支发生一定的位移，右侧下颌骨升支后缘呈蓝色色谱，右侧下颌骨冠突呈黄色色谱。

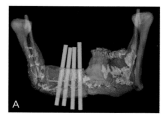
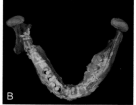

图 1-11-0-19 验证种植体植入的方向与术前设计基本一致
A. 侧面观；B. 下面观。

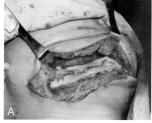
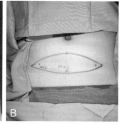
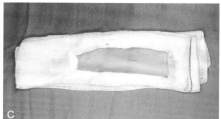
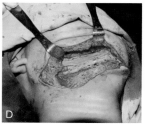

图 1-11-0-20 瓣下植皮-重建角化龈
A. 显露重建的下颌骨；B. 腹部切口设计；C. 断层皮片；D. 瓣下植入断层皮片。

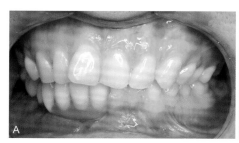
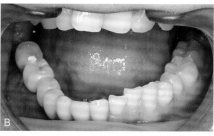
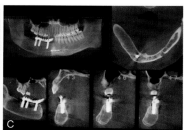

图 1-11-0-21 完成上端修复
A. 修复完成后咬合正面观；B. 修复完成后开口正面观；C. 修复完成后锥形束 CT 影像。

七、小结

1. 数字化技术能全方位、直观、精确地显示下颌骨的三维解剖结构以及病灶情况,对手术有极大的临床指导价值,利用 3D 打印技术制备下颌骨切除、髂骨截骨塑形导板、咬合导板和术前指导钛板塑形,在设计中以咬合为基础,确定髂骨瓣的空间位置,实现下颌骨缺损的精准移植髂骨修复,并在术中利用计算机辅助导航技术验证下颌骨重建的准确性,为同期以咬合为导向的种植体植入提供可靠的保障,极大地提升了显微外科游离组织瓣同期功能性修复重建的临床水平。

2. 大范围角化龈重建仍是下颌骨功能性重建的难点。

3. 虚拟数字化随访将为下颌骨重建带来大量全新的知识理念和数据。

4. 数字化外科作为一门新兴技术,可以为复杂的下颌骨缺损提供准确的诊断以及优化治疗方案,但 VR、AR 和 MR 仍然存在一定的局限性,对于大范围下颌骨缺损的数字化辅助技术的临床应用还需进一步探索。

参考文献

1. JEWER D D,BOYD J B,MANKTELOW R T,et al. Orofacial and mandibular reconstruction with the iliac crest free flap:a review of 60 cases and a new method of classification.Plast Reconstr Surg,1989,84(3):391-403.

2. URKEN M L,WEINBERG H,VICKERY C,et al. Oromandibular reconstruction using microvascular composite free flaps. Report of 71 cases and a new classification scheme for bony,soft-tissue,and neurologic defects.Arch Otolaryngol Head Neck Surg,1991,117(7):733-744.

3. 管吉,杨树欣,管叶,等 .3D 打印技术在医疗领域的研究进展 . 中国医疗设备,2014,29(4):71-72.

4. 陈俊兰,吴纪楠,王忠东 . 快速成型技术在颅颌面缺损整复中的应用 . 国际口腔医学杂志,2011,38(5):567-569.

5. CHAE M P,ROZEN W M,MCMENAMIN P G,et al. Emerging applications of bedside 3D printing in plastic surgery.Front Surg,2015,2(25):1-4.

6. BELL R B.Computer planning and intraoperative navigation in cranio-maxillofacial surgery.Oral Maxillofac Surg Clin North Am,2010,22(1):135-156.

7. STEUER J S.Defining virtual reality:Dimensions determining telepresence. Journal of Communication,2010,42(4):73-93

8. OLSSON P,NYSJ F,RODRÍGUEZ-LORENZO A,et al. Haptics-assisted virtual planning of bone,soft tissue,and vessels in fibula osteocutaneous free flaps.Plast R econstr Surg Glob Open,2015,3(8):479.

9. MILGRAM P,KISHINO F.A taxonomy of mixed reality visual displays.IEICE Transactions on Information and Systems,1994,77(12):1321-1329.

10. 黄进,韩冬奇,陈毅能,等 . 混合现实中的人机交互综述 . 计算机辅助设计与图形学学报,2016,28(6):869-880.

11. 龙胜春,刘盛,陈张健 . 颅颌面外科术前虚拟技术 . 中华整形外科杂志,2007,23(1):69-72

12. ARVIER J F,BARKER T M,YAU Y Y.Maxillofacial biomodelling.Br J Oral Maxillofac Sur,1994,32(5):276-283.

第十二章

数字化技术在牙体牙髓病学中的应用

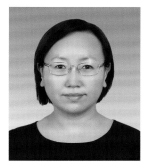 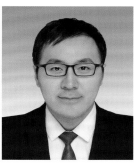

王晓燕　　　　张路

北京大学口腔医院　王晓燕　张路

　　随着科学技术的发展,数字化技术已从不同维度进入牙体牙髓病学的临床、教学和科研领域。通过数字化技术,我们可以将牙齿和周围组织的外部形态和内在结构转化为可视化数字模型,并进一步通过成像、模拟、打印等具象化的方式,清晰地展现出来。

　　在临床上,数字 X 线、激光龋齿探测仪和 CBCT 技术目前已经在龋病、牙髓病和根尖周病的诊断中得到广泛应用。在疾病治疗方面,可以联合应用多种不同的数字化技术,辅助完成相应的治疗。对于牙体缺损,可以通过口内数字化扫描,联合计算机辅助设计(computer aided design,CAD)和计算机辅助制造(computer aided manufacturing,CAM)技术完成椅旁的嵌体、高嵌体等修复体的制作和修复。对于疑难复杂的根管治疗,通过数字 X 线和 CBCT 辅助确定根管位置、长度、走行、钙化、台阶等;通过牙科手术显微镜数字成像,计算机辅助识别根管口;通过 3D 打印技术设计和制作根管疏通导板,可以提高治疗的成功率,减少牙体组织的不必要去除以及穿孔等并发症。在进行显微根尖手术时,术前通过 CBCT 精准确定病变的类型、范围以及与周围组织关系,从而判断治疗的难度和制订适宜的手术计划。对于复杂的根尖手术,还可以结合 3D 数字扫描以及 3D 打印技术制作手术导板,辅助定位和切除根尖。对于疾病治疗的预后判断,尤其是以慢性根尖周炎和根尖手术为代表,除临床检查外,数字 X 线以及 CBCT 的应用同样越来越广泛。

　　除了在疾病诊断和治疗方面,电子病历以及高效的患者管理系统软件,也开始广泛应用。这类数字化软件系统,一方面可以规范记录患者的病史、诊断、治疗详情和复查结果,方便进行临床研究;另一方面为患者进行全生命周期的龋病预防、控制、治疗、回访等一系列相关操作提供了数据基础,为后期大数据技术进入这一领域提供了基础信息。此外,随着虚拟现实技术(virtual reality,VR)和现实增强技术(augmented reality,AR)的发展,通过这些技术来模拟洞形制备、开髓、探查根管等相关操作练习,也在临床前教学中开始发挥作用。

一、X 线根尖片技术

X 线根尖片是牙体牙髓疾病诊断和治疗必不可少的检查手段。对于龋坏深度、隐匿性龋损、髓腔钙化、牙根弯曲、解剖变异、牙槽骨吸收、根尖周炎症、内外吸收等的诊断和治疗有至关重要的作用。

既往采用胶片技术，拍摄完成后需要冲洗、晾干等，操作时间长，出片后只能通过阅片灯等特殊光线甚至是需要周围暗环境才能清楚显示结构，一旦拍摄出现偏差，重新拍摄浪费大量时间。同时 X 线影像胶片体积小，不易保存，容易发生丢失或者损坏。

20 世纪 80 年代，随着计算机技术的普及，数字 X 线开始应用于口腔医学领域。进入 21 世纪，数字 X 线片已经较为普及。数字 X 线根据传感器不同，可以分为电荷耦合器件（charge coupled device，CCD）传感器和图像模拟荧光影像板。CCD 传感器质硬，较厚，配有连接线，操作便捷性略低，但是成像质量好，而且不易损坏。影像板大小形态类似于胶片，操作相对便捷，但是容易发生弯折损坏，从而导致成像质量下降。数字 X 线根尖片一方面提高了根尖片的拍摄效率，免去冲洗、晾干等胶片制作过程，可以实时出片，实时偏移角度投照，并同步上传至医师工作站，便于传输和保存，以免丢失或者损坏；另一方面可以通过对 X 线根尖片的对比度、亮度等进行连续调节，更好地观察牙体和牙周组织的结构，辅助诊断和治疗（图 1-12-0-1）。

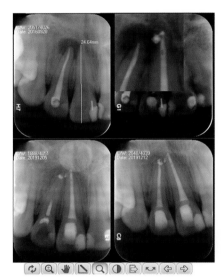

图 1-12-0-1　数字 X 线系统
实现牙根长度测量（左上），局部放大（右上），对比度调整，历史追溯（4 张 X 线片同步显示，时间横跨 2016—2019 年）等功能。

二、数字化激光龋齿探测成像

龋病是临床最常见的疾病，龋病检查方法包括视诊、探诊、X 线咬合翼片等。对于隐匿性的邻面龋坏，通常视诊和探诊较难发现，当龋坏仅波及牙釉质层面时，即使 X 线咬合翼片也往往难以早期发现。随着激光技术的发展，定量光诱导荧光技术（quantitative light-induced fluorescence，QLF）和数码影像光纤透照技术（digital imaging fiber optic transillumination，DIFOTI）开始应用于龋病的检查，并且取得良好的效果。QLF 技术通过约 405nm 波长的光束照射到牙体组织上，健康的牙体组织会发出绿色荧光，而龋坏牙体组织绿色荧光减弱，并发出红色影像，可以进行视觉观察或者定量荧光分析，确定龋坏的范围及程度。DIFOTI 技术以 DIAGNOcam（KaVo，美国）为例，通过使用近红外波长的激光（780nm）对牙齿进行透射，同时通过垂直于牙面的相机进行数据采集，可以获得清晰的牙齿透光数据。在健康牙体组织上，光线可以轻易穿透，形成光亮的图像。在龋坏组织中，光线发生散射，采集时呈现暗面图像，从而可以清晰反映隐匿的邻面龋坏、咬合面龋坏甚至是充填体周围的龋坏组织、牙齿裂纹等结构（图 1-12-0-2）。随着数字化技术的发展，通过高动态范围成像技术（high-dynamic-range imaging,HDRI),可以将成像品质进一步提升,提高成像效果,提高检查的敏感性。有学者通过训练深层卷积神经网络,将人工智能技术加入图像识别中,利用人工智能技术进行辅助龋齿的检测和识别。

三、锥形束计算机断层扫描成像技术

锥形束计算机断层扫描成像技术(cone beam computer tomography,CBCT)自 20 世纪 90 年代引入口腔医学领域,目前已经在口腔医学各专业广泛应用。与传统 CT 相比较,CBCT 技术具有扫描范围小、辐射剂量低、用时短、精确度高等优点。随着技术的发展,目前 CBCT 根据视野大小不同,可以分为大视野(100~200mm)和小视野(40~100mm)两种类型。根据美国牙髓病学会和口腔颌面放射协会的建议,使用 CBCT 时应遵循剂量尽可能低的原则,对于检查单颗牙或者邻近 1~2 颗牙齿的解剖和病损时,应选择小视野 CBCT;对于累及上下颌多颗牙、颌骨大范围病变或者关节损伤等时,可选择大视野 CBCT。

在牙体牙髓病学专业,CBCT 的应用已十分广泛。相对于 X 线根尖片,CBCT 可以从三维角度明确牙齿的解剖变异(牙内陷、牙中牙、多根管、弯曲根管等),避免多根牙、颌骨等多重结构重叠影响判断的准确性;可以明确根尖周病损的大小,以及与周围重要解剖结构如上颌窦、下颌神经管等的关系;可以明确牙外伤、牙根横折、根纵裂的位置及程度,尤其是未发生明显移位或者根折线与 X 线投照角度重叠未能显现的根折(图 1-12-0-3);可以明确牙齿内外吸收的位置和范围,并辅助治疗;可以明确根管钙化、遗漏等情况,辅助进行钙化和遗漏根管的定位和疏通;可以明确器械分离、穿孔的大小与位置,辅助取出分离器械或修补穿孔(图 1-12-0-4,图 1-12-0-5);可以辅助显微根尖手术完成术前检查,手术方案设计,手术导板设计与制作,术后疗效判定等。

当然目前 CBCT 也还存在不足,比如它的分辨率还不够高,无法辨识十几微米的侧支根管和钙化根管影像;若存在根充物或者桩核、全冠或树脂等修复体时,会产生较大的伪影,影响影像的判读;相对于 X 线拍摄设备,CBCT 设备价格高,安装和使用更加复杂。

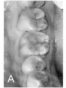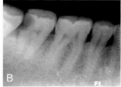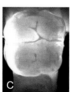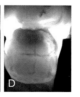　　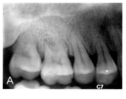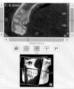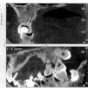

图 1-12-0-2　隐匿性龋坏患牙(47 远中深龋,46 远中浅龋)
A. 视诊检查未发现 46 和 47 邻面的隐匿性龋坏;B. X 线根尖片显示 47 远中大范围密度减低影,46 远中牙釉质密度稍减低;C. DIAGNOcam 显示 46 远中龋坏达牙釉质牙本质界;D. DIAGNOcam 显示 47 远中深大龋坏。

图 1-12-0-3　CBCT 辅助诊断牙根折裂
A. X 线根尖片显示 16 腭根影像不清;B. CBCT 显示 16 腭根牙根纵裂+横折。

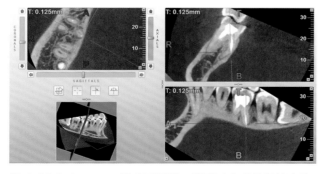　　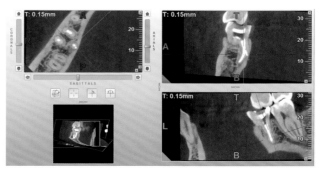

图 1-12-0-4　CBCT 显示下颌第一磨牙远中舌根根管穿孔

图 1-12-0-5　CBCT 辅助下完成原始根管通路清理成形,根管充填以及穿孔的修复

四、显微计算机体层扫描（micro computer tomography, Micro-CT）

Micro-CT 技术又称显微 CT 或微型 CT，具有较高的图像分辨率（5~25μm），但是扫描范围较小，扫描时间长，辐射剂量高。目前显微 CT 仅应用于离体研究，无法应用于临床。在牙体牙髓病学领域，显微 CT 主要应用于研究牙齿解剖形态、牙体缺损充填质量、根管系统结构、根管预备或充填效果，以及材料生物相容性的动物试验等方面。

牙齿根管系统形态复杂，存在多根管解剖变异、侧副根管、根管交通支、根管峡部、根尖分叉等复杂结构。CBCT 由于分辨率较低，不能很好地显示这些结构，显微 CT 则可以通过更加精确的扫描以及重建，获得根管长度、面积、体积、根管壁厚度、弯曲度等信息，提供根管解剖特点和相关参数（图 1-12-0-6）。通过多次可重复的显微 CT 扫描，可以比较不同器械进行根管预备前后根管表面积和体积变化，判断器械根管预备成形效果；可以比较不同冲洗方式对于根管内碎屑、根管脱矿程度等变化；可以比较使用不同根充材料和根充方法的根管充填效果和密合程度。相较于传统横截或纵剖离体牙的实验方法，用显微 CT 评价根管预备、冲洗和充填效果，一方面更加省时省力，另一方面可以获得更加可靠而全面的评估。

显微 CT 扫描还可以为牙体牙髓疾病治疗的三维有限元分析以及 3D 打印技术提供基础数据支持，通过更加精确的数据来提高分析和打印的精度。

五、数字化显微摄影与成像

口腔数字化摄影技术最常用的是 2D 数码彩照，通过高分辨率和高色彩还原的微距相机，将牙齿结构、颜色、形态等多种信息记录下来。这些信息可以用于术前记录原始状态，通过数字微笑美学设计（digital smile design, DSD），辅助制作诊断蜡型、舌侧背板；可以对牙齿形态、颜色进行设计，跟患者进行治疗方案、美学设计方面的沟通和交流。同样在进行学术交流时，不论是病例交流还是撰写病例报告，患者口内照片都是必不可少的重要证据，可以更好地显示治疗前后的变化，以及长期疗效。

随着牙科手术显微镜的发展与应用，可以在显微镜的辅助下探查龋坏、隐裂，检查修复体边缘质量，进行牙体修复治疗。牙科手术显微镜在根管治疗中可以辅助钙化根管的寻找与疏通、根管预备、器械分离取出、穿孔修补、根管冲洗、根管充填等操作。显微根管治疗技术逐渐广泛推广和应用。2016 年中华口腔医学会牙体牙髓病学专委会发表了《显微根管治疗技术指南》，其中建议进行显微根管治疗操作时，需要注意通过显微摄录系统进行图片以及影像资料的保存。显微录像系统从最初的外置摄像机和相机，逐步发展为牙科手术显微镜内置高清模块以及 3D 摄录系统，可以将镜下的图像以超清甚至是 4K 和 3D 的画质进行记录，不仅提升了记录的便利性，同时提升了拍摄图像和影像的质量，在资料储存和整理分享过程中均提供了很多便利（图 1-12-0-7）。

为方便医患沟通，以及准确完善记录患者初始信息，椅旁口腔内镜也逐渐开始应用。一方面口腔内镜可以将患者口内牙齿龋损、牙列等信息实时清晰地展现在患者眼前，降低医患沟通的难度，让患者能够更好地认识

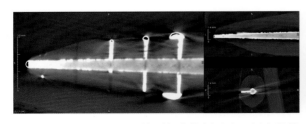

图 1-12-0-6　Micro-CT 检测根充糊剂对人工侧支根管充填的情况

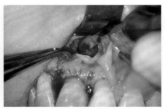

图 1-12-0-7　显微根尖手术术中，倒预备完成后保存的图片资料

疾病和预防疾病；另一方面将内镜和电子病历系统（患者管理系统）同步连接，可以自动将留存照片归类进入患者信息系统，对于患者口腔健康的全生命周期管理具有重要意义。

随着技术的发展，之前复杂的 3D 摄录和成像技术目前已经民用化。通过具有 3D 摄录功能的录像机以及显微镜附加的 3D 成像模块，可将 3D 画面实时记录并传输到 3D 屏幕上，通过佩戴 3D 眼镜观看到 3D 画面。在牙体牙髓病学领域，3D 摄录和成像技术已经应用于显微根尖手术的教学，通过摄录传输成像系统同步多名学员观看，避免学员进入手术室，减小交叉感染风险。同时相较于 2D 画面，3D 成像画面可以更好地显示术中结构之间的相对位置关系，展示手术细节，提高教学效果（图 1-12-0-8）。

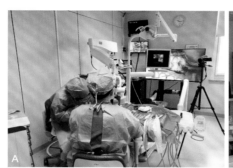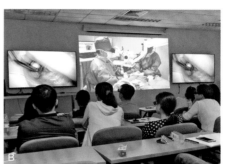

图 1-12-0-8　显微根尖手术 3D
实时手术直播与观摩学习
A. 通过摄像系统以及 3D 显微镜
对手术过程进行直播；B. 学员通过
3D 视频进行根尖手术的实时学习。

六、计算机辅助设计（CAD）和计算机辅助制造（CAM）

CAD/CAM 技术最早在 20 世纪 70 年代开始进入牙科领域，主要包括数据采集（数字化印模）、计算机辅助设计（CAD）、计算机辅助制造（CAM）三个系统。CAD/CAM 技术的应用范围从早期的嵌体修复，已逐渐扩展到高嵌体、全冠、贴面、固定桥、桩核、临时修复体、种植导板、种植基台等多种形式。对于牙体缺损修复，椅旁 CAD/CAM 是一种高效、精确、便捷的修复方式。

数据采集技术是指通过光学扫描的方法获取 3D 的数字化图像。目前临床上常见的扫描系统主要是蓝光和真彩扫描两种形式。采用蓝光扫描的系统包括 CEREC Bluecam（Densply Sirona）、Lava C.O.S.（3M）系统等，采用真彩扫描的系统包括 CEREC Omnicam（Densply Sirona）、Trios（3Shape）、E4D（Planmeca）等，我国的 Aoralscan（Shining3D）、Cameo（Aidite）、DentaLink（Fussen）、DL-200（Launca）等也都属于真彩扫描系统。

与蓝光扫描相比，真彩扫描免去喷粉等操作步骤，而且可以通过色彩区分软硬组织，便于绘制模型边缘，目前真彩扫描系统应用更广泛。相对于传统印模技术，数字化印模具有高效、简单和可重复性强等优点，减少了灌制石膏模型过程产生的误差。此外，患者体验更加舒适，减少了制取模型过程中的咽反射以及黏膜刺激不适等问题。除此之外，数字化扫描技术还可以与 CBCT 技术及 3D 打印技术相结合。通过软件将扫描模型与 CBCT 三维重建模型重叠，设计开髓、疏通阻塞根管、根尖手术的导板，并通过 3D 打印技术制作导板，经消毒灭菌后应用于临床。

除了对牙列进行三维扫描，还可以通过 3D 相机对整个面部进行扫描，获得面部软组织三维数据模型。通过将面部和牙列的三维数据模型进行配比和设计，从而实现全数字化美学修复。在采集 3D 数字化图像基础上，还可以通过数字比色仪对牙齿颜色进行采集。使用传统比色板（例如 Vita Classic Shade，3D Master）进行比色，需要依靠操作者经验以及光线条件，通过主观评估将选择的亮度和色号传递给技师。使用数字比色仪进行比色，通过记录牙面反射光，可以更好地反映出牙齿的亮度、色彩，避免主观影响，精确性大幅度提高。而且数字比色仪可以分区域进行比色，制作色谱图，有利于技师恢复更加接近天然牙的牙色。

　　计算机辅助设计系统（CAD）可以将扫描获取的三维模型，通过虚拟上𬌗架以及咬合拼对的方式完成虚拟咬合情况的构建，然后通过软件提供的多种工具对修复体进行设计和制作。在设计修复体时，可以使用不同的设计方案，例如生物再造、复制和镜像。生物再造功能是根据软件内预存的多种𬌗面形态，参照预备体与对颌牙及邻牙的关系去适配，完成初步的设计，再通过医师/技师进一步细微调整完成设计。复制功能是指患牙具有较为完整的𬌗面或者切端形态，在预备前进行记录，设计时软件可以将预备前后的三维模型进行重叠，恢复原始的𬌗面以及切端形态和位置，从而获得理想的修复效果。镜像功能是在对侧同名牙牙冠形态完整的条件下，可以通过镜像功能辅助完成咬合的设计。CAD系统还提供了多种工具，可以快速高效完成设计。除了全瓷修复体设计，还可以通过CAD系统进行前牙美学复合树脂修复的设计。例如前牙切端缺损或者散在间隙，通过光学扫描获得牙齿原始形态，然后通过CAD进行牙齿最终形态的设计，利用3D打印方式获得最终修复体模型，在此模型上进行背板制作，利用背板将设计的最终修复效果通过复合树脂粘接修复呈现出来。

　　当前的计算机辅助制作系统（CAM）主要是通过切削的方式完成修复体或者未烧结修复体的制作，可以加工嵌体、冠、固定桥、基台等复杂的修复体。修复体制作通常在水溶性润滑液的冷却下，通过阶梯状、圆锥状研磨车针，加工修复体的组织面和咬合面。单个修复体一般可以在10分钟左右的时间完成加工，大大提高了修复体制作的效率（图1-12-0-9）。随着材料和制作技术的发展，为了制作氧化锆类的修复体，还出现了椅旁干性研磨加工单元，实现了椅旁处理氧化锆类修复体的技术。CAM系统除了椅旁切削和研磨单元外，还有用于技工室的系统，例如CEREC In-Lab（Densply Sirona）、Lava C.O.S.（3M）系统等，这些系统更加复杂，能够加工多种材料而且可以同时加工多颗修复体。但是因为需要将数据传输至技工室，由技工统一制作完成，因此通常不能椅旁即刻完成修复，需要患者多次就诊完成最终修复。

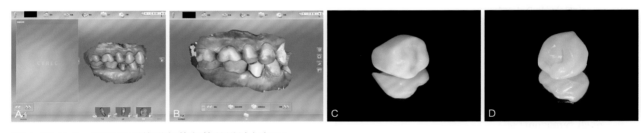

图1-12-0-9　CEREC系统进行修复体的设计与加工
A. 数字化取模；B. 数字化修复体设计；C. 计算机辅助切削修复体（未烧结）；D. 修复体烧结完成。

　　CAD/CAM修复技术中，配套使用的瓷块材料发展迅速，从玻璃陶瓷、增强型玻璃陶瓷、混合物陶瓷到氧化锆，兼顾了强度和美学，基本满足了单牙牙体缺损修复的需求。这里不再赘述。CAD/CAM技术能够快速高效地完成各种不同类型的修复体，将复杂的修复过程简单化，让患者体验更舒适，因此在临床中应用越来越广泛。

七、3D打印技术

　　3D打印技术（3D printing）又称为计算机辅助快速成型技术（computer-aided rapid prototyping，CARP）或者增材制造技术（additive manufacturing，AM）。自20世纪80年代开始出现，3D打印技术经过几十年的发展，已经越来越多地应用于医疗领域。在医疗领域，通常需要制作个性化的设备和材料，通过3D打印可以快速高效地实现计算机设计的复杂结构。在牙体牙髓病学领域，随着显微CT技术和3D扫描技术的成熟，联合应用多种不同的数字化技术，可以在最高精度上实现3D打印。

用 Micro-CT 扫描离体牙获得高精度数据后,可以使用原始数据直接进行 3D 打印,制作多颗离体牙模型,用于牙体预备、开髓、根管预备等多种不同的教学场景,以及替代离体牙进行多种不同的科学研究。例如,可以通过在扫描的离体牙数据上模拟制备侧支根管,通过 3D 打印获得具有侧支根管的模型,进一步用于研究根管预备、根管冲洗、根管充填等不同的操作对侧支根管感染的清除效果。

随着微创牙髓病学理念的提出和实践,可以通过将牙齿的 CBCT 扫描数据以及 3D 牙列扫描数据进行拼合,设计微创开髓导板,使得从开髓孔可以直线进入根管口,进行微创开髓,从而实现微创的理念。同样基于这一理念,还可以设计钙化根管疏通导板,在导板指引下用器械直接将钙化根管打通,减少疏通钙化根管过程中由于位置和方向的偏差,造成的牙体组织损失或者穿孔。在显微根尖手术中,3D 打印导板技术主要应用于骨板较厚、根尖位置接近重要解剖结构的患牙。此类显微根尖手术的难度较大,使用根尖手术导板可以显著降低治疗的难度,辅助完成复杂的根尖手术(图 1-12-0-10)。

3D 打印技术虽然可以实现个性化的牙齿模型、导板等不同类型材料的设计和制作,但前提需要有 Micro-CT、CBCT、3D 扫描、CAD/CAM,以及终端打印设备,技术门槛较高。目前也有商业化公司提供相关的设计和打印,可以在一定程度上减少对医生专业技术的要求,但制作价格较高,目前推广仍有一定的困难。此外,3D 打印技术还未应用于牙体缺损修复,主要是受制于目前的 3D 打印材料还不能满足临床需求,仍需继续研发。

八、虚拟现实与增强现实技术

虚拟现实技术(virtual reality,VR)是通过计算机生成一种模拟环境,给用户以沉浸式的体验。虚拟现实技术在医学中已经开始应用,通过大量的数据信息构建出复杂的人体解剖模型,医学生可以通过虚拟现实技术深入到模型中,从不同角度去观察,从而形象理解人体解剖形态。在口腔医学中,虚拟现实技术同样可以用于复杂的颌骨与牙齿的解剖教学,让学生对于骨骼、牙齿、根管系统有更加全面的理解。除了应用于学习医学基础知识,虚拟现实技术也可应用于模拟接诊患者,学生在完全没有临床接诊经验的状态下,进入虚拟环境,通过与虚拟患者进行交流、沟通,让学生了解和掌握接诊患者的知识和技巧,顺利过渡进入临床训练和实践中。

与虚拟现实技术不同,增强现实技术(augmented reality,AR)是通过镜头完成 3D 建模,继而将计算机生成的虚拟仿真信息(物体、位置等)通过图像应用到真实世界中,实现虚拟信息与现实信息相融合的技术。当前在很多地图、游戏中已经较为广泛应用。在牙体牙髓病学专业中,增强现实技术应用主要还需要依托于模拟仿真头模,例如 Simodont(MOOG)。通过这一系统以及模拟手机系统提供的智能反馈,学生可以模拟去腐、开髓、探查根管等操作(图 1-12-0-11)。系统还可以用于教学状态评估,生成相应的评估报告,有利于学生根据结果进一步加强练习。随着技术的发展,设备性能增强和价格降低,将来有望将 3D 牙列扫描数据和 DSD 美学设计效果相结合,通过 AR 技术辅助完成牙齿美学的修复,将设计复制在最终修复体上。还可以通过将 3D 扫描数据

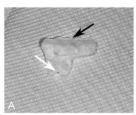
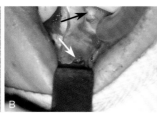
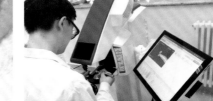
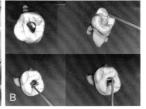

图 1-12-0-10 通过 3D 打印技术制作的根尖手术导板及术中应用
A. 3D 打印根尖手术导板;B. 导板在根尖手术中的实际应用(白色箭头指示根尖定位孔及车针方向,黑色箭头指示牙列固定位置)。

图 1-12-0-11 虚拟现实技术在开髓及根管探查中的应用
A. 本科生使用虚拟现实技术练习开髓及根管探查;B. 虚拟显示技术所显示的屏幕。

与 CBCT 数据相结合,在 AR 的辅助下,完成开髓、根管探查、疏通钙化根管甚至根尖手术等相关操作。

九、数字化导航技术

数字化导航技术目前已经较为广泛地应用于外科手术。在口腔医学领域中,颌面外科的各类手术可以实现精准定位,避免损伤重要的解剖结构。目前导航的精度一般在毫米级别,对于操作精细的牙体牙髓病学专业,可能会出现"失之毫厘,谬之千里"。随着技术发展和导航精度逐渐提高,有学者尝试通过实时导航完成钙化根管的疏通以及辅助完成根尖手术。实施导航技术之前,需要患者在位置固定支架的引导下进行 CBCT 扫描,以确定导航过程中开髓、疏通根管的位置。除了需要专业的导航设备之外,还需要术前获取 3D 扫描模型、CBCT 数据等等,并通过软件进行术前的设计。相对而言,目前根管治疗数字化导航技术操作复杂,实现难度较大。然而,数字化导航技术的优势在于可以将复杂治疗,通过术前设计简单化,即使是经验不丰富的医师,根据导航的提示,仍能完成较为复杂的操作,是未来的技术发展方向之一。

十、数字化全生命周期龋病管理系统

众所周知,龋病是一种慢性进展性的疾病。在完全不干预的情况下,龋坏进一步发展,浅龋—中龋—深龋—牙髓炎—牙髓坏死—根尖炎—残冠/残根,逐渐丧失形态和功能。为了更好地帮助患者自我维护和积极治疗龋齿,我们可以通过建立全生命周期的龋病管理软件系统,将患者信息规范化收集与管理,从多维不同层面评估患者牙齿状态,继而为患者制订详细、切实的治疗方案以及全生命周期的管理系统。在这套系统中,龋病患者在接诊伊始,便开始进入信息收集模块,收集患者临床检查(视诊、探诊、X 线、CBCT、龋齿检测笔)数据,进行菌斑染色指数 0~5 评估,评估患者龋病风险,进一步通过变链乳酸杆菌检测等实验室检查技术,明确患者风险指数。通过整合患者信息,形成患者龋病现况具象,评估治疗难度,最终形成基于难度评估系统的牙体牙髓病数字化治疗和维护方案。

当有多位患者基于相同的标准化评估管理后,将单元数据组合,即可形成患者龋病全生命周期的临床情况大数据。进而我们可以基于大数据进行分析、整合,输出患者诊断、治疗后期维护等全方位的信息,无论是对于龋病个体患者的评估与治疗,还是对于群体龋病患者情况的评估与预测均有重要意义。随着病历记录电子化的趋势,标准规范的电子病历正在逐渐取代手写病历,并且随着越来越多的功能嵌入电子病历系统,电子病历系统不仅仅是记录病历的软件,而且是成为患者评估、难度分析、患者定期回访、多种类信息追踪、分析整理的平台。同时,随着电子病历系统信息录入的快速发展与完善,录入的海量信息逐渐成为大数据分析的基础数据源。通过对某一类信息的综合分析,可以得出基于大数据信息的临床研究结果(图 1-12-0-12)。

随着计算机技术的快速发展,数据计算能力、储存能力和分析能力得到显著提高。与此同时,摄录设备、计算设备、打印设备等也在日趋成熟,使用便利性提升,而价格逐渐降低。在 21 世纪,随着大数据、人工智能等技

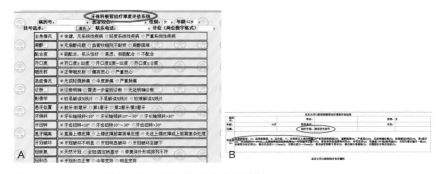

图 1-12-0-12　根管治疗难度评估系统及评估结果
A. 内嵌于电子病历系统的根管治疗难度评估系统界面;B. 逐项评估后得到评估结果。

术的飞速发展,大数据与人工智能必将在牙体牙髓病的诊断与患者管理应用方面获得长足发展。数字化技术在牙体牙髓病学中的应用将会越来越成熟、越来越广泛。

参考文献

1. 凌均棨.数字技术开辟牙体牙髓创新之路.中华口腔医学杂志,2016,51(4):210-214.

2. 范兵,边专,樊明文.牙体牙髓临床治疗 I.C 形根管的形态、识别和治疗.中华口腔医学杂志,2006,41(2):118-120.

3. ALAMMARI M R,SMITH P W,DE JOSSELIN DE JONG E,et al. Quantitative light-induced fluorescence(QLF):A tool for early occlusal dental caries detection and supporting decision making in vivo.Journal of Dentistry,2013,41(2):127-132.

4. ZHANG W,MCGRATH C,LO E C M.A comparison of root caries diagnosis based on visual-tactile criteria and DIAGNOdent in vivo.Journal of Dentistry,2009,37(7):509-513.

5. ALAMOUDI N M,KHAN J A,EL-ASHIRY E A,et al. Accuracy of the DIAGNOcam and bitewing radiographs in the diagnosis of cavitated proximal carious lesions in primary molars.Nigerian Journal of Clinical Practice,2019,22(11):1576.

6. LEDERER A,KUNZELMANN K H,HICKEL R,et al. Transillumination and HDR Imaging for Proximal Caries Detection.Journal of Dental Research,2018,97(7):844-849.

7. 彭俐,王祖华.数字化技术在牙髓疾病诊治中的应用进展.中国实用口腔科杂志,2018,11(4):209-213.

8. RING J,RING K C.Rare Root Canal Configuration of Mandibular Second Premolar Using Cone-beam Computed Tomographic Scanning.Journal of Endodontics,2017,43(11):1897-1900.

9. VERMA P,LOVE R M.A Micro CT study of the mesiobuccal root canal morphology of the maxillary first molar tooth.International Endodontic Journal,2011,44(3):210-217.

10. BALTACIOGLU I H,KAMBUROGLU K,IRMAK O,et al. Marginal integrity of self-adhering flowable composites used as liner under class Ⅱ restorations:a comparative in vitro micro-CT study.Journal of adhesion science and technology,2017,31(24):2719-2729.

11. LIN C,LIN D,HE W.Impacts of 3 different endodontic access cavity designs on dentin removal and point of entry in 3-dimensional digital models. Journal of Endodontics,2020,46(4):524-530.

12. 中华口腔医学会牙体牙髓病学专业委员会.显微根管治疗技术指南.中华口腔医学杂志,2016,51(8):465-467.

13. 包旭东,高学军.椅旁 CAD/CAM 数字化修复.中国实用口腔科杂志,2016,9(6):321-325.

14. ANDERSON J,WEALLEANS J,RAY J.Endodontic applications of 3D printing.Int Endod J,2018,51(9):1005-1018.

15. SHAH P,CHONG B S.3D imaging,3D printing and 3D virtual planning in endodontics.Clin Oral Investig,2018,22(2):641-654.

16. TAVARES W,FONSECA F O,MAIA L M,et al. 3D apicoectomy guidance:optimizing access for apicoectomies.J Oral Maxillofac Surg,2020,78(3):351-357.

17. REYMUS M,LIEBERMANN A,DIEGRITZ C.Virtual reality:an effective tool for teaching root canal anatomy to undergraduate dental students - a preliminary study.Int Endod J,2020,53(11):1581-1587.

18. MLADENOVIC R,PEREIRA L,MLADENOVIC K,et al. Effectiveness of augmented reality mobile simulator in teaching local anesthesia of inferior alveolar nerve block.J Dent Educ,2019,83(4):423-428.

第十三章

数字化正畸技术

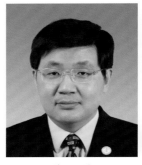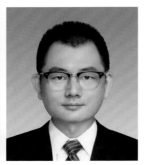

张卫兵　　　　　　王华

苏州大学附属独墅湖医院　张卫兵　　　南京医科大学附属口腔医院　王华

互联网的出现让人们之间的联系突破了时间和地域的限制,而各种数字化技术的出现,移动支付、线上购物、共享单车等,则极大地便利了人们的生活。同样,在过去的二三十年里,医学诊断、教学工具、外科技术等随着数字化技术的发展取得了巨大的进步,其中 AR 诊断、远程医疗、机器人手术等最为令人瞩目。

曾几何时,正畸医师还在使用石膏模型、二维(two-dimensional,2D)平片等传统方法进行正畸的诊断治疗,现在即使是在中国相对偏远地区的正畸医师,也可以使用智能手机进行三维(three-dimensional,3D)虚拟方案的设计。数码摄影、锥形束 CT(cone beam CT,CBCT)、口内扫描、三维成像正在迅速取代石膏模型和二维成像。数字化技术,已经涉及正畸治疗的各个方面,而不仅仅是资料的收集和保存,越来越多的正畸医师更愿意成为"数字化正畸医师"。

目前,正畸医师最常用的数字化技术包括口内外数字化信息的获取、虚拟治疗计划的制订、个性化矫治器的生产制造,以及各种相关正畸软件使用等。本章主要针对正畸治疗过程中常见的数字化技术的应用及典型的数字化矫治器做一个简单的概述。

一、正畸诊断与治疗计划的数字化

1. 颜面部软组织信息诊断的数字化　颜面部软组织的形态不仅受其内部硬组织的影响,而且具有相对的独立性和代偿性。为了直观地展现颜面部软组织的形态,三维成像技术越来越受到口腔正畸医师和正颌医师的重视。近年来,随着数字化技术的发展以及人们对审美需求的提高,三维颜面成像技术得到了越来越多的应用。

颜面部软组织的三维成像技术包括莫尔云纹法、激光扫描法和三维立体摄影法等。1970 年,莫尔云纹法出现,人们初次获得了颜面部的三维影像。但该方法灵敏度较低,不适用于过于平缓或陡峭的平面。20 世纪80 年代,激光扫描法开始用于颜面部成像,该方法精度高、立体重构速度快,但其对眼睛具有潜在的伤害风险,且具有无法观察软组织质地、容易出现运动伪影等缺点。20世纪90年代后,三维立体摄影测量技术应运而生。该技术通过相机拍摄建立患者面部的三维结构,患者不会遭受X线、激光等损害,且拍摄迅速,采集图像时间短,消除了运动伪影及面部表情变化所带来的误差,患者的认可度较高。

目前,用于颜面部软组织三维重建的立体摄影商业化软件有3dMD系统、Di3D系统、Axisthree系统、Crisalix系统等,而其中3dMD系统应用最为广泛(图1-13-0-1)。Lane等人的研究认为,3dMD的使用可以让正畸医师模拟并预测正畸治疗的结果,制订最佳的治疗方案。Ullah等人对13名LeFort Ⅰ型截骨术的患者,进行了术前和术后6个月的对比分析,结果显示3dMD预测面部三维软组织的能力在临床上是可以被接受的。Metzger等人通过大量的测量方法验证了3dMD和CBCT在软组织测量方面虽然部分区域存在差异,但是这差异在正畸临床上可被接受。三维立体摄影技术已成为正畸前检查、正畸-正颌手术面部软组织的模拟及术后评估等的有力工具。

三维图像的清晰度和完整性的获取受多种因素的影响,包括患者的条件、操作者的水平以及系统固有的缺陷等。大多数立体摄影系统无法很好地捕获毛发的结构,头发和胡子的存在会使部分数据丢失,导致图像变形。同时,任何动作、表情以及其他可导致皮肤产生过量张力的东西都将影响面部表面数据的质量。对于特殊人群,尤其是婴幼儿们,采集图像难度较高。除此之外,目前尚缺乏统一的三维拍摄及测量标准,利用二维的计算机屏幕确定三维测量点,不可避免地会出现误差。

虽然,三维立体摄影技术仍存在一些不足之处,但其巨大的优势在正畸、正颌的临床诊断、治疗设计、结果预测、过程监控、结果评估中得到越来越多的应用。

2. 颜面部硬组织信息诊断的数字化　准确的影像资料可使正畸医师做出正确的诊断,制订科学的治疗方案。20世纪30年代,Broadbent等提出了X线头影测量技术。从此,正畸医生可以更深层次地了解颅面部硬组织的结构。20世纪90年代后期,Mozzo等人首次将CBCT应用于口腔颅颌面部的扫描,X线检查开始进入三维时代。与传统头影测量技术(头颅侧位片、全景片)显示的二维图像相比,CBCT通过计算机重建三维立体头颅影像,再现牙、颌骨、颅骨间的解剖关系,不存在影像放大、失真等缺点。

在各种正畸软件的帮助下,CBCT为正畸医师提供了三维方向上更为精准的诊断信息(图1-13-0-2)。牙槽骨通常被认为是正畸牙齿移动的界限,CBCT无疑为正畸牙齿移动提供了三维方向上的参考。此外,对于切牙管、下颌神经管的解剖结构、牙根间距以及上颌窦位置的三维呈现也是传统二维影像上做不到的,这为种植支抗钉的植入方法和路径提供了良好的指导。不仅如此,牙根的可视化使CBCT更好地呈现了正畸前、后的牙根吸收的情况,有效克服了根尖片等图像放大、邻近组织干扰的缺点。通过三维测量牙根吸收的数据比传统二维测量更加接近真实情况,具有更高的可信度。对于埋伏牙,可视化、全方位、多角度观察埋伏牙的位置、形态、数目、牙根情况、萌出方向以及与邻牙及其周围组织间的关系,有助于设计最佳的牵引路径,减少开窗位置不准确、邻牙牙根吸收的情况。

虚拟手术设计是一种术前模拟正颌手术的方法,利用CBCT及相关数字化工具,正颌医师可以进行虚拟截骨、软组织模拟、手术导板制造以及手术结果预测等,为正畸、正颌医师提供更好的思维路径(图1-13-0-3)。

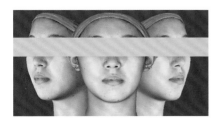

图1-13-0-1　3dMD图像

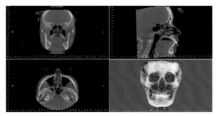

图1-13-0-2　CBCT图像(Dolphin Imaging & Management Solutions)

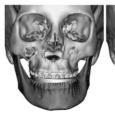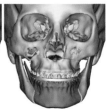

图1-13-0-3　正颌外科图像

不仅如此,骨组织和软组织的可视化使制造和直接打印手术钛板、微螺钉成为可能,使手术结果达到前所未有的精度。

无论正畸还是正畸-正颌治疗,气道形态和颞下颌关节都需要正畸医师重点关注。传统头颅侧位片只能进行矢状向的气道分析,而 CBCT 可以进行气道三维体积的测量,大大提高了气道的评估能力。对于颞下颌关节,应用 CBCT 可以三维分析和测量颞下颌关节的骨质变化及关节间隙的变化,精确观察髁突的表面吸收、髁突骨折、髁突形态异常等,相比于二维影像,CBCT 在诊断髁突形态异常和吸收方面具有较高的可靠性。

CBCT 较传统的测量方法更能立体地反映复杂的颅颌面解剖关系,被广泛应用于口腔正畸专业。但在选择拍摄 CBCT 时仍应严格按照适应证,在传统的影像资料能够满足临床诊断的前提下,不应该选择拍摄 CBCT。

3. 口腔内信息诊断的数字化 通过藻酸盐或硅橡胶制取石膏模型是传统正畸治疗获取患者牙列信息的基础,被广泛用于错𬌗畸形治疗的各个方面。随着数字印模在口腔医学领域的广泛使用,快速、精确地采集数字化印模已成为数字化口腔诊疗的前提和基础。数字化印模获取方便、图像清晰、软硬组织形态分明、颌间关系稳定,且可以进行三维可视化呈现,较传统石膏模型更加便于存储及传输。

数字化印模的采集有直接法(图 1-13-0-4)和间接法两种(图 1-13-0-5)。现在常用的口内扫描技术是直接法,即通过光学扫描探头直接对患者口内的牙齿、黏膜等软硬组织进行扫描,实时重建三维数字化模型。口内扫描技术不仅避免了石膏模型制取过程中产生的操作误差,同时,避免了印模变形、脱模、气泡等问题,快捷精确、经济环保、实时直观。另外,扫描头相对较小,无需触及软腭等区域,避免了传统托盘取模时出现恶心反胃等问题,患者体验良好。但由于口腔内部解剖结构的复杂和口腔湿润环境的影响,增加了口内直接扫描的难度,这对口内扫描设备和医生操作的熟悉程度有较高的要求。

目前正畸临床中最常见的是 Trios 系统(3 Shape)和 iTero 系统(Align Technology)。2010 年,丹麦 3 Shape 公司推出较为先进的数字化口内扫描系统——Trios 系统,该系统能够自动识别口内牙齿、黏膜等软硬组织的信息,每秒可获取 3 000 幅二维图像并合成三维真彩图像,采集速度快,扫描误差少。iTero 系统于 2007 年由以色列 Cadent 公司研发并投入牙科市场,该系统采用红色激光为光源,通过平行共聚焦成像捕获口腔内的牙列和软组织信息,获得的扫描图像以 50μm 为间距,300 个焦点进行平行深度捕捉,数据清晰度高,细节表现力好,扫描精度高,但因采用逐层扫描模式,扫描速度相对较慢。

Trios 系统属于开放性系统,其扫描文件以 STL 格式传递。同时,3 Shape 公司还提供手机终端,医师可以通过电脑、平板、手机,向患者、技师展示与沟通。3 Shape Trios 系统配套的正畸分析软件除可实现数字化印模的建模、保存、提取和传输以外,还可以进行三维测量、虚拟排牙、托槽位置及间接粘接模板的设计、隐形矫治器及正颌牙弓夹板的定制等,涉及数字化正畸诊断、设计、治疗的各个方面。

iTero 系统同样属于开放式系统,能与接受 STL 格式的软件兼容。2011 年 iTero 与美国 Align Technology 公司整合,成为目前市场上唯一兼容 Invisalign 矫治系统的口内扫描系统,实现了 Invisalign 矫治系统流水线化的设计和生产流程。iTero 扫描过程舒适,扫描数据即刻上传,ClinCheck 方案提交速度较传统取 PVS 印模快 50%,且不存在印模变形、缺陷等问题,病例退回率几乎为零。生产出的矫治器较 PVS 组具有更好的贴合性。

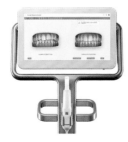
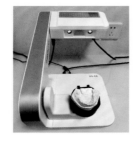

图 1-13-0-4 直接扫描图像 图 1-13-0-5 间接扫描图像

目前,市场上不同的口内扫描系统各具优势,但尚存在扫描探头体积偏大、扫描及重建速度较慢等问题。在今后的发展中,还要通过软、硬件升级来提高扫描精度、减小口内环境的影响、提高扫描舒适度及速度、增强不同系统兼容性。同时,通过将颜面部软、硬组织及牙齿的三维数字化模型进行整合,可以帮助正畸医师对牙颌面畸形作出更加全面精确的判断与分析,选择最佳的治疗方案。随着计算机技术的发展以及4D系统的完善,在动态情况下观察研究对象的面部软组织的生理解剖状态将会成为另一个研究热点。

二、正畸矫治器设计与制造的数字化

数字化印模既可以用于正畸的诊断设计,也可以用于矫治器的生产制造。数字化印模一般结合直接数字化制造(direct digital manufacture,DDM),即减法制造技术(subtracting manufacturing technology,SMT)和加法制造技术(additive manufacturing technology,AMT)。目前,SMT技术主要用于修复专业,即通过切削制作修复体,该方法只能加工单一材料,且对于一些倒凹无法切削,更无法制作中空的修复体。正畸领域的矫治器的种类较多,包括隐形矫治器、个性化唇舌侧矫治器、活动矫治器等,主要以AMT的应用为主。

1997年,斯坦福大学商学院的研究生Kelsey Wirth和Zia Chishti为了解决自身正畸治疗后轻度复发的问题,在对Essix保持器思考的基础上,提出使用CAD/CAM技术批量制造隐形矫治器用于治疗一定类型的错𬌗畸形的想法。该想法得到了太平洋大学正畸科主任Robert Boyd的关注,并且最终成为现实。

目前,隐形矫治技术已经可以矫治大部分错𬌗畸形的患者,而不再局限于矫治单纯的复发病例。正畸医师只需将患者口内扫描的数字化印模及相关影像学信息上传至隐形正畸技工中心,通过设置患者的矫治要求及需要达到的矫治目标,隐形正畸公司会为患者提供虚拟的治疗结果,当然,最终的理想的虚拟结果往往需要正畸医师与设计技师充分的沟通和修改。隐形矫治是一种前瞻性的矫治方法,在矫治之前就已经将矫治器全部生产出来。当正畸医师使用隐形正畸公司提供的软件提交治疗方案后,患者的各种信息,包括上、下颌牙齿的移动步骤、附件设计等将被传输到特定的光固化成形技术(stereolithography,SLA)的软件中——一种快速分层制造技术的软件,可以将牙齿移动的每一步骤制作成实体模型。在此基础之上,采用热压膜成形完成每一个矫治器的制造,整个流程均已实现数字化、自动化(图1-13-0-6)。

除了隐形矫治器以外,固定矫治器的数字化设计与制作也在蓬勃发展。2003年,Wiechmann博士将CAD/CAM用于个性化舌侧矫治器的生产。通过获取患者数字化印模,在3D虚拟软件中设计出牙齿的终末位置,并设计出尽可能符合每个牙齿形态的个性化舌侧托槽、弓丝及间接粘接模板,经由CAD/CAM方式或者机械臂方式生产出来(图1-13-0-7)。个性化舌侧托槽较传统舌侧托槽体积小,容易适应。机器臂弯制的个性化弓丝不仅避免了人工弯制的烦琐,而且相较于人工弯制更加精确。而间接粘接模板的使用,保证了每个托槽粘接位置的精确。三者的完美结合,使整个舌侧矫治器达到了完全个性化的设计,具有高度的预见性。

无一例外,各种数字化技术也被用于唇侧矫治器的生产,Insignia作为一种个性化唇侧矫治器由ORMCO(ORMCO)公司推出市场(图1-13-0-8),均采用了个性化托槽、个性化弓丝及间接粘接技术。

隐形矫治器、个性化唇舌侧固定矫治器在生产的过程中都采用了数字化技术,那么对于大多数未使用上述

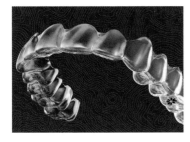
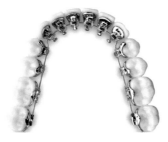
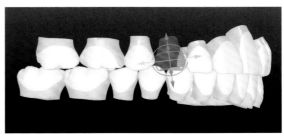

图1-13-0-6　隐形矫治器图像　　　图1-13-0-7　舌侧矫治器图像　　图1-13-0-8　Insignia矫治器图像

矫治器,而单纯使用普通直丝弓矫治器的正畸医师,依然可以使用数字化技术——机械臂弓丝弯制。虽然直丝弓矫治器已经减少了大部分的弓丝弯制,但在治疗的最后阶段仍少不了必要的弓丝弯制。SureSmile系统为正畸医师提供了一个数字化平台,允许提交带托槽的数字化印模,并利用3D虚拟软件设计牙齿的终末位置,最后利用机器人进行精确的弓丝弯制。研究表明,个性化弓丝弯制可以减少固定矫治35%的治疗时间。SureSmile系统允许使用任何品牌或类型的固定矫治器。此外,该系统整合了CBCT数据,精确地根定位,使每个牙齿的牙根尽可能在牙槽骨中移动。

对于一些金属带环类矫治器如Hyrax、Herbst等,传统做法通常预先在石膏模型上放置分离剂,然后再进行带环的佩戴和焊接。近年来,随着制造技术的发展,利用数字化印模直接设计打印金属矫治器成为可能。Graf等人采用虚拟设计和数字化加工技术,利用激光熔化金属粉末快速成型技术生产上颌扩弓器。同时,随着生物相容树脂3D打印技术的出现,非金属矫治器的直接打印成为可能。各种活动矫治器、个性化矫治器、直接打印的矫治器的生产,再也不需要进行印模的制取、带环的配戴等操作。此外,虚拟设计与数字化加工使矫治器的制造具有极大的灵活性与精确性(图1-13-0-9)。

三、正畸诊疗过程中的数字化

随着计算机通信技术的发展,远程正畸(tele-orthodontics)成为一种新的正畸诊疗的方式,通过信息化技术,正畸医师为患者提供必要的建议、关心和治疗。一个最简单的例子是正畸医师可以通过共享患者的数字化信息向同事寻求建议。除此之外,正畸医生可以通过远程医疗为普通口腔全科医师提供指导,为偏远地区患者提供正畸服务。

研究表明,与传统正畸相比,个性化矫治器,如个性化唇舌侧矫治器、隐形矫治器大大缩短了患者的椅旁时间和就诊次数,提高了正畸的临床效率。传统正畸治疗中,患者需要在预先设定的时间内进行就诊,这是适用于所有患者的平均就诊时间,并不是针对每个患者理想的就诊时间。随着远程正畸及更具体的远程监控技术的出现,每个病人都可以个性化地安排就诊时间,从而创造出更有效的工作流程。既减少椅旁时间,也提高了患者的便利性。

目前,牙齿监控(Dental Monitoring™,DM™)是一款远程正畸必不可少的应用软件(application,APP),DM让正畸患者使用智能手机就可以轻松地拍摄自己的口内照片并上传,DM后台通过特定的算法对治疗阶段照片进行分析后,将结果告知正畸医师,然后医生能够远程提供患者治疗的实时监控(图1-13-0-10)。

远程正畸监控可以通过早期发现问题,如矫治器损坏、脱落,隐形矫治器脱轨等,及时处理问题,缩短整体治疗时间。远程正畸应用时期并不局限于恒牙期固定矫治阶段,还可以用于早期功能矫治及治疗后保持阶段。远程监控并非只能用于个性化矫治器,但较少的就诊次数和较短治疗时间使得个性化矫治器更适合。然而,在减少患者就诊次数的同时,患者不得不需要定期上传口内照片。此外,由于患者与正畸医师接触时间减少,医患沟通将面临一定的考验。

有研究表明,患者对自己依从性的判断往往比实际情况要好。而较差的依从性往往减慢治疗进程,甚至

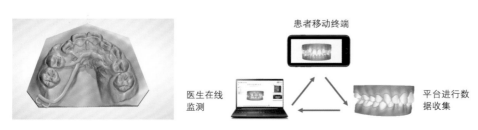

图1-13-0-9 3D打印类矫治器图像   图1-13-0-10 牙齿监控图像

导致治疗失败。也有证据表明，如果在矫治过程中进行远程监控，患者的依从性将会得到改善。意大利一家SuperPowerMe公司（SuperPowerMe，意大利）采用了一种非常创新的方法，生产个性化、游戏化的面具。装有监测装置的个性化面具不仅增加了患者的舒适度，而且可以检测患者的依从性。同时，连接到智能设备的面具，还可以变成一个电脑游戏。这不仅能提高患者的依从性，还能让戴面具变得更有趣。除DM以外，在临床治疗过程中，正畸医师也可以使用口扫设备及相关软件，对不同治疗的结果进行重叠和评估，这在隐适美中的应用较为广泛，但由于受限于口扫等设备，只能在医院或者诊所里开展。

数字化技术并非完全没有任何负面影响。随着3D打印机和数字化工具的普及，DIY正畸市场也应运而生。有报道说，患者尝试自己进行正畸治疗与矫治器的生产。此外，某些公司直接为患者提供矫治器，而不对患者进行必要的专业评估和诊断，这无疑将增加了正畸治疗的风险。

未来，随着科技的进步，患者自己采用智能手机能够进行准确的口腔内扫描，较简单的病例将主要由DIY正畸矫治器产商邮寄给患者。正畸医师只需要处理更加复杂的错𬌗畸形，正畸医师在电脑、平板电脑和手机前完成的工作要比在诊所里完成的工作更多。

四、数字化无托槽矫治技术

所谓的"无托槽矫治器"，是相对于固定矫治器而言，不使用带环、托槽、弓丝等固定矫治装置的矫治器。而透明膜片在美学性能上的优异，又使其被称为"隐形矫治器"。"无托槽矫治器"是目前数字化正畸技术最重要的代表，以下针对这一技术进行相对详细的介绍。

1. 无托槽矫治技器的来源　1945年Kesling在石膏模型上进行分步排牙，而后使用透明医用膜片制作矫治器对正畸后的牙列进行咬合调整。这种正位器能够使牙齿产生细微的移动，成为无托槽矫治器的前身。由于该种正位器做工复杂，想要用来完成复杂的正畸治疗无疑天方夜谭。至20世纪80年代，真空压制的透明热塑性膜片被引入正畸学，利用透明膜片制作的保持器问世。1997年时两名斯坦福的研究生在正畸领域引入三维计算机图像技术，隐形矫治器得以诞生。20世纪90年代后期，美国的爱奇公司将序列模型的生产过程计算机化，隐形矫治器才能够大规模生产。时至今日，数字化技术已贯穿了整个无托槽矫治的进程。从三维数字化模型的采集，矫治方案可视化设计，矫治器的数字化加工到对治疗进程的数字化追踪和评估，无一不融合了数字化技术的发展成果。

2. 数字化技术在无托槽矫治器领域的应用

（1）数据采集：对患者模型信息的采集最早使用硅橡胶取模技术，灌注石膏模型后进行破坏性扫描，致使生产效率低下。而后光栅扫描技术的引入使得对石膏模型的扫描效率得到提升，但是扫描精度仍有不足。工业CT对硅橡胶模型的扫描使得灌制石膏模型的步骤得以省略，在提高扫描效率的同时也提升了扫描结果的精度。

隐形病例信息采集时，一般临床上使用二次印模法制取硅橡胶模型，第一次需用重体取初印模，修整后打入轻体制取终印模。相较于一次印模法，二次印模法的清晰度更高，但操作也更复杂。同时实体印模的保存和运输都需要大量成本，因此也推进了数字化印模技术在正畸领域中的应用。早期的口内扫描仪需对口内待扫描部位喷涂粉末以保证成像，但是会增加被扫描物体的表面厚度，影响准确性，同时会给患者带来一定的不适。随着口内扫描产品的更新换代，市面现售产品大多能够直接在口腔内进行扫描，扫描的速度也大大提高。同时，数字化模型能够即时上传，省去了以往实体模型运输的时间。多项研究证明口内扫描的精准度与硅橡胶取模无显著差异，给口内扫描的临床使用提供了保障。口内扫描技术的应用使得数据采集更加方便与快捷，大大提升了临床效率。

（2）病例提交与方案设计：当信息采集后，临床医师在线填写加工单，进行病例提交，设计人员可根据医生提出的矫治目标和矫治计划进行模拟矫治方案的设计。矫治器生产公司的技术人员使用数字化软件对已采集的数字化模型进行分析与诊断,根据医生设计的方案模拟正畸中的牙移动,最后将模拟矫治过程与结果发送给临床医生。医师再通过客户端查看方案,并向技术人员提出修改要求,设计师则进行相应修改。该流程可反复进行,直至医生、设计师与患者三方达成一致才能进行矫治器的生产。数字化技术使得模拟矫治方案的可视化成为现实,加强了患者的参与感,也方便了医生与患者之间的沟通。

(3)矫治器加工:数字化模拟的矫治方案由一系列的移动步骤组成,每一步牙齿都设计少量的有序移动以保证治疗能够顺利进行。最终计划中的每一步的数字模型都会成为制作无托槽矫治器的母模。快速成型技术(RP)结合了 CAD/CAM、激光、计算机数控等一系列数字化技术,通过"立体打印"的方式利用数字模型生产出无托槽矫治器的母模。最后将膜片用热压技术生产出一系列的无托槽矫治器。借由数字化的生产方式才能实现无托槽矫治器的大规模生产。

(4)临床监控:临床治疗过程中,会由于方案设计、个体反应差异以及患者的依从性而产生不同于模拟治疗方案的效果,因此对治疗过程的追踪以及评估就显得尤为重要。除了常规的口内检查,口内扫描技术可以反映患者即时的口内情况,结合计算机的影像重叠技术,能够观察到牙齿移动方向以及牙齿移动量,评估治疗的完成情况。最后根据评估的结果决定是否需要精调或者重启。若患者矫治器发生明显的"脱套",则需要重新采集信息,进行重启。若未偏离矫治进程,即可继续配戴矫治器。治疗结束时,可再次通过口内扫描采集信息,对病例完成情况进行评估总结,并制取保持器,进入保持阶段(图 1-13-0-11)(Align Technology)。

3. 无托槽矫治的注意事项

(1)适应证的选择:相对于传统的固定矫治,无托槽矫治的适应证还在一个不断探索的过程。无托槽矫治器适应证的选择按照矫治结果的可预测性从高到低分为三类,其治疗难度随之增加。

1)高度可预测病例:比较适合正畸医师初接触隐形矫治时选择。一般是配合良好的成年人,磨牙Ⅰ类关系,覆𬌗覆盖正常且面型正常。可治疗轻中度拥挤,轻度牙弓狭窄,下颌切牙拔除以及牙性反𬌗病例等。

2)中度可预测病例:需要有一定无托槽矫治经验的医师实施治疗,如牙齿控根移动、超过 3mm 的磨牙远移、前牙轻度开𬌗等,以及配合度一般的青少年患者。

3)低度可预测病例:包含前磨牙及下颌前牙重度扭转,需要磨牙前移的拔牙病例,面型前突需要拔牙内收的病例以及配合度很差的患者。一般建议有固定矫治经验的正畸医师刚开始接触无托槽矫治技术时从高度可预测病例入手,在治疗经验丰富后再尝试中度以及低度可预测病例。

(2)无托槽矫治器的牙齿移动效率:在无托槽矫治过程中,牙齿的实际移动量与计算机设计的移动相比存在滞后性,因此矫治效率很值得临床正畸医师关注。无托槽矫治器对于不同的牙齿移动,效率也存在明显差异。研究表明在各项移动中,推磨牙远移,尤其是上颌磨牙,移动效率最高,有附件的情况下移动效率可达 88.4%。效率最低的牙齿移动是伸长,平均效率为 20.6%,即使在粘接附件以后,隐形矫治器在垂直向上也很难传递足够的矫治力。不同牙位的压低效率相差较大,其中上、下颌中切牙的压低效率最高(图 1-13-0-12),上颌侧切

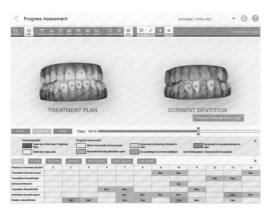

图 1-13-0-11 牙齿监控图像

牙压低效率最低。而在无托槽矫治器实施扭转矫治时，其扭转效率与扭转角度以及扭转牙位也有密切关联。总体趋势是上切牙扭转效率高，而尖牙和前磨牙扭转效率较低。无托槽矫治中的近远中倾斜移动效率平均为40.5%，但是对于牙根控制效果较弱，常有牙根不平行的情况出现，部分需要配合局部的固定矫治器使牙根平行。隐形矫治中牙冠舌倾效率通常高于唇倾，上颌切牙转矩的控制效率为42%，因此在治疗需要大量控根内收前牙的患者时除了设计过矫正，还要添加辅助装置避免前牙内收后过度直立（图1-13-0-13）。在方案设计中应考虑不同移动方式的效率并设计一定程度的过矫正有利于达到理想的治疗目标。

（3）针对无托槽矫治器的临床监控：不同于传统的固定矫治，无托槽矫治具有预成型，不少医师会依赖治疗方案而忽略对患者的临床监控。而无托槽矫治的复诊间隔时间较长，且非常依赖于患者的自主配合，一旦复诊监控不到位，发生了偏移治疗目标的移动，需要花大量的时间和精力去弥补。除了像固定矫治一样需要观察治疗进展、牙移动情况以及支抗控制等，无托槽矫治器的复诊还应注意以下情况。

1）患者的依从性：由于无托槽矫治器治疗的特殊性，通常在治疗前须评估患者的依从性以确保后续治疗的效果。虽然隐形矫治过程中造成实际牙移动与方案设计牙移动存在差距的原因有很多，但依从性不高、矫治器配戴时长不足是最常见的。因此在治疗初期须培养患者良好的治疗习惯，通过反复教育建立良好依从性。而针对依从性不好的患者，可暂缓矫治器的更换，延长配戴时间以达到预期效果。

2）口腔卫生：无托槽矫治可由患者自主摘戴，相较于固定矫治更方便维护口腔卫生。但由于矫治器的包覆性，牙齿自洁受到影响，口腔卫生习惯不佳的患者也易发生脱矿、龋坏等情况。正畸医师须在复诊时评估患者的牙齿及牙龈情况，必要时加强口腔卫生宣教。

3）评估牙齿是否脱轨：首先需要检查患者正在配戴的矫治器是否服贴，包裹性是否良好，有无形变或就位不良。再检查并确保附件的完整性。附件是矫治器控制牙齿移动的"把手"，因此需要检查附件的就位情况以及完整程度。每次复诊要将脱落或磨损严重的附件使用模板进行重新粘接，以免影响矫治器的矫治力释放。将矫治方案当前的步骤与口内情况对比，评估牙齿的位置是否与方案中相同。当口内牙齿移动轻微滞后于治疗计划时，可要求患者返回配戴最近的1~2步，若能正常就位，可重复配戴恢复对牙移动的控制。若无法就位，则需要重新取模或口扫，重启设计新的矫治计划。

4. 数字化在无托槽正畸治疗中的发展现况

（1）口腔模型数字化：口内扫描得到的数字化模型，不仅能够作为正畸的诊断与方案设计提供依据，也能够在治疗过程中追踪治疗进程。利用计算机技术将治疗中的口内扫描模型与初始模型进行精准匹配重叠，从而观察各部分牙齿的移动情况。目前市面上已有产品能够在扫描后自动进行重叠，但单纯的牙列重叠里缺乏固定的对照部位，因此结果的准确度仍有提升空间。虽然口内扫描具有高效率、高精度的优点，但较高的价格使得数字化模型技术在目前尚未获得大面积广泛普及使用。随着科学技术的发展，科技成本的降低，数字化口内

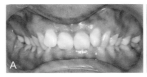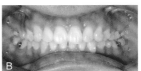

图1-13-0-12　前牙压低治疗的深覆𬌗病例
A. 初始覆𬌗；B. 结束覆𬌗。

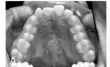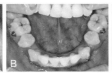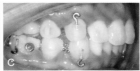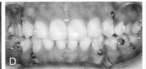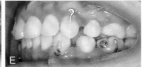

图1-13-0-13　通过辅助装置，内收前牙
A. 上颌𬌗面观；B. 下颌𬌗面观；C. 右侧𬌗面观；D. 正面观；E. 左侧𬌗面观。

扫描未来有望在临床上得到普遍应用。

(2) 对牙根情况的关注：临床常使用牙根是否平行作为评价疗效的指标之一，不完善的无托槽矫治中可能会出现牙根不平行，甚至发生于骨开窗、骨开裂。由于 X 线平片上很难反映骨开窗以及骨开裂的情况，同时在口内检查中也很难察觉，因此很容易在临床上造成难以挽回的局面(图 1-13-0-14)。这种情况的发生提示我们在无托槽矫治中除了关注牙冠的运动，更要关注牙根的情况。现已有研究将 CBCT 采集数据进行分割，将包括牙列的颌面部三维影像重建出来，并与口内扫描数据进行精准匹配重叠。重叠完成后将 CBCT 重建的三维模型中的牙冠部分去除，剩余部分和口内扫描图像得到的牙冠图像合并，最后形成包含牙冠、牙根以及颌骨的三维模型。将治疗方案中的每次移动得到的模型与该模型进行匹配重叠，即可判断方案中是否存在骨开窗、骨开裂等牙根移动的异常情况。临床上已有通过 CBCT 重建牙根模型纳入诊疗依据，但实际效果仍需要临床检验(图 1-13-0-15)。

(3) 无托槽矫治青少年化：青少年生长发育阶段伴随着颌面部的变化，包括乳恒牙替换、牙列的增长以及颌骨的生长发育等。这些变化使得青少年无托槽矫治的设计难度大大增加，因此早期的无托槽矫治主要针对完成生长发育的成年人。但是相较于传统的固定矫治，无托槽矫治在口腔健康维护方面有着很大的优势，因此随着无托槽矫治技术的发展，"隐形矫治"逐渐运用到对青少年的治疗中。

例如针对下颌后缩的骨性Ⅱ类错𬌗青少年患者，在透明矫治器上设计颊侧咬合翼前导结构，模仿功能矫治的原理改变下颌位置，进行阻断治疗。同时隐形矫治可以在下颌前导过程中排齐牙列，协调上下弓形。因此相较于传统的二次矫治先活动后固定的矫治流程，隐形矫治可以缩短治疗的时间(图 1-13-0-16)。

计算机技术对生长发育的研究起到了极大的推进作用，设计无托槽矫治器时可以在计算机的辅助下充分利用替牙产生的剩余间隙，同时在乳恒牙替换时进行间隙管理以减轻牙列的拥挤度，为拥挤拔牙的边缘病例提供了不拔牙矫治方案。青少年在生长发育阶段，上颌结节以及下颌牙弓后段仍有生长空间，利用推磨牙向后的方式获得间隙，可以对部分轻至中度拥挤的青少年患者进行非拔牙矫治。部分儿童早期牙弓狭窄的患者，随着生长会造成牙列拥挤、前牙深覆𬌗、深覆盖等问题。传统正畸治疗会采用快速扩弓的方式进行阻断治疗，以解决骨性问题，简化后期治疗。无托槽矫治也开始利用扩弓纠正牙弓宽度不调的问题(图 1-13-0-17)，但是由于

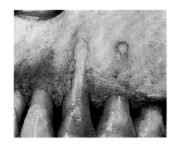

图 1-13-0-14 治疗后出现骨开窗以及骨开裂的情况

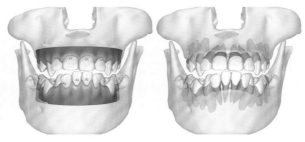

图 1-13-0-15 包含牙根信息的模型重建

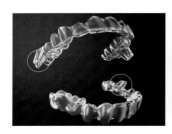

图 1-13-0-16 无托槽隐形功能矫治器

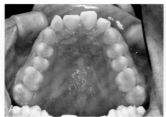 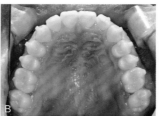

图 1-13-0-17 无托槽矫治扩弓病例
A.治疗前上颌𬌗面观；B.治疗后上颌𬌗面观。

透明矫治器的施力对象是牙冠部分,对于其是否能造成牙弓的扩宽还有待考察。

(4)无托槽矫治技术国产化:无托槽矫治由于其美观性以及适应证范围的扩大,在临床运用中日益广泛。在引进国外先进技术的同时,国内的正畸医师与研究学者也在和高校合作,研发有自主知识产权的无托槽矫治器。我国也将由临床使用大国向创新大国逐渐转变。

无托槽矫治技术是数字化科技与口腔正畸学融合的产物,科技的进步使得无托槽正畸的治疗得以实现,同样无托槽矫治的需求也在促进数字化技术的发展。

五、数字化定制式托槽矫治器

正畸治疗的目的是实现协调、稳定、美观的个别正常𬌗。实现这一目标的关键因素是通过托槽与弓丝的个性化组合,合理有效地控制每颗牙齿的三维方向。自从40多年前Andrews设计出第一种直丝弓矫治器,大大简便化了正畸治疗过程,发展至今直丝弓矫治器已经成为正畸医生最常使用的托槽矫治器。但临床医师经验、习惯的不同导致每颗托槽在牙面的形态均存在差异,而统一制式的直丝弓托槽对牙齿的三维控制也可能与患者的生理条件并不完全适应,导致治疗效果的不稳定。

随着数控机床技术的发展,目前已经可以使用计算机辅助设计/辅助制造(CAD/CAM)技术制作个性化的托槽和弓丝,合理精准地控制患者每颗牙齿的转矩。目前的个性化定制方式包括个性化的托槽槽沟、托槽底座、弓丝,以及这几者的综合应用,本部分将对这几种方式的典型系统进行简单说明。

1. 间接粘接装置　正畸托槽在患者牙齿上的放置有两种方式,即直接粘接与间接粘接。间接粘接由Silverman在1972年首次提出,具有粘接过程不受视觉角度影响、提高患者舒适度和减少医生椅旁时间等诸多优点。

直接粘接为一步法,正畸医师将托槽直接放置在患者的牙面上。间接粘接为两步法,第一步根据患者最终方案中托槽与牙列的虚拟位置制作个性化托盘,第二步是使用个性化托盘将托槽转移到患者的牙齿上。目前的研究证明了间接粘接技术的可靠性,只要操作规范,能够得到与直接粘接一样的粘接强度。间接粘接托盘一般采用CAD/CAM技术3D打印制作,目前已经可以达到与托槽、弓丝相同的制作精度,Insignia系统的托盘精度就在10μm级别。使用间接粘接技术对正畸医师来说最大好处就是可以更准确地放置托槽,通过托盘与牙面解剖结构的紧密贴合达到托槽定位的精确化和可重复化。

为将托槽在模型上的定位准确转移至患者口内,进行间接粘接前需要仔细去除牙面的污染物,并且严格按照操作规范进行,否则会出现定位不准的情况。间接粘接托盘既有包含数颗牙齿的组合托盘,也有单颗牙齿的个别托盘,可根据需要自由选择。仅包含单颗牙齿的托盘能够在牙齿移动后依然有效地保持再粘接的精准性,但由于托盘数量多也会影响粘接效率。

间接粘接托盘的制作材料较多样,但均为透明材质。在粘接过程中,由于托槽的可视化,医生可观察到4个托槽表面中的3个,这种直接观察方便医师看见托槽以确保其与牙齿表面贴近。部分系统的托盘由于包裹托槽的面积较小,医生还可以在粘接前清除多余的粘接材料,例如Insignia。

间接粘接技术相较于直接粘接也存在不足,为了追求精准性而增加的取模与制作托盘的步骤会增加患者的费用成本与时间成本,而正畸医师对间接粘接托盘的应用熟练度也会影响托槽定位的准确性与时间长短。有一些粘接托盘覆盖面较大,若是粘接时使用的树脂过多可能无法及时清除,在粘接后需要使用手机去除多余树脂。

2. 定制化托槽槽沟　Insignia系统的数字个性化还体现在CAD/CAM技术制作的定制槽沟,有效控制每颗牙齿的三维位置(图1-13-0-18)。在设计个性化治疗方案的过程中,临床医师首先利用二次印模法精准制取的硅橡胶印模将口内牙列转移至数字化软件中,或者直接制取数字印模,然后在软件中模拟出最终治疗目标与治疗过程。技术人员可以按照正畸医师的临床偏好来设计牙列排列和牙弓形状,医师也可以在线访问患者的

Insignia 文件,使用软件工具修改设置以满足其特定需求,例如加宽前磨牙宽度以改善微笑,但同时维持尖牙间宽度。托槽底座采用的是非定制的传统底座,由计算机辅助设计个性化的托槽槽沟,并在最终方案提交后由机床生产制作。托槽位置通过间接粘接装置转移至患者口腔。定制的托槽槽沟实现了正畸治疗的个性化,而无须改变托槽底座的形态也是 Insignia 的优点之一,传统的托槽底座形态规则,因此粘接界面较薄,可以增强粘接强度,减小托槽意外掉落的可能性。在该系统中牙齿移动不再取决于托槽角度,而是取决于槽沟角度。从理论上讲,在治疗的最终阶段可以使用平直弓丝,而无须额外弯制补偿。缺点主要是将托槽位置转移至患者口腔时可能出现操作失误,并且在治疗过程中若托槽损坏或丢失须重新订制新托槽。最容易丢失的托槽是第一和第二磨牙,Insignia 为这些牙齿提供了备用托槽和导板。但若其余托槽丢失,依然需要重新订制。

Insignia 系统相较传统直丝弓系统能有效改善治疗效果,同时缩短治疗时间,但还需要更多临床研究来充分证明其优越性。

3. 定制化托槽底座　目前除了个性化托槽使用的常规间接粘接系统,也有通过粘接过程的个性化实现数字化定制托槽的技术。定制化间接粘接装置目前有许多厂家涉及,包括 eModel 系统和 IQ 等,通过在托槽底座与牙齿表面间添加复合树脂以达到个性化定制的目的。换句话说,为产生理想的牙齿移动,将普通的传统托槽通过树脂粘接过程重新进行三维定位,从而达到个性化控制正畸牙移动的目的(见图 1-13-0-18)。

在设计定制间接粘接装置时,技师会根据治疗前的数字模型,按照临床医生的治疗偏好将托槽初始定位于牙冠表面,由于过厚的粘接树脂会影响粘接效果,在调整粘接间隙的三维位置时应将托槽尽量靠近牙冠。形态各异的粘接树脂与传统托槽的金属底座共同组成了个性化的托槽底座。托槽与牙齿的相对位置会保存在计算机中,并通过间接粘接托盘,将托槽的虚拟位置转移至患者口腔。若在治疗过程中托槽意外掉落,医生也可单独使用相应部分的间接粘接托盘,使用新的同种托槽或旧托槽重新粘接,减少了不小的再订购风险。该系统的主要缺点在于在患者口内使用间接粘接托盘时可能出现操作误差。

4. 定制化弓丝　SureSmile 使用定制化弓丝与普通量产托槽来补偿患者的个体牙齿解剖结构差异。与其他定制系统不同的是,SureSmile 弓丝定制可以在正畸治疗的任何阶段进行,这是弓丝定制的独特优点。

正畸医师会在治疗之前扫描患者牙列,并创建模拟诊断与牙齿移动方案。该数字移动方案可用于医生在进行托槽粘接前可视化最终结果,并方便与患者交流。正畸医师可根据喜好常规粘接传统托槽,并用传统正畸方法进行牙齿的排齐整平和拔牙间隙的关闭。随后进行的第二次口内扫描会包含正畸托槽,并将记录下牙齿的相对位置以及各托槽在牙冠上的位置,计算机会根据口内扫描数据制作数字化牙移动方案,由正畸医师审核并调整(图 1-13-0-19)。SureSmile 的操作软件基于 Windows,技师可以从牙列正面、左右面、侧面或咬合面多角度观察虚拟模型,还能自由移动牙齿,包括拔除特定牙齿、邻面片切等,以充分考虑治疗方案,牙齿移动也通过 x、y 和 z 坐标进行量化以评估病例难度。在确定治疗目标后,技师会通过"虚拟托槽设置"设计治疗方案并选择弓丝。SureSmile 公司可供选择的定制弓丝尺寸包括 0.016 英寸至 0.020 英寸的圆丝,0.016 英寸×0.016 英寸和 0.019 英寸×0.025 英寸(注:1 英寸 ≈ 2.54cm)的方丝,由机械手弯曲,在弯曲过程中,施加瞬间的高热以产生塑性形变。弓丝的材料特性(弹性模量和刚度)可以通过软件输入并预测施加在每个牙齿上的近似力值。这种"虚拟测力计"可用于帮助技师确定弓丝以及每根弓丝的弯曲形态。目前的机器弯制技术精度非常好,有

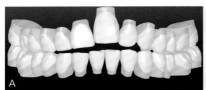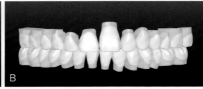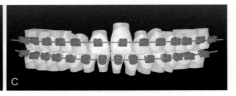

图 1-13-0-18　Insignia 系统
A. 初始数字化模型;B. 目标位数字化模型;C. 目标位的托槽位置。

研究表明弯曲和扭曲的误差小于 1°。该系统的治疗效果基本与数字化方案一致,前牙的控制效果较后牙更佳,移动误差小于 1mm,旋转误差小于 4°,而对第二磨牙的控制效果较差,可能是由于位于牙列远中端,弓丝受力没有前牙区稳定,因此该系统还有进一步发展提升的潜力。

定制弓丝 SureSmile 系统的主要优点包括:正畸医师可以使用自己选择的托槽系统,并在最后阶段通过弓丝精细调整牙列形态;治疗效果与治疗时长等方面优于传统矫治。缺点主要是在定制弓丝后和治疗完成之前可能发生意外导致托槽脱落,再粘接时无法确保与初始位置相同。

5. 个性化定制舌侧矫治器　与传统唇侧矫治相比,选择舌侧矫治器的患者对美观要求更高,个性化舌侧矫治器较传统舌侧矫治器有无法比拟的优越性。Incognito 结合了个性化定制托槽底座、托槽槽沟与弓丝,设计出完全定制的舌侧正畸矫治装置。托槽底座根据牙齿解剖结构和牙齿在牙弓中的初始位置进行个性化设置,其精度可达 20μm,底座厚度根据所用合金不同,可薄至 0.2~0.3mm,并且底座表面积大,可以提供更高的粘接强度和精确的贴合度。定制的个性化托槽槽沟能产生理想的牙齿运动,托槽的入槽方式也为保证临床治疗的便捷发生改变,在前牙为𬌗向入槽,在后牙为水平向。该系统所使用的个性化弓丝由预先设置参数的机械手弯制,所用材质为记忆合金制作的超弹性弓丝。

Incognito 等舌侧矫治器通过个性化托槽与弓丝设计,最大程度地减少了口腔内矫治器的整体厚度,充分体现了数字化正畸的优越性与魅力(图 1-13-0-20,图 1-13-0-21)。

采用个性化舌侧矫治器治疗之前,首先由医生使用二次印模法制取精确的硅橡胶模型,并通过 3D 扫描仪在计算机中创建虚拟牙列模型,或者直接制取数字印模。基于数字化初始模型,计算机会创建个性化托槽底座并将其连接到虚拟的托槽体部,通过优化托槽体部在牙面上的位置,实现理想的牙齿移动并力求达到患者舒适度的最大化。

个性化定制托槽的蜡型由 3D 打印机制作,并用金合金铸造而成,槽沟尺寸误差低于 8μm,非常精确。计算机会根据虚拟设置中托槽槽沟的位置制作系列弓丝,所有正畸治疗均通过定制弓丝完成。为了将托槽的虚拟位置转移到患者的口腔,Incognito 也会使用间接粘接托盘。

Incognito 是全程个性化定制思路的舌侧正畸矫治器,其主要优点包括:美观的外观,最终治疗结果的精确性高,牙面龋坏发生率低,并且由于定制托槽底座的形态贴合度佳,托槽与牙面正确贴合时存在"制锁"感,当托槽意外脱落时重新进行直接粘接也很精确且容易。舌侧矫治的缺点主要在间接粘接托盘的制造和使用过程中托槽定位可能会出错,并且托槽意外丢失和弓丝断裂都需要重新订购。目前的 Incognito 个性化舌侧矫治能准确地实现计划中的牙齿移动,位置偏差小于 1mm,对扭转牙的矫治偏差不大于 4°(第二磨牙除外)。

6. 其他定制化矫治装置及保持器　目前数字化技术在正畸领域中的应用已呈现广泛化、深入化的趋势,

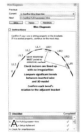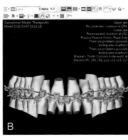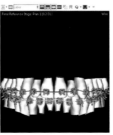

图 1-13-0-19　弓丝不调的检测有助于了解牙齿、托槽和弓丝之间在治疗过程中可能发生不调的部位
A. 生成的弓丝模板显示了弓丝入槽的最佳位置;B. 可在治疗模型上进行弓丝入槽模拟,以检测弓丝与托槽或者牙齿之间是否不调。

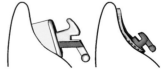

图 1-13-0-20　Incognito 系统

图 1-13-0-21　传统舌侧托槽与个性化 Incognito 托槽

除固定矫治外,活动矫治器及舌侧保持器等也可采用个性化定制,实现精准治疗、舒适治疗。

　　舌侧保持器的制作在过去的时代中几乎没有什么变化,最常用的是与切牙、尖牙粘接的多股麻花丝,但传统麻花丝缺陷很多,比如经常脱落和断裂。使用 CAD/CAM 技术制作的个性化舌侧保持器,具有贴合牙面、避免殆干扰、耐腐蚀、甚至有帮助微小牙移动的作用(图 1-13-0-22)。

　　目前的个性化舌侧保持器由镍钛方丝制成,尺寸不一,均具有很高的柔韧性,并经过定制切割,可以精确地适应患者的牙齿舌侧解剖结构。CAD/CAM 制作的舌侧保持器,并不利用机械手弯制,而是从镍钛板上切割一条线,类似于用剪刀剪裁一张纸,制造出一根曲线平滑的定制弓丝,减小舌侧保持器断裂的风险。个性化舌侧保持器在多股麻花丝效果不好的上颌牙弓中效果非常好,由于上颌前牙通常具有较大的边缘隆起或不典型形状(如舌侧窝等),技师手工弯制的舌侧保持器很难完全贴合,而个性化舌侧保持器则能与牙面、邻间隙紧密贴合。在贴合牙面的同时,数字化模型的模拟咬合又能防止与下颌牙发生殆干扰。利用镍钛丝的超弹性,个性化舌侧保持器甚至可以使牙齿发生微小移动,矫治前牙的轻微复发,个性化舌侧保持器的粘接也是非常简单的,建议使用牙线穿过邻间隙绕过舌侧保持器,加力使牙面与舌侧保持器贴合后树脂固化。

　　目前许多活动矫治器也可使用数字化技术制作,如 Hyrax 扩弓器等(图 1-13-0-23)。相较于技工传统手工制作,数字化制作的矫治器有许多好处,比如可以提高制作效率,使用口内扫描代替传统石膏模型可以减小模型不精确的可能性,同时,使用 3D 打印技术不仅可以使矫治器的表面更加光滑,也能延伸至传统制作的盲区,使矫治器更加贴合牙面。数字化软件可以根据临床医生的喜好(要粘接的牙齿数量、扩弓器的位置等)调整矫治器的设计,通过改变金属支架的厚度或形状,改变牙列上矫治力的分布。在有限元模型中很容易看到应力集中,因此可以将力从扩弓器传递到牙列的方式个性化。

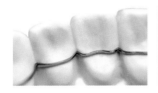
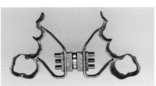
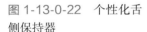

图 1-13-0-22　个性化舌侧保持器　　　图 1-13-0-23　个性化 Hyrax 扩弓器

参考文献

1. LANE C,JR W H.Completing the 3-dimensional picture.American Journal of Orthodontics & Dentofacial Orthopedics,2008,133(4):612-620.

2. METZGER T E,KULA K S,ECKERT G J,et al. Orthodontic soft-tissue parameters:A comparison of cone-beam computed tomography and the 3dMD imaging system. American Journal of Orthodontics & Dentofacial Orthopedics,2013,144(5):672-681.

3. MOZZO P,PROCACCI C,TACCONI A,et al. A new volumetric CT machine for dental imaging based on the cone-beam technique:preliminary results. European Radiology,1998,8(9):1558-1564.

4. 徐海洋,张卫兵. 骨性Ⅱ类成年患者上中切牙根尖区牙槽骨量的 CBCT 研究. 口腔医学,2019,39(6):510-513.

5. HONEY O B,SCARFE W C,HILGERS M J,et al. Accuracy of cone-beam computed tomography imaging of the temporomandibular joint:comparisons with panoramic radiology and linear tomography.American Journal of Orthodontics & Dentofacial Orthopedics,2007,132(4):429-438.

6. GRABER L W. 口腔正畸学现代原理与技术.6 版. 王林,译. 南京:江苏科学技术出版社,2018.

7. WIECHMANN D,RUMMEL V,THALHEIM A,et al. Customized brackets and archwires for lingual orthodontic treatment. American Journal of Orthodontics & Dentofacial Orthopedics,2003,124(5):593-599.

8. GRAF S,CORNELIS M A,GAMEIRO G H,et al. Computer-aided design and manufacture of hyrax devices：Can we really go digital？. American Journal of Orthodontics & Dentofacial Orthopedics,2017,152（6）:870-874.

9. HANSA I,SEMAAN S J,VAID N R,et al. Remote monitoring and "Tele-orthodontics"：Concept,scope and applications.Seminars in Orthodontics,2018,24（4）:470-481.

10. 谢轶伦,沈刚 . 全口牙列口内扫描的精确性与可重复性分析 . 上海口腔医学,2016,25（5）:593-599.

11. 苏庭舒,孙健,陈丽萍 . 口内数字化印模扫描重复性的研究 . 口腔颌面修复学杂志,2014（5）:291-296.

12. SIMON M,KEILIG L,SCHWARZE J,et al. Treatment outcome and efficacy of an aligner technique-regarding incisor torque,premolar derotation and molar distalization.BMC Oral Health,2014,14（1）:68.

13. 白玉兴 . 无托槽隐形矫治技术发展中的喜与忧 . 中华口腔医学杂志,2017,52（9）:521-523.

14. 高一,郭宏铭,周洁珉 .3D 整合牙颌模型在无托槽隐形矫治器设计中的应用 . 北京口腔,2011,19（5）:276-279.

15. RUBIN R L,BACCETTI T,MCNAMARA J A.Mandibular second molar eruption difficulties related to the maintenance of arch perimeter in the mixed dentition. American Journal of Orthodontics & Dentofacial Orthopedics,2012,141（2）:146-152.

16. POLAT O,KARAMAN A I,BUYUKYILMAZ T.In vitro evaluation of shear bond strengths and in vivo analysis of bond survival of indirect-bonding resins.Angle Orthodontist,2004,74（3）:405-409.

17. GRÜNHEID T,LEE M S,LARSON B E.Transfer accuracy of vinyl polysiloxane trays for indirect bonding.Angle Orthodontist,2016,86（3）:468-474.

18. ND W D,KOROLUK L D,PHILLIPS C,et al. Clinical effectiveness and efficiency of customized vs. conventional preadjusted bracket systems.J Clin Orthod,2013,47（4）:261-266.

19. MAH J,SACHDEVA R.Computer-assisted orthodontic treatment：The SureSmile process. American Journal of Orthodontics & Dentofacial Orthopedics,2001,120（1）:85-87.

20. SAXE A K,LOUIE L J,MAH J.Efficiency and effectiveness of SureSmile.World J Orthod,2010,11（1）:16-22.

21. WIECHMANN D.A new bracket system for lingual orthodontic treatment part 1：theoretical background and development.Journal of Orofacial Orthopedics-fortschritte Der Kieferorthopadie,2002,63（3）:234-245.

22. WIECHMANN D,GER J,STAMM T,et al. Prediction of oral discomfort and dysfunction in lingual orthodontics：A preliminary report.American Journal of Orthodontics & Dentofacial Orthopedics,2008,133（3）:359-364.

23. GRAUER D,PROFFIT W R.Accuracy in tooth positioning with a fully customized lingual orthodontic appliance.American Journal of Orthodontics & Dentofacial Orthopedics,2011,140（3）:433-443.

24. KNAUP I,WAGNER Y,WEGO J,et al. Potential impact of lingual retainers on oral health：comparison between conventional twistflex retainers and CAD/CAM fabricated nitinol retainers：A clinical in vitro and in vivo investigation. Journal of Orofacial Orthopedics/Fortschritte der Kieferorthopädie,2019,80（2）:88-96.

第十四章

口腔椅旁数字化修复的发展和临床应用

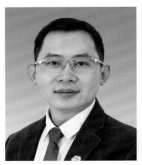 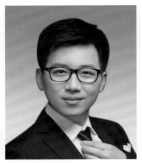 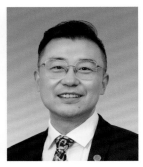

张振生   刘星   刘峰

北京德倍尔口腔诊所   张振生   北京大学口腔医院   刘星   刘峰

口腔椅旁数字化技术得益于计算机辅助设计与制造技术的出现与发展。CAD/CAM 技术是当代工程技术最杰出的成就之一,它运用计算机完成对新产品的开发和研制,在计算机上模拟完成以往工程技术界用图纸、实物模型所进行的设计工作,用计算机参与过去靠手工操纵机床来完成的制造过程。

口腔修复领域的 CAD/CAM 技术发展过程是缓慢而复杂的,根据口腔修复领域 CAD/CAM 系统的应用范围,我们可以分为两类。

1. 在牙科技工室应用的 CAD/CAM 技术   从口腔临床的角度来看,这一类基本上没有改变口腔临床的工作模式,而是改变了义齿或修复体的加工制作流程,简化了这一流程中人工操作的步骤与环节,可以提高效率、节约成本,得到更加精确的修复体。医生在临床常规采取印模,并递送到技工室,技师利用光学扫描设备进行模型扫描,采取光学印模,然后在计算机上进行模型的调整以及修复体的设计,设计完成并确认,利用预成的瓷块进行研磨,最后精修完成最终修复体。

2. 在口腔临床应用的 CAD/CAM 技术   也称为椅旁 CAD/CAM 技术,或椅旁数字化修复技术。这一技术可以说彻底改变了传统的口腔临床修复的工作流程。临床医生利用口腔数字化扫描设备,在患者的口腔里直接采取光学印模,然后在计算机上利用设计软件进行模拟设计,可以进行模型的修整以及修复体的设计与调整,最后控制研磨设备,研磨出修复体,最终精修完成。在这个流程中,医生可以参与整个修复体的制作工程,可以直接进行修改和调整设计方案;并且很多病例可以当日一次完成修复,减少了治疗次数,节约了治疗时间,提高了患者的舒适度。

从 20 世纪 70 年代开始,口腔领域开始涉及相关技术的研究与开发,Francois Duret 研究并开发出一种包括基牙光学印模和数控机床在内的牙科 CAD/CAM 设备(图 1-14-0-1);1980 年前后,口腔椅旁数字化的设备和技术初步形成,并逐步在体外开始进行模型上的修复设计、制作及修复完成;Werner Mörmann 是椅旁 CAD/CAM 技术的先驱,也是 CAD/CAM 系统商业化的开发者(图 1-14-0-2);1985 年第一颗利用椅旁数字化扫描设计和制作的全瓷嵌体在瑞士的苏黎世大学完成,并在临床粘接修复到患者口内,开始真正意义上的口腔椅旁数字化修复,具有划时代的革命性意义。

一、瓷睿刻系统的历史发展

瓷睿刻 CEREC(Densply Sirona)作为椅旁 CAD/CAM 的技术的先驱与封闭式系统的典型代表,其发展历史基本可以代表椅旁修复系统的整体发展。

从 1980 年到 2000 年最初的 20 年,CEREC 经历了原型机(图 1-14-0-3)、一代机(图 1-14-0-4)、二代机(图 1-14-0-5)的发展,当时可以制作瓷嵌体、高嵌体和单冠。2000 年,基于 Windows 平台的 CEREC 3(Densply Sirona)面世,伴随着"口腔修复一次就诊"的理念,全新的创新设计,紧凑而现代,漂浮移动的 3D 虚拟模型,彩色图像,红外线的摄像扫描以及独立的研磨单元,使椅旁设备得到彻底更新(图 1-14-0-6)。2009 年,口扫更新为基于短光蓝光光谱而且精度更高的 CEREC Bluecam(Densply Sirona)口内扫描仪,与之同时,CAD 设计软件也在不断升级与完善,可以根据患者个人的牙齿解剖外形来自动生成更符合患者口腔生物功能的个性化修复体,软件的不断升级也使同一口腔中同时设计多颗修复体成为可能,这些都极大地简化了临床医生的操作和设计流程,使椅旁修复的理念获得了更多临床医生的认可(图 1-14-0-7)。

2012 年推出的 CEREC Omnicam(Densply Sirona)不需要阻光粉的配合,扫描速度和精度都较之前的设备有了大幅度提升(图 1-14-0-8)。随后的几年,软件功能不断完善,数字化微笑设计、种植修复体的设计功能、种植导板的设计以及正畸光学印模的采集及设计都逐渐成熟。在椅旁加工部分,氧化锆全瓷相配套的干研磨和强化烤炉等不断更新,采用椅旁加工设备可以很方便地加工单颗或多颗种植体支持的修复体、种植导板,使此技术应用于临床的适应证及范围更加广泛。

2019 年 CEREC Primescan 系统问世(Densply Sirona),从扫描到设计到加工,各方面性能又有了一次大幅度提升(图 1-14-0-9)。

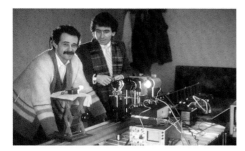

图 1-14-0-1　1979 年 Francois Duret(左)在实验室

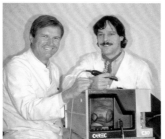

图 1-14-0-2　Werner Mörmann 和 Marco Brandestini 展示 CEREC 原型机

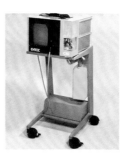

图 1-14-0-3　CEREC 原型机

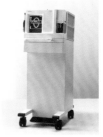

图 1-14-0-4　CEREC 1

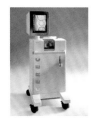

图 1-14-0-5　CEREC 2

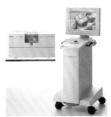

图 1-14-0-6　CEREC 3

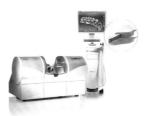

图 1-14-0-7　CEREC Bluecam

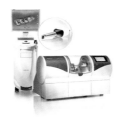

图 1-14-0-8　CEREC Omnicam

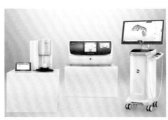

图 1-14-0-9　CEREC Primescan 扫描和设计单元、Primemill 研磨单元、SpeedFire 烧结炉

CEREC Primescan 是非常快速的口腔扫描仪,其扫描仪视窗大于市场上其他产品,扫描头保持在相同的距离上将获得更多的数据与更大的区域,在 45s 内就可以完成全牙弓扫描,页面可以呈现逼真的高清彩色图像。该扫描仪的启动与停止扫描非常快,扫描暂停后也会很快恢复;扫描过程中可以不间断地从数字化印模中自动消除伪影,可以轻松修整弥合图像;最大 20mm 的扫描深度,可以对较深的边缘、种植体和扫描杆空间进行精确扫描;其内置加热器,可以连续自加热无缝无雾扫描操作,尤其长时间的扫描,防止扫描头起雾。

瓷睿刻(CEREC)的设计软件目前具有良好的自动设计能力,尤其是后牙的牙冠、牙桥、嵌体、高嵌体等。该软件参考采用基牙周边的牙齿数据自动生成修复体设计;瓷睿刻软件具有内置的微笑设计应用程序 CEREC Smile,以及数字化虚拟𬌗架功能,可以实现更加完善的美学设计和咬合功能设计。通过融合 CBCT 数据、电子面弓捕获的颅颌面部及下颌骨运动数据,可以创建虚拟的咬合运动模拟,可以将数据与微笑设计、计算机辅助种植计划和数字颌面外科手术或赝复计划整合在一起,完成更复杂的病例。

经过 CAD 软件设计生成的数字化修复体数据,需要指引计算机辅助制造(CAM)。椅旁技术的优势就是节约时间,可以一次完成修复治疗,所以修复体的快速交工、当次完成相当重要,这也对于研磨设备提出了更高的要求,既需要可以很快地研磨出修复体,又需要具有较高的研磨精度,并且成本可控。

Primemill 是 Primescan 最新发布的研磨单元,其配备了电子、电机和机械部件的新组合,可以获得更高的分辨率和更好的修复体边缘,针对不同的材料,具有干磨和湿磨两种方式。采用 Primemill 研磨例如二硅酸锂玻璃陶瓷,所用时间与以往基本一致;但在进行氧化锆切削,可以利用"超快速"切削模式,可以在 5min 左右完成研磨,较以往设备减少一半以上的加工时间;该研磨单元可以使用 0.5mm 研磨车针进行超细研磨,可以研磨出更深的窝沟和桥体间细小间隙。

传统的瓷睿刻是封闭的系统,但 CEREC Primescan 是完全对外开放的,可导出 STL 文件,当然也仍然可以导出特定的 CEREC 文件以在 CEREC 生态系统中使用。

二、国内外椅旁数字化系统的大发展与完善

随着光学印模技术的逐步完善,国内外涌现了各种各样的新设备和新技术,它们的工作原理也逐渐优化成熟。

目前主流的口内扫描设备已经无须喷粉等复杂操作,通过简便的扫描操作就可以获得具有更加准确色彩的数字印模,扫描完成后形成的数据文件也具有更高的开放性和更多的数据格式,方便使用者和各种第三方 CAD 软件及 CAM 设备的配合使用,特别是带有色彩信息的 OBJ 和 PLY 等三维格式的普及,在数据精度上可以达到接近于 STL 格式,满足修复体、导板等高精度加工的需求,同时因为具有更加真实的色彩表现,更加有利于需要表现美学特征的数字化设计表达,特别是与数字比色、面部扫描配合的 3D 数字化微笑设计,其结果更加逼真、直观,不仅有利于专业医生或技师更加快捷地做出判断,还可以让椅旁诊治的患者更加直面地参与到诊疗过程中,减少医患之间的沟通障碍,提高诊疗效率并增加满意度。

另外,业界很多从事数字化口腔产业的企业也逐步完善自己的椅旁数字化解决方案,努力为医生或技师提供相对应的全流程数字化解决方案,相比历史悠久的 CEREC 系统,很多后起之秀都提供了不亚于 CEREC 成熟度的椅旁 CAD/CAM 系统。

下文将列举其中较为成熟的系统并简述其特点及用途。

(一)国外椅旁数字化系统概述

1. 普兰梅卡椅旁修复系统 普兰梅卡作为同样是老牌的数字化诊疗设备和技术的生产厂商,经过数十年的沉淀,推出了自己的椅旁数字化解决方案——Planmeca FIT(Planmeca),包括口内扫描仪、修复体设计软件及椅旁高精度研磨设备。

其口内扫描仪有 Planmeca Emerald(Planmeca)以及 Planmeca Planscan(Planmeca)两款,其中 Emerald 是其最新的高速口扫设备(图 1-14-0-10),采用了多重彩色激光扫描技术,可换头设计,针对扫描空间不足的口

内环境,可以更换更小的扫描头完成扫描(图 1-14-0-11),其进行全口扫描所需的时间不足 1 分钟,并且可以导入第三方 STL 文件进入扫描端,同时也可以导出 STL 和包含色彩信息的 PLY 格式,后端可以衔接 PlanCAD Premium(Planmeca)及 Romexis(Planmeca)设计软件进而完成后续设计,导出给数字化正畸系统,其数据受到全球二十余家正畸解决方案的接纳。

Planscan 以六分仪原理显著提高了局部扫描的精确度,适用于修复治疗的局部牙列扫描,并且具备三种不同型号的扫描替换头(图 1-14-0-12,图 1-14-0-13)。但其开放数据输出格式仅有 STL 一种。

在 CAD 端,Planmeca 椅旁修复系统提供了自行研发的 Romexis 设计套件,该软件整合了数字印模、CBCT、面部扫描等输入数据,可以在一款软件中完成从简单到复杂的 CAD 设计,是多合一整合软件的代表之一。

在该软件中,医生可以在椅旁将获取的口内扫描数据和 CBCT 数据通过口内硬组织信息或标记信息进行匹配,面部扫描数据也可以通过面部固定信息与 CBCT 数据进行匹配,完成三部分数据的整合,从而可以参考面部信息、CT 信息进行全面的修复、种植、正畸乃至正颌治疗的分析和设计(图 1-14-0-14)。

PlanCAD Premium 软件内则整合了大部分主流虚拟𬌗架系统,可以完成多种复杂修复体设计,是适合技师使用的更加复杂的修复设计软件。

完成设计后,Planmeca 可以提供多种椅旁 CAM 解决方案。

PlanMill 30S 是一种单主轴研磨设备,带 5 刀位的自动换刀功能,可以自动选取合适的研磨刀头并具备自检磨损情况的功能,支持目前市面主流的 CAM 研磨材料,其研磨精度高,但研磨速度较慢,由于是单轴设备造价相对较低,性价比较高,比较适合少量修复体制作需求的诊疗机构(图 1-14-0-15)。

PlanMill 40S 是一款双主轴四轴研磨设备,可以看作是 30S 双端升级版,研磨速度较 30S 显著提升,单个修复体加工的时间常规为 8~10min,并且同样具有刀头磨损自检、10 刀位自动换刀的功能,临床使用上十分简便,可以作为目前椅旁数字化加工的主力设备使用(图 1-14-0-16)。

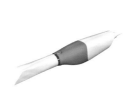

图 1-14-0-10 普兰梅卡的 Emerald

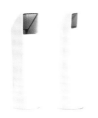

图 1-14-0-11 Emerald 配套替换头

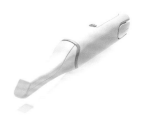

图 1-14-0-12 普兰梅卡的 Planscan

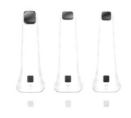

图 1-14-0-13 Planscan 的三种替换头

图 1-14-0-14 Planmeca Romexis 的功能模块

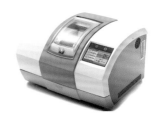

图 1-14-0-15 普兰梅卡的 PlanMill 30S

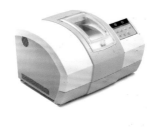

图 1-14-0-16 普兰梅卡的 PlanMill 40S

PlanMill 50S 是一款五轴研磨设备,该设备提供了干湿两种切削模式,可以切削多种材料,如树脂、陶瓷、蜡、钴铬合金和钛合金等,可以研磨块状或盘状材料。但由于体积较大,且价格较为昂贵,主要服务于数字化技工室的加工。

2. 3Shape 椅旁修复系统　3Shape 作为高精度数字印模设备的供应商以及著名的 CAD 解决方案提供商,在全球范围内拥有广泛的用户,3Shape 最为广大口腔从业者熟知的就是其 TRIOS 系列的口内扫描设备以及 3Shape Dental System 设计软件套件。

TRIOS 自从上市以后,经过多年临床的研究验证,曾被认为是口内数字印模高精度的代表和标杆,并且其软件显示色彩信息较同期的其他厂家更为接近真实光学特征,从而受到许多口腔修复医生的认可和使用。

目前市面上主流的 3Shape 口内扫描设备为 Trios3(3shape)(图 1-14-0-17)和 Trios 4,其采用超速激光共聚焦区段扫描技术,扫描速度可以达到每秒 2 000 张以上,全口扫描所需时间不超过 1min,局部精度可以达到 10μm 以内,具有非常灵敏的识别能力,可以完成各类难以获取的数据,比如旧总义齿的形态扫描(图 1-14-0-18)。随着其设备更新,前代设备体积较大及笨重的缺点已经得到解决,使其成为一款成熟易用的口内数字印模设备。

Dental System(3Shape)设计软件是典型的模块化软件,其最大的优势是开发难度相对低,且对使用者而言,其自由度高,更新速度快(图 1-14-0-19)。

Dental System 的主要模块包括:修复模块——TRIOS Design Studio,正畸模块——Orthodontic Planner & Indirect Bonding Studio,隐形正畸模块——Clear Aligner Enterprise & Clear Aligner Studio 以及种植模块——Implant Studio。

修复模块是最早也最为成熟的 CAD 模块,可以完成绝大多数的固定修复体以及种植上部修复体的设计,同时也可以进行蜡型、支架、局部义齿和总义齿等修复相关的结构设计,另外其数据库十分丰富,不仅具有高度个性化的牙形数据库,而且整合了主流的虚拟𬌗架导入系统,可以较为轻松地配合不同诊疗机构中各异的设备搭配和技术选择。

由于 3Shape 并未提供成熟的椅旁 CAM 设备,故其设计完可以导出以 STL 为代表的多种三位格式,方便操作者衔接后续第三方设备的 CAM 工作。种植模块可以进行各种个性化导板的设计以及临时种植修复体设计,是目前功能最为强大的导板设计软件之一,与修复模块配合可以帮助医生解决单牙、多牙及全口种植修复的问题。

其正畸模块的应用对于椅旁数字化修复而言主要体现在修复前或种植前正畸设计,以及全科医生完成椅旁快速正畸设计及托槽定位粘接导板的设计加工使用。隐形正畸模块与正畸模块有功能相似之处,区别在于后端为隐形矫治器的设计加工,对于具有正畸专业知识和能力的修复医生,也可以借助隐形正畸模块对修复或种植修复前牙列排列做修正、排齐或间隙控制等操作,从而创造更加理想的修复基础条件。由此可见 3Shape 套件的功能覆盖面极为广泛,几乎可以完成椅旁数字化能完成的大部分加工设计工作(图 1-14-0-20)。

3. iTero 椅旁修复设备　iTero(Align)作为历史悠久的数字印模设备制造商,其最新的 Element 系列,包括

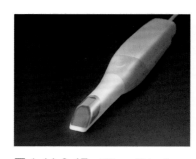
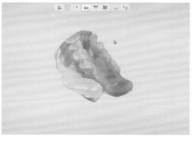

图 1-14-0-17　3Shape Trios 3　　图 1-14-0-18　3Shape 总义齿数字印模　　图 1-14-0-19　3Shape Dental System 的功能面板

Element Plus、Element 5D、Element Flex 几个版本。该口内扫描仪采用平行共聚焦激光扫描技术,设备成熟度高,扫描精度同样可以到达 10μm 级别(图 1-14-0-21~图 1-14-0-24)。

iTero 自身并没有 CAD 设计软件,修复端则通过 STL 数据的导出和导入,使用如 3Shape、Exocad、Romexis、Dental Wings 等第三方修复设计软件完成修复体设计加工;iTero 因加入 Align 旗下,其最重要的优势在于可以流畅地配合隐适美的正畸设计和隐形矫治器设计。

4. 锐珂(Carestream)椅旁修复设备　锐珂是一个近年来刚刚加入数字化印模行业的厂商,近年来推出了一系列数字印模设备,如 CS3600、CS3700、CS3800(图 1-14-0-25,图 1-14-0-26)。

虽然是口内扫描的新晋者,但其设备的扫描速度却达到了一流的水平,扫描精度可以达到 20μm 以上,单牙弓全口扫描可以达到 25s 完成。CS3800 是一款无线口扫设备,界面简洁,引导性扫描也非常简明,对于诊疗机构复杂的环境情况,无线设备具有更高的实用便捷性、安全性和交叉感染防控能力(图 1-14-0-27,图 1-14-0-28)。

5. Dental Wings 椅旁修复设备　加拿大厂商 Dental Wings 也长期从事于数字化口腔技术和设备的研发,并推出了自己的口内扫描设备 Intraoral Scan(Dental Wings)及其移动版。该设备采用多重扫描影像技术,其技术指标可以达到主流水平,并且由于其具有非常小的体积,以及可更换扫描头的设计,可以提高临床应用的便利性,降低消毒处理的难度和交叉感染的风险(图 1-14-0-29,图 1-14-0-30)。

Dental Wings 具备修复体设计软件 DWOS,及种植导板设计软件 coDiagnostiX,这两款软件功能与 CEREC 类似,较为全面,可以完成大多数固定修复体和种植修复体的设计(图 1-14-0-31,图 1-14-0-32)。但由于其使用界面更类似技工室流程,且其种植导板设计软件的中文版翻译不佳,故而在国内椅旁使用并不是很普及。

在 CAM 加工方面,Dental Wings 具有 3D 打印设备 D10+ Capsule System(Dental Wings)以及配套的冲洗和后处理设备(图 1-14-0-33),但没有自主研发的 CAM 研磨设备,因此需要配合第三方 CAM 设备,例如 vhf Z4 研磨仪才能完成修复体的椅旁制作(图 1-14-0-34)。

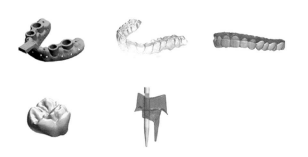 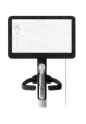 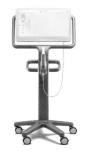

图 1-14-0-20　3Shape CAD 软件可以完成的椅旁加工产品举例　　图 1-14-0-21　iTero Element Plus　　图 1-14-0-22　iTero Element 5D

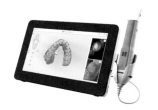 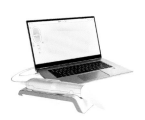 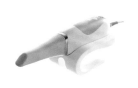 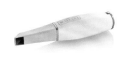

图 1-14-0-23　iTero Element Plus 移动版　　图 1-14-0-24　iTero Element Flex　　图 1-14-0-25　锐珂 CS3600 口内扫描仪　　图 1-14-0-26　锐珂 CS3800 无线口内扫描仪

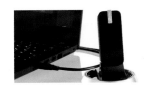

图 1-14-0-27　锐珂 CS3800 无线接收器

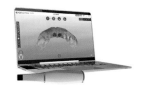

图 1-14-0-28　锐珂 CS3800 扫描界面

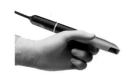

图 1-14-0-29　Dental Wings 的口内扫描头

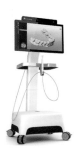

图 1-14-0-30　Dental Wings 的扫描工作台

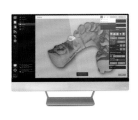

图 1-14-0-31　Dental Wings 的 DWOS 椅旁版

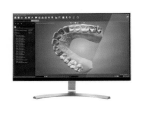

图 1-14-0-32　Dental Wings 的 DWOS 技工室版

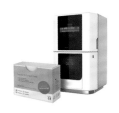

图 1-14-0-33　Dental Wings 的 D10+ Capsule System 3D 打印机

图 1-14-0-34　Dental Wings 配合的第三方研磨仪 vhf Z4

6. 其他国外椅旁修复相关设备与软件　还有很多国际厂商拥有自家的口内扫描设备，比如 True Definition (3M)及其移动版，由于具有高精度和体积极小的特点，受到很多用户的喜爱，但是由于其后端没有自家的 CAD 和 CAM 系统配合，并未形成完整的椅旁数字化系统(图 1-14-0-35，图 1-14-0-36)。而 CAD 软件方面，在全世界范围内，也有各种各样的选择，特别是针对数字化技工室而言，应用软件更加繁多，如：WorkNC Dental 等，成熟度也较高，但同样受限于软件界面的引导性较弱，对于软件操作能力较弱的临床医生，使用起来较为困难，因而在椅旁应用较少。

总体来说，目前椅旁修复设备种类繁多，大多数设备都可以达到较高的扫描精度和较快的扫描速度。椅旁的口内数字印模技术和设备由过去的不成熟，仅有少数厂商能够掌握和制造的阶段，已经进入到一个遍地开花并百家争鸣的阶段。

(二) 国内椅旁数字化系统概述

在国际椅旁数字化技术及解决方案逐步完善的过程中，国内也出现了一些快速追赶国际一线厂商的椅旁数字化系统的整合供应商，其中一些优秀代表已经能够提供较为完善的椅旁全流程数字化方案。其系统组成不仅有国际顶尖的数字化设备，更为喜人的是我们可以看到国产拥有自主知识产权的数字化设备也加入其中，并且其技术指标及使用感受完全不低于国际一流设备。

1. 爱迪特(Adite)　爱迪特公司的科美椅旁数字化系统是国内相对组成比较完整、流程比较顺畅的系统(图 1-14-0-37)，其主要组成包括：科美口内扫描设备、第三方设计软件(3Shape 或 ExoCAD)、椅旁切削系统(C4、C5)、3D 打印系统和后加工系统(AGT-L)。

科美扫描系统提供两种口内扫描仪，分别由先临三维和美迪特(Medit)提供。

先临三维是我国自主研发口内数字印模设备厂商，其口扫设备采用高级结构光扫描技术，扫描精度可以达到 20μm 以上，扫描速度也较快，全口扫描时间可以控制在 3~6min；其具有的 AI 模式可以自动识别软硬组织,在复杂口内环境扫描过程中可以良好地自动排除意外扫入的软组织影像,这一功能较 CEREC、3Shape 等口扫设备更加智能;另外对于金属充填体和修复体还有独特的识别能力,使扫描更加轻松准确;扫描完成后,除了可以导出 STL 外,还可以导出带色彩的 OBJ 格式的输出文件,为后续第三方软件设计提供更多的参考信息(图 1-14-0-38)。

i500(美迪特)采用 3D 动态录像技术(3D-in-motion video),其功能与先临三维的口扫设备较为相似,局部单牙扫描精度最高可达到 10μm,但超过 1/4 牙弓的扫描其精度会下降到 25μm 左右,全口扫描精度约 50μm,因此在口内扫描全口牙列时,掌握高精度的结构化扫描方法显得尤为重要(图 1-14-0-39)。

在 CAD 方面,爱迪特建议使用 3Shape 或 ExoCAD 两种设计软件,3Shape 在前文中已经有所讲述,ExoCAD 是另一款非常成熟的修复设计软件。与 3Shape 相同,ExoCAD 也是一款模块化软件(图 1-14-0-40),可以完成蜡型、殆垫、支架、种植义齿、局部义齿和总义齿设计,最新的版本也加入了导板设计模块。在软件中,除导入口内扫描数据外,还可以导入 CBCT 数据、面部扫描和虚拟殆架数据,可以进行二维和三维数字微笑设计、咬合观测和修复设计功能,最终导出 STL 进行 CAM 研磨或 3D 打印完成制作(图 1-14-0-41)。

在 CAM 加工方面,科美系统提供了 C4 和 C5 两款研磨仪以及 3D 打印机 AC-3。

C4 研磨仪是一款高精度四轴研磨仪(图 1-14-0-42),其结构较为紧凑,适宜于椅旁切削,具有优良的冷却能力和环保性能,可以进行湿切,主要可以完成玻璃陶瓷、氧化锆、复合材料和钛基台外部结构的加工,切削精度达到国际主流水平,但其最大转速为 60 000r/min,低于国际顶尖设备的 100 000~150 000r/min 的水平,故而加工时间略长,单个修复体切削时间为 12~20min。

C5 是一款紧凑型的五轴研磨设备(图 1-14-0-43),具有 16 刀位的自动换刀系统,其体积大小与四轴研磨设备接近,是少数适合应用于椅旁的桌面级五轴设备。其 B 轴可以达到 35° 的加工角度,可以实现多种角度对修复体进行加工,增加修复体加工形态的种类,降低排版难度,可以进行干切加工氧化锆、树脂、蜡等材料,且其控制软件可以在排版完成后,计算切削路径的同时进行切削,这一功能进一步缩短了加工总时间,特别是对于排版了大量修复体的情况,其时间收益是显著的。

该设备采用德国 Jaeger DentaDrive 主轴,由爱迪特生产。临床使用中,我们发现由于该国产研磨仪的高度开放性和用户反馈渠道较为通畅,其工作效率和转化率甚至超过了部分顶尖的国际研磨设备。

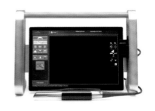
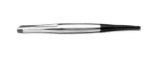
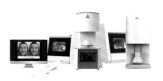
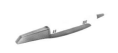

图 1-14-0-35 3M 的 True Definition 扫描仪　图 1-14-0-36 3M 的 True Definition 扫描头　图 1-14-0-37 科美椅旁数字化系统　图 1-14-0-38 科美系统集成的先临三维扫描仪

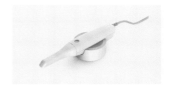
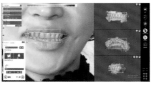
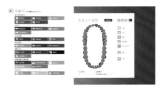
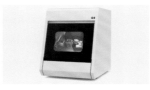

图 1-14-0-39 科美系统集成的美迪特 i500 三维扫描仪　图 1-14-0-40 ExoCAD 软件设计界面　图 1-14-0-41 ExoCAD 的功能整合　图 1-14-0-42 科美系统集成的 C4 研磨仪

科美系统提供的 3D 打印机 AC-3 是一款 DLP 原理的打印机,具有较高的打印精度,适用于种植导板、临时修复体和模型等的打印,其单个导板打印时间约为 60min,略低于国际顶尖的 DLP 打印机,但对于椅旁种植而言,也能满足需求(图 1-14-0-44)。

后加工设备还包括 AGT-L 烧结炉,除了提供常规烧结炉对多种材料的普通烧结功能外,该烧结炉还提供了快速烧结功能,其氧化锆烧结时间可以控制在 3.5h,虽然不及 CEREC SpeedFire(Densply Sirona)快烧氧化锆的烧结速度,但其开放性却远超 SpeedFire,可以自行添加储存 20 种不同类型材料的烧结程序,为椅旁即刻完成包括氧化锆在内的多种修复体提供了一种可选方案(图 1-14-0-45)。

2. 爱尔创　国内另外一个较为成熟的椅旁数字化解决方案由爱尔创提供,其也提供了相对完善的数字化流程,包括 Upcera OTS1 口内扫描仪或 3Shape 的 TRIOS 扫描设备、3Shape 或 ExoCAD 设计软件、自主生产的 UP-4A 研磨仪和 UP Mill2000 研磨仪或来自罗兰(Roland)的 DWX 系列研磨仪。

Upcera OTS1 的技术规格与主流口扫设备相近,可以达到 20μm 以上的扫描精度,全口扫描速度能满足临床椅旁操作的需求,且其具有类似于 3Shape TRIOS3 的形态,但扫描头体积比后者略小,口内操作更加便利(图 1-14-0-46);CAD 软件与爱迪特一致,此处不再赘述。

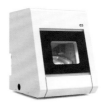 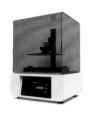 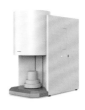 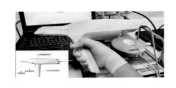

图 1-14-0-43　科美系统集成的 C5 研磨仪　　图 1-14-0-44　科美系统集成的 AC-3 打印机　　图 1-14-0-45　科美系统集成的 AGT-L 烧结炉　　图 1-14-0-46　爱尔创的口内扫描仪 Upcera OTS(左下角)与 3Shape Trios Pod 对比

其研磨设备一方面是自产的两款四轴研磨设备,UP-4A 作为一款湿切设备主要用于玻璃陶瓷、复合树脂、蜡和混合陶瓷的加工(图 1-14-0-47),单牙玻璃陶瓷加工速度与爱迪特的 N4 加工速度接近,UP Mill 2000 为干切设备用于氧化锆(图 1-14-0-48),蜡和 PMMA 等材料的加工;另一方面是来自成熟的研磨仪供应商罗兰(Roland)的 DWX 4W、DWX 51D 和 DWX 52D(图 1-14-0-49),采用的也是德国 Jaeger DentaDrive 主轴,作为较为成熟的 CAM 研磨设备,这几款型号也广泛用于技工室的 CAM 加工,其中 4W 为四轴加工设备,主要用于玻璃陶瓷,混合陶瓷,复合树脂等的加工,51D 及其升级型号 52D 主要用于氧化锆、蜡、PMMA、PEEK、弹性瓷、石膏等的加工。

从其组成看,爱尔创与爱迪特具有一个相同的特点:设备可以达到国产和进口设备混用,然而 CAD 软件及部分核心部件方面依旧依赖于国外技术和产品。

在数字印模设备方面,近年国内出现了一批专攻该领域的企业,除上述两家外,还有如朗呈自主研发的 Launca 的 DL-100 及移动版的 DL-150 等设备(图 1-14-0-50),在保证体积小巧的同时也能达到 20μm 的高精度扫描能力,并且能输出 STL、PLY 两种重要的三维格式文件。这也反映出我国 CAD/CAM 领域的短板主要在于 CAD 软件开发和研磨部分核心技术的不足,而主体硬件研发及生产能力已经逐渐跟上国际的步伐。

三、椅旁数字印模设备与临床技术的交互发展

椅旁设备的升级为临床工作的流顺和成功奠定了基础,但临床工作流程也是至关重要。其中的牙体预备是此流程中的基础与重点,医生进行牙体预备的结果直接影响修复体的最终效果。

椅旁数字化修复的牙体预备是有一定原则的,既有与传统修复的牙体预备一致的地方,也有改良后不同

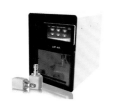
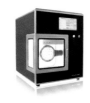
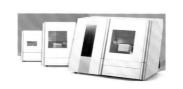
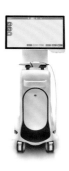

图 1-14-0-47　爱尔创的　　图 1-14-0-48　爱尔创的　　图 1-14-0-49　Roland 的　　图 1-14-0-50　朗呈自主研
UP-4A 研磨仪　　　　　　UP Mill 2000 研磨仪　　　DWX 系列研磨仪　　　　　发的 Launca 的口内扫描仪

的要求。相一致的地方都是要符合生物学原则、生物力学原则、美学原则,都要预备出美学和功能需要的适宜的修复空间。清晰的终止线或者终止面也是非常必要的,可以为光学的精确扫描创造可靠的条件。

椅旁玻璃陶瓷修复体要求预备面尽量平滑,消除会产生应力集中的尖锐点线角,但并不强调必须达到传统修复的底平壁直的要求。因为机床研磨车针的直径最小是 1.0mm,所以预备体的不应出现低于 1.0mm 的切端或嵴,否则就会在修复体内部出现过切削,影响修复体的寿命。

格瓦茨大学的 Arnetzl G V 建议,牙体预备的同时也是虚拟构建修复体的过程,医生在牙体预备之前就要对修复体有个充分的预备构建和设想,预备过程注意外形边缘用大直径的车针精细修整,边缘清晰,肩台圆缓,轴壁、龈壁的设计简单,咬合面的高度至少降低 1.5mm,使修复体外形简单,转折移行平缓,避免拉应力,在陶瓷表面形成压应力,提高修复体的使用寿命。

四、椅旁数字化的拓展与未来

椅旁数字化修复设备和技术可谓日新月异,传统椅旁 CAD/CAM 系统的组成也在潜移默化地发生着变化,如今在临床中,拥有一个操作简单的数字印模获取设备是相对来说最为基础和容易的事情,数字化诊疗技术的大门也会由此打开。

随着 CAD 设计、CAM 加工自动化程度越来越高,并且使用者的水平逐渐提高,临床医生已经可以逐步开始进行复杂的设计,并且将很多其他数字化设备和技术整合到椅旁修复流程中,比如 CBCT、数字导航设备、面部扫描、电子面弓等等。通过 CBCT、口内扫描仪以及电子面弓捕获的颅颌面部及下颌骨运动创建虚拟的咬合运动模拟,可以捕捉全方位的静态和动态下颌运动和咬合,可以将数据与微笑设计、计算机辅助种植计划和数字颌面外科手术整合在一起给予患者完善的诊疗计划和精准的实现手段。

就目前而言,椅旁设备及技术应用的领域也逐渐从单纯椅旁修复拓展到椅旁种植、椅旁正畸、牙体牙髓充填及根管治疗导板、牙周手术导板、颌面部肿瘤手术导航、颌面部重建的赝复体设计、唇腭裂数字治疗等多个方面。

数字化技术在我们的个人和职业生活中已经无处不在,而且还正在不断地延展。在口腔医学领域中,由病患数据、影像资料、美学照片和口腔内扫描组成的核心数字化数据库是具有革命性的临床作业的整合平台,丰富医患之间以及跨专业的沟通与交流,转变口腔继续教育的模式,加强医疗管理。让口腔医学更早踏入完整的社会心理生物医学模式。随着物理、数学和生物领域的融合进入快车道,大数据计算、人工智能、3D 打印、材料科学和合成生物学的整合无疑将有助于重新塑造口腔医学领域的未来。数字化口腔诊疗技术必将从单纯的前沿科技转化为口腔医学的底层建筑和一大支柱,进而贯穿整个口腔医学的诊疗活动,实现全数字化的转变。

参考文献

1. MÖRMANN W H.The origin of the Cerec method：a personal review of the first 5 years.Int J Comput Dent，2004，7（1）：11-24.

2. MÖRMANN W H.The evolution of the CEREC system.J Am Dent Assoc，2006，137（Suppl）：7-13.

3. MIYAZAKI T，HOTTA Y.A review of dental CAD/CAM：current status and future perspectives from 20 years of experience.Dental Materials Journal，2009，28（1）：44-56.

4. DIANNE R E.Digital dentistry：The new state of the art：Is it disruptive or destructive？ Dent Mater，2019，36（1）：9-24.

5. LAMBERT H，DURAND J C，JACQUOT B，et al. Dental biomaterials for chairside CAD/CAM：State of the art.The Journal of Advanced Prosthodontics，2017，9（6）：486-495.

6. KURBAD A，KURBAD S.Cerec smile design：a software tool for the enhancement of restorations in the esthetic zone.Int J Comput Dent，2013，16（3）：255-269.

7. 赵一姣.王勇.从工程技术角度谈口腔医学椅旁数字化技术.中华口腔医学杂志，2018，53（4）：230-235.

8. ATIEH M A，RITTER A V，KO C C，et al. Accuracy evaluation of intraoral optical impressions：A clinical study using a reference appliance. J Prosthet Dent，2017，118（3）：400-405.

9. ROTAR R N，JIVANESCU A，ILLE C，et al. Trueness and precision of two intraoral scanners：a comparative in vitro study. Scanning，2019（2）：1-6.

10. BAROUDI K，IBRAHEEM S N.Assessment of chair-side computer-aided design and computer-aided manufacturing restorations：A Review of the literature.J Int Oral Health，2015，7（4）：96-104.

11. TROST L，STINES S，BURT L.Making informed decisions about incorporating a CAD/CAM system into dental practice.J Am Dent Assoc，2006，137（Suppl）：32-36.

12. YUZBASIOGLU E，KURT H，TURUNC R，et al. Comparison of digital and conventional impression techniques：evaluation of patients' perception，treatment comfort，effectiveness and clinical outcomes. BMC Oral Health，2014，14：10.

13. JI S S. LEE J S. LEE J Y，et al. Effect of software version and parameter settings on the marginal and internal adaptation of crowns fabricated with the CAD/CAM system.J Appl Oral Sci，2015，23（5）：515-522.

14. CHOCHLIDAKIS K M，PAPASPYRIDAKOS P，GEMINIANI A，et al. Digital versus conventional impressions for fixed prosthodontics：A systematic review and meta-analysis.J Prosthet Dent，2016，116（2）：184-190.

15. HUGO L，JEAN-CÉDRIC D，BRUNO J，et al. Dental biomaterials for chairside CAD/CAM：State of the art.J Adv Prosthodont，2017，9（6）：486-495.

16. 刘诗铭，刘峰.椅旁 CAD/CAM 修复材料分类和新进展.口腔医学，2017，37（8）：673-676.

17. BLATZ M B，CONEJO J.The current state of chairside digital dentistry and materials.Dental Clinics of North America，2019，63（2）：175-197.

18. REISS B.Clinical results of CEREC inlays in a dental practice over a period of 18 years. Int J Comput Dent，2006，9（1）：11-22.

19. SANNINO G，GERMANO F，ARCURI L，et al. CEREC CAD/CAM chairside system.ORAL and Implantology，2014，7（3）：57-70.

20. SANTOS G C，SANTOS M J，RIZKALLA A S，et al. Overview of CEREC CAD/CAM chairside system.Gen Dent，2013，61（1）：36-40.

21. BOSCH G，ENDER A，MEHL A.A 3-dimensional accuracy analysis of chairside CAD/CAM milling processes.J Prosthet Dent，2014，112：1425-1431.

22. NOORT R V.The future of dental devices is digital.Dental Materials，2012，28（1）：3-12.

第十五章

口腔临床 3D 打印技术

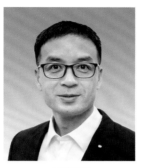 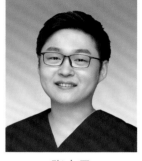 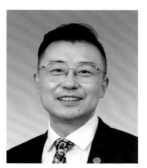

刘海军　　　　　　　张吉昊　　　　　　　　刘峰

北京瑞佳义齿　刘海军　　北京大学口腔医院　张吉昊　刘峰

一、3D 打印技术的起源及发展

3D 打印也称为增材制造。ISO/ASTM52900 对于增材制造做出了如下的定义:基于三维模型,通常是层层叠加,将材料拼接成实物工件的过程。这是与传统的减材成型以及成型制造工艺不同的一种制造方法。

传统的减材制造工艺,如切削,是使用切削工具,把坯料或者工件上多余的材料去除,最终得到规定的几何形状、尺寸以及要求的表面质量。成型制造则往往涉及模具,这也意味着形状的限制以及较高的成本,所以通常适用于大批量的相对简单的形状的产品制造。

而相比之下,增材制造则是通过层层的堆叠实现工件的制作。这种将三维数据转换成多个二维图形,然后逐层制作的形式,给制造提供了新的思路。因为它不再受限于加工机械的限制,往往可以制造一些传统工艺无法完成的工件,这是产品设计的新的方向,从而实现更加自由的设计和制造。

3D 打印中结合了材料科学、软件科学、机械自动化等多门学科的内容。是一项多学科综合技术的产物,其中最核心的部分是材料的成型。以材料研究为核心,围绕材料成型的条件,人们创造了各种类型的 3D 打印技术,如紫外光固化、材料熔融、激光烧结、材料粘接等。

3D 打印技术并不是近几年才发明的一项新型的技术。早在 1980 年就已经开始有了雏形,第一个快速成型的专利申请发生于 1980 年的 5 月,由日本的 Dr.Kodama 提交,只不过由于一些原因,该专利并未通过。1986 年第一个陶瓷膏体光固化成型(stereolithography apparatus,SLA)技术的专利颁发给了美国 3D 打印公司 3D Systems 的创始人 Charles Hull。随之 1988 年出品了第一台商用的 SLA 打印机,这台打印机至今还依然保留在 3D Systems 总部的展示区(图 1-15-0-1),标志着 3D 打印历史真正的开端。

在之后的时间里,分别出现了激光选区烧结(selective laser sintering,SLS)技术、分层实体制造(laminated object manufacturing,LOM)技术、熔丝沉积成形(fused deposition modeling,FDM)技术、3D 打印(three dimensional printing,3DP）技术、多喷嘴成型（multi-jet modeling,MJM）技术等等各类的 3D 打印技术。到现在 3D 打印已经有近 40 年的历史。从最初的原型制作,逐渐向最终产品应用发展。

3D 打印的成型基本都包含了图 1-15-0-2 所示的步骤。

数据输入的部分,通常可以使用以下几类数据。

1. 三维建模的数据。

2. 使用各类三维扫描仪获取的数据。

3. 医疗仪器获取的 CT 数据。

4. 以扫描数据为基础进行逆向设计之后的最终数据。

当前市面上大部分打印机接受的格式是 STL 格式,可以说是 3D 打印设备的通用格式。但这项发明于 1987 年的格式,随着 3D 打印技术的不断发展,出现了一些影响打印结果的短板,如无法存储色彩、纹理信息,数据量大等;三角面片数据还容易出现各类质量问题,越复杂的模型,越容易出现问题。为了解决 STL 格式存在的问题,满足当前以及未来的 3D 打印对于数据的需求,以微软为首的众多公司开发了一种新的格式:3MF（3D ManufacturingFormat）。相较于 STL 格式,3D 制造格式（3MF）是基于 XML 的标准、独立的文件格式,其中包含增材制造过程（如 3D 打印）所需的基本数据。3MF 文件以标记格式表示 3D 模型,所包括的数据构成了完整的模型信息,可对 3D 模型进行详尽说明,包括所有必要的模型、材料和属性信息。其中包含与 3D 制造相关的数据,这些数据定义了可使用 3D 打印机制造的 3D 对象的形状和组成,且具有可扩充性。

3MF 标准创始联盟包含 Microsoft、Autodesk、DassaultSystems、Netfabb、SLM、惠普（HP）、Shapeways 等增材制造领域的优秀企业,来自中国的闪铸科技等 3D 打印技术公司也已经支持了 3MF 格式文件。

数据处理过程主要进行的是对于三维数据打印的前处理步骤,如模型的修复、摆放、打印角度的调整、必要的支撑设计,以及打印数据的输出。很多 3D 打印设备厂家拥有自己的前处理软件,但也有不少企业会利用第三方软件,其中典型的软件是 Materialise 公司的 Magics 软件。由数据处理软件输出的可打印数据,可以直接导入到 3D 打印设备中进行加工。

加工完成后,通常都需要进行一定的后处理,如表面清洗、支撑去除、打磨抛光及其他进一步的表面处理等,之后才可以使用。在一些技术流程中,还需要进行热处理、后固化、甚至进行机加工等必要的工序。

问世至今,3D 打印围绕着材料成型的核心,不断升级和演化。经过几十年的发展,已经在各行业中发挥了重要的作用。尤其是在汽车制造、航空航天、消费电子,以及临床医学、口腔医学等。其中,一部分技术用于制造间接产品,例如新产品的概念模型、医患术前交流模型、快速模具、铸造蜡型等,也有一部分技术已经用到了最终产品,如汽车行业装饰件、航空航天一些特殊结构件、产品的工装夹具、3D 打印的牙科金属内冠、医疗植入

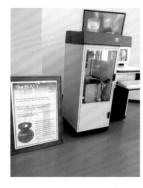

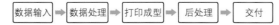

图 1-15-0-1　第一台 3D
打印机（摄自 3D Systems
总部）

图 1-15-0-2　3D 打印的基本步骤

体等等。

同时，3D 打印技术本身的发展，也随着各行业中的深入应用，不断在成型方式、成型尺寸、成型工件精确度、材料性能、工艺优化以及新材料新应用的研究与开发中取得发展和突破。3D 打印的发展也吸引了诸多传统工业巨头的加入，如惠普（HP）、通用电气（GE）等，都对 3D 打印产业进行了布局。

二、3D 打印技术原理种类及应用概览

3D 打印技术的核心是材料成型，下文阐述各项典型的 3D 打印技术分别是如何实现材料的成型，实现将 3D 打印应用在各个领域中的。

1. 粘接剂喷射（binder jetting）　粘接剂喷射技术的成型材料为石膏粉，不需要支撑材料。该技术利用选择性的喷射粘接剂将粉末粘接固化，层层堆叠实现工件的成型，成型后的工件，只须进行简单的表面喷砂及表面涂胶处理，就可以制作出一个彩色模型。由于是粉末加粘接剂的成型，所以成型工件的强度不高。该技术不需要考虑支撑，可以带有色彩，所以很适合用于复杂的概念展示模型的制作。3D systems 的 CJP 系列是粘接剂喷射类型 3D 打印技术的代表。

2. 材料喷射（material jetting）　材料喷射技术的成型材料包括光敏树脂、蜡等，需要采用填充式支撑。

材料喷射成型技术是采用喷射材料，然后进行固化成型。打印机配置储存有液态光敏树脂/蜡的打印头，经过程序控制，在平台/打印头移动过程中，精准控制材料的喷出孔位以及喷出的量，然后同时位于打印头后方的紫外线灯装置会对刚刚喷射到平台上的液态光敏树脂进行固化，随后，打印头/平台进行 Z 轴上的移动，从而留出新的一层材料固化成型空间，进行新的一层的喷射及固化。直到所有单层固化完成。最终得到一个三维模型。

该技术可以打印成型十分精细的模型，且支撑可以使用加热或者冲洗去除。所以很适合制作一些细节要求高的小型的工件。而 Stratasys 公司的彩色树脂则非常适合用于产品开发阶段的概念模型、手办制作等。如果使用的是可铸造的蜡，则可用于珠宝行业。而使用一些高性能的树脂，则可以进行一些快速模具的应用。

此外，我们还可以看到该技术用于打印电子电路，例如 DragonFly（Nona Dimension）以 3D 打印印刷电路板、天线、电容器和传感器等。

3. 材料挤出成型（material extrusion）　材料挤出成型技术的成型材料为热塑性塑料、金属丝材、生物凝胶、高分子材料、泥浆等，无需支撑材料。

材料挤出成型是指打印材料经过加热或者混合等前期准备工作，然后通过一个受程序控制的喷嘴/孔口，选择性地分配于既定的位置上。往复运行，并层层叠加，最终实现工件的成型。

该项技术目前有很多种形式存在，如最常见的桌面级的 FDM 3D 打印机使用的就是此技术（图 1-15-0-3）。材料通过打印头的加热融化达到半液态的状态，配合打印头中的齿轮旋转，材料进而被挤出，再配合在打印平台上的移动，实现成型。由于设备和材料的价格都相对亲民，桌面打印设备是 3D 打印爱好者入门的最佳选择，使用和维护成本都较低。

除了桌面级别的 FDM 打印设备，还有许多工业级别的 FDM 设备，如 Fortus 450mc（Stratasys）（图 1-15-0-4），

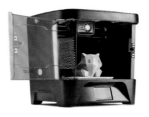
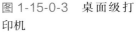
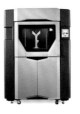

图 1-15-0-3　桌面级打印机　　图 1-15-0-4　工业级打印机

配合高性能的材料丝材,可以实现一些对于性能要求较高要求的工件的制作。近几年出现的桌面技术3D打印设备和技术,大大降低了制造金属工件的难度和成本。

目前在生物医学工程领域也有生物打印技术的应用。同样是利用相似的技术。但是由于应用在相对比较特殊的领域,比如生物制药、细胞打印、组织工程研究等科研方向,所以会需要额外的一些配套设施来实现打印,如无菌环境、成型环境温湿度控制等特殊处理。

4. 粉床熔融(powder bed fusion) 粉床熔融技术的成型材料包括塑料粉末、金属粉末、树脂砂、蜡粉等,支撑类型包括材料本身、网状、柱状等。

该类型设备工作时,供粉仓上升,将粉末上升一定高度,铺粉刮刀向左移动,将粉末铺在平台打印面上,并将多余的粉末推到集粉仓。激光对当前层进行熔化成型,随后,刮刀移动到供粉仓右边。重复以上的步骤,直到整个工件完成。

粉床熔融技术是当前制造业领域应用很广的技术。主要分为塑料粉末和金属粉末。当前已经应用于各行各业,工装夹具、模具、汽车制造、航空航天、机械、医疗植入物、消费品、电子等,在口腔医学领域也有不少应用。塑料粉末烧结工件多用于功能测试、概念模型,也有直接应用于最终产品的,如3D打印鞋中底;金属工件则多用于最终产品,如医疗植入体、金属烤瓷冠的内冠(图1-15-0-5)、活动义齿支架(图1-15-0-6)等。

5. 光固化(vat photopolymerization) 光固化技术的成型材料为光敏树脂,支撑类型包括树状、柱状等。

使用光固化技术的设备有不同类型,其相同的特点是设备都具有一个盛放树脂的树脂槽,光源有多种,如激光器、投影仪、LED灯板、微型激光器等。光源投射出紫外光,对树脂槽中的成型区域进行选择性固化,然后通过平台的上下移动,进行下一层的位置和材料的准备,如此重复,直至工件成型。其中SLA技术作为第一种商业化的3D打印技术,经过了几十年的发展和应用,已经十分成熟。

光固化的设备往往具有细节好、精确度高的特点。除了桌面级别的光固化设备,SLA设备通常具有较大的成型空间,这也为批量化的生产以及大尺寸工件的制作提供了条件。而随着新材料的出现,SLA设备也可以满足一些最终产品的制作,如口腔行业的隐形正畸矫正器。

数字光处理(digital light processing, DLP)设备作为桌面级设备的典型代表,也在市场上表现十分活跃。相较于桌面级FDM设备,DLP设备具有高分辨率及高精确度的特点(图1-15-0-7)。相较于大型工业级的设备,桌面级的光固化设备提供了较低的使用门槛、较小的设备成本和较少的材料使用(图1-15-0-8)。在一些特定行业,一定程度上将这类桌面级设备作为部分工件的生产工具,如口腔医学领域行业的应用。

另一种近两年十分火热的技术是选择区域光固化(liquid-crystal display, LCD)技术。与DLP的差别主要是光源部分。这类设备使用一个LED灯板作为光源,一块LCD屏幕作为图像的显示装置。

三、3D打印技术在口腔医学中的应用

3D打印技术自商用以来,在工业制造、文化创意、教育消费及生物、医疗等领域不乏应用,尤其是在个性化产品试制、小批量生产的实际场景中。3D打印,尤其是光固化3D打印技术,具备原材料利用率高、成型速度较

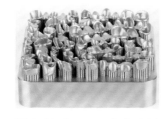

图1-15-0-5 3D打印金属烤瓷内冠

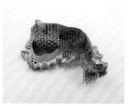

图1-15-0-6 3D打印金属支架

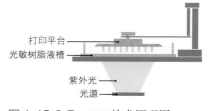

图1-15-0-7 DLP技术原理图

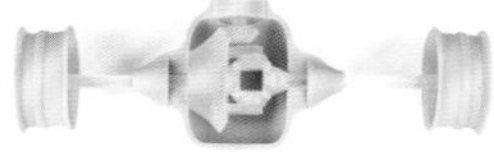

打印平台
光敏树脂液槽
紫外光
光源

图1-15-0-8 DLP技术打印模型

快、系统工作相对稳定、可打印尺寸范围广、尺寸精确度高、表面质量好、可胜任结构复杂的模型等众多优点。

口腔医学作为主要研究口腔及颌面部疾病的诊断、治疗、预防等方面的基本知识和技能的学科,在很多环节均需要使用模型来模拟口腔内状况。在治疗过程中,需要在模型上制作用于恢复口腔内各种缺损的修复体,或者制作手术中所需要的导板。口腔作为人体内包含牙弓、牙龈等多种器官的部位,每一个体的情况都是个体化的。加之牙科模型普遍较小,但是对精确度和表面细节要求较高,这些特点使得 3D 打印技术在口腔医学领域有着天然的优势。口腔医学也因为 3D 打印技术的应用,开拓了更多更广泛的场景,例如近年来非常流行的隐形矫治器便是一个很好的例证。

随着数字化印模技术在临床实践中的使用日趋增多,使得借助传统印模技术、石膏粉灌制的石膏模型逐渐减少,取而代之的是存储在电脑硬盘,通过网络传输的数字文件。在现实世界中,当需要将数字文件转为实物的时候,3D 打印技术就派上用场。

实践证明,3D 打印是口腔数字化技术中不可或缺的一环。以下将从修复、正畸、种植等领域的不同应用去阐述 3D 打印技术是如何适应、改善口腔医学各个领域工作流程的。

（一）修复方向应用

1. 模型　在传统牙科工艺中,模型是在口腔印模腔中用模型材料灌制而成的,主要作用是用于模拟再现预备体、邻牙、对颌牙以及相应软硬组织的形态结构。模型也是牙科技师的主要操作场景,模型应该具有足够的强度、表面硬度以及准确的形态结构。

3D 打印模型目前已经在临床及义齿加工厂大量使用,并有逐渐增多的趋势,主要原因在上文中提到——数字印模的应用。不仅工作模型（含可拆卸的独立代型）可以使用 3D 打印,不含代型的工作模型、对颌模型、参考模型和诊断模型也可以使用 3D 打印技术生产（图 1-15-0-9）。最常用来打印模型的 3D 打印技术是光固化 3D 打印（SLA、DLP、LCD）,最常使用的材料是光敏树脂。目前常见的 3D 打印模型材料颜色为黄色、橙色、粉色、灰色,偶见红色、白色等（图 1-15-0-10）。

制作 3D 打印模型,首先需要将数字印模数据或者印模扫描数据输入到牙科专用 CAD 软件中进行一系列设计建模工作,进而输出一个或多个 3D 文件,然后进行打印。根据模型的用途不同,设计过程也会有所不同。

以含有可拆卸代型的工作模型为例,一般需要在 CAD 软件中进行数据修整、3D 位置调整、边缘线确认、代型设置、选择底座、设定模型高度厚度以及添加咬合架部件、文字标签附件等步骤。一个牙弓数据最终会生成多个数据,这些数据可以独立打印,然后再组装为完整的工作模型。在实际工作中,操作人员会将属于同一个牙弓的打印数据放在同一个打印版面上在同一批次内完成,也便于打印后的后续工作。

光固化 3D 打印机厂家一般会配备专用固化箱,用来对打印的模型进行二次固化。为了保证打印件的物理性能,建议按照厂家的标准流程操作,以获得最佳的模型效果。

3D 打印模型无论是精确度还是细节均可以满足口腔工作者对模型的要求。使用 3D 扫描仪可以将打印完成的代型进行二次扫描,将其与原始扫描数据同时导入 Geomagic 软件中可以查看两个数据直接的差异。

光敏树脂会随着时间变化而产生尺寸变化,也有学者对此变化进行了研究,建议不要使用超过 3~4 周的

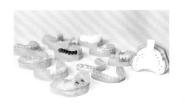
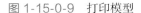
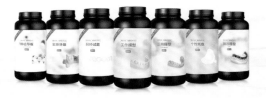

图 1-15-0-9　打印模型　　　图 1-15-0-10　不同颜色的打印材料

打印模型,因为其尺寸会发生明显变化,可能会影响正常使用。

2. 个别托盘　由于每一位患者的口腔形态、牙槽嵴的状况千差万别,成品托盘有时不能满足患者的牙弓和牙槽嵴条件,则需要通过制作个别托盘进行二次印模。传统的个性化托盘的制作,需要取模灌石膏,然后进行分析划线,填蜡补倒凹、制作缓冲区。最后使用自凝树脂材料进行个别托盘的制作。

自凝树脂材料味道大、可操作时间短、费时费力。后续又产生了光固化丙烯酸甲酯托盘材料,这种材料有易于成型、可操作时间长且无异味、无不良刺激等优点,目前在临床应用越来越广泛,但是对于整体的流程而言仍无太多的改善,医生的操作时间和患者的等待时间并没有改变或缩短。

使用3D打印技术以后,整个流程都将被颠覆。首先使用口内扫描仪扫描口内数据,然后导入如3Shape Dental System(3Shape)等设计软件,进行分析和设计,最后将生成的托盘进行打印,只需要20~30min即可完成,而且具有极高的强度。相比之下整个流程更加简单高效、卫生、速度又快且无异味。这就是3D打印个性化托盘的巨大优势。

3. 可摘局部义齿支架　随着世界范围内人口老龄化的快速进展,牙列缺损的发生率和修复需求在不断上升。虽然种植应用已经如火如荼,但是由于消费能力、患者自体条件以及有经验的医生长期短缺等因素,仍然有部分患者需要进行可摘局部义齿修复。为了满足精确快速的制作要求,数字化设计和3D打印技术也逐渐开始改变传统的制作流程。

传统的可摘局部义齿的制作工艺主要以失蜡铸造技术进行制作。制作流程如下。

(1) 取得患者的印模托盘。

(2) 灌制石膏模型,画出基牙观测线及整体设计图,然后填好缓冲蜡完成模型设计。

(3) 利用琼脂翻制出耐火材料模型,即为工作模型。

(4) 在工作模型上,按照之前的设计,将成品的蜡条等贴在对应的位置。

(5) 对工作模型进行包埋。

(6) 放置于茂福炉按预设温度进行升温焙烧,将蜡烧除干净。

(7) 铸造,开圈,对铸造件进行打磨抛光。

(8) 在金属支架上进行排牙和冲胶。

(9) 对整体进行修整打磨和抛光处理。

以上整体工序流程烦冗且复杂,对工作人员的技术要求也较高,且整体效率偏低。铸件表面容易有飞边、金属瘤、变形等问题,需要后期手工调整甚至是返工重做。

当引入数字化3D打印流程之后,整体的流程会被大大缩减。具体流程如下。

(1) 采制数字印模

1) 使用口扫进行口内扫描,获得口内数据。

2) 使用数字印模托盘翻制石膏功能,在石膏上进行支架划线设计。然后使用DS-EX PRO(C)(先临公司)可以直接扫取纹理数据(图1-15-0-11),方便后续人员按照划线进行设计(图1-15-0-12)。

(2) 将数据导入设计软件,如3Shape Dental System(3Shape)、exocad Dental CAD(Align)等。

(3) 在软件里面完成填倒凹、放置大连接体、卡环等设计流程。

(4) 设计完成后将支架数据导出。导入排版软件进行切片。

(5) 两种打印方式

1) 使用3D树脂打印机打印蜡型树脂材料,后续进行脱模铸造。

2) 使用SLM 3D打印机,直接打印金属支架。

(6) 对出来的支架进行打磨冲胶,完成制作。

整个数字化流程没有烦冗的流程,减少了流程过多带来的误差累积,3D打印技术也更好保证了支架的精确度和成品率,减少了人工支出和铸造流程带来的污染。

4. 临时修复体及过渡义齿 传统的制作临时冠的材料常见有预成冠、甲基丙烯酸甲酯碎料、双丙烯酸树脂。制作形式多样，但是大都比较复杂。操作步骤较多且费时，制作的临时冠形态和功能有时也不能满足临床医生的要求。

为了提高效率和得到更好的形态，我们可以采用数字化的方式加工临时修复体。数字化的方式包括数字化切削和 3D 打印两种方式，其前期准备流程相同，只是最终加工形式不同。其中应用 3D 打印技术的流程如下。

（1）使用口内扫描仪获取口内备牙数据。

（2）然后将数据导入设计软件进行临时冠形态的设计。

（3）将临时冠数据导入 3D 排版软件进行排版切片。

（4）将临时修复体材料（可选颜色）倒入料盒进行打印，打印时间通常为 20~30min。

（5）将打印后的临时冠进行清洗和后固化。

（6）在患者口内试戴、调整。

（7）对临时冠进行抛光，最后粘接。

3D 打印技术的高精确度可以减少临时冠后续的修整打磨，打印材料颜色的多样性也给了医生更多的选择。数字化设计和加工流程可以给患者一个更好的治疗体验，可以加强患者对医生技术能力的信任。

（二）正畸方向应用

随着数字化软件的应用和打印技术的提升，越来越多的正畸治疗应用到 3D 打印技术。与 3D 打印技术的结合，极大地改变了正畸治疗的工作方式，提高了工作的效率。

1. 记存、工作模型 正畸治疗中，通常需要制作记存模型和工作模型。

工作模型主要用于模型测量分析、牙排列实验。记存模型是指矫治前、中、后必须制作的能记录牙𬌗情况的模型，它的主要用途有以下几点：①诊断错𬌗类型的重要手段；②帮助确定治疗技术；③在治疗过程中对照观察治疗前后的模型，进行疗效评估；④病例展示、司法鉴定的主要依据。但是，工作模型和记存模型的制取流程步骤之多、数量之大，以及后续保存模型需要的空间和管理工作，都给正畸医师带来了很大的困扰。

在这部分中，3D 打印技术具有明显的优点。所有的模型都可以以数字印模的形式保存，需要时再将对应的模型数据导出，使用 3D 打印机打印出来，这样就很好解决了石膏模型的存放和管理问题。对于一个现代的口腔医生来说，这是一个非常好的解决方案。

2. 透明矫治器压膜用模型 3D 打印透明矫治器压模模型在制作上是最广泛应用的，也是最体现 3D 打印技术高效的方式（图 1-15-0-13）。

隐形矫治器的生产流程大致分为"印模—扫描（或口内扫描）—3D 建模—数字化模拟矫正设计—3D 打印牙模—牙套加工—清洗消毒"几大环节。3D 打印在整个流程中，主要承担着批量定制不同矫正阶段牙齿模型的功能。牙齿模型制作后，再利用热塑成型工艺将透明膜片包裹在模型上，从而制作出适合患者的隐形牙套。

目前 3D 打印母模的生产几乎全都采用工业级大尺寸的光固化/多射流熔融（multi jet fusion，MJF）技术 3D 打印机（图 1-15-0-14），所以牙套的生产几乎全部在工厂内完成。目前也有公司在研发直接打印隐形牙套的

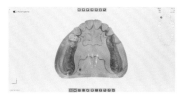

图 1-15-0-11 使用 DS-EX PRO (C)（先临公司）扫描带纹理的石膏模型数据

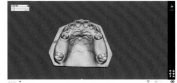

图 1-15-0-12 exocad Dental CAD（Align）软件设计带纹理的石膏模型

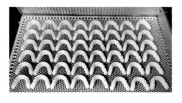

图 1-15-0-13 3D 打印透明矫治器压模模型

图 1-15-0-14 用于批量打印的工业级打印机（普利生）

技术,这一技术的成熟,将为未来椅旁正畸治疗提供可能,对于患者和医生也是一个全新的治疗体验。

3. 托槽粘接导板　牙科正畸托槽矫治发展至今已有多次的变革,从最初的多托槽固定矫治器技术演变成如今的舌侧托槽钢丝矫治。托槽矫治的过程中,需要将托槽矫正器粘接于牙齿表面,传统采用直接粘接的方式。这一方法是一次性不可逆地完成粘接,因此依赖于医生的粘接技巧和临床经验,对于托槽粘接到牙齿表面的准确度要求非常高,医生通常是通过肉眼来确定托槽定位的位置。其操作难度大、效率低,严重地影响矫治方案的精确实施,往往难以达到预期的治疗效果。此外,正畸托槽在使用过程中常常出现个别托槽脱落的情况,而医生再次进行粘接也很难将托槽粘回到原来合适的位置,这些都会对正畸治疗过程产生不良影响。

托槽导板是一种辅助正畸托槽粘接的导板结构,通过数字化定位方法确保矫治方案的精准实施。辅助粘接的数字化托槽导板是利用计算机辅助设计制造而成,将患者石膏模型或加聚型硅橡胶(polyvinyl siloxane, PVS)印模通过 3D 扫描技术转化成数字化模型。再将患者数字化模型和数字化托槽模型导入到计算机软件中,然后,计算机软件自动匹配三维托槽到数字牙模的牙面位置后生成托槽导板的三维数据,托槽导板将同时匹配患者牙列咬合深度和托盘与牙列唇侧的位置,再将托槽导板的三维数据通过 3D 打印设备和 3D 打印光敏树脂打印出来。

4. 咬合板　传统咬合板制作多采用义齿基托树脂(主要成分为聚甲基丙烯酸甲酯,PMMA),经蜡型制作、装盒、充胶后热处理完成。制作工艺较复杂,加工周期长,基托适合性受人为因素影响较大。随着 3D 打印材料的不断进步,目前也有了专门用于咬合板打印的材料,比如 detax(Detax GmbH)的 splint 材料。由于是依据口内数据制作,所以佩戴的舒适感更好,且由于有极好的生物相容性,对人体刺激更小。使椅旁操作更加方便快捷,患者等待时间更少。

(三) 种植方向应用

1. 数字化种植外科导板　近些年来,数字化种植外科导板被越来越多的医生所认可和接受,被大量地应用到临床手术中。

传统的牙种植手术种植体植入的角度和位置常需在手术中翻开黏骨膜瓣后,根据局部骨组织情况来确定,受手术视野、骨内重要神经血管解剖结构、颌骨生理或病理性吸收等条件限制,在一些病例中种植体植入位置和术前预期位置有可能会发生一定的偏差,且种植体一旦植入,其位置很难进行微调校正,因此可能带来一些手术和修复并发症。为了避免这些问题,在条件复杂、局限的病例中,或者对种植体植入精确度要求很高的病例中,越来越多医生会选择数字化导板。

数字化种植导板是基于 CBCT 数据和光学扫描数据,通过专业的种植设计软件,在软件上完成导板的设计,通过 3D 打印机进行打印。通常一个导板可在 15~45min 内完成打印。

除了使用光固化树脂打印导板外,利用粉床熔融技术打印出金属材质的导板也偶见于临床中。利用金属的高强度、高拉伸强度等物理特性,无论是在覆盖面积上还是厚度上,金属导板相对于树脂导板可以设计得更为小巧。

2. 包含义龈的种植模型　制作种植上部修复体时,需要制作种植模型。传统种植取模主要为:①基台水平印模;②种植体水平印模(开窗式、闭窗式)。取完模后灌注人工牙龈和石膏模型。这个整体流程相对复杂,对操作人员的熟练度要求较高,操作不当容易造成精确度误差。

种植印模也完全可以采用数字化的方式获取口内情况,再以 3D 打印的形式获得。临床上先用口内扫描仪采集口内数据(包含扫描杆),然后使用 3Shape Dental System(3Shape)或 exocad Dental CAD(Align)等软件进行种植模型设计。种植模型编辑和种植体上部修复是可以同时进行设计的,种植模型数据和牙龈数据也可以同步输出,然后进行打印。这个整体流程比传统简单,学习成本低,替代体可以回收,能够避免种植石膏模型的浪费。

当然 3D 打印种植模型也有其局限性,主要体现在设备的维护和精度的校准,这对操作人员也提出了新的要求。但是随着技术的发展和配套设备的完善,设备会更容易操作,精确度也会更稳定。

3. 基台定位器　有些种植上部修复体戴牙时需要基台定位器,用于确定基台的方向和位置,有利于提高操作精确度和准确性,提高操作效率。传统制作方式是使用自凝树脂在种植模型上进行制作,这种方式制作效率低且制作出来的定位器材料厚度不一、强度不一,有可能在后续的使用中断裂或者发生形变。

3D 打印材料具有的高强度和低变形率,在这一步工作中具有明显的发挥空间。在数字化设计部分,可以在设计冠桥的同时进行直接定位器的制作,如 3Shape 可以在基台设计后,直接可以进行基台定位器的制作。这也极大方便了制作流程,减少了制作步骤。在进行 3D 打印加工时,以 DLP 目前的版面 144mm×81mm 为例,一次可以打印定位器 80 个左右,且每板打印的时间仅需 30min,这对于整个加工生产无疑是巨大的提升。

(四) 其他口腔方向应用

3D 打印技术除了以上提到的各种口腔领域较为常见外,随着软、硬件的发展,我们可以在更多的口腔应用中看到 3D 打印技术的"身影",例如牙体牙髓专业的根管定位导板、修复领域的带哥特弓的个别托盘等等。相信随着口腔医学专业人士的不断参与和研究,我们会看到更丰富和更有效的创新应用。

四、3D 打印技术与牙科结合的发展方向

1. 光固化 3D 打印永久修复体、义齿基托　随着光固化 3D 打印材料技术的不断发展,越来越多的高性能材料在工业界应用逐渐成熟。如美国的 Carbon 公司曾经推出拉伸强度大于 80MPa 的 EPX82 高强度材料,美国的 Formlabs 公司也曾推出热变形温度高达 238℃的 High Temp 耐高温材料。这些材料都被广泛应用于航空航天、汽车、模具制作等领域。

2015 年之前,牙科光固化 3D 打印树脂受限于基础单体材料性能,无法与传统热固化型树脂的材料性能相媲美。得益于光敏树脂单体、低聚物的不断发展,复合材料技术的不断成熟,牙科光固化 3D 打印材料在近年来也取得了较大突破。目前光固化 3D 打印材料仅依靠单体、预聚物复配,即可达到高于 100MPa 的弯曲强度,符合了 ISO 10477-2018 Dentistry-Polymer-based crown and veneering materials 中的标准。通过光固化 3D 打印树脂与二氧化硅等无机材料进行复配,得到的复合材料,有望在弯曲强度等性能指标上得到进一步突破,甚至可以超越传统热固化型牙科树脂材料。

2020 年,德国 Bego 公司推出了全世界首款用于 3D 打印永久修复体材料 VarseoSmile Crown Plus,其弯曲强度高度达到 116MPa,弯曲模量高达 4 090MPa,已远远高于 ISO 10477-2018 中对于树脂材料的要求。同时 Bego 公司的 VarseoSmile Crown Plus 也于 2020 年通过了美国 FDA 510k,成为首款通过 FDA 认证的用于永久义齿修复的光固化 3D 打印材料。

目前牙科光固化 3D 打印树脂仍存在一定缺陷,如打印失败率高、后处理困难等等。但随着技术的不断发展和迭代,相信这些缺陷在未来的 3~5 年中会被快速突破。

2. 高速光固化 3D 打印　即便目前光固化打印机生产商利用各种新技术提升打印速度,但是打印一副全口模型的时间往往需要 1~2h,这种情况还是制约了光固化打印技术在牙科中更广泛的应用。毕竟,诊所和义齿加工厂已经见识到 CNC 技术可以在十几分钟左右就完成一颗牙冠的切削。

2015 年,美国 Carbon 公司率先推出 CLIP 高速光固化 3D 打印技术,可以将光固化 3D 打印速度提高百倍。随后该技术被广泛应用于工业领域,如阿迪达斯公司(德国)的 3D 打印运动鞋、Specialized 公司(美国)的 3D 打印轻量化自行车座椅等。遗憾的是,该技术尚未广泛应用于口腔 3D 打印领域。

值得一提的是,国内牙科 3D 打印生产商也在加速开发这类技术。例如先临三维于 2020 年 5 月华南口腔展时推出了针对口腔领域的高速光固化 3D 打印技术 BRV,7min 即可打印一副全口正畸模型。目前该技术正处于开发的末期阶段,不久的将来就会正式投放市场。随着越来越多的厂商进入高速光固化 3D 打印领域,3D 打印的速度也会不断提升。

3. 全自动光固化 3D 打印机　当前光固化 3D 打印的自动化程度较低,在制造的全部过程中,仍然需要大量的人工干预。光固化3D打印的全流程主要可以分为数据前处理(排版、支撑、切片)—3D打印—铲件—清洗—后固化—打磨等步骤,每一步骤的衔接都需要人工参与,占用很多人力资源。且由于操作人员对 3D 打印工艺了解和操作水平参差不齐,也容易对最终打印结果造成不同的影响。

针对这一问题,美国 3D Systems 公司在 2016 年推出了 Figure 4 系统,结合机器人技术,可以实现从数据前处理到后固化的全自动流程,最大程度上降低了人力资源的损耗。目前Figure 4系统主要应用于工业生产领域。2020 年,中国黑格科技也推出了针对正畸生产的自动化系统,实现了 3D 打印正畸模型生产的半自动化流程。相信在不久的将来,随着业界对于自动化、标准化的重视和投入,在光固化 3D 打印领域也会有越来越多的高度自动化、集成化系统出现。

总之,3D 打印技术是能够与口腔医疗器械制造及临床诊疗服务领域的小批量、高精确度、定制化、工艺复杂等特点匹配的一种技术,将会在激发口腔产业数字化发展潜能过程中成为一股核心力量。各项 3D 打印技术在口腔产业的各个领域将会有既贴近实际,又充满创造力的广泛应用。

参考文献

1. 罗燊 . 光固化 3D 打印及其在齿科行业中的应用 . 影像科学与光化学,2019,37(5):473-483.

2. 于海洋 . 口腔固定修复工艺学 . 北京:人民卫生出版社,2014.

3. DAWOOD A,MARTI B,SAURET-JACKSON V,et al. 3D printing in dentistry.British Dental Journal,2015,219:521-529.

4. UNE-EN ISO 10477-2019,Dentistry - polymer-based crown and veneering materials(ISO 10477:2018).

5. TUMBLESTON J R,SHIRVANYANTS D,ERMOSHKIN N,et al. Continuous liquid interface production of 3D objects.Science,2015,347(6228):1349-1352.

6. 庞博,先临三维科技股份有限公司 . 快速光固化 3D 打印机料盒以及 3D 打印机:210501438.2020-05-12.

第十六章

口腔医疗数字化平台建设

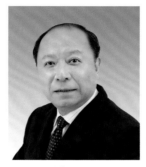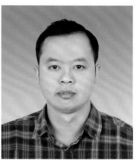

姚江武　　　　　　　　金地

厦门麦芽口腔医院　姚江武　　厦门医学院附属口腔医院　金地

第一节　口腔医疗数字化平台概念

　　口腔医疗数字化平台具有方便、高效且可追溯的特点。从狭义上讲,口腔医疗数字化平台主要是指以口腔综合治疗机为终端,其他诊疗设备与之配合,通过数字化技术将各诊疗流程衔接起来的治疗流程(图 1-16-1-1)。从广义而言,口腔医疗数字化平台还包括整个系统前端和后端流程,如:网站预约、院内管理软件、口腔综合治疗机、数字化影像、口内和面部扫描仪、数字化打印机、数字化辅助设计和制造系统、网络平台等一系列内容(图 1-16-1-2)。

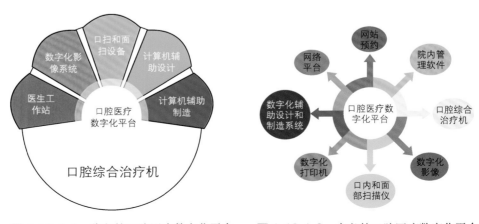

图 1-16-1-1　狭义的口腔医疗数字化平台　　图 1-16-1-2　广义的口腔医疗数字化平台

第二节　口腔医疗数字化平台建设的意义

20 世纪 90 年代末,国内的一些医院开始探索数字化口腔医院的建设。经过 20 多年的建设,已初具规模。预计在未来 3~5 年,我国将有 80%~95% 的口腔医院实现信息化、数字化管理,可以形成一个庞大的医疗数字化平台。该数字化平台将为医师、护士和患者等提供一个更快、更加有效的信息交流,以及利于诊断、治疗的广阔空间。

人类社会正在从工业化向数字化进行转变。数字化应用促进了经济发展,同时也改善了人们的生活水平,人们的生产方式和生活方式发生巨大变化。口腔医疗数字化平台的建设正是顺应时代发展的潮流,推动了医疗活动和服务活动从形式到内容上发生结构性的变化。随之而来的口腔医疗的市场结构、竞争态势、行业组成、医院结构、业务流程和管理模式等也将发生革命性的变化。

就口腔医学的技术特点而言,建立口腔医疗数字平台具有重要而深远的意义。一方面,从医师角度来看,有了数字化平台的加入,口腔治疗可以迈向更加高效、快捷、精准、安全的阶段,更快且更好地提高治疗水平。一方面,数字化平台在诊断、术前设计和手术实施等阶段的应用,衔接了各个治疗流程,极大地解放了医师的生产力。数字化平台可以协助医师提高手术精确度,同时缩短手术的操作时间,避免手术失误。另一方面,从患者的角度来看,随着口腔患者对医疗服务个性化、舒适化要求的提高,精准化、精细化的口腔医疗已是大势所趋,数字化口腔平台从技术上有效弥补传统口腔医疗在这方面的欠缺。

当前,大部分口腔医院将口腔数字化平台建设当作其工作的重点任务之一,这是高瞻远瞩认知数字医疗、把握数字机遇、跨越数字鸿沟、创建数字化价值的一次机会。数字化平台建设将同医院现代化建设同时俱进。

第三节　口腔医疗数字化平台建设需要的技术组成

一、业务软件

(一) PACS

医学图像档案管理和通信系统(picture archiving and communication systems,PACS)是应用于医院影像部门的系统,它主要生成各种医疗图像(如 MRI、CT、超声、各种 X 射线机、各种红外仪器、显微镜等)通过各种接口(模拟、DICOM、网络)以数字方式存储,可以在需要时快速调用和使用某些权限,并添加了一些辅助诊断管理功能(图 1-16-3-1)。它在各种影像设备间传输数据和组织存储数据具有重要作用,使得图像资料得以有效管理,并且得到充分利用。

PACS 的主要应用方向是:设备集群使用,从各种图像设备或数字设备中采集图像;摄影、打印等多种输出设备的共享与选择;图像传输与分发,医院各科室间图像数据的快速传输;远程传输医学辅助功能,医学图像数据的管理、处理和转换等。现有主流 PACS 厂商在研发 PACS 系统之初,都遵从了以下标准流程:检查信息登记输入、影像获取、图像调阅、报告编辑四个部分。

(二) 电子病历(electronic medical record system)

电子病历系统,即一种用于以病历记录为主的医学专用软件(图 1-16-3-2)。医院通过电子病历以电子化方式记录患者就诊的信息,包括主诉、现病史、既往史、检查、放射、诊断、治疗方案、治疗过程、医嘱等,其中既有结构化信息,也有非结构化的自由文本,还有图形、图像信息。涉及患者信息的采集、存储、传输、质量控制、统计和应用。

与纸质病历相比,电子病历的意义在于:长期为医务人员提供完整、实时的患者信息访问,有助于提高医疗质量;结合后台医学知识库的应用,通过验证、报警、提示等手段,可以有效减少医疗差错;通过电子信息传输和共享,优化医院内部结构,提高工作效率,为医疗管理、科研、教学和预防提供数据源,通过医疗信息共享,支持不同医疗机构的患者持续就医;与纸质病历相比,电子病历更便于追溯和存储。

大多数医院通过医院信息系统(hospital information system,HIS)可初步建立医疗质量与安全管理体系,具有目标管控、考核管理、医疗质量控制、医疗风险防范等关键环节,结合半结构化的电子病历管理系统。如需要信息化管理与数字化加工紧密结合,则必须构建全结构化的电子病历系统。全结构化的电子病历赋予的前所未有的数字化信息,将覆盖口腔数字化诊疗和数字化加工、质控、病案等关键环节。

二、数字化口腔医疗设备和技术

(一)口腔数字化图像

口腔数字化图像包括临床采集的二维数字化照片和三维面部扫描数据等。

对于临床上拍摄的数码照片,我们建议使用单反相机、微距镜头和闪光灯等。为了进一步显示牙齿的形态特征、细节等,我们还需要专门的工具,例如闪光灯固定支架和柔光罩等。颌面部摄影也可搭建简易的摄影棚,如有条件可以搭建更为专业的人像摄影棚。临床收集照片依据的标准主要来自:美国美容牙科学会(American Academy of Cosmetic Dentistry,AACD)标准、欧洲美容牙科学会(European Society of Cosmetic Dentistry,ESCD)标准、中华口腔医学会口腔美学专业委员会(Chinese Society of Esthetic Dentistry,CSED)标准等。

口腔治疗前后,颅颌面的硬组织结构会随着时间的流逝发生变化,面部软组织也同样发生了变化,而且软组织的变化表现得更加直观,直接影响颅颌面部的美观程度,因此颅颌面部软组织测量对于口腔医师和研究人员是很重要的。面部软组织的详细特征值不仅能为医师选择合适的治疗方案提供参考,还可以作为治疗后的疗效评估。传统二维照片、X线片、全景片、CBCT等测量方式本身技术的局限性对于颅颌面部的软组织测量方法要么会丢失大量的三维信息,要么得到的图像不够清晰,软组织信息不够丰富,从而影响测量的准确性。随着三维重建技术逐渐走进医疗领域,人们发现这些技术可以获得满足口腔医疗需求的三维模型,这时候就需要通过面部扫描获得面部三维照片[如:3dMDvultus(Atlanta)](图1-16-3-3)。通过它可以应用于正畸、正颌术前与术后的对比分析,修复和种植前美学微笑设计等,具体内容详见本书第三章的面部扫描相关内容。

(二)口腔数字化影像

与传统的胶片管理相比,数字化X线图像数据节省了用于开发、保存胶片和记录的大量人力和物力,例如传统方法处理胶片的化学成本、加工和维护成本、存储成本等。它具有图像清晰、细腻等优点;有利于不同科室的医师进行合作,同时节省人员和资源,提高了信息在不同医院之间的交流与沟通的便利性。数字化图像可以根据医师需要做一些处理,如增强、旋转、黑白反转,同时数字化图像比传统胶片成像所需X线剂量要小。减少并消除重复工作,提高了生产力,同时降低运行成本,并且创造更多收入。此外,检查资料和数字化图像不易

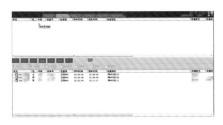

图1-16-3-1　PACS系统

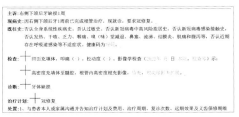

图1-16-3-2　电子病历示例

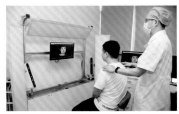

图1-16-3-3　3dMDvultus面部扫描设备

丢失。

锥形束CT(cone-beam computed tomography,CBCT)图像在口腔医学领域中的作用越来越明显。CBCT是一种十分成熟的非侵入性影像技术,其通过三维空间的扫描,如牙齿、骨骼、肿瘤等各类组织,口腔医师根据临床实际需要选取任意范围断层影像进行分析。与传统的二维全景片扫描图像相比,口腔CBCT使用多层立体图像,锥形束扫描。它具有扫描速度快、辐射低、数据收集准确、适用于空间重建等特点(图1-16-3-4)。具体内容可参见本书第二章CBCT相关内容。

(三) 口腔数字化印模

数据采集设备分为两类:单一印模系统(sole impression system)和CAD/CAM印模系统(CAD/CAM impression systems)。

单一印模系统,该系统不能用于椅旁设计和切削修复体,而是将采集的数据通过互联网传输到技工室进行加工。常见的单一印模系统生产商包括Trios(3Shape)、iTero(Align)、True Definition Scanner(3M)等等(图1-16-3-5)。

CAD/CAM印模系统,除了数字印模功能之外,还可以进行椅旁设计和切削修复体,能够实现口腔门诊"一天或一次约诊(One Day or One Appointment)"。常见生产商包括CEREC Omnicam/Bluecam(DentsplySirona)、PlanScan(Planmeca)、Carestream CS 3600(CareStream)等等,具体内容参见本书第一章数字印模部分、第十四章椅旁修复部分。

(四) 计算机辅助设计(CAD)

目前,国际上计算机辅助设计软件有ExocadDentalCAD(Align)、3Shape Dental System(3Shape)、Inlab SW(Dentsply Sirona)、Planmeca PlanCAD(Planmeca)等10余种,其中Exocad和3Shape较为常用,其包含微笑设计软件、口腔修复设计软件、口腔种植设计软件、口腔正畸诊断和治疗设计软件等。当然还有一些其他软件如:口腔颌面外科手术设计软件Proplan(Materialise)、Mimics(Materialise)、Dolphin Imaging 3D(Dolphin)、PLASTYCAD(3DIEMME)等(图1-16-3-6)。

相较于其他学科软件的应用,口腔修复设计软件起步早、应用范围广。甚至狭义的口腔CAD/CAM技术主要就是指口腔修复体的数字化设计与制作。目前口腔修复设计软件已经发展为很成熟的系统,除了常规贴面、嵌体、冠桥等修复,近年来各大软件商也推出很多新功能诸如:结合面扫数据的微笑设计模块、与下颌运动数据匹配的咬合运动模块等。

口腔种植软件设计主要涉及种植手术导板设计以及种植上部修复设计,种植上部修复设计大体与修复设计软件类似。目前很多国内服务商提供种植导板设计服务。主要采用医师端软件完成种植体植入的方案设计,再由国内服务中心提供导板设计和3D打印服务,这一工作流程与进口产品技术大致相当,但在效率和制作周期方面有明显优势,传统可能需要1周或者更多时间,现在2~3个工作日即可完成,甚至一些简单的种植导板设计制作当日即可完成。随着精准医疗理念的深入,种植导板软件技术将会有巨大的临床应用发展。

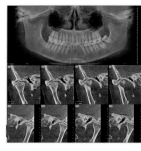 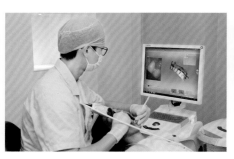 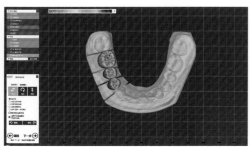

图1-16-3-4 CBCT图像　图1-16-3-5 口腔数字化印模　图1-16-3-6 计算机辅助设计

隐形矫正技术是近年来正畸领域的一项热门技术,在很多设计软件中均有正畸模块,医师可以自行设计,或者交由专门的设计人员设计,之后进行集中加工生产矫治器,可以实现隐形正畸的治疗目的。国内许多品牌商提供了类似的临床应用方案。

口腔颌面外科数字化设计可以在术前进行全面、完整的三维分析,实现良好的医患沟通,对提高口腔颌面外科的安全性具有重要意义。目前,国产口腔颌面外科设计软件已投入临床应用,软件功能与进口同类软件基本相同。它可以完成口腔颌面外科的主要设计,如正颌外科设计、颌骨重建外科设计、创伤修复外科设计等。

关于计算机辅助设计可参见本书数字化口腔修复软件设计,数字化种植软件设计、数字化外科、数字化正畸等相关章节。

(五)计算机辅助制造(CAM)

通过直接数字化制造设备,利用计算机辅助制造(computer aided manufacturing,CAM)可以将设计的修复体加工出来。加工设备大致分为两类:减法制造技术(subtracting manufacturing technology,SMT)和加法制造技术(additive manufacturing technology,AMT)(参见本书口腔临床 3D 打印技术)。SMT 较之 AMT 更普及一些,前者是基于传统的计算机数字化控制(computer numerical control,CNC)切削,如:CEREC MXCL 研磨仪(DentsplySirona)(图 1-16-3-7)。SMT 技术大体上会受到修复体的几何形态复杂性的限制,因此,有些修复体无法加工。而 AMT 技术则能够不受限制地加工出各种复杂的修复体。SMT 技术通过刀具将盘状或柱状材料加工成型。AMT 则利用 3D 形成断层面,通过逐层堆筑、聚合或熔合完成加工件。相对于 SMT 技术而言,AMT 技术对于 3D 模型文件的建立更加容易。虽然利用 CNC 切削系统的 SMT 技术在目前的口腔医学中仍然占主要地位,但是,相信不久的将来,AMT 技术将为口腔医学提供更为人性化的设计和制造,并将以更为廉价的方式支撑数字化修复体的制造。

关于 AMT 技术,具体可见本书第十五章对 3D 打印技术部分的介绍。

三、网络平台

(一)云存储

云存储是在云计算(cloud computing)概念的基础上扩展和延伸而来的新概念,是指通过网络上的应用软件集成各种类型的存储设备,在外部提供网格技术或分布式文件系统数据存储和业务访问功能的系统。如果云计算系统的计算和处理的核心是海量数据的存储和管理,则需要在云计算系统中配置大量存储设备,然后将云计算系统转换为云存储系统。

数字化口腔医疗设备和技术所产生的一些大量的数据是相互独立的,那么需要提取这些数据时我们就需要通过网络存储,类似云存储这样一个概念,我们先将数据存储于云端,需要时到云端下载至本地,实现操作。

此外,存储在云端的数据,可以通过跨个体、跨院、跨区域的随时可用的数据应用,如远程会诊、网上诊断中心等,充分发挥"互联网+"优势,对推进模式创新、大幅提升医疗服务能力和水平、着力改善患者就诊体验等具有十分重要的意义(图 1-16-3-8)。

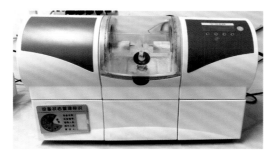

图 1-16-3-7　计算机辅助制造

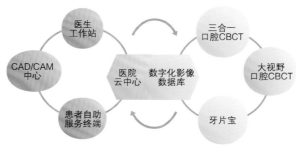

图 1-16-3-8　云存储中心

（二）数字化教学平台

口腔医学生的培养需要在仿头模上进行大量的实践操作,传统仿头模技术对口腔临床的复杂情况模拟程度有限,数字技术可以在临床前的实践操作培训中发挥重要的作用。近年来虚拟仿真实验平台成为数字化教学平台中比较热门的话题。虚拟仿真实验教学平台系统是一种创新型的仿真软件,相比于传统的仿真系统,其仿真性、互动性更进一步。例如数字化虚拟仿真培训系统 Unidental(众绘)(图 1-16-3-9)等平台系统,通过虚拟现实(virtual reality,VR)技术实现 3D 仿真教学,使教学内容不再是二维平面和动画的,同时给学习者第一人称沉浸式的直观体验,带来身临其境的感觉和强烈的实操带入感,可以实现口腔及手术三维场景逼真绘制,模拟口腔组织真实触感,精细区分牙、牙龈、舌等口腔组织。可以模拟牙周探诊、龈上洁治、龈下刮治、龋齿探查、窝洞预备、牙体预备、神经阻滞根面平整术、牙龈翻瓣术、牙龈切除术等操作。

（三）远程会诊平台

远程会诊是利用电子邮件、网站、视频、移动终端等现代化通信工具,为患者完成病历分析、病情诊断,进一步确定治疗方案的治疗方式(图 1-16-3-10)。它具有使用方便、诊断可靠的特点。这种新型就诊方式有力地带动了传统治疗方式的改革和进步,为医疗走向区域扩大化、服务国际化提供了坚实的基础和有利的条件,也为规范医疗市场、评价医疗质量标准、完善医疗服务体系、交流医疗服务经验提供了新的准则和工具。例如:2020 年 2 月在新冠肺炎疫情期间,许多医院通过远程会诊打破了地域限制,把全国各地优势资源结合起来,为患者提供更加快捷、高效、全面的治疗。

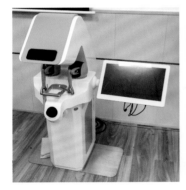 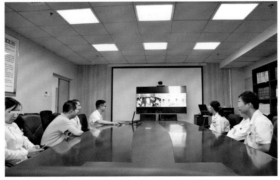

图 1-16-3-9　数字化虚拟仿真　图 1-16-3-10　远程会诊
培训系统

目前,远程会诊主要基于互联网。不同公司的产品略有不同,但主要设备如下:计算机主机、显示器、高清摄像头、多合一打印机(或打印机和扫描仪)、扬声器、麦克风、远程咨询平台系统(软件)、键盘、鼠标和其他计算机配件。

四、数字化技术团队

构建口腔医疗数字化平台需要具有数字化技术的应用团队。数字化技术应用团队应由医师、护士、技术人员和工程师组成。数字化口腔医疗平台是口腔医学与信息技术以及工程技术结合的平台,数字化平台的诊疗流程大致分为:临床检查,临床数据采集(临床照片、CBCT、数字印模、三维面部扫描等),数据处理(三维建模、多源数据拟合),数据分析和疾病诊断,数字治疗方案设计(微笑设计、术前模拟、CAD 等),治疗用导板、修复体及辅助装置等制作,临床治疗,疗效评价等步骤。

口腔医师、口腔技师、信息工程师这些具有不同知识背景的专业技术人员,各有其专业优势,在数字化诊疗流程中需要充分地发挥各自所长。不同学科的口腔医师应更多专注于口腔临床检查、数据分析、疾病诊断、治疗方案设计和临床治疗、治疗疗效评价等主要环节，而其间穿插交叉学科的技术支持，由工程师、口腔技师高效完成数据采集、数据处理、导板、修复体及辅助装置制作的技术环节。口腔数字化技术的应用若只单一由口腔医师完成，那么在治疗效果、数字化设备使用效率上势必大打折扣。医、工、技的有机结合是较合理的团队构成，有利于口腔数字化平台的健康发展。

第四节　国内外发展现状

从大趋势来说，如今的口腔医学离不开数字化技术，比如数字化椅旁修复 CAD/CAM 技术、3D 打印技术、数字化导航技术不可或缺。相较于欧美等发达国家，我国数字化口腔平台建设起步较晚。近年来尽管国内学者在相关领域努力追赶和创新，但与国际口腔医学数字化的发展水平和速度相比，尚存在一定的技术差距，其原因主要表现在以下几个方面：①社会整体加工制造服务水平欠发达；②材料品种及工艺欠完善；③科研团队欠成熟；④生产、教学、科研结合机制欠合理；⑤企业参与程度较低；⑥庞大的患者群和较少的医疗资源影响了高新技术的使用；⑦社会资源投入不足。

但可喜的是，近年来在国家和地方产、学、研的大力支持下，以医学院校与企业合作的研发模式，成功推进了一批数字化口腔医学技术的国产化进程，实现了一批自主知识产权技术的市场化。如国产无托槽隐形矫治器、3D 打印设备国产化、国产口内扫描设备等，基本上达到国际先进技术。与此同时，我国还涌现出一些致力于发展口腔数字化技术的企业以及产业学会，这在很大程度上加速了国家口腔数字化技术的研发和产业化进程。口腔医学科研机构不再"孤立无援"地做研发，好的想法借助企业的平台可以较快地转化为技术和产品。

2015 年，中华口腔医学会（Chinese Stomatological Association，CSA）年会将之后三年的主题定为"数字化口腔医学"年，说明数字化口腔医学作为热点其研究也已从个别高校的个别专家发展到全国口腔医学院校的普遍关注和投入。2016 年 12 月 18 日，全国卫生产业企业管理协会数字化口腔产业分会（CSDDI）成立，标志着国内数字化口腔产业即将进入一个新的发展阶段。通过搭建数字化口腔产业创、学、研、用的合作大平台为宗旨，大力推动全国数字化口腔产业的健康发展；发现、培养、举荐口腔医学人才，促进数字化口腔技术的产业转化；对于促进数字化口腔行业可持续发展以及各地口腔数字化平台建设具有里程碑的重大意义。国内许多知名口腔医院经过近几年的数字化建设，以北京大学口腔医学院、四川大学华西口腔医院、上海第九人民医院等为代表的医院已经着手建立口腔数字化医院的平台，并向数字化医院的方向不断努力。

口腔医疗数字化平台全面建设主要表现在以下方面：大部分医院建成高速网络；建立了有相当数据处理能力的网络系统医院信息系统，实现了挂号、收费、药剂、结算、医师工作站、护士工作站、实验室信息系统（laboratory information system，LIS）、放射信息系统（radiology information system，RIS）；建立了医院网站，检索医学文献；远程会诊及远程教育开展应用，建立了地区级的医疗保险网络系统；实现各种修复体数字化辅助设计制作的平台建设，可以实现数字化制作过程中的模型扫描、设计、切削；正畸数字模型的制取、寄存、测量与分析；牙体预备前美学诊断设计等。这有利于降低误差，节省运输费用，缩短制作周期等，还实现前期美学分析、设计、后期数字化加工的可预见、可调整、可控制，利于医与技、医与患之间沟通，信息化和数字化加工技术实质上的融合。

但是，目前国内口腔医院大多停留在局部小平台建设，真正完成大平台全面整合建设的尚不多见，这也是接下来口腔数字化平台的发展与建设的目标。

第五节　口腔医疗机构数字化诊疗中心设立中的技术问题

一、数字化诊疗中心诊室布局

患者时常会以周围的诊疗环境来判断医疗水平,一旦踏入口腔诊室的大门,患者就会产生对口腔医疗水平的第一印象。因此,口腔医疗机构数字化诊疗中心里的每一台设备和物品都应细心安排并放置,医疗器械应置于对患者治疗有利和对口腔团队都相对便利的地方。注意接送和治疗患者的细节与方式,将有助于患者留下一个好印象。室内布局要贯穿整个数字化诊疗中心,诊室的大小将取决于诊室内口腔医师与其他工作人员的数量。

口腔数字化诊疗中心的布局通常可以有以下这些设置:①前台与接待区;②手术间;③消毒室;④摄像室;⑤放射室;⑥供应室;⑦计算机辅助设计中心;⑧技工室(计算机辅助制作中心);⑨展览室;⑩小型设备存放室(图1-16-5-1)。

当然受限于场地等因素,很多时候摄像室、放射室可安放到椅旁,计算机辅助设计与制作中心可以归于同一个场所。

(一)接待区

精心设计口腔诊室的目标是创造一个舒适的接待区,使患者如同回到家一般,同时为他们的治疗做心理准备。这块区域不能被简单理解成"等待区域",而是要当成接待和问候患者的区域。在正确的时序安排下,患者能在他们的预约时间准时就诊。要为患者及患者家属提供足够的座位,为患者提供可选择的最新杂志,了解患者的偏好,掌握他们的兴趣爱好。例如,口腔诊室设在商业区,则可以提供商业与金融杂志;设置放置挂外套和雨伞处,以减少凌乱感;在接待区设置儿童活动空间,可以在此区域放置儿童图书、画报、玩具和舒适的座椅。

(二)行政区域

诊室内的行政区域起着管理和缴费的作用。在这个区域内可设置一张桌子,一个安全区域保存患者档案和其他材料,放置通信设备,如电脑、影印机、计算器和传真机。这个区域应有额外的保密措施,以保护患者的个人隐私和财务信息。

(三)治疗区域

所有的口腔治疗都在治疗区域内进行,也可称之为口腔治疗室。诊室内的这块区域是所有口腔临床操作的集中区。大部分的口腔治疗至少拥有两个操作区,以便口腔医师和口腔助理操作,并且操作区域内还应设置口腔保健员的工作区。为了提高效率,口腔医师会从一个操作区转移到另一个操作区,以提供高效和安全的治疗。为了便于取得器械,每一个区域都要设计成相同的模式。治疗室的设计和布置可以按照可利用的空间和

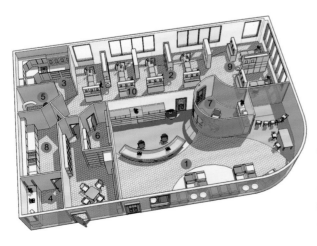

图1-16-5-1　数字化诊疗中心布局
①前台与接待区;②手术间;③消毒室;④摄像室;⑤放射室;⑥供应室;⑦计算机辅助设计中心;⑧技工室(计算机辅助制作中心);⑨展览室;⑩小型设备存放室

口腔医师的偏好来改变。口腔治疗区域的设计需要达成以下几个目标：能使医疗团队保持舒适与机动性；保证患者的隐私与舒适；通过控制时间和高效操作，提高口腔设备的使用率。

（四）消毒供应室

这个消毒及供应中心是器械集中清洗、消毒及存放的区域。消毒供应室必须24h保持整洁有序，可将其分为两部分：污染区与清洁区。

（五）摄像室

如果有条件可以搭建较为专业的人像摄影棚，拍摄患者术前的颌面部照片以及录制相关术前视频。如果有三维面扫设备，也可以安置于此，进行三维面部扫描。

（六）计算机辅助设计中心

通过摄像室采集完成的照片、椅旁扫描完成的数据以及影像室采集的信息可以归总至这个区域进行设计，也可以作为与患者浅谈沟通方案的区域，有利于增加患者的参与感。

（七）技工室（计算机辅助制作中心）

口腔技工室由工作台和壁柜组成。常规的技工室内可以完成诸如灌模、准备研究模型、制作个别托盘等操作，数字化技工室内则需要数字化加工设备及数字化流程前后处理需要的设备，如小型研磨仪、3D打印设备、烧结炉、烤瓷炉等。

二、诊室环境

诊室时刻都要保持舒适、整洁、有序的环境，医疗机构应当制订每日清理制度，以保持环境卫生，在符合院感防控要求的前提下，诊室还可以有一定的现代装修和装饰品。

（一）温度和气体交换

为员工和患者保持舒适的温度是十分重要的，接待室理想的温度应为25℃，手术区域的温度应保持在20~25℃之间，因为在这个区域内有较多设备在工作，并且有照明和手术灯都会使诊室的环境温度相对提高。诊室内应保持空气流通，由于患者会把特定的气味与诊室相关联，所以如果没有适当的空气流通，不良的气味会给患者留下不好的印象。

（二）照明系统

诊室的所有区域都应有适当的照明，最好选择色温5 500K的照明灯。在接待处，最好有较多的装饰用灯，如阅读台灯和落地灯。办公、临床、消毒和技工区域应有统一的辐射量小的日光灯。在临床区域的操作中和技工室内有手术照明设备。

（三）墙身及地面处理

口腔诊室的设计要点包括：室内用色要使人冷静、放松，不要造成太匆忙的感觉；墙面可以用涂料或壁纸，或者两者混合使用；至于地面，接待处、行政区域、口腔医师办公室可用高强度的地毯；临床区域和技工室则适合用便于控制污染的材质，例如瓷砖和高强度塑胶地面。

（四）人流量控制

在诊室内，接待区、前台、走廊都应安排妥当，使通向各个区域的人流量都能有效控制。前台辟有单独区域，以便为患者提供办理登记和结账手续的服务。口腔诊室、消毒和技工区域都应设计成易于进出的方式，以防口腔团队的人员走动混乱。

（五）声音控制

口腔诊室内的特殊声音会使人产生负面联想。接待处、办公室、手术间都应将各自声音的相互影响降到最低。音乐可以将人的注意力从特殊声音环境中转移。选用使人放松的音乐，为患者和员工提供安静的环境，降低持续磨切牙齿的声音。

（六）保密措施

诊室内的特定区域需要保护患者和工作人员之间的隐私。行政文件中应有专业的保密措施，特别是工作人员在接待室与患者讨论财务问题时。诊室内则需要给医师和患者提供一个不受干扰的隐私区域来进行治疗前的谈话。最后，口腔医师的办公区域要与外界患者活动区域保持相对的隐私。

三、临床数字化设备

各操作间的数字化基本设备包括：口腔综合治疗台、口腔内镜、CBCT 设备、口内扫描仪、面部扫描仪器、下颌运动轨迹描记仪、咬合力计、3D 打印设备、研磨仪、数字化设计软件等等。详细设备应用见本书前面相关章节，在此不做赘述。

当然并非说需要所有数字化设备才可以开展数字化临床工作，需要根据情况选择相应设备进行工作，基本上具备采集数据、数据设计以及终端输入的设备即可打通一个数字化流程。如果需要做到各学科互联互通，则需要更多设备、软件、硬件以及人员的支持。

第六节　展　　望

放眼未来，大数据、人工智能、5G 应用等将成为口腔数字化平台建设的热点。

一、大数据

当前国际上对大数据没有严格的统一定义，大数据的概念起源于美国，它指的是一种超出了现有数据库软件工具功能的具有大规模数据收集、存储、管理和分析功能的系统。

大数据具有 4 个特征：Volume（大量）、Velocity（高速）、Variety（多样）、Value（价值）。近年来，大数据的内涵逐渐衍生，不仅指大数据本身，还包括一整套用于收集、存储、管理、分析大型数据和解决复杂数据问题的技术。

精准医学是在个性化医学的基础上开发的新的医学概念和医学模型，个性化医学是随着各种高通量组学技术的迅速发展以及生物信息学和大数据科学的交叉应用而开发的。应用于口腔的精准医学实质是通过数字技术、影像技术、计算机信息技术等对大样本人群和口腔疾病进行分析和诊断，准确找到病因和治疗方法，并对疾病的各种状况和过程进行准确分类，以达到个性化、准确地治疗患者疾病的目标。因此，大数据是精准医学的根本和基础。

在个体化医疗上，大数据具有巨大作用。个体化医疗是基于每位患者的大量信息，通过综合分析每位患者影像学、临床表现等方面的特点，通过循证，进一步制订出适合每位患者的独特、最佳治疗和预防方案，提高治疗的针对性，从而取得最优疗效。

大数据应用于医疗管理也具有巨大作用。通过大数据分析平台对口腔医院或医疗机构的手术量、门诊量、设备使用率、库存耗材药品使用率、患者疾病类型、财务收支等数据分析，将当前数据与同期数据、前期数据进行对比分析，可以帮助口腔医院或医疗机构找出差距，切实采取改进措施，提高竞争力。

二、人工智能

人工智能（artificial intelligence，AI）是研究、开发用于模拟、延伸和扩展人的智能的理论、方法、技术及应用系统的一门新的技术科学。由于计算机、信息技术和微电子技术的飞速发展，人工智能技术在医学领域的应用越来越受到重视。

在口腔医学中,人工智能可以用于术前诊断、手术设计、模拟手术和术后预测。基于如此庞大的病例和图像数据库,人工智能可以根据患者的实际情况,自动判断患者的口腔问题并推荐治疗方案,从而解决因疲劳和情绪导致的误诊问题,在保证准确率的同时提高医师的效率。当前人工智能在口腔医疗中的应用主要包括数字化影像、数字化扫描、数字化种植、数字化正畸,未来可能会加入自动识别更多疾病等功能,具体内容可见本书第十七章口腔人工智能的应用和未来发展趋势。

三、5G 技术应用

自 1980 年以来,移动通信每十年都经历了标志性的技术创新,其中 1G 时代启用了无线呼叫,2G 时代启用了短信和文本页面,而 3G 时代可以应用简单的 Web 应用程序,4G 时代实现高速下载、上传和在线视频,而 5G(第五代移动通信技术,第五代移动网络)时代将实现人与人、人与物、物和物联网的全面连接以及多样化终端。

5G 的出现和发展为新时代的互联网发展、信息技术创新和数字革命提供了足够的发展空间。数字社会正在发生着大规模的变化和发展。物联网技术是 5G 时代的主要发展方向,它将彼此各不相干、没有生命的设备和机器变成人工智能化的数字设备,不同的设备和机器可以实现物联网驱动的资源集成,共享信息并使各个领域的任务完成更加智能、协同、高效和便捷。不同机器之间的智能工作方式可以将人从复杂的体力劳动中解放出来,并替代更多人来完成在各个领域进行生产之类的任务。

利用 5G 的大容量、低时延、大带宽等特性,可实现接入各类数字化口腔检查和治疗方案设计系统,实现口腔临床检查、治疗方案设计的远程协助和操控,"椅旁远程会诊"工作时实现无卡顿的"千里眼"实时手术指导或者远程手术。目前,已经有许多公司开发导航种植、机器人种植等治疗操作系统,利用这些系统和 5G 的结合,实现远程手术将成为可能。相信在不久的将来,口腔医学各专科的全方位远程诊疗将得以实现,这也将开创口腔医学数字化医疗的新格局。

参考文献

1. RAIELI V,CORRENTI E,SANDULLO A,et al. Effectiveness of a digital platform for sharing knowledge on headache management:a two-year experience.Functional Neurology,2018,33(1):51-55.
2. HUANG H K.Some historical remarks on picture archiving and communication systems.Computerized Medical Imaging and Graphics,2003,27(2/3):93-99.
3. THU M,YAN S W,KIJSANAYOTIN B,et al. Satisfaction with paper-based dental records and perception of electronic dental records among dental professionals in Myanmar.Healthcare Informatics Research,2017,23(4):304-313.
4. LOWE E.Digital photography:the AACD series:part one.The Journal of Cosmetic Dentistry,2010,26(1):25.
5. 刘峰 . 口腔数码摄影:从口腔临床摄影到数字化微笑设计 . 北京:人民卫生出版社,2017.
6. 中华口腔医学会口腔美学专业委员会 . 口腔美学临床摄影专家共识 . 中华口腔医学杂志,2017,52(5):265-269.
7. DRAGE N.Cone beam computed tomography(CBCT)in general dental practice. Primary Dental Journal,2018,7(1):26-30.
8. 姚江武 . 数字化口腔修复(2):数字化印模 . 临床口腔医学杂志,2016,32(1):53-56.
9. ALGHAZZAWI T F. Advancements in CAD/CAM technology:options for practical implementation.Journal of Prosthodontic Research,2016,60(2):72-84.
10. 姚江武 . 数字化口腔修复(3):直接数字化制造 . 临床口腔医学杂志,2016,32(2):30-33.
11. STEINBERG A D,BASHOOK P G,DRUMMOND J,et al. Assessment of faculty perception of content validity of Periosim©,a haptic-3D virtual reality dental training simulator.Journal of Dental Education,2007,71(12):1574-1582.
12. DENG Z,CHEN Y,ZHU Z,et al. Advanced Transmission Methods Applied in Remote Consultation and Diagnosis Platform//International Conference on Intelligent Interactive Multimedia Systems and Services. Cham:Springer,2018:230-237.
13. BENKE K,BENKE G. Artificial Intelligence and Big Data in Public Health. International Journal of Environmental Research

and Public Health,2018,15(12):2796.

14. Cancer Genome Atlas Network. Comprehensive genomic characterization of head and neck squamous cell carcinomas.Nature,2015,517(7536):576-582.

15. TSOUCAS D,YUAN G C.Recent progress in single-cell cancer genomics.Current Opinion in Genetics & Development,2017,42:22-32.

16. JIANG F,JIANG Y,ZHI H,etal.Artificial intelligence in healthcare:past,present and future.Stroke and Vascular Neurology,2017,2(4):230-243.

17. OLESHCHUK V,FENSLIR.Remote patient monitoring within a future 5G infrastructure.Wireless Personal Communications,2011,57(3):431-439.

18. WU Q,ZHAO Y M,BAI S Z,et al. Application of robotics in stomatology. International Journal of Computerized Dentistry,2019,22(3):251-260.

口腔人工智能的应用和未来发展趋势

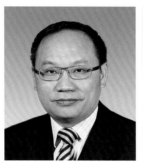
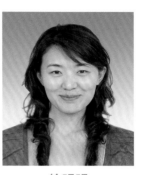
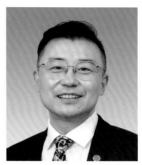

邓旭亮　　　　　徐明明　　　　　刘峰

北京大学口腔医院　邓旭亮　徐明明　刘峰

随着电子计算机技术的不断发展,人工智能成为推动社会经济发展的新动力之一,在提高社会生产效率和促进经济转型等方面发挥着重要的作用,在医学领域的应用也越来越广泛。作为未来可能主导新一代产业变革的核心力量,人工智能在口腔医疗方面逐渐展示出了新的应用方式,与口腔诊疗工作的各个环节融会贯通,在深度融合中逐渐催生新业态。

现阶段,医疗人工智能产业仍然处于发展的早期,口腔医疗的人工智能商业化程度非常低。但随着医疗需求的不断扩大,随着行业内专业人士向细分领域的深耕,口腔医疗的应用场景也逐渐显现,医疗人工智能发展前景广阔。美国靠早期的政策拉动,在大医疗信息化和人工智能辅助医院管理积累了大量的数据,具备先发优势,在药物研发、医疗机器人、医学影像、辅助诊断等方面全方位布局,其他发达国家也紧随其后,各有所长。中国作为新兴市场国家的领头羊,医疗人工智能也始终保持高速发展态势。新型冠状病毒感染肺炎疫情期间,人工智能在公共卫生领域特别是传染病的预防与控制方面发挥了重要作用,尤其是人工智能医学影像分析在新型冠状病毒感染肺炎疫情的需求场景下率先落地应用,进而实现了商业化,其他领域如药物研发筛选、精准医疗等领域因成本或技术的原因,尚未规模化应用普及,未来成长的空间较大。

聚焦口腔医学领域,人工智能技术在不同亚专业的研究领域显现出来。我国 $1:7\,000$ 的医生人群比与发达国家 $1:2\,000$ 差距很大,不同培养经历的医生诊疗水平也存在差异,通过人工智能产品将高水平诊疗技术向基层下沉是人工智能产品必然的发展方向。基于人口老龄化趋势所带来的口腔保健需求和口腔医疗服务差异趋同化提升的必要性,口腔人工智能技术具有未来得到普及性和商业化应用的优势。

一、人工智能医疗技术现状分析

(一)人工智能医疗基本概念

人工智能医疗技术的发展水平与人工智能技术的发展程度息息相关,而人工智能技术的发展分为计算智能、感知智能、认知智能，需要依托算力、算法、通信等多方面的支持。

计算智能技术的核心在于计算能力，而计算能力的进步离不开基础设施和硬件设备的支持。人工智能在计算海量医疗数据资源时，需要依托强大的数据处理系统和数据存储设备。目前，我国医疗大数据的发展速度较快，尤其近几年医疗领域的数字化进程提速，医疗大数据产业在政府引导下通过市场运作方式为医疗的发展提供动能。

感知智能的技术发展体现在语音识别、影像识别、语言处理等方面。目前我国人工智能医疗在医学影像领域发展较快，究其根本在于医疗资源匮乏，现有的医生数量无法满足患者的医学影像诊断需求。而人工智能技术对影像识别能够通过标准化的读取模式提高速度和准确性，能给帮助医生提高诊疗效率，市场需求量大，发展场景广阔。

认知智能技术关键在于机器的学习能力。但由于机器的深度学习依托于概率分析，而对于疾病的诊疗需要结合复杂的影响因素，是一个动态决策过程。因此，人工智能技术被较多应用于辅助医生初步诊断，我国人工智能医疗在认知智能方面仍存在较大探索空间。

（二）人工智能医疗的总体发展概况

1. 世界人工智能医疗发展概况　与制造业、零售业、教育、通信等人工智能领域相比，医疗领域内人工智能的应用还处于早期阶段，行业渗透率较低，需求非常广泛且多元化。从具体应用场景看，医疗信息化的应用较早，智能诊断、健康管理应用范围较广，药物研发具有一定规模，医学影像需求强、应用场景明确、增速快。

医疗信息化借助数字医疗和互联网医疗的推动发展速度非常快，规范的数据让人工智能在医疗数据处理方面发挥了重要的作用。欧美国家在广泛结构化的电子病历基础上，发挥数据完整性和延续性的优势，在电子病历、药品服务管理、手术管理等方面重点发展了人工智能技术，打通数据壁垒，构建标准化数据集，确保在高质量的数据基础上进行机器学习，进而构建相关标准从而对行业发展产生影响，逐渐在医疗成本控制、系统化药械管理、远程医疗等场景广泛应用。

智能诊断和健康管理借助各种医疗检测设备小型化和逐渐普及的可穿戴设备逐渐发展起来。在理念层面，以期通过以大数据为基础的人工智能技术助力健康数据的分析，为健康状态的管理和疾病的预防提供保障，有望缓解未来老龄化导致的医疗负担带来的社会压力。在执行层面，基于高质量通信基础设施的物联网大环境为智能诊断和健康管理提供了有力的支撑。疾病风险识别、虚拟护士、精神健康、移动医疗、可穿戴设备等产品均为人工智能结合互联网医疗深化发展的产物。

精准医疗本身就是与人工智能密不可分的领域，是以个人基因组信息为基础，结合患者的个性化生活习惯和生活环境，为其提供定制化解决方案的新型医学模式。其本质是利用基因组特征、人工智能与大数据挖掘、基因检测等前沿技术，对大样本人群和特定疾病类型进行生物标记物分析与鉴定，找到精确发病原因和作用靶点，并结合患者个人的实际身体状态，开展个性化治疗，提高疾病预防与治疗的效果。基因测序、数据和人工智能技术形成的壁垒，让先行者具有显著的优势，难以在大部分国家和大范围人群中广泛应用。

人工智能辅助药物研发在以创新药为主的发达国家占据人工智能市场的三分之一，人工智能药物研发的发展速度较快，算法优势和大量药物研发数据的积累优势得以有效发挥，逐渐成为药物研发过程中不可或缺的一部分。美国大量的人工智能公司都集中在药物研发领域，甚至有独立的药物研究机构，基于自身较高的研究水平及多年高质量数据积累，搭建自己的大数据研发平台，并尝试对外输出研究与数据库服务，支撑药物研发的核心任务，在靶点发现、化合物合成、化合物筛选、晶型预测、药理作用评估、药物重定向、新适应证开发等多个场景渗透应用。

医学影像是人工智能医疗应用的另一个重要领域，可以弥补放射医师数量的短缺，减轻医师的工作量，减少因为工作疲劳带来的漏诊等，让应用场景的需求越发清晰明确。肺小结节 CT 数据和眼底图片数据因为具有全世界开源的数据集，成为率先具有医疗注册证产品和商业服务属性的应用领域，相关技术也更加成熟。人工智能医学影像率先爆发和应用的另一个主要原因是数据相对容易获取和处理,相比于跨度长且网格化程度低的病历数据,影像数据仅需要某一时刻的数据即可判读结果。人工智能分析影像数据的过程主要涉及图像识别和深度学习两项技术。图像识别的过程依据临床路径将非结构化的数据进行分析处理,提取转换成为结构化且可使用的信息;深度学习技术则通过神经网络的学习训练,建立一个人工智能的模型;最后基于反复验证与打磨的算法模型,可以提供个性化的诊断建议。

2. 中国人工智能医疗发展概况　人工智能医疗的目的都是在一定程度上缓解资源供给不足和分布不均的问题,这个目的与我国医疗改革需要解决的短板问题不谋而合。我国三级医院在医疗机构中占比 11.6%,却承担着 56.75% 的工作量,且均集中在北京、上海、广州等大城市,医疗供给存在很大的压力。因此,大力发展人工智能技术,凭借其智能化、自动化的特点,将高水平医院的诊疗能力通过标准化和数据化的模块,向基层医疗机构下沉,在医学影像、医学诊断、医院管理等多个场景下将先进技术落地应用,能够为医师赋能,提高医院诊疗效率和运营管理水平,在一定程度上解决我国医疗资源不足和分布不均的问题。

我国的医学影像人工智能产品在新冠肺炎防疫过程中得到了发挥,病灶定量分析与疗效评价成为提升诊断效率和诊断质量的关键力量。在新型冠状病毒感染肺炎疫情蔓延迅速的特殊阶段,各重点单位胸部 CT 量暴增,一线医生始终处于高压和疲劳状态,在此契机下,多家公司推出了新冠肺炎人工智能辅助诊断系统,或在原有的肺部人工智能影像产品基础上新增新冠肺炎检出功能,为医生提供智能化分析结果,有效地发挥了人工智能技术在疾病诊疗过程中的作用。

同时,值得一提的是,医院管理与人工智能的结合在当前阶段是需要持续聚焦和深耕突破的问题。随着国民经济水平的提高,医疗需求在过去的几十年呈现爆发性增长的趋势,医院管理总体处于被动提高的状态,随着医疗规模的扩大,产生滞后性的增长。传统的医院管理方式通常依靠人力完成,医护人员的工作负担较大,医疗资源浪费的现象屡见不鲜。与欧美发达国家相比,从前我国医院的智能化管理水平整体较低,经过近几年医疗需求的催化,智能化运营管理和线上服务逐渐成为影响医院发展前景的关键因素。利用智能化信息技术重塑患者全流程就医体验;以人工智能和大数据驱动医院智慧管理与决策,推动医院管理体制机制持续创新;人工智能与大数据实现跨机构互联互通,打通医疗服务数据与生态壁垒,完善以医院为中心的医疗服务生态,都是人工智能在医院管理中的核心价值。在整个医疗服务体系中,医院处于核心位置,是各项信息数据汇聚整合的中间枢纽,如果能够打通各个机构间的数据壁垒并实现互联与实时共享,可以为患者及数据共享各方带来便利,这是未来需要突破的方向。

二、口腔人工智能的发展现状

口腔人工智能领域的发展,得益于口腔医学领域几十年来数字化和信息化飞速发展的积淀,基于大数据的深度学习技术为医学领域人工智能的实现奠定了基础,从创新研究逐步发展到商业应用的探索,有望成为助力口腔医学发展的新生力量。在医学领域,人工智能应用的目标通常是减少成本或时间、降低诊疗错误的发生概率、为医生提供更多的诊疗依据。因此,口腔人工智能的研究与应用都聚焦在制约口腔医疗产业各环节智能化程度的瓶颈问题,以人工智能技术整合口腔医疗行业零散分散的数字化模块,助力口腔医疗能力提升,为实现口腔医疗产业产品研发、医疗器械检测、临床应用的全流程智能化,进而建立全数字化智能化的口腔诊疗体系而不断探索。

自 2012 年以来,大数据相关技术不断涌现,口腔医学领域多源、异构、零散、碎片化的信息在大数据技术的支撑下逐步实现了规范化的记录,为人工智能在口腔医学领域的发展奠定了基础。在医学领域大数据向人工智能的发展过程中,海量数据、完全信息化、规则确定性和领域任务唯一性的四要素条件必不可少。我国口腔医学领域在"十二五"时期,通过对多源异构信息的处理以及信息系统建设,解决了数据信息化的问题,在我国大量人群和患者资源的基础上累积了海量的数据;"十三五"时期,随着对医学数据规范性的关注,口腔医学数据在规则确定性和领域任务唯一性方面也有了显著提升,为人工智能助力口腔医学产业带来了持续发展动能。

人工智能在口腔医学领域的应用根据不同的专业有所不同,疾病的医疗诊断、医疗图像的识别、医学图像识别等均有大数据处理的需求,如果符合四要素的要求均可以利用大数据相关技术处理海量数据,最终实现人工智能的目标,达到或者超越人类的水平。然而现实中大量的工作并不符合上述四个条件,难以实现人工智能应用的基本要求。现阶段的大数据研究已经从发展伊始的井喷式发展模式逐渐稳定下来,从单一领域内的基本技术研究转向综合性系统分析,逐步向人工智能方向发展。口腔医学领域的大数据研究也在前期逐步实现了单一类型数据的分析,例如:智能语音识别录入,文本化电子病历语义分析,结构化电子病历大数据分析,X线诊断比对分析,牙科急诊到口腔疼痛的鉴别诊断,放射影像如全景片和锥形束CT的分析,正畸中面部生产状况的分析,为患者规划最佳的治疗计划,通过预测减少牙周病等口腔疾病发生率,降低口腔恶性肿瘤的死亡率等等。这些单一类型数据分析让我们在梳理基础工作的过程中也意识到了实现综合分析面临的挑战。在数据挖掘和分析的过程中,规范和数据量化的语音、文字、结构化文本、图形图像资源的规则化抽取为人工智能的实现奠定了基础,将现有资源整合为临床诊疗的决策提供支持,在我国医疗资源相对紧缺、诊疗需求增长强烈的应用场景下,发挥人工智能优势的时机已经成熟。如今,对人工智能支持系统的需求已经逐渐得到认可,同时在充分考虑系统评估、编程开发、成本及专家系统价值和可行性的基础上,人工智能的软件也在逐步尝试着商业应用的可能性。

三、口腔人工智能研究与应用案例

为了更好地从行业角度理解人工智能的应用范畴,我们按照以下分类聚焦口腔领域人工智能的研究与应用,列举国际口腔医学领域前沿的研究成果,希望为读者理解和应用人工智能产品时提供思路。

（一）服务口腔医疗产品的人工智能研发与应用

数字化与材料的迅速发展带动了口腔医学的发展,此领域的人工智能探索起步早,发展迅速,目标明确,在产品数字化和标准化的过程中,智能化成为产品成熟的必备条件,产业驱动的智能化需求实现了该领域工艺的人工智能,机械加工代替了手工加工,计算机辅助设计代替了人工设计。全数字化CAD/CAM系统,已经能够实现通过数字化的智能优化和辅助功能为患者制作修复体。同时,越来越多的能与不同品牌对接的口内扫描仪、设计软件和切削设备,也为每个数字化流程提供了多种解决方案,发展程度与国际水平相当。但是越接近口腔医疗的步骤,如诊断设计和智能分析功能,智能化的程度相对越低,与临床诊疗工作的对接是解决全流程智能化的瓶颈问题。例如,在3D打印技术已经可以成功应用于可摘局部义齿的前提下,设计过程的智能化需求显著增加,已经能够实现模型自动修复、中线设置、快捷测距、卡环设计等智能化的功能,显著提高了局部义齿支架设计工作的效率(图1-17-0-1)。

（二）服务口腔诊疗环节的人工智能研发与应用

在有效解决了口腔诊疗数据数字化、结构化采集整理,口腔数据可视化、重建及配准等具体问题的基础上,口腔疾病辅助诊断、诊疗方案推荐、智能随访等工具研发逐渐涌现。受到肺小结节和眼底图片人工智能分析软件的带动,口腔医疗领域的人工智能研发也从X线开始发展起来。人工智能企业率先开发了能够为口腔医生服务的曲面断层人工智能辅助分析系统,为辅助医生诊断和加强医患沟通提供了非常有效的利器。围绕可摘局部义齿设计、图像化菌斑识别等项目开展的人工智能辅助诊疗项目也在技术上实现了突破,有望在未来形成能够将优势资源向基层下沉的产品,有效提升基层医生的诊疗服务水平。

1. 专家决策系统　正畸与修复方案的设计极大地体现医生经验的重要程度,因此也是人工智能技术应用热度最高的专科之一,研究与应用着重聚焦在以下方面。

（1）正畸拔牙决策支持:决定是否拔牙在正畸治疗中是非常重要的,对于很多医生来说也具有一定的难度,因为它往往依赖于医生的经验。Seok建立的正畸人工智能专家系统,利用神经网络诊断提取,并对该模型的有效性进行了评估。利用 BP 算法,建立了神经网络学习模型,并对其进行评价。与非提取诊断相比,提取诊断的成功率和分类准确率分别为 93% 和 84%。结果表明,正畸系统可能是有用的情况下,专家系统与机器学习的神经网络,对不太熟练的临床医生有很大的帮助。Nieri M 建立了数学模型来模拟在优化正畸治疗结果时是否拔牙,并描述了对优化拔牙/不拔牙决策敏感的形态学特征。收集治疗效果良好的患者的正畸记录,并测定其牙面形态特征及其在优化模型中的影响程度。优化模型给出的建议与实际治疗的符合率为 90.4%。

(2) 正畸拔牙选择支持:Moghimi 通过对牙齿模型的测量,开发一种混合遗传算法和人工神经网络的专家系统,用于治疗 11~15 岁的正畸患者,重点是评估牙齿替换过程中埋伏的尖牙和前磨牙的大小以及需要拔除还是牵引,以及发现影响决策过程的因素。本研究设计的人工神经网络有效率为 80%。Nieri 等人在研究中也关注了阻生尖牙的去留问题,该研究的目的是应用贝叶斯网络(统计学)来评估影响阻生上颌尖牙的治疗方案的各种因素之间的相对作用和可能的因果关系,研究采用神经网络方法记录和分析人口统计学、正畸学和牙周学变量,证实了上颌埋伏尖牙正畸复位后的最终结果与全景片上的预判牙周状况无关。

(3) 基于头影测量变量分析的方案决策系统:另一类涉及正畸诊断主题的工作介绍了仿协调人工神经网络(polynomial activation neural network,PANN)在头影测量变量分析中的应用,并提供了正畸诊断。将患者输入的头影测量值与 PANN 从头影测量角度得出的正常个体的平均值进行比较,测量骨骼和牙齿的差异。分析结果以与上下切牙相关的骨骼和牙齿差异程度表示。以 120 名正畸患者为样本,由该模型和 3 名正畸专家进行处理。模型和人类专家的表现之间的比较提供了 Kappa 指数。Rapid Miner 通过侧位片上的颅颌变量预测 Ⅰ、Ⅱ 和 Ⅲ 类骨骼患者的下颌骨形态。研究人员使用了 PANN 和支持矢量回归两种机器学习技术,将侧位片标准化来测量下颌骨。上述算法在口腔正畸诊断中有很好的应用前景,但目前都没有被引入到日常的口腔正畸工作中。

(4) 可摘局部义齿智能设计系统:笔者基于特殊设计的模型,建立了可摘局部义齿智能设计系统,发明了基于人工智能算法及图形绘制的、符合临床医生使用习惯的人工智能可摘局部义齿交互式设计方法,能够通过只输入牙列缺损的参数,自动生成可摘局部义齿的设计方案,并对设计方案及数据进行保存和管理。从而使义齿设计可以达到国内优秀三甲口腔专科医院的标准规范化的治疗水准,并提供结构化数据供后续参考使用(图 1-17-0-2)。

(5) 口腔癌的预后评估与判断:依据是临床病理学和基因组标记物的相关参数,将特征选择和机器学习相结合的方法应用于口腔癌的预后评估,在颌面外科领域具有十分重要的意义。该系统通过对患者术前、术中、术后各阶段的数据学习与分析,建立疾病预测模型,为医生对口腔癌的诊疗方案提供决策依据。

2. 助力提升临床诊疗技能　除了专家决策系统外,很多人工智能系统关注了技术敏感度高和培训有难度的诊疗环节。

(1) 人工智能比色:填充或替换缺损所需的材料对患者来说与所选填充物或修复体的颜色一样重要。计算机配色虽然可以减少主观因素的影响,但将天然牙的颜色与陶瓷牙的颜色进行匹配仍然是牙科美学中要求最

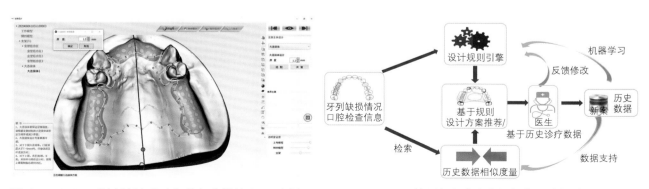

图 1-17-0-1　可摘局部义齿支架的智能设计(iPD 灵齿)　　图 1-17-0-2　可摘局部义齿方案的智能设计规则

高的课题之一。神经网络反向传播已经被引入到牙科计算机配色中,但它存在着不稳定、精度低等缺点。为了提高匹配精度,采用遗传算法对 BP 神经网络的初始质量和阈值进行优化。根据专家知识,将 BP 神经网络与遗传算法相结合,提出了一种牙科计算机配色的新方法。实验结果表明,该方法提高了互补牙科色彩匹配的精度和可预测性,具有很高的实际应用价值,并且随着计算机科学的发展,在未来将有更多的能力为患者提供更好的服务。

(2) 漂白后牙齿颜色预测:使用回归模型作为系统的智能部分实现了人工智能分析,该系统由患者个体数据、漂白前颜色输入、漂白后颜色预测(输出)三部分组成。所获得的结果已经证明该系统可以使用色度值预测诊室美白获得的颜色变化。

(3) 根管治疗工作长度的评估:医生通过 X 线确定离体牙的工作长度,根管医生在拔牙前和拔牙后用体视显微镜将根管锉相对于根尖小孔(AF)的位置进行验证。牙髓学家和人工神经网络获得的数据与牙髓学家获得的数据以及拔牙后体视显微镜的实际测量值之间存在显著差异。牙髓医师的评估准确率为 76%。人工神经网络在 96% 的牙齿中发现了正确的解剖位置,并且比牙髓标记更精确,而在拔牙后使用体视显微镜作为黄金标准测量实际工作长度。人工神经网络可用于精确确定工作长度,这对临床实践和治疗成功以及根管治疗牙齿的长期维护具有重要意义。

(4) 针对牙科 X 线片系统判断牙根尖病变转归困难的需求,通过大数据深度学习技术,初步探索了建立了牙片根尖病变判读系统。

(5) 基于 CBCT 影像的多目标识别及分割:包括下颌骨分割、上颌骨分割、气道分割、上颌窦分割、牙齿分割及牙 S 号识别、神经管分割等,可适配任意视野大小、任意机型的 CBCT 影像(图 1-17-0-3)。

3. 人工智能助力口腔医疗新业态的研究与应用　面向口腔医疗产业的各个环节,针对以经验传授为主要培训方式制约能力提升的瓶颈问题,采用大数据与人工智能领域数据挖掘、深度学习等方法,将高水平诊疗服务能力的各个环节要点系统化、整体化、产品化,以服务的形式向基层医疗机构下沉,在口腔从业人员无法迅速增加的情况下,为口腔诊疗环节赋能,快速有效提高口腔行业的服务效率,达到服务数量和质量的双重提高,为口腔领域的医改提供解决方案新思路。

(1) 口腔智能电子病历系统:基于人工智能语音的门诊电子病历采集系统,准确率达 95%,医生修改病历时间缩短至 2min 以内,形成的产品实现在全国范围内的推广。

(2) 口腔智能诊断系统:能够分析处理全景片、根尖片、头影测量片、锥形束 CT 等不同类型口腔影像,应用于多种口腔业务场景。产品采用团队自主研发的全球排名前 0.5% 的深度学习模型,对数十万例多中心、跨地域、多模态的口腔数据进行运算学习,采集经专业医师交叉验证并复核的口腔状态标注,累积进行上万小时模型训练,算法性能优异(图 1-17-0-4)。

(3) 口腔癌智能诊断与预后判断系统:针对口腔医学领域多源异构数据亟待整合的需求,完成了以口腔颌面部缺损游离皮瓣移植、下颌下腺移植等特诊疾病的数据库规范,建立相关数据库,通过人工智能分析综合判

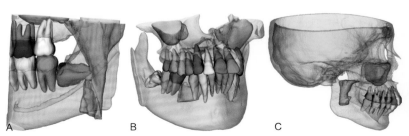

图 1-17-0-3　基于 CBCT 影像的多目标识别及分割
A. 阻生智齿关系判定;B. 牙齿分割;C. 颌面部重要解剖结构分割。

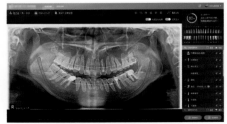

图 1-17-0-4　口腔智能诊断系统

断口腔癌患者的预后,并对后期诊疗和生活方式提供指导。

四、我国口腔人工智能领域展望

在当前阶段,我国口腔人工智能发展面临的主要问题与全世界同步,依旧是可持续发展的商业模式的建立,不管是与基层医院、大型医院、体检中心等合作,还是与器械厂商合作(在医疗设备中加入智能模块并共同销售),都是可以探索的发展模式,只有在行业中形成稳定持续的商业模式,才能够在医疗领域中发挥最大的优势和作用。

我国的口腔人工智能诊疗在政府与社会各界的共同投入与支持下,面临政策、市场、技术、人才等多重因素叠加利好的重要发展机遇。在行业发展的重要机遇期,政府密集释放相关利好政策,推动科技成果转化,推动数据共享,持续完善行业标准规范体系,5G、量子计算等新技术的增长新动能。同时,以患者为核心,切实满足口腔医生临床工作需求的核心理念正在逐渐成为行业共识,人工智能医疗产品正在向深入应用场景的方向发展。未来在数据挖掘和分析的过程中,在规范和数据量化的语音、文字、结构化文本、图形图像资源规则化抽取的前提下,发挥人工智能优势的时机已经成熟,口腔人工智能产品规模化落地的应用时代可期。

参考文献

1. MENDONÇA E A. Clinical decision support systems:Perspectives in dentistry. J Dent Educ,2004,68(6):589-597.

2. SEOK KI J,TAE-WOO K.New approach for the diagnosis of extractions with neural network machine learning.Am J Orthod Dentofacial Orthop,2016,149(1):127-133.

3. TAKADA K,YAGI M,HORIGUCHIE.Computational formulation of orthodontic tooth-extraction decisions. Part Ⅰ:To extract or not to extract. Angle Orthod,2009,79(5):885-891.

4. MOGHIMI S,TALEBI M,PARISAY I. Design and implementation of a hybrid genetic algorithm and artificial neural network system for predicting the sizes of unerupted canines and premolars.Eur J Orthod,2012,34(4):480-486.

5. XIE X,WANG L,WANG A.Artificial neural network modeling for deciding if extractions are necessary prior to orthodontic treatment. Angle Orthod,2010,80(2):262-266.

6. NIERI M,CRESCINI A,ROTUNDOR,et al. Factors affecting the clinical approach to impacted maxillary canines:A Bayesian network analysis.Am J Orthod Dentofacial Orthop,2010,137(6):755-762.

7. MARIO M C,ABE J M,ORTEGA N R,et al. Paraconsistent artificial neural network as auxiliary in cephalometric diagnosis. Artif Organs,2010,34(7):215-221.

8. NIÑO-SANDOVAL T C,GUEVARA PÉREZ SV,GONZÁLEZ F A,et al. Use of automated learning techniques for predicting mandibular morphology in skeletal class Ⅰ, Ⅱ and Ⅲ.Forensic Sci Int,2017,281:187.

9. NIÑO-SANDOVAL T C,GUEVARA PEREZ SV,GONZÁLEZ F A,et al. An automatic method for skeletal patterns classification using craniomaxillary variables on a Colombian population.Forensic Sci Int,2016,261:159.

10. ALIAGA I J,VERA V,DE PAZ J F,et al. Modelling the longevity of dental restorations by means of a CBR system.Biomed Res Int,2015(2015):540306.

11. LI H,LAI L,CHEN L,et al. The prediction in computer color matching of dentistry based on GA+BP neural network. Comput Math Methods Med,2015(2015):816719.

12. CHEN Q,WU J,LI S,et al. An ontology-driven,case-based clinical decision support model for removable partial denture design. Sci Rep,2016(6):27855.

13. THANATHORNWONG B,SUEBNUKARN S,OUIVIRACH K. Decision support system for predicting color change after tooth whitening. Comput Methods Programs Biomed,2016,125:88-93.

14. OZDENFO,ÖZGÖNENEL O,ÖZDENB,et al. Diagnosis of periodontal diseases using different classification algorithms:A preliminary study. Clin Pract,2015,18(3):416-421.

15. PAPANTONOPOULOS G,TAKAHASHI K,BOUNTIS T,et al. Artificial neural networks for the diagnosis of aggressive periodontitis trained by immunologic parameters. PLoS One,2014,9(3):89757.

16. NAKANO Y,TAKESHITA T,KAMIO N,et al. Supervised machine learning-based classification of oral malodor based on the microbiota in saliva samples. ArtifIntell Med,2014,60(2):97-101.

17. DAR-ODEH N S,ALSMADI O M,BAKRI F,et al. Predicting recurrent aphthous ulceration using genetic algorithms-optimized neural networks. Adv Appl Bioinform Chem,2010,3:7.

18. LÖVGREN A,MARKLUND S,VISSCHER C M,et al. Outcome of three screening questions for temporomandibular disorders (3Q/TMD)on clinical decision-making. J Oral Rehabil,2017,44(8):573-579.

19. BAS B,OZGONENEL O,OZDEN B,et al. Use of artificial neural network in differentiation of subgroups of temporomandibular internal derangements:A preliminary study.J Oral MaxillofacSurg,2012,70(1):51-59.

第十八章

虚拟现实技术在口腔医学中的应用

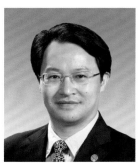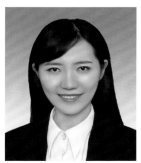

周永胜　　　　　吕珑薇

北京大学口腔医院　周永胜　吕珑薇　李娅宁

一、虚拟现实技术的概念及其相关技术

虚拟现实(virtual reality,VR)技术是以计算机技术为核心,通过计算生成在视觉、听觉、触觉等感官上与真实环境近似的数字化环境。用户使用相应的设备和虚拟环境中的物体进行交互并感受到反馈。

随着虚拟现实技术的发展,扩展现实(extended reality,XR)这一概念开始被提出。扩展现实技术指的是从虚拟环境到真实世界过渡的一系列与虚拟现实有关的技术,包括虚拟现实、增强虚拟、增强现实和混合现实等(图 1-18-0-1)。混合现实(mixed reality,MR)技术是虚拟现实技术的进一步发展。虚拟现实营造的是完全虚拟的环境,用户不能观察到真实场景。而混合现实是在现实场景上叠加虚拟的场景,用户不仅可以感知真实场景,还可以实现与虚拟环境的交互作用。增强现实(augmented reality,AR)是将计算机生成的虚拟视频、图像等叠加在真实的场景中,可以丰富真实世界信息和场景的表达。

一个完整的虚拟现实系统包括输入设备、立体显示设备、运动跟踪设备、输出设备以及计算平台(图 1-18-0-2)。

常见的输入设备有力反馈设备、数据衣、数据手套、三维鼠标和三维扫描仪等,见图 1-18-0-2。数据手套是一种穿戴在用户手上,可以检测用户手指以及手掌运动信息的设备(图 1-18-0-3)。数据手套通过将用户的手掌和手指的姿态信息(如抓取、移动、旋转等动作)转化成数字信号传递给计算平台,从而实现数据输入的功能。

立体显示设备通常指的是头戴显示器(head-mounted display,HMD),此外还有洞穴式显示设备(cave automatic virtual environment,CAVE)。HMD 比 CAVE 应用更广泛,因为 HMD 应用更灵活,所需空间更小。目前常见的 HMD 包括 Hololens(微软)、Oculus Rift(Oculus)、Google glass(谷歌)、Galaxy Gare(三星)以及 HTC Vive(HTC)等。这些 HMD 的参数对比如表 1-18-0-1 所示。

虚拟现实系统根据刺激感官和交互的程度分为 3 个沉浸式层次:非沉浸式系统、半沉浸式系统和沉浸式系

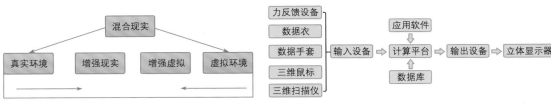

图 1-18-0-1　扩展现实几类概念之间的关系　　图 1-18-0-2　虚拟现实系统的组成

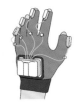

图 1-18-0-3
Manus VR 数
据手套

表 1-18-0-1　常见的头戴显示器的参数对比

设备	参数			
	分辨率	视场角/°	刷新率/Hz	显示类型
Hololens	单眼 1 080P	120	60	混合现实
Oculus Rift	单眼 1 080P	110	90	虚拟现实
Google glass	640×480	—	—	增强现实
Gear VR	1 480×1 440	101	60	虚拟现实
HTC Vive	5K	120	120	虚拟现实

统。非沉浸式系统只是在桌面显示器上再现图像;沉浸式系统由于有 HMD 等视觉设备、音频设备和触觉设备等多种感官输出设备的支持,可以将用户置于一个完整的虚拟环境中;半沉浸式系统为用户提供的模拟环境介于以上两者之间。

二、虚拟现实技术的常规应用

1. 军事　军事领域是虚拟现实应用最早和最重要的领域。虚拟现实的最新技术往往会先被应用在军事训练和航天实验中。目前虚拟现实在军事上主要用于军事训练、军备维修、新式武器模拟操作、化学危险测试、飞行员的培养、跳伞训练等场景中。

利用虚拟现实可以构建复杂的战场环境,模拟战争的策略,从而进行大规模的军事模拟演习。虚拟现实也使得战争训练和评估趋于数字化,不仅可以通过内容的创新,丰富战争的场景,提高了军事训练的安全性,也减少了财力和物力的耗费。

在军事领域,有很多技能训练充满了较大的危险性,如跳伞、飞行员的训练等,虚拟现实技能训练可以规避这些风险,使得新手士兵在虚拟环境中熟悉并掌握这些军事技能以后再进行实战训练,从而减少训练带来的危险。

虚拟现实也具有辅助信息显示的功能。虚拟现实可以将战场信息如敌人方向、数量、当前战场的情况以及我方的军事命令等制作成三维信息,通过头戴显示器显示,这样使得士兵可以实时地掌握战场信息,提高士兵的机动性。

2. 工业　虚拟现实在工业领域主要应用于产品的工业设计和工业信息化教育。

通过虚拟现实技术可以实现工业设计由传统的二维平面图设计和展示转变为三维展示,让用户更加了解产品的情况;传统的平面展示容易出现视觉错乱,而虚拟现实三维展示大大提高了工业设计的视觉清晰度。此外,在产品后期的制造、评价与测试、宣传等环节虚拟现实也可以发挥作用。

虚拟现实技术在工业信息化教育中主要应用于工人的技能训练,通过虚拟车间、装配过程、制作规划和生产培训等方面的模拟,工人可以掌握工业生产中的各项技能,相对于传统的工人训练,虚拟训练更加安全经济,也提高了培训的趣味和效率。

虚拟现实技术可以降低工业设计和生产成本,提高工业生产的效率和质量。而在未来,虚拟工厂将是虚拟现实在工业领域应用的最终目标。

3. 农业　虚拟农业指的是将农业的流程和相关的信息进行虚拟仿真,将其完全数字化,使得研究人员能够更好地模拟农业生产活动,并进行相关的科学研究。目前虚拟农业主要是运用于农业类高校的科研、生产、规划与资源配置、商品流通等方面。

虚拟现实也使得农业的各个生产环节趋于数字化,可以建立相应的农业数字化数据库。通过对相应生产劳作环节中的数据进行分析,可以针对分析结果采取相应的改善措施,从而实现农业环节的优化,大大促进了农业生产管理的效率。虚拟农业教学也解决了资源和设备短缺、时间、空间和环境限制等问题,提供了农业教学的一种新形式,也使得农业科研更加便捷和高效。目前,我国虚拟农业研究仍处于探索阶段。

4. 医学　在医疗领域,虚拟现实及其相关应用技术逐步应用于手术训练、手术导航、心理治疗、医患沟通、解剖教学和远程医疗等方面。

将虚拟现实技术与医学技能训练相结合,是随着计算机科学、传感器技术以及自动化技术发展而产生的新的研究领域,也是目前虚拟现实在医学领域中的主要应用。

建模和交互是虚拟现实技术的重点。在医疗领域,可以通过来自电子计算机断层扫描(computed tomography,CT)、磁共振成像(magnetic resonance imaging,MRI)以及口腔扫描仪的数据进行几何建模。交互方式主要通过视觉和触觉两种方式,分别通过显示设备和力反馈设备实现。通过虚拟仿真技术,可以建立一个具有高逼真性和实时性的虚拟操作环境。该系统由计算机来进行创建和计算,通过专用的设备,例如头戴显示器、力反馈手柄等,用户可以观察相应场景并和场景产生交互,同时感受到多重感官上的反馈,给予使用者接近真实的训练效果,由此来训练医生在手术过程中的手眼协调、双手协同、深度感知等,可以显著提升医生的手术水平、减少手术错误。目前常用的领域包括微创手术(胸腔镜、腹腔镜、神经内镜、耳镜等)和其他外科手术。

虚拟现实通过手术过程实景预演,让医生自由选择最佳手术方案,从而大大提高手术成功率。在医学影像诊断领域,虚拟现实可以重建 MRI/CT、数字减影血管造影 DSA 的影像检查结果,利于医生观察病区周围的组织解剖情况。手术过程中,虚拟现实重建的手术病区可以与手术导航系统结合,提高医生手术的安全性和效率。

此外虚拟现实也广泛地应用到现代医学心理治疗的各个领域,如社交焦虑症、失眠、恐惧症等的治疗。虚拟现实暴露疗法(virtual reality exposure therapy,VRET)旨在构建一个安全可控的心理治疗场景,患者暴露于导致其心理问题的环境中,可以在该环境中逐渐适应,从而治愈相应的心理问题。

虚拟现实也为医患沟通提供便利。利用虚拟现实营造的接近真实场景的视野效果,医生可以生动形象地向患者解释抽象的医学专业术语,提高医患沟通的效率。

对于眼科弱视的治疗,通过虚拟现实游戏吸引孩子注意力,减轻孩子在治疗中的心理抵制作用,也可达到良好的治疗效果。

随着 5G 技术的快速发展,远程医疗开始在我国医疗卫生保健领域发挥重要的作用。远程医疗通过医学影像资料构建虚拟手术病区,医生在远程控制相应的设备,通过 5G 网络传输相应的操作,从而实现远程手术的实施。远程医疗可以有效实现优质医疗资源的高效共享,突破时间、空间和医疗水平的根本限制,使其他医疗水平相对落后的地方(偏远山区和边疆地区等)也能同时享受到高质量的医疗,实现医疗资源的合理优化配置。

5. 教育　教育也是虚拟现实的一个重要的应用领域。虚拟现实在教育领域的应用形式主要有课堂教学、技能训练和远程直播教学。虚拟现实通过虚拟场景和虚拟三维模型的展示,帮助学生正确理解抽象的概念;虚拟现实可以有效模拟科学实验,从而激发学生的学习兴趣,加深学生对学习内容的深入理解;远程教学可以打破时间和空间的双重限制,使得偏远山区和其他教育不发达的地区可以享受到优质的教学资源;虚拟现实构建的虚拟训练场景可以使受训者在较高沉浸度的情况下进行技能训练,不仅节约了训练设备和材料,解决昂贵教学设备资源短缺的情况,减少了教学成本,还营造了一个安全可靠的训练环境。

虚拟现实在教育中的应用使得虚拟教育向数字化教育发展,使得教学管理更加便捷;虚拟现实也使得教育评价体系趋于数字化,引发一系列教学评价体系的改革,虚拟教育和传统教育在虚拟现实的联系之下,不断融合和促进。

目前虚拟现实在教学中的应用也存在一些不足。虚拟技术目前还处于发展初期,仿真度还不够,虚拟技术有待进一步升级;在教学内容方面,虚拟教育的内容还不够丰富;远程教学的应用技术还不够成熟,应用范围还不够广泛。因此,未来虚拟教育的发展应该着力解决上述问题。

6. 旅游、博物馆 虚拟现实所构建的形象逼真的场景也可应用于虚拟旅游和虚拟博物馆。通过对真实的旅游胜地和博物馆中场景的模拟,人们可以突破时间和空间的限制,足不出户便可欣赏魅力壮观的风景以及历史悠久的文物。

7. 游戏 游戏是一种特殊的在线虚拟现实系统。玩家控制游戏中的虚拟角色,通过实时的交互和信息反馈,从而控制游戏的进程。随着虚拟现实的发展,电子游戏已经从二维转变为现在的三维模型,并且衍生出沉浸度更高的专用虚拟现实游戏设备,如电子游戏室的射击、赛车等类别的游戏,还有一些围绕不同虚拟现实头戴显示器所研发的游戏等。虚拟现实技术的发展使得游戏的沉浸感和仿真度越高,游戏领域也实现了跨越。

三、虚拟现实在口腔医学领域中的应用

虚拟现实在口腔医学领域的主要应用为口腔教学模拟器(dental simulator)。口腔教学模拟器通过虚拟现实等显示技术模拟口腔软硬组织结构和诊疗环境,通过力反馈来模拟车针与牙齿之间,口腔检查器械如口镜、探针等与口腔软硬组织的相互作用力等,从而模拟出口腔临床技能训练过程。

目前已有的口腔教学模拟器种类较多,但是从训练内容、训练流程、硬件设备和针对训练内容的软件制作方面,每个设备都有各自的优点和缺点。根据其各自不同的应用学科和功能,对目前常用的口腔模拟器进行介绍。

1. 牙体牙髓学科 Dent Sim(DenX Ltd.)与 Simodont(MOOG)是牙体牙髓学科常见的口腔教学模拟器,二者都可以用于窝洞制备的训练。

Dent Sim 系统于 1997 年诞生,由一个仿真头部模型、各种训练工具、红外传感器、红外摄像机、显示器和两个计算机组成,Dent Sim 使用树脂牙进行技能训练,同时可以实时评估学生的操作。学生在树脂牙上进行操作,同时可以实时在附加屏幕上查看自己操作表现的数字化评估,因此训练过程相对于传统训练方式更加高效和标准。该设备的缺点是需要使用实物树脂牙这类一次性耗材,操作过程也不可逆。

Simodont 是目前国内外口腔医学院使用较多的口腔临床技能训练教学模拟器(图 1-18-0-4)。它对口镜和涡轮手机操作进行模拟,可以进行去腐、窝洞预备和牙体预备等操作的技能训练。Simodont 为每个个性化病例附带了该离体牙的 X 线,学生可以通过模拟的临床检查和影像学辅助检查得出诊断。

该系统虽然为三维显示,但在操作时需要带上 3D 眼镜。并且 Simodont 的训练场景大多为离体牙的训练,未能营造真实口腔操作场景。另外,由于训练时的操作视觉角度转换需要借助 3D 鼠标完成,无法进行操作体位的训练。

2. 牙周学科 牙周学科常用的两个口腔模拟器为 Periosim(Kavo)和 iDental(众绘)。

Periosim 由 3D 眼镜、计算机以及力反馈手柄构成。主要可以进行牙周探诊、牙周洁治和刮治等操作。该系统在网络上有固定网址,学生可以购买力反馈手柄以及 3D 眼镜在网络上自行训练。因此,训练可以突破时间和地点的约束;教师也可通过网络上传新的训练项目,学生可以下载保存后自行训练,十分便捷高效。该设备在影像显示和力反馈方面上的牙齿和训练工具十分具有真实性,但是牙龈的显示效果和力反馈与真实的口腔操作有一些差距。

iDental 是由北京大学口腔医学院与北京航空航天大学虚拟现实技术与系统国家重点实验室合作研发的牙周临床技能教学模拟器,如图 1-18-0-5 所示,可以进行牙周检查和治疗过程,包括牙周探查、牙结石检测和

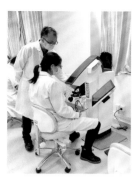 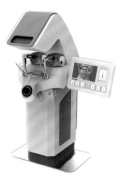

图 1-18-0-4　Simodont 口腔技能教学模拟器　　图 1-18-0-5　*i*Dental 牙周临床技能教学模拟器

去除等的技能训练。与 Periosim 不同的是 *i*Dental 仅采用了二维显示器,但是其配备了虚拟口镜的手柄,因此可以练习口镜辅助下的双手协同操作,更加贴近真实临床诊疗场景。*i*Dental 还具有口腔基础知识教学模块,学生在进行操作训练前,可进行基础知识的复习。基础知识与操作技能两部分训练相结合,会获得更好的教学效果。

3. 口腔颌面外科　Voxel-Man simulator(Voxel-Man)是一款虚拟现实外科手术模拟器。目前该设备在口腔医学方面主要是用来进行根尖手术,如根尖切除术、根尖周囊肿切除术等的技能训练。

该系统能为不同水平的训练者提供不同难度的训练模式:初级模式、高级模式和考试模式。在初级模式下,病损组织以及其周围重要的解剖结构(如下牙槽神经)等都用鲜艳的颜色标出,既能够使操作者明白相应手术区的解剖特征,也能时刻提示操作者操作的范围和幅度,避免损伤重要解剖结构。当手术器械靠近重要的解剖结构时,系统会发出危险提示音。在高级模式中,初级模式中的这些功能和提示将会被关闭。

在软件方面,该系统可以记录操作者的操作过程,在完成操作后,操作者可回放操作过程,找出其中的错误与不足以便进行相应的改进。在操作过程中,操作者可以在任何地方停下,对于操作错误的程序或步骤可以撤销并且重新开始操作,节省了大量时间。有不同难度的病例以及不同程度的教学提示,可以让不同操作经验的操作者进行选择。

4. 口腔放射学科　IDEAL System(清州大学)是一个基于物联网技术的口腔放射教学模拟器。该模拟器主要是用于口腔 X 线的拍摄教学。IDEAL 由模拟射线管、口腔放射模拟器主体、传感器、探测器以及一把椅子组成。该模拟器的教学内容包括介绍 X 线种类(根尖片、平行投照咬合片和𬌗片等)和相关理论知识。在训练过程中,学生可以选择不同的牙位通过调整射线管的角度进行牙片拍摄训练。在拍摄结束后,学生提交自己的拍摄结果给系统,之后会得到系统的结果评估反馈。该系统使得学生在学习牙片拍摄的同时,避免使用具有辐射效果的设备,也降低了患者和学生接受多余辐射的风险,安全性高且经济实用。

5. 口腔修复学科　艾知星(迪凯尔)是由南京医科大学与苏州迪凯尔公司合作研发的口腔临床技能训练及实时评估系统,主要由虚拟现实网络学习平台(virtual learning network platform,VLNP)和实时口腔训练评估系统(real-time dental training and evaluation system,RDTES)两部分构成。

进行操作训练之前,学生可通过网络学习平台学习口腔修复的基础知识,包括熟悉操作标准、观看标准化操作视频和进行虚拟交互操作步骤。之后,学生可以在设备上通过仿真头部模型系统进行练习,系统通过屏幕显示实时评估学生的操作情况。该系统中的牙齿包括三个状态:备牙前的起始状态、预备后的状态和牙体预备后的标准状态。学生可以在计算机屏幕上直观地将自己的备牙过程和结果与预先设定的评估标准进行比较,实时进行预备体的修整,从而预备出更加符合标准的预备体。

除了艾知星之外,Simodont 也可用于全冠的牙体预备训练。

此外,北京大学口腔医学院与北京航空航天大学虚拟现实与系统国家重点实验室合作研发的 Unidental(众绘)混合现实口腔修复牙体预备教学模拟器也是用于口腔修复临床前期技能教学的设备。该设备主要可以应用于全冠牙体预备、贴面牙体预备以及桩核冠牙体预备等固定修复技能的训练。

Unidental 混合现实口腔修复牙体预备模拟器包括:基于仿真头部模型构造的仿真训练平台,作为用户操作过程中的手指支撑和空间参考;基于力反馈设备的口腔操作训练系统,通过力反馈设备输出的力模拟口腔治疗过程中的多种力觉感受;基于患者的 CBCT 扫描数据和真彩扫描数据建模得到虚拟口腔模型;基于测量得到的口腔技能训练工具尺寸建模得到虚拟工具模型,构建虚拟口腔训练环境,实现多种口腔病例的模拟;对虚拟口腔模型和虚拟工具模型进行空间匹配,使得虚拟口腔环境和仿真训练平台的空间相匹配;基于混合现实眼镜的观察系统,可以实现虚拟环境、训练平台和用户操作手等虚实环境协调显示,增强沉浸感;力反馈设备的空间姿态、混合现实眼镜的方位、匹配后的虚拟口腔和工具;模型等数据传入口腔手术仿真算法,计算得到输出力信息、视觉网格信息后再分别传向力反馈设备和混合显示眼镜进行输出,实现闭环;基于网格化简算法对口腔手术仿真算法传出的视觉信息进行简化,实现大于 60Hz 的视觉线程刷新频率;基于力觉-视觉空间校准算法对计算机的输出力进行方向校准,使得用户感受到的输出力方向和观察方向一致,然后传递给力反馈设备进行输出。

Unidental 率先在口腔模拟器中应用混合现实技术,极大地提高口腔模拟器使用的沉浸感,探索口腔模拟器新技术发展方向。将虚拟的牙齿和仿真头部模型进行结合,学生可以直接用手感受到仿真头部模型的存在,通过力反馈设备与虚拟牙体进行交互,极大地提高了牙体预备体验的真实感,实现牙体预备技能训练从实物训练到虚拟仿真的转变。

6. 口腔种植学科　VirTeaSy simulator(VirTeaSy Dental)为口腔种植教学模拟器,主要分为两部分:VirTeaSy Scan Implant 和 VirTeaSy Implant pro。VirTeaSy Scan Implant 主要用来进行种植方案设计。通过 CT 扫描获得患者种植区的相关信息,然后学生以此为依据来设计种植计划,选择种植体的特征(形状、直径、长度)和种植位点(位置、角度、种植深度等)。计划制订完毕后可与设备数据库中存储的专家设计计划做对比,从而找出自己设计方案的不足之处。此外,该设备的病例数据库有不同难度的病例可供选择,因此可以适合不同操作水平的人练习。

VirTeaSy Implant pro 是种植手术技能训练系统。通过 VirTeaSy Scan Implant 设计的种植计划可以在 VirTeaSy Implant pro 中呈现,学生可以进行种植技能训练。VirTeaSy Implant pro 中附加有一个辅助系统,可以对种植体的位置、角度、种植深度和骨过热等信息进行提醒。此外,VirTeaSy simulator 具有一个额外的显示器,老师可以通过该屏幕和学生进行实时互动,在必要时可以通过该屏幕对学生提供相应的帮助。VirTeaSy Implant pro 还可以进行骨密度感知的训练,学生可通过力反馈感知不同的骨密度,从而真实感知 VirTeaSy Scan Implant 中的骨密度测量是否与实际相符。VirTeaSy Scan Implant 和 VirTeaSy Implant pro 相辅相成,形成一个高效的学习循环,使得训练效果更佳。

目前,已经有许多研究对口腔教学模拟器在牙体牙髓病学、牙周病学、口腔颌面外科学、口腔放射学、口腔修复学、口腔种植学和口腔正畸学等方面的效度进行了评价,口腔模拟器在口腔教育中的具体应用情况如表 1-18-0-2 所示。

许多研究人员对口腔教学模拟器在技能训练中的作用持肯定态度。Al-Saud L M 等的研究表明,当学生在有经验的教师的指导下进行技能训练时,他们可以以更快的速度习得相关的口腔技能,而且使用口腔模拟器进行技能训练有助于学生保持他们所学的技能,使其不会被快速遗忘。Plessas A 等的研究表明,与传统的训练方法相比,口腔模拟器创造了一个多样化的学习环境,学生可以更好地理解所学习的内容。Suebnukarn S 等评估了口腔模拟器在窝洞制备技能训练中的效度,并得出结论,虚拟现实力反馈口腔模拟器在减少操作错误方面等

表 1-18-0-2 口腔模拟器在口腔教学中的具体应用

口腔医学领域	训练内容
牙体牙髓病学	龋病的探诊 去腐 光固化 窝洞预备
牙周病学	牙周探诊 传统手动方式的牙周洁治和刮治 超声洁治和刮治
口腔颌面外科学	口腔麻醉训练 颌面触诊 牙拔除术 正颌外科 口腔外科手术
口腔颌面医学影像学	口内 X 线的拍摄
口腔种植学	种植计划的设计 种植窝洞预备技能
口腔正畸学	正畸基础技能和治疗计划

效于传统的口腔仿真头部模型训练。也有研究称,口腔模拟器可以增强学生的信心,改善学生对患者的态度,以及提高学生对紧急医疗情况的判断和解决的能力。一些研究关注学生对口腔模拟器的接受程度,发现大多数学生愿意使用口腔模拟器进行技能训练,并且口腔模拟器可以提高他们的学习热情。因此,口腔模拟器有可能成为传统技能训练的替代方法。

然而,目前口腔模拟器仍存在一些不可忽视的缺点,这些缺点可能直接影响口腔模拟器的教学效果。并且,一些口腔模拟器的效度还没有得到验证。因此,目前的口腔模拟器还不能完全取代传统的技能训练方法。但是,口腔模拟器所提供的自动化的结果评估和指导反馈被认为是对传统技能训练方法的有效补充。一些研究认为,将传统技能训练方法和口腔教学模拟器结合是目前技能训练的最佳方法。

综上所述,尽管目前口腔模拟器在某些学科的技能训练中还不能与传统的训练方式相媲美,但与传统方式相比,口腔模拟器还是具有一定的优势,其部分效果也得到了验证。在今后的研究中如果可以攻克口腔模拟器的上述缺点,完善其功能,那么口腔模拟器一定会在口腔临床技能训练中发挥更大的作用。

在口腔医学中,除了口腔模拟器之外,虚拟现实还应用于口腔手术的术前设计、手术导航和牙科心理干预治疗等方面。

使用虚拟现实技术重建口腔颌面外科手术的病区,通过显示病区的解剖情况和重要的解剖结构,不仅可以帮助口腔医生在手术前进行严密的手术设计,也可以作为手术导航为医生在手术过程中的操作提供位置参考,以免手术过程中损伤重要的解剖结构。

在口腔治疗过程中,一些患者会因为治疗的恐惧而害怕治疗甚至拒绝治疗,这种症状被称为牙科焦虑症(dental anxiety,DA)。DA 患者因为恐惧治疗会延误口腔治疗的最佳时机,从而导致糟糕的口腔健康状况。而对于儿童口腔治疗,治疗的效果往往取决于儿童的配合程度。DA 在成年人和儿童年龄段都很常见。虚拟现实心理干预治疗可以缓解患者在口腔治疗中的焦虑症状,减缓患者对抗治疗的心理,从而可以促进口腔治疗顺利进行。

四、虚拟现实在口腔医学应用中的不足和展望

1. 虚拟现实的发展现状和存在的问题　虚拟现实技术的发展与其相关的硬件设备和相关技术的发展息息相关。2012年,Google发布了Google glass;2014年,Facebook公司收购了Oculus;随后的2016年,微软、HTC、三星等公司相继推出了虚拟现实相关的硬件产品。2016年也被称为虚拟现实元年。2016年以后,虚拟现实处于爆发阶段。但是在近几年虚拟现实的发展过程中,也存在一些不可忽视的问题。

(1) 硬件设备(HMD)技术发展较慢,限制了虚拟现实整体发展:硬件设备是虚拟现实最重要的一部分,其中虚拟现实的显示设备是硬件设备中发展最慢的一部分。当前,头戴显示器因其体积小,使用便捷,大部分虚拟现实的显示设备主要为头戴显示器,因此虚拟现实的发展很大情况受到了HMD发展的制约。

(2) 内容资源相对封闭:虚拟现实的发展是以内容为导向的。目前虚拟现实的很多资源都是各个硬件设备自己的平台专用,而且每个设备都只能使用自己平台的应用,内容资源相对封闭。因此,虽然目前虚拟现实总体的资源看似丰富,但都分散在不同的平台,整体的使用效率也不够高。

(3) 发展初期,技术和建设缺少标准指标:目前虚拟现实的发展主要依靠产品带动,各个产品来自不同的公司。因此,目前的虚拟现实领域,无论是技术标准层面,还是建设标准层面,均无统一的国际标准,这也是虚拟现实领域近些年发展缓慢的重要原因。

(4) 虚拟现实本身的缺点:3D眩晕是目前虚拟现实使用的一个常见的副作用。目前,由于虚拟现实显示设备刷新率低、视频传输速度慢,人眼的成像点和虚拟图像成像的焦点无法完全重合,因此便会产生眩晕。此外,虚拟现实的内容场景较大,视频内存空间占用率大,运行卡顿也是其目前的一个缺点。

2. 虚拟现实技术未来的发展方向

(1) 与各个学科进行更加深入的结合:虚拟现实是以内容为导向的技术,因此,未来虚拟现实的发展也必须从丰富其应用内容入手。在虚拟现实的应用中,应该深入研究各个学科的特点及其目前的痛点,以解决问题入手,这样才能使得虚拟现实的优点得到更大的发挥。如在教学领域,以形象化的教学为导向,设计出更加丰富的教学形式和内容;在医学或口腔医学领域,应不断探索可以使用虚拟现实替代的应用和技能训练方式。

(2) 构建虚拟现实统一的建设、技术标准和共享资源库:任何技术的发展都需要统一的建设和技术标准。在这样的情况下,所有相关领域的研究人员可以在统一的平台下进行创新,并且开发成果也可以和整个平台共享。这样既能加速该领域的发展,也能降低开发成本。虚拟现实共享资源库既可以满足各类用户的需求,也可以便捷资源开发者发现目前所缺资源并进行研发,从而使得资源库变得更加丰富和全面。

(3) 硬件设备的开发:目前,虚拟现实技术发展最滞后的是虚拟现实的头戴显示器。由于目前头戴显示器的分辨率不高,视场角不广,因此,在很多领域的应用过程中,虚拟现实的应用没有充分发挥。因此,在今后的研究中,也应关注虚拟现实硬件设备的开发,使其能够符合在各个领域应用的硬件要求。

(4) 与5G的结合:5G技术目前已经发展成熟。在虚拟现实技术中,为了产生精确的计算结果,计算常常在服务器端进行。使用5G技术将极大地提升高分辨率视频数据从服务器主机到显示设备的传输速率,从而减少响应延迟,使用者在视觉和触觉上将获得可信度更高的反馈,使用感受也更加舒适。

3. 与口腔医学结合的发展潜能　上述虚拟现实技术的不足和未来应用发展,同样适用于其在口腔医学中的应用。但随着技术瓶颈的突破,虚拟现实技术在口腔医学中的应用具有美好和广泛的前景。未来几年,虚拟现实及其相关技术与口腔医学的结合会更加广泛,主要在于提高虚拟现实在口腔医学领域应用的仿真度。

增强现实和混合现实技术开始成为热门研究领域,而其在口腔领域也同样适用。增强现实和混合现实相对于虚拟现实有很大的优势,可以将虚拟场景和现实世界相结合,构造出更加真实的口腔临床技能训练场景或者手术导航场景,提高相关场景的沉浸度。

未来在口腔医学领域虚拟模型的三维建模阶段,可以使用深度学习方法获取牙齿的力反馈属性。通过对

不同损坏程度、不同部位的牙齿建立不同的深度学习模型,使得操作工具在接触正常牙齿、龋坏牙齿、牙釉质、牙本质、牙龈等不同区域都有不同的力反馈,从而提高虚拟场景力反馈的仿真度。

综上所述,我国虚拟现实的发展还处于初步阶段,在很多关键技术领域都处于相对落后的位置。在今后的发展中,我们应该着力突破关键的技术难关,制造出更好的光学头戴显示器,研究出更便捷的交互方式、更精准的三维注册方法和更实用的虚拟现实应用软件,从而让虚拟现实技术造福口腔医学的发展。

参考文献

1. STEUER J. Defining virtual reality:dimensions determining telepresence. Journal of Communication,1992,42(4):73-93.
2. 陈凯泉,吴志超,刘宏,等.扩展现实(XR)支撑沉浸式学习的技术路径与应用模式——沉浸式学习研究网络国际会议(iLRN 2020)探析.远程教育杂志,2020,38(5):3-13.
3. 朱淼良,姚远,蒋云良.增强现实综述.中国图象图形学报,2004,9(7):767-774.
4. 庞国锋.虚拟现实的 10 堂课.北京:电子工业出版社,2017.
5. ROLLAND J,HUA H.Head-mounted display systems.Encyclopedia of Optical Engineering,2005. https://www.semanticscholar.org/paper/Head-Mounted-Display-Systems-Rolland-Hua/dc155b2850364f8c7dc5ff2994166d8a0e84673b?p2df.
6. CRUZ-NEIRA C,SANDIN D J,DEFANTI TA.Surround-screen projection-based virtual reality:the design and implementation of the CAVE:Conference on Computer Graphics &Interactive.Techniques. SIGGRAPH '93,1993,135-142.
7. 王寒.虚拟现实:引领未来的人机交互革命.北京:机械工业出版社,2016.
8. 刘敏,赵时,于向阳.虚拟现实技术在军事装备应用及实现问题探索.仪器仪表用户,2020,27(11):102-105.
9. 杨青,钟书华.国外"虚拟现实技术发展及演化趋势"研究综述.自然辩证法通讯,2021,43(3):97-106.
10. 潘铀良.虚拟现实技术在工业设计中的应用策略.时代汽车,2021(7):14-15.
11. 栾义波.虚拟现实在工业信息化教育中的创新应用与研究.电子元器件与信息技术,2019,3(8):123-124.
12. 张文达,杜建伟.我国虚拟农业研究应用简析.农技服务,2021,38(2):63-65.
13. GURUSAMY K S,AGGARWAL R,PALANIVELU L,et al. Virtual reality training for surgical trainees in laparoscopic surgery. Cochrane Database Syst Rev,2009,21(1):CD006575.
14. HALUCK R S,WEBSTER R W,SNYDER A J,et al. A virtual reality surgical trainer for navigation in laparoscopic surgery. Studies in Health Technology & Informatics,2001,81:171-176.
15. 段姗姗,王静,范崇菲.虚拟现实心理治疗的应用进展.长春师范大学学报(自然科学版),2020,39(1):176-181.
16. 岳梅,张叶江.虚拟现实在医学教学中的应用场景研究.中国中医药现代远程教育,2020,18(17):48-50.
17. 李娅宁.基于混合现实和力反馈技术的口腔修复牙体预备训练系统的研发和初步应用.北京:北京大学,2021.
18. AL-SAUD L M,MUSHTAQ F,ALLSOP M J,et al. Feedback and motor skill acquisition using a haptic dental simulator. European Journal of Dental Education,2017,21(4):240-247.
19. PLESSAS A.Computerized virtual reality simulation in preclinical dentistry:Can a computerized simulator replace the conventional phantom heads and human instruction?. Simul Healthc,2017,12(5):332-338.
20. SUEBNUKARN S,HATAIDECHADUSADEE R,SUWANNASRI N,et al. Access cavity preparation training using haptic virtual reality and microcomputed tomography tooth models.International Endodontic Journal,2011,44(11):983-989.
21. VINCENT M,JOSEPH D,AMORY C,et al. Contribution of Haptic Simulation to Analogic Training Environment in Restorative Dentistry.J Dent Educ,2020,84(3):367-376.

病例精选

第一章

数字化牙髓治疗和牙体保存修复

病例 1：从 CBCT 到 CAD/CAM
——数字化技术辅助根管治疗与冠部修复

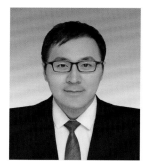

作者：北京大学口腔医院　张路主治医师
病例开始时间：2018 年 12 月 4 日
病例完成时间：2019 年 4 月 24 日

一、患者基本情况

性别：男。

年龄：34 岁。

二、主诉

右侧下颌后牙自发痛、咬合痛 1 年余。

三、简单病史

2 年前，患者右侧下颌后牙因龋坏、疼痛于外院完成根管治疗及牙冠修复；1 年前，开始出现自发痛、咬合痛等不适；4 个月前，曾于外院就诊，初步诊断为"慢性根尖周炎"，未行治疗；2 个月前，再次于外院就诊，拍摄 CBCT，诊断为"慢性根尖周炎"，完成牙冠修复体的拆除，建议行根管再治疗。

既往史：无特殊，否认全身系统性疾病及传染病，否认过敏史。

四、检查

45 预备体,大面积牙色充填体、纤维桩,充填体周围继发龋坏,叩痛(+),不松动,龈缘及根尖区未见明显异常,未探及深牙周袋。45 根尖片(4 个月前)示冠部牙冠高密度影像,根管内可见中上段粗大纤维桩影像,根尖区根管及根充物模糊影像,根尖周可见低密度影像(图 2-1-1-1)。CBCT 示冠部及根管中上段牙冠及纤维桩高密度影像,根管下段分为颊、舌两根管,其中颊侧根管内可见稀疏根充物影像,舌侧根管内未见根充物影像,根尖周可见低密度影像(图 2-1-1-2)。CBCT 3D 重建影像可见遗漏根管(图 2-1-1-3)。

46 𬌗面和颊侧牙色充填体,边缘继发龋坏,近中呈墨浸状改变,其余未见异常,冷测反应正常。根尖片未见明显充填体影像及充填体周围继发龋坏低密度影像,根管内未见根充物,根尖周未见异常。

余牙未见明显龋坏,患者口腔卫生状况良好,未见明显龈上牙石,咬合正常。

口外检查未见异常。

五、诊断

1. 45 慢性根尖周炎(根管治疗及桩核冠修复后)。
2. 46 继发深龋。

六、设计思考

1. 纤维桩的取出。
2. 根尖区根管的探查、清理成形。
3. 根尖区根管的充填。
4. 牙体缺损的冠部修复。

七、治疗计划

1. 45 根管再治疗 + 桩核冠修复。
2. 46 复合树脂粘接修复。

八、治疗步骤

1. 在橡皮障及显微镜下,去除旧充填体;在 CBCT 引导下,使用超声 ET40/ET25 去除根管中上段的纤维桩。
2. 使用镍钛器械去除根充物,并探及颊根;使用超声 ET25 去除根管中部牙本质遮挡(图 2-1-1-4),并探及舌根;使用镍钛器械进行根管预备,超声锉进行根管荡洗,擦干;封氢氧化钙糊剂,暂封。
3. 患者再次就诊时,自发痛、咬合痛消失,叩痛消失。在橡皮障下,完成热牙胶根管充填,GIC 暂封。X 线根尖片示双根恰填(图 2-1-1-5)。
4. 3 个月复查,患者无明显不适。X 线根尖片示根管充填恰填,根尖周低密度影像消失(图 2-1-1-6)。
5. 开始进行桩核冠修复,桩核冠预备术前如图 2-1-1-7 所示。
6. 去除旧充填体,完成 45 纤维桩 + 树脂核修复及牙体预备(图 2-1-1-8);完成 46 复合树脂粘接修复。
7. 完成 CAD/CAM 数字化光学扫描,进行咬合拼对,设置模型中心轴,绘制边缘,使用生物再造功能完成修复体的设计,调整咬合、邻接触,调整修复体在虚拟瓷块中的研磨位置,修复体切削完成(图 2-1-1-9~图 2-1-1-15)。
8. 试戴调𬌗完成后,进行染色、上釉、烧结(图 2-1-1-16)。
9. 氢氟酸酸蚀硅烷化后,使用树脂水门汀粘接(图 2-1-1-17)。

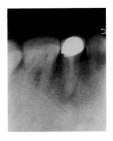
图 2-1-1-1 45 根尖片（4 个月前）

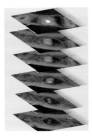
图 2-1-1-2 根尖 1/3 CBCT 断层图像（2 个月前）

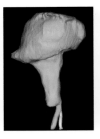
图 2-1-1-3 CBCT 3D 重建 红色示牙冠纤维桩及根充物，白色示遗漏根管。

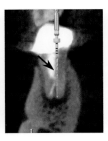
图 2-1-1-4 在 CBCT 图像上模拟锉针进入根管的位置（黑色箭头示）

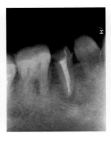
图 2-1-1-5 即刻根管充填

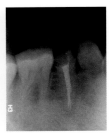
图 2-1-1-6 3 个月复查，根尖周低密度影像消失

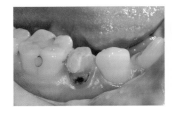
图 2-1-1-7 桩核冠预备前口内像

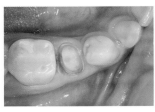
图 2-1-1-8 纤维桩 + 树脂核，完成牙体预备

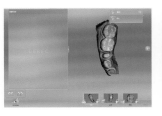
图 2-1-1-9 采集光学模型

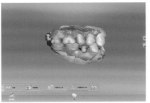
图 2-1-1-10 完成数字化咬合拼对

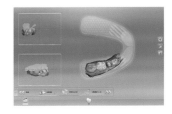
图 2-1-1-11 设置模型中心轴

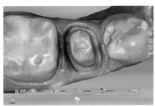
图 2-1-1-12 绘制模型边缘

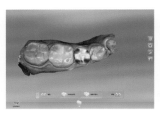
图 2-1-1-13 完成修复体的数字化设计

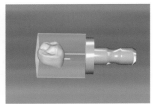
图 2-1-1-14 虚拟瓷块中预览修复体

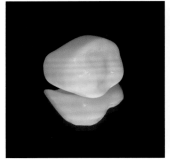
图 2-1-1-15 修复体切削完成

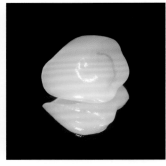
图 2-1-1-16 修复体染色、上釉、烧结

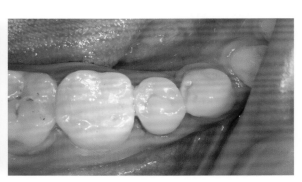
图 2-1-1-17 修复体粘接完成

九、治疗效果

经过 4 个月的时间,在数字化技术的辅助下,完成了根管再治疗及桩核冠修复,患者临床症状完全消失,无其他不适,恢复正常咬合功能。

十、小结

本病例中,通过使用数字化 CBCT 技术,首先明确了患牙的病因为根管治疗遗漏根管导致根尖周炎;然后进一步确定了纤维桩的深度与方向,以及根管分叉位置及走行,这对于病例的治疗起到了关键性作用。CBCT 技术能够在三维方向和位置上提供充足的指导,辅助完成复杂的根管治疗。但是我们也看到,在牙冠、纤维桩、根充物等高密度充填体的影响下,CBCT 图像有明显的伪影,这在一定程度上降低了图像质量;并且受 CBCT 本身辐射量的限制,图像分辨率较低,图像显示清晰度稍差。

在治疗过程中,我们使用了显微镜、显微成像技术。该类技术对于疑难复杂根管治疗、根管再治疗,同样是不可或缺的条件。在根管充填完成后的检查及 3 个月复查时,我们均选用了数字 X 线根尖片进行治疗效果的检查,同样获得了可靠的图像,为继续进行下一步治疗提供了充足的证据。此时如果选择 CBCT 检查,虽然有机会更好地在三维结构上评估充填质量、根尖周病变恢复情况,但是对患者的辐射剂量相对较大。在非必要的情况下,短期内不建议多次拍摄 CBCT。

在最终的冠部修复过程中,我们选用了数字化技术椅旁 CAD/CAM 技术完成最终冠部修复。椅旁 CAD/CAM 技术联合纤维桩,高效、快速、一次就诊即可完成桩核冠的修复,大大减少了患者的就诊次数,提高了治疗效率。同时,CAD 进行牙冠设计、咬合邻面接触区调整等,可以对患者后期试戴、修复体就位等提供非常好的治疗体验。

点评

该病例采用了数字化技术辅助患牙的根管再治疗和冠部修复。在疾病的诊断中,CBCT 相对于传统的 X 线检查,为医生的诊断和治疗方案的确定提供了重要参考。CBCT 除了能较好地显示根尖周的明显低密度影像外,还能较为清晰地协助医师发现舌侧的遗漏根管,为明确诊断患牙、选择根管再治疗的治疗方案提供了依据,也为再治疗过程中准确探查遗漏的舌侧根管提供了一定的指导。目前也有关于患牙拍摄 CBCT 后进行三维重建,利用相关软件或采用导板技术协助疑难根管的探查和疏通的报道。

在治疗难点的分析中,作者提到了纤维桩的取出是其中的难点之一。由于在取出纤维桩的过程中,可能出现患牙折裂、根管穿孔等并发症,因此在该病例的治疗方案中,也可考虑将显微根尖外科手术作为治疗方案之一。

同时,在该病例治疗难点的分析中,牙体缺损的冠部修复并非突出的难点。使用 CAD/CAM 技术进行牙冠修复,相对于传统的全冠修复诊疗流程具有一定的优势,例如减少患者就诊时间、提高数字化印模精度等。在患牙的治疗过程中,医生使用了显微镜配合数字化技术,也进一步提高了诊疗的效果。

四川大学华西口腔医院　程磊

病例 2：动态导航辅助下前牙微创根尖手术

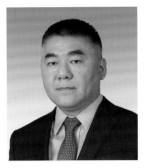

作者：广州医科大学附属口腔医院　杨雪超
合作者：广州医科大学附属口腔医院　赵虹灵

病例开始时间：2020 年 5 月 6 日
病例结束时间：2021 年 7 月 22 日

一、患者基本情况

性别：女。

年龄：18 岁。

二、主诉

下颌前牙咬物不适 2 个月。

三、简单病史

自述 1 年前因慢性根尖周炎于外院行下颌前牙根管治疗，半年前正畸检查 X 线片示下颌前牙根尖周炎，近 2 个月下颌前牙有咬物不适感。无冷、热刺激痛，无夜间痛。

患者平素体健；否认系统性病史及过敏史。

四、检查

1. 临床检查　口内检查示 31、41 舌侧可见树脂充填物，充填物边缘密合，无继发龋，探诊质地硬，无探痛，叩痛（+），无松动。32、42 牙髓电活力测验正常（图 2-1-2-1）。

2. 影像学检查　根尖片示 31、41 根管内可见阻射影像，31 根充物欠填，距根尖 2mm，41 根充物超填。31、41 根尖周可见大面积低密度影像（图 2-1-2-2）。

五、诊断

31、41 慢性根尖周炎（根管治疗后）。

六、设计思考

1. 考虑到患者根尖周病变范围较大，累及 31、41 根尖，治疗完成 1 年后未见愈合趋势，可能为根尖区解剖情况复杂或存在顽固性细菌生物膜，造成感染源难以清除；与患者解释病情、治疗方案及风险后，决定行 31、41

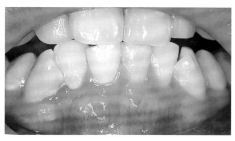
图 2-1-2-1 术前口内像

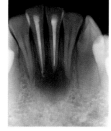
图 2-1-2-2 术前根
尖片

根尖手术治疗。

2. 动态导航辅助下的根尖手术是一种新型数字化根尖微创手术方法,首先采集 CBCT 数据,进行术前规划设计;其次动态导航仪追踪定位患者口内情况,并进行手术器械的注册与匹配;最后在动态导航辅助下完成根尖手术,可以帮助手术获得更加精确、微创的效果。

3. 选用动态导航辅助的方法,可精准定位根尖周病变区域,精准切除患牙根尖 3mm。术中采用内径为 4mm 的环钻去骨截根,在术前规划中设置直径为 4mm 的虚拟定位体,将定位体与患牙牙根长轴垂直放置在根尖 3mm 的位置,同时下方保留 1mm 的空隙,便于术中搔刮肉芽组织。为实现术中实时追踪定位、开窗去骨、根尖切除、根管倒预备等不同的操作步骤,提供了更灵活、更精准、可改变的引导方向。

七、治疗计划

31、41 动态导航辅助下微创根尖手术。

八、术前数字化设计

1. 制作个性化压膜定位器　取模并定制个性化压膜定位器,借助定位器固定安放钢珠,以钢珠为标准点,在术前进行虚拟空间配准,并在术中对术区实时定位(图 2-1-2-3)。

2. 佩戴定位器,并进行标准点的锥形束 CT(cone beam computed tomography,CBCT)数据采集(图 2-1-2-4)。

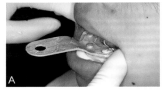
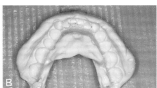
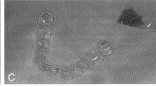
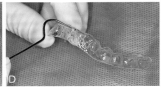

图 2-1-2-3 制作个性化压膜定位器
A. 取模;B. 制作模型;C. 制作定位器;D. 安放钢珠。

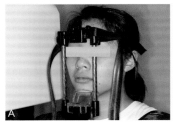
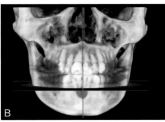
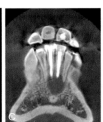
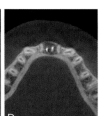
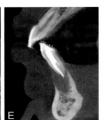

图 2-1-2-4 佩戴定位器,并进行标准点的 CBCT 数据采集
A. 患者拍摄 CBCT;B. CBCT 下全颅骨影像;C. 冠状面;D. 轴面;E. 矢状面。

3. 将患者 CT 数据导入动态导航仪中，进行术前规划与设计。首先建立全景曲线，然后在 CBCT 中规划根尖手术区域，设计手术入路，设计根尖切除的位置、方向，精准切除根尖 3mm（图 2-1-2-5～图 2-1-2-7）。

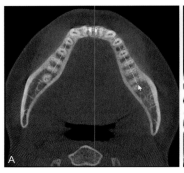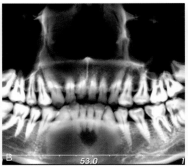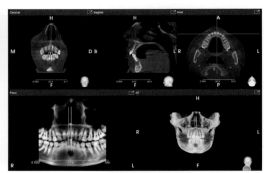

图 2-1-2-5 通过 CBCT 数据建立全景曲线
A. 绘制全景曲线；B. 全景影像。

图 2-1-2-6 规划根尖手术区域

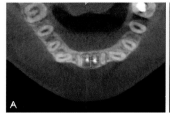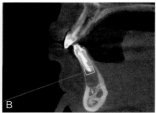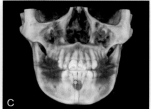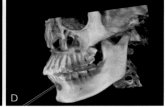

图 2-1-2-7 多角度精准定位根尖
A. 轴面；B. 矢状面；C. 3D 建模正面；D. 3D 建模侧面。

九、治疗步骤

1. 结合术前规划数据，将动态导航仪与患者口内解剖结构进行实时匹配校准。首先在动态导航系统中选取 42—32 牙面相对应的 6 个标准点，从不同维度进行空间配准；再在低速手机末端安装追踪定位装置，并进行匹配与注册，将定位杆固定在口内同颌非患侧；追踪定位系统发射红外线，在动态导航仪上完成 CBCT 数据与口内数据的匹配（图 2-1-2-8～图 2-1-2-11）。

2. 31、41 常规消毒铺巾，4% 阿替卡因局部浸润麻醉，动态导航仪术前空间匹配，定位患牙根尖区域。根管显微镜下，沿 31、41 牙根长轴自根尖向冠方行纵行垂直切口，翻黏骨膜瓣（图 2-1-2-12～图 2-1-2-15）。

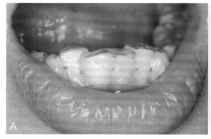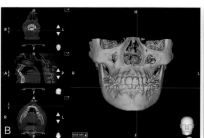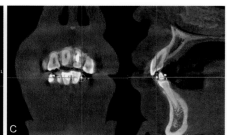

图 2-1-2-8 导航仪对定位器上的标准点进行识别配准
A. 患者佩戴个性化压膜定位器；B. 在动态导航系统中选取标准点；C. 分别从冠状面、矢状面识别配准点。

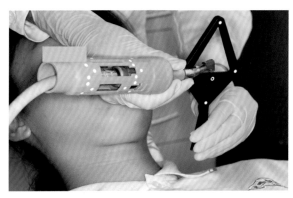

图 2-1-2-9　低速手机末端安装追踪定位装置并进行匹配与注册

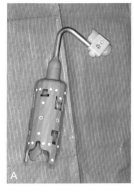

图 2-1-2-10　口内固定
A. 定位杆；B. 定位杆在口内固定。

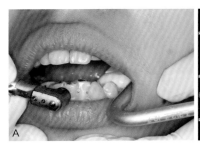

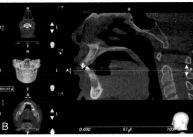

图 2-1-2-11　定位系统通过在口内发射红外线，实时与 CBCT 数据匹配，完成导航前数据校准
A. 定位系统发射红外线；B. CBCT 数据与口内数据进行匹配。

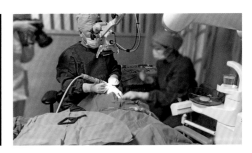

图 2-1-2-12　术前准备完成，开始手术

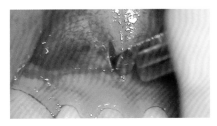

图 2-1-2-13　手术刀做垂直切口

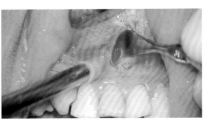

图 2-1-2-14　翻黏骨膜瓣

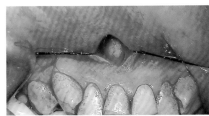

图 2-1-2-15　缝线牵拉切口两侧黏膜，暴露术区

3. 动态导航引导下环钻去骨、开窗，去除 31、41 根尖区皮质骨，切除 31、41 根尖 3mm。暴露根尖周病损区，彻底搔刮肉芽组织，见根尖断面平整，亚甲蓝染色未见根裂及其他异常（图 2-1-2-16~图 2-1-2-20）。

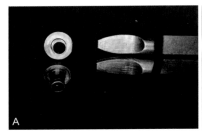

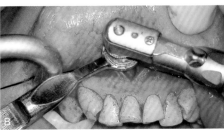

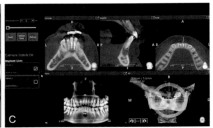

图 2-1-2-16　结合动态导航实时定位切除根尖
A. 软组织环状保护器；B. 术中实时照片；C. 实时数字化成像。

4. 超声根管倒预备根尖3mm，iRoot BP 根管倒充填封闭根尖（图2-1-2-21~图2-1-2-24）。

5. 取患者静脉血30mL离心制备浓缩生长因子（concentrate growth factors，CGF），压缩成膜，填入骨腔，覆于创面，龈瓣复位，5-0 缝线对位缝合，关闭创口（图2-1-2-25~图2-1-2-27）。

十、治疗效果

术后1周拆线，可见创口软组织愈合良好；术后3个月复查，可见软组织完全愈合，黏膜表面存在少量瘢痕；术后1年复查，口内创口区黏膜表面瘢痕减少。术后影像学检查发现，与术后即刻根尖片相比，术后3个月根尖片示根尖周低密度影像明显缩小，根尖周炎有愈合趋势；术后1年根尖片示根尖周低密度影像几乎全部消失（图2-1-2-28~图2-1-2-31）。

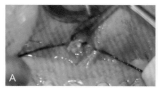
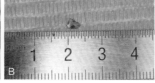
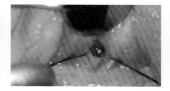
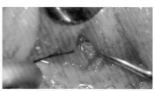

图2-1-2-17 切除根尖 3mm
A. 切除根尖；B. 测量。

图2-1-2-18 切除根尖 3mm 后根尖断面

图2-1-2-19 搔刮肉芽组织

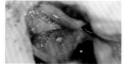
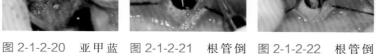
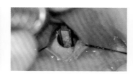
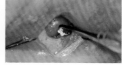
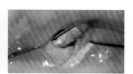

图2-1-2-20 亚甲蓝染色检查无根裂

图2-1-2-21 根管倒预备

图2-1-2-22 根管倒预备完成

图2-1-2-23 根管倒充填

图2-1-2-24 根管倒充填完成

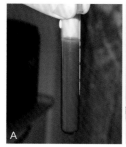
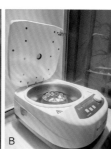
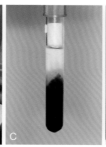
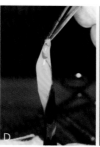
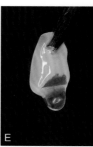
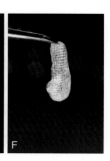

图2-1-2-25 CGF 制作流程
A. 静脉采集全血；B. 变速离心机；C. 离心后全血分层；D~E. 取出中间层 CGF；F. 压缩成膜。

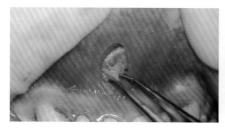
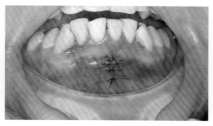
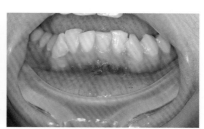

图2-1-2-26 将 CGF 膜填塞于创口内

图2-1-2-27 严密缝合关闭创口

图2-1-2-28 术后 1 周拆线口内像

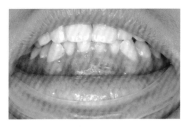 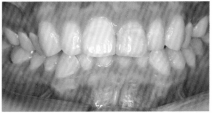 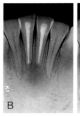 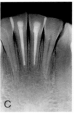

图 2-1-2-29　术后 3 个月口内像　　图 2-1-2-30　术后 1 年口内像　　图 2-1-2-31　术后根尖片
A. 术后即刻根尖片;B. 术后 3 个月复查根
尖片;C. 术后 1 年复查根尖片。

十一、小结

1. 本病例采用动态导航辅助的手术方式,术前制作个性化压膜定位器,借助定位器固定安放钢珠,以钢珠为标准点,在动态导航仪中实现了 CBCT 数据及患者口内情况的空间配准。该方式不仅可以精确定位患牙病损区域,对术区进行数字化与可视化的虚拟空间配准,还便于摘戴,利于术前检查与调整。动态导航辅助下所设计的手术方案,为进一步的术中定位和精准切除奠定良好的基础。

2. 在动态导航仪中完成注册与匹配后,在根尖手术中便可以利用追踪定位系统发射红外线,进行手术器械的虚拟空间配准,在手术过程中实现对术区的精确定位,简单、高效、精准地切除患牙根尖 3mm,最大程度减少了对骨组织和软组织的损伤,提高了根尖手术的精准性、微创性及安全性,降低了技术敏感度。

3. 与静态导板相比,动态导航辅助下的微创根尖手术一方面实现了术中实时定位,无须导板的额外空间,解决了后牙区及开口受限的患者的治疗难题。另一方面,静态导板只能提供单一的手术入路,而动态导航可在术中实时追踪定位,在开窗去骨、根尖切除、根管倒预备与倒充填的过程中,均可提供不同的引导方向,便于术中及时发现问题并进行纠正,实现了良好的手术治疗效果,提高了患者的舒适度和满意度。

点评

　　该病例采用数字化动态导航技术辅助完成了一例前牙根尖外科手术。以数字化导板为代表的静态导航技术和动态导航技术,目前在种植领域应用较为成熟,近年来也逐渐应用于牙髓根尖周病的治疗中。动态导航技术相对于静态导航技术具有一定的优势,但是对设备和技术的要求更高。目前已有文献报道,牙髓专科医生采用动态导航技术辅助钙化根管的探查与疏通,而该病例进一步采用了动态导航技术辅助根尖外科手术。该技术与静态导航技术相比,可以在术中实时定位,同时在一定程度上减少了导板的额外空间。

　　该病例在精准定位病变部位的同时,没有使用传统的翻瓣方式,不知道是否有依据;作者使用的切口类似半月瓣,该术式目前不常用,是否有利于病变的清除和病变部位的愈合,需要进一步的证据支持。另外,术后根尖片显示牙根似乎未截取完全,形成了斜面,在倒充填物下方也可见牙根(图 2-1-2-31)。

　　国内已有学者报道,可采用数字化导板技术取出超出根尖孔的分离器械。在患牙没有明显根尖周骨组织吸收的情况下,导板技术在精确定位手术部位、减少骨组织破坏等方面具有显著优势。由于动态导航技术在该类病例的治疗方面,同样具有显著的优势,因此在今后牙髓根尖周病的治疗中,动态导航技术的开展也为疑难根管治疗和根尖外科手术治疗提供了更多的选择。

四川大学华西口腔医院　程磊

病例 3:45 残根椅旁 CAD/CAM 桩冠修复

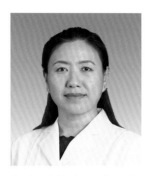

作者:上海市口腔医院　朱静
合作者:上海市口腔医院　王一　王翠燕
病例开始时间:2015 年 10 月 9 日
病例结束时间:2020 年 8 月 8 日

一、患者基本情况

性别:女。
年龄:30 岁。

二、主诉

右侧下颌后牙反复肿痛 1 年。

三、简单病史

患者右侧下颌后牙曾于 2005 年因畸形中央尖接受根管治疗,近 1 年内牙齿多次碎裂,牙龈反复肿痛,咀嚼不适。患者否认全身系统性疾病,否认过敏史、传染病史、家族遗传病史。

四、检查

1. 临床检查
(1) 口外检查:患者面部对称,开口度、开口型未见异常,关节无弹响,无压痛,未扪及肿大淋巴结。
(2) 口内检查:牙列完整,45 残根,远中邻𬌗见银汞充填物至龈下 2mm,𬌗龈距离短,Ⅰ度松动,叩痛(+),冷测无反应,牙龈红肿,未见窦道。44 远中邻𬌗颈部银汞充填物,未探及继发龋损,无松动,无叩痛,冷测无反应,牙龈未见异常。15、46 未见异常。

2. 影像学检查　根尖片示 45 牙冠大面积高密度影,髓腔内高密度影,根管空虚、粗大,根尖孔开放,根尖周圆形低密度影。44 远中邻𬌗颈部高密度影,髓腔高密度影,根管空虚,根尖周未见异常(图 2-1-3-1)。

五、诊断

1. 45 慢性根尖周炎(根管治疗后)、牙体缺损。
2. 44 牙体缺损。

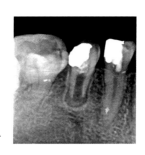

图 2-1-3-1　术前 45 根尖片

六、设计思考

1. 思考一：是否拔除 45?

与患者详细沟通 45 的治疗方案、风险、费用和治疗周期等（表 2-1-3-1），考虑到患者年仅 30 岁，建议患者拔除 45，择期修复。由于患者对拔牙手术十分抵触，具有强烈保留意愿，因此尝试在不影响周围牙体和牙周组织健康的前提下开展保守治疗。

表 2-1-3-1　45 治疗方案对比

	45 根管治疗 + 牙体修复	45 拔除 + 活动修复	45 拔除 + 种植修复
治疗费用	高，500~1 500 元	低，100~200 元	低，100~200 元
治疗周期	长，1 年左右	短，1 天	短，1 天
治疗成功率	不确定	高	高
后期修复费用	中，3 000~4 000 元	低，1 000~2 000 元	高，15 000~20 000 元
后期修复周期	短，1 天	中，1 个月左右	长，6 个月左右
修复成功率	不确定	高	高
自体组织保留	高	低	低
牙周膜保留	高	低	低
咀嚼功能恢复	高	低	高
美观恢复	高	低	高
牙齿/修复体预期寿命	低	中	高

2. 思考二：是否行 45 牙冠延长术?

患牙远中冠边缘位于龈下，平牙槽嵴顶，牙冠修复体生物学宽度不足。若行牙冠延长术，有可能提高牙冠修复效果，但是患牙冠根比会随之增大，同时牙周支持降低，并且患牙整体预后不佳；即使暂时试保留修复，也需要考虑今后无法保留、需要行种植修复的可能性。因此本次治疗中，应尽量保留牙槽骨高度，权衡后放弃 45 牙冠延长术。

3. 思考三：行桩核冠修复还是桩冠修复?

45 因畸形中央尖导致牙髓问题，牙根发育未完成，根管长度仅 8mm，根尖至少保留 3mm 根尖封闭，根桩长度不超过 5mm；同时根管壁薄，根管横截面约 5mm×4mm；通过在离体牙上模拟相似外形，证实该根桩空间可以通过光学扫描，完成数据采集。

桩核冠修复存在牙—桩核—冠两个界面。45 咬合紧,修复空间仅 4.5mm,若采用常规桩核冠修复,意味着桩核高度小于 3mm,固位难以保证;冠修复体𬌗面厚度小于 1.5mm,强度难以保证。因此拟尝试桩冠整体修复。

4. 该患牙治疗过程的问题、风险分析及解决策略详见表 2-1-3-2。

表 2-1-3-2　患牙治疗过程的问题、风险分析及解决策略

问题	风险分析	解决策略
牙冠硬组织缺损明显	牙本质肩领不足,冠方封闭困难	提高修复体精确度,增加边缘密合性
咬合紧,修复空间仅 4.5mm	牙冠修复体抗力不足,固位困难	尝试桩冠整体修复
牙根发育不全,根长仅 8mm,根管粗大	根折风险高	设计时减少牙冠修复体颊舌径,降低牙尖斜度
根尖孔未闭合,存在根尖周低密度影	根尖封闭和根尖周感染控制困难	尝试根尖诱导

七、治疗计划

1. 45 试行根尖诱导后根管充填。

2. 45 试行桩冠修复。

3. 44 随访观察。

八、治疗步骤

1. 2015 年 12 月—2016 年 1 月:45 根管清理和根尖诱导(图 2-1-3-2)。

2015 年 12 月 18 日:45 远中邻𬌗见银汞充填物,松动Ⅰ度,叩痛(+),冷测反应(−),牙龈红肿,未见窦道。45 橡皮障隔湿,拆除𬌗面部分充填物;清理髓腔和根管,1% 次氯酸钠溶液 10mL 冲洗,生理盐水 10mL 冲洗,超声荡洗;测量根管长度,氢氧化钙糊剂封药观察(图 2-1-3-2A)。

2016 年 1 月 29 日:45 暂封完好,无松动,叩痛(+),牙龈未见红肿,未见窦道。橡皮障隔湿,去除𬌗面暂封物;清理髓腔和根管,1% 次氯酸钠溶液 10mL 冲洗,生理盐水 10mL 冲洗,超声荡洗;VITAPEX 糊剂封药观察(图 2-1-3-2B)。

2. 2016 年 2 月—2018 年 12 月:患者怀孕生子,未就诊。

3. 2018 年 12 月—2019 年 5 月:45 根管消毒、根尖封闭和根管充填(图 2-1-3-3)。

2018 年 12 月 28 日:45 远中银汞充填物脱落,暂封松动,髓腔暴露,根管内残留部分糊剂,无松动,无叩痛,牙龈无红肿,未见窦道(图 2-1-3-3A)。45 橡皮障隔湿后,清理髓腔和根管,1% 次氯酸钠溶液 10mL 冲洗,生理盐水 10mL 冲洗,超声荡洗,氢氧化钙糊剂封药观察。

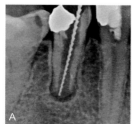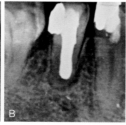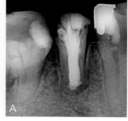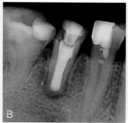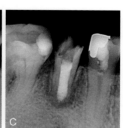

图 2-1-3-2　45 根管清理和根尖诱导
A. 45 根管清理;B. 45 根尖诱导。

图 2-1-3-3　45 根管消毒、根尖封闭和根管充填
A. 45 复诊检查;B. 45 根管消毒;C. 45 根尖封闭和根管充填。

2019年2月22日:45暂封存,无松动,无叩痛,牙龈无红肿,未见窦道。45橡皮障隔湿后,清理髓腔和根管,1%次氯酸钠溶液10mL冲洗,生理盐水10mL冲洗,超声荡洗,氢氧化钙糊剂封药观察(图2-1-3-3B)。

2019年5月21日:45暂封存,无松动,无叩痛,牙龈无红肿,未见窦道。45橡皮障隔湿后,清理髓腔和根管,1%次氯酸钠溶液10mL冲洗,生理盐水10mL冲洗,超声荡洗,显微镜下iRoot BP Plus根尖封闭,热牙胶根管充填(图2-1-3-3C)。

4. 2020年5月:根管治疗复查及数字化修复。

2020年5月2日:45牙冠部分折裂,呈残根状,无松动,无叩痛,牙龈无红肿,未见窦道。根尖片示45根管内高密度影严密,根尖周未见明显低密度影,牙根短小(图2-1-3-4)。经与患者再次沟通,确定数字化修复方案。

2020年5月6日:45去除牙冠、髓腔和部分根管内充填物,留3mm根管内充填物作为根尖封闭区。清洁、干燥根管,进行口内扫描,设计制作修复体,研磨e.max CAD HT A3/C 14瓷块(图2-1-3-5),获得桩冠修复体(图2-1-3-6),调磨试戴,超声清洁,干燥粘接。

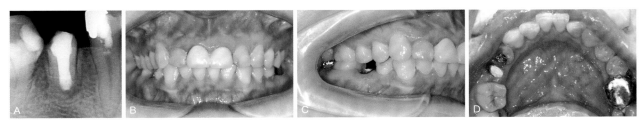

图2-1-3-4　患者修复前口腔检查情况
A. 45根尖片(根管充填后1年);B. 口内正面观;C. 口内右侧面观;D. 口内下颌𬌗面观。

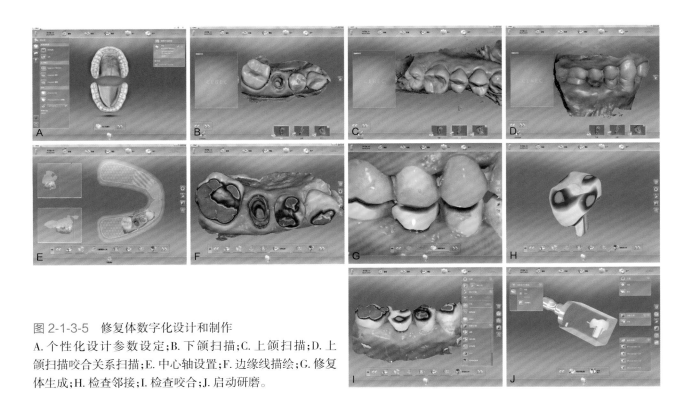

图2-1-3-5　修复体数字化设计和制作
A. 个性化设计参数设定;B. 下颌扫描;C. 上颌扫描;D. 上颌扫描咬合关系扫描;E. 中心轴设置;F. 边缘线描绘;G. 修复体生成;H. 检查邻接;I. 检查咬合;J. 启动研磨。

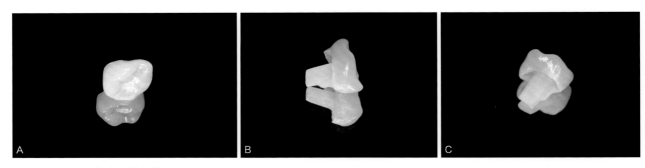

图 2-1-3-6 制作完成修复体
A. 修复体𬌗面观；B. 修复体侧面观；C. 修复体根面观。

九、治疗效果

患者口内试戴修复体，修复体具有良好的边缘封闭、邻接关系和咬合，颜色较邻牙暗（图 2-1-3-7）；治疗后 3 个月复查，修复体效果稳定（图 2-1-3-8）。回顾整个治疗过程，通过根尖封闭、根管治疗和数字化修复，保持了患者的牙列完整，恢复了 45 咬合关系和咀嚼功能。

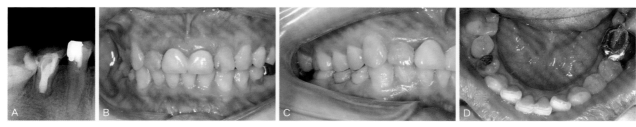

图 2-1-3-7 修复后即刻口腔检查情况
A. 45 根尖片；B. 口内正面观；C. 口内右侧面观；D. 口内下颌𬌗面观。

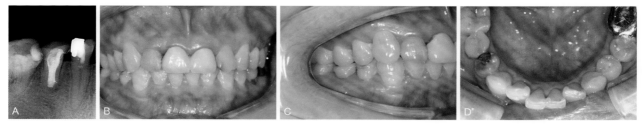

图 2-1-3-8 修复后 3 个月口腔检查情况
A. 45 根尖片；B. 口内正面观；C. 口内右侧面观；D. 口内下颌𬌗面观。

十、小结

本病例尝试采用椅旁 CAD/CAM 全瓷桩冠修复，对粗大的根管直接扫描进行桩冠制作。数字印模的良好性能保证了扫描数据的准确性，进而保障了修复体的密合性；同时，在特殊病例中，采用桩冠一体设计，修复体冠根部整体设计制作，增加了修复体强度，也避免了牙冠固位力不足的问题。

回顾本病例，也有一些不足之处。我们修复时使用高透瓷块制作，导致桩冠较大体积的修复体颜色偏暗，因此今后类似病例应选用低透瓷块。另外，虽然修复体在颈缘处是与牙体组织密合的，但是由于牙冠残存牙体薄弱，设备研磨车针直径较粗，研磨时车针路径与根管形态部分重合，致使部分根管形态还原度仍存在一定的问题,这一部分的组织面与牙体组织间隙只能由粘接材料弥补,因此长期预后有待观察。

总体而言,本病例是在一个比较特殊的情况下,为满足患者的需求而制订的个性化方案,通过长达近5年的治疗,利用椅旁数字化修复的优势,为患者保留了条件非常有限的患牙,获得了满意的治疗效果,同时也不会对未来的进一步口腔种植治疗带来不利影响。

点评

本病例通过椅旁CAD/CAM技术制作桩冠,对一例下颌前磨牙残根进行了试保留修复,获得了满意的短期修复疗效。然而对于数字化印模技术是否适用于制作根管桩修复体,以及其长期修复疗效,仍有待于更多的研究证实。

本病例治疗效果有得有失。从功能角度而言,保存了一颗天然牙,保持了天然牙列的完整性。从美学角度而言,由于选用了高透瓷块制作桩冠,修复体颜色在口内与邻牙有一定差异,作者也对这点进行了相应讨论。

回顾该病例,我们发现患牙曾于10余年前行根管治疗,但是出现了牙齿反复多次地碎裂,导致成为残根,限制和影响了修复技术选择及保存修复效果。这再次提示我们,根管治疗后可靠的冠方修复非常重要。

北京大学口腔医院　王晓燕

主编点评

从口腔种植外科的角度看这个病例,虽然没有完善的CBCT数据,但是从目前的临床资料推测,这很有可能是一个非常适合即刻种植甚至即刻修复的病例。同样是依托椅旁数字化修复技术,种植义齿修复有可能只需要2~3次治疗、3~4个月就可以完成,并且有非常确切远期效果的病例。

作者给我们展示了医患双方共同选择的、历时接近5年、许多次复诊、远期效果需要观察的治疗过程。两种方案,孰优孰劣,无法一言蔽之。

正确的治疗方案不一定是唯一的。只要是符合患者实际需求、对患者口腔健康没有不利影响、对未来进一步治疗也不带来不利影响的治疗方案,就可以认为是正确的方案。

北京大学口腔医院　刘峰

病例 4：全瓷嵌体修复多颗后牙缺损

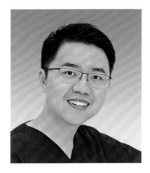

作者：武汉萌芽齿科 于夏焱主治医师
病例开始时间：2019 年 9 月 29 日
病例结束时间：2019 年 10 月 13 日

一、患者基本情况

性别：女。

年龄：25 岁。

职业：自由职业者。

二、主诉

左侧上颌后牙冷刺激疼痛 1 周。

三、简单病史

患者 5 年前曾在外院充填左侧上颌多颗后牙，近 3 个月出现食物嵌塞，近 1 周有冷、热刺激疼痛，影响进食，偶有咬合痛和短暂夜间痛，要求治疗。

患者平素体健，否认系统病史及药物过敏史。

四、检查

1. 临床检查 口内检查示 25 远中邻𬌗面见树脂充填，充填体边缘见继发龋坏，冷刺激敏感（+）。叩痛（±），牙体未见明显松动。26 远中邻𬌗面见树脂充填，充填体边缘不密合，𬌗面窝沟见继发龋坏，冷刺激敏感（+），远中颊侧龈乳头轻度红肿，叩痛（+），远中牙周探诊深度为 4mm 以上，牙体未见明显松动。27 近中邻𬌗面见树脂充填，充填体边缘不密合，𬌗面窝沟见继发龋坏，冷刺激敏感（+），近中颊侧龈乳头轻度红肿，叩痛（+），近中牙周探诊深度为 4mm 以上，牙体未见明显松动（图 2-1-4-1~图 2-1-4-3）。

2. 影像学检查 全景片示 25—27 树脂充填材料阻射影像近髓，26、27 邻间隙牙槽骨少量低密度影像至根上 1/3，其他牙体的影像信息不在本病例的讨论范围之内（图 2-1-4-4）。

五、诊断

1. 25 慢性牙髓炎。

2. 26 慢性牙髓炎、急性龈乳头炎。

3. 27 慢性牙髓炎、急性龈乳头炎。

六、设计思考

1. 治疗计划的制订　患者主诉、临床检查及影像学检查的结果,符合慢性牙髓炎的诊断,需要行根管治疗,同时向患者介绍根管治疗术后瓷嵌体修复的必要性。患者知情了解,同意治疗方案,并签署治疗知情同意书。

2. 修复方式和材料的选择　相比全冠修复,嵌体修复可以保留更多的牙体组织;相比直接树脂充填修复,通过 CAD/CAM 完成的嵌体修复能够更容易恢复较好的邻接关系。根据不同的患牙实际条件,嵌体修复既可以选择树脂陶瓷复合材料,获得更好的修复体透光效果,也可以选择氧化锆加强型的二硅酸锂玻璃陶瓷,获得更好的机械性能。

七、治疗计划

25—27 常规根管治疗后 CAD/CAM 瓷嵌体修复。

八、治疗步骤

1. 局麻下去净 25—27 原充填材料后,上橡皮障,继续去净继发龋坏硬组织,行常规根管治疗(图 2-1-4-5、图 2-1-4-6)。

2. 牙体预备后使用 CEREC Omnicam 制取光学印模,CEREC SW 软件设计,Celtra Duo HTA2 瓷块研磨,试戴(图 2-1-4-7~图 2-1-4-11)。

3. 橡皮障下进行牙体组织粘接前处理,BISCO DU-LINK 树脂粘接修复体,调𬌗抛光,术后 X 线检查示修复体边缘连续完好,未见粘接剂阻射影像残留(图 2-1-4-12~图 2-1-4-17)。

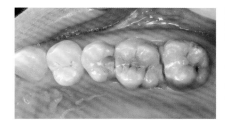
图 2-1-4-1　左侧上颌后牙区术前𬌗面观

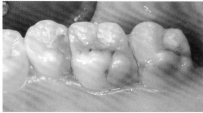
图 2-1-4-2　左侧上颌后牙区术前腭面观

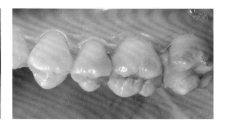
图 2-1-4-3　左侧上颌后牙区术前颊面观

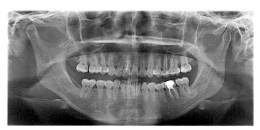
图 2-1-4-4　术前全景片

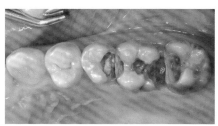
图 2-1-4-5　去净原充填材料

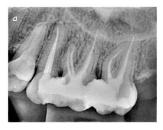
图 2-1-4-6　25—27 根尖片(根管充填后)

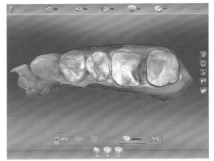

图 2-1-4-7　牙体预备后

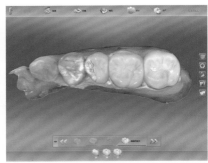

图 2-1-4-8　修复体设计

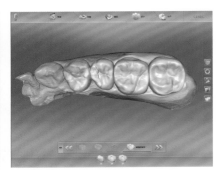

图 2-1-4-9　去色后显示形态

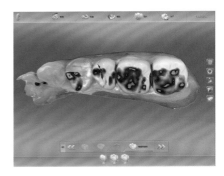

图 2-1-4-10　显示咬合接触点

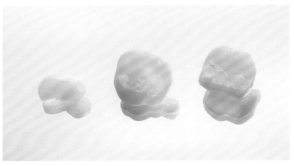

图 2-1-4-11　CAD/CAM 完成的瓷嵌体修复体

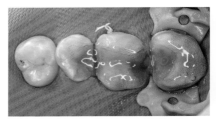

图 2-1-4-12　上橡皮障后酸蚀

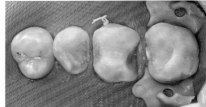

图 2-1-4-13　冲洗吹干

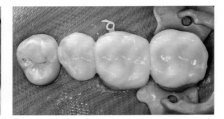

图 2-1-4-14　橡皮障下粘接完成

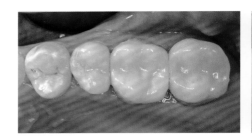

图 2-1-4-15　去除橡皮障后即刻口内像

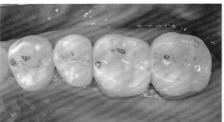

图 2-1-4-16　检查咬合接触点

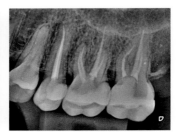

图 2-1-4-17　25—27 根尖片(修复术后)

九、小结

1. 瓷嵌体修复比传统冠修复实现了更多牙体组织的保存。

2. CAD/CAM 技术的发展,让根管治疗后的修复治疗在当天完成成为可能,大大地节省了患者的时间,同时也提高了治疗的舒适度。

点评

  本病例展示了一例患者在就诊当日,对 3 颗龋源性露髓的前磨牙及磨牙进行根管治疗,再利用椅旁 CAD/CAM 技术修复冠部缺损的过程,充分体现出一疗次根管治疗及冠部修复治疗的高效性。由于避免了传统多次诊疗模式带来的烦琐性,不仅患者有很好的就医体验,而且也保证了根管治疗牙的牙冠严密封闭。整个诊疗过程的流畅性与数字化技术的发展密不可分。

  本病例选择了嵌体修复牙体缺损,进行了咬合面全覆盖或部分覆盖。目前针对根管治疗牙的牙冠修复,除经典的全冠和桩核冠修复技术外,其他一些修复设计也在临床中得以探索和尝试。希望能有更大样本量和设计全面的临床观察证据,为临床工作提供参考。

北京大学口腔医院 王晓燕

第二章

天然牙数字化美学修复

病例 5：数字化技术引导前牙复合树脂分层修复

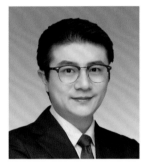

作者：四川大学华西口腔医院　程磊主任医师
合作者：四川大学华西口腔医院　张敏副主任医师　高一医师
病例开始时间：2021 年 3 月 23 日
病例结束时间：2021 年 3 月 28 日

一、患者基本情况

性别：女。
年龄：25 岁。

二、主诉

左侧上颌前牙复合树脂修复体变色 3 个月，要求修复。

三、简单病史

自述 5 年前外伤致左侧上颌前牙牙冠折断，于外院行"补牙"。3 个月前发现修复体变色，于我科求治，希望改善美观。

患者全身体健。

244

四、检查

1. 临床检查　口内检查示 22 唇倾,切 1/3 见陈旧复合树脂修复体,修复体形态不佳、变色,修复体边缘探诊质硬,无敏感(图 2-2-5-1);21 冷热测正常,叩痛(－),松动(－),BOP(－)。

2. 影像学检查　根尖片示 22 切端高密度影像,根尖周无低密度影,牙周膜宽度正常(图 2-2-5-2)。

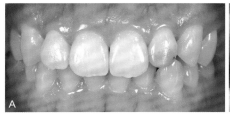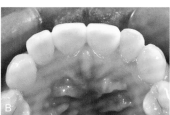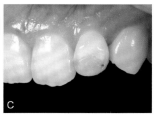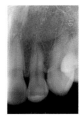

图 2-2-5-1　口内检查
A. 牙列正面观;B. 上颌牙列腭面观;C. 22 唇面观。

图 2-2-5-2
22 根尖片

五、诊断

22 复合树脂修复体变色。

六、设计思考

患者 22 修复体外形不佳、变色明显,拟去除原充填物后,重新行复合树脂分层修复。为获得与对侧同名牙同样的外形,同时降低技术敏感度,计划采用数字化导板引导复合树脂分层修复。

七、治疗计划

1. 比色　在灰色中性背景板上,采用 IPS Empress Direct 比色板,通过对侧同名牙比色,分别确定牙釉质和牙本质颜色(图 2-2-5-3)。

2. 牙体半透明性的确定　在偏振镜下拍摄对侧同名牙照片(图 2-2-5-4),根据其光学特点确定切端存在半透明性的区域范围,辅助设计分层结构。

3. 数字化微笑设计(digital smile design,DSD)　去除原有复合树脂修复体,拍照,使用 Photoshop 进行微笑设计。拟恢复牙体外形,以作为数字化虚拟蜡型的参照(图 2-2-5-5)。

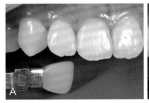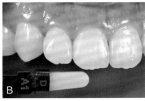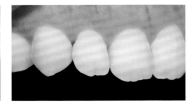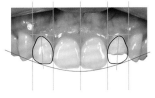

图 2-2-5-3　比色
A. 牙釉质色 E1;B. 牙本色 D1。

图 2-2-5-4　偏振镜下 12 唇面观

图 2-2-5-5　数字化微笑设计

八、治疗步骤

1. 口内扫描　使用口内扫描仪进行数字化扫描,获取 3D 数字化印模数据,包括牙体外形、表面纹理及软硬组织位置等信息(图 2-2-5-6A)。

2. 计算机辅助设计 将扫描数据导入计算机辅助设计软件中,利用一系列交互指令,完成虚拟蜡型的设计。

首先,构建完整牙体虚拟蜡型。镜像复制 12 牙体外形,将虚拟蜡型放置于 22 缺损位置,结合 DSD,并进行调整,确保还原牙体完整形态,使整个牙列整齐统一。从侧面观察,虚拟蜡型与剩余牙体组织相接的边缘密合无台阶;从切端观察,虚拟蜡型无咬合干扰(图 2-2-5-6B~图 2-2-5-6D)。

然后,构建牙本质核心虚拟蜡型。根据患者术前偏振光下照片进行分析,个性化设计牙釉质层厚度及牙本质发育叶形态(图 2-2-5-6E、图 2-2-5-6F)。

3. 3D 打印模型并制作分层导板 通过 3D 打印制作模型,并在模型上制作 3 个导板,分别用于辅助构建牙本质核心、腭侧牙釉质层及唇侧牙釉质层(图 2-2-5-7)。

4. 牙体预处理 橡皮障隔离,使用聚乙烯薄膜片保护邻牙。酸蚀牙体、涂布粘接剂粘接(图 2-2-5-8)。

5. 恢复牙本质核心 首先将 A1 色牙本质树脂预加热至 45℃后,放置于牙本质核心导板内。然后将牙本质核心导板就位于牙列上,并进行光照固化。最后取下牙本质核心导板,对多余溢出材料进行处理,完成牙本质核心的恢复(图 2-2-5-9)。

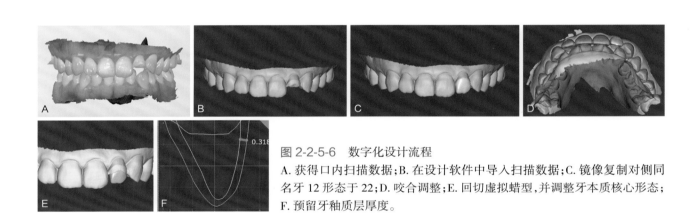

图 2-2-5-6 数字化设计流程
A. 获得口内扫描数据;B. 在设计软件中导入扫描数据;C. 镜像复制对侧同名牙 12 形态于 22;D. 咬合调整;E. 回切虚拟蜡型,并调整牙本质核心形态;F. 预留牙釉质层厚度。

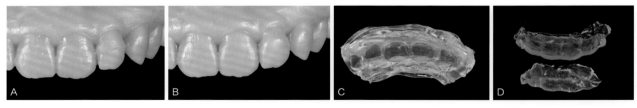

图 2-2-5-7 打印模型并制作分层导板
A. 3D 打印完整牙本质核心虚拟蜡型模型;B. 3D 打印完整牙体虚拟蜡型模型;C. 牙本质核心导板;D. 唇、腭侧导板。

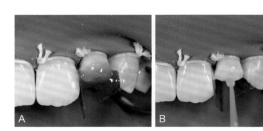

图 2-2-5-8 牙体预处理
A. 酸蚀;B. 涂布粘接剂。

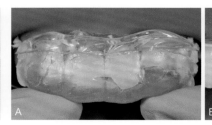

图 2-2-5-9 恢复牙本质核心
A. 牙本质导板就位;B. 牙本质核心堆塑完成。

6. 分别恢复唇、腭侧牙釉质层　A1色牙釉质树脂预加热至45℃后,放置于腭侧牙釉质导板上,然后将腭侧牙釉质导板就位于牙列上,并进行光照固化。取下腭侧牙釉质导板,对多余溢出材料进行处理后,完成腭侧牙釉质层的恢复。相同的步骤完成唇侧牙釉质层的恢复,完成修复体外形堆塑(图2-2-5-10)。

7. 修整边缘及抛光　修复体外形恢复后,对其进行精细修整。首先,选用钨钢车针对修复体边缘进行打磨,确保多余树脂被去除,且最大程度地保护剩余牙体组织,然后分级精细抛光。

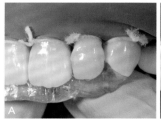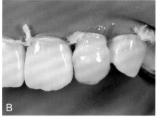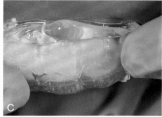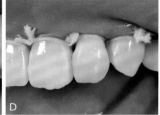

图2-2-5-10　恢复牙釉质层
A.腭侧导板就位;B.完成腭侧牙釉质层的恢复;C.唇侧导板就位;D.完成唇侧牙釉质层的恢复。

九、治疗效果

采用数字化技术引导下分层修复前牙,整个治疗过程椅旁时间大大减少,患者就诊更加舒适,且获得了更加个性化的设计与修复效果(图2-2-5-11)。

1周后复诊,修复体的解剖形态与对侧同名牙对称,颜色匹配,表面光泽度佳,切端透性良好,完整恢复了患者缺损的牙体形态,整个牙列协调美观。术后口内扫描,将术后牙体外形与虚拟蜡型修复体拟合后,发现一致性较高,通过导板技术在口内成功复制数字化设计(图2-2-5-12)。

图2-2-5-11　术后即刻口内像
A.术后即刻上颌前牙正面观;B.术后即刻正面观。

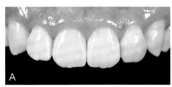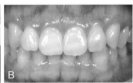

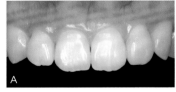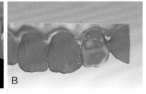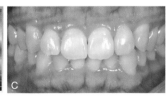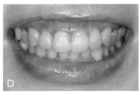

图2-2-5-12　术后随访口内像
A.术后1周上颌前牙正面观;B.最佳拟合分析;C.术后1周正面观;D.术后1周微笑像。

十、小结

该病例通过数字化技术引导前牙树脂分层修复的标准流程,在口内完成了分层修复。利用标准流程得到的分层导板辅助直接修复,简化了口内操作的步骤,避免了手工堆塑导致的不确定性,精准控制了牙釉质层厚度。数字化技术的应用使复合树脂分层修复变得简单高效,显著降低了技术敏感度,同时术后效果在牙体外形及颜色方面表现优异。

数字化设计流程中,需要针对牙体外形及颜色等参数进行精准分析,通过偏振滤光片下采集牙体照片,消除了牙体表面的反光,能够清楚观测到牙本质发育叶形态及距离切端半透明性,有助于完成个性化的虚拟蜡型设计,最大程度地模拟天然牙光学特性。

点评

对于前牙涉及切缘的大面积缺损或前牙间隙,目前多采用模板技术进行修复。制取印模灌注模型后,在模型上制作舌侧背板,并通过背板定位舌面位置;在此基础上,分层修复缺失的牙本质和牙釉质。本病例在修复外伤冠折牙缺损时,将牙体缺损直接修复技术和数字化技术进行了深度融合,充分利用了二者的优势,取得了满意效果。

本病例在设计22外形时,采用了数字化扫描和辅助设计中的镜像复制功能,既保证了两侧同名牙22与12的外形对称,同时还利用数字化印模从不同角度检查和调整修复体的咬合。本病例还通过数字化技术精准再现了前牙分层美学修复的理念。通过数字化虚拟蜡型进行回切和调整牙本质核心形态,按照前牙分层修复流程,分别制作不同的牙本质、唇侧及腭侧导板,引导精确分层堆塑牙本质和牙釉质复合树脂材料。

本病例在修复外伤牙牙体缺损的同时,并未忽略考虑内在的牙髓状态,对牙髓活力进行了详细检查,这一点在外伤牙的复查中尤为重要。可以进一步思考的是,本病例采用的核心导板和唇、腭侧导板技术,较为适用于切1/3个性化特征较少的前牙。如果是需要呈现更丰富的美学特点的病例,该方法仍需要进一步改良。

北京大学口腔医院　王晓燕

病例6:数字化技术引导前牙直接修复微改形

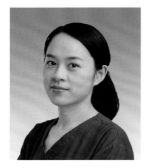

作者:四川大学华西口腔医院　张敏副主任医师
合作者:四川大学华西口腔医院　高源医师　孙立众医师
病例开始时间:2021年4月20日
病例结束时间:2021年5月5日

一、患者基本情况

性别:女。

年龄:34岁。

二、主诉

右侧上颌前牙缺损 10 年,要求修复。

三、简单病史

自述 10 年前因外伤导致右侧上颌前牙折断,无不适,未行治疗,于我科求治,希望改善美观。
患者全身体健。

四、检查

1. 临床检查　口内检查示 11 近中切角缺损,累及牙本质中层,探诊无敏感;11、21 牙髓温度测验正常,叩痛(−),松动(−);前牙区牙龈轻度肿胀,BOP(+),PD 为 1~3mm;21 近中倾斜,上下颌牙列中线不齐,上颌中线偏斜,下颌中线与面中线及唇系带对齐(图 2-2-6-1)。

2. 影像学检查　根尖片示 11 牙根未见折断影像,根尖周无低密度影,牙周膜宽度正常。

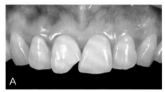 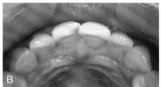 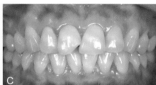 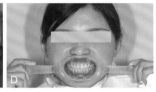

图 2-2-6-1　术前检查
A. 上颌前牙正面观;B. 上颌前牙𬌗面观;C. 牙列正面观;D. 面部及牙列像。

五、诊断

1. 11 冠折未露髓。
2. 慢性龈炎。
3. 牙列拥挤。

六、设计思考

患者 11 缺损时间长,导致 21 近中倾斜,11 缺损的修复空间不足。拟通过微调改 21,磨除其近中部分牙体组织,使 11 获得足够修复间隙;同时使用复合树脂分层修复技术,恢复 11 切角缺损,形成 21 近中嵴,从而调整上颌中线,使之与下颌中线对齐。为了提高口内操作的精准性,计划采用数字化技术设计外形及中线位置后,引导 21 调磨及后续的复合树脂分层修复。修复前先行牙周基础治疗。

七、治疗计划

1. 比色及试色　在 SHIROMIO 偏振滤镜下,使用比色板及树脂球,分别确定牙釉质和牙本质颜色(图 2-2-6-2),并根据对侧同名牙的光学特点确定切端半透明性区域的范围,了解分层特点。

2. 数字化微笑设计(digital smile design,DSD)　使用 Photoshop 进行数字化微笑设计,拟恢复牙体外形,调整上颌中线及上颌前牙排列,作为数字化虚拟蜡型的参照(图 2-2-6-3)。

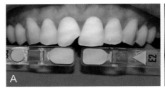
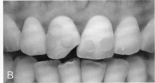

图 2-2-6-2　比色及试色
A. 比色板比色;B. 树脂球试色。

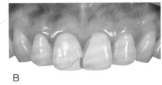

图 2-2-6-3　数字化微笑设计
A. 牙冠比例分析与设计;B. 牙体增量(蓝色示)与减量(红色示)计划。

八、治疗步骤

1. 口内扫描获取牙列数据　使用 Trios 进行口内扫描,获取牙列的 3D 数据,包括牙体外形、表面纹理及软硬组织位置等信息。

2. 计算机辅助设计　将扫描数据导入至 exocad 计算机辅助设计软件中,完成虚拟蜡型的制作。将虚拟蜡型放置于 11 缺损的位置,并结合 DSD 进行中线、排列的三维调整,确保还原牙体完整形态,使整个牙列整齐统一。分别从唇侧、切端及腭侧观察,确认虚拟蜡型设计(图 2-2-6-4)。

3. 3D 打印模型并制作导板　打印虚拟蜡型,使用硅橡胶在模型上制作腭侧导板,用于引导中线重新定位和构建腭侧牙釉质层,唇侧导板用于确认唇侧牙釉质层外形(图 2-2-6-5)。

4. 中线调整　橡皮障隔离,在腭侧导板上标记中线位置,在导板的指导下调磨 21 近中牙体组织,调改后使用腭侧导板对中线位置及修复空间进行确认(图 2-2-6-6)。

5. 牙体预处理　使用酸蚀剂酸蚀处理,干燥,涂布粘接剂并光照,形成有效粘接面(图 2-2-6-7)。

6. 11 牙体外形堆塑　将腭侧导板就位于牙列上,使用 E2 色牙釉质树脂恢复腭侧牙釉质,并在分段式成形片的辅助下完成邻面恢复。分别使用 D2、E2 色树脂按相同的步骤完成牙本质核心及唇侧牙釉质层的堆塑,得到完整的修复体外形(图 2-2-6-8)。

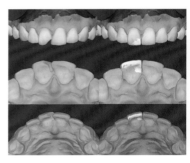
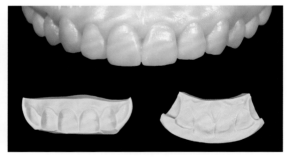

图 2-2-6-4　虚拟蜡型设计(唇侧、舌侧及切端观)

图 2-2-6-5　3D 打印虚拟蜡型模型,制作唇、腭侧牙釉质导板

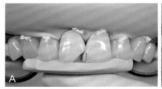
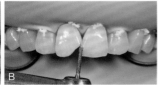
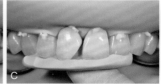
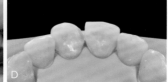

图 2-2-6-6　中线调整
A. 腭侧导板标记中线位置;B. 调改 21 近中切角;C. 确认中线位置;D. 确认 11 修复空间。

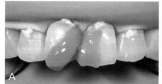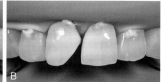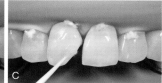

图 2-2-6-7　牙体预处理
A. 酸蚀;B. 干燥;C. 涂布粘接剂。

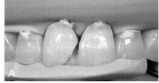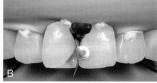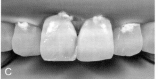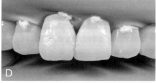

图 2-2-6-8　牙体外形堆塑
A. 腭侧导板就位及腭侧牙釉质恢复;B. 恢复邻面;C. 堆塑牙本质核心;D. 堆塑唇面牙釉质层。

7. 21 牙体外形微调改　将少量树脂添加于 21 近中线角及远中切角,以恢复上颌前牙排列,并使用唇侧导板确认。11、21 修复完成后,使用美学比例尺测量及确认修复后宽度是否与设计一致(图 2-2-6-9)。

8. 修形及抛光　选用 Q 系列树脂修形车针对修复体进行调磨,重构牙釉质表面一级及二级结构,然后使用精细抛光套装对修复体进行分级抛光(图 2-2-6-10)。

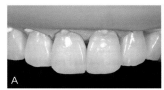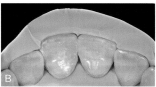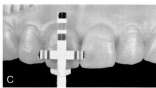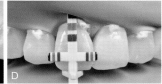

图 2-2-6-9　牙体外形堆塑
A. 21 微调改;B. 唇侧导板就位检查;C、D. 宽度、长度确认。

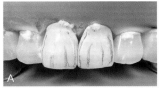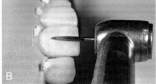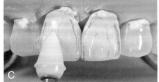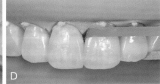

图 2-2-6-10　修形及抛光
A. 标记重要解剖标志;B. 修形;C. 逐级抛光;D. 邻面抛光。

九、治疗效果

修复体的解剖形态与对侧同名牙及邻牙颜色匹配,表面光泽度佳,切端半透明性良好(图 2-2-6-11),完整恢复了患者缺损的牙体形态,同时实现了中线及排列的调改,使整个牙列协调美观(图 2-2-6-12)。

图 2-2-6-11　术后美学细节体现
A. 发育沟与外展隙;B. 偏振镜下修复体半透明性表现。

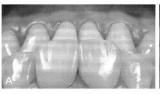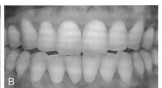

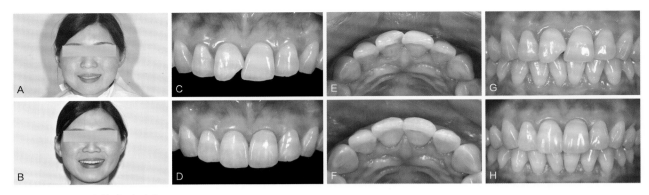

图 2-2-6-12　术前术后对比

A.术前微笑像;B.术后微笑像;C.术前上颌前牙正面观;D.术后上颌前牙正面观;E.术前上颌前牙𬌗面观;F.术后上颌前牙𬌗面观;G.术前牙列正面观;H.术后牙列正面观。

十、小结

1. 方案选择　该病例看似简单,却存在牙列拥挤、修复空间不足、上下颌中线不齐等诸多问题需要解决。通过正畸改善牙列拥挤、对齐中线后,行 11 切角缺损,无疑是最优的方案,但是患者磨牙关系正常,同时时间和经济条件也并不支持该方案;11、21 同时进行预备后行间接修复,是一种简便的修复方式,且能获得良好修复效果,但是牙体预备量大;本病例中,复合树脂直接修复这一方案,最符合"微创、美观、功能"的原则。

2. 数字化技术引导"精准"直接修复　精准获取修复空间、重新定位中线及把控牙体外形是本病例的难点。我们在治疗流程中引入数字化技术,在设计软件中重新定位中线位置、设计牙体外形,并据此得到辅助修复的导板,简化了椅旁直接修复的步骤,避免了"自由手"堆塑导致的不确定性。

综上所述,数字化技术的应用使复合树脂直接修复变得精准高效,显著降低了技术敏感度。

点评

1. 病例描述清楚,诊断正确,设计方案合理,对切角缺损采用树脂修复,体现了微创和保存理念。

2. 术前分析科学细致准确,熟练运用数字化技术、偏振光比色、3D 打印等先进技术手段采集数据和辅助设计。

3. 术前术后照片清晰、规范、有序。

4. 临床操作规范,修复效果堪称完美,为经典美学修复病例,具有很好的临床参考和指导价值。

南京医科大学附属口腔医院　陈亚明

主编点评

作者以微创的治疗手段、精湛的操作手法,达到了极为优秀的治疗效果。数字化手段的引入,也很好地解决了传统流程中容易出现的细节偏差,非常值得同道们学习。另外,有两个小细节值得稍做探讨。

1. 两颗中切牙直接修复,最大的难度在于空间的平均分配、宽度的准确把握,这一点作者完成得非常好。不过,在术中测量步骤应用的是美学比例尺。这个工具能够直观地显示牙齿长宽比例关系,对于形态学诊断具有直接的作用,但是不能测量出精确的宽度数据,在这一步操作中应用似乎并非最恰当的选择。

2. 根据美学设计打印模型制作的为硅橡胶导板,如果采用透明硅橡胶,有可能会更有利于术中操作。

北京大学口腔医院　刘峰

病例 7：上颌前牙轻度唇倾扭转伴牙体缺损数字化美学修复

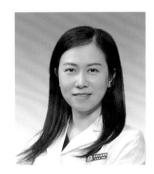

作者：首都医科大学附属北京口腔医院　孙静华副主任医师

病例开始时间：2016 年 1 月 26 日

病例结束时间：2016 年 2 月 5 日

一、患者基本情况

性别：女。

年龄：34 岁。

二、主诉

上颌前牙影响进食和美观 2 年。

三、简单病史

2 年前,上颌前牙因龋坏被外院磨短,自觉影响进食和美观,现欲修复。患者否认外伤冠折史；平素体健,否认高血压、心脏病、糖尿病等全身系统性疾病,否认药物过敏史。

四、检查

1. 临床检查　11 唇倾,21 轻微腭向扭转。11、21 切端缺损,质硬,无探痛；近中邻面可见牙色充填体；远中邻面中度龋坏,色黑,质硬,无探痛；冷测正常,叩痛（-）,不松动。22 形态异常,形似尖牙。12—22 形态不协调,覆𬌗、覆盖异常,11、21 开𬌗,12、22 对刃𬌗。牙龈无红肿,13—23 龈缘高度不协调,呈不对称的高-低-高-低-高-低的波浪形,PD 为 2~3mm,牙周黏膜未见异常。口腔卫生良好。大笑时下唇上移,上颌露龈5mm；微笑时下唇中央向上突起,与 11、21 切端接触（图 2-2-7-1）。

2. 影像学检查　根尖片示 11、21 牙冠近中高密度充填体阻射影像,边缘可见继发龋影像,远中邻面龋坏达牙本质中层,根管内未见充填物影像,根尖周未见明显异常。近远中牙槽嵴未见明显吸收（图 2-2-7-2）。

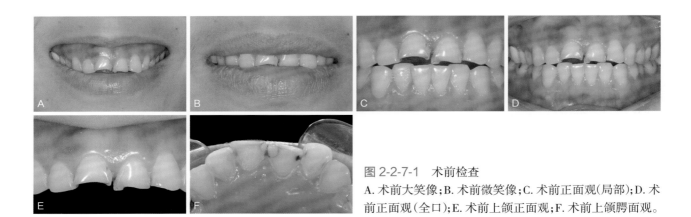

图 2-2-7-1 术前检查

A. 术前大笑像；B. 术前微笑像；C. 术前正面观（局部）；D. 术前正面观（全口）；E. 术前上颌正面观；F. 术前上颌腭面观。

五、诊断

1. 11、21 牙体缺损（继发龋）。

2. 22 畸形牙。

六、设计思考

1. 修复计划的制订　从整体美学设计的角度考虑，由于患者 13—23 龈缘高度不协调，22 形态异常，形似尖牙（图 2-2-7-3），需要联合牙周手术进行多学科综合治疗，才能达到良好的美学效果。术前拍摄口内像，分析美学影响因素；经过充分的医患沟通，了解到患者只希望修复已存在牙体缺损的 11、21，不希望调磨预备 12、22，能够接受 22 形态异常影响最终美学效果；考虑到 11、21 存在旧充填物和继发龋，且 11 唇倾、21 略扭转，因此最终选择全瓷冠修复。

2. 龈缘位置的确定　11、21 龈缘高度不一致，严重影响美学效果，牙冠延长术可以改善且疗效稳定，但是牙冠延长术后组织愈合稳定需要 4~6 个月的时间；牙龈电刀切除术组织愈合快，但是改善龈缘高度的效果有限，且远期疗效不稳定。向患者交代两种方式的优缺点，患者自述由于个人原因，迫切需要尽早改善美观，不考虑牙冠延长术，倾向于选择牙龈电刀切除术。

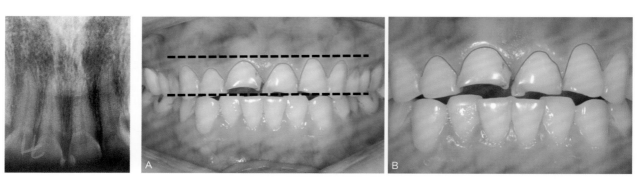

图 2-2-7-2　术前根尖片　图 2-2-7-3　术前龈缘线分析

A. 术前咬合线和龈缘线分析（13—23）；B. 术前龈缘线分析（12—22）。

3. 修复体切端位置的确定　11、21 切端缺损呈开𬌗状态,由于 11、21 切端长期缺损,下唇已经发生了适应性变化,下唇中央向上突起。患者大笑时,下唇上移,上颌露龈;微笑时,下唇突起部位与 11、21 切端接触。12、22 对刃,将 11、21 设计成浅覆𬌗、浅覆盖,以改善患者的下唇唇形和微笑面容。

4. 修复体材料的选择　患者牙齿颜色较为均匀,具有一定通透性,因此选择通透性较好、逼真度较高的 e.max CAD 二硅酸锂基玻璃陶瓷修复体。

5. 修复体制作方式的选择　在 CAD/CAM 修复的设计制作过程中,患者可以参与其中,结合计算机呈现的 3D 效果,在术中进行良好的医患直接沟通,避免由于医技患三方沟通过程中的理解偏差,造成修复体效果不满意甚至返工。对于本病例的个性化设计,CAD/CAM 修复是一种较有优势的选择。

七、治疗计划

11、21 全冠修复。

八、治疗步骤

1. 局麻下去除旧充填物,去腐,排龈,初步牙体预备(图 2-2-7-4)。

2. 制取上下颌模型,进行初步预备模型分析(图 2-2-7-5)。

3. 结合初步预备模型和初步预备后口内像,观察 13—23 龈缘高度(图 2-2-7-6)。

4. 与患者充分沟通,根据患者的要求和选择进一步调整,电刀切除 21 牙龈,修整龈缘形态,牙体精细化预备,适度调整 11 唇倾和 21 扭转(图 2-2-7-7)。

5. CEREC Bluecam 口内扫描,获得数字化印模,绘制边缘线(图 2-2-7-8)。

6. 设计制作全瓷修复体(图 2-2-7-9)。

7. 试戴、粘接(图 2-2-7-10)。

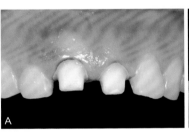
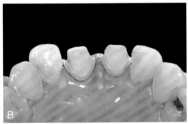

图 2-2-7-4　初步牙体预备
A. 初步牙体预备(唇面观);B. 初步牙体预备(腭面观)。

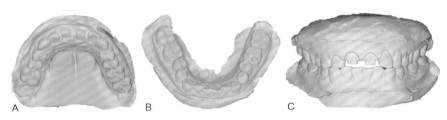
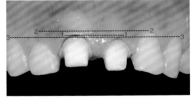

图 2-2-7-5　初步牙体预备模型
A. 初步牙体预备上颌分析模型;B. 初步牙体预备下颌分析模型;C. 初步牙体预备上下颌咬合模型。

图 2-2-7-6　初步牙体预备后龈缘综合分析(13—23)

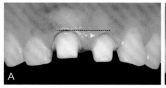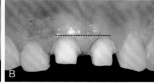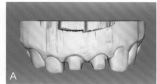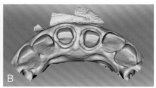

图 2-2-7-7　修整龈缘形态,牙体精细化预备
A.确定 21 龈缘位置;B.电刀切除、修整 21 龈缘形态,牙体精细化预备。

图 2-2-7-8　CEREC Bluecam 口内扫描
A.数字化印模;B.绘制边缘线。

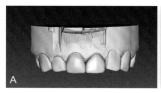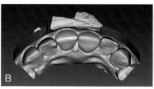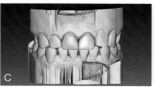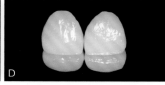

图 2-2-7-9　设计制作修复体
A.数字化修复体(唇面观);B.数字化修复体(腭面观);C.数字化修复体(正面观);D.修复体。

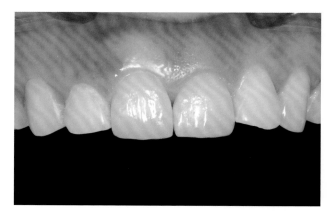

图 2-2-7-10　戴牙即刻

九、治疗效果

戴牙后,患者的笑线即刻发生了变化。由于 11、21 切端位置的改变,微笑时上下唇的形态和薄厚比例更为协调,咬合也从前牙开𬌗变成了浅覆𬌗,同时微调了 11 的唇倾和 21 的轻度扭转,通过牙龈电刀切除术获得了较为协调的龈缘高度,美学效果超出了患者的预期(图 2-2-7-11)。

术后 1 年和 4 年复查时发现,21 的龈缘高度较戴牙即刻略有降低,但是对整体美观程度影响不大(图 2-2-7-12)。

十、小结

数字化修复在设计制作过程中能够结合计算机呈现 3D 效果,有利于医师在术中及时和患者进行沟通,了解其基本需求甚至细节要求,在预期可控的前提下,设计制作个性化修复体,避免由于医技患三方在沟通过程中的理解偏差,造成修复体效果不满意甚至返工,提高患者满意度,是一种有前景的临床辅助工具。

本病例治疗后患者的笑线、微笑时上下唇的形态和薄厚比例、咬合、龈缘高度、11 的唇倾和 21 的轻度扭转都得到了改善,美学效果超出了患者的预期。虽然由于邻牙未同时治疗,龈缘高度、患牙形态的协调性都还存在一定的美学问题,最终呈现的效果不够完美,但是满足了患者"最小创伤,不伤健康牙"的愿望,在此基础上实现了患者的美学需求,也不失为一种个性化的美学治疗方案。

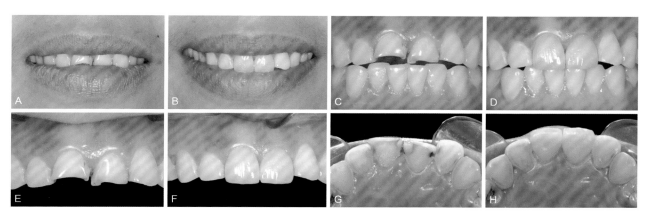

图 2-2-7-11　术前、术后对比像

A. 术前微笑像；B. 戴牙后微笑像；C. 术前正面观；D. 戴牙后正面观；E. 术前上颌唇面观；F. 戴牙后上颌唇面观；G. 术前上颌腭面观；H. 戴牙后上颌腭面观。

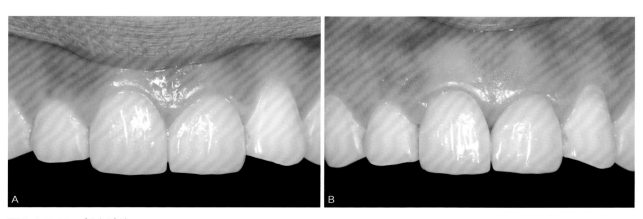

图 2-2-7-12　复查随访

A. 术后 1 年；B. 术后 4 年。

点评

　　将患者简单的需求借助数字化修复作简单处理而达到美学效果，是本病例的特点。病例设计过程从整体美学设计的角度出发，看到龈缘高度不协调，22 形态异常，需要联合牙周手术进行多学科综合治疗，才能达到良好的美学效果。但是经过充分的医患沟通，了解到患者只希望接受最小创伤，做到最大美学改变。这几乎是大多数患者的自身要求。医师权衡利弊，解决美学需求，并考虑到 11、21 存在旧充填物和继发龋，因此最终选择 21 牙冠延长术，11、12 全瓷冠修复，获得患者认同。

　　在 CAD/CAM 数字化修复设计制作过程中，患者可以参与其中，结合计算机呈现的 3D 效果，在术中进行良好的医患直接沟通，使医技患三方的沟通更为顺畅清晰。本病例虽然最终呈现的效果不是绝对完美，龈缘高度、患牙形态的协调性都还存在一定的美学问题，但是满足了患者"最小创伤，最大美学效果"的初衷，不失为一例良好的个性化美学治疗方案。4 年的中期临床追踪观察，肯定了治疗效果的稳定性。

北京瑞泰口腔医院　郭航

主编点评

　　初步牙体预备后制取物理印模、灌制模型,进行初步预备模型分析,以此为依据和患者交流、确定进一步方案。这一过程虽然没有明确的问题,但是需要耗费较多的时间。以往我们会建议通过拍摄规范的数码照片进行这一工作,现在我们更建议采集数字化印模。这两种方式都可以更加迅速、便利、明确地向患者展示相关问题,并做出相应的治疗计划,也更符合"数字化口腔"的发展趋势。

　　建议临床医生应该进一步加强"数字化印模作为医患交流媒介"的意识。

北京大学口腔医院　刘峰

病例 8:前牙中度氟牙症即刻贴面美学修复

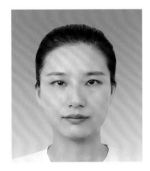

作者:厦门医学院附属口腔医院　张怡副主任医师
合作者:厦门医学院附属口腔医院　金地主治医师
厦门麦芽口腔集团　姚江武主任医师
病例开始时间:2019 年 6 月 13 日
病例完成时间:2019 年 6 月 13 日

一、患者基本情况

性别:男。
年龄:23 岁。

二、主诉

上下颌牙齿不美观多年,要求修复。

三、简单病史

患者自觉牙齿表面颜色不美观多年,影响社交,求诊我院,要求修复。
患者既往体健,否认系统性疾病史及家族史,有高氟地区生活史。

四、检查

1. 口外检查　患者面部基本对称,中线无偏斜,微笑时为中位笑线(图 2-2-8-1)。

2. 口内检查　14—24、34—44 颊侧部分呈不透明白垩色,双侧侧切牙和尖牙颊侧小范围牙体缺损,缺损深度约 0.3mm,其余后牙牙冠呈不透明白垩色。未探及牙龈出血,未探及深牙周袋。覆𬌗、覆盖正常。牙列整齐,牙髓活力正常。双侧颞下颌关节未见异常,开口度、开口型无异常,关节区及开闭口肌肉触诊(-)(图 2-2-8-2~图 2-2-8-6)。

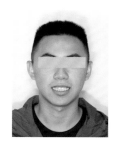 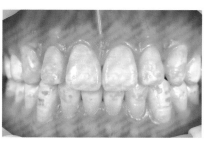 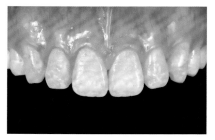

图 2-2-8-1　面部检查　　图 2-2-8-2　术前咬合像　　图 2-2-8-3　术前上颌前牙黑背景像

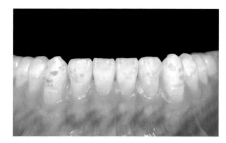 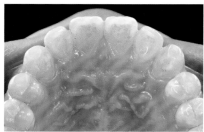 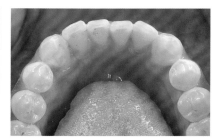

图 2-2-8-4　术前下颌前牙黑背景像　　图 2-2-8-5　术前上颌前牙𬌗面像　　图 2-2-8-6　术前下颌前牙𬌗面像

五、诊断

氟牙症(中度)。

六、设计思考

本病例的修复难点在于,伴有中度氟牙症的病例在做美学修复设计时,要充分考虑到牙釉质发育程度和牙体缺损状况,确定修复方式和材料选择,以及控制牙体预备的量。患者前牙区上下牙齿长宽比例协调,咬合关系良好,覆𬌗、覆盖正常,可采用开窗式牙体预备;考虑患者大笑时牙齿显露量,制订修复数目,采用即刻修复,可以避免临时冠修复,同时可以快速完成修复。本病例中,去除病损的牙体组织后,应尽可能多保存剩余牙釉质的量,以提高粘接成功率。另外,对于瓷贴面最终的厚度,如果预备后牙体颜色正常,可以选择更加通透的长石类陶瓷材料;若牙体变色,可能需要增加瓷贴面的厚度,或是选择有利于遮色的陶瓷,如锂基陶瓷。对于最终修复体厚度的控制,在计算机辅助设计中,可以选定 Biogeneric 复制模式,以术前牙体组织的表面突度为参考,在保证修复体厚度的前提下,与患者做沟通,进行精细、合理地设计。

七、治疗计划

14—24、34—44 瓷贴面修复。

八、治疗步骤

1. 术前分析 常规按照 CSED 标准拍照,分析患者牙体比例,建立患者基本信息档案,14—24、34—44 选定 Biogeneric 复制模式,制取患者牙体预备前的上下颌口内光学印模,数据保存备用(图 2-2-8-7)。

2. 比色 自然光线下,用 16 色比色板比色,参考邻牙和对颌牙的颜色,比色结果为 A2。

3. 牙体预备 14—24、34—44 局部浸润麻醉,在头戴式放大镜下,用贴面专用定深车针对 14—24、34—44 唇面进行定深预备,颈 1/3 约 0.3mm,中 1/3 约 0.5mm,切 1/3 约 0.5mm。33—43 控制在 0.5mm,再用蓝标金刚砂车针将唇面初步预备完成,根据患者的牙龈生物型为厚龈型,选择 1 号排龈线对 14—24、34—44 唇面进行排龈,用抛光车针对预备体各个边缘修整,使其光滑连续,边缘清晰(图 2-2-8-8~图 2-2-8-12)。

4. 口内光学印模 采用 CEREC Omnicam 真彩扫描仪,用酒精棉球消毒扫描头,对牙体预备后的患者口内上下颌及咬合关系进行扫描(图 2-2-8-13)。

5. CAD/CAM 将取好的光学模型修整切割,绘制预备体的边缘线,设定就位道和修复体参数:最小厚度为 300μm,间隙为 60μm,咬合面研磨补偿为 0μm。计算机生成初始修复体,在网格模式下对修复体外形、咬合及邻接进行精修微调(图 2-2-8-14)。给患者展示设计效果,充分沟通交流后,采用 TriLuxe 三层色研磨切割修复体。

6. 试戴 约 2h 后,14—24、34—44 修复体试戴,顺利就位后,边缘密合,邻接良好,形态美观,颜色自然逼真,与邻牙相协调。

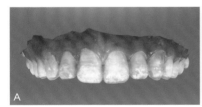
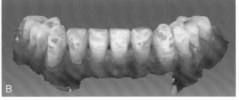
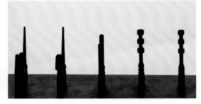

图 2-2-8-7 牙体预备前上下颌光学印模
A. 上颌光学印模;B. 下颌光学印模。

图 2-2-8-8 牙体预备车针套装

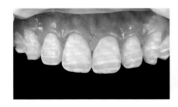
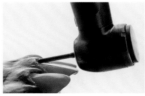
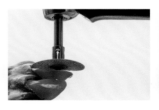
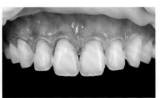

图 2-2-8-9 牙体预备定深

图 2-2-8-10 牙体预备

图 2-2-8-11 抛光

图 2-2-8-12 牙体预备完成

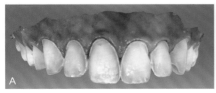
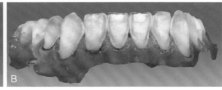

图 2-2-8-13 牙体预备后上下颌光学印模
A. 上颌光学印模;B. 下颌光学印模。

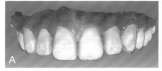 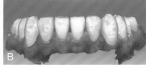 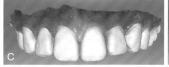 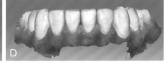

图 2-2-8-14　选定 Biogeneric 复制模式进行修复体设计
A. 上颌贴面设计与术前牙体拟合；B. 下颌贴面设计与术前牙体拟合；C. 上颌贴面设计后；D. 下颌贴面设计后。

7. 粘接　患者对形态、颜色满意后，准备粘接。用 9.6% 氢氟酸处理 14—24、34—44 修复体组织面 20s（图 2-2-8-15），流水冲洗 30s（图 2-2-8-16），95% 乙醇超声荡洗 60s，重复涂布硅烷偶联剂 2 次，轻轻吹干（图 2-2-8-17）。口内橡皮障隔湿（图 2-2-8-18），牙体组织面用 35% 磷酸酸蚀 30s（图 2-2-8-19），冲洗，吹干（图 2-2-8-20），RelyX Ultimate 光固化树脂粘接剂粘接，头戴式放大镜下仔细清除多余粘接剂，每个面光照 40s。

8. 调𬌗　调整正中𬌗、前伸𬌗及侧方𬌗至无早接触，最后用抛光器械由粗到细进行彻底抛光。

九、治疗效果

采用 USPHS 对修复体的临床效果进行评价。牙体、修复体完好，固位佳，修复体边缘密合，邻接紧密，形态自然逼真，颜色与邻牙相协调，牙龈健康，呈粉红色，质地坚韧。使用椅旁 CAD/CAM 通过贴面即刻修复中度氟牙症，获得了良好的美学修复效果，远期疗效仍有待进一步观察（图 2-2-8-21~图 2-2-8-25）。

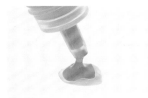 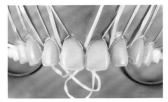

图 2-2-8-15　修复体氢氟酸处理　图 2-2-8-16　修复体冲洗、吹干　图 2-2-8-17　晶莹剔透的修复体　图 2-2-8-18　橡皮障隔湿

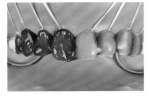 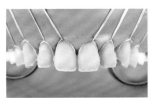 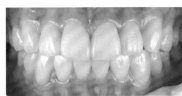 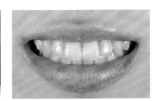

图 2-2-8-19　37% 磷酸酸蚀牙面　图 2-2-8-20　冲洗，吹干　图 2-2-8-21　术后 1 周正面观　图 2-2-8-22　术后 1 周微笑像

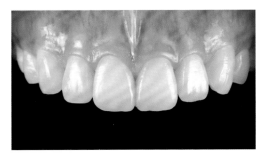 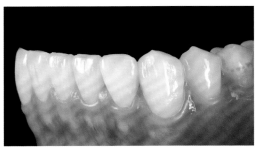 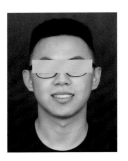

图 2-2-8-23　术后 1 周上颌黑背景正面观　图 2-2-8-24　术后 1 周下颌黑背景左侧面观　图 2-2-8-25　术后面像

十、小结

前牙的美学修复治疗要根据每个患者的不同口腔条件,来选择适合的椅旁 CAD/CAM 的设计模式,这样才能将新技术运用得相得益彰。严格把握全瓷贴面修复治疗的适应证,是修复成功的重要前提。正确选择粘接剂,对全瓷材料进行合适的预处理,规范操作,才能更好地保证贴面修复的成功率。本病例前牙中度氟牙症,在牙体预备后,基牙颜色正常,因而采用 TriLuxe 三层色玻璃陶瓷,长石全瓷材料自然通透,加工性能好,能展现出良好的美学效果。患者前牙区上下牙齿长宽比例协调,因此,牙体预备采用开窗式。在计算机辅助设计中采用 Biogeneric 复制模式,只需要后期做较小的修整设计,大大提高了设计效率,有利于控制修复体的厚度,为椅旁即刻修复创造有利条件。

点评

本病例详细介绍了氟牙症患者上下颌多颗前牙的瓷贴面修复。从病例治疗方案的制订、实施等方面,均体现了作者正确的临床思维和规范的临床操作能力。作者恰当地运用牙体预备、计算机辅助设计和计算机辅助制造、橡皮障隔湿、抛光、粘接与粘固等技术进行治疗,取得了良好的美学效果,可供读者参考和借鉴。在放大镜下一次完成 16 颗牙齿的精细化牙体预备和橡皮障下粘接,技术敏感性很强,对医师的临床技术提出了更高的要求。一次就诊即可高标准完成上下颌多颗前牙瓷贴面修复,是本病例的亮点和难点。与传统的多次就诊完成修复相比,在新鲜的牙体组织面一次性完成粘接操作,可以获得更理想的粘接效果。

作者在本病例"设计思考"部分提及该患者上下颌前牙长宽比例协调,牙齿形态较理想,覆𬌗、覆盖关系正常。但是在病例设计、牙体预备和修复体制作过程中,作者对这部分信息没有充分地参考。建议术前采用口内扫描技术,对患牙进行预扫描,保存数字化模型,并根据其形态设计、制作最终修复体,可以获得更加自然协调的美学效果。数字化扫描虽然可以同时进行比色,但是有牙本质比色板作为参照的照片会更准确。建议氟牙症牙体预备后,去除表面牙釉质后的颜色拍照记录。

氟牙症的美学修复也是一个序列修复过程。氟牙症使用贴面修复的适应证、氟牙症粘接的注意事项和粘接效果的长期稳定性,是氟牙症瓷贴面修复成功的关键。这一点在本文中没有进行讨论。如果有相关讨论,且观察时间更长,则该病例更具说服力。

武汉大学口腔医院 黄翠

主编点评

这是一个从治疗方案设计、修复体设计加工到最终修复效果都非常优秀的病例。但是治疗过程中有一个小小的问题,其实在后面很多病例中也有出现,值得同道们稍加留意。

本病例比色时采用的是"16 色比色板",而修复体加工时采用的是"TriLuxe 三层色"材料。比色和修复材料不是一个颜色系统,有可能出现最终修复效果与术前设计不完全统一的问题。目前很多数字化修复材料系统都用实际材料加工的比色板,可以实现所见、所选即所得,可以获得更准确的颜色效果。

北京大学口腔医院 刘峰

病例 9:椅旁数字化氧化锆贴面修复重度四环素牙

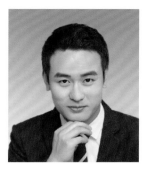

作者:北京大学口腔医院　余涛主治医师
合作者:北京大学口腔医院　王宇飞技师
病例开始时间:2020 年 12 月 3 日
病例结束时间:2020 年 12 月 4 日

一、患者基本情况

性别:男。

年龄:44 岁。

二、主诉

全口牙齿变色、缺损 30 余年。

三、简单病史

全口牙齿颜色深,部分有缺损,严重影响美观。患者否认冷热酸甜刺激敏感、自发疼痛、牙齿松动、食物嵌塞、牙龈出血等不适,曾在儿童时期使用四环素类药物,现来诊寻求兼顾微创与美观的修复治疗。

既往无特殊,全身健康。

四、检查

11 牙冠变色,无明显缺损,牙齿位置、形态正常,叩痛(−),不松动,牙龈无红肿。17—12、21—26、36—47 牙冠变色,少量牙体组织缺损,探诊质硬,不敏感,叩痛(−),不松动,牙龈无红肿。27、37 冠修复体完好,叩痛(−),不松动,牙龈无红肿。全口牙列排列基本正常,临床冠高度基本正常,咬合无明显异常,前牙区散在间隙,上颌前牙区牙龈位置左右对称,切缘曲线呈下凸形,牙列中线与面中线吻合,前牙覆𬌗、覆盖正常。口腔卫生良好,牙石(−)(图 2-2-9-1~图 2-2-9-8)。

五、诊断

1. 全口重度四环素牙。
2. 17—12、21—26、36—47 牙体缺损。

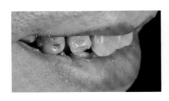 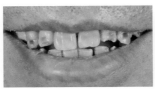 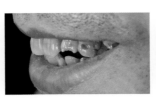 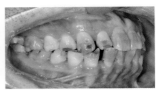

图 2-2-9-1　治疗前右侧微 笑像

图 2-2-9-2　治疗前正面微 笑像

图 2-2-9-3　治疗前左侧微 笑像

图 2-2-9-4　治疗前右侧面观

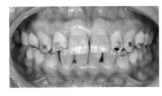 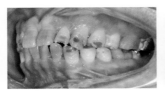 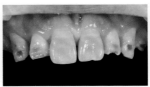 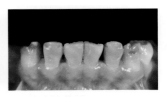

图 2-2-9-5　治疗前正面观

图 2-2-9-6　治疗前左侧面观

图 2-2-9-7　治疗前上颌前 牙正面观

图 2-2-9-8　治疗前下颌前 牙正面观

六、设计思考

1. 本病例的美学缺陷主要包含牙齿颜色异常、形态异常、散在间隙及"黑三角"。

2. 患者属于低位笑线,且牙龈形态基本正常,因此只需要改善牙齿形态与颜色,不涉及粉色美学问题。

3. 该患者牙齿排列基本正常,11 位置、形态无明显异常,所以决定以 11 为基础设计 14 颗牙的形态。

4. 该患者患有重度四环素牙,全口牙齿严重变色,对修复体的遮色能力要求非常高。由于使用玻璃陶瓷,可能无法获得非常好的遮色效果,因此考虑透光性适中的氧化锆,希望获得更好的遮色效果。

5. 氧化锆材料制作贴面修复体的最大风险在于粘接效果。一方面,目前最有效的处理方式是在氧化锆贴面的组织面烧结二硅酸锂涂层,可以有效提高氧化锆的粘接能力,使氧化锆贴面修复可以达到可预期的效果。另一方面,患者牙齿剩余牙釉质充足,能满足贴面粘接要求。

6. 在与患者的交流中,医师发现其微笑、说话时露牙量不多,考虑到微创、经济、患者美学要求等因素,决定本次治疗贴面修复范围为 14—24、33—43,共 14 个修复体。

七、治疗计划

1. 14—24、33—43 氧化锆贴面修复。

2. 17—15、25、26、37—34、44—47 观察。

八、治疗步骤

1. 术前数字化设计　术前使用科美椅旁修复系统获取牙列数字印模,导入 exocad 软件,按照术前的设计思路进行虚拟诊断蜡型设计,并与患者确认(图 2-2-9-9)。

2. 显微镜下,14—24、33—43 贴面牙体预备(图 2-2-9-10、图 2-2-9-11),完成牙体预备后排龈(图 2-2-9-12、图 2-2-9-13),口内扫描(图 2-2-9-14~图 2-2-9-16),比色(图 2-2-9-17)。由于牙体预备量不大,且椅旁数字化系统只需要很短的时间便可完成修复体,因此未做临时修复。

3. 术中数字化设计　在 exocad 软件中,参考数字诊断蜡型,设计 14—24、33—43 一共 14 颗贴面(图 2-2-9-18、图 2-2-9-19)。基牙颈部颜色较深,修复体厚度适当增加至 0.6~0.7mm,以保证遮色效果,应在数字化软件中逐一检查,确保厚度达到要求(图 2-2-9-20)。

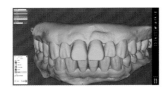

图 2-2-9-9　数字诊断蜡型

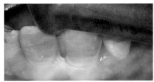

图 2-2-9-10　显微镜下上颌牙体预备

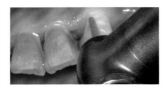

图 2-2-9-11　显微镜下下颌牙体预备

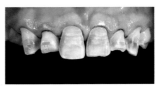

图 2-2-9-12　上颌预备体

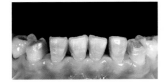

图 2-2-9-13　下颌预备体

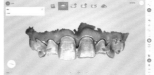

图 2-2-9-14　上颌牙列扫描

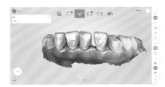

图 2-2-9-15　下颌牙列扫描

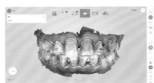

图 2-2-9-16　咬合扫描

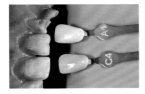

图 2-2-9-17　比色

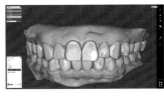

图 2-2-9-18　参考蜡型设计修复体

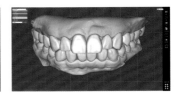

图 2-2-9-19　修复体设计完成

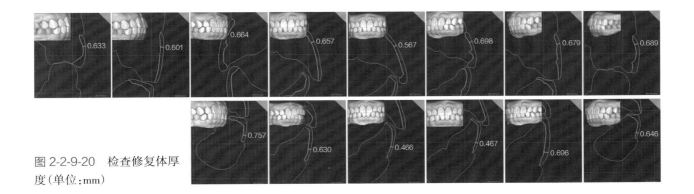

图 2-2-9-20　检查修复体厚度（单位：mm）

九、治疗效果

采用绚彩 3D 多层渐变超透氧化锆陶瓷切削修复体，烧结、抛光完成 14 颗氧化锆贴面，使之形态完整，边缘连续（图 2-2-9-21），接着对组织面进行 Biomic LISI Connect 二硅酸锂喷涂（图 2-2-9-22）、烧结（图 2-2-9-23），最后上釉完成（图 2-2-9-24）。

仅有少量修复体的邻面经轻微调改、抛光后，所有贴面就位良好，接触区松紧合适，边缘密合，无短缺或悬突，外形、颜色良好。调𬌗后正中𬌗轻接触，前伸𬌗均匀接触，侧方𬌗为组牙功能𬌗。粘接后，修复体极大地改善了原有牙齿的外形与颜色，为患者带来更美观的笑容（图 2-2-9-25～图 2-2-9-27）。

戴牙 2 周复查，所有修复体完整无松动，基牙无叩痛、无松动，牙龈色泽、质地正常，无炎症，患者口腔卫生维护良好（图 2-2-9-28～图 2-2-9-32）。

戴牙 6 个月复查，所有修复体、基牙仍然完好无缺，牙龈健康，口腔卫生良好（图 2-2-9-33～2-2-9-37）。

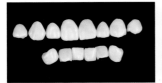

图 2-2-9-21　烧结抛光后的修复体

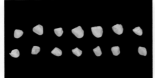

图 2-2-9-22　组织面二硅酸锂涂层

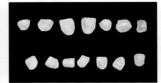

图 2-2-9-23　二硅酸锂涂层烧结后

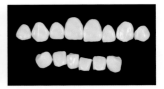

图 2-2-9-24　修复体上釉完成

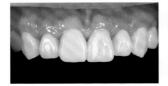

图 2-2-9-25　戴牙后上颌前牙正面观

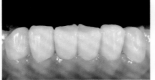

图 2-2-9-26　戴牙后下颌前牙正面观

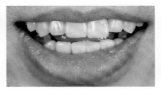

图 2-2-9-27　戴牙后正面微笑像

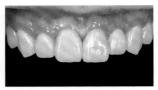

图 2-2-9-28　戴牙 2 周上颌前牙正面观

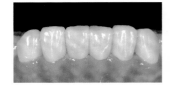

图 2-2-9-29　戴牙 2 周下颌前牙正面观

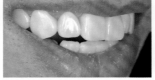

图 2-2-9-30　戴牙 2 周右侧微笑像

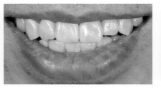

图 2-2-9-31　戴牙 2 周正面微笑像

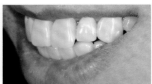

图 2-2-9-32　戴牙 2 周左侧微笑像

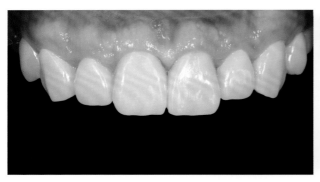

图 2-2-9-33　戴牙 6 个月上颌前牙正面观

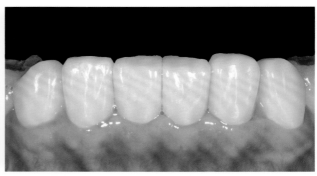

图 2-2-9-34　戴牙 6 个月下颌前牙正面观

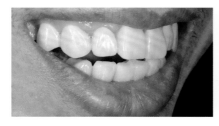

图 2-2-9-35　戴牙 6 个月右侧微笑像

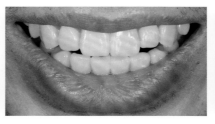

图 2-2-9-36　戴牙 6 个月正面微笑像

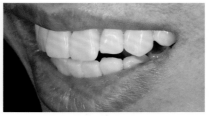

图 2-2-9-37　戴牙 6 个月左侧微笑像

十、小结

本病例患者的四环素牙呈棕褐色，发暗，伴有牙体组织缺损，严重影响美观。绚彩 3D 多层渐变超透氧化锆陶瓷的颜色与透光性渐变过渡，色泽自然。本病例制作的修复体颈部厚度为 0.6~0.7mm，成功地遮住基牙槽糕的底色。二硅酸锂涂层可以提高氧化锆粘接强度,提高氧化锆贴面修复的长期成功率。本病例采用椅旁数字化氧化锆贴面,高效、快速地为患者塑造颜色自然、形态美观的美学区牙列,重塑美好笑容,且在本书截稿前有限的观察期内非常稳定。

点评

该作者对病例描述准确,诊断清楚正确。针对患者的美学缺陷,作者在治疗前进行了详细地分析和思考,并设计了合理的治疗方案。作者考虑到了没有做贴面的其他牙齿,但是仅有"观察"显得被动,可以积极采取相应保护牙齿的措施,例如涂氟、离子导入、树脂修补等。作者考虑到患牙颈部颜色深,对此适当增加了修复体的厚度,在数字化设计时反复确认,保证了修复体达到所需的厚度,同时进行了具体描述,显示出用心制作与记录的态度。

该病例报告的语言简洁,总结明了,整体思路清楚,考虑问题全面。如果有治疗过程中更多重要细节的详细描述与展示会更好,例如试戴过程、咬合检查等。总体而言,该病例最终修复体完成良好,获得了完美的修复效果。

南京医科大学附属口腔医院　陈亚明

病例 10：前牙区多颗牙椅旁美学修复

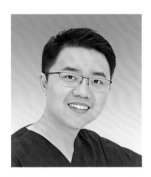

作者:武汉市萌芽齿科　于夏焱主治医师
病例开始时间:2018 年 6 月 1 日
病例完成时间:2018 年 6 月 7 日

一、患者基本情况

性别:男。

年龄:24 岁。

二、主诉

前牙散在缝隙影响美观 10 余年。

三、简单病史

患者自幼上颌前牙存在散在缝隙,影响美观至今,现因工作需要,希望通过有限的治疗时间可以改善。患者有定期看牙洗牙的习惯,否认系统性疾病及过敏史。

四、检查

1. 临床检查

(1) 口内检查:患者双侧尖牙咬合中性关系,上下颌前牙轻度不齐,12、22 轻度近中扭转,12—22 之间存在 1~2mm 的散在间隙,前牙覆𬌗、覆盖关系正常。牙体未见其他明显异常,叩痛(−),未见明显松动。上下颌前牙区唇侧牙龈色泽正常,呈淡粉色;上下颌前牙区舌侧少量色素及软垢;下颌前牙舌侧牙龈龈缘轻微红肿,牙周探查未见明显异常。患者自然微笑时,上颌可见 14—24 共 8 颗牙齿。16 已完成根管治疗,35 远中邻𬌗面牙色充填材料少量缺损,36、37 𬌗面见牙色充填材料,未见异常。

(2) 口外检查:面部基本对称,颏点未见明显偏斜,唇部形态丰满,鼻唇角尚可。颞下颌关节检查示双侧关节未见弹响,患者自述无疼痛(图 2-2-10-1~图 2-2-10-9)。

2. 影像学检查　X 线检查示前牙区未见明显异常,16 髓腔及根管内阻射影像,近颊根尖周见少量球形阻射影像,其余根尖周未见异常。35 远中𬌗面及 36 𬌗面大面积阻射影像近髓,根尖周未见异常。37 𬌗面阻射影像位于牙本质中层,38 近中水平低位阻生(图 2-2-10-10、图 2-2-10-11)。

视频 1
记录主诉
① 扫描二维码
② 用户登录
③ 激活增值服务
④ 观看视频

视频 2
记录发音
① 扫描二维码
② 用户登录
③ 激活增值服务
④ 观看视频

视频 3
记录术前咬合运动
① 扫描二维码
② 用户登录
③ 激活增值服务
④ 观看视频

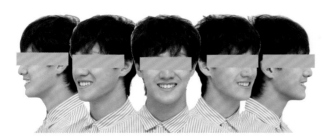

图 2-2-10-1　各角度微笑像

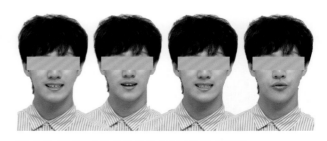

图 2-2-10-2　"i""e""s""f"四种发音记录

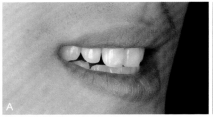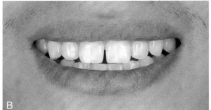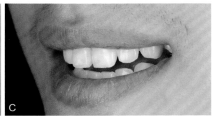

图 2-2-10-3　术前微笑像
A. 右侧面观；B. 正面观；C. 左侧面观。

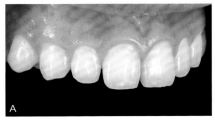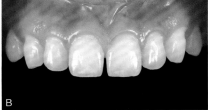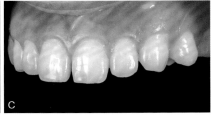

图 2-2-10-4　上颌前牙牙列像
A. 右侧面观；B. 正面观；C. 左侧面观。

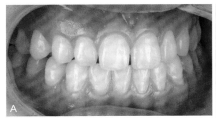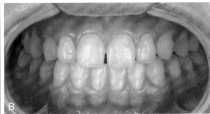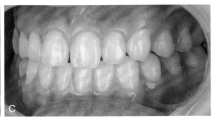

图 2-2-10-5　正中咬合像
A. 右侧面观；B. 正面观；C. 左侧面观。

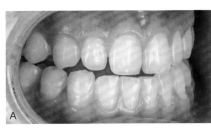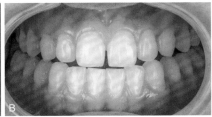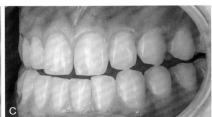

图 2-2-10-6　前伸咬合像
A. 右侧面观；B. 正面观；C. 左侧面观。

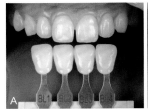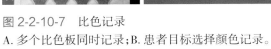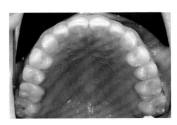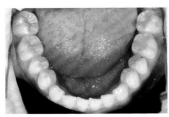

图 2-2-10-7　比色记录　　　　　　　图 2-2-10-8　上颌𬌗面像　　图 2-2-10-9　下颌𬌗面像
A. 多个比色板同时记录；B. 患者目标选择颜色记录。

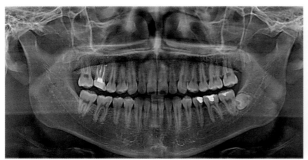

图 2-2-10-10　术前全景片

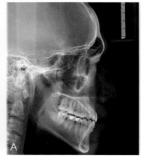
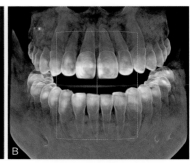

图 2-2-10-11　术前 X 线头影测量侧位片和锥形束 CT（cone beam computed tomography，CBCT）三维影像
A. X 线头影测量侧位片；B. CBCT 三维影像截图。

五、诊断

1. 安氏Ⅰ类错𬌗。
2. 轻度龈炎。
3. 12—22 散在间隙伴牙体唇侧外形比例不协调。

六、设计思考

目前基于数字化矫正技术，在扫描数字化模型之后，软件可以立即生成模拟矫正术后的效果。本着先无创再微创的治疗原则，经与患者沟通交流，首选尝试无创治疗方案。采用 iTero Element 扫描全口牙列模型，先行隐适美模拟器 ClinCheck Pro 软件模拟关闭间隙。如果模拟效果患者不能满意，或者治疗时间无法接受，再考虑微创治疗方案，设计贴面修复关闭间隙（图 2-2-10-12~图 2-2-10-15）。

再次与患者沟通交流，矫正治疗虽然可以改善牙体排列问题，但是依然存在上颌切牙近中邻面边缘形态不够理想的问题，而且治疗时间也较长；另外，患者也希望改善上颌切牙的颜色。最终，患者没有接受正畸治疗的方案，选择采用直接贴面修复的方案。

接下来的问题回到了笔者方面。当年诊所暂时没有配备椅旁技师，虽然笔者使用 CEREC 完成后牙修复比较熟练，但是独自完成前牙美学区多颗修复的经验不足。为了避免牙体预备之后在软件设计环节的牙体形态控制上存在过大偏差，因此考虑仍然按照传统的蜡型设计、mock-up 复制到口内的技术流程，这无疑是更加稳妥的选择。在目前诊所已经配备了椅旁技师的情况下，牙体预备之前先扫描 mock-up 复制的蜡型，依然是设计多个修复体的病例时更快获得准确形态的好方法。

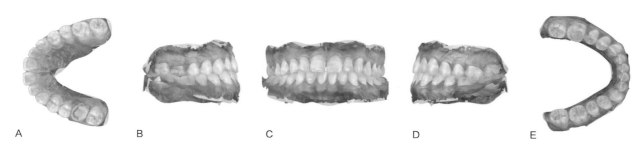

A　　　　　　　　B　　　　　　　　C　　　　　　　　D　　　　　　　　E

图 2-2-10-12　iTero 扫描全口牙列模型
A. 上颌𬌗面观；B. 右侧面观；C. 正面观；D. 左侧面观；E. 下颌𬌗面观。

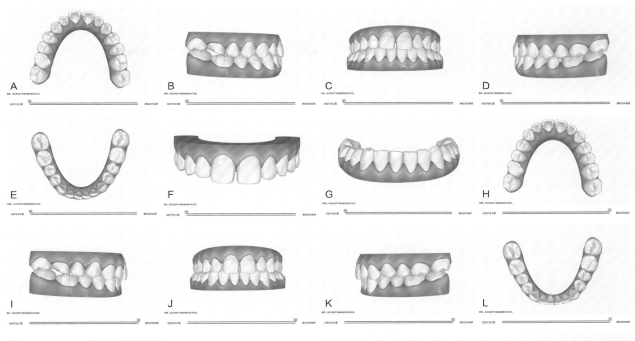

图 2-2-10-13　矫正效果模拟

A. 矫正前上颌𬌗面观；B. 矫正前右侧面观；C. 矫正前正面观；D. 矫正前左侧面观；E. 矫正前下颌𬌗面观；F. 矫正前上颌正面观；G. 矫正前下颌正面观；H. 矫正模拟后上颌𬌗面观；I. 矫正模拟后右侧面观；J. 矫正模拟后正面观；K. 矫正模拟后左侧面观；L. 矫正模拟后下颌𬌗面观；M. 矫正模拟后上颌正面观；N. 矫正模拟后下颌正面观。

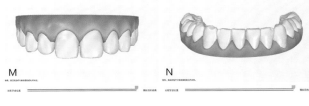

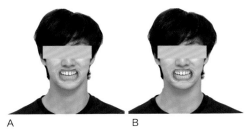

图 2-2-10-14　矫正模拟的效果截图遮罩在拉钩之后的正面像上

A. 矫正前；B. 矫正模拟后。

图 2-2-10-15　上图局部放大可见上唇边缘和前牙颈缘牙龈的位置关系

A. 矫正前；B. 矫正模拟后。

七、治疗计划

1. 牙周基础治疗。

2. 12—22 全瓷贴面修复。

八、治疗步骤

1. 将数码照片导入 DSD App 进行微笑设计（图 2-2-10-16~图 2-2-10-18）。

2. 面弓转移上𬌗架（图 2-2-10-19、图 2-2-10-20）。

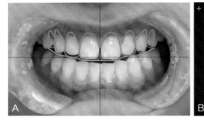
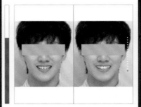

图 2-2-10-16 数字化微笑设计对比
A. keynote DSD 画线;B. DSD App 微笑设计前后对比效果。

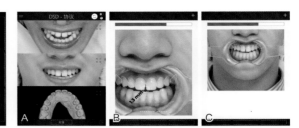

图 2-2-10-17 DSD App 设计过程
A. 将光学印模生成导出的 STL 文件导入软件,能够进一步实现三维空间的微笑设计;B. 将实际测量的间隙宽度标注在软件设计图中;C. 牙体轮廓线及理想的龈缘连线和切缘连线。

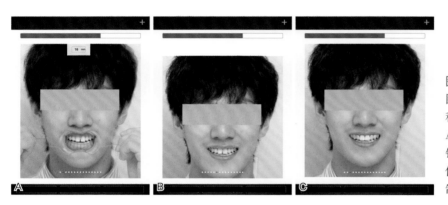

图 2-2-10-18 设计结果可以导出为图片或 PDF 文件,发送给患者进行远程沟通
A. 微笑像和拉钩像的重叠效果;B. 拉钩像下的轮廓线和设计线复制在微笑像上;C. 拉钩像设计出的牙齿形态复制在微笑像上的效果。

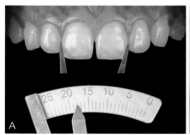
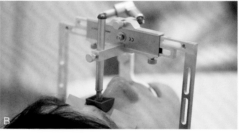
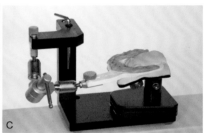

图 2-2-10-19 卡尺记录上颌中切牙的实际尺寸、面弓及转移台固定𬌗叉
A. 卡尺记录左右中切牙远中边缘之间的宽度;B. 面弓转移;C. 𬌗叉用石膏固定在转移台上。

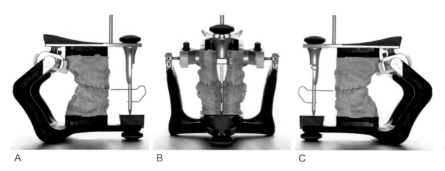

图 2-2-10-20 零膨胀石膏上𬌗架
A. 右侧面观;B. 正面观;C. 左侧面观。

　　3. 蜡型设计后选择包含轻体的硅橡胶材料来 mock-up,可以更清晰精准地复制蜡型形态;使用 BL 色的临时冠树脂材料 Luxatemp Star,可以在改变形态的同时,还能获得牙齿颜色的整体提升(图 2-2-10-21、图 2-2-10-22)。

4. mock-up 状态下记录视频及照片（图 2-2-10-23、图 2-2-10-24）。

5. 局麻下，牙体预备、排龈、牙本质比色，视频记录咬合运动，再次面弓转移上𬌗架（图 2-2-10-25~图 2-2-10-29）。

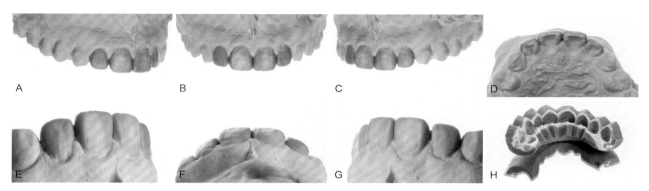

图 2-2-10-21　蜡型设计和硅橡胶

A.蜡型右侧面观；B.蜡型正面观；C.蜡型左侧面观；D.蜡型𬌗面观；E.蜡型左侧纹理特写；F.蜡型俯视纹理特写；G.蜡型右侧纹理特写；H.硅橡胶 mock-up 制作。

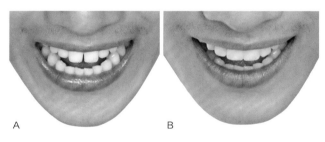

图 2-2-10-22　12 点钟方向俯拍记录 mock-up 前后对比

A.mock-up 前；B.mock-up 后。

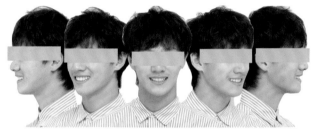

图 2-2-10-23　mock-up 后各角度微笑像

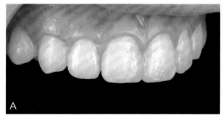
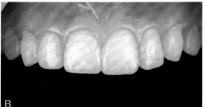
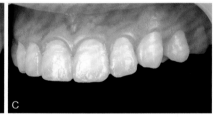

图 2-2-10-24　mock-up 后上颌前牙牙列像

A.右侧面观；B.正面观；C.左侧面观。

视频 4
mock-up 后效果

① 扫描二维码
② 用户登录
③ 激活增值服务
④ 观看视频

视频 5
mock-up 后效果展示

① 扫描二维码
② 用户登录
③ 激活增值服务
④ 观看视频

视频 6
术中咬合运动

① 扫描二维码
② 用户登录
③ 激活增值服务
④ 观看视频

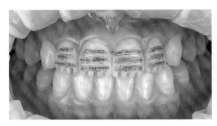

图 2-2-10-25 定深车针预备后铅笔画出印迹

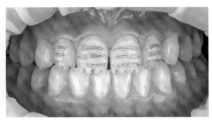

图 2-2-10-26 去掉 mock-up 树脂后残留少量铅笔印

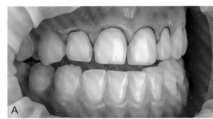

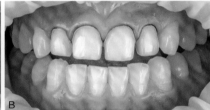

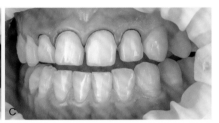

图 2-2-10-27 牙体预备、排龈后口内像
A. 右侧面观;B. 正面观;C. 左侧面观。

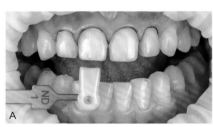

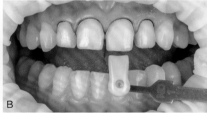

图 2-2-10-28 基牙比色板比色
A. 11 比色;B. 21 比色。

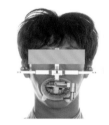

图 2-2-10-29 面弓转移上𬌗架

6. 使用 CEREC Omnicam 制取光学印模,CEREC SW 软件设计(图 2-2-10-30~图 2-2-10-34)。

7. 研磨完成后试戴模型(图 2-2-10-35~图 2-2-10-41)。

8. 瓷处理及橡皮障下树脂粘接(图 2-2-10-42~图 2-2-10-50)。

暂时不让患者照镜子观察效果,避免患者把注意力过多地集中在细节的不足上,而是将照片和视频编辑好之后,让患者从电视屏幕上观看社交距离下的变化,把注意力集中在整体效果的改变上,从而认可微笑设计,获得其信任,顺利开始接下来的治疗。

依据基牙底色及邻牙颜色,为了最大限度满足患者的美观要求,采用 Celtra Duo HT A1 和 e.max HT BL3 两种瓷块分别研磨、加工了两套修复体。

图 2-2-10-30 CEREC 系统的扫描步骤是结构式扫描后，裁切掉龈缘部分，再次保持低速近距离肩台，进行高清扫描 A. 裁切掉龈缘的模型；B. 扫描完成的模型；C. 颊面咬合记录。

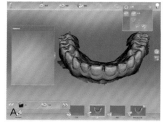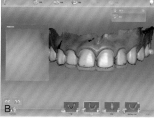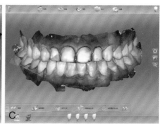

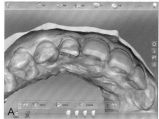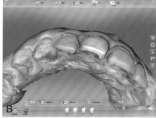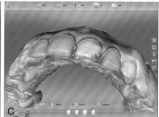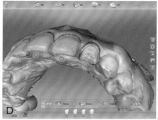

图 2-2-10-31 CEREC 软件的绘制边缘线步骤
A. 12 边缘线；B. 11 边缘线；C. 21 边缘线；D. 22 边缘线。

图 2-2-10-32 在 CEREC 软件的微笑设计功能中导入之前 DSD App 设计的微笑像 A. 右侧面观；B. 正面观；C. 左侧面观。

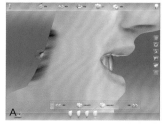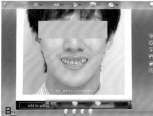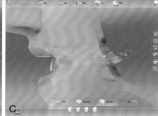

图 2-2-10-33 CEREC 软件的设计修复体步骤
A. CEREC 软件内的网格线对修复体设计有帮助；B. CEREC 软件内的微笑设计步骤也有指导线可以参考；C. CEREC 软件设计修复体时可以查看和 Biocopy 模型的匹配重合程度。

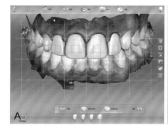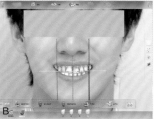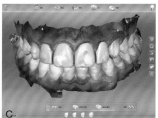

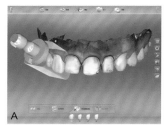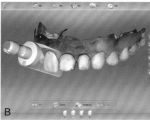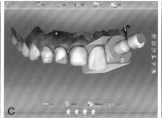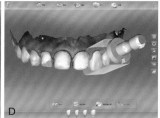

图 2-2-10-34 CEREC 软件的调整研磨位置步骤
A. 12 的研磨位置；B. 11 的研磨位置；C. 21 的研磨位置；D. 22 的研磨位置。

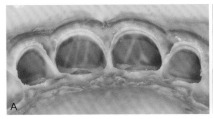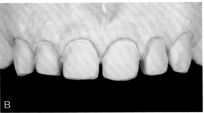

图 2-2-10-35 采集硅橡胶印模,灌制石膏模型,用于检查修复体
A. 硅橡胶印模;B. 石膏模型。

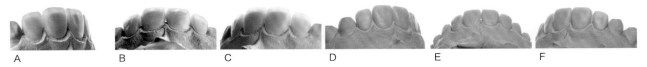

图 2-2-10-36 在模型上检查边缘和邻接关系
A. A1 色瓷块在模型上的右侧面观;B. A1 色瓷块在模型上的正面观;C. A1 色瓷块在模型上的左侧面观;D. BL3 色瓷块在模型上的右侧面观;E. BL3 色瓷块在模型上的正面观;F. BL3 色瓷块在模型上的左侧面观。

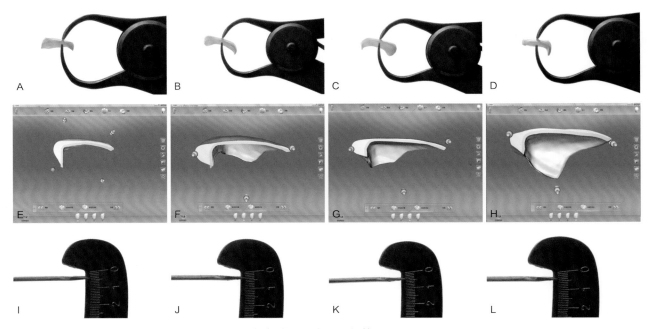

图 2-2-10-37 卡尺测量厚度,检测与 CEREC 软件中的厚度是否相符
A. 卡尺测量 12;B. 卡尺测量 11;C. 卡尺测量 21;D. 卡尺测量 22;E. 12 的编辑修复体步骤截面效果;F. 11 的编辑修复体步骤截面效果;G. 21 的编辑修复体步骤截面效果;H. 22 的编辑修复体步骤截面效果;I. 12 测量点的厚度;J. 11 测量点的厚度;K. 21 测量点的厚度;L. 22 测量点的厚度。

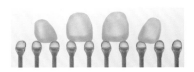 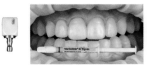 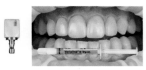 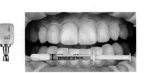

图 2-2-10-38 修复体美学效果

图 2-2-10-39 BL3 色瓷块制作的修复体试用漂白色试戴糊剂

图 2-2-10-40 BL3 色瓷块制作的修复体试用透明色试戴糊剂

图 2-2-10-41 A1 色瓷块制作的修复体试用透明色试戴糊剂

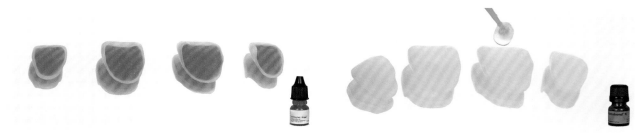

图 2-2-10-42　氢氟酸处理

图 2-2-10-43　硅烷偶联剂处理

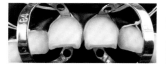 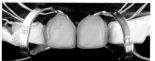 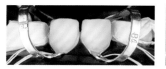 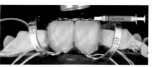

图 2-2-10-44　橡皮障夹暴露预备体边缘

图 2-2-10-45　隔湿邻牙保护下，11、21 酸蚀处理

图 2-2-10-46　酸蚀后可见牙釉质的颜色变化

图 2-2-10-47　阻氧剂保护下光固化

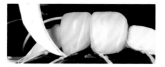 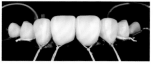 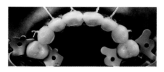

图 2-2-10-48　12 号刀片清理多余的粘接剂

图 2-2-10-49　粘接完成唇面观

图 2-2-10-50　粘接完成验面观

两种颜色的瓷块再分别用漂白色和透明色的试戴糊剂记录，患者最终选择 BL3 色瓷块搭配漂白色的树脂粘接剂组合。

九、治疗效果

1. 术后即刻效果（图 2-2-10-51~图 2-2-10-55）。

2. 术后 1 周复查（图 2-2-10-56、图 2-2-10-57）。

术后 1 周复查，通过唱歌的方式可以让患者更加放松，更容易捕捉到自然的状态。

3. 更远期的微笑像（图 2-2-10-58）。

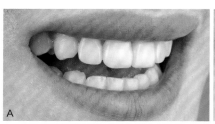 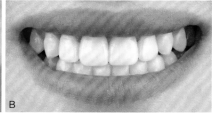 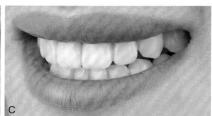

图 2-2-10-51　修复后微笑像

A. 右侧面观；B. 正面观；C. 左侧面观。

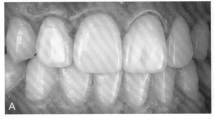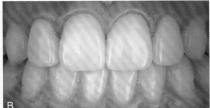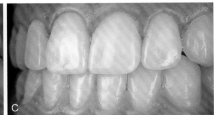

图 2-2-10-52 修复后前牙区咬合像
A. 右侧面观；B. 正面观；C. 左侧面观。

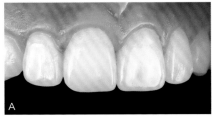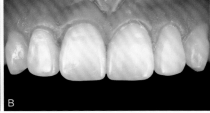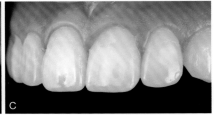

图 2-2-10-53 修复后上颌前牙区口内像
A. 右侧面观；B. 正面观；C. 左侧面观。

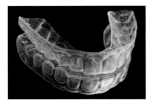 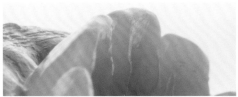 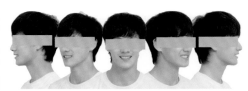

图 2-2-10-54 预防性制作 图 2-2-10-55 修复后舌侧切缘特写 图 2-2-10-56 各角度微笑像
保持器兼夜磨牙垫

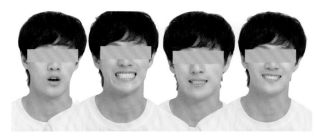 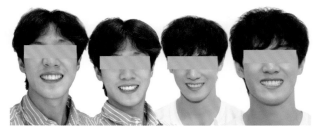

图 2-2-10-57 修复后不同语音状态 图 2-2-10-58 2 个月后患者的自拍微笑像

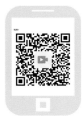

视频 7
记录术后咬合运动

① 扫描二维码
② 用户登录
③ 激活增值服务
④ 观看视频

视频 8
术后效果

① 扫描二维码
② 用户登录
③ 激活增值服务
④ 观看视频

十、小结

1. 前牙轻度散在间隙且牙齿形态不良的情况下,单纯矫正治疗无法完全解决问题,加之患者时间上的客观原因,无法选择矫正后再贴面的方案,仅通过贴面治疗也可以达到患者满意的效果。

2. 完整的术前分析设计和 mock-up 后的微笑体验,使得患者和医生都可预见最终的效果,增加了对治疗效果的信心,也有助于软件中对最终修复体的设计参考。

3. 由于当时诊所没有配备椅旁技师,前期蜡型设计和后期研磨烧结的工作皆由笔者独立完成,经验不足以实现一次性就诊的完美目标;而且在牙体外形的把控方面,无论是蜡型设计还是最终的修复体,都显得不如外加工的技师出品效果更加生动,好在还是顺利达到让患者满意的基本标准。

点评

这个病例非常精彩,涵盖了美学修复的多个环节和要素,而且图片完整,描述清晰流畅。

首先说治疗设计,解决前牙间隙问题首选正畸,但是结合改变牙体形态和颜色需求的情况考虑就需要设计贴面了,美学区治疗正畸和不磨牙贴面均为无创治疗方案。

微笑设计最佳方式是在各种表情和发音下看动态效果,采取视频记录的方式非常好。数字照片 DSD 平面设计是与患者美学效果沟通的直观方式,口内扫描三维设计更加形象真实,减少了比较虚拟的想象与推测。在影像中获得美学设计认可后,结合模型 wax-up 和口内 mock-up,实现口内真实的即刻临时材料美学修复。mock-up 下唱歌、各种情景表演,让患者完全清楚医师的设计选择是否是自己所需。可调𬌗架咬合关系精准记录,有利于贴面数字设计准确和减少口内调𬌗。如果采用今下时髦的数字化咬合记录和面部扫描微笑设计,会更加添彩。

本病例最终设计对牙体做了轻微预备,根据患者前牙间隙情况,如果采用超薄瓷贴面,或许不预备也能达到类似效果。

另外,本病例是采用 CEREC 设计并研磨瓷贴面,厚度为 0.4mm 左右,但是根据本人经验,小于 0.5mm 厚度的贴面,采用 CEREC 加工有风险,有可能破坏贴面边缘的完整性。而且椅旁操作如果没有非常有经验的技师配合,轻易不要在粘接前打磨贴面。通常用烤瓷和铸瓷方式加工,可以获得更薄的瓷贴面。

贴面粘接过程中规中矩。本病例的两个小缺陷:①文中提到为了让彼此多一个选择,分别用 Celtra Duo HT A1 和 e.max HT BL3 两种瓷块研磨贴面,并分别用漂白色和透明色的试戴糊剂进行了试戴,最终患者做了选择。但是没有分析两种材料的临床效果和表现,以给读者更多借鉴。②短期和中期复查效果没有清晰展示最关键的龈缘处的牙龈表现,只在宏观上解决了美学缺陷,而我们最关心的在微观上牙龈健康是否长期稳定,是否伴龈缘着色和龈退缩,未作具体介绍。

北京瑞泰口腔医院　郭航

主编点评

这是一份来自民营医疗机构、非常优秀的美学修复医师的成功案例,完美的最终效果有目共睹,不用赘述,更可贵的是治疗设计、治疗流程中应用了多种数字化手段、数字化设备,以及传统修复中的面弓𬌗架等工具。

近年来面弓𬌗架的应用已经非常普及,这是一个非常可喜的进步。不过在如何更合理地应用面弓𬌗架方面,有些情况还需要思考。类似问题在其他病例中也有出现,同道们可以思考借鉴。

本病例中进行了两次面弓转移,这里的第二次面弓转移的必要性值得商榷。如果第一次面弓转移上𬌗架没有问题,在只针对上颌牙齿进行了牙体预备后,可以不重新进行面弓转移,而是在咬合关系的引导下,在原𬌗架安装上颌工作模型即可。如果采用文内的数字化流程,更可以通过工作模型和术前上颌模型的拟合来直接完成这一工作。

北京大学口腔医院　刘峰

病例 11:CEREC 完成前牙瓷贴面美学修复

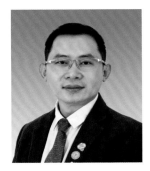

作者:北京德倍尔口腔诊所　张振生
合作者:北京德倍尔口腔诊所　谢经富技师
病例开始时间:2021 年 5 月 23 日
病例结束时间:2021 年 6 月 1 日

一、患者基本情况

性别:女。

年龄:30 岁。

二、主诉

牙齿颜色发黄有间隙,不美观 20 多年。

三、简单病史

牙齿替换后颜色开始发黄,不美观且有间隙,近 6 年颜色加深,患者不敢大笑,要求修复改善牙齿外观。既往曾进行牙齿漂白治疗,全身情况体健。

四、检查

1. 临床检查　口腔卫生状况一般,全口牙齿颜色黄、均匀,牙齿排列整齐,上下颌前牙区可见散在间隙;15—25、45—35 牙齿未见明显缺损,无龋齿,可见有间隙,部分牙齿切端有磨耗;牙石(+),色素(++),软垢(++),部分龈缘发红,充血,探出血,无明显牙周袋(图 2-2-11-1~图 2-2-11-11)。

2. 影像学检查　全景片示未见牙槽骨水平及垂直吸收；未见牙齿及牙根有低密度影像；45 牙根较短；37 远中根尖周可见高密度影像；部分牙齿近颈部可见牙石高密度影像（图 2-2-11-12）。

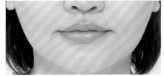
图 2-2-11-1　正面自然状态像

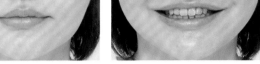
图 2-2-11-2　正面微笑像

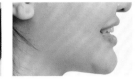
图 2-2-11-3　右侧 90° 微笑像

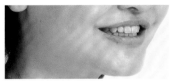
图 2-2-11-4　右侧 45° 微笑像

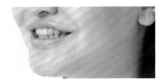
图 2-2-11-5　左侧 45° 微笑像

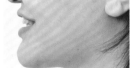
图 2-2-11-6　左侧 90° 微笑像

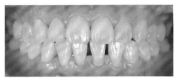
图 2-2-11-7　口内正面观

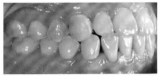
图 2-2-11-8　右侧面观

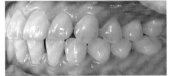
图 2-2-11-9　左侧面观

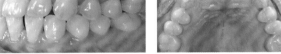
图 2-2-11-10　上颌𬌗面观

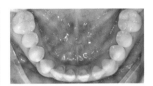
图 2-2-11-11　下颌𬌗面观

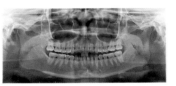
图 2-2-11-12　全景片

五、诊断

1. 牙齿颜色异常。
2. 牙齿散在间隙。
3. 轻度龈炎。

六、设计思考

问题：患者曾经做过牙齿漂白的治疗，但是感觉效果不稳定，并且牙齿有间隙。

思考：牙齿间隙可以通过正畸治疗来关闭，但是患者的牙齿排列基本正常，而且间隙相对较小，正畸后牙齿颜色异常无法改变，仍需要瓷贴面修复。通过沟通与综合考量，患者接受瓷贴面美学修复。患者为低笑线，露龈微笑正常，牙齿排列基本正常，仅有散在小间隙，牙齿的外形无明显缺陷，因此，微笑设计只是按照患者的意愿进行关闭间隙且改变颜色。关于制作颗数和最终修复体颜色，经与患者沟通，患者感觉自己的颊囊偏大而且空间多，希望上下修复 20 颗以缩小颊囊且使后面稍显饱满，颜色选择 BL3。最终制作设计参考蜡型，不改变牙齿位置及排列，基本模拟牙齿本来的外形和表面纹理，关闭间隙，患者认可。

七、治疗计划

1. OHI，全口洁治，保证口腔卫生。
2. 传统方式与数字化手段相结合。采集模型，制作参考蜡型。
3. 第一次牙体预备，采集光学模型。

4. 瓷睿刻（CEREC）设计、制作瓷贴面。

5. 根据患者不希望椅旁等待时间过长的愿望，次日试戴瓷贴面，完成粘接。

八、治疗步骤

1. 术前数字化设计　与患者及技师沟通，利用蜡型设计来关闭间隙，患者认可接受（图 2-2-11-13）。CEREC 术前三维微笑设计、微笑评估，将患者的面相输入电脑，将扫描设计好的蜡型进行两者匹配模拟，评估修复效果（图 2-2-11-14）。

2. 牙体预备　牙体预备要预备出足够的修复空间、清晰的边缘线，为光学精确扫描创造可靠的条件。消除会产生应力的点，预备面应尽量平滑。因为机床研磨车针的直径最小是 1.0mm，所以预备体不要出现低于 1.0mm 的切端或嵴。应避免复杂的预备外形，尽量缩短预备体的边缘线。采用牙体预备导板，评估唇侧牙体预备量。预备后进行基牙比色（图 2-2-11-15~图 2-2-11-19）。

3. 修复体数字化设计　本病例直接复制蜡型设计，进行贴面修复体设计。建立病患患者数字化文档后，首先把之前设计的牙齿蜡型扫描，作为设计瓷贴面的复制参考。然后把牙体预备完的状况进行扫描，逐颗进行设计，并完成所有的贴面设计。因为是复制蜡型的设计，所以系统生成的瓷贴面就是蜡型设计的体现，基本不需要太多的修改（图 2-2-11-20~图 2-2-11-25）。

4. 切削 e.max CAD 蓝色瓷块制作贴面修复体（图 2-2-11-26）。

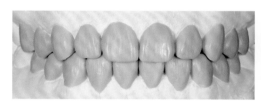 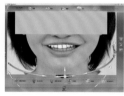 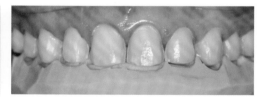

图 2-2-11-13　设计蜡型，关闭间隙，恢复外形及表面纹理

图 2-2-11-14　术前利用 CEREC 评估蜡型设计，进行微笑设计

图 2-2-11-15　贴面预备牙体预备导板，评估切端去除量

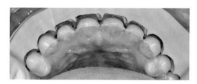 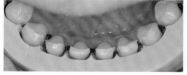 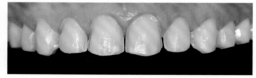

图 2-2-11-16　贴面预备牙体预备导板，评估上颌牙唇侧牙体预备量

图 2-2-11-17　贴面预备牙体预备导板，评估下颌牙唇侧牙体预备量

图 2-2-11-18　牙体预备

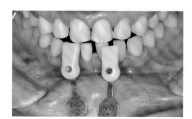 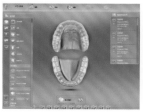 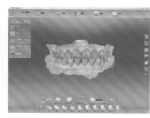 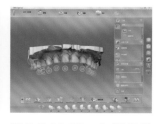

图 2-2-11-19　基牙比色

图 2-2-11-20　建立患者数字化文档

图 2-2-11-21　扫描蜡型

图 2-2-11-22　上颌光学模型

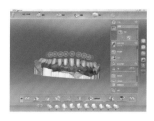 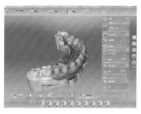 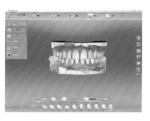 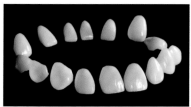

图 2-2-11-23 下颌光学蜡型　　图 2-2-11-24 描绘预备体所有边缘线　　图 2-2-11-25 贴面设计完成　　图 2-2-11-26 瓷贴面烧结制作完成

九、治疗效果

应用 variolink N 贴面粘接套装粘接修复体,彻底清理多余粘接剂;调殆、抛光,最终获得了良好的修复效果(图 2-2-11-27~图 2-2-11-34)。

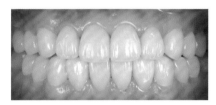 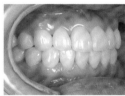 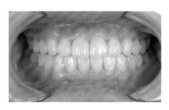 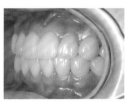

图 2-2-11-27 瓷贴面粘接完成　　图 2-2-11-28 右侧面观　　图 2-2-11-29 正面观　　图 2-2-11-30 左侧面观

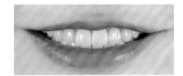 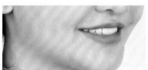 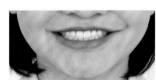 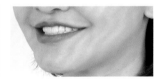

图 2-2-11-31 瓷贴面后微笑像　　图 2-2-11-32 右侧 45° 微笑像　　图 2-2-11-33 正面微笑像　　图 2-2-11-34 左侧 45° 微笑像

十、小结

1. 利用椅旁 CAD/CAM 技术(CEREC)可以在当日或缩短治疗时间的情况下,精准、便捷地完成瓷贴面美学修复,获得满意效果,不但提高了患者的就诊舒适程度,也提高了医师的工作效率,是值得推荐应用的临床技术。

2. 椅旁 CAD/CAM 系统是目前发展较成熟的数字化口腔技术的典型代表,将烦琐的临床步骤转化为数字化的数据处理,使修复过程更加标准化、精确化,甚至实现了规模化,患者舒适便捷的就诊体验得到提升。椅旁 CAD/CAM 理念的精髓就是缩短全部修复治疗治疗的时间和次数,因此大大减少了就诊时间,节省了医疗资源和时间成本。

3. 椅旁数字化工作流程是不断优化与整合的过程。对于这个设计过程,修复体的外形和美学可以通过数字化设计来实现,而数字化设计反过来又可以由医师、护士或技师预先把控和审视,设计工作及其重要性。参与人员需要具备更新知识和技能的能力,掌握以数字化形式设计修复体的外形和美学特征的技能。这样的技能和经验应该共享,保证参与人员保持更专业、更先进的设计水准,并且持续进步。

点评

　　病例描述清楚,诊断正确,设计方案合理。对于牙齿广泛变色合并牙间隙的问题,经过与患者充分沟通权衡利弊,采用了多个瓷贴面修复的方式,一举两得,既解决了牙齿颜色美观问题,又解决了牙间隙的问题,优化了治疗程序,避免了正畸治疗耗时费力的缺点。术前分析科学细致准确,熟练运用数字化技术术中数字化进行分次设计,将传统方式与数字化手段相结合。采集模型,制作参考蜡型,将医患双方都认可接受的蜡型进行扫描作为设计贴面的参考,结果可靠。牙体预备规范,治疗流程介绍详尽,术前、术后照片清晰规范,完整全面。修复效果堪称完美,具有很好的临床参考和指导价值。

南京医科大学附属口腔医院　陈亚明

病例12:应用 EOS/IOS 技术相结合的数字化美学修复

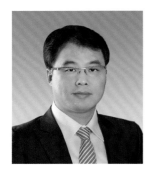

作者:同济大学附属口腔医院　刘伟才主任医师
合作者:同济大学附属口腔医院　俞懿强副主任医师　胡仲琳医师
病例开始时间:2019 年 12 月 6 日
病例结束时间:2020 年 4 月 20 日

一、患者基本情况

性别:女。
年龄:28 岁。

二、主诉

双侧上颌前牙颜色及形态不美观,要求美观修复。

三、简单病史

患者近年来自觉前牙色泽发黄且不均匀,希望改善牙齿颜色及美观。
患者平素体健;否认系统性疾病史及过敏史。

四、检查

1. 临床检查　12—22 唇面可见多条横行白垩色条纹,与牙釉质的生长发育线相平行吻合。21 远中切缘及切角显著磨损,13、23 牙尖及 14、24 颊尖轻度磨耗,探诊(－),冷热诊(－),无松动,牙髓活力测验正常。11、12 唇面较 21、22 唇面略突,前牙覆𬌗、覆盖关系正常,咬合无明显异常。14—24 牙龈无明显红肿,菌斑结石(＋),探诊未探及牙周附着丧失(图 2-2-12-1)。

2. 影像学检查　X 线片示 14—24 根尖周未见异常。

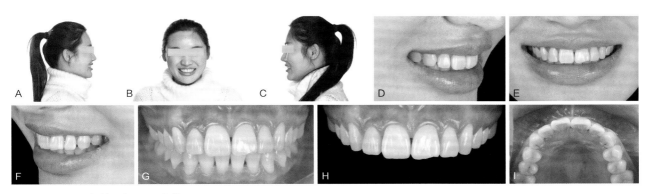

图 2-2-12-1　术前面部及口内像

A. 右侧面部微笑像;B. 正面微笑像;C. 左侧面部微笑像;D. 右侧口唇微笑像;E. 正面口唇微笑像;F. 左侧口唇微笑像;G. 牙列咬合正面观;H. 上颌前牙正面观;I. 上颌牙列𬌗面观。

五、诊断

1. 牙釉质发育不全。
2. 14—24 牙体缺损。

六、设计思考

从口腔美学全局诊疗角度而言,牙齿形态与颜面部软组织形态的关系十分密切。前牙美学修复效果很大程度上取决于牙齿与面部整体的和谐程度。该患者上颌前牙同时存在牙齿结构、形态、颜色及排列方面的美学缺陷。不仅上颌前牙切端与牙尖存在牙体缺损及磨耗,需要设计重塑前牙切缘弧线,而且双侧上颌前牙唇面突度不对称,需要重塑和谐对称的前牙唇面突度。然而,传统的二维微笑设计难以精确兼顾冠状面与矢状面的三维效果。基于上述难题,本病例采用三维面部扫描技术精准获得三维的颌面部软硬组织形态,对其进行术前分析、三维美学设计以及术后评估尤为重要。这不仅为数字化美学修复提供了快捷可靠的技术途径,而且是优质美学修复效果的重要保障。

七、治疗计划

1. 全口洁治。
2. 构建虚拟牙科患者。
3. 微笑设计与虚拟诊断蜡型设计。
4. 前牙数字化贴面修复。

八、治疗步骤

1. 拍摄术前面部微笑像,口内上下颌牙列咬合像,上颌𬌗面及前牙区照片,用于术前诊断及术后治疗效果的评估。

2. 面部三维扫描(extra-oral face scan,EOS)　选用 Bellus 3D 便携式面部扫描仪采集患者在最大微笑位的面部三维图像,扫描时牙齿处于牙尖交错位(图 2-2-12-2)。文件保存为 OBJ 格式(一种包含彩色纹理的 3D 几何定义文件格式)。

3. 口内三维扫描(intra-oral scan,IOS)　采用 CEREC AC omnicam 口内扫描仪扫描口腔内牙列形态及软组织形态并转变为数字化虚拟模型。分别采集患者上下颌牙列形态及正中咬合关系的三维信息,导出为立体光刻(stereolithography,STL)格式文件,为 STL1 文件。

4. 整合 EOS 及 IOS,构建虚拟牙科患者　将 EOS、IOS 数据和面部微笑像导入微笑设计软件 Nemo-Smile Design 3D 中。通过软件功能将微笑状态下的面部三维图像中的面中、上部进行对齐,然后将上下颌牙列的唇颊面作为参考,将数字化虚拟模型与微笑状态下面部三维图像拟合。该患者微笑时所显露瞳孔较小,因此使用面部扫描数据进行匹配更为简便、准确,精细调整后就构建得到了包含面部软组织和牙列软硬组织信息的虚拟牙科患者(图 2-2-12-3)。

5. 虚拟诊断蜡型设计　在 Nemo-Smile Design 3D 软件中创建一个设计页面,设计时随时参照面部三维图像,综合测量和分析前牙美学参数,完成初始虚拟诊断蜡型设计(图 2-2-12-4)。根据合适的牙齿比例设计牙齿形态,显露突出需调整的部分;在软件中将牙齿模拟牙体预备均匀修整后,综合测量牙齿比例、位置空间、咬合及美观等因素,完成修复体蜡型设计(图 2-2-12-5)。将虚拟蜡型整合至面部三维图像中,向患者展示数字化设计的 3D 微笑设计图和虚拟诊断蜡型设计,与患者沟通后确定最终修复方案。

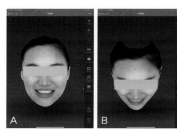

图 2-2-12-2　患者面部三维扫描影像
A. 患者面部三维扫描正面影像
B. 患者面部三维扫描"12 点"方向影像。

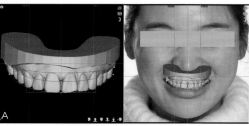

图 2-2-12-3　虚拟牙科患者的构建
A. 将口内扫描数据与患者面部微笑像导入 DSD 软件,进行整合匹配及微笑分析;B. 将口内扫描数据与面部三维影像拟合,得到虚拟牙科患者的正面像;C. 虚拟牙科患者的"12 点"方向影像。

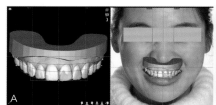
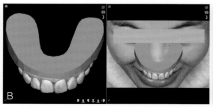
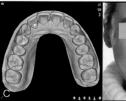
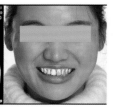

图 2-2-12-4　初始虚拟诊断蜡型设计指在 DSD 软件中,根据患者面部轮廓初步完成 3D 虚拟诊断蜡型设计,并将虚拟蜡型整合至面部三维影像中
A. 虚拟诊断蜡型模型及患者正面分析影像;B. 虚拟诊断蜡型模型及患者"12 点"影像;C. 虚拟诊断蜡型模型及患者正面像。

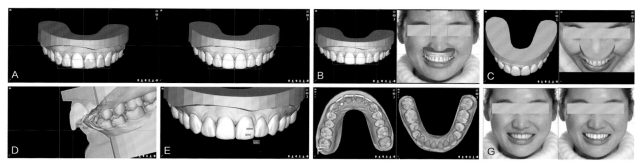

图 2-2-12-5　最终虚拟诊断蜡型设计

A. 在软件中将牙体磨除后，根据软件中已有牙体数据库选择合适的牙体形态作为虚拟诊断蜡型；B. 根据正面面部数据对虚拟诊断蜡型进行精细调整；C. 根据"12点"位置面部数据精细调整虚拟诊断蜡型；D. 根据牙体位置关系对诊断蜡型唇面突度进行精修；E. 根据牙齿长宽比例及形态精修虚拟诊断蜡型；F. 根据咬合情况精修虚拟诊断蜡型；G. 将虚拟诊断蜡型设计整合至面部数据中，与术前影像进行对比。

6. 打印美学诊断模型　将虚拟诊断蜡型设计与原牙列拟合为两个新的牙弓数据，采用 3D 打印技术制作两副美学诊断模型。

7. 精确牙体预备　根据 3D 打印的美学设计模型制作口内诊断饰面，在诊断饰面上精细调整，例如唇侧牙龈的精修、牙体突出部分的磨除等（图 2-2-12-6）。在诊断饰面引导下精确牙体预备、排龈、精修抛光（图 2-2-12-7）。

8. 修复体设计　使用 CEREC AC omnicam 口内扫描精准牙体预备后的牙齿形态，导出 STL 格式文件（STL2）。导入 DSD 软件中，通过软件匹配功能将 STL2 与最终修复体虚拟设计模型匹配，使数字化贴面形态与原虚拟设计牙齿形态相吻合。根据上下颌牙列咬合数据，确定修复体舌侧边缘，精细调整后，确定最终修复体。由于术中依据修复体设计蜡型进行了精准牙体预备，因此在确定最终修复体时，只需要在修复体蜡型设计的基础上进行细微调整即可。该操作缩短了牙体预备后修复体设计时间，增加了即时修复的效率。使用 CAD/CAM 设备制作修复体，贴面修复体使用 TriLuxe 三层色瓷立方（1M1）。

9. 临床完成阶段　试戴最终修复体，患者满意修复效果。橡皮障严密隔湿下粘接贴面修复体；对咬合情况进行评估，精细调𬌗与抛光修复体界面。

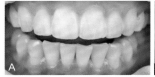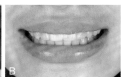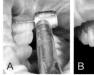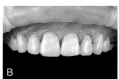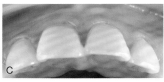

图 2-2-12-6　根据 3D 打印模型制作口内诊断饰面
A. 诊断饰面口内像；B. 诊断饰面面部微笑像。

图 2-2-12-7　精确牙体预备
A. 定深；B. 牙体预备完成后前牙正面观；C. 牙体预备完成后切端𬌗面观。

九、治疗效果

术后 3 个月复查，拍摄面部、面下 1/3 微笑像及口内像（图 2-2-12-8）。13—23 亮泽美观，牙齿结构异常及牙体缺损得到修复；牙齿形态、比例与面型相匹配；上颌前牙切端弧线与下唇笑线相吻合。

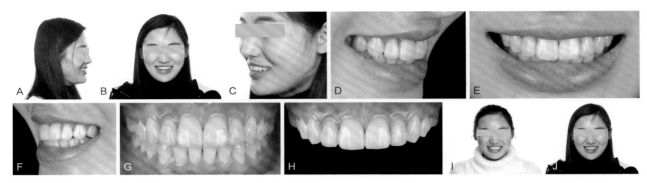

图 2-2-12-8　术后修复效果面部及口内像
A. 术后右侧面部微笑像；B. 术后正面微笑像；C. 术后左侧面部微笑像；D. 术后右侧口唇微笑像；E. 术后正面口唇微笑像；F. 术后左侧口唇微笑像；G. 术后牙列咬合正面观；H. 术后上颌前牙正面观；I. 术前面部微笑像；J. 术后面部微笑像。

十、小结

　　本病例通过拟合面部三维扫描与口内牙列扫描数据创建三维虚拟牙科患者，辅助数字化设计和制作，为前牙美学修复提供了全程数字化诊疗策略。这不仅加速了虚拟蜡型设计和最终修复体制作这一系列治疗过程，而且使得功能和美观效果更具有可预测性，为多学科合作解决复杂病例提供了一条新的临床路径。三维虚拟牙科患者对于美学修复和种植手术均具有重要指导意义，简化了患者的治疗流程和就诊次数，有助于实现精准的口腔治疗，提高了治疗效果和患者满意度。

点评

　　病例检查细致，诊断正确，根据患者的实际情况，采用三维面部扫描技术精准获得三维颌面部软硬组织形态，对其进行术前分析、三维美学设计及术后评估。分析合理，计划周密，通过拍摄术前面部微笑像、面部扫描、口内扫描、整合 EOS 及 IOS、初始和最终虚拟诊断蜡型设计、打印美学诊断模型、精准牙体预备等一系列步骤，完成修复体设计制作，所采用的技术手段先进，技术可靠，修复结果完美。拍摄照片规范清晰。拟合面部三维扫描与口内牙列扫描数据创建三维虚拟牙科患者，简化了患者的治疗流程和就诊次数，有助于实现精准的口腔治疗，提高了治疗效果和患者满意度。此病例的设计和修复过程充分表明作者具有较好的美学修复知识素养，并熟练掌握了各项数字化修复技术，前牙数字化贴面修复结果堪称完美。

南京医科大学附属口腔医院　陈亚明

第三章

数字化多学科联合美学治疗

病例 13：美时美刻
——前牙冠延长即刻临时椅旁修复

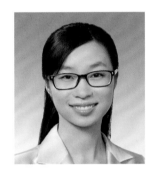

作者：北京大学口腔医院　钱锟
合作者：北京大学口腔医院义齿加工中心　浦婷婷
病例开始时间：2018 年 8 月 8 日
病例结束时间：2019 年 12 月 6 日

一、患者基本情况

姓名：王某。

性别：女。

年龄：41 岁。

职业：教师。

二、主诉

右侧上颌前牙牙龈红肿 1 年余。

三、简单病史

1 年多来右侧上颌前牙反复牙龈红肿，自认为影响美观，否认自发痛、咬合痛，牙齿松动。该牙约 5 年前曾于外院行修复治疗。刷牙每日2次,随意刷,不用牙线,否认烟酒嗜好。

患者平素体健;否认系统性疾病及药物过敏史。

四、检查

1. 临床检查 面部外形基本对称,完全微笑位无牙龈暴露,上颌前牙牙长轴唇舌向倾斜角度基本正常(图2-3-13-1)。

全口卫生状况一般,菌斑中量,牙石(+),PD为3~5mm,附着丧失为0~1mm;11、12烤瓷连冠修复体,11、21之间有明显间隙,烤瓷冠边缘不密合,舌侧崩瓷,冠边缘处可探及腐质,龈缘红肿明显,牙龈曲线与邻牙不协调,美学分析表明11、12外形不佳(图2-3-13-2、图2-3-13-3)。

2. 影像学检查 根尖片示11、12根管内根充物稀疏,12根尖周可见大面积透影区,11牙周膜影像增宽(图2-3-13-4)。

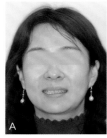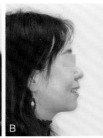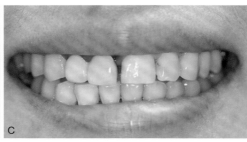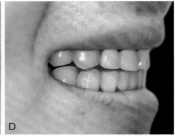

图2-3-13-1 术前面部影像
A. 正面像;B. 侧面像;C. 正面微笑像;D. 侧面微笑像。

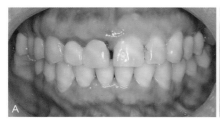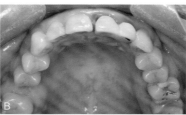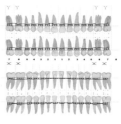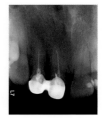

图2-3-13-2 术前口内像
A. 口内正面观;B. 上颌𬌗面观。

图2-3-13-3 牙周检查表

图2-3-13-4 术前根尖片

五、诊断

1. 11、12牙体缺损(11、12冠修复后)。
2. 11、12慢性根尖周炎(根管治疗后)。
3. 慢性牙周炎。

六、设计思考

患者存在牙周、牙体、美学等一系列问题,因此我们为患者制订了综合治疗计划。针对牙周问题,我们为患者进行了牙周基础治疗,以及定期的牙周复查维护;针对牙体问题,我们进行了11、12的根管再治疗,并复查疗效;针对美学问题,我们拆除了原有修复体,为了解决11、12牙龈曲线与邻牙不协调的问题,进行了冠延长术。常规冠延长术后,往往使用原有临时修复体进行重衬以恢复美观,但是这一过程通常在术后至少3周后进行,以防止重衬过程对牙龈愈合造成影响。由于该患者是一名教师,她有时刻保持美观的需求,因此,我们制订了冠延长术 + 即刻椅旁临时修复的计划。因为使用口内扫描技术不会对牙周手术愈合造成任何影响,并且椅旁即刻切削完成的临时修复体表面光滑、边缘密合度好,有利于手术后牙龈组织生长。当然,最终的前牙美学修复需要在冠延长术后至少 6 个月后进行,原因是牙龈组织充分愈合后,龈缘位置会发生一定水平的改变,过早修复可能会导致修复体边缘的暴露而影响最终美学效果。所以,我们计划在冠延长术后 6 个月,待龈缘位置稳定后,再次使用椅旁数字化完成最终修复。

七、治疗计划

1. OHI。
2. 牙周基础治疗。
3. 拆除 12、11 联冠。
4. 12、11 根管再治疗。
5. 12、11 冠延长术。
6. 12、11 桩核冠修复。
7. 定期复查维护。

八、治疗步骤

1. 牙周基础治疗,即洁治、刮治及根面平整。
2. 拆冠后见预备体肩台位于龈下,宽窄不一致,且可探及大量腐质,去净腐质后行根管再治疗。
3. 根管再治疗后复查,根尖片示根尖周病变范围明显缩小(图 2-3-13-5),进行纤维桩核修复及初步牙体预备。
4. 冠延长术 + 即刻椅旁临时修复
(1) 术前建立订单完成初步口内扫描:由于 11、12 牙冠外形良好,因此选择镜像设计模式(图 2-3-13-6、图 2-3-13-7)。
(2) 根据邻牙龈缘位置定点设计龈乳头保留切口,翻全厚瓣,去骨,术中修整肩台,使修复体边缘能够位于龈上 0.5~1.0mm,用大量生理盐水冲洗,使用肾上腺素棉球止血,补扫预备体部分数据,并与术前数据拟合(图 2-3-13-8、图 2-3-13-9)。
(3) 椅旁设计制作树脂临时修复体:使用镜像的设计模式,常规绘制边缘线,根据对侧同名牙外形设计临时修复体形态,采用 PMMA 牙科树脂块切削临时修复体(图 2-3-13-10、图 2-3-13-11)。
(4) 间断缝合后戴入临时修复体(图 2-3-13-12、图 2-3-13-13)。
5. 术后 6 个月复查,龈缘外形基本稳定,且与邻牙达到了和谐一致(图 2-3-13-14)。

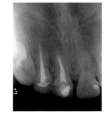 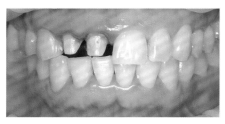 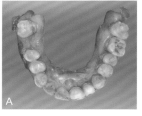 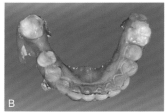

图 2-3-13-5 根管再治疗后复查根尖片

图 2-3-13-6 冠延长术前口内像

图 2-3-13-7 术前口内扫描
A. 上颌;B. 下颌。

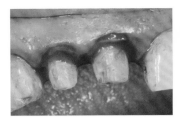

图 2-3-13-8 冠延长术中

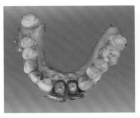

图 2-3-13-9 术中口内扫描

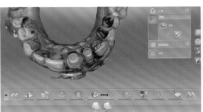

图 2-3-13-10 边缘线绘制

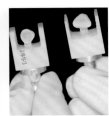

图 2-3-13-11 临时修复体切削完成

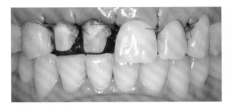

图 2-3-13-12 牙间间断缝合后

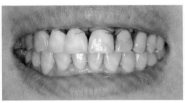

图 2-3-13-13 临时修复体戴入后

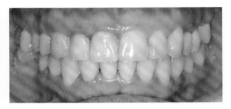

图 2-3-13-14 冠延长术后 6 个月复查口内像

6. 椅旁数字化修复完成最终修复体制作。由于临时修复肩台位置位于龈上,且在冠延长术后牙龈位置会有少量改变,因此,为达到最佳美学效果,再次进行肩台精修,使肩台位置齐龈,之后再次进行口内扫描,使用瓷倍健锂瓷二硅酸锂基玻璃陶瓷瓷块完成最终修复体制作(图 2-3-13-15、图 2-3-13-16)。

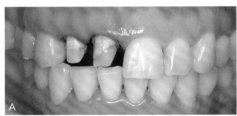

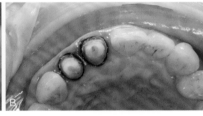

图 2-3-13-15 牙体预备完成后口内像
A. 正面观;B. 殆面观。

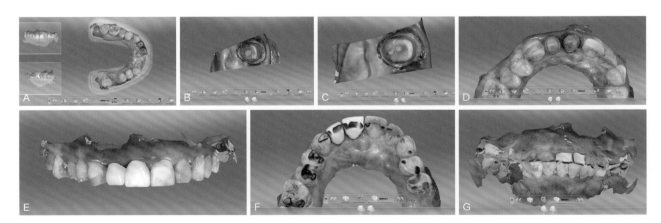

图 2-3-13-16 最终修复体数字化设计
A. 设置模型中心轴;B. 绘制 11 边缘线;C. 绘制 12 边缘线;D. 设置就位道;E. 修复体设计正面观;F. 修复体设计殆面观;G. 修复体设计舌面观。

7. 修复体戴入(图 2-3-13-17)。

8. 术后 3 个月复查(图 2-3-13-18)。

九、治疗效果

术后,患者前牙的美观效果得到了提升,患者对于疗效非常满意(图 2-3-13-19~图 2-3-13-21)。

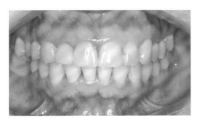 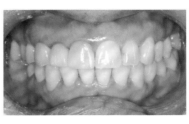 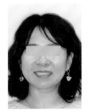

图 2-3-13-17 修复体戴入后口内像 | 图 2-3-13-18 术后 3 个月复查口内像 | 图 2-3-13-19 复查面部正面像

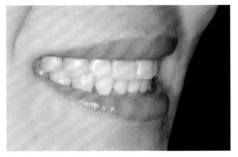 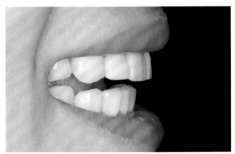

图 2-3-13-20 复查微笑像 | 图 2-3-13-21 复查唇齿关系

十、小结

在患者群体中,"时刻保持美丽"是很多人的诉求,而椅旁数字化修复可以帮助医师满足患者的这一要求。本病例中的患者虽然以要求恢复前牙区美观为主诉来就诊,但是经过临床检查发现患者存在牙周、牙体疾病等一系列问题,因此我们为患者制订了综合治疗计划。在治疗过程中,为了完成患者"时刻保持美丽"的要求,我们使用冠延长术 + 即刻椅旁数字化临时修复这一创新治疗方案:使用口内扫描技术,"非接触"式地获取冠延长术中的预备体形态;使用椅旁设计、切削技术,快速完成临时修复体,并于术后即刻戴入患者口内,最终取得了较好的治疗效果,提升了患者满意度。椅旁数字化修复这一把"金钥匙"带给我们更多的临床可能性,也为患者带来福音。

点评

1. 照片清晰度不足,需要进一步规范,病史描述需要进一步专业规范化。

2. 设计思考部分,应先列出问题,然后针对这些问题逐一描述思考内容。问题及内容一一对应会更加清晰。

3. 缺少拆冠后的即刻照片,包括口内像和拆除的修复体照片。

4. 修复体拆除后牙齿的情况,包括拆除后是否做临时冠继续进行牙周的处理、待牙周情况稳定后再做冠延长术、拆除后多少天行冠延长术等,在病例中未详细描述。

5. 修复效果很好。

6. 希望整个病例描述中,语言更加规范、精炼、专业。

7. 此病例的诊断原文为"11、12 牙体缺损,11、12 慢性根尖周炎,慢性牙周炎"。建议改为"11、12 牙体缺损,金属烤瓷联冠修复 5 年后,11、21 牙间隙明显,11、12 根管治疗欠填,11、12 牙龈红肿,慢性牙周炎"。

8. 最终的修复体用何种材料制作、粘固和试戴的程序,病例中均没有描述,也没有照片展示。

南京医科大学口腔医院　陈亚明

主编点评

手术中结合修复处理,已经比较广泛地应用在美学区种植领域、即刻种植手术或二期手术过程中,同期完成过渡修复体的制作,可以对软组织的愈合和成熟起到引导作用。

在本病例中,椅旁即刻修复体起到的作用其实不仅是"即刻美丽",而且对软组织可以起到引导和塑形的作用,这同样重要。从病例的最终效果中,我们也可以看到这一点。当然这样的治疗流程,对主诊医师提出了更高的综合治疗能力要求,或者需要有配合非常默契的综合性治疗团队。

另外,如果本病例能结合垂直性牙体预备(BOPT)的理念,在行冠延长术的同时,直接进行精细的牙体预备,使之与本病例中的数字化技术相结合,有可能获得更加简洁的治疗流程。

北京大学口腔医院　刘峰

病例 14:数字化导板激光冠延长前牙美学再修复

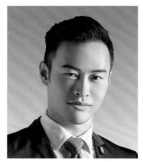

作者:厦门医学院附属口腔医院　朱建宇

合作者:厦门医学院附属口腔医院　洪菲菲主治医师　金地主治医师　许志强主治医师

病例开始时间:2020 年 4 月 8 日

病例结束时间:2020 年 7 月 15 日

一、患者基本情况

姓名:华某。

性别:女。

年龄:36 岁。

职业:企业管理。

二、主诉

上颌前牙不美观数年。

三、简单病史

数年前发现上颌前牙不美观,曾于外院行全冠修复,近日来发现修复体边缘不密贴,求诊我院。患者既往体健,否认心脏病、高血压、糖尿病等系统性疾病史。

四、检查

1. 临床检查

(1) 口外检查

1) 面部检查:面部左右对称无肿胀,面下 1/3 距离协调,凸面型,颌面部无淋巴结肿大。

2) 颞下颌关节检查:两侧髁突运动度对称,开口时、开闭口运动中无触痛。开口度约三到四横指,开口型↓,下颌前伸、侧向运动受限。

3) 唇齿关系:面中线与上颌切牙中线不相符,患者微笑时可见 11、21 中线偏斜 9°,面中线与上颌切牙中线不相符,偏右侧 1mm,切缘曲线和下唇不协调(图 2-3-14-1~图 2-3-14-5)。

(2) 口内检查:11、21 修复体边缘不密贴,牙龈高度比 12、22 低 1mm,12、13、22、23 唇侧牙釉质缺损,颜色黄染,11、21 修复体舌侧磨耗至内冠,12、22 近中可见阴影,11、21 宽长比不协调,约为 1∶1(图 2-3-14-6~图 2-3-14-15)。

2. 影像学检查　CBCT 示 11、21 根管高密度桩影像,根尖周无明显异常,12、22 牙冠近中阴影达牙本质浅层(图 2-3-14-16)。

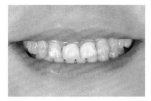 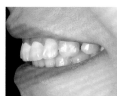 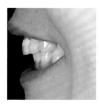 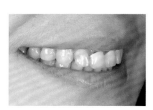 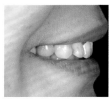

图 2-3-14-1　正面微笑像　图 2-3-14-2　左侧 45°微笑像　图 2-3-14-3　左侧面像　图 2-3-14-4　右侧 45°微笑像　图 2-3-14-5　右侧面像

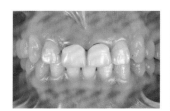 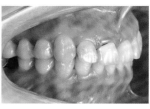 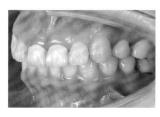 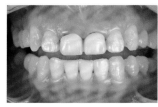

图 2-3-14-6　口内正面观　图 2-3-14-7　右侧 45°侧面观　图 2-3-14-8　左侧 45°侧面观　图 2-3-14-9　口内小开口正面观

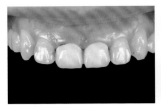
图2-3-14-10 口内黑背景正面观

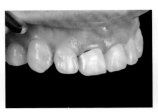
图2-3-14-11 口内黑背景右侧面观

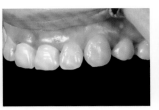
图2-3-14-12 口内黑背景像左侧面观

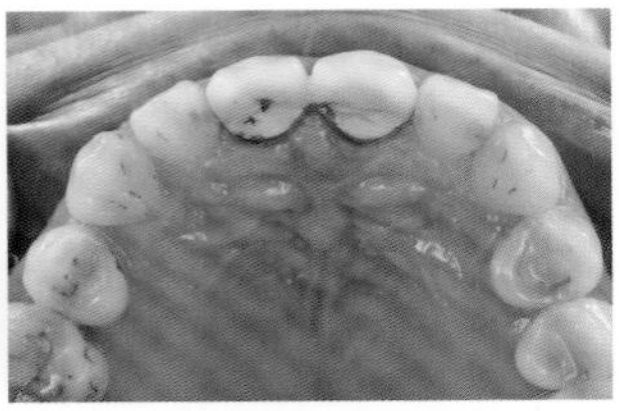

上颌𬌗面观
图2-3-14-13 上颌𬌗面观

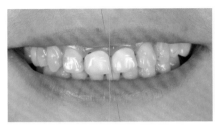
图2-3-14-14 正面微笑像

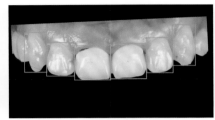
图2-3-14-15 测量牙齿宽长比

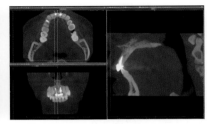
图2-3-14-16 CBCT

五、诊断

1. 11、14、21牙体缺损。

2. 12、22中龋。

3. 13、23牙釉质发育不全。

六、设计思考

1. 美学分析 按中华口腔医学会美学专业委员会的标准,采集患者口内上颌前牙正面像,在Keynote软件中进行美学分析及设计,测得牙龈健康状态下11、21宽长比为1∶1。改善宽长比有两种方法:一种是加长修复体切端长度,另一种是通过冠延长术向龈方增加修复体长度。本病例患者11、21牙龈高度比12、22低1mm左右,可以通过冠延长术来改善牙龈高度,冠延长术后暂时修复也可以辅助医师调整前牙形态及前牙牙龈塑形。

2. 修复材料选择 患者11、21根尖周无炎症,修复过程中可以不拆除金属桩,但是若为全瓷冠修复时需要考虑到金属桩修复后透色的问题;贴面及全冠修复,不同厚度需要达成颜色协调,是一个需要克服的难题。结合这两个问题,考虑选择椅旁玻璃陶瓷类材料进行最终修复,使用不同色系及厚度降低色差。除了修复体不同厚度决定颜色,树脂水门汀也有不同颜色选择。11、21的金属桩核采用遮色树脂遮盖,冠延长术后暂时修复可以先使用遮色树脂遮盖来模拟最终修复的效果。

七、治疗计划

与患者商讨进一步的修复方案,设计两种方案。

1. 方案一 11、14、21全冠修复,12、22重新树脂充填,但是因为前牙宽长比未调整,无法达到较好的美学效果。

2. 方案二 冠延长术后11、14、21全冠修复,12、13、22、23贴面修复,可以恢复牙龈曲线及宽长比,患者接受此方案。

八、治疗步骤

1. 制作导板　使用软件恢复前牙宽长比,再导入 exocad Dental CAD 软件进行冠延长导板制作(图 2-3-14-17~图 2-3-14-20)。

2. 冠延长术　3D 打印导板后,在口内进行试戴(图 2-3-14-21),去除旧修复体(图 2-3-14-22),拆冠后准备进行冠延长术(图 2-3-14-23),使用铒激光进行牙龈修整(图 2-3-14-24),接着使用超声骨刀中的冠延长套装及铒激光进行牙槽骨修整,最后使用钕激光进行止血(图 2-3-14-25~图 2-3-14-29)。

3. 暂时冠修复　冠延长术后对牙体进行遮色树脂粘接(图 2-3-14-30),粘接后采集光学印模,术后 6h 进行暂时冠试戴,使用暂时性粘接水门汀暂时粘接(图 2-3-14-31~图 2-3-14-33)。

4. 最终修复　以往我们认为,冠延长术后需要等牙龈位置稳定至少 6~8 周,在不翻瓣的情况下可以缩短至 4 周,又因为患者有美观的要求,我们决定在第 5 周进行最终修复。显微镜下对 11、14、21 行全冠牙体预备,按前牙、后牙全瓷冠修复牙体预备的原则:前牙切端 2.0mm,后牙𬌗面 2.0mm,颊舌侧 1.5mm,邻面 1.0mm。12、13、22、23 显微镜下行贴面牙体预备,采用贴面修复分类中的开窗预备,按前牙贴面修复牙体预备的原则:唇侧 0.5~0.7mm,邻面 1.0mm。对 14—23 牙周探诊,龈沟深度均为 1mm,选择 1 号排龈线单线排龈。使用 CEREC AC Omnicam 椅旁数字修复系统制作修复体。

5. 修复体制作　首先使用 CEREC AC Omnicam 进行扫描,接着扫描后进行修复体设计,确定边缘线,检查倒凹,设定修复体参数,最后设计完成后采用 Celtra Due 进行切削,切削完成后对修复体进行染色、上釉,按厂家推荐的烧结程序把修复体置于烤瓷炉内烧结(图 2-3-14-34~图 2-3-14-42)。

6. 粘接　修复体组织面进行喷砂处理后,硅烷化,橡皮障上使用 NX3 单固化树脂水门汀进行粘接。该水门汀有 4 种颜色,11、21 使用其中的 white opaque 色,12—14、22、23 因其基牙颜色无明显异常,选中其中的透明色进行粘接。完全固化前,显微镜下去除多余的粘接剂,进行抛光,完成修复(图 2-3-14-43~图 2-3-14-46)。

九、治疗效果

1 个月后进行患者回访,采用改良 USPHS 对患者修复体的临床效果进行评价:牙体完好,固位良好,修复体完好。边缘密合,修复体形态,邻接紧密,颜色与邻牙相协调,牙龈健康,质地坚韧,呈粉红色。11、21 W/L 为 80% 和 81%,患者十分满意(图 2-3-14-47~图 2-3-14-62)。

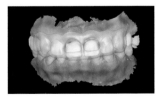

图 2-3-14-17　导板就位后口内效果图

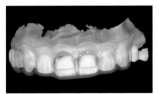

图 2-3-14-18　导板就位于上颌效果图

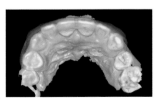

图 2-3-14-19　导板就位于𬌗面效果图

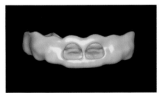

图 2-3-14-20　导板效果图

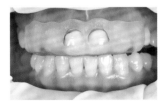

图 2-3-14-21　导板就位

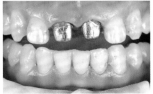

图 2-3-14-22　拆除后铸造桩核

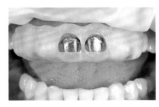

图 2-3-14-23　导板试戴就位

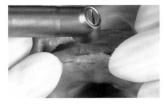

图 2-3-14-24　铒激光进行牙龈修整

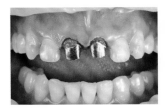

图 2-3-14-25 牙龈修整后

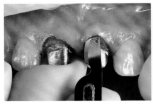

图 2-3-14-26 内斜切口

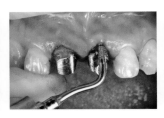

图 2-3-14-27 超声骨刀修整牙槽骨

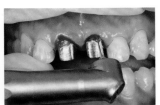

图 2-3-14-28 铒激光进行牙槽骨修整

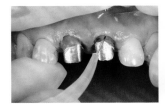

图 2-3-14-29 钕激光进行止血

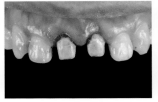

图 2-3-14-30 术后对基牙使用遮色树脂进行粘接

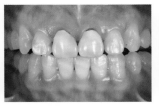

图 2-3-14-31 暂时冠修复后口内正面观

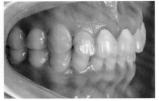

图 2-3-14-32 暂时冠修复后口内右侧面观

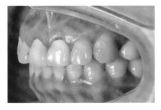

图 2-3-14-33 暂时冠修复后口内左侧面观

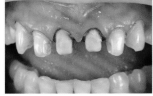

图 2-3-14-34 牙体预备后口内正面观

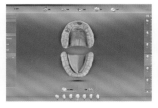

图 2-3-14-35 建立订单

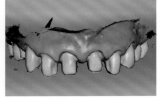

图 2-3-14-36 光学印模

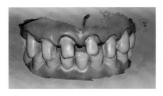

图 2-3-14-37 光学印模

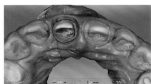

图 2-3-14-38 设计边缘线

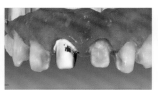

图 2-3-14-39 检查倒凹

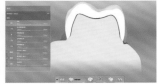

图 2-3-14-40 设定修复体参数

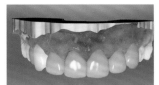

图 2-3-14-41 修复体设计

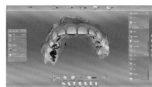

图 2-3-14-42 𬌗面观

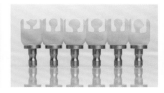

图 2-3-14-43 研磨完成的修复体

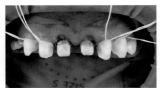

图 2-3-14-44 橡皮障上进行粘接

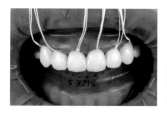

图 2-3-14-45　粘接后口内像

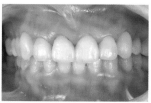

图 2-3-14-46　即刻修复后口内正面观

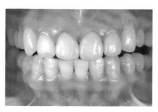

图 2-3-14-47　术后 1 个月口内正面观

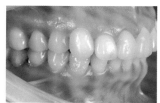

图 2-3-14-48　术后 1 个月口内右侧面观

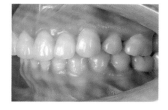

图 2-3-14-49　术后 1 个月口内左侧面观

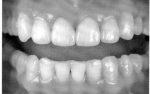

图 2-3-14-50　术后 1 个月口内正面观

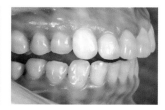

图 2-3-14-51　术后 1 个月口内右侧面观

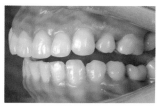

图 2-3-14-52　术后 1 个月口内左侧面观

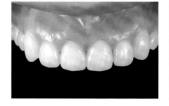

图 2-3-14-53　术后 1 个月口内黑背景正面观

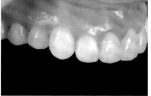

图 2-3-14-54　术后 1 个月口内黑背景右侧面观

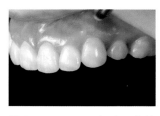

图 2-3-14-55　术后 1 个月口内黑背景左侧面观

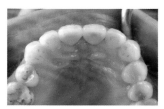

图 2-3-14-56　术后 1 个月上颌𬌗面观

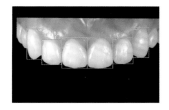

图 2-3-14-57　术后牙齿宽长比分析

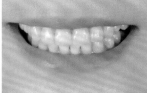

图 2-3-14-58　术后 1 个月微笑像

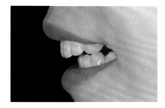

图 2-3-14-59　术后 1 个月左侧面像

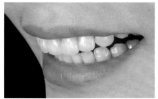

图 2-3-14-60　术后 1 个月左侧 45°像

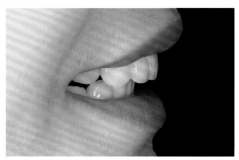

图 2-3-14-61　术后 1 个月右侧面像

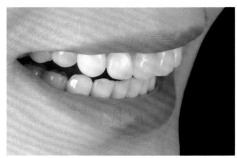

图 2-3-14-62　术后 1 个月右侧 45°像

十、小结

1. 美学分析　美学分析设计是在临床操作前进行的,目的是让医师、技师、患者达成共识,明确美学目标,制订一个详尽具体的治疗计划,保证临床实施阶段有据可依,还可以增强患者的信任感,加强医患的沟通。美学分析可以通过图片、蜡型、口内临时修复体及数字化软件等方式展现出来。本病例主要通过术前资料收集进行美学分析,微笑设计后制作冠延长导板,通过椅旁 CEREC 完成修复体即刻修复。

2. 数字化冠延长导板的应用　使用口内扫描、CBCT、DSD 分析后的数据,在 exocad Dental CAD 里面设计冠延长导板,设计完成后再 3D 打印。和传统压膜导板相比,在设计数字化冠延长导板时可以看到 CBCT 数据,对于手术设计可以更精确的把握。

3. 冠、贴面即刻修复　冠、贴面即刻修复是最复杂的一种即刻修复,尤其是本病例还有两个金属桩。查看以往的文献,很多金属桩在玻璃陶瓷修复后容易透色,所以本病例使用遮色树脂和粘接剂进行遮色,取得了较好的效果。

本病例通过数字化美学分析,制作数字化冠延长导板,联合激光进行冠延长术,于术后 4 周进行固定修复,获得了良好的临床效果,远期临床效果有待进一步观察。

点评

本病例为数字化二次修复的病例,综合了数字化设计、3D 打印冠延长导板、双波长激光、椅旁数字化扫描与切削设备等,具有一定的先进性,完成的结果较好。

病例使用 exocad 设计软件进行冠延长设计,可以在数字化设计指导下提高冠延长的精度。同时,使用椅旁数字化扫描与切削设备进行修复体加工,可以即刻完成修复体。

另外,病例尚有一些可以提升的地方:①在数字化设计方面,冠延长导板设计可以在 exocad 中同时整合口内扫描数据、面部照片(或面部扫描数据)、CBCT 数据;在这个数据整合后,可以先进行 2.5D 或 3D 的 DSD 设计;进而根据 DSD 设计的前牙外形结合 CBCT 数据,分别测量需要修整的牙龈量和需要修整的牙槽骨量。②在进行冠延长术的过程中,直接使用铒激光修整牙龈不太容易获得光滑平整的边缘,而无翻瓣使用超声骨刀修整牙槽骨需要多次探查修整的牙槽骨是否连续到位,术后最好再次进行 CBCT 检查,确定修整效果。③2 颗上颌前牙使用玻璃陶瓷修复,从部分角度的照片中还可观察到少许透色,可以考虑使用多层渐变色的氧化锆陶瓷。

福建医科大学附属口腔医院　郑明

主编点评

本病例整体设计合理,数字化技术应用恰当,最终修复效果良好,是一个成功的综合性美学治疗病例。

本文中的贴面修复牙体预备量是一个值得商榷的部分。纵观全书 60 多个病例,涉及贴面修复的病例有 10 余例,其中的牙体预备量各异。牙体预备量与患者基牙颜色、期望的修复后颜色效果、二者之间的差异、选择材料的通透度等因素相关。总体来讲,贴面应该属于一种"相对微创"的修复形式,在能够获得必要的美学效果的前提下,应有意识地控制牙体预备量。

北京大学口腔医院　刘峰

病例 15：以美学为导向的无托槽隐形矫正联合修复治疗

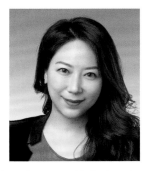

作者：上海马泷澄心口腔门诊部　王芳主治医师
病例开始时间：2017 年 9 月 5 日
病例结束时间：2019 年 10 月 14 日

一、患者基本情况

姓名：姚某。

性别：女。

年龄：30 岁。

职业：建筑师。

二、主诉

嘴突 10 年余伴牙齿颜色不好看。

三、简单病史

患者自觉嘴突 10 年余，牙齿颜色不好看、影响美观，伴有吐舌习惯 10 余年，未做治疗，今求诊治。8 年前，因 13 先天缺失、滞留乳尖牙脱落，曾行右 12—14 固定桥修复。

患者全身体健，否认相关系统性疾病史、过敏史及遗传史。

四、检查

1. 临床检查

（1）口外检查：面部左右基本对称，颏点居中，唇肌松软、闭合不全，闭口颏肌紧张，下唇外翻，侧貌凸面型（图 2-3-15-1）。

（2）口内检查：13、23 缺失，63 乳牙滞留，12—14 金属烤瓷固定桥，边缘不密合，全口牙釉质脱矿。牙结石 Ⅱ度，BOP（+），未探及明显牙周袋。上下中线不齐，下颌中线左偏 1mm，上下牙列轻度拥挤，右侧磨牙中性关系，左侧磨牙远中关系，上颌中切牙对刃，上下颌牙弓宽度不调，12—14、22、63、24 反𬌗。吐舌习惯，舌体深齿痕（图 2-3-15-2）。

（3）颞下颌关节检查：开口度 4 指半，开口型↓，双侧颞下颌关节未及明显弹响及压痛。

2. 影像学检查

（1）全景片示上颌双侧恒尖牙缺失，63 乳牙滞留，12—14 金属烤瓷固定桥，18、28、48 正位萌出，38 近中阻生（图 2-3-15-3）。

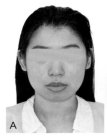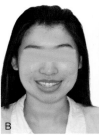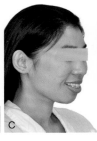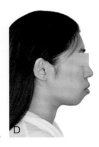

图 2-3-15-1　唇肌松软、闭合不全,闭口颏肌紧张,微笑时下唇外翻,口角不对称,侧貌凸面型,下颌后缩
A. 正面像;B. 正面微笑像;C. 45°微笑像;D. 90°侧面像。

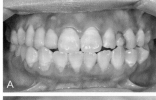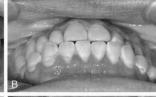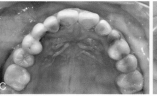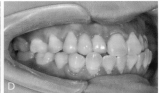

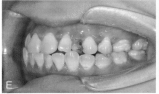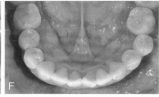

图 2-3-15-2　术前口内像
A. 牙列正面观;B. 切端观;C. 上颌𬌗面观;D. 牙列右侧面观;E. 牙列左侧面观;F. 下颌𬌗面观。

(2) X 线头影测量分析

SNA 79.4°,SNB 73.5°,ANB 5.9°,U1-SN 101.2°,L1-MP 108.9°,SN-MP 41.4°(图 2-3-15-4)。

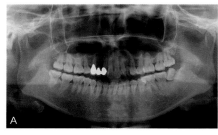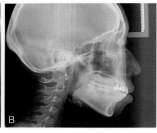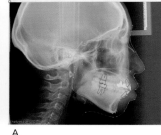

图 2-3-15-3　术前 X 线检查
A. 全景片;B. X 线头影测量侧位片。

图 2-3-15-4　术前 X 线头影测量:下颌前牙唇倾,高角,骨性Ⅱ类,颏部发育不足,软组织侧貌突
A. 术前 X 线头影测量侧位片;B. 术前头影测量值。

五、诊断

1. 安氏Ⅱ类骨面型,高角,安式Ⅱ类错𬌗。
2. 12—14 金属烤瓷固定桥修复后。
3. 上颌牙列缺损(13、23 缺失),63 乳牙滞留。
4. 局限型龈炎。
5. 全口广泛牙釉质脱矿。

六、设计思考

这是一个较为复杂的病例,涉及牙周、牙体、正畸、修复多学科,要求我们必须从全局思考,并以美学为导向,力争满足功能、健康与美观需求。我们着重进行了五方面思考。

在此类病例中,无论是从美观还是功能角度,无论是从矫正还是修复角度,中切牙的位置都是至关重要的,这里就需要给予上颌切牙目标的三维方向定位思考,以设计目标为导向进行"以终为始"的联合治疗过程。

1. 上颌前牙较直立,如何内收解决突度　患者希望通过无托槽隐形矫正的方法进行治疗。在治疗设计中,因为患者 13、23 缺失,所以利用上颌尖牙缺失间隙,给予强支抗内收,重点维持前牙的转矩,做到上颌前牙整体控根内收,同时控制好垂直向,这是获得良好面型的关键。我们可以根据美学标准进行切牙再定位,以充足设计的转矩及分步,保证无托槽隐形矫正所见即所得。

2. 如何获得下颌骨逆时针旋转,改善侧貌　为获得良好侧貌,我们着重设计了下颌后牙与上颌前牙的压低,以实现𬌗平面的逆时针旋转,以及颏部形态的改善。

3. 如何纠正唇齿关系,以改善美学缺陷　首先需要通过正畸治疗来改善嘴突的情况,去除软组织的紧张,排列笑线,但是因为 13、23 缺失,美学上仍存在形态问题,需要进行联合治疗,通过美学修复治疗恢复前牙形态及笑线。

4. 如何破除不良舌习惯　可以在无托槽隐形矫治器上设计制作舌刺,同时配合进行肌肉训练。

5. 如何实现修复上的美学要求和侧方𬌗引导　因为 13、23 的缺失,患者缺乏侧方𬌗引导;并且由于前磨牙与尖牙在颊侧的形态不同,需要通过改形来满足美观和功能需求。我们通过 DSD App 进行了 DSD 微笑设计,并且通过修复体的形态及前后明暗差调整,恢复笑线,并改善双侧颊廊的饱满度及对称性。

七、治疗计划

1. 𬌗架上检查初始咬合位置稳定性。

2. 刷牙指导,牙周治疗,基础治疗,智齿拔除。

3. 去除 12—24 金属烤瓷固定桥,更换为 12 和 14 的单冠树脂暂时冠。

4. 63、34、44 拔除,Invisalign 行拔牙正畸治疗。矫治重点:注意上下颌前牙转矩的表达,定期拍 X 线头影测量侧位片或进行 CBCT 检查监控。

5. 前牙美学修复采用 15、11—22、24、25 贴面 +12、14 冠修复的方式。修复重点:因为 13、23 缺失,所以注意恢复侧方运动咬合。

6. 采用保持器长期保持。

7. 每 3 个月定期牙周复查。

八、治疗步骤

1. 术前数字化设计　正畸治疗前,我们进行了 X 线头影测量分析(图 2-3-15-4)及切牙再定位(图 2-3-15-5),以及无托槽隐形矫正目标和步骤动画设计。

2. 术中在无托槽隐形矫治器上设计制作舌刺,配合肌肉训练来纠正舌习惯;并且通过拔牙矫治过程,实现𬌗平面的逆时针旋转,以及侧貌颏部形态的改善(图 2-3-15-6);并得到了良好的咬合关系(图 2-3-15-7),以及 CT 示良好的根骨关系(图 2-3-15-8)。

3. 正畸术后稳定保持半年后,开始进行数字化微笑设计(图 2-3-15-9),问题主要包括以下五点。

(1) 唇部软组织形态不对称。

(2) 牙齿颜色形态不佳。

视频 9
无托槽隐形矫治动画设计方案

① 扫描二维码
② 用户登录
③ 激活增值服务
④ 观看视频

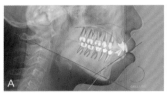
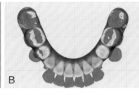
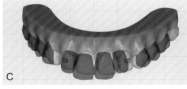
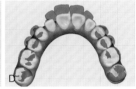

图 2-3-15-5　切牙再定位：给予上颌前牙压低 2.5mm，内收 4.5mm，下颌前牙内收 6mm
A. 切牙再定位；B. 无托槽隐形矫正动画设计方案，下颌𬌗面术前、术后矢状向叠加；C. 无托槽隐形矫正动画设计方案，上颌术前、术后正面垂直向叠加；D. 无托槽隐形矫正动画设计方案，上颌𬌗面术前、术后矢状向叠加。

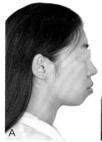
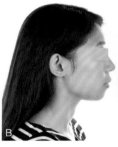
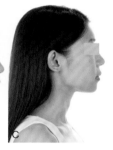

图 2-3-15-6　术前、术中、术后侧貌变化
A. 术前侧貌；B. 拔牙矫治术中侧貌；C. 拔牙矫治术后侧貌。

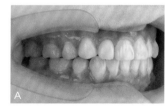
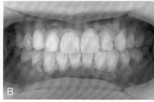
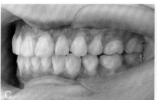
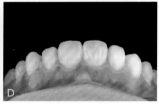

图 2-3-15-7　无托槽隐形矫正拔牙矫治术后上颌前牙像
A. 矫正术后牙列右侧面观；B. 矫正术后牙列正面观；C. 矫正术后牙列左侧面观；D. 矫正术后上颌牙列正面观。

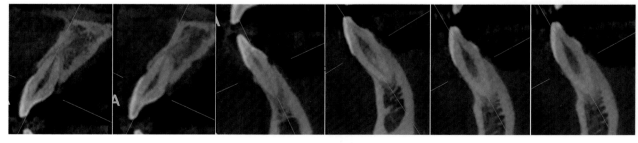

图 2-3-15-8　无托槽隐形矫正拔牙矫治术后 CT 检查

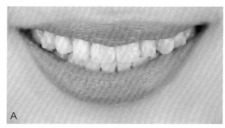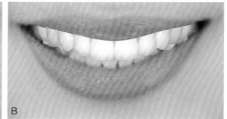

图 2-3-15-9 DSD 数字化设计
A. 设计前；B. 设计后。

（3）双侧因为上颌先天缺失尖牙，所以上颌第一、第二前磨牙分别代替了上颌尖牙、第一前磨牙的位置，上颌第一磨牙与双侧口角位置距离近，导致颊廊宽度不足。

（4）由于双侧因为上颌先天缺失尖牙，所以上颌第一、第二前磨牙分别代替了上颌尖牙、第一前磨牙的位置，上颌第一、第二前磨牙的颊舌侧倾斜度与上颌尖牙、第一前磨牙倾斜度不同，因此影响了前牙的美观性和侧方𬌗引导。

（5）实现最终贴面与冠的美学修复一致性。

根据以上问题作出相应思考（图 2-3-15-10）。

双侧因为上颌先天缺失尖牙，所以上颌第一、第二前磨牙代替了上颌尖牙、第一前磨牙的位置，上颌第一磨牙与双侧口角位置距离近，导致颊廊宽度不足；同时上颌第一、第二前磨牙的颊舌侧倾斜度与上颌尖牙、第一前磨牙倾斜度不同，影响了前牙的美观性和侧方𬌗引导，因此 14、15 通过树脂暂时冠改形为 13、14 形态，24、25

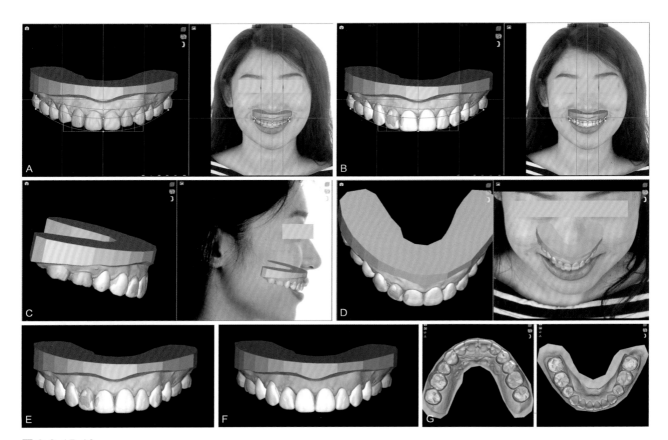

图 2-3-15-10
A. 根据美学标准建立患者的微笑框架；B. 设计完成后正面观；C. 设计完成后侧面观；D. 设计完成后切缘和干湿交界线的关系；E、F. 设计完成后上颌正面观；G. 咬合点分布检查。

需要通过贴面设计来纠正颊侧倾斜度；再通过前牙8颗修复体和后牙的颜色明暗差，从视觉上做出颊廓宽度；如果不结合矫正和修复的联合思考及联合治疗，仅在矫正时刻意舌倾移动上颌第一、第二前磨牙的倾斜度，将会导致第一、第二前磨牙的颊尖下垂，舌侧咬合不密合，从而导致咬合的不稳定性。最终在设计指导下，通过个性化预备来纠正第一、第二前磨牙颊舌侧倾斜度的贴面颊侧修复空间。

收集患者的病例资料、口内扫描数据和得到患者认可的2D设计，发送至DSD设计中心，进行3D数字化方案设计，根据患者的牙列结合面部分析以后，确定患者中线和水平面的基准，根据美学标准及我们给予的个性化设计方向建立新的微笑框架，包括牙列中线、切缘曲线、龈缘曲线、龈乳头曲线、牙齿比例、牙齿颊侧倾斜度等美学参数，最终正面以新的微笑框架为基准，侧面观确定切缘的位置，建立理想的唇倾度和前牙覆𬌗、覆盖，重建患者的美学和功能。数字化微笑设计完成后，通过数字化传输打印获得mock-up模型和ideal design模型，并翻制牙体预备硅胶导板。

4. 开始修复治疗　数字化微笑设计完成后，通过数字化传输打印获得mock-up模型和ideal design模型，并翻制牙体预备硅胶导板，指导口内牙体预备；初步预备后，在口内翻制mock-up，可以再次检查修复效果，下颌功能运动是否正常，发音是否正常，然后在此基础上进行精细预备，保证设计所需的最终修复空间。最终临时修复体形态通过iTero口内扫描数据检查咬合点分布，以及数字化传输至技工所，制作15、11—22、24、25 e.max CAD贴面+12、14Lava冠修复，最终口内粘接完成，得到了贴面和冠的颜色一致理想的效果（图2-3-15-11）。

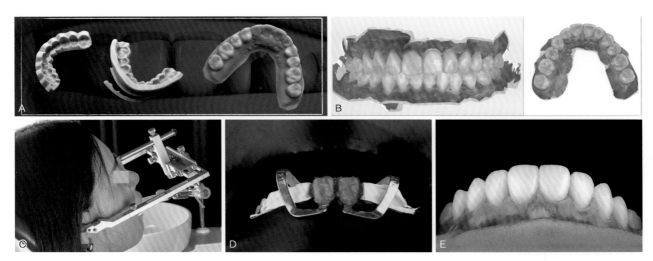

图2-3-15-11　数字化mock-up制作、导板翻制及修复体戴入
A. 数字化微笑设计完成后，通过数字化传输打印获得mock-up模型和ideal design模型，并翻制牙体预备导板；B. 最终临时修复体形态通过iTero口内扫描数据检查咬合点分布，以及数字化传输至技工所；C. 面弓转移；D. 基牙牙面酸蚀；E. 最终修复体（15、11—22、24、25 e.max CAD贴面+12、14Lava冠修复）戴入。

九、治疗效果

经过联合治疗，我们恢复了患者牙周及牙体的健康，并改善了患者侧貌及正面微笑（图2-3-15-12）。通过修复治疗，恢复了患者的唇齿关系，改善了笑线及双侧颊廓饱满度及对称性，并且实现了侧方𬌗引导，做到了健康、功能、美学的多维度提升（图2-3-15-13~图2-3-15-16）。

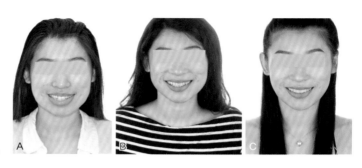

图 2-3-15-12 术前、术中、术后正面微笑像
A. 术前正面像；B. 术中正面像；C. 术后正面像。

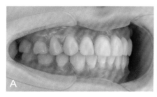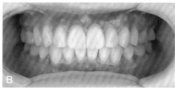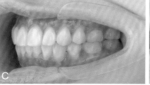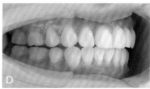

图 2-3-15-13 术后牙列及侧方运动像
A. 术后牙列右侧面观；B. 术后牙列正面观；C. 术后牙列左侧面观；D. 术后侧方运动右侧面观；E. 术后侧方运动左侧面观。

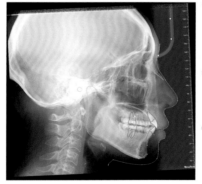

图 2-3-15-14 术后 X 线头影测量：SNA 79.3°，SNB 75.1°，ANB 4.2°，U1-SN 106.2°，L1-MP 94.6°
A. 术后 X 线头影测量侧位片；B. 术后头影测量值。

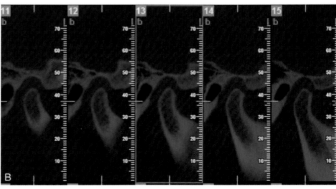

图 2-3-15-15 术后关节 CT 检查
A. 术后左侧关节 CT；B. 术后右侧关节 CT。

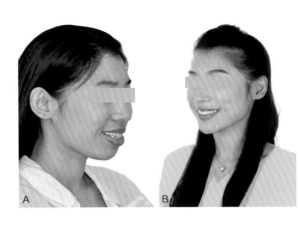

图 2-3-15-16　术前、术后 45°像
A. 术前 45°像；B. 术后 45°像。

十、小结

本例患者对面貌和美学要求高,因为工作需要希望选择无托槽隐形矫治的方式来进行治疗。由于患者术前为安氏Ⅱ类骨面型患者,高角,唇肌松软闭合不全,下颌前牙唇倾,13、23 缺失,乳牙滞留,12—14 金属烤瓷固定桥修复,所以对于此类病例我们需要有全局观,不能仅从单一角度解决问题。

术前做好诊断分析、基础治疗,将 12—14 金属烤瓷固定桥修复拆除,变为 12、14 树脂暂时冠单冠,通过上下颌前牙再定位设计来给予前牙内收压低量和𬌗平面纠正方向,以确定面貌未来的改变方向。因为是安氏Ⅱ类骨面型患者,上颌前牙直立,在整个无托槽隐形矫正拔牙矫治中难度较大,所以更需要做好隐形矫正目标位设计、分步步骤设计、根据 CBCT 进行每颗牙齿的转矩及附件设计。整个监控需要注意的是术前医患深度沟通和术中定期侧位片或 CBCT 监控牙根移动,并且在整个矫治过程中配合舌刺设计和肌肉训练。在拔牙矫治改变咬合关系和面貌之后,因为上颌拔牙位置特殊性及本身上颌前牙存在的美学缺陷问题,所以整个美学修复难度在于如何通过个性化设计和个性化预备,来达到最终的美学效果及运动功能咬合。

在此病例中,我们利用了多学科联合治疗,解决了牙列缺损、错𬌗畸形等多学科问题,在恢复功能、改善健康状况的同时,更改善了患者的容貌美及微笑美。在治疗结果之外,我们更欣喜地看到患者心态及生活状态的改变,健康与美的双赢,是以美学为导向的联合治疗最大的意义所在。

点评

该病例为成年女性患者,对美观有着较高的要求,同时口腔情况复杂,涉及多学科联合治疗,治疗难度较大。纵观整个治疗过程,患者术前、术中、术后的治疗资料收集齐全,根据患者的主诉及口内实际情况,设计拔牙矫治(63、34、44),拆除 12—14 连桥,内收上下颌前牙改善患者侧貌;同时,术前设计上下前牙的目标位,目标引导正畸治疗,便于隐形矫治的牙齿分布、支抗设计,充分体现了数字化矫治的优点。正畸结束后,通过联合修复进行美学设计,极大地改善了患者前牙区的静态及动态美学。

上颌尖牙先天缺失,采用前磨牙替代尖牙的设计,由于前磨牙与尖牙的外形、龈缘形态、转矩、轴倾、牙尖等不同,往往容易出现美观、功能方面的不足,所以在进行外形修复的同时,去除舌尖的干扰、恢复尖牙引导或组牙引导也很重要。

垂直向的控制是隐形矫治的一大优势,该病例为Ⅱ类高角患者,垂直向控制至关重要,前、后牙的控制及压低,对于患者侧貌的塑造起了十分重要的作用。

患者具有吐舌的不良习惯,舌体肥大,在治疗过程中通过舌刺及功能训练,可以有效改善患者吐舌的不良习惯,对于前牙移动及术后保持都非常重要。

从术前、术后的侧位片可以看到，患者的气道有变窄的现象，因此，正畸治疗过程中必要的舌肌功能的训练及睡眠监测，显得十分重要。

总体而言，该病例是一例优秀的多学科联合治疗的病例，对患者的咬合、美观、功能都进行了很好地改善，同时也间接改善了患者的心态及生活状态，兼顾美观与健康。

苏州大学附属独墅湖医院 张卫兵

病例16：数字化牙齿微小移动联合微创粘接桥前牙美学修复

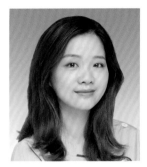

作者：空军军医大学第三附属医院 张凌主治医师
合作者：空军军医大学第三附属医院 余昊翰主治医师 仇碧莹医师
陕西起点齿科数控有限公司 卢琨技师
病例开始时间：2020年5月24日
病例结束时间：2021年7月26日

一、患者基本情况

姓名：王某某。

性别：女。

年龄：27岁。

职业：法律从业者。

二、主诉

下颌前牙间隙20余年影响美观，要求修复。

三、简单病史

现病史：患者自幼发现下颌前牙间隙，未曾行正畸、修复治疗，现自觉影响美观要求治疗。

既往史：患者既往体健，否认系统性病史及过敏史，其余无特殊。

四、检查

1. 口外检查　患者颌面部左右对称，颜面部比例正常，微笑时为中位笑线。开口度、开口型正常，开闭口运动关节无弹响及杂音。双侧颞下颌关节区及咀嚼肌群触诊无不适（图2-3-16-1）。

2. 口内检查 32、42 缺失。下颌前牙散在间隙,其中 33 近中间隙、43 近中间隙约 3mm,33 远中间隙约 2mm,43 远中间隙约 1mm。前牙浅覆𬌗、浅覆盖,上下颌中线正,磨牙中性关系。口腔卫生状况良好,软垢(−),牙石(+),色素(−),牙周探诊深度为 2~4mm,全口牙齿牙髓活力正常,不松动(图 2-3-16-2)。

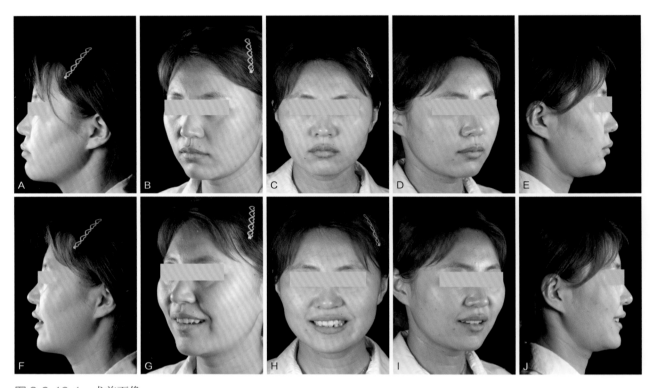

图 2-3-16-1 术前面像
A. 左侧 90° 休息位面像;B. 左侧 45° 休息位面像;C. 正面休息位面像;D. 右侧 45° 休息位面像;E. 右侧 90° 休息位面像;F. 左侧 90° 微笑像;G. 左侧 45° 微笑像;H. 正面微笑像;I. 右侧 45° 微笑像;J. 右侧 90° 微笑像。

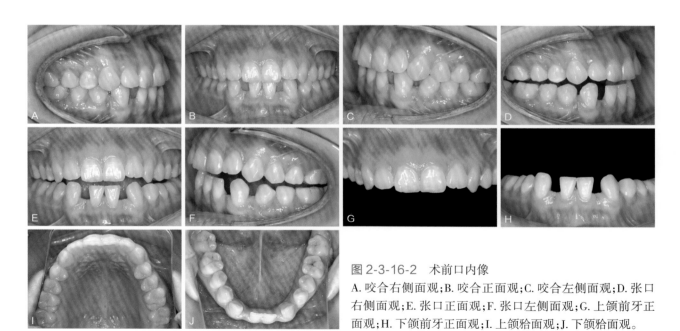

图 2-3-16-2 术前口内像
A. 咬合右侧面观;B. 咬合正面观;C. 咬合左侧面观;D. 张口右侧面观;E. 张口正面观;F. 张口左侧面观;G. 上颌前牙正面观;H. 下颌前牙正面观;I. 上颌𬌗面观;J. 下颌𬌗面观。

五、诊断

1. 下颌牙列缺损（32、42 缺失）。
2. 牙列不齐（下颌前牙区散在间隙）。

六、设计思考

1. 术前数字化设计　数字化微笑设计（digital smile design，DSD）是医师基于电脑设计软件辅助，以口腔美学标准为基本准则，在患者的口内、外数码照片上对牙齿形态进行分析和设计，模拟出修复后理想的微笑效果的一种设计方式，是目前前牙美学修复应用最为普遍的一种术前数字化设计方法。现有的 DSD 软件依赖于上颌前牙的位置形态、静止或微笑时唇齿关系等"微笑"元素，但是本例患者的主诉区在下颌前牙区，微笑时下颌牙列也基本不显露，所以现有的 DSD 分析系统并不适用。

借助隐形矫治术前分析系统对缺牙区进行分析（图 2-3-16-3），发现 32、42 缺牙区间隙较小（32 为 3.0mm，42 为 3.7mm），用 Photoshop 软件模拟修复，也表现出 32、42 近远中径较窄的问题（图 2-3-16-4）。此外，33、43 远中间隙分别为 2.4mm 和 1.0mm，通过邻牙贴面修复美观效果不理想（图 2-3-16-5、图 2-3-16-6）。

综上所述，现有的牙齿排列关系通过直接修复无法获得满意的美学效果，需要术前正畸治疗改善前牙区间隙分配。我们设计通过数字化隐形矫治技术推 33、43 向远中，集中间隙在 32、42 缺牙区，并将宽度设计为符合美学要求的 6.0mm（图 2-3-16-7），模拟修复显示基本可达到美学要求（图 2-3-16-8）。因为患者的牙齿排列和咬合关系基本正常，磨牙关系也基本正常，患者同时希望可以短期内完成治疗，所以我们选择了更为简单、快速的局部隐形矫治技术（15 步，4 个月），按照数字化术前设计的方式指导完成矫治和缺牙区修复。

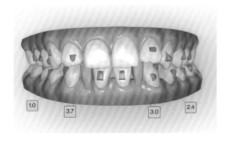
图 2-3-16-3　32、42 缺牙区间隙分析（单位：mm）

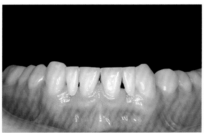
图 2-3-16-4　Photoshop 模拟 32、42 直接修复效果

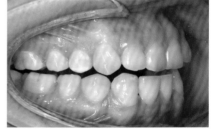
图 2-3-16-5　41、43、44 模拟贴面修复

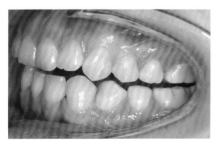
图 2-3-16-6　31、33、34 模拟贴面修复

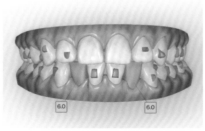
图 2-3-16-7　模拟 32、42 间隙控制效果（单位：mm）

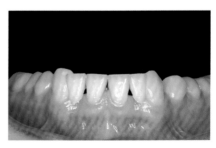
图 2-3-16-8　模拟矫治后 32、42 修复效果

2. 治疗方案的选择 局部矫治后需要解决的是32、42先天缺牙。患者年轻,对美观要求高,和患者初步沟通后,首选固定修复。这时有3个方案可供选择:种植固定修复、常规3单位固定桥修复和粘接桥修复。综合考虑治疗时间、修复成本、创伤与愈后情况(表2-3-16-1),患者选择了粘接桥修复。

表2-3-16-1 32、42缺牙区不同修复方式对比

对比因素	不同修复方式		
	种植固定修复	固定桥修复	粘接桥修复
适应证	① 患者全身条件良好,身体健康,可耐受手术 ② 缺牙区软、硬组织无严重病变,无未控制的炎症 ③ 缺牙区骨量和骨质情况尚可 ④ 缺牙间隙大小合适 ⑤ 无错𬌗、磨牙症等不良咬合习惯	① 基牙牙周条件良好,无病理性松动 ② 基牙排列基本正常,可获得共同就位道 ③ 基牙无明显龋坏、缺损,可获得足够的抗力形和固位形	① 基牙牙周条件良好,无病理性松动 ② 基牙形态完整,无明显龋坏、缺损,可获得足够粘接面 ③ 咬合关系基本正常
治疗时间	4~6个月	2周	2周
治疗花费	费用高	费用中等	费用低
创伤大小	局部手术软、硬组织创伤,对天然牙无损伤	双侧基牙1/4~1/3的健康牙体组织需要磨除	基牙少量预备或者几乎不预备
美学风险	中~高	低	低

3. 粘接桥的设计 粘接桥有双端和单端两种。文献报道显示,前牙区单端桥比双端桥具有更高的远期修复成功率,且单端桥比双端更为微创。本病例中患者33、43的牙体、牙周情况都非常良好,所以我们选择了单端粘接桥的修复方式。粘接桥修复的关键在于牢固、持久的粘接力,所以我们选择可以和基牙形成良好粘接的玻璃陶瓷材料进行修复,粘接方法采用中华口腔医学会颁布的规范化瓷贴面粘接技术以保证粘接效果。选择33、43的舌侧和近中邻面作为粘接面,牙齿表面只进行微预备,很大程度上保存了健康的牙体组织,且提供了充分的牙釉质粘接面积保证粘接固位。下颌前牙粘接桥的咬合设计将桥体设计为开𬌗。

七、治疗计划

1. 矫治前进行全口龈上、下洁治术,并进行口腔卫生宣教。
2. 数字化术前分析,设计局部微小正畸的目标矫治要求。局部隐形矫治技术通过15—25、35—45牙齿的微小移动重新分配下颌前牙区间隙。
3. 33、43舌侧微创牙体预备,玻璃陶瓷单端粘接桥修复32、42缺失牙。
4. 制作正畸保持器。

八、治疗步骤

1. 矫治过程 通过iTero口内扫描获取患者上下颌数字化模型数据,并在系统中上传术前面像、口内像等资料,根据术前数字化设计提出矫治要求(下颌牙列关闭33、43远中间隙,设计32、42缺牙间隙约6.0mm,纠正34扭转,适当压低下颌前牙;上颌牙列纠正11、21、14、15牙扭转,排齐上颌15—25牙列;上下磨牙不设计移动),由软件技师根据目标矫治要求设计方案。临床医师对初步方案提出修改意见后,获得初次模拟矫治方案,共15步(图2-3-16-9、图2-3-16-10)。

患者佩戴完第15步矫治器后达到矫治目标,去除矫治附件,牙面精细抛光后进入修复阶段(图2-3-16-11、

图 2-3-16-12）。

2. **修复过程**　口内消毒后，局麻下用金刚砂球钻进行牙龈修整，在矫治器 32、42 位置的假牙空泡中充填树脂，颈部树脂超填形成卵圆形桥底形态。患者通过佩戴调整后的矫治器，对 32、42 缺牙区牙槽嵴进行软组织塑形，3 周后完成塑形并进行粘接桥修复（图 2-3-16-13、图 2-3-16-14）。

术前进行比色（图 2-3-16-15），33、43 舌侧采用抛光粒度金刚砂车针修整边缘嵴、舌隆突的锐利边角（图 2-3-16-16），制取印模。制作玻璃陶瓷 33、43 舌侧单端粘接桥，选择 3M RelyX Veneer 粘接套装进行修复体粘接（图 2-3-16-17）。

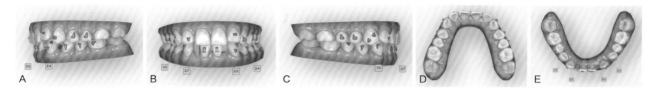

图 2-3-16-9　治疗前数字模型（单位：mm）
A. 后牙咬合左侧面观；B. 咬合正面观；C. 后牙咬合右侧面观；D. 上颌𬌗面观；E. 下颌𬌗面观。

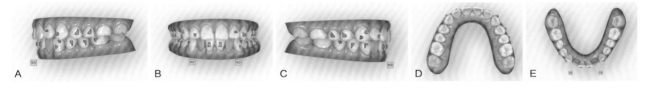

图 2-3-16-10　模拟矫治方案数字模型第 15 步（单位：mm）
A. 后牙咬合左侧面观；B. 咬合正面观；C. 后牙咬合右侧面观；D. 上颌𬌗面观；E. 下颌𬌗面观。

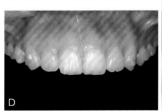

图 2-3-16-11　第 15 步结束后口内情况
A. 后牙咬合右侧面观；B. 咬合正面观；C. 后牙咬合左侧面观；D. 上颌前牙正面观；E. 下颌前牙正面观；F. 上颌𬌗面观；G. 下颌𬌗面观。

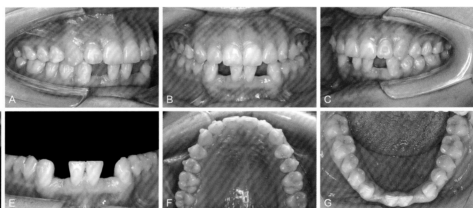

视频 10
矫治过程动画

① 扫描二维码
② 用户登录
③ 激活增值服务
④ 观看视频

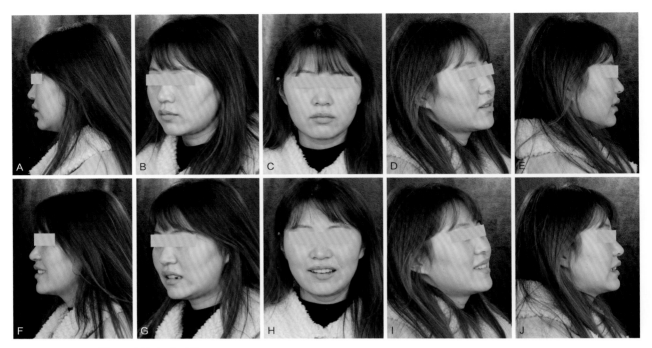

图 2-3-16-12　第 15 步结束后面像

A. 左侧 90°休息位面像；B. 左侧 45°休息位面像；C. 正面休息位面像；D. 右侧 45°休息位面像；E. 右侧 90°休息位面像；F. 左侧 90°微笑像；G. 左侧 45°微笑像；H. 正面微笑像；I. 右侧 45°微笑像；J. 右侧 90°微笑像。

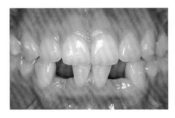

图 2-3-16-13　32、42 缺牙区软组织塑形前

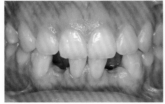

图 2-3-16-14　32、42 缺牙区软组织塑形后

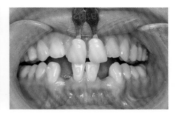

图 2-3-16-15　术前比色

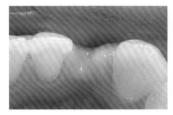

图 2-3-16-16　基牙舌侧微创预备

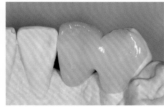

图 2-3-16-17　制作完成的玻璃陶瓷单端粘接桥

九、治疗效果

隐形矫治结束后，间隙分配合理，咬合关系正常，患者面容美观性较术前也有明显改善。修复体形态及色泽自然，口内粘接后，修复体与口内软组织及口唇关系协调，最终修复效果满意（图 2-3-16-18、图 2-3-16-19）。其中 32、42 桥体与对颌为小开𬌗关系，保证远期修复效果（图 2-3-16-18L）。修复后，患者术前的"漏风""口齿不清"等发音问题，得到了极大的改善。

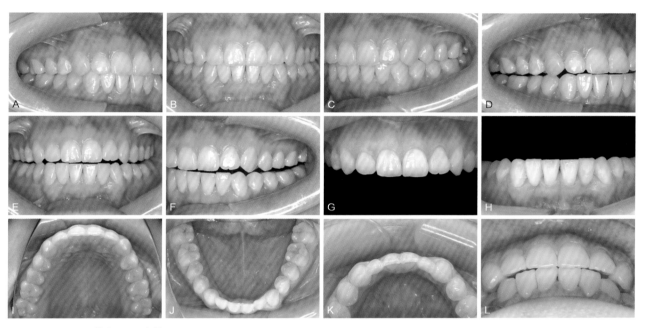

图 2-3-16-18　修复后口内像

A. 后牙咬合右侧面观；B. 咬合正面观；C. 后牙咬合左侧面观；D. 张口右侧面观；E. 张口正面观；F. 张口左侧面观；G. 上颌前牙正面观；H. 下颌前牙正面观；I. 上颌𬌗面观；J. 下颌𬌗面观；K. 下颌前牙区𬌗面观；L. 前牙区咬合接触像，可见 32、42 桥体与对颌小开𬌗。

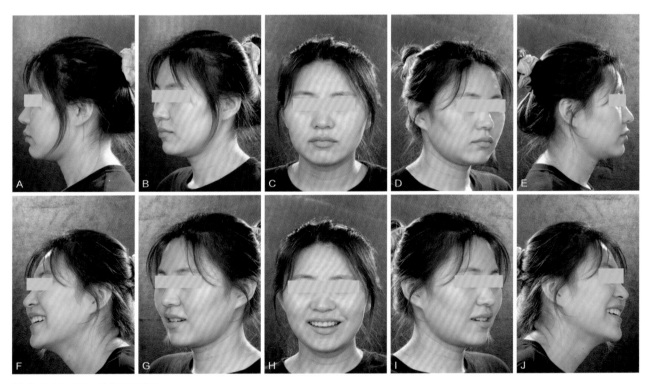

图 2-3-16-19　修复后面像

A. 左侧 90° 休息位面像；B. 左侧 45° 休息位面像；C. 正面休息位面像；D. 右侧 45° 休息位面像；E. 右侧 90° 休息位面像；F. 左侧 90° 微笑像；G. 左侧 45° 微笑像；H. 正面微笑像；I. 右侧 45° 微笑像；J. 右侧 90° 微笑像。

视频 11
术后"f""m""s""e""v"发音视频

① 扫描二维码
② 用户登录
③ 激活增值服务
④ 观看视频

十、小结

前牙区的美学修复往往涉及患者的个性化要求,所以术前预告更能促进医患沟通,完成满意的修复效果。DSD 技术因此应运而生,成为前牙美学修复中常用的数字化工具。本病例没有采用传统的 DSD 系统术前设计,因为涉及牙齿排列和间隙重排的问题,借助数字化局部隐形矫治技术进行术前分析和美学预告,并指导整个治疗过程的进行,使得数字化设计可预期、可控制、可实现。

美学修复应该遵循"无创—微创—有创"的选择序列,尤其对于拥有健康恒牙的年轻患者。我们虽然选择了"简单"的单端粘接桥修复,但是在修复材料选择、粘接技术选择、粉白美学等方面,把控原则,关注细节,以获得医患双方都满意的快速、美观、持久的美学修复效果。

点评

本病例根据最终美学设计的需求,以终为始,采用正畸矫治技术,通过小范围的牙齿移动对异常间隙进行调整,为最终修复提供条件。本病例的亮点在于通过数字化模拟牙齿移动的方式,采用隐形矫治精确控制缺牙间隙,为最终修复创造条件。本病例最后使用单端全瓷粘接桥进行修复,具有微创、美观的优点。当然,单端粘接桥的使用在临床上有严格的适应证,需要考虑缺牙间隙大小、邻牙牙周状况、缺牙区咬合因素、口腔副功能运动等等。临床上应严格选择病例,例如缺牙间隙小,承受拾力不大,而基牙又有足够的支持力和固位力,桥体设计合理的病例。本病例最终修复获得了良好的美学效果,但是对于缺牙区软组织凹陷,修复体桥体与牙龈的接触形态为鞍式,稍有欠缺。如果经过软组织塑形,例如激光桥体软组织塑形,或者软组织增量等,可能会获得更加完美的效果。另外,本病例观察时间较短,远期临床效果有待进一步观察。

厦门麦芽口腔医院　姚江武

病例 17：三维/四维数字化虚拟仿真设计与实施技术 辅助多学科前牙精准美学修复

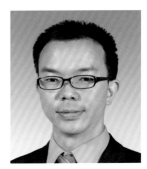

作者：北京大学口腔医院 叶红强副主任医师
合作者：北京大学口腔医院 柳玉树住院医师
北京大学口腔医院义齿加工中心 贾璐主管技师
病例开始时间：2016 年 12 月 15 日
病例结束时间：2017 年 4 月 17 日

一、患者基本情况

姓名：×× 洋。

性别：女。

年龄：22 岁。

职业：大学生。

二、主诉

要求改善前牙美观。

三、简单病史

5 年前，患者因外伤于外院行上颌前牙烤瓷冠修复，现觉牙龈变色、上颌前牙修复体前突等影响美观，要求以微创方式改善前牙美观。8 年前曾于外院行正畸治疗，全身体健。

四、检查

1. 临床检查 面部外形对称，中位笑线，微笑时中切牙龈缘暴露较多（图 2-3-17-1）。11、21 烤瓷联冠，前突，宽长比不协调，边缘有悬突，叩痛（−），不松动，龈缘及龈乳头红肿，龈缘较 12、22 低，近中龈乳头高度较远中低（图 2-3-17-2~图 2-3-17-4）。22 远中少许唇侧扭转，切缘呈圆弧形，切缘顶点与 11、21 切缘基本平齐，叩痛（−），不松动，牙龈无红肿，龈缘顶点与 23 基本平齐。12 切缘中部少许凹陷，切缘较 11、21 高约 1mm，叩痛（−），不松动，牙龈无红肿。口腔卫生状况尚可。

2. 影像学检查 CBCT 示 11、21 未见根充影及根尖低密度影，21 未见根管影像（图 2-3-17-5）。

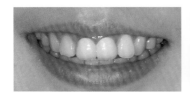

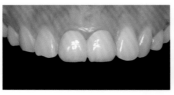

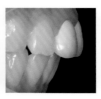

图 2-3-17-1　正面微笑像　　　图 2-3-17-2　上颌前牙正面观　　图 2-3-17-3　前　图 2-3-17-4　咬合面观
　　　　　　　　　　　　　　　　　　　　　　　　　　　　　　　牙侧面观

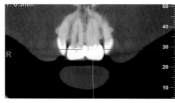

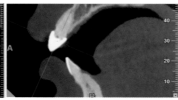

图 2-3-17-5　11、21 CBCT 影像示 21 根管钙化

五、诊断

11、21 牙体缺损（冠修复后）。

六、设计思考

1. 美学缺陷分析

（1）牙齿美学缺陷：11、21 宽长比不协调、联冠；22 宽长比不协调、远中略唇倾，切缘较低。

（2）软组织美学缺陷：11、21 牙龈红肿，龈缘高度低，近中龈乳头高度较远中小、不协调；22 龈缘高。

2. 术前临床决策考量

（1）正畸治疗：患者 22 远中唇侧扭转，切缘位置较低，可通过正畸排列整齐并压低，但是 22 正畸压低后龈缘位置更高，破坏了软组织美学效果，同时患者数年前已做过正畸治疗，且对 22 扭转情况可以接受，故不考虑正畸治疗。

（2）牙周手术：11、21 龈缘位置较低，而 22 龈缘位置较高。理想的龈缘改变是通过冠延长术将 11、21 龈缘位置往根方移动，通过膜龈手术把 22 龈缘位置往切端移动，在一次牙周手术中实现两个方向相反的龈缘位置变动，非常难以达成。同时 22 龈缘位于釉牙骨质界切端方向，通过膜龈手术使龈缘位置向切端方向移动效果不佳，预后不确定。综合考虑后维持 22 龈缘位置不动，仅调整 11、21 龈缘位置。

（3）22 牙齿形态的调整：通过贴面或全冠修复，可改变 22 的牙齿形态，纠正远中轻微扭转及切缘形态，但是均需要较多量的牙体预备，患者不接受较多量的牙体预备。同时患者觉得扭转情况可以接受，维持不变。可考虑 22 切缘做少量调磨改善形态。患者要求尽量微创，对 22 切缘调磨效果心存疑虑。为更直观展示修复效果，便于医患沟通，进行术前三维和四维数字化美学修复效果虚拟仿真预测，由患者评估调磨量和美学效果，决定最终修复方案。

3. 美学修复的预测方法　美学修复中，可通过诊断蜡型、诊断饰面（mock-up）、临时冠等传统方法和二维数字化微笑设计（digital smile design，DSD）等数字化方法进行修复效果预测。在美学修复预测方法中，诊断蜡型法仅为牙齿大小、形态的模拟，患者难以直观想象该修复体在口内的美观效果，且诊断蜡型形态与最终修复体形态之间仍可能会存在偏差。Mock-up 法有时需要进行一定量的牙体预备后才能实施（例如本病例中调磨 22 的设计方案），不完全属于术前预测。DSD 技术仅为二维形态的设计和预测，设计的效果仅能作为正式修复体制作时的参考，无法将设计的形态完全转移到正式修复体上。本病例拟结合多种数字化技术，实现术前三维/四维数字化虚拟仿真设计(即三维/四维数字微笑设计),提供多种修复方案的设计效果,并将设计效果通过数字化技术逐步实现,实现"术前所见即术后所得"的效果。

4. 多学科合作解决前牙美学缺陷　近年来人们对前牙美学修复效果的期望不断提高,仅关注牙冠颜色、形态及部分排列,即"白色美学",已远远不够,更加追求"粉白美学"的综合治疗效果,即微笑时所呈现的唇、齿、龈三者协调关系,才是前牙美学修复的理想境界。对于前牙少许前突患者,修复治疗可改善前牙前突状况,但可能需要根管治疗后桩核冠修复才能将前突的前牙少量回收。因此,在前牙美学修复中,需多学科合作完成的病例占了较大的比例。前牙牙龈缘的顶点位置和曲线形态,是前牙美学修复的重要参数。对于龈缘顶点位置和曲线形态不良的患者,修复医师结合患者意愿提出改善牙龈美学的要求,由牙周医师采用牙周手术来进行改善。修复医师和牙周医师的充分沟通和交流,决定了修复的美学效果。修复医师可以采用研究模型划线,或者制作蜡型后压制咬合垫式指示导板来辅助牙周医师进行牙周手术,但其精确性欠佳。

本病例中,拟采用数字化方法设计和制作牙周手术导板,与修复前的数字化虚拟仿真设计和预测相衔接,由修复医师提出理想的龈缘位置和形态,并将其参数移到牙周手术导板上。牙周医师在牙周手术导板的辅助下完成牙周手术,并可在牙周手术术前、术中和术后多个阶段发挥作用,使得牙周手术更加精确和微创,精准实现各学科医师和患者都满意的术前数字化虚拟预测效果。

七、治疗计划

1. 11、21 拆冠。
2. 11 根管治疗。
3. 牙周基础治疗。
4. 11、21 冠延长术。
5. 22 切缘调磨。
6. 11 纤维桩树脂核 +11、21 全瓷冠修复。

八、治疗步骤

1. 术前数字化设计

(1) 三维数字化虚拟仿真设计:用 Trios 口内扫描仪获得修复前口内牙列图像(图 2-3-17-6),用 FaceScan 三维面部扫描仪获得患者不同开口程度(包括微笑、大笑等)和暴露牙列时候的面部三维图像。把面部三维图像和口内牙列图像导入 Geomagic Studio 软件,并进行配准,获得修复前复合了面部软组织和牙列的三维图像,即术前三维图像(图 2-3-17-7)。

在 Dental System 牙科 CAD/CAM 软件中,根据美学设计原则,确定中切牙合适的切缘位置、宽长比、龈缘位置等,并设计理想的修复体形态,上颌中切牙回收 1.4mm(图 2-3-17-8)。并将设计好的三维数据导出到 Geomagic Studio 中,与面部图像配准,获得修复后美学修复效果的虚拟预测三维图像(图 2-3-17-9)。

(2) 调磨 22 的三维数字化虚拟仿真设计:按照上述方法,增加调磨 22 的虚拟设计,设计出 11、21 按照理想龈缘位置设计修复体形态,22 切缘少许调磨的修复后牙列三维图像(图 2-3-17-10),并同样进行三维数字化虚拟预测(图 2-3-17-11)。

(3) 四维数字化虚拟仿真设计:把设计好的三维牙列图像,与不同开口度的三维面部图像复合,获得不同开口状态下的修复效果三维图像,再将各三维图像按照顺序做成动态微笑设计,获得四维数字化虚拟仿真设计效果(图 2-3-17-12、图 2-3-17-13)。

把三维和四维虚拟仿真设计效果向患者展示,患者可形象、直观地看到修复后的效果,充分沟通和交流后,选择调磨 22 的修复方案,按照该修复方案制订治疗计划。

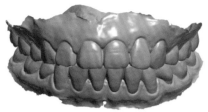

图 2-3-17-6　术前牙列三维影像

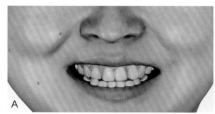

图 2-3-17-7　术前三维影像
A. 正面观；B. 侧面观。

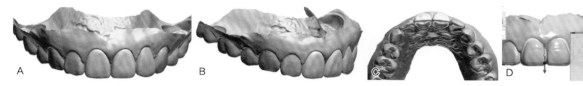

图 2-3-17-8　修复体设计
A. 正面观；B. 侧面观；C. 咬合面观；D. 上颌中切牙回收量。

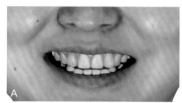

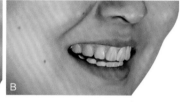

图 2-3-17-9　三维虚拟仿真设计
A. 正面观；B. 侧面观。

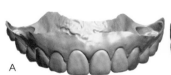

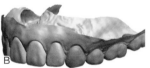

图 2-3-17-10　22 调磨设计
A. 正面观；B. 侧面观。

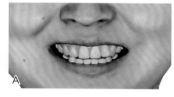

图 2-3-17-11　调磨方案三维设计
A. 正面观；B. 侧面观。

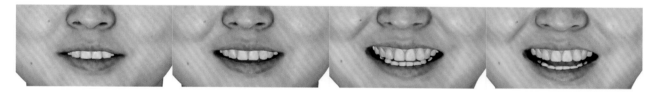

图 2-3-17-12　四维虚拟仿真设计

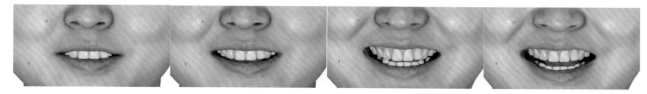

图 2-3-17-13　调磨 22 的四维虚拟仿真设计

视频 12
三维虚拟仿真设计：22 未调磨

① 扫描二维码
② 用户登录
③ 激活增值服务
④ 观看视频

视频 13
三维虚拟仿真设计：22 调磨

① 扫描二维码
② 用户登录
③ 激活增值服务
④ 观看视频

视频 14
四维数字化虚拟仿真设计效果：
22 未调磨

① 扫描二维码
② 用户登录
③ 激活增值服务
④ 观看视频

视频 15
四维数字化虚拟仿真设计效果：
22 调磨

① 扫描二维码
② 用户登录
③ 激活增值服务
④ 观看视频

2. 拆冠和根管治疗　11、21 拆冠后(图 2-3-17-14),11 进行根管治疗(图 2-3-17-15、图 2-3-17-16)(根管治疗由北京大学口腔医院陈晔医师完成)。

3. 牙周基础治疗和冠延长术——粉色美学设计的数字化转移　牙周基础治疗后,11、21 进行冠延长术。为实现精准冠延长术,按照术前的数字化设计精准调整龈缘位置和形态,特别是龈缘顶点的位置,采用数字化方法设计冠延长术导板。把设计好的牙列三维图像导入 Geomagic Studio 软件(图 2-3-17-17),设计 11、21 冠延长术的手术导板,导板上 11、21 的边缘位置完全依照术前设计(图 2-3-17-18、图 2-3-17-19),并采用三维打印的方式制作出树脂冠延长术导板(图 2-3-17-20)。

冠延长术导板在口内试戴,完全就位(图 2-3-17-21)。根据手术导板,定点所需的龈缘位置(图 2-3-17-22A),根据定点切除部分牙龈(图 2-3-17-22B),牙龈切除后用手术导板核对龈缘位置无误(图 2-3-17-22C)。唇侧牙槽嵴顶距设计的牙龈缘仅 2mm(图 2-3-17-22D),根据导板修整唇侧牙槽嵴顶至距龈缘 3mm(图 2-3-17-22E~图 2-3-17-22G)。缝合后再次核对龈缘位置(图 2-3-17-22H)(冠延长术由北京大学口腔医院张艳玲医师完成)。

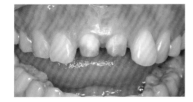

图 2-3-17-14　11、21 拆冠后

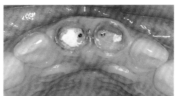

图 2-3-17-15　11 根管治疗后暂封

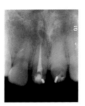

图 2-3-17-16　11 根管治疗后根尖片

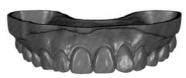

图 2-3-17-17　术前设计的牙列三维图像

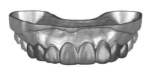

图 2-3-17-18　冠延长术导板设计(蓝色示)

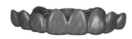

图 2-3-17-19　冠延长术导板三维数据

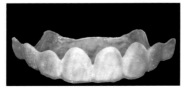

图 2-3-17-20　三维打印出树脂手术导板

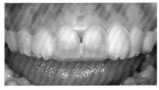

图 2-3-17-21　冠延长术导板试戴就位

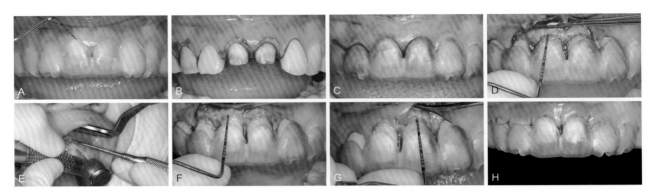

图 2-3-17-22 冠延长术
A. 龈缘定点;B. 根据定点切除部分牙龈;C. 用导板核对龈缘形态;D. 测量理想牙龈与骨嵴顶距离;E. 修整骨缘形态;F. 11 骨缘修整后测量;G. 21 骨缘修整后测量;H. 缝合和核对龈缘形态。

冠延长术后 2 个月,更换 11、21 临时修复体,该临时修复体形态与术前设计一致。术后 3 个月,用手术导板核对龈缘形态和位置(图 2-3-17-23)。

4. 修复治疗——白色美学设计的数字化转移　把术前设计的牙列三维数据,通过三维打印的方式制作出树脂模型备用(图 2-3-17-24)。

11、21 冠延长术后 3 个月,开始修复。根据术前设计,调磨 22 切缘形态(图 2-3-17-25)。11、21 进行全瓷冠牙体预备,11 粘纤维桩、堆树脂核,21 堆树脂核,精修完成牙体预备(图 2-3-17-26)。

用 CEREC 进行口内扫描,并扫描三维打印的树脂模型,获得具有咬合关系的数字模型(图 2-3-17-27),采用复制方式复制术前设计好、患者满意的牙齿三维形态。在 CEREC 软件中用复制模式设计 11、21 修复体形态(图 2-3-17-28)。

采用 e.max CAD 二硅酸锂增强型玻璃陶瓷,切削出 11、21 全瓷冠(图 2-3-17-29A),并结晶、染色、上釉(图 2-3-17-29B)。

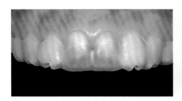

图 2-3-17-23 冠延长术后 3 个月

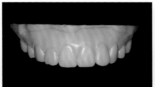

图 2-3-17-24 三维打印的树脂模型

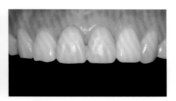

图 2-3-17-25 调整 22 切缘形态

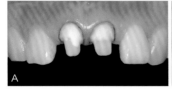

图 2-3-17-26 牙体预备完成
A. 正面观;B. 咬合面观。

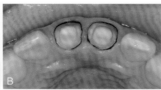

图 2-3-17-27 具有咬合关系的三维数字模型

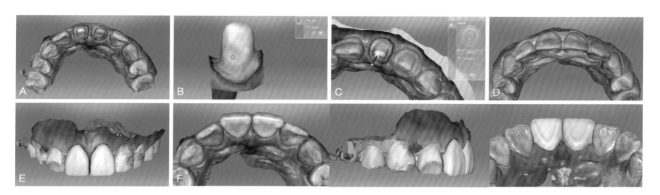

图 2-3-17-28　修复体设计
A. 工作模型；B. 画边缘线；C. 设定就位道；D. 画复制线；E. 11、21 设计完成正面观；F. 11、21 设计完成不同角度观。

图 2-3-17-29　切削玻璃陶瓷全冠
A. 结晶前；B. 结晶、染色、上釉后。

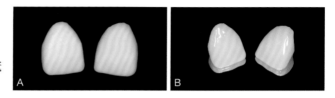

九、治疗效果

修复后效果（图 2-3-17-30）：牙齿白色美学上，11、21 形态和颜色改善，22 形态改善；粉色美学上，牙龈健康，色形质正常，龈缘曲线协调，11、21 间龈乳头高度恢复，与邻牙协调。修复效果与术前三维/四维设计一致。利用数字化技术，将术前设计完全转移到最终修复效果上，实现了"术前所见即术后所得"。患者对修复效果和方式非常满意。

修复后 2 年复查，治疗效果稳定，牙龈健康（图 2-3-17-31）。

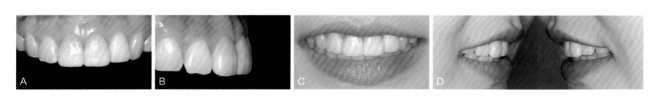

图 2-3-17-30　修复后效果
A. 正面观；B. 侧面观；C. 微笑像；D. 侧面微笑像。

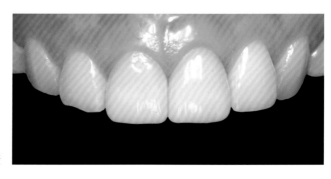

图 2-3-17-31　修复后 2 年复查

十、小结

在美学修复中,本病例是一个仅涉及 2~3 颗牙齿的"小病例",在术前通过多种数字化技术进行三维/四维数字化虚拟仿真设计,使患者在术前就能清晰、直观地看到修复后的效果,甚至是多种方案不同的修复效果,有助于患者作出决策。根据患者满意的设计方案,结合多种数字化技术,将术前虚拟预测的修复效果完全转移到正式修复体上,实现"术前所见即术后所得"的效果,从而提高美学修复中患者的满意度。

点评

本病例详细介绍了 11、21 牙体缺损患者的二次修复病例。在病例治疗方案的设计中,作者采用了口内扫描、面部扫描和 3D 打印等数字化技术,进行数字化三维和动态微笑设计,达到了"以终为始"的目的,真正实现了手术前虚拟模拟治疗效果。与此同时,根据患者的具体情况,制定牙周-修复联合治疗方案,以最微创的方式为患者解决美观问题。本病例为临床上处理此类病例的流程和选择提供了有益的参考。

在二次修复的病例中应用多种数字化技术设计治疗方案,最大限度地降低治疗风险,达到可预测的美学效果,是本病例的亮点。作者恰当地将不同技术的优点相结合。面部扫描技术、口内扫描技术、数字化设计和 3D 打印制作牙周手术导板都是近年来开始普及的新型技术,这些都对医师的技术能力和多学科思维提出了更高的要求。

作者在制订牙周手术方案时,仅设计并制作了一种用于确定龈缘位置的导板,然后通过牙周探针测量来确定牙槽嵴顶的位置。如果设计时根据口内扫描和 CBCT 同时确定龈缘和牙槽嵴顶位置来制作导板,可以达到更加精准去骨。同时,平行投照的根尖片是根管治疗牙齿影像学诊断的首选方案,而不是 CBCT。

利用面部扫描技术,可充分发挥术前美学预览的作用,给患者和医师更多的参考。本病例为 11、21 的二次修复病例,其面部扫描的临床意义不如前牙的咬合分析。

武汉大学口腔医院 黄翠

主编点评

这是一例通过综合美学设计、数字化手段辅助修复的成功病例,由术后效果可知患者的微笑美学效果获得了明显地提升。

在这个病例中我们看到了一个有趣的现象,值得同道们思考和借鉴。

主诊医师的术前设计、手术和修复操作主要针对 11—22 3 个牙位,但是术后的整体美学效果的改善,除了得益于 11、21 龈缘曲线改变和 22 切缘形态的改变,同时也得益于 12 龈缘曲线的变化。12 龈缘曲线的根方移动,似乎并不在术者的计划内,那么为什么会发生呢?

从图 2-3-17-22 可以看出,翻瓣后 12 的龈缘(导板边缘所在位置)与骨缘的距离明显超过 3mm,这也是术后 12 发生了一定龈退缩的来源。当然,在这个病例中,12 轻微龈退缩对美学效果没有产生不利影响,实际上更符合美学要求。但这提醒我们,在制订美学相关手术计划时,除了针对目标牙位进行精确计划以外,需要对手术区域内所有相关牙齿的基础条件做好判断,避免邻近牙齿发生"计划外的龈退缩",影响整体美学效果。

另外,本病例最终的牙体预备量似乎略显过大,通过选择适合的修复材料,应该有机会保存更多的天然牙结构,同时获得理想的修复效果。

北京大学口腔医院 刘峰

病例 18：美学区单颗牙缺失以 DSD 为导向的正畸种植联合治疗

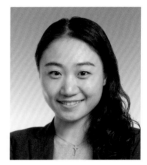

作者：中山大学附属口腔医院　吴夏怡主治医师
合作者：中山大学附属口腔医院　王春阳主治医师　陈卓凡教授
中山大学附属口腔医院口腔修复技工中心　尹亚雄主管技师
病例开始时间：2019 年 4 月 16 日
病例结束时间：2020 年 5 月 20 日

一、患者基本情况

性别：男。

年龄：19 岁。

二、主诉

右侧上颌前牙外伤后拔除 10 余年，要求种植。

三、简单病史

患者 10 年前打篮球外伤，导致右侧上颌前牙折断后拔除，半年前开始行正畸治疗，要求种植修复右侧上颌前牙。患者全身健康状况良好，否认系统性疾病或家族遗传病史。

四、检查

1. 临床检查

（1）口外检查：颜面部对称，面部中线齐，低位笑线（图 2-3-18-1）。

（2）口内检查

1）牙周检查：口腔卫生状况良好，厚龈生物型，牙龈稍红肿，BOP（+），PLI（1）（图 2-3-18-1）。

2）牙列检查：11 缺失，缺牙区黏膜完整，唇侧软组织骨弓轮廓凹陷，上下牙列中线不齐，上颌中线左偏 1mm，下颌中线右偏 1mm，正畸前为安氏Ⅱ类亚类，左侧第二磨牙锁𬌗，左侧尖牙关系偏远中。曾行Ⅱ类牵引调整下颌中线与尖牙关系，已拔除 28，便于解除左侧第二磨牙锁𬌗和调整左侧磨牙关系（图 2-3-18-1）。

3）牙体检查：余留牙均未见龋坏等其他牙体硬组织病损、发育缺陷或充填体，未见松动，无叩痛或冷热刺激痛（图 2-3-18-1）。

4）咬合检查：Wilson 曲线、Spee 曲线平坦，呈反横𬌗曲线（图 2-3-18-1B）。

2. 影像学检查　CBCT 和全景片示 11 牙槽嵴垂直与水平骨量相对充足（图 2-3-18-2A、图 2-3-18-2C），X 线头影测量侧位片显示骨性Ⅰ类（图 2-3-18-2B）。

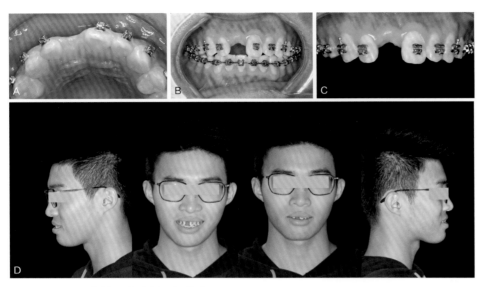

图 2-3-18-1 术前口内及颜面部检查

A. 口内𬌗面观；B. 口内咬合正面观；C. 口内上颌前牙黑背景正面观；D. 术前面像。

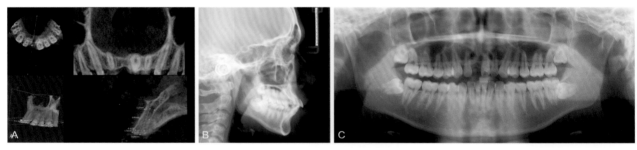

图 2-3-18-2 术前影像学检查

A. 11 牙位的 CBCT；B. 术前 X 线头影测量侧位片；C. 术前全景片。

五、诊断

1. 上颌牙列缺损（11 缺失）。
2. 错𬌗畸形（安氏Ⅱ类亚类）。

六、设计思考

1. "以修复为导向种植"的概念早在 1995 年就由学者 Garber DA 和 Belser UC 提出，即在种植修复中，单纯在支持结构上方连接一个修复体是不够的。为了达到理想的美学效果，种植位点需要三维重建，包括重建缺失的硬组织和正确的软组织轮廓重塑，以使种植体可以在由修复体决定的所需位置植入，同时软组织轮廓可以被修复体轮廓塑型。数字化技术有利于实现以修复为导向种植，结合口内模型数字化数据和 CBCT 影像学数字化数据，在导板软件上设计制作以修复为导向的 CAD/CAM 手术导板，能以修复为导向、在正确三维位置与轴向引导种植体植入，以期在理想的位置获得螺丝固位的种植上部修复结构，有利于临时修复体拆卸与调整。缺牙区相对凹陷的唇侧骨弓轮廓，需要行引导骨再生术（guided bone regeneration，GBR）完成硬组织重建。而本病例牙龈生物型属于厚龈型，因此未设计行软组织增量，仅通过螺丝固位临时修复体重塑软组织轮廓。为了实现以修复为导向的种植，本病例可利用数字化技术在正确种植位置与轴向植入种植体，并且重建缺失的硬组织和重塑软组织轮廓。

2. 对于这一美学区骨量充足的单颗牙病例,难点不在于种植或软硬组织增量,而在于正畸-种植联合病例的沟通。正畸-种植联合病例经常会面对正畸医师的疑问:间隙有足够种植牙的位置吗? 还要怎么调? 调多少? 何时拆托槽? 对于正畸-种植联合治疗的诊疗目标和建议,如何实现可靠且容易理解的沟通是本病例设计思考的难点,而数字化如何助力也是值得思考的问题。

七、治疗计划

1. 11 种植 + 单冠修复。
2. 完成正畸治疗。

八、治疗步骤

1. 术前数字化设计　按照获取的颜面部及口内像(图 2-3-18-1),使用 Keynote 软件完成二维 DSD,使用口内扫描获取术前模型,使用 3Shape Dental System 软件将二维 DSD 转化为 3D 排牙,二维 DSD 用于指导正畸调整,3D 排牙用于指导 11 种植修复设计(图 2-3-18-3)。

2. 术前 DSD 指导正畸微调与修复为导向的 CAD/CAM 手术导板制作

(1)根据术前 DSD,与正畸医师沟通,正畸微调,使 21、22 往切端向移动 1mm,改善横殆曲线,增加切缘弧度,与下唇笑线弧度相匹配。

(2)正确的种植体三维位置是获得美学种植效果的必要条件。本病例将 DSD 修复体导出为三维 STL 数据,与口内扫描模型 STL 数据拟合到患者 CBCT 的 DICOM 数据,使用 3Shape Dental System 软件 CAD/CAM 设计以修复为导向的种植手术导板,以期术中在正确的三维位置轴向上植入种植体(图 2-3-18-4)。

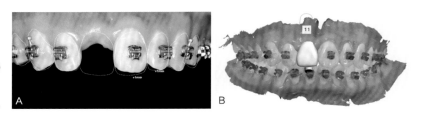

图 2-3-18-3　以修复为导向的术前 DSD 指导正畸-种植修复方案
A. 术前 DSD;B. 术前 DSD 引导的 3D 排牙。

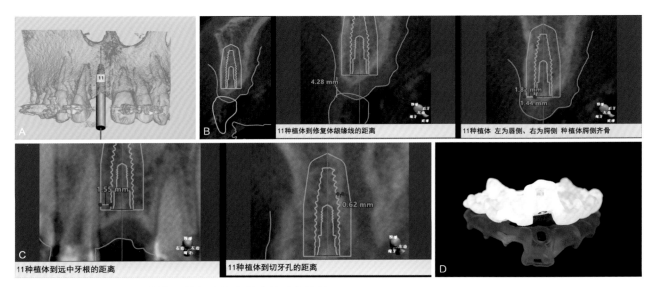

图 2-3-18-4　CAD/CAM 制作以修复为导向的种植手术导板
A. 以修复为导向的种植位置设计的三维视图;B. 种植体在冠根向和唇舌向上的位置;C. 种植在近远中向位置与规避重要解剖结构(切牙神经管);D. 3D 打印 CAD/CAM 种植手术导板。

视频 16
数字化口内扫描

① 扫描二维码
② 用户登录
③ 激活增值服务
④ 观看视频

1）冠根向位置：在冠根向上，种植体肩台应该位于种植修复颊侧正中龈缘根方 3~4mm。

2）唇舌向位置：在唇舌向上，种植体肩台应该位于美学安全区内，即自理想穿龈点舌侧 1.5~2.0mm（图 2-3-18-4B）。

3）近远中向位置：植入种植体时需要注意种植体与邻牙或相邻种植体之间的最小距离，以防邻面牙槽嵴垂直向骨吸收。正确的种植体近远中位置位于距离邻牙根面大于 1.5mm，由于近远中间隙不足，使用窄直径种植体有利于龈乳头形成，并且规避重要解剖结构如切牙神经管，使用 3D 打印机 P30+ 打印 CAD/CAM 种植手术导板（图 2-3-18-4C）。

3."以修复为导向"的种植与骨增量 种植手术：常规消毒铺巾，上颌前牙区阿替卡因肾上腺素注射液局部浸润麻醉，缺牙区嵴顶切口及邻牙沟内切口，切开翻瓣后，以修复为导向的 CAD/CAM 牙支持导板引导种植体窝洞预备，植入 3.3mm×12mm 钛锆骨水平锥柱状种植体，植入扭矩大于 35N·cm。术中可见种植体唇侧骨壁菲薄（小于 2mm），GBR 术能实现该位点的唇侧硬组织增量，有利于最终种植红白美学效果。在唇侧骨凹陷区域使用脱蛋白牛骨基质骨替代材料小颗粒 Bio-Oss 0.25g 堆到种植体平台冠方 1~2mm。按照 GBR 原则使用 Bio-Gide 可吸收胶原膜 12mm×25mm 覆盖骨替代材料颗粒，骨膜减张，严密缝合创口埋入愈合（图 2-3-18-5）。

4. DSD 指导种植体周软组织成形与正畸精细调整

（1）术后 6 个月种植体骨结合良好（图 2-3-18-6），骨增量区域骨再生与重塑稳定后使用术前 3D 排牙数字化设计数据及二期手术后口内扫描获取的种植模型，数字化制作 CAD/CAM 临时修复体。结合术前 3D 排牙数据，数字化制作 CAD/CAM 临时修复体，行种植体周围软组织成形，有利于实现与术前设计一致的美学结果（图 2-3-18-7）。

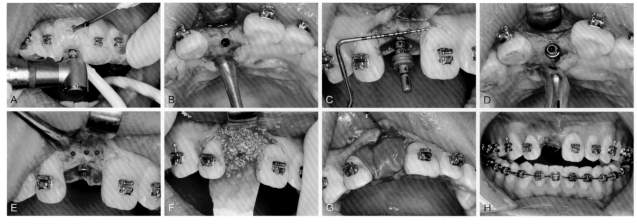

图 2-3-18-5 以修复为导向的种植与骨增量
A. CAD/CAM 手术导板引导下行先锋钻预备；B. 翻瓣探查种植窝洞唇舌向位置与骨缺损；C. 确认种植窝洞近远中及冠根向位置；D. 种植体植入后可见唇侧骨板菲薄；E. 骨缺损区域去皮质化为骨再生获得更好的血供；F. 在唇侧骨凹陷区域使用脱蛋白牛骨基质骨替代材料小颗粒 Bio-Oss 及可吸收胶原膜 Bio-Gide 行 GBR 骨增量术；G. 关闭创口；H. 种植术后。

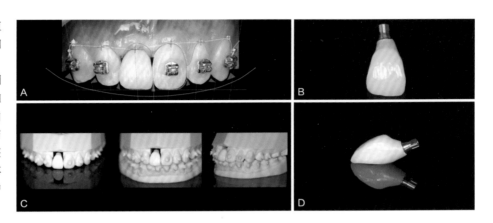

图 2-3-18-6　术后影像学检查
A. 种植术后;B. 种植术后 6
个月。

图 2-3-18-7　DSD 指导种植
体周软组织成形与正畸精细
调整
A. 术中 DSD 指导正畸精细调
整;B. 数字化制作 CAD/CAM
临时修复体;C. 保留托槽口内
扫描有利于正畸精细调整与
软组织重塑同步完成;D. 调整
CAD/CAM 临时修复体种植体
周围软组织成形,改善近远中
"黑三角",使龈缘对称。

(2) 结合 DSD 指导正畸的精细调整

1) 中线需要进一步向左移动 0.5mm,增加缺牙间隙的宽度,使 11 牙冠与 21 牙冠宽度一致,需要压低 12 使前牙龈缘高点线协调。

2) 21 龈缘高点偏近中,需要调整 21 牙齿轴向,使龈缘高点往远中微调。

3) 正畸推簧推开间隙,进一步调整 Wilson 曲线,增加切缘线弧度。通过在临时冠根方近远中添加流动树脂,高度抛光,调整临时修复体穿龈轮廓,进一步引导近远中龈乳头冠方移动,使 11 龈缘与 21 对称,关闭近远中"黑三角"(图 2-3-18-8A~图 2-3-18-8C)。

(3) 临时修复初期,使用 Keynote 软件复制术前二维 DSD 到临时修复口内像,通过图文动画描述,为正畸精细调整提供参考,使正畸精细调整与软组织重塑同步完成(图 2-3-18-8D)。

5. 最终修复美学呈现　使用 iTero 口内扫描仪数字化口内扫描获取准确的种植体模型(图 2-3-18-9A、图 2-3-18-9B),以及扫描修改完成的临时修复体形态(图 2-3-18-9C),最终修复使用 variobase NC GH5.5 多能基台及 CAD/CAM 制作氧化锆全瓷螺丝固位冠修复。氧化锆全瓷冠使用数字化切削魅影功能型氧化锆瓷盘制作。该瓷盘具有多层渐变自然过渡的五层叠加九层渐变预染色,可实现强度与透性兼顾,透性在 43%~46% 之间,三点弯曲强度在 1 027~1 300MPa 之间,为全锆种植修复提供充足的强度,美学效果更接近自然牙。CAD/CAM 制作上部修复结构时复制临时修复体穿龈轮廓 STL 数据与种植体平台位置三维信息 STL 数据,并且复制邻牙冠部形态细节,通过"最佳匹配(best fit)"算法进行拟合,结合 variobase 基台数据,形成最终上部修复设计 STL 数据。根据瓷盘放尺率(120%)数控切削氧化锆上部修复结构,结晶烧结,获得理想形态最终修复体(图 2-3-18-10A、图 2-3-18-10B),技师无须过多车瓷修改形态或手工堆瓷,仅通过表面个性化染色和上釉就能实现最终的个性化美学呈现(图 2-3-18-10C、图 2-3-18-10D)。

视频 17
DSD 与正畸微调

① 扫描二维码
② 用户登录
③ 激活增值服务
④ 观看视频

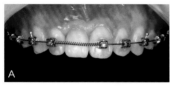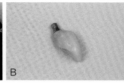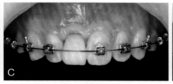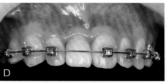

图 2-3-18-8　正畸精细调整与软组织重塑同步完成

A. 正畸推簧进一步增加缺牙间隙宽度,使之与邻牙宽度一致;B. 添加流动树脂调整临时修复体穿龈轮廓,并高度抛光;C. 进一步引导种植体近远中龈乳头向冠方移动;D. 临时修复 3 个月后正畸精细调整与软组织重塑同步完成。

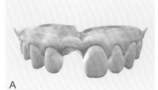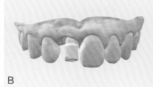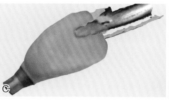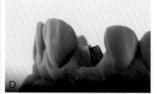

图 2-3-18-9　数字化口内扫描与 3D 打印模型

A. 种植最终修复模型的口内扫描获取牙列与种植体周围软组织穿龈轮廓数据;B. 种植最终修复模型接印模扫描杆获取种植体平台及三维信息;C. 扫描临时修复体形态准确获得穿龈轮廓数据;D. 3D 打印种植修复模型调改多能基台后仓扫获取基台信息修复设计。

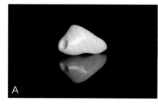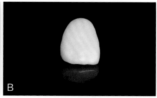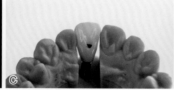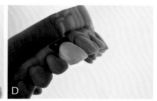

图 2-3-18-10　全锆氧化锆全瓷种植冠实现最终美学呈现

A. 复制临时牙穿龈轮廓制作的 CAD/CAM 切削全锆穿龈轮廓;B. 复制邻牙形态制作的 CAD/CAM 切削全锆冠部形态;C. 魅影功能型氧化锆全瓷螺丝固位冠修复;D. 表面个性化染色和上釉实现最终的个性化美学呈现。

九、治疗效果

氧化锆与玻璃陶瓷或钛相比,对软组织的生物相容性更佳。上部修复全锆冠设计使用了以生物为导向的选择性上釉,即穿龈部分不上釉,仅需要美学表达的位置使用上釉,更有利于种植体周软组织健康(图 2-3-18-11)。

患者对动静态美学效果和发音满意(图 2-3-18-12、图 2-3-18-13)。

术后 1 年随访,种植修复体无松动,种植体边缘骨水平稳定,牙龈未退缩,根型轮廓与邻牙一致,获得可预期的美学效果(图 2-3-18-14)。CBCT 示术后 1 年唇侧改建稳定,该病例的长期效果有待进一步追踪观察。

视频 18
美学动态与发音检查

① 扫描二维码
② 用户登录
③ 激活增值服务
④ 观看视频

图 2-3-18-11　最终微观美学效果
A. 与邻牙一致的白色美学及根型轮廓理想的红色美学；B. 种植体周软组织健康，点彩丰富。

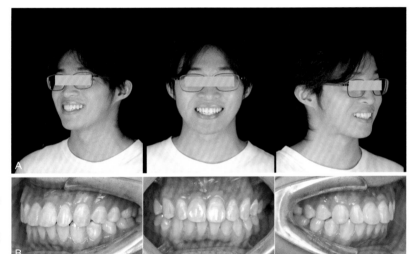

图 2-3-18-12　术后宏观美学效果
A. 术后面像；B. 术后口内正、侧面咬合像。

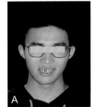 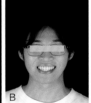 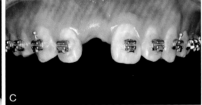 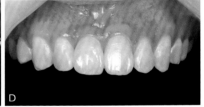

图 2-3-18-13　术前、术后对比
A. 术前面像；B. 术后面像；C. 术前口内上颌前牙黑背景正面观；D. 术后口内上颌前牙黑背景正面观。

十、小结

正畸-种植联合美学病例术前、术中需要多次交流，对于正畸-种植联合治疗的诊疗目标和建议，如何实现可靠且容易理解的沟通往往是个挑战。DSD 作为可视化沟通工具，可以实现流程化的沟通过程，帮助患者、各专科医师及技师实现可靠的沟通、理解与合作，最终提升美学效果。

在正畸-种植联合病例中数字化口内扫描替代传统取模，可术前获取准确模型。正畸-种植联合治疗病例进行数字化种植可保留托槽取模，减少传统印模误差或脱模不适，保证以修复为导向种植手术导板精确制作，托槽拆除时机可根据修复时机选择，便于种植修复过程中的间隙维持和修复前微调，有利于正畸-种植联合的美学重建。

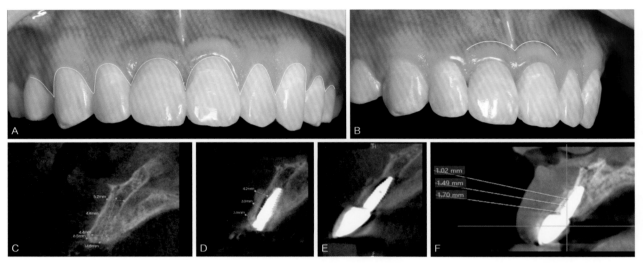

图 2-3-18-14　术后 1 年随访

A. 软组织水平基本稳定,种植体周软组织健康;B. 根型轮廓理想,与邻牙一致;C. 术前 CBCT;D. 种植术后 CBCT;E. 最终修复术后 CBCT;F. 最终修复术后 1 年随访 CBCT。

点评

　　该病例为我们展示了一例前牙多学科联合治疗的过程,涉及错𬌗畸形、美学区牙列缺失。由于患者中切牙缺失是在 10 年前患者 9 岁左右时的外伤引发,影响了颌骨的发育,造成中线、软硬组织的一些缺陷,所以完成这一美学区修复比较复杂。

　　作者在设计过程中紧密联系 DSD 进行沟通和设计,利用口内扫描、3D 排牙实现 DSD 指导下的正畸-种植修复方案。治疗步骤是首先制作了以修复为导向的数字化种植导板,种植手术包含了软硬组织增量。术后 6 个月植骨区域的骨再生与重塑稳定后,使用术前数字化设计数据 CAD/CAM 临时修复体进行种植体周软组织成型,同时正畸精细调整牙位关系。临时修复 3 个月后,正畸精细调整与软组织重塑同步完成,最终完成基于 base 的氧化锆全瓷冠螺丝固位种植修复。

　　回顾整个病例,逻辑上说美学区涉及错𬌗畸形和牙列缺失的情况,应首先解决牙列不齐的问题,将缺失牙空隙预留好,正畸排牙充分完成后再行种植设计,比较容易确定种植的位点、术式和软硬组织增量的设计。

　　该病例通过数字化沟通与指导获得了良好的临床效果。美中不足的是最后完成的种植修复红白美学在颜色方面略有瑕疵,牙龈和牙冠在明度上均有些发暗,颜色在美学修复中的地位可见一斑。

北京瑞泰口腔医院　郭航

主编点评

　　这是一例结合了正畸、种植、修复的综合性美学治疗病例,进过主诊医师术前的精心设计、一步步精细操作,最终获得了优秀的美学效果。

　　涉及正畸、种植联合设计的综合性美学治疗,我们通常首先考虑的是牙齿排列的近远中空间调整问题,以保证种植体适当的修复空间。同时,我们也需要对前牙弓唇舌向调整、龈缘高度调整予以充分重视,这些因素直接影响种植位点的确定。

采用正畸设计后的数字化模型作为种植设计的依据,可以很好地实现"以终为始"的设计思想。在这个治疗流程中的一个关键点:种植设计需要以模拟正畸和修复结束后状态的数字模型为参考,而正畸前种植的导板的支持部分则需要以实际数字模型为基础。这两个模型的准确匹配是非常重要的。对于磨牙不参与调整的局部正畸患者,这个方案有可能是可行的;而对于磨牙也参与调整的病例,在这个精确匹配中就有可能存在问题。此时,可能需要先行考虑正畸治疗,在正畸过程中,或者结束后再开始种植手术。

另外,也需要注意将种植设计方案与术前模型匹配,以观察拟种植位点与邻近牙根之间的位置关系,避免按照正畸后状态满足安全距离而正畸前不满足安全距离的问题发生。

最后需要同仁们关注的是,本病例最终的成功,很大程度上得益于术者选择并实现的、足够偏腭侧的种植位点、足够偏腭侧的种植体轴向,这从图2-3-18-9、图2-3-18-10中可以非常清晰地看到。

北京大学口腔医院　刘峰

第四章

数字化咬合重建修复

病例 19：数字化咬合重建牙磨耗

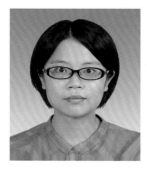

作者：厦门医学院附属口腔医院　黄红蓝主治医师
合作者：厦门医学院附属口腔医院　金地主治医师　张志升主任医师　肖云主任医师
病例开始时间：2016 年 12 月 1 日
病例完成时间：2018 年 1 月 5 日

一、患者基本情况

姓名：黄某某。

性别：男。

年龄：60 岁。

职业：商人。

二、主诉

上下牙磨耗 20 余年。

三、简单病史

患者全口牙磨耗，近几年加重，咀嚼效率低，有紧咬牙习惯，3 个月前于外院行软𬌗垫治疗，自觉舒适，不戴𬌗垫时，自觉嘴巴合不拢。

患者否认反酸症状,否认饮用酸性饮料习惯,否认其他系统性疾病及药物过敏史。患者高血压,已服药控制,有打鼾症状。

四、检查

1. 临床检查

(1)口外检查:面部垂直向比例协调,中线偏斜往左约 1mm。开口度为 4.5cm,开口型为↓,双侧髁突动度一致,无弹响及杂音,双侧关节区及咀嚼肌无压痛(图 2-4-19-1)。

(2)口内检查:全口牙面色素沉着,牙龈无红肿,未探及深牙周袋。上颌前牙腭侧、下颌前牙切端、后牙𬌗面磨耗。15、16 腭侧移位,27 颊侧移位,36、44、45、46 舌倾,补偿曲线不调,后牙覆盖浅(图 2-4-19-2~图 2-4-19-6)。

2. 影像学检查 CBCT 示双侧颞下颌关节髁突骨皮质连续,关节间隙正常。左、右侧关节影像未见骨质破坏(图 2-4-19-7)。

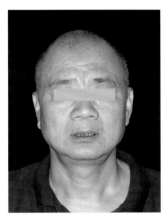

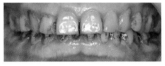

图 2-4-19-2 咬合正面观

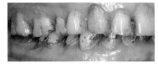

图 2-4-19-3 咬合左侧面观

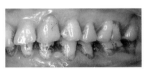

图 2-4-19-4 咬合右侧面观

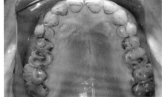

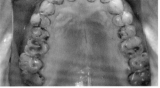

图 2-4-19-5 上颌𬌗面观

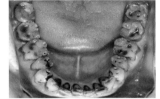

图 2-4-19-6 下颌𬌗面观

图 2-4-19-1 正面像

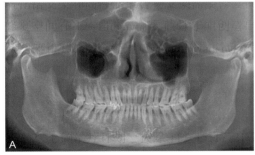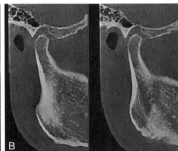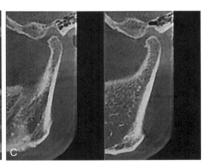

图 2-4-19-7 CBCT 检查
A. 全口牙位影像;B. 右侧髁突影像;C. 左侧髁突影像。

五、诊断

1. 全口牙磨耗,11—17、21—27、31—37、41—47 牙体缺损。

2. 牙列不齐。

六、设计思考

患者主要问题涉及全口牙磨耗,息止颌位上颌前牙暴露不足,上颌中切牙美学比例不佳,12 轴向倾斜,下颌前牙主动萌出异常,12被动萌出异常,15、16腭侧移位,27颊侧移位,36、44、45、46舌倾。简单少数牙充填或修复,无法解决所有问题,因此需要通盘考虑。为了解决这些问题,首先需要确定前牙切端显露量(图2-4-19-8);然后以前牙切缘曲线向后延伸补偿曲线,确定上颌后牙平面;同时需要确定咬合抬高量(以需要最小修复体空间量考虑),通过临时修复3个月,再次评估关节区情况,为最终修复做准备。

七、治疗计划

1. 方案一 正畸排齐错位牙及异常主动萌出牙,改善覆𬌗、覆盖。修复体修复磨耗牙。

2. 方案二 抬高垂直距离,修复体修复。13—23冠修复,33—43瓷贴面修复,14—17、24—27、34—37、44—47𬌗贴面修复。

患者未考虑正畸治疗方案,最终选择方案二治疗。

八、治疗步骤

1. 使用Sicat Function电子化运动面弓记录患者下颌功能运动时双侧髁突的运动轨迹。将CT数据和模型数据匹配,同时确定需要抬高咬合的量(以需要最小修复体空间量考虑),应用sicat function软件将口内扫描数据、CBCT及电子面弓数据整合,形成轨迹,导入inLab SW设计软件中设计上下颌临时修复体(图2-4-19-9~图2-4-19-11)。

2. 生成临时修复体设计,3D打印上下颌模型,CEREC MXCL研磨仪研磨树脂块,制作13—23、14—17、24—27、33—43、34—37、44—47分段临时修复体(图2-4-19-12、图2-4-19-13)。

3. 临时修复体试戴,就位顺利,边缘密合邻面接触区松紧合适,修复体外形、色泽美观。修复体组织面110μm氧化铝喷砂,Variolink N双固化树脂粘接剂粘接,去除多余粘接剂,修复体边缘涂布阻氧剂,各个面光固化60s,调𬌗至正中𬌗、前伸𬌗、侧方𬌗无早接触,抛光粘接完成(图2-4-19-14、图2-4-19-15)。

4. 3个月后复查、评估。佩戴临时修复体3个月后,患者面容自然,咬合关系稳定,双侧关节无弹响、无疼痛。CBCT示双侧髁突间隙正常,未见骨质破坏(图2-4-19-16~图2-4-19-20)。新建的牙尖交错位与患者的

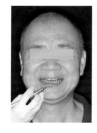 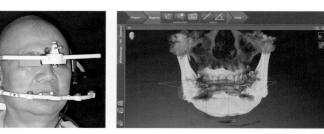 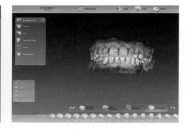

图2-4-19-8 测量微笑时前牙显露量　图2-4-19-9 使用电子面弓记录下颌运动轨迹　图2-4-19-10 CT数据和模型数据匹配　图2-4-19-11 CAD临时修复体设计

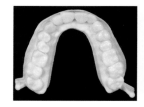 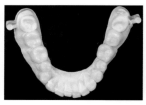 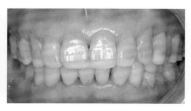 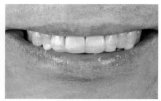

图2-4-19-12 上颌临时修复体　图2-4-19-13 下颌临时修复体　图2-4-19-14 临时修复体试戴　图2-4-19-15 上颌微笑像

正中关系一致。此时可以进行全口牙列永久性修复。永久性修复应保持患者的咬合关系和功能运动与当前临时修复时一致。

5. 制作最终修复体,完成最终修复。

(1) 分段进行最终修复,首先完成上颌前牙和下颌前牙的牙体预备,上颌前牙行全冠预备,下颌前牙行贴面预备;然后待前牙修复完成后,依次完成左侧后牙及右侧后牙的最终修复,后牙修复行嵌体冠预备(图 2-4-19-21~图 2-4-19-24)。

(2) CAD/CAM:建档,选择 Bio-copy 复制模式,事先扫描上下颌临时冠牙列,牙体预备后再次扫描上下颌牙体预备后牙列,绘制边缘线,设定就位道,设计修复体外形、咬合,进行邻接关系设计(图 2-4-19-25)。

使用 CEREC MXCL 研磨仪研磨,前牙选择长石质陶瓷 TriLuxe,后牙选择 e.max CAD,染色,烧结。

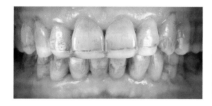 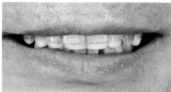 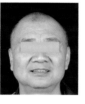 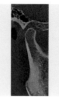 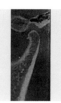

图 2-4-19-16　咬合正面观　　图 2-4-19-17　微笑像　　图 2-4-19-18 面部正面像　图 2-4-19-19 左侧关节评估(关节间隙正常)　图 2-4-19-20 右侧关节评估(关节间隙正常)

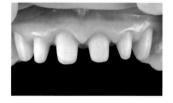 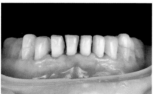 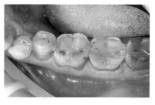 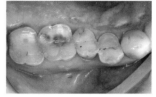

图 2-4-19-21　上颌前牙预备后正面观　图 2-4-19-22　下颌前牙备后正面观　图 2-4-19-23　下颌后牙预备后𬌗面观　图 2-4-19-24　上颌后牙预备后𬌗面观

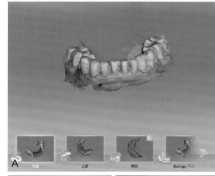 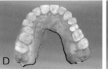 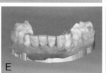 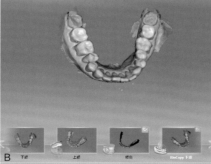 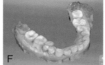 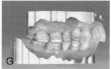 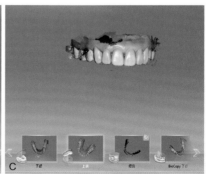 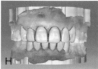 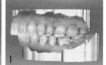

图 2-4-19-25　CAD 复制临时冠形态生成最终修复体
A. 下颌牙体预备扫描;B. Bio-copy 模式下扫描下颌模型;C. Bio-copy 模式下扫描上颌模型;D. 上颌设计𬌗面观;E. 下颌前牙设计正面观;F. 下颌后牙设计𬌗面观;G. 右侧后牙设计颊面观;H. 上下颌前牙设计唇面观;I. 左侧后牙设计颊面观。

（3）修复体粘接：橡皮障隔湿，9.6%氢氟酸处理修复体组织面20s，流水冲洗30s，使用超声震荡机在95%乙醇下震荡60s，硅烷偶联剂涂布修复体组织面2次。棉卷隔湿，牙体表面用35%磷酸酸蚀30s，冲洗，吹干，Variolink N 双固化树脂粘接剂粘接（图2-4-19-26）。在放大镜下去除多余粘接剂，修复体边缘涂布阻氧剂，各个面光固化60s（图2-4-19-27），咬合力计检测咬合高点（图2-4-19-28），调𬌗至正中𬌗、前伸𬌗、侧方𬌗均无早接触，抛光（图2-4-19-29、图2-4-19-30）。

6. 复查、随访。

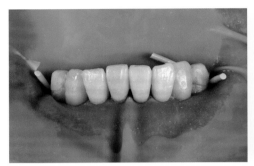

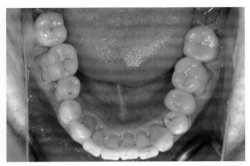

图2-4-19-26　橡皮障下粘接　　　　图2-4-19-27　下颌粘接完成

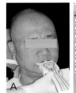 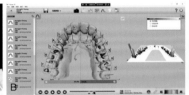

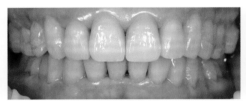

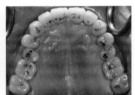

图2-4-19-28　电子咬合力计检测咬合　　图2-4-19-29　术后上下颌正面观　　图2-4-19-30　上颌咬
A.电子咬合力计进行咬合检测；B.咬合力分布。　　　　　　　　　　　　　　　　　　合力分布

九、治疗效果

28颗患牙经CAD/CAM全瓷修复后，分别于术后6个月、2年复查，2年后随访。28颗修复体未发生脱落、折断、牙劈裂等现象。在各个复查阶段中，修复体边缘适合性、外形、表面质地、颜色匹配、牙龈状况均表现良好。患者面容自然，面中线无偏斜，自我反映治疗效果良好，无不适，双侧颞下颌关节区无不适（图2-4-19-31~图2-4-19-34）。

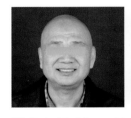

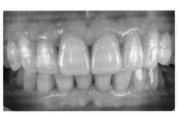

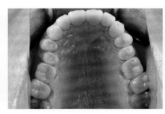

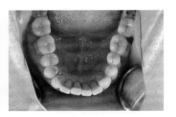

图2-4-19-31　2年　　图2-4-19-32　2年复查咬合正　　图2-4-19-33　2年复查上颌　　图2-4-19-34　2年复查下颌
复查正面微笑像　　　面观　　　　　　　　　　　　　𬌗面观　　　　　　　　　　　𬌗面观

十、小结

1. 数字化咬合重建技术较传统流程更为简便,可以规避传统修复过程中的一些误差,在传递信息方面更为直接、准确,同时这些信息后期容易调取、查阅,方便对比。

2. 使用 Sicat Function 电子面弓获取患者个性化的运动轨迹指导修复体设计,有利于获得稳定协调的修复效果。

3. 最终修复体形态由临时修复体形态复制得来。准确的信息传递最大程度发挥了临时修复体的功能,也减少了技师的制作时间和医师的调𬌗时间。

4. 通过 T-scan 咬合力计可以精确分析全口咬合力分布,为咬合调整提供便利的条件。

5. 牙列重度磨耗的病因多样而且复杂,各种不同的病因最后都可表现为天然牙的磨耗。在临床诊治过程中不仅要修复磨耗的牙列,更重要的是重建健康和稳定的口颌系统。全面的采集患者临床信息,详细分析病因、发病机制及患者就诊时口颌系统的功能状况,是制订完善治疗计划的基础。只有在通过可逆的诊断性治疗确认了诊断和治疗计划正确以后,才能进行不可逆的永久性修复。治疗完成后,医师还需要患者定期复查,以确保口颌系统长期的健康。

点评

本病例是一个典型的因长期患有磨牙症而造成牙齿机械性磨耗过多,导致美观、功能部分缺失的患者。

首先,患者主诉不明确。上下颌牙齿磨耗 20 余年,最困扰患者的问题是美观还是功能? 其次,现病史交代也不完整。需要交待软𬌗垫治疗 3 个月导致不戴𬌗垫时嘴巴合不拢的原因,原有𬌗垫的类型及戴用方法。

本病例充分利用电子面弓及下颌运动轨迹记录仪等数字化技术,记录患者原有的咬合运动轨迹及习惯,并通过数字化设计调整临时修复体的形态及咬合,帮助患者快速恢复美观及牙体形态的同时,大大节省了临床调𬌗的时间,帮助患者快速适应升高后的咬合。待患者完全适应临时修复体后,利用口内扫描可以复制患者已经磨合至舒适的咬合情况。利用 CAD/CAM 技术,可在牙体预备后快速、精准地实现临时修复体咬合形态的复制粘贴。最后,通过电子咬合力计检测咬合力分布,辅助临床进行微量咬合调整,使得咬合力的分布更加理想、科学。此病例还有 2 年的随访结果,显示修复体在口内行使功能良好,保持美观效果,说明数字化辅助的咬合重建稳定性良好,为其他咬合重建病例提供良好的借鉴。

正式修复完成后,利用𬌗垫等方式保护修复体及牙体组织、控制磨牙症的症状发生的频率及程度,也是治疗过程及后续随访中非常重要的一环。

武汉大学口腔医院　黄翠

主编点评

全口牙列咬合重建是近年来非常火热的技术,本章节也收录了几例相关病例,年龄跨度很大,从 24 岁到 60 岁,基础条件各异。

针对有可能需要进行咬合重建的患者,作为医师,首先需要考虑的是患者的主诉及病因是什么,是不是确实需要进行咬合重建,咬合重建是否可以解决患者的主诉问题并控制病因,是否需要进行多学科联合治疗,应该选择什么时期进行咬合重建。

将数字化技术应用在这一类病例的分析、诊断、设计和实现过程中,具有非常明确的临床意义,但是其形成完整的数字化闭环仍存在着诸多困难。这个问题在这些已经非常优秀的病例中仍然可以看到。

总体而言,数字化技术可以发挥作用的几个核心步骤包括:①术前数字化诊断分析,筛查颞下颌关节存在异常的高风险病例,确定新的重建颌位;②过渡修复体的数字化设计和加工;③试戴过渡修复体数月后的数字化诊断分析,以确定重建颌位的正确与否;④数字化复制过渡修复体,数字化加工永久修复体;修复后的数字化咬合调整,数字化诊断分析确认修复效果。

这四个步骤环环相扣,同仁们可以以这四点作为线索,研究学习这几个优秀的病例,看到他们之间的差异。

北京大学口腔医院 刘峰

病例 20:下颌运动轨迹描记辅助数字化咬合重建

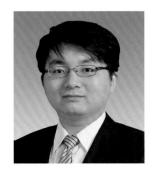

作者:福建医科大学附属口腔医院 林泓磊主治医师
合作者:福建医科大学附属口腔医院 郑智烽主管技师
病例开始时间:2019 年 4 月 11 日
病例完成时间:2019 年 10 月 18 日

一、患者基本资料

性别:男。

年龄:56 岁。

二、主诉

牙齿渐进性磨耗影响美观与进食,伴有头面部肌肉酸痛多年,要求治疗。

三、简单病史

患者下颌前牙重度磨耗,双侧后牙磨耗,进食冷热敏感,近年来呈现加重趋势,双侧头面部酸痛;否认牙龈肿痛史、牙龈出血史。

患者既往体健,否认外伤、感染等病史,否认心血管疾病等系统性疾病,全身体健。

四、检查

1. 临床检查

（1）口外检查：患者面型基本对称，下颌未见明显偏斜（图 2-4-20-1）；双侧颞下颌关节区无明显压痛，开闭口未闻及弹响；肌肉触诊双侧颞肌中份（++），左侧咬肌深层（+），双侧上颌结节（++），右侧翼内肌（++）（图 2-4-20-2）；开口度约 4.5cm，开口型约为↓。

（2）口内检查：全口牙重度磨耗，牙本质暴露，冰条冷测 14—48、24—28、34—38、44—48 均敏感，无迟缓痛；32—42 残根，前牙磨耗较后牙明显；上颌前牙内倾，深覆𬌗；磨牙Ⅰ类咬合（Ⅱ类趋势）。全口卫生状况一般，色素明显，全口未探及深牙周袋（图 2-4-20-3）。

2. 辅助检查

（1）全景片示全口牙磨耗，前牙磨耗较明显（图 2-4-20-4）。

（2）X 线头影测量侧位片示上颌前牙重度内倾，垂直距离不足，LFH 可抬高 3 度（图 2-4-20-5）。

（3）CBCT 示双侧髁突改建后形态，骨皮质未见明显吸收（图 2-4-20-6）。

（4）下颌运动轨迹描记示髁突轨迹曲线不平稳，髁道斜度（65°）大于切道斜度（62°），前牙无法引导后牙咬合分离（图 2-4-20-7）。

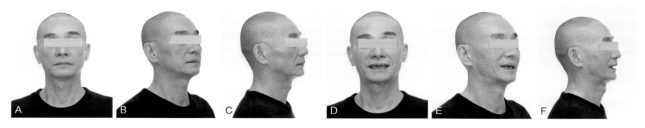

图 2-4-20-1　术前口外像
A. 术前正面像；B. 术前 45°像；C. 术前侧面像；D. 术前正面微笑像；E. 术前 45°微笑像；F. 术前侧面微笑像。

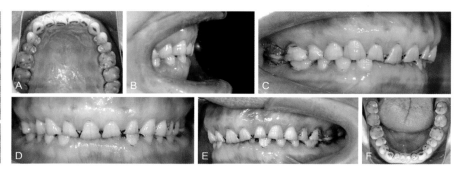

图 2-4-20-2　关节肌肉触诊结果　　图 2-4-20-3　术前口内像
A. 上颌𬌗面观；B. 前牙覆𬌗、覆盖右侧面观；C. 咬合右侧面观；D. 咬合正面观；E. 咬合左侧面观；F. 下颌𬌗面观。

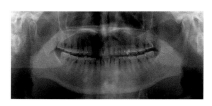

图 2-4-20-4　术前全景片

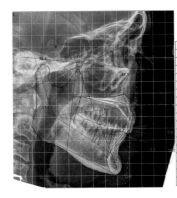

Slavicek Analysis

Skeletal Measurement	Norm	Value	Trend
Facial Axis	90.0 °	85.3	1D*
Facial Depth	91.5 °	87.5	1−*
Mandibular Plane	21.5 °	22.5	
Facial Taper	68.0 °	69.9	
Mandibular Arc	31.2 °	37.4	1B*
Maxillary Position	65.0 °	62.0	1−*
Convexity	−1.0 mm	3.1	2X**
Lower Facial Height (by R.Slavicek)	44.4 °	41.3	
Lower Facial Height to Point D	50.3 °	46.5	

Dental Measurement	Norm	Value	Trend
Interincisal Angle	131.3 °	150.7	1+*
Upper Incisor Protrusion	5.6 mm	−0.3	2−**
Upper Incisor Inclination	26.4 °	0.6	4−***>
Upper Incisor Vertical	mm	3.6	
Lower Incisor Protrusion	0.9 mm	−0.6	
Lower Incisor Inclination	22.3 °	28.6	
Upper Molar Position	21.0 mm	21.2	

图 2-4-20-5　术前 X 线头影测量侧位片与分析

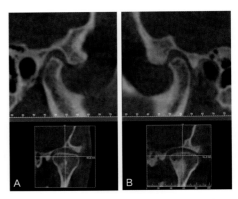

图 2-4-20-6　术前颞下颌关节 CBCT 检查
A. 术前左侧关节；B. 术前右侧关节。

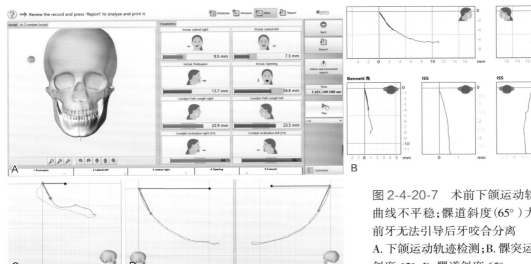

图 2-4-20-7　术前下颌运动轨迹检测示髁突轨迹曲线不平稳；髁道斜度（65°）大于切道斜度（62°），前牙无法引导后牙咬合分离
A. 下颌运动轨迹检测；B. 髁突运动轨迹曲线；C. 切道斜度 62°；D. 髁道斜度 65°。

五、临床诊断

1. 全口牙重度磨耗，垂直距离下降。

2. 牙本质敏感。

3. 32—42 残根。

4. 上颌前牙内倾、深覆𬌗。

5. 颞下颌关节紊乱综合征（temporomandibular joint disorder syndrome，TMD）Ⅰa 肌筋膜疼痛。

六、设计思考

1. 咬合分析示患者的口内咬合情况、牙列磨耗情况及 X 线头影测量分析情况，均支持患者垂直距离下降的结论，同时从微创修复的角度出发亦可考虑抬高垂直距离。

2. 上颌前牙内倾，髁突轨迹曲线不平稳，髁道斜度（65°）大于切道斜度（62°）。因此，前牙无法引导后牙咬合分离，拟通过上下颌前牙全冠修复改变切道斜度。

3. 双侧关节 CBCT 示双侧髁突改建后形态，骨皮质未见明显吸收；双侧关节区触诊未见明显异常，部分咀嚼肌触诊异常，提示患者双侧头面部不适为肌筋膜疼痛，同时考虑患者的年龄，计划使用下颌运动轨迹寻找患者的最适正中关系位,而不进行髁突再定位治疗。

七、治疗计划

围绕恢复咀嚼系统健康,重建咬合功能,体现美观的治疗目标,拟制订治疗计划。

1. 确定颌位关系(升高垂直距离),咬合重建。

2. 32—42 残根根管治疗。

3. 13—23、33—43 均全冠修复,改变切道斜度。

4. 后牙殆面贴面修复。

八、治疗步骤

1. 确定颌位关系

(1)使用 Jaw Motion Analyzer 电子面弓进行下颌运动轨迹描记,通过转移台在铰链轴位置上 Artex 全可调殆架(图 2-4-20-8)。

(2)在目标垂直距离制作前牙区平导,戴入患者口内,确认垂直距离。根据前期 X 线头影测量分析提供的参考值,垂直距离可提高 6~8mm(图 2-4-20-9)。

(3)戴用平导,在电子面弓指导下嘱咐患者做反复叩齿与哥特式弓运动,通过软件观察计算运动轨迹,从而确定水平位置关系(图 2-4-20-10)。

(4)在确定的水平和垂直关系重新上殆架,使用电子面弓测定的数值设定殆架(图 2-4-20-11)。

(5)确定殆平面:通过唇齿关系与牙体形态设计确定前牙长度(殆平面前部);使用殆平面板置入患者口内参考鼻翼耳屏线确定殆平面(图 2-4-20-12、图 2-4-20-13)。

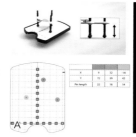
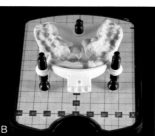
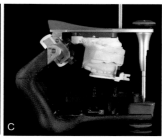

图 2-4-20-8　使用电子面弓转移台铰链轴位置上殆架
A.转移台指导文件;B.电子面弓转移台;C.在铰链轴位置上殆架。

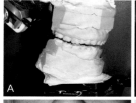
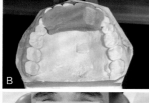
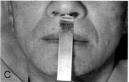
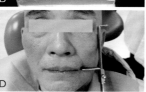
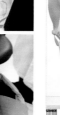
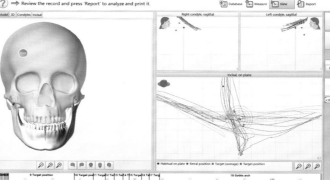

图 2-4-20-9　在目标垂直距离制作前牙区平导,并置于口内检查
A.殆架上抬高垂直距离;B.制作前牙区平导;C.平导戴入患者口内;D.确认垂直距离。

图 2-4-20-10　戴用平导,在电子面弓指导下确定水平位置关系

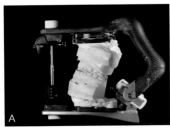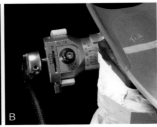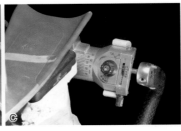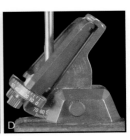

图 2-4-20-11 在确定的水平和垂直关系重新上𬌗架,使用电子面弓测定的数值设定𬌗架
A. 重新上𬌗架;B. 𬌗架数值设定(右);C. 𬌗架数值设定(左);D. 切导盘设定。

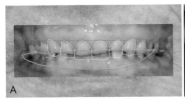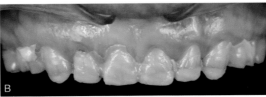

图 2-4-20-12 通过唇齿关系与牙体形态设计确定前牙长度(𬌗平面前部)
A. 设计前牙长度;B. 在口内调整确定前牙长度。

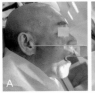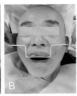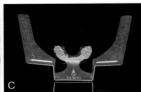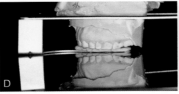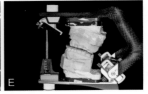

图 2-4-20-13 将𬌗平面板置入患者口内,参考鼻翼耳平面确定𬌗平面
A. 侧面参考鼻翼耳屏线;B. 正面与瞳孔连线平行;C. 硅橡胶记录𬌗平面;D. 观察记录𬌗平面;E. 确定𬌗平面。

(6)在全可调𬌗架上调整切道斜度,为切道斜度 +8°。

2. 诊断蜡型与导板制作

(1)将 DSD 效果图导出,并连同设置好的𬌗架模型一并交付技师。技师根据 DSD 效果图制作全口诊断蜡型。

(2)技师制作全口诊断蜡型,使用流动型硅橡胶复制模型,分别制作硅橡胶与压模导板(图 2-4-20-14)。

3. 第一阶段临时修复

(1)前牙通过压模导板使用 Z350XT 流动树脂制作直接临时修复。后牙通过硅橡胶导板使用 Protemp 4 临时桥冠树脂制作间接临时修复。

(2)调改咬合、抛光后,RelyX Ultimate 树脂水门汀粘接临时修复体。

(3)第一阶段临时修复完成后,调𬌗并适应 1 个月(图 2-4-20-15)。

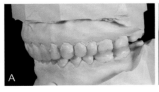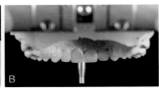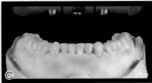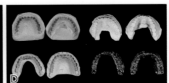

图 2-4-20-14 全口诊断蜡型与导板
A. 全口诊断蜡型;B. 恢复正常横𬌗曲线;C. 恢复正常纵𬌗曲线;D. 流动型硅橡胶复制模型,制作硅橡胶与压模导板。

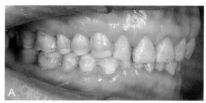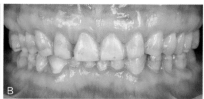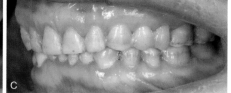

图 2-4-20-15　第一阶段临时修复完成
A. 临时修复完成口内咬合右侧面观；B. 临时修复完成口内咬合正面观；C. 临时修复完成口内咬合左侧面观。

4. 第二阶段临时修复

（1）CEREC 椅旁数字化系统口内扫描临时修复体形态，使用生物复制功能复制形态（图 2-4-20-16）。

（2）双侧后牙区分段牙体预备，并再次扫描。

（3）使用生物复制的数据设计修复体并精细调整，Telio CAD 树脂切削修复体，RelyX Ultimate 树脂水门汀粘接临时修复体。

（4）第二阶段临时修复完成后，调𬌗并适应 3 个月，可见临时修复体无破损（图 2-4-20-17）。

5. 永久修复前准备

（1）第二阶段临时修复完成 3 个月后，数字化口内扫描记录临时修复体形态。

（2）再次行电子面弓检测，记录各项数据，髁突轨迹曲线趋于平稳，临时修复后切道斜度与髁道斜度相协调（图 2-4-20-18）。

（3）再次行关节肌肉触诊，症状改善明显（图 2-4-20-19）。

6. 永久修复

（1）前牙区永久修复：前牙牙体预备，牙体预备后使用数字化口内扫描采集光学印模；数据输入 exocad CAD/CAM 修复设计软件，上下颌前牙预备后模型与临时修复模型拟合，复制临时修复体上下前牙形态（图 2-4-20-20）；在设计软件中导入电子面弓记录的下颌运动轨迹，在运动轨迹中进行咬合调整（图 2-4-20-21）；数字化加工永久前牙修复体，使用 3M 瓷块 Lava，戴入患者口内完成修复（图 2-4-20-22）。

（2）后牙分区段永久修复：后牙分区牙体预备，使用数字化口内扫描采集光学印模；数据输入 CAD/CAM 修复设计软件，在设计软件中导入电子面弓记录的下颌运动轨迹，在运动轨迹中进行咬合调整（图 2-4-20-23）；数字化加工修复体，使用 e.max CAD 瓷块，戴入患者口内完成修复（图 2-4-20-24）。

（3）咬合调整：分别使用 40μm 与 8μm 咬合纸进行精细咬合调整，使用 T-SCAN 进行动态咬合调整（图 2-4-20-25、图 2-4-20-26）。

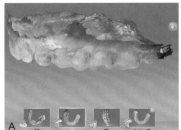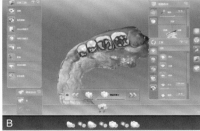

图 2-4-20-16　椅旁数字化系统口内扫描临时修复体形态
A. 口内扫描临时修复体形态；B. 生物复制功能复制形态。

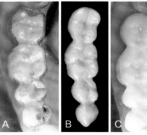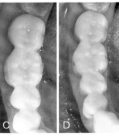

图 2-4-20-17　CAD/CAM 树脂切削修复体，树脂粘接剂粘接临时修复体
A. 枪混自凝树脂；B. 切削树脂修复体；C. 粘接即刻；D. 3 个月后。

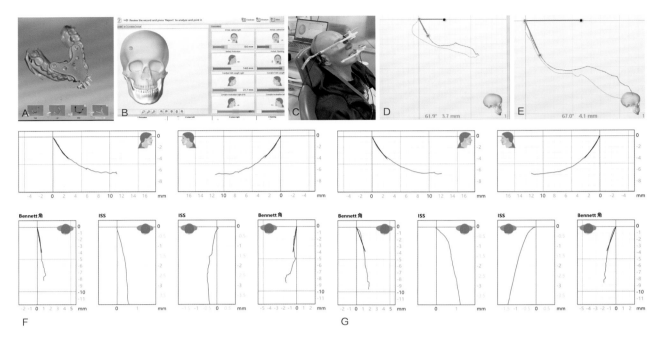

图 2-4-20-18 3个月后，数字化口内扫描记录临时修复体形态；再次行电子面弓检测，记录分析各项数据
A. 扫描电子面弓𬇞叉；B. 电子面弓检测；C. 电子面弓检测；D. 治疗前切道角度；E. 临时修复后切道角度；F. 治疗前髁突轨迹曲线；G. 临时修复后髁突轨迹曲线。

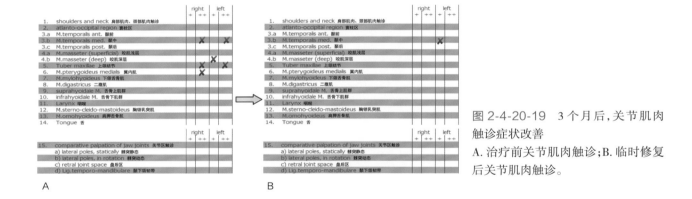

图 2-4-20-19 3个月后，关节肌肉触诊症状改善
A. 治疗前关节肌肉触诊；B. 临时修复后关节肌肉触诊。

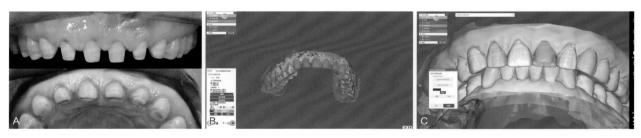

图 2-4-20-20 前牙预备后模型与临时修复模型拟合
A. 前牙牙体预备；B. 预备后模型与临时修复模型拟合；C. 复制临时修复体形态。

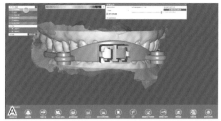
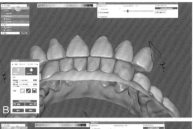
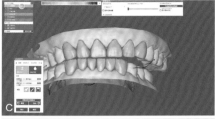
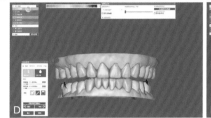
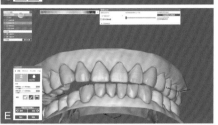

图 2-4-20-21　设计软件中直接导入下颌实际运动轨迹，无须通过虚拟𬌗架或实体𬌗架转化，从而避免大量误差
A. 匹配𬌗叉数据；B. 导入下颌运动轨迹；C. 右侧方运动；D. 前伸运动；E. 左侧方运动。

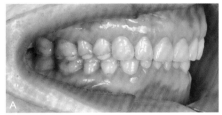
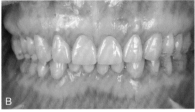
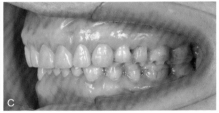

图 2-4-20-22　前牙区修复完成，前牙永久修复，后牙临时修复，调整咬合并适应
A. 咬合右侧面观；B. 咬合正面观；C. 咬合左侧面观。

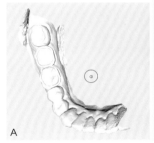
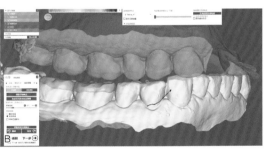

图 2-4-20-23　后牙区采集数字化印模；在设计软件中导入电子面弓记录的下颌运动轨迹，在运动轨迹中进行咬合调整
A. 数字化印模；B. 导入运动轨迹。

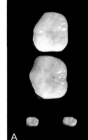
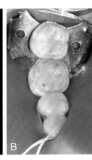
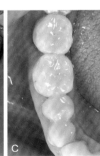
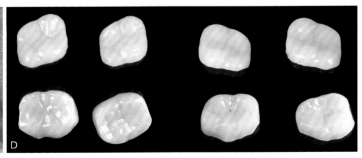

图 2-4-20-24　数字化加工修复体戴入患者口内完成修复
A. 切削完成的高嵌体；B. 粘接修复体；C. 粘接完成；D. 制作完成的修复体。

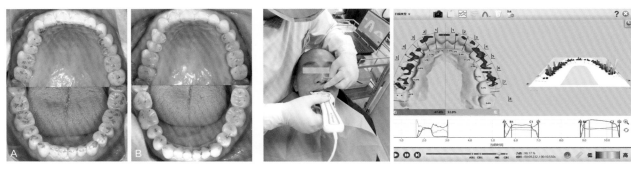

图 2-4-20-25 分别使用 40μm 与 8μm 咬合纸 张进行精细咬合调整
A. 40μm 红蓝咬合纸正中、侧方咬合调整;B. 8μm 咬合纸咬合调整。

图 2-4-20-26 使用 T-SCAN 进行动态咬合调整

7. 维护

(1) 戴用 Bruxchecker 检测患者磨牙症情况并再次调殆(图 2-4-20-27)。

(2) 咬合调整后,采集数字化印模。将数据导入设计软件并制作磨牙症殆垫,复诊调整殆垫咬合 (图 2-4-20-28)。

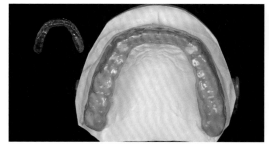

图 2-4-20-27 戴用 Bruxchecker 检测患者磨牙 症情况

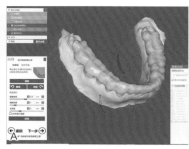

图 2-4-20-28 制作磨牙症殆垫
A. 数字化设计殆垫;B. 调整完成。

九、治疗效果

患者获得满意的治疗效果(图 2-4-20-29~图 2-4-20-32)。

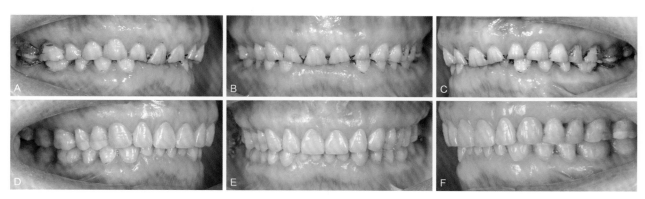

图 2-4-20-29 修复完成,术前、术后口内像比较
A. 术前咬合右侧面观;B. 术前咬合正面观;C. 术前咬合左侧面观;D. 术后咬合右侧面观;E. 术后咬合正面观;F. 术后咬合左 侧面观。

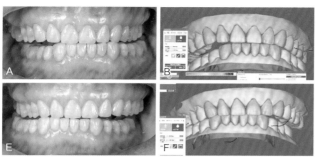
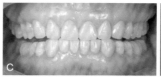
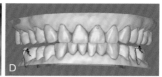

图 2-4-20-30　下颌运动轨迹与设计一致
A. 左侧方运动；B. 左侧方运动设计；C. 前伸运动；D. 前伸运动设计；E. 右侧方运动；F. 右侧方运动设计。

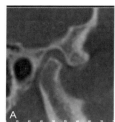
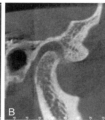
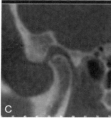
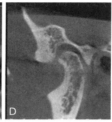
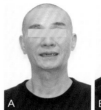
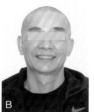

图 2-4-20-31　术前、术后关节 CBCT
A. 术前左侧关节；B. 术后左侧关节；C. 术前右侧关节；D. 术后右侧关节。

图 2-4-20-32　术前、术后正面像
A. 术前正面像；B. 术后正面像。

十、小结

　　𬌗架作为精确咬合接触设计最重要的工具，在口腔医学尤其修复学领域具有不可或缺的作用，并且应用广泛。近年来，除了传统𬌗架，虚拟𬌗架、下颌运动分析系统也作为数字化的发展产物，在精准修复应用中崭露头角。无论是传统𬌗架还是虚拟𬌗架，在动态咬合分析时都不完全匹配真正的下颌运动。相关参数虽由口内复制，但运动过程并不是完全的个性化仿真，即便能保证运动的起始点和终止点正确，运动过程中也无法完全一致地复制口内运动时的全程轨迹。

　　而通过特殊设备记录患者的特定下颌运动的下颌运动分析系统，可以整合动画中所记录的运动，并且具备了虚拟𬌗架的上述优势。下颌运动分析系统通过实时记录下颌运动，提供动态可视化的咬合接触，可在真正的运动轨迹中调整修复体咬合，同时也解决了传统𬌗架上运动无法与具体时间点对应的局限。

　　另外，在咀嚼或进食等肌肉运动过程中，下颌运动分析系统可以根据肌肉运动对软组织弹性的时间依赖性，来表征和量化下颌运动对肌肉等软组织弹性的影响，这对肌功能型颞下颌关节紊乱的诊断和治疗有重大的意义。下颌运动分析系统的功能仍在进一步强化中。

点评

　　本病例结合下颌运动轨迹描记系统，完成了一例全口牙列重度磨耗伴有头面部肌肉酸痛患者的重建治疗。病例口内、口外检查记录及治疗前后影像学资料完整，治疗方案设计合理。术前利用下颌运动记录进行咬合分析，并将下颌运动记录数据对接实体𬌗架，升高垂直距离，确定水平位置关系，利用 DSD 美学设计及𬌗平面板重建咬合平面，通过𬌗架设置协调切道斜度与髁道斜度。同时，将设置好参数的机械𬌗架及美学设计方案交付技师，指导全口诊断蜡型的设计制作。而后通过两个阶段的临时修复及椅旁CAD/CAM 系统，复制患者已适应的临时修复体咬合形态，借助下颌运动记录及关节肌肉触诊再次检查确认，以保证最终修复前口颌系统的健康稳定；并利用下颌运动轨迹进行最终修复体的虚拟调𬌗，在戴牙后

通过咬合纸及 T-scan 系统进行动静态咬合的精细调整。病例最终修复效果显著,患者美学与功能均得到极大改善。

然而,整个治疗过程虽然使用了数字化诊断工具,但是𬒈平面的确定和转移、技师手工进行蜡型设计、恢复牙体形态等操作步骤,依然属于传统重建流程,并不能充分体现数字化手段对于重建稳定咬合的优势。同时,第一阶段的临时修复使用全口牙列透明压模导板/全口牙列硅橡胶导板进行形态复制,导板口内就位后的稳定性可能不佳,会导致一定的转移误差。

同济大学附属口腔医院 刘伟才

病例 21:DSD 全口咬合重建

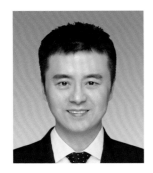

作者:西安鼎秀口腔医疗集团 何畏医师
病例开始时间:2015 年 5 月 6 日
病例结束时间:2016 年 6 月 15 日

一、患者基本情况

性别:男。
年龄:38 岁。

二、主诉

全口牙冷热敏感,酸痛,咬合无力 5 年,要求牙冠修复。

三、简单病史

1. 现病史　全口牙酸痛,冷热敏感,咬合无力,患者曾去外院做过 1 颗牙冠,现被告知敏感的牙过短,无法制作牙冠;近年来定期洗牙,有磨牙症史,否认系统性疾病及过敏史。
2. 既往史　既往体健,无全身性疾病。

四、检查

1. 临床检查
(1) 口外检查:肌功能检查示大开口度正常,下颌无偏斜,肌肉无压痛,关节无弹响,CR 和 CO 不一致,无口呼吸,无不良吞咽,舌位正常,口腔卫生状况良好(图 2-4-21-1~图 2-4-21-3)。

(2)口内检查:全口牙列重度磨耗至牙本质,垂直距离降低,冷、热测(+),13—15、23、24、34、35、45 楔状缺损,46 全冠,下颌前牙存在间隙。正常覆𬌗、覆盖,双侧磨牙、尖牙呈中性关系,上下颌中线居中,直面型(图 2-4-21-4、图 2-4-21-5)。

2. 影像学检查 术前全景片示双侧髁突形态基本完好,骨皮质连续,无实质性破坏(图 2-4-21-6)。

五、诊断

全口牙列重度磨耗,垂直距离降低。

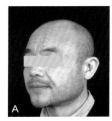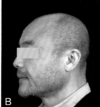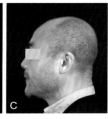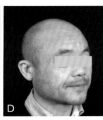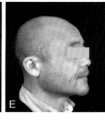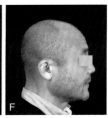

图 2-4-21-1 患者治疗前面像
A. 左侧 30°像;B. 左侧 60°像;C. 左侧 90°像;D. 右侧 30°像;E. 右侧 60°像;F. 右侧 90°像。

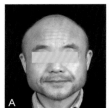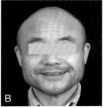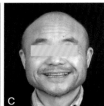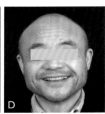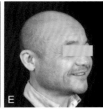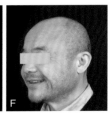

图 2-4-21-2 患者治疗前微笑像
A. 面部像;B. 轻笑像;C. 微笑像;D. 大笑像;E. 右侧 45°微笑像;F. 左侧 45°微笑像。

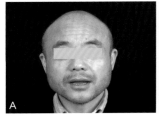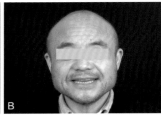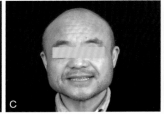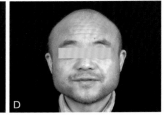

图 2-4-21-3 患者"m""e""s""f"四种发音记录
A. "m"音;B. "e"音;C. "s"音;D. "f"音。

视频 19
视频记录数字 1~10

① 扫描二维码
② 用户登录
③ 激活增值服务
④ 观看视频

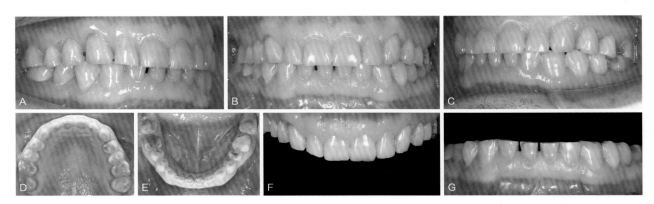

图 2-4-21-4 患者治疗前口内像

A. 咬合右侧面观;B. 牙尖交错位咬合正面观;C. 咬合左侧面观;D. 上颌𬌗面观;E. 下颌𬌗面观;F. 上颌正面观;G. 下颌正面观。

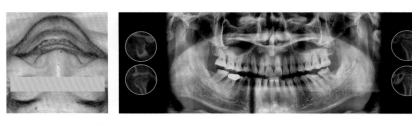

图 2-4-21-5 干湿 图 2-4-21-6 全景片
分界线

六、设计思考

微创和舒适治疗是我们对待美学和咬合重建病例应严格遵守的原则。本病例中,患者尖牙、磨牙咬合关系均是中性,所以准备进行的咬合重建不需要先期正畸。患者原本是因为后牙无法咀嚼准备戴牙冠,然后被告知基牙长度不够无法修复。医师检查见全口牙列磨耗严重,VDO降低,考虑到患者年龄不到40岁,故考虑进行全口咬合重建。

七、治疗计划

1. 牙周基础治疗。
2. 全口咬合重建。

八、治疗步骤

1. 术前上𬌗架进行分析,通过模型和照片资料与患者沟通,从专业角度告知患者𬌗龈高度不足,无法进行局部直接修复,取得患者信任(图2-4-21-7、图2-4-21-8)。

2. 采集3张照片进行DSD,即息止颌位像、笑容像(双耳暴露一致,面部无冠状面、矢状面及水平面的偏斜)、黑背景像(拍摄角度需要和面部像一致)。

3. 将照片导入keynote软件,在面部像上校准数字面弓,并且标出双侧内眦垂线及上下唇弧线,并且参考其余的图片评估出笑线(红色示)。

4. 根据美学标准和患者的实际情况设计出牙齿的长度和宽度(图2-4-21-9)。

5. DSD(图2-4-21-10)。

视频 20
息止颌位匹配坐标

① 扫描二维码
② 用户登录
③ 激活增值服务
④ 观看视频

视频 21
术前 DSD 设计

① 扫描二维码
② 用户登录
③ 激活增值服务
④ 观看视频

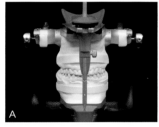
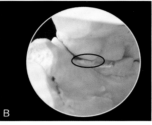

图 2-4-21-7　术前上𬌗架进行分析
A. CR 位上𬌗架；B. 𬌗架上显示后牙位置不够。

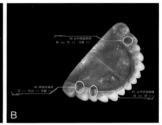

图 2-4-21-8　全口牙列重度磨耗
A. 后牙重度磨耗；B. 后牙重度磨耗。

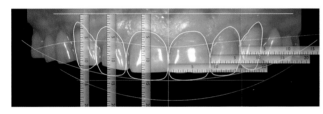

图 2-4-21-9　黑背景像作进一步分析

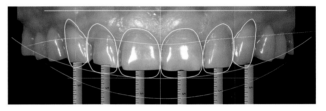

图 2-4-21-10　DSD

6. z 轴评估将对诊断蜡型设计和制作起到至关重要的作用，从这张图可以看出黄线距离下唇的干湿分界线还有较大距离，这将提示医师及技师无须磨除基牙就可以制作美学蜡型。

7. 在临床完成 CR 位的取得并且上好𬌗架，完成 DSD，将设计与上好𬌗架的模型交给技师，由技师完成诊断蜡型的制作。

8. 诊断蜡型（图 2-4-21-11）。

9. 此病例只需要微量处理基牙，将薄壁弱尖去除，35% 的磷酸处理 15s 即可（图 2-4-21-12）。

10. mock-up 调𬌗完成（图 2-4-21-7~图 2-4-21-15）。

11. 3 个月后再次面弓转移（图 2-4-21-16）。

12. 后牙嵌体和牙冠修复（图 2-4-21-17）。

13. 前牙美学修复是此病例的核心，面部扫描采集面部数据，评估唇齿关系。

14. mock-up 的个性化调整是进行前牙美学评估的核心步骤，将二维的 DSD 导入 3 shape 软件与口内扫描重叠，整合完成后在软件内进行数字化个性化设计和调整，并且 3D 打印出来。

图 2-4-21-11　诊断蜡型
A. 全口诊断美蜡（上颌）；B. 𬌗架上制作的全口诊断蜡型；C. 全口诊断美蜡（下颌）。

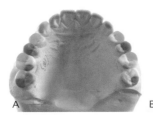
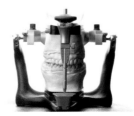
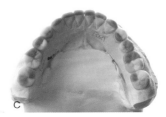

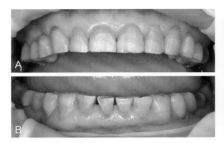

图 2-4-21-12　全口牙齿初预备
A.上颌前牙初步制备;B.下颌前牙初步制备。

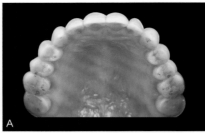
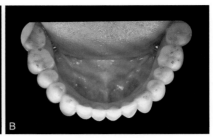

图 2-4-21-13　完成诊断饰面的调𬌗
A.上颌;B.下颌。

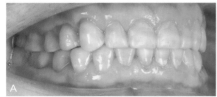
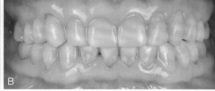
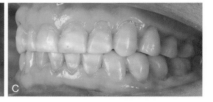

图 2-4-21-14　诊断饰面后口内像
A.右侧面观;B.正面观;C.左侧面观。

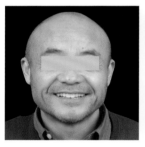
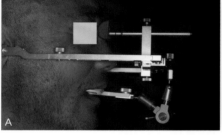
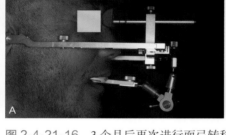

图 2-4-21-15　诊断饰面后正面像

图 2-4-21-16　3 个月后再次进行面弓转移
A.面弓转移;B.用于测量前伸髁道的咬合记录。

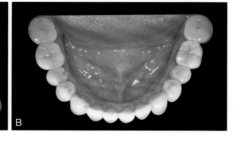

图 2-4-21-17　嵌体和牙冠修复完成
A.上颌;B.下颌。

视频 22
术前面部扫描

① 扫描二维码
② 用户登录
③ 激活增值服务
④ 观看视频

视频 23
DSD 设计二维转为三维

① 扫描二维码
② 用户登录
③ 激活增值服务
④ 观看视频

15. 利用 3D 打印的个性化模型进行个性化 wax-up（图 2-4-21-18）。

16. 3 种不同形态的 mock-up 通过树脂翻制在患者口内，得到了不同的效果。与患者沟通后，根据患者的爱好和医师的审美标准选择了第三种 mock-up 的美学效果（图 2-4-21-19）。

17. 在第三种 mock-up 上制作牙体预备导板，并且切割后舌侧导板用于评估牙体预备长度。

18. 唇侧导板用于评估唇侧牙体预备深度（图 2-4-21-20）。

19. 由于术前充分设计，所以在牙体预备的时候定深几乎没有触及基牙（图 2-4-21-21）。

九、治疗效果

完成后的全口重建解决了患者所有的主诉，后牙冷热酸甜过敏症状完全消失，牙齿缺损得到修复；由于在 CR 位上进行咬合重建，因此在临时修复阶段关节症状就已经消失，咀嚼效率得到了极大地提升（图 2-4-21-22~图 2-4-21-30）。

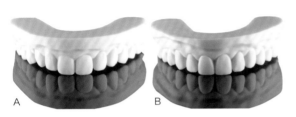

图 2-4-21-18　前牙区个性化 3D 打印诊断模型
A. 3D 打印的诊断饰面 A；B. 3D 打印的诊断饰面 B。

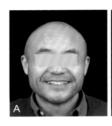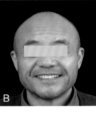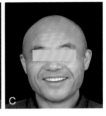

图 2-4-21-19　诊断饰面的个性化表达
A. 第一款诊断饰面评估；B. 第二款诊断饰面评估；C. 第三款诊断饰面评估。

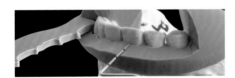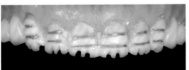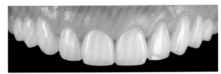

图 2-4-21-20　上颌前牙牙体预备导板（矢状向）

图 2-4-21-21　上颌前牙牙体预备定深

图 2-4-21-22　修复后黑背景上颌前牙正面观

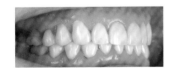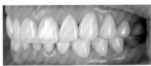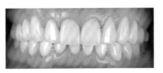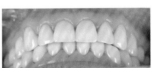

图 2-4-21-23　修复后右侧面观

图 2-4-21-24　修复后左侧面观

图 2-4-21-25　修复后口内正面观

图 2-4-21-26　修复后前牙覆盖观

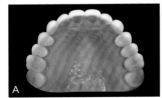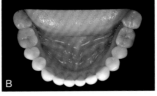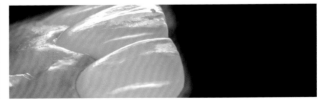

图 2-4-21-27　修复后上下颌𬌗面观
A. 上颌𬌗面观；B. 下颌𬌗面观。

图 2-4-21-28　修复后影棚灯下中切牙侧面特写

355

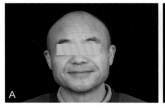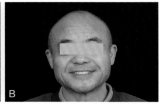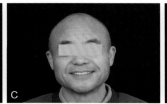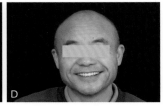

图 2-4-21-29 修复后微笑像
A. 正面像;B. 轻笑像;C. 微笑像;D. 大笑像。

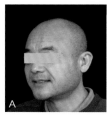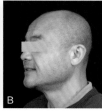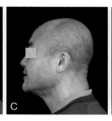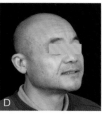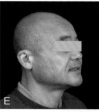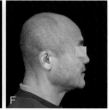

图 2-4-21-30 修复后 30°、60°、90°微笑像
A. 左侧 30°像;B. 左侧 60°像;C. 左侧 90°像;D. 右侧 30°像;E. 右侧 60°像;F. 右侧 90°像。

十、小结

一个成功的咬合重建最大的魅力在于,我们不仅从功能和咬合的专业方面解决问题,还让患者的外貌吸引力得到提升。患者在做完后曾经开玩笑说:"何医生把我从一个'民工'做成了型男。"我们医师改变的不仅仅是牙齿,还有患者的生活质量。

通过完成很多的咬合重建病例,尤其是将各种数字化手段应用在这一类病例中,笔者思考并总结出以下临床经验。

1. 物理面弓取得上颌和铰链轴的三维关系后和虚拟𬤇架的对接还没有形成闭环,目前的解决方案有两个:第一,使用电子面弓和虚拟𬤇架对接;第二,传统方式上𬤇架后仓扫转移数据。

2. 间接法和直接法的博弈。由 wax-up 生成 mock-up,有两种方式:第一种是间接法,CAD/CAM 设计切割完成后间接粘接;第二种是直接法,就是在 wax-up 上做硅胶导板,然后在导板内打入光固化或化学固化树脂翻制成 mock-up。两种方式抛开成本考量各有优缺点,根据笔者的经验,如果是二次修复的全冠,间接法是最佳选择;但如果是以贴面和高嵌体为主的咬合重建,直接法的优势明显。原因是间接法无论是 PMMA 或聚合瓷材料制作,最终都需要化学粘接。在 mock-up 试戴完成后,将这些临时贴面和嵌体去除将是一项浩大的工作,将临时粘接去除干净的时间成本可能远高于制备时间;更加危险的是,这些材质和牙体本身的界限极为模糊,一旦去除不慎就会侵犯到基牙,如果使用裂冠器,甚至有基牙纵裂的风险。而直接临时修复可以大大降低此类风险,特别是临时修复的树脂可以直接用于最终贴面的美学评估和制备,而无须拆除后再翻制 mock-up,大大减少了临床时间。

3. 在口腔医学的各个领域,数字化已经是大势所趋。高效、便捷、精确,是数字化带来的优点。在对精确度要求高的领域,数字化将会大放异彩。但是在审美的领域,例如牙齿的形态、纹理、颜色等等,还是人工操作略胜一筹。此病例中设计的 mock-up 的个性化调整,最终还是手工调整出三种形态,最终的材质也是手工制作的烤瓷贴面。

点评

如何在咬合重建治疗中达到优秀的功能与美学修复效果,是这类治疗的难点。数字化技术能够有效地辅助咬合重建修复治疗过程、修复体设计制作等。

本病例是一位磨牙症患者,全口牙列重度磨耗,垂直距离降低,严重影响其咀嚼功能及美观,由于牙列磨耗导致天然牙牙冠短,是一例需要通过咬合抬高进行咬合重建修复的疑难病例。作者在对该患者进行诊疗的过程中,着重通过 DSD 技术进行了诊断蜡型的设计,并在诊断蜡型设计制作中综合运用了面部扫描、3D 打印等多种数字化技术,通过诊断饰面技术(mock-up)验证了修复体的美学效果,为最终修复体的设计提供参考,最终采用后牙瓷嵌体、前牙烤瓷贴面修复体的方案,实现了微创、精确、美观、咬合功能协调的全口咬合重建修复治疗,诊疗过程记录翔实,提供了大量高质量的照片、视频。

该病例前牙修复体采用的是技师手工制作的烤瓷贴面,美观效果很好,但是修复体未能采用数字化技术设计制作。随着近年来电子面弓等数字化技术的逐渐普及,以及美观的渐变色、超透全瓷材料的涌现,通过综合运用电子面弓、口内数字化扫描、面部扫描等数字化技术,能够实现修复体设计、制作过程的全数字化流程,并获得良好的功能和美观效果。

上海交通大学医学院附属第九人民医院　胥春

病例 22：应用光学数字化咬合轨迹技术对牙酸蚀症患者进行全数字化殆重建

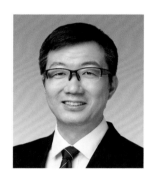

作者:北京盖德国际医疗中心　黄懂主治医师
合作者:北京盖德国际医疗中心　陈阳主治医师
盖德口腔数字化中心　张秀梅技师　杨洋技师

病例开始时间:2020 年 6 月
病例结束时间:2021 年 6 月

一、患者基本情况

性别:女。

年龄:34 岁。

二、主诉

上颌前牙变薄,有裂纹,影响美观 5 年余,全口牙齿敏感 10 年余。

三、简单病史

1. 现病史　近 10 年来,全口牙齿自觉变薄且出现冷热敏感,上颌前牙最明显。患者曾于外院行树脂充填治疗,敏感有所缓解。患者否认自发痛、夜间痛、磨牙症、咀嚼硬物习惯,否认饮食酸性饮料及酸性食物习惯;自述因有吸烟习惯(1 天 1 包,吸烟 10 年),每天刷牙 4 次,喜欢用硬毛牙刷,不用牙线;自述牙齿健康和美观问题严重影响自身的精神状态,迫切要求改善。

2. 既往史　患者自述十几岁和二十几岁时曾出现频繁呕吐,诊断为神经性厌食症,现已治愈。10 年前因左侧上颌前牙及右侧下颌后牙自发痛于外院行根管治疗,1 年后因右侧下颌后牙反复疼痛拔除。

3. 全身情况　患者否认全身系统性疾病。

四、检查

1. 临床检查

(1) 口外检查:面部轮廓对称,鼻尖略偏左侧。面下 1/3 略低。面中线与上颌中线匹配。中位笑线,微笑时所有上颌前牙临床冠和部分牙龈露出。侧貌基本正常;上颌前牙拥挤,12 位于干湿分界线外,11、21 略舌倾。颞下颌关节无压痛,无弹响,双侧关节动度、开口度及开口型无异常(图 2-4-22-1,图 2-4-22-2)。

(2) 口内检查

1) 牙体牙髓检查:①17 PFM 冠,边缘色黑,可探及缝隙。②16—27、37—47 𬌗面牙釉质缺损,表面光滑,继发牙本质暴露,可见复合树脂充填,并伴有充填物破损脱落,探诊敏感,不松动,其中 11、21 切 1/3 剩余 1.8mm 厚牙釉质并且伴有纵裂纹。11 叩痛(+)、电测活力(−);13 远中探及龋洞,质软至牙本质深层,敏感;其余牙叩痛(−)。③13—17、22—26、33、34、36、37、44、46、47 颊侧颈部大面积牙釉质缺损,呈浅碟形,探诊敏感。其中 37 颊侧树脂充填物边缘色黑探及缝隙。12、35、43 颊侧颈部见复合树脂充填物。18、28、38、48 口内未见(图 2-4-22-3)。

2) 牙周检查:口腔卫生状况一般,有少量菌斑软垢,下颌前牙舌侧色素明显,牙石(+),未探及龈下牙石。牙龈颜色正常,厚龈,质地坚韧,龈乳头略水肿。PD 为 2~3mm,BI1(图 2-4-22-3)。

3) 牙列检查:45 缺失,牙龈颜色正常无红肿,颊侧见明显组织凹陷。上颌前牙拥挤,12 唇倾,11 舌倾。前牙区覆盖基本正常,深覆𬌗,上颌前牙中线与面中线匹配,下颌前牙中线右偏 1mm。双侧磨牙区对刃𬌗,磨牙中性关系,左侧尖牙中性关系,右侧尖牙远中关系(图 2-4-22-3)。

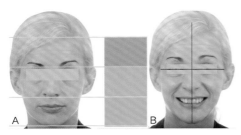
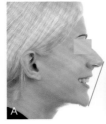
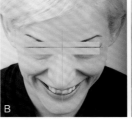
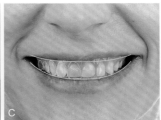

图 2-4-22-1　患者术前面像
A. 正面闭口;B. 正面微笑。

图 2-4-22-2　患者术前微笑分析
A. 侧面微笑;B. 正面微笑;C. 正面唇齿位。

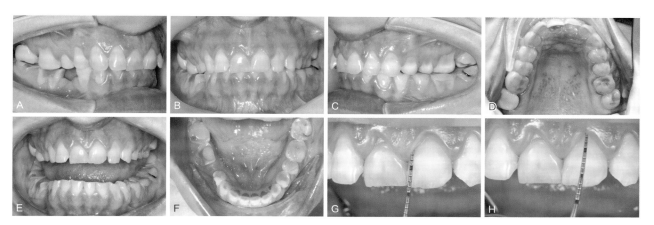

图 2-4-22-3　口内像

A. 咬合右侧面观；B. 咬合正面观；C. 咬合左侧面观；D. 上颌𬌗面观；E. 开口正面观；F. 下颌𬌗面观；G. 上颌前牙邻面探诊；H. 上颌前牙唇面中央探诊。

2. 影像学检查

（1）术前全景片示 11 未见根充影像，21 根充超充影像约 0.5mm，两牙颊侧仅剩余薄层骨皮质支持，根尖位于颊侧骨板外 1.5mm。47 根充影像，根尖周未见明显异常。13 远中低密度影像，近髓腔。18、38、48 近中低位阻生影像，28 未见（图 2-4-22-4A）。

（2）CBCT 检查示 45 颊侧可见骨少量吸收，骨宽度窄，约 6mm，牙槽嵴顶距离下牙槽神经约 15mm（图 2-4-22-4B~图 2-4-22-4G）。

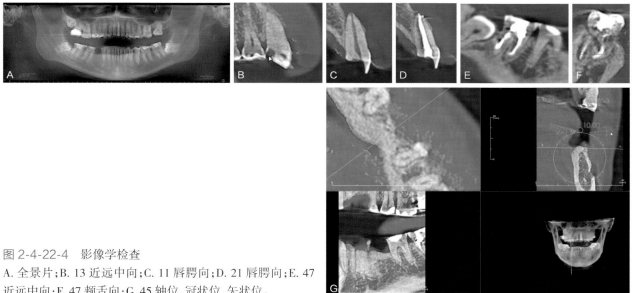

图 2-4-22-4　影像学检查

A. 全景片；B. 13 近远中向；C. 11 唇腭向；D. 21 唇腭向；E. 47 近远中向；F. 47 颊舌向；G. 45 轴位、冠状位、矢状位。

五、诊断

1. 全口牙列重度磨耗、牙酸蚀症（Carlssion 3 度）。

2. 16—27、37—44、46、47 不良充填体。

3. 17 不良修复体。

4. 菌斑性龈炎。

5. 下颌牙列缺损(45 缺失)。

6. 安氏 I 类错殆畸形。

7. 11 慢性牙髓炎。

六、设计思考

使用全数字化方式治疗复杂案例是一种新的探索。全数字化流程能够更加精确和便捷地处理复杂的全口修复问题。数字化设计的第一步是获取数字化资料,通过 Trios 口内扫描获得数字化印模,并导出 STL 文件(图 2-4-22-5)。

1. 咬合功能设计思考　选用 Modjaw 测量患者术前咬合运动轨迹。在 Modjaw 前期准备时,为了更精准地找到铰链轴,确定 CR 位,我们记录前在口内制作 Lucia jig,为患者佩戴感光面罩及口内固定下颌感光器,导入上下颌 STL 文件到 Modjaw,通过连接笔把口内扫描模型和感光面罩连接到光学捕捉器(图 2-4-22-6)。

Modjaw 运动测量数据,记录开闭口运动、前伸运动、记录左右侧方运动(图 2-4-22-7),佩戴 Lucia jig 确定建殆位置。叠加 Modjaw 抬高 VDO 后咬合运动。

患者主诉有美观需求。经过系统口腔检查后,我们发现患者存在咬合不协调等口颌系统功能问题,功能缺陷及修复的难度远大于患者在意的美观需求,只有通过多学科联合序列治疗,才能实现长期的功能稳定并实现长久美观。为了同患者明确沟通美学目标,我们首先考虑为患者进行 DSD,通过给患者试戴诊断饰面(mock-up)进行沟通,明确患者最终修复的美学目标,同时激励患者接受系统治疗方案。

2. 美学设计思考

(1) 使用 DSD App 制作简易数字化微笑设计:DSD App 软件首先辅助我们绘制面部中线,进行面部张力分析,校准牙齿的大小,辅助绘制微笑框架,确定轮廓牙齿比例。在确定微笑框架后,可以手动修改牙齿的每一个边角线条,选择牙齿的纹理牙色,App 共有十组模板可供选择,可以帮助我们调整出最适合的颜色。由于设计的牙齿不能完全覆盖原有的牙齿,需要用涂抹功能,抹去不能覆盖的牙齿;之后可以生成一个动态展示的图片,动态展现前后对比照片用于初步医患沟通;最后精准测量牙齿的变化,引导技师制作数字蜡型(图 2-4-22-8)。

(2) DSD 中心制作 3D 微笑设计:DSD 中心辅助制作 3D 微笑设计,制作激励型诊断饰面数字模型,生成数字化蜡型 STL 文件。通过 3D 打印技术制作一个带有美学蜡型的树脂模型,同时制作硅胶导板用于口内复制诊断饰面(图 2-4-22-9)。患者佩戴诊断饰面(mock-up)后对美观效果非常满意(图 2-4-22-10)。

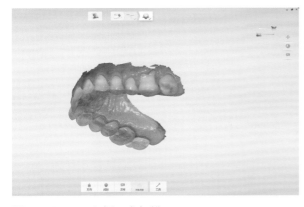

图 2-4-22-5　上颌口内扫描

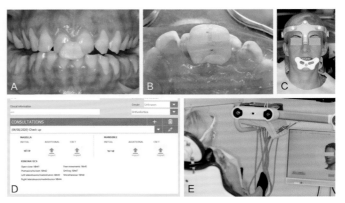

图 2-4-22-6　Modjaw 影像
A. Lucia jig 正面观;B. Lucia jig 殆面观;C. Modjaw 面部装置;D. 导入 STL 文件;E. 设备采集端。

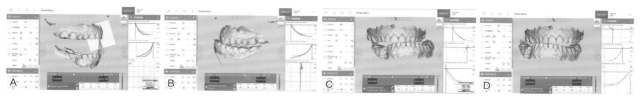

图 2-4-22-7　记录 Modjaw 运动轨迹

A. 开闭口运动；B. 前伸运动；C. 左侧方运动；D. 右侧方运动。

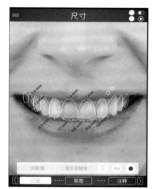

图 2-4-22-8　DSD App 微笑设计

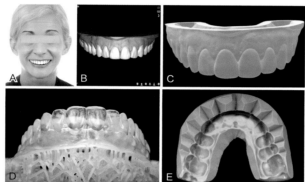

图 2-4-22-9　三维 DSD 打印树脂模型

A. 面部效果；B. 口内效果；C. 生成 STL 格式模型文件；D. 打印树脂蜡型；E. 制作 mock-up 硅胶导板。

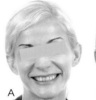
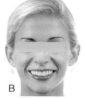

图 2-4-22-10　戴诊断饰面

A. 术前；B. 术后。

七、治疗计划

1. 牙周基础治疗　全口洁治 +OHI。

2. 牙体治疗。

(1) 13—16、22—26、33、34、36、37、44、46 药物脱敏治疗 + 树脂充填。

(2) 11 根管治疗。

3. 解决结构和功能问题。

(1) DSD、Modjaw 咬合运动分析后佩戴树脂过渡义齿,诊断性全口咬合重建。

(2) 12 局部正畸。

(3) 45 种植修复。

4. 最终修复。

八、治疗步骤

1. 基础治疗

(1) 牙周基础治疗。

(2) 11 根管治疗。

(3) 14—15、22—26、33—37、45—47 复合树脂充填。

2. 术中数字化设计　把抬高𬌗关系后的数字模型、数字美学蜡型、Modjaw 运动轨迹导入 exocad 软件,exocad 可以把数据整合在一起进行修复体设计。美观参考数字蜡型,静态咬合根据 Lucia jig 提供的位点,动态咬合模拟 Modjaw 运动轨迹。设计一套相对美观精准的临时过渡义齿。通过数字车床切割出 PMMA 树脂临时过渡义齿(图 2-4-22-11)。

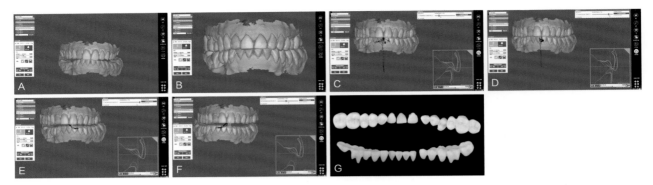

图 2-4-22-11　设计切削过渡义齿

A.导入数字化蜡型；B.数字排牙；C.模拟正中咬合运动；D.模拟前伸咬合运动；E.模拟左侧方咬合运动；F.模拟右侧方咬合运动；G.PMMA 过渡义齿。

3. 临时过渡义齿　PMMA 临时冠组织面喷砂，涂布树脂润滑剂，涂布 choice 2 树脂水门汀隔光备用。牙齿处理：喷砂、清洁、隔离龈间隙，全酸蚀 30s，涂布粘接剂，光照 10s，涂布 BISCO choice 2 树脂水门汀，就位光照 2s，去净多余树脂水门汀，涂布阻氧剂，每个牙面光照 20s，调𬌗、抛光（图 2-4-22-12）。

4. 局部正畸治疗　12 邻面少量去釉，局部皮链牵引，间隔 7 天复查，更换皮链，直至 12 进入牙列后，与邻牙粘接固定 3 个月（图 2-4-22-13）。

5. 45 种植体植入　通过 3 shape 种植导板软件设计 45 植入位点，打印定位种植导板，植入 TX 4.0mm × 9.0mm 植体一枚（图 2-4-22-14）。

6. 确定咬合稳定后，口内调整临时牙美观形态　佩戴临时过渡义齿 3 个月后，咬合稳定，咬合面形态基本确立，即可复制。在更换最终修复体前，同患者再次确认前牙美观效果，使用流体树脂在口内调整上颌前牙唇侧面形态，至患者满意后，口内扫描记录最终形态以便后期复制（图 2-4-22-15）。

7. 更换前牙最终修复体　14—24 微创牙体预备，exocad 复制牙齿形态，制作 e.max CAD MTBL2 修复体，标准流程粘接，调咬合，抛光（图 2-4-22-16）。同样的方法制作下颌 34—44 修复体（图 2-4-22-17）。

分别更换左侧磨牙区 25—27、35—37 最终修复体，以及右侧磨牙区 15—17、46、47 最终修复体，材料选择二氧化锆单一材料，加硅涂层辅助粘接。45 全氧化锆粘接钛基台螺丝固位一体冠。

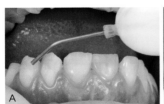
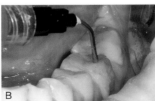
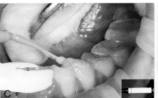
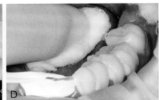

图 2-4-22-12　戴入临时牙

A.喷砂；B.酸蚀；C.涂布 BISCO choice2 粘接剂；D.就位清洁。

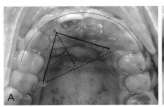
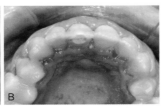

图 2-4-22-13　上颌前牙正畸前后对比

A.正畸前；B.正畸后。

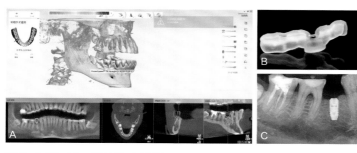

图 2-4-22-14　种植治疗过程

A. 设计导板;B. 打印导板;C. 植入后即刻 X 线影像。

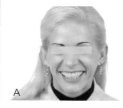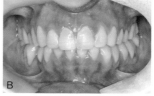

图 2-4-22-15　调整临时牙美观

A. 正面微笑;B. 正中口内。

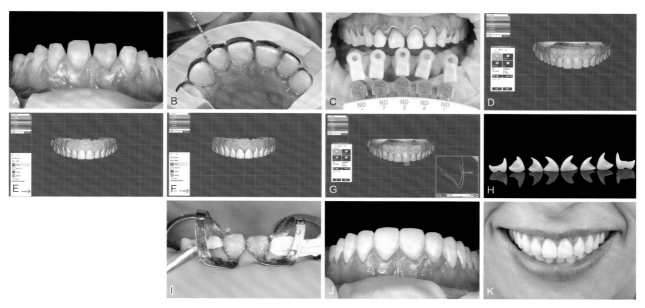

图 2-4-22-16　上颌前牙更换最终修复体流程

A. 预备后正面观;B. 预备后𬌗面观;C. 预备后比色;D. 导入调整后的美学蜡型;E. 复制蜡型形态;F. 最终唇侧形态;G. 测量评估修复体厚度;H. e.max CAD MTBL2 最终修复体成型;I. 橡皮障隔离下,37.5% 磷酸酸蚀 30s;J. 术后口内即刻;K. 术后正面微笑。

图 2-4-22-17　下颌更换最终修复体

A. 牙体预备正面观;B. 粘接后口内即刻。

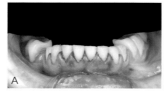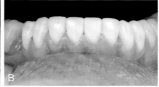

九、治疗效果

1. 术后功能效果　更换磨牙最终修复体及完成种植部修复后,使用 100μm 咬合纸 +40μm 咬合纸检查,正中咬合点接触均匀稳定,前伸 12—22 线型引导,右侧方咬合 13、14,左侧方咬合 23、24 均匀引导(图 2-4-22-18),非功能侧均无咬合干扰。1 个月后复诊采集数字化咬合记录(图 2-4-22-19)。

术后 CT 检查示左右侧轴位、冠状位、矢状位显示关节间隙均匀,未见明显异常(图 2-4-22-20)。

2. 术后美学效果　患者对术后美观效果满意,咬合稳定(图 2-4-22-21)。

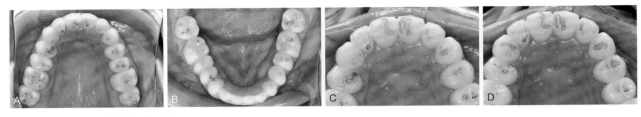

图 2-4-22-18　最终修复体咬合
A. ICO 上颌咬合点分布；B. ICO 下颌咬合点分布；C. 前伸殆轨迹；D. 左右侧方殆轨迹。

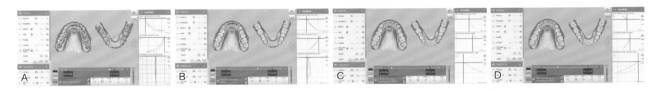

图 2-4-22-19　1 个月复查数字化运动轨迹
A. ICO 咬合点分布；B. 前伸殆咬合点分布；C. 左侧方殆咬合点分布；D. 右侧方殆咬合点分布。

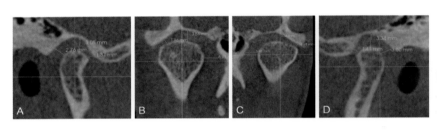

图 2-4-22-20　术后关节间隙
A. 右侧矢状位；B. 右侧轴位；C. 左侧轴位；D. 左侧矢状位。

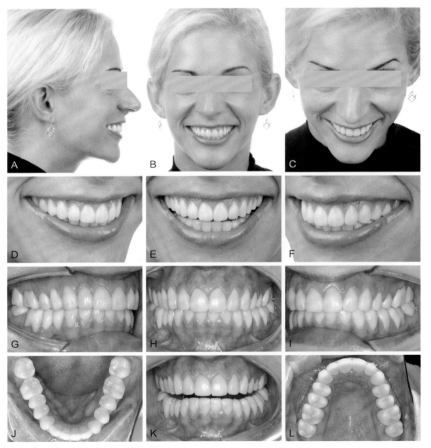

图 2-4-22-21　术后展示
A. 90° 微笑像；B. 正面微笑像；C. 12 点钟微笑像；D. 右侧 45° 唇齿位像；E. 正面微笑唇齿位像；F. 左侧 45° 唇齿位像；G. 咬合右侧面观；H. 咬合正面观；I. 咬合左侧面观；J. 下颌殆面观；K. 小开口正面观；L. 上颌殆面观。

十、小结

牙酸蚀症引起大面积牙体缺损的患者,在针对酸蚀病因治疗的同时,需要进行早期牙齿干预治疗。牙酸蚀症患者的牙齿磨耗速度是正常人的 10 倍,长期的牙齿敏感疼痛影响患者的生活质量。据报道,60% 牙酸蚀症患者也常常抱怨牙齿美观问题。很多美观主诉的患者往往低估了本身存在的牙齿功能健康问题,而治疗的复杂程度、时间周期长、费用高,往往让患者很难接受系统的治疗计划。

在术前通过 DSD 的方法为患者展示最终效果,让患者充满信心,激励患者接受复杂的系统治疗,这已经是相对成熟和应用广泛的方法,加上扫描获取口内牙齿数据,拍摄影像获取 CBCT 数据,都已成为数字化口腔治疗的常规操作。但是在临床上实施全数字化治疗流程仍然困难重重,例如咬合运动的数字化以前是很难实现的。

本案例我们尝试使用全数字化流程进行治疗,运用光学下颌运动轨迹记录仪获取患者真实的咬合运动数据,并结合微创治疗 MIPP 技术,在对已经结构受损的牙列造成最小创伤的前提下,修复牙齿结构。结合数字化流程,可以在软件里精准地调节增加 VDO 的距离,再使用 CAD/CAM 切削的材料来保证精度、密度和强度,进行高效地临床操作。

Modjaw 的应用弥补了模拟机械𬌗架和数字化资料对接的困难,而且可以通过下颌的真实运动来测试设计,从而减少了在传统𬌗架上颌位转换、磨削和其他问题的需要。实现恢复健康的上下颌骨关系是𬌗重建的难点。通过获取患者个性化咬合运动数据,可以大大减少在口腔内的调节量,同时将患者的牙齿恢复到更稳定健康的生理位置。咬合数据可以无缝通过 CAD/CAM 软件和其他数据结合,这打通了数字化口腔的最后一个断链。此类技术的临床应用尚处于早期阶段,我们会继续探索,应用到尽可能多的口腔临床治疗中去。

点评

牙酸蚀症患者常常由于牙体表面牙釉质在酸性物质作用下腐蚀、脱矿,继而在咀嚼力作用下发生大面积的牙体缺损,严重影响患者的美观和功能。对于此类患者,在针对牙酸蚀症病因治疗的基础上,通常需要进行贴面、冠、桥等修复治疗来恢复缺损的牙体组织。严重的牙酸蚀症患者由于全口牙列大面积牙体缺损,在进行修复治疗时往往需要抬高咬合垂直距离来为修复体创造修复空间,并恢复正确的面下部垂直高度。如何精确地确定咬合抬高量、如何保证修复治疗后的美观和咬合,是咬合重建修复治疗中的重点和难点。

本病例患者是一位年轻时因神经性厌食症引发牙酸蚀症的患者,全口牙齿存在大面积缺损,伴有牙列缺损、牙列不齐。这是一例需要进行正畸治疗、牙体缺损修复和种植义齿修复的疑难病例。作者在整个诊疗过程中,综合运用了口内扫描、电子面弓、DSD、CAD/CAM、3D 打印等多种数字化技术,并通过选择全解剖式的全瓷修复体设计,实现了微创、精确、美观、咬合功能协调的全口咬合重建修复治疗,诊疗过程记录翔实,治疗效果突出,值得广大口腔医师学习和参考。

上海交通大学医学院附属第九人民医院　胥春

病例 23:数字化信息整合设计辅助全口咬合重建

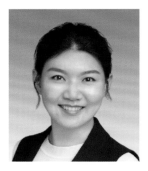

作者:北京大学口腔医院　师晓蕊主治医师

合作者:星火万方睿昂骀学美学研究中心　龚铭

病例开始时间:2020 年 10 月 15 日

病例结束时间:2020 年 12 月 15 日

一、患者基本情况

性别:男。

年龄:36 岁。

二、主诉

上颌前牙变短 3 年余。

三、简单病史

1. 现病史　患者 2017 年体检时发现上颌前牙变短,否认疼痛不适,未行诊治。近 1 年来,发现上颌前牙变短加重,且面下 1/3 变短,无其他不适,自觉影响美观,希望通过修复治疗改善。

(1) 患者美学及功能主观自评:VAS 评分,"无"记为 0 分,"非常严重,影响日常生活"记为 3 分。

1) 美学主观评价如表 2-4-23-1 所示。

表 2-4-23-1　患者美学主观 VAS 评分表

主观评价问题	VAS 评分	具体问题阐述
是否会避免微笑或微笑时遮挡口唇避免牙齿暴露	1 分	微笑时习惯咬上唇
对现有牙齿颜色是否满意	1 分	希望牙齿颜色可以整体变白
上颌前牙长度是否满意	2 分	上颌前牙微笑时无法暴露

2) 功能主观评价如表 2-4-23-2 所示。

表 2-4-23-2　患者功能主观 VAS 评分表

主观评价问题	VAS 评分	具体问题阐述
是否存避免食用的食物	1 分	咀嚼口香糖后牙齿酸痛
是否存在牙齿敏感	1 分	从 2 年前开始持续使用抗敏感牙膏
上下颌牙齿咬合接触是否稳定	1 分	牙齿咬合后仍存在前后及左右向轻微动度

（2）系统性疾病筛查：颈椎病，C_3C_4 骨质增生，定期按摩理疗，无运动受限及疼痛；2019 年曾出现腰椎间盘膨出，住院治疗，现已恢复。

（3）口腔习惯筛查：每日刷牙 2 次，每次 5~6min，使用电动牙刷，每周使用 3~4 次牙线；每年牙周洁治。以往每日饮用可乐 1 瓶，吞咽前有用可乐含漱口腔习惯，2019 年起不再饮用碳酸饮料。习惯咀嚼口香糖，每日累计咀嚼时间约 2h，咀嚼后偶有牙齿酸痛，次日缓解。有日间紧咬牙习惯，工作压力大时同时居住者汇报偶尔出现夜间磨牙现象。

2. 既往史　2018 年于外院拔除双侧上下颌智齿。

四、检查

1. 临床检查

（1）口外检查：患者面部双侧对称，面下 1/3 变短，侧面观为直面型（图 2-4-23-1、图 2-4-23-2）。

上颌中线与面中线一致，微笑时可见患者低位笑线，上颌前牙基本无暴露，大笑时上颌前牙切缘曲线不规则，笑线与下唇曲线不一致，颊廊基本正常（图 2-4-23-3、图 2-4-23-4）。

开口度 43mm，被动开口度 48mm，开口型呈直线。

关节未闻及明显弹响，双板区触诊未见明显异常，左侧咬肌区域触诊较对侧轻微不适，其余肌肉关节触诊未见明显异常。

（2）口内检查：牙尖交错位咬合时下颌中线右偏 2mm（图 2-4-23-5）；前牙覆𬌗为 3.5mm，覆盖为 2.5mm，右侧安氏 Ⅱ 类关系，左侧安氏 Ⅲ 类关系（图 2-4-23-6、图 2-4-23-7）。

前后牙𬌗平面不一致，下颌前牙存在代偿性萌出（图 2-4-23-8）。

上颌前牙暴露量不足，上颌前牙牙冠变短，宽长比例不协调（图 2-4-23-9），息止颌间隙约 3mm。

上颌前牙腭侧可见磨耗面，呈浅碟形，面积大于 2mm，表面光滑，牙釉质丧失，牙本质浅层暴露，部分位置暴露至牙本质中层，探诊不敏感（图 2-4-23-10）。下颌前牙切端及牙尖磨耗，牙本质浅层暴露（图 2-4-23-11）。

上下颌牙弓呈卵圆形，后牙𬌗面可见磨耗，呈凹形，牙本质浅层至中层，探诊无敏感（图 2-4-23-12、图 2-4-23-13），磨耗情况 Carlsson 分级 3 级。

左侧方运动时 23、24 于对𬌗形成引导，右侧方运动时 12、13 与 42、43 形成引导，前伸运动时 13、12、22、23 与 33、32、42、43 形成引导。

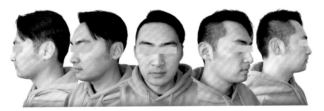

图 2-4-23-1　修复前患者放松状态面像

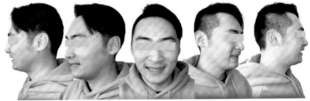

图 2-4-23-2　修复前患者微笑状态面像

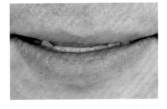

图 2-4-23-3　正面微笑像，上颌前牙无暴露

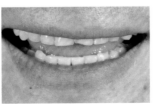

图 2-4-23-4　正面大笑像，低位笑线

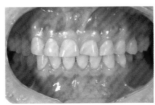

图 2-4-23-5　咬合正面观

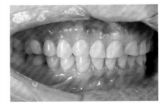

图 2-4-23-6　咬合右侧面观

2. 辅助检查

（1）全景片示牙槽骨普遍未见明显吸收，根尖周未见明显异常。下颌体及升支双侧对称，双侧髁突形态对称，未见明显异常（图2-4-23-14）。

（2）数字化下颌运动轨迹描记，曲线未见明显异常（图2-4-23-15），正中关系位与牙尖交错位存在微小差别。

五、诊断

1. 17—27、47—37牙体缺损。

2. 牙酸蚀症。

3. 牙列重度磨耗。

六、设计思考

1. 功能评估　患者全口牙列存在不同程度的牙釉质及牙本质磨耗。回顾全身情况及病史，磨耗应该是由饮用碳酸饮料的不良习惯导致的牙酸蚀症及磨牙症共同造成的。尽管患者是以美观需求为主诉，但是结合口内情况，需要对口颌系统功能状态进行评估。结合临床功能检查及数字化下颌运动描记结果，患者口颌系统处于功能代偿状态，除牙体组织缺损外，牙周、肌肉、关节、骨组织未见明显异常，日常功能未受明显影响。

2. 治疗方式选择　患者存在下颌前牙代偿性萌出，同时双侧后牙分别为Ⅱ类、Ⅲ类关系，伴有下颌中线的偏斜，故治疗方案为正畸-修复联合治疗。正畸治疗调整口颌系统框架结构，整平𬌗曲线，调整尖牙及磨牙关系；修复治疗恢复牙体组织形态，改善功能及美观。但是反复沟通后，患者因工作原因不能接受正畸治疗，调整治疗方案为固定修复重建治疗。通过数字化手段辅助评估正中关系及适宜的垂直距离，确定修复范围及修复形式，设计蜡型，mock-up至口内，确认功能及美观后进行最终修复体的制作。

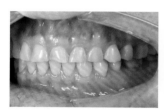

图2-4-23-7　咬合左侧面观

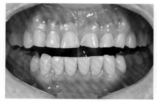

图2-4-23-8　前后牙𬌗平面存在差异

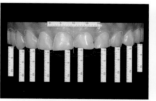

图2-4-23-9　DSD分析上颌前牙宽长比

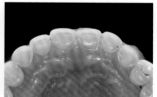

图2-4-23-10　上颌前牙腭侧可见浅碟形磨耗

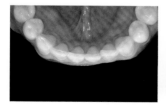

图2-4-23-11　下颌前牙切端及牙尖可见磨耗面

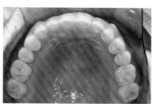

图2-4-23-12　上颌牙弓𬌗面观

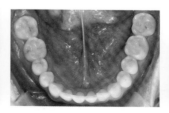

图2-4-23-13　下颌牙弓𬌗面观

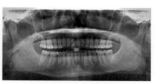

图2-4-23-14　术前全景片

3. 数字化辅助设计及治疗前准备　取上颌研究模型,光固化树脂制作正中关系颌位记录板备用。Jaw Motion Analyzer 电子面弓转移记录上颌牙列位置,正中关系颌位记录板口内就位,利用 jaw relation 模块中的电子哥特式弓模块辅助制取正中关系(图 2-4-23-16、图 2-4-23-17)。

口内分别扫描上下颌牙列,获得数字模型,并将确定好的正中关系颌位记录板在口内就位,进行颌位关系的数字化扫描。软件中进行上颌模型与𬌗叉位置的数字化匹配,并通过正中颌位关系记录扫描匹配下颌,完成数字化模型上虚拟𬌗架过程(图 2-4-23-18)。

通过 EPA 模块评估正中关系位与原有牙尖交错位的相互位置关系,发现正中关系位较 ICP 略前上移位,选择正中关系作为水平颌位关系,完成后期修复重建(图 2-4-23-19)。

观察上下颌数字模型在正中关系时的位置关系,可以发现由于颌位关系的调整,覆盖增加,上颌前牙及前磨牙区出现了可用于修复的空间。17、16、26、27 腭尖下垂明显,修复空间明显不足(图 2-4-23-20)。为了满足修复体厚度要求,垂直距离需要抬高,磨牙区至少需要 2mm 空间。这也就意味着前牙区空间会进一步增加,同时下颌随着垂直距离的增加进一步后旋,覆盖会进一步增大。在𬌗重建治疗中,如果需要抬高垂直距离,应尽量控制抬高的量,够用即可。故最终决定切导针抬高 1mm,保证 6—6 修复空间,17、27 调磨下垂腭尖,17、27、37、47 树脂充填调整𬌗面形态。通过 exocad dental CAD 数字化软件进行调整模拟,腭尖调磨量在 1mm 左右(图 2-4-23-21)。

确定修复方案及范围后,技师进行数字化诊断蜡型制作。一方面,通过面部扫描数据与口内扫描数据的整合,数字化验证美学效果(图 2-4-23-22);另一方面,参考下颌运动描记曲线,对接触及引导细节进行完善(图 2-4-23-23),打印诊断蜡型模型备用。医师在软件内检查现有状态与未来治疗目标间的差异,通过垂直距离的调整,在𬌗面创造出足够修复空间,从而确保牙体预备过程尽可能微创(图 2-4-23-24)。

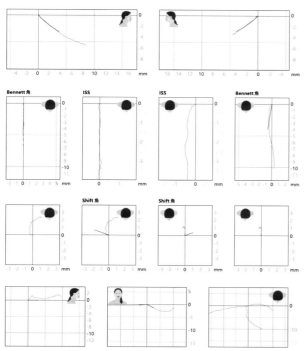

图 2-4-23-15　术前下颌运动描记曲线

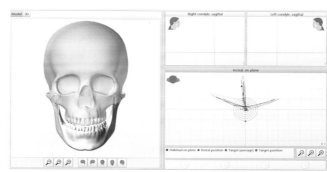

图 2-4-23-16　电子哥特式弓辅助制取正中关系

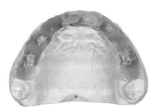

图 2-4-23-17　正中关系颌位记录板

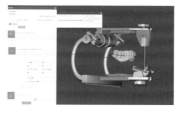

图 2-4-23-18　上下颌数字模型上虚拟𬌗架

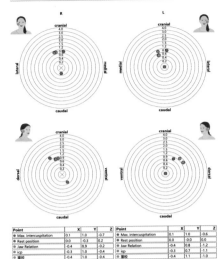

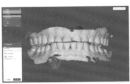

图 2-4-23-20　正中关系牙接触情况

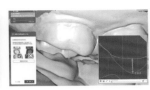

图 2-4-23-21　模拟 17 腭尖调磨，匹配查看调磨量

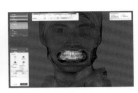

图 2-4-23-22　匹配面部扫描数据，评估美学效果

Point	X	Y	Z	Point	X	Y	Z
Max. intercuspitation	0.1	1.0	-0.7	Max. intercuspitation	0.1	1.0	-0.6
Rest position	0.0	-0.3	0.2	Rest position	0.0	-0.0	-0.0
Jaw Relation	-0.4	0.9	-0.2	Jaw Relation	-0.4	0.8	-1.2
icp	-0.3	1.0	-0.4	icp	-0.3	0.7	-1.1
重咬	-0.4	1.0	-0.4	重咬	-0.4	1.1	-1.0

图 2-4-23-19　EPA 显示正中关系位髁突位置 jaw relation（玫瑰色示）较 ICP（红色示）略前（0.1mm）上（右侧 0.2mm，左侧 0.1mm）移位

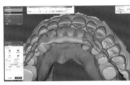

图 2-4-23-23　结合下颌运动数据，调整蜡型接触（图为右侧方运动）

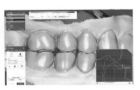

图 2-4-23-24　检查现有修复空间，尽可能微创预备

七、治疗计划

全口咬合重建修复：16—26、34—36、44—46 全冠修复，33—43 贴面修复，17、27、37、47 树脂充填恢复外形。

八、治疗步骤

根据数字化设计诊断蜡型制备透明硅橡胶导板，以 17、27、37、47 及黏膜为止点，在口内就位，点酸蚀，点粘接，流动树脂翻制 mock-up（图 2-4-23-25）。评估诊断蜡型美学及功能表现并调整（图 2-4-23-26~图 2-4-23-29）。

戴用 2 周后复查，患者对功能及美观满意，开始牙体预备。牙体预备分段进行，首先进行双侧上下颌后牙预备，口内扫描，打印模型，分别制取𬌗记录，交叉上传统𬌗架，16—14、24—26、36—34、44—46 制作绚彩 3D 氧化锆全冠修复体（图 2-4-23-30、图 2-4-23-31）。戴入后牙修复体后，预备上下颌前牙（图 2-4-23-32、图 2-4-23-33），13—23 制作绚彩 3D 氧化锆全冠修复体，43—33 制作绚彩 3D 氧化锆贴面修复体，表面 Biomic LiSi Connect 处理。

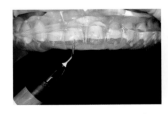

图 2-4-23-25　透明硅橡胶导板翻制 mock-up

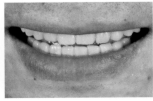

图 2-4-23-26　mock-up 后正面微笑像

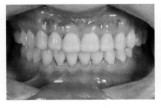

图 2-4-23-27　mock-up 后咬合正面观

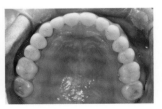

图 2-4-23-28　mock-up 后上颌牙弓𬌗面观

上下颌前牙戴入后制取诊断模型，技师完成 17、27、37、47 诊断蜡型，并制作透明硅橡胶导板，导板引导下完成 17、27、37、47 树脂充填。2 周复查调𬌗，患者无不适主诉，修复体未见明显异常（图 2-4-23-34、图 2-4-23-35）。制作硬质磨牙症𬌗垫，嘱患者工作压力大时戴用，降低磨牙症对修复体及牙体组织的影响，定期复查。重建 8 个月后，美学及功能效果稳定，远期效果仍需要进一步随访观察（图 2-4-23-36～图 2-4-23-40）。

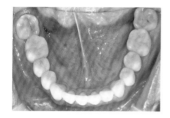

图 2-4-23-29　mock-up 后下颌牙弓𬌗面观

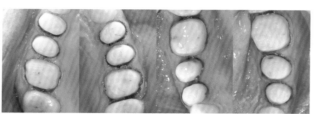

图 2-4-23-30　后牙牙体预备后

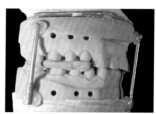

图 2-4-23-31　后牙工作模型交叉上𬌗架

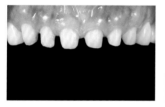

图 2-4-23-32　后牙修复体戴入，上颌前牙预备后

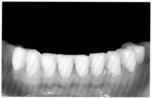

图 2-4-23-33　后牙修复体戴入，下颌前牙预备后

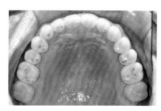

图 2-4-23-34　术后上颌牙弓𬌗面观（40μm 咬合纸）

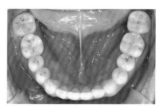

图 2-4-23-35　术后下颌牙弓𬌗面观（40μm 咬合纸）

九、治疗效果

图 2-4-23-36　治疗后复查正侧面像

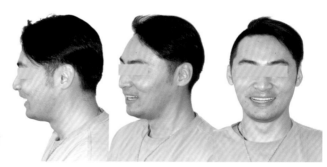

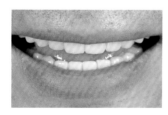

图 2-4-23-37　术后正面微笑像

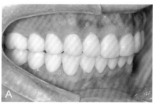

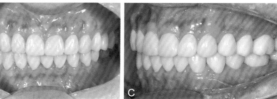

图 2-4-23-38　术后牙尖交错位口内像
A. 右侧面观；B. 正面观；C. 左侧面观。

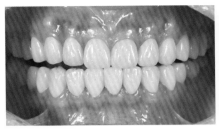
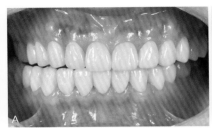
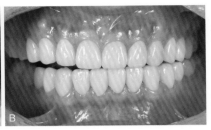

图 2-4-23-39　术后前伸咬合正面观

图 2-4-23-40　术后口内像
A.左侧方咬合正面观;B.右侧方咬合正面观。

十、小结

本病例是一例以美学需求为主诉的牙酸蚀症加磨牙症患者的咬合重建治疗。治疗整体流程及思路遵循经典的咬合重建理论,但是在检查诊断及治疗计划的制订阶段借助了大量的数字化手段,例如口内扫描、面部扫描、下颌运动轨迹描记等。一方面,数字化技术的应用简化了术前设计的步骤,更利于医技沟通;另一方面,各类信息的整合可以使医师更直观、全面地获得信息,评估各种治疗方案的效果及时间成本,医师、技师、患者三方充分沟通,选择最适宜的治疗方案。病例中修复体的制作仍采用传统及数字化结合的方式进行,但不可否认的是,有术前数字化的蜡型设计作为参考,可以大大提高最终修复体的制作效率。未来还需要继续完善技术流程细节,尝试全部流程的数字化重建治疗。

点评

本病例是一例以美学需求为主诉的牙酸蚀症加磨牙症患者的咬合重建治疗。由不良饮食习惯导致的牙酸蚀症,在患者首次就诊中就需要进行及时的甄别,并对患者进行相关饮食习惯的健康教育,让患者能够充分认识其有害性。本病例中,作者对于各种病因综合叠加导致的结果有比较敏锐的判断,病史记录较完整,这对于患者后续的治疗及维护都是至关重要的。

以美学诉求为主的患者,其咬合重建的治疗也应首先从三个关于咬合重建的关键问题入手:如何建立正中咬合? 如何建立非正中咬合的引导? 如何确定垂直距离? 本病例中,利用电子面弓记录上牙列位置,利用电子哥特式弓辅助制取正中关系,并通过电子虚拟𬌗架的使用,观测牙尖交错位与正中关系位的差别,根据不同修复材料对于修复空间的要求,结合患者的美学需求,最终确定进行咬合重建的𬌗位,并逐步完成临时修复、正式修复。这些数字化技术的使用,降低了新手医师的学习门槛,并且能够帮助教师在教学上更为直观地展示,有助于初学者进行学习和理解。

本病例中,虽然数字化技术的应用对于术前的资料收集及检查评估要求更高,但是总体来说,简化了术前设计,更利于医技患三方的沟通与交流,提高了修复体的制作效率,节省椅旁时间,能够快速帮助患者解决其美学诉求。此病例从开始到正式修复完成,整个治疗过程只花费了 3 个月的时间,说明数字化技术显著加快了整个治疗流程。

不足的是临时修复体的制作,选择的是使用传统 mock-up 方式口内制作,精准性稍显不足。可以考虑使用临时材料,计算机切割制作临时修复体后,粘接在口内,既能提高临时修复的实现精度,同时也能节省椅旁时间。永久修复体可以在临时修复体口内精细调整完成后,再次数字化口内扫描临时修复体和预备体,从而保障永久修复体的精确咬合复制。

武汉大学口腔医院　黄翠

病例 24:重度酸蚀磨耗牙齿数字化咬合重建

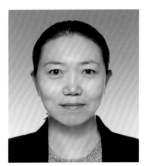

作者:滨州医学院附属烟台口腔医院　任光辉副主任医师
合作者:滨州医学院附属烟台口腔医院　马腾医师　张静主管技师
华新义齿　杨焕勤主管技师
病例开始时间:2020 年 5 月 21 日
病例结束时间:2021 年 6 月 24 日

一、患者基本情况

性别:女。

年龄:24 岁。

二、主诉

牙齿大面积缺损伴有冷热敏感,影响美观及咀嚼,希望能尽快改善。

三、简单病史

1. 现病史　患者多年以来牙齿缺损严重,反复行多颗牙齿的充填、根管治疗及冠修复,未行系统全局诊断及治疗,近期牙齿冷热敏感加重,充填体及修复体破损脱落,影响美观及咀嚼功能。

2. 既往史　体健,无系统性疾病,自述在国外学业压力大,喜欢喝碳酸饮料,否认有胃酸反流现象及催吐行为,曾于多个医疗机构行根管治疗、树脂充填及部分牙齿的冠修复。

四、检查

1. 临床检查

(1) 口外检查:患者面部比例基本对称协调,无明显畸形;患者因牙齿不美观,基本不大笑,术前拍摄面像时,即使在医师引导下,微笑也略显僵硬、不自然;关节肌肉无明显不适(图 2-4-24-1~图 2-4-24-3)。

(2) 口内检查:牙列完整,无缺失牙齿,牙釉质呈明显脱矿状态,大部分牙齿有明显牙釉质缺损及牙本质暴露,上颌前牙切端明显变小,牙齿宽长比变大,上颌牙舌侧及腭尖、下颌牙颊尖明显酸蚀磨耗呈凹陷状,牙本质暴露,15、46 牙冠完整,16、47、37 牙冠破损,17、26、36、45 牙釉质大面积缺损,可见树脂充填物,无继发龋坏,牙酸蚀后𬌗面呈凹形,充填物仍存,呈孤岛效应,全口牙列无良好牙尖交错咬合,牙周整体状态可(图 2-4-24-4~图 2-4-24-8)。

2. 影像学检查　全景片示 16—14、21、26、37、45、46 已行根管治疗,余牙根尖周无明显异常,牙槽骨无明显吸收(图 2-4-24-9)。

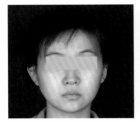
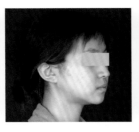
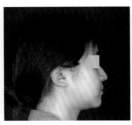
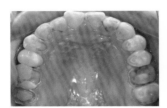

图 2-4-24-1 术前正面像　　图 2-4-24-2 术前 45°侧面像　　图 2-4-24-3 术前侧面像　　图 2-4-24-4 患者术前口内正面观

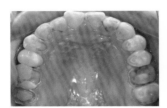
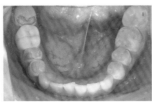
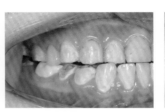
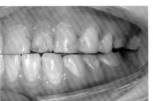

图 2-4-24-5 患者术前上颌𬌗面观　　图 2-4-24-6 患者术前下颌𬌗面观　　图 2-4-24-7 患者术前后牙咬合右侧面观　　图 2-4-24-8 患者术前后牙咬合左侧面观

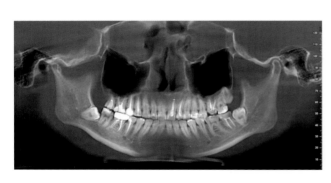

图 2-4-24-9 术前全景片

五、诊断

牙列重度酸蚀磨耗。

六、设计思考

1. 患者因饮食习惯导致牙齿重度酸蚀磨耗,牙齿缺损导致不美观,部分丧失咬合功能,需要进行美学与功能兼具的咬合重建。

2. 因患者关节肌肉无不适,可以参考患者现有的颌位关系,但是垂直距离需要进行适当调整。

3. 因治疗周期长,涉及全口牙列,整个重建过程必须遵循规范的诊疗流程。首先进行模拟设计,进行整体治疗方案的沟通及确定,酸蚀磨耗牙齿尤其应该与牙体牙髓专业、牙周专业联合做好术前的基础治疗。哪些牙齿可以保留活髓?哪些必须要进行根管治疗?获得理想前牙牙冠宽长比需要加长牙齿,还是进行牙周冠延长术?是否需要正畸专业涉入?这些都需要根据最终的模拟设计来决定治疗方案。然后活动临时义齿确定垂直距离及颌位关系,观察无异常后,再更换为固定临时义齿,继续观察并进行精细颌位关系的确定,医患均对固定临时义齿达到满意后,才能进行永久修复。

4. 治疗期间尽量采用数字化技术,做到快捷、精准、治疗效果可视化及可预期性。

七、治疗计划

1. 留取患者原始资料,术前设计,与患者沟通治疗方案。

2. 基础牙体与牙周治疗。

3. 𬌗垫式活动临时修复恢复垂直距离及部分咬合功能,观察 3 个月。

4. 行固定临时修复,恢复垂直距离及水平颌位关系,调整咬合关系稳定,评估美学与功能,观察 3 个月。

5. 复制固定临时修复的美学及功能参数,行永久修复。

八、治疗步骤

1. 术前数字化设计　术前留取口内扫描印模,行患者原始状态的电子面弓描计,并进行数字化设计,包括 DSD 及全口牙列功能设计,用于医患沟通及确定最终详细治疗方案(图 2-4-24-10~图 2-4-24-14)。

2. 利用口内扫描印模数据及电子面弓描计数据进行数字化设计,制作𬌗垫式临时活动义齿,并临床戴入后观察 3 个月,𬌗垫的咬合面及引导斜面设计参考电子面弓描计的患者个性化下颌运动轨迹(图 2-4-24-15~图 2-4-24-17)。

3. 术中数字化设计(图 2-4-24-18~图 2-4-24-20)。

4. 3 个月后,根据适应后的新咬合关系指导制作诊断蜡型及用于后期永久修复的固定临时修复(图 2-4-24-21~图 2-4-24-23)。

5. 固定临时修复　戴用 3 个月,患者对美学与功能无异议,进行第二次电子面弓描计,记录患者下颌运动轨迹参数,用于确定虚拟𬌗架中上下颌位置并指导永久修复(图 2-4-24-24~图 2-4-24-26)。

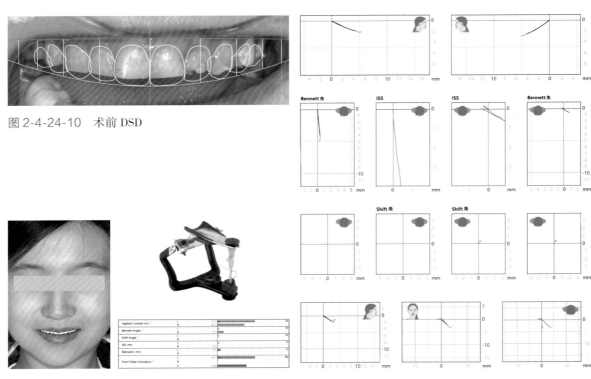

图 2-4-24-10　术前 DSD

图 2-4-24-11　术前 DSD 模拟

图 2-4-24-12　电子面弓描计报告

图 2-4-24-13　电子面弓描计报告

6. **永久修复体制作**　首先将固定临时修复体调试好的颌位关系转移至虚拟𬌗架中(图 2-4-24-27~图 2-4-24-29);永久修复的牙体预备(图 2-4-24-30);数字化软件中进行永久修复体的设计;数字化切削生成永久修复体内冠(图 2-4-24-31、图 2-4-24-32);转移数字化颌位关系至实体𬌗架,进行永久修复体饰瓷制作(图 2-4-24-33、图 2-4-24-34)。

7. **永久修复体戴牙**　利用 T-scan 辅助精细调𬌗,比采用咬合纸印迹法更为精准(图 2-4-24-35~图 2-4-24-40)。

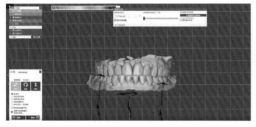

图 2-4-24-14　术前全口牙列虚拟设计

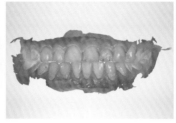

图 2-4-24-15　术前全口牙列扫描图像

图 2-4-24-16　术前上颌扫描图像

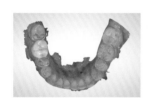

图 2-4-24-17　术前下颌扫描图像

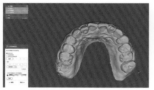

图 2-4-24-18　口内扫描数据导入数字化设计软件中

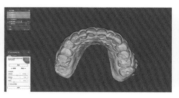

图 2-4-24-19　数字化软件中𬌗垫临时义齿设计

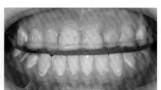

图 2-4-24-20　𬌗垫临时义齿口内戴入

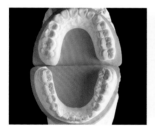

图 2-4-24-21　诊断蜡型

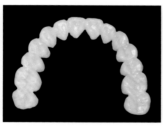

图 2-4-24-22　数字化切削树脂临时冠𬌗面观

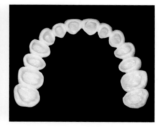

图 2-4-24-23　数字化切削树脂临时冠组织面观

视频 24
利用电子面弓数据设计𬌗垫

① 扫描二维码
② 用户登录
③ 激活增值服务
④ 观看视频

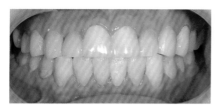 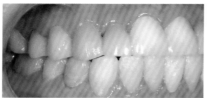 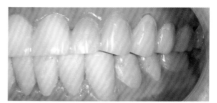

图 2-4-24-24　固定临时修复口内正面观

图 2-4-24-25　固定临时修复后牙咬合右侧面观

图 2-4-24-26　固定临时修复后牙咬合左侧面观

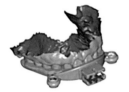 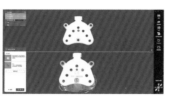 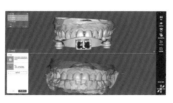 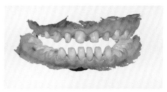

图 2-4-24-27　转移上颌位置用于虚拟设计

图 2-4-24-28　虚拟𬒈架上匹配上颌位置

图 2-4-24-29　虚拟𬒈架上匹配上颌位置𬒈架中个性化𬒈平面设置

图 2-4-24-30　永久修复牙体预备后口内扫描全口牙列

视频 25

第二次开闭口运动电子面弓描记

① 扫描二维码
② 用户登录
③ 激活增值服务
④ 观看视频

视频 26

第二次前伸运动电子面弓描记

① 扫描二维码
② 用户登录
③ 激活增值服务
④ 观看视频

视频 27

第二次复合运动电子面弓描记

① 扫描二维码
② 用户登录
③ 激活增值服务
④ 观看视频

视频 28

牙体预备后，模型扫描数据导入数字化设计软件

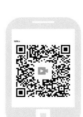

① 扫描二维码
② 用户登录
③ 激活增值服务
④ 观看视频

视频 29

利用电子面弓数据指导设计永久修复体（1）

① 扫描二维码
② 用户登录
③ 激活增值服务
④ 观看视频

视频 30

利用电子面弓数据指导设计永久修复体（2）

① 扫描二维码
② 用户登录
③ 激活增值服务
④ 观看视频

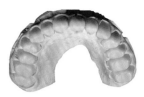

图 2-4-24-31　上颌回切设计制作的永久修复体内冠

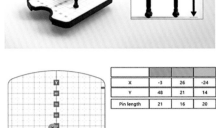

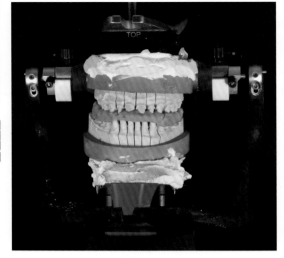

图 2-4-24-32　下颌回切设计制作的永久修复体内冠

图 2-4-24-33　电子面弓报告中提供的模型在实体𬌗架上的转移位置

图 2-4-24-34　模型转移至实体𬌗架上

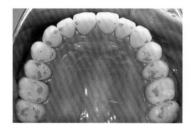

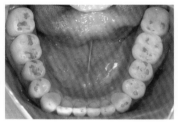

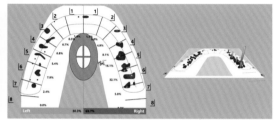

图 2-4-24-35　初次咬合纸辅助下调𬌗上颌印迹

图 2-4-24-36　初次咬合纸辅助下调𬌗下颌印迹

图 2-4-24-37　T-scan 检测示右侧后牙咬合过重

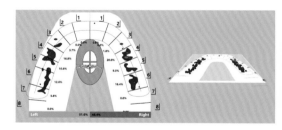

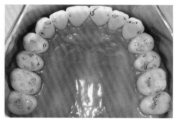

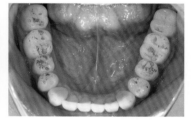

图 2-4-24-38　重新调𬌗后,T-scan 检测示双侧后牙咬合平衡,咬合中心未偏移

图 2-4-24-39　最终调𬌗后上颌印迹

图 2-4-24-40　最终调𬌗后下颌印迹

九、治疗效果

治疗效果如图 2-4-24-41~图 2-4-24-50 所示。

视频 31
永久修复后口内自由运动

① 扫描二维码
② 用户登录
③ 激活增值服务
④ 观看视频

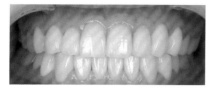
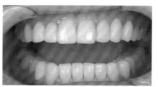
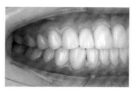
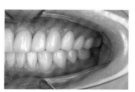

图 2-4-24-41　永久修复后口内正面观　　图 2-4-24-42　永久修复后牙列殆曲线正面观　　图 2-4-24-43　永久修复后后牙咬合右侧面观　　图 2-4-24-44　永久修复后后牙咬合左侧面观

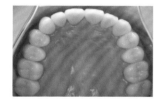
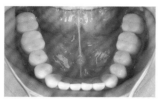
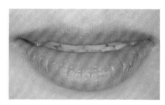
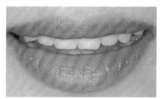

图 2-4-24-45　永久修复后上颌殆面观　　图 2-4-24-46　永久修复后下颌殆面观　　图 2-4-24-47　永久修复后息止颌位口唇像　　图 2-4-24-48　永久修复后微笑口唇像

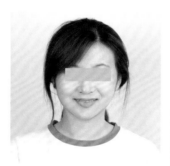
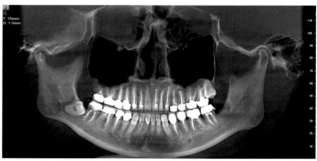

图 2-4-24-49　永久修复后面像　　图 2-4-24-50　永久修复后全景片

十、小结

咬合重建的功能与美学修复借助于数字化技术能够做到更有预见性,更为精准及便捷,增强患者舒适度及依从性,但是对配合技师及数字化工程师要求较高。目前尚无法做到全流程的数字化咬合重建,因为对于永久修复,单纯的切削一体冠尚存在美学缺陷,尤其是前牙,仍需要技师进行饰瓷的加工。在准确转移颌位关系及精准复制患者个性化下颌运动轨迹上,技师和实体殆架仍达不到我们所期待的精准,因为最精准的殆架是我们人体的咀嚼器官,也正因为这样,才给我们今天的口腔医师、技师、工程师提供了继续探寻的动力。

点评

　　本病例报告了一例牙酸蚀症伴重度磨耗患者的咬合重建过程,运用数字化手段,进行 DSD 美学设计,并结合下颌运动记录进行咬合设计,实现了数字化美学及功能重建,并通过数字化切削树脂临时冠,实现了治疗效果的可视化及可预期性。该病例分别于治疗前及临时修复体适应 3 个月后进行了两次下颌运动记录,初次记录用于术前咬合评估并指导设计诊断蜡型;二次记录用于复制患者已经适应且功能理想、引导充分的咬合关系。同时,最终修复完成阶段,采用 T-scan 辅助临床调𬌗,体现出数字化手段用于精准咬合设计及实现的优势。

　　稍显不足的是,术中没有对颞下颌关节功能检查的具体描述和影像学资料。因此,临时修复阶段使用 3 个月全口牙列𬌗垫的治疗方案是否合理,仍有待探讨。在最终修复制作阶段,仅采用回切设计制作永久修复体内冠,而非进行全解剖形态的修复体切削,会导致数字化实现误差而影响修复精度。此外,通过术前及术后全景片对比,可以观察到 25 根管治疗术后出现根尖周低密度影及 46 近中根尖周低密度影变大的趋势,在该病例后续的随访中,应给予密切关注。

同济大学附属口腔医院　刘伟才

病例 25：数字化技术在咬合重建修复中的应用

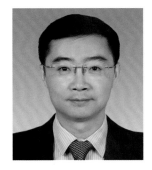

作者:上海交通大学医学院附属第九人民医院　胥春主任医师
合作者:上海交通大学医学院附属第九人民医院　庄嘉宝医师
病例开始时间:2018 年 10 月 29 日
病例结束时间:2019 年 1 月 25 日

一、患者基本情况

性别:女。

年龄:60 岁。

二、主诉

口内多颗牙缺失 10 年余,现要求修复治疗。

三、病史

患者自觉美观及功能欠佳，自述 10 年前曾于外院行口内多颗牙烤瓷冠、桥修复，后因根尖周炎症、根折拆除烤瓷冠、桥，拔除折断牙，并完善多颗牙根管治疗 6 个月，行覆盖义齿修复 5 个月，颞下颌关节及咀嚼肌无不适。

患者否认药物过敏史，否认家族病史，全身健康状况可。

四、检查

1. 临床检查　患者面型左右对称，牙尖交错位（intercuspal position，ICP）时面下 1/3 垂直距离缩短。颞下颌关节左右对称，无压痛，无弹响，开口度三指，开口型无偏斜。11、16、17、21、26、36、37、46、47 缺失，余留牙均为牙体预备后形态，27 牙髓活力正常（图 2-4-25-1~图 2-4-25-4）。

2. 影像学检查　全景片及根尖片示 12—15、22—25、31—35、41—45 根充到位，无明显根尖周阴影。双侧髁突、关节结节对称，未见骨质吸收（图 2-4-25-5、图 2-4-25-6）。

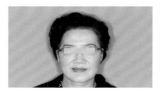 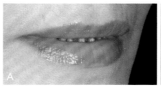 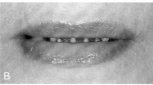 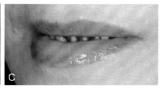

图 2-4-25-1　初诊患者面像　　图 2-4-25-2　初诊口唇像
A. 右侧面观；B. 正面观；C. 左侧面观。

图 2-4-25-3　初诊口内像
A. 右侧面观；B. 正面观；C. 左侧面观。

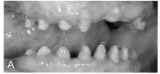 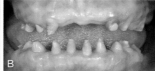 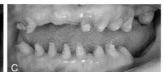

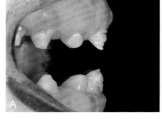 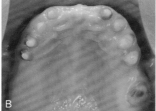 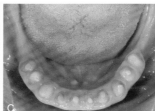 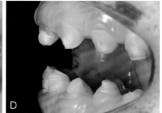

图 2-4-25-4　初诊口内像
A、D. 覆𬌗、覆盖观；B、C. 𬌗面观。

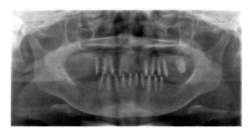 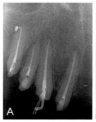 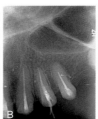 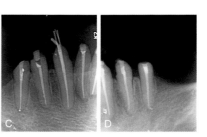

图 2-4-25-5　初诊全景片　　图 2-4-25-6　初诊根尖片
A. 12—15 根尖片；B. 22—25 根尖片；C. 42—45 根尖片；D. 33—35 根尖片。

五、诊断

1. 12—15、22—25、27、35—45 牙体缺损。
2. 上下颌牙列缺损(11、16、17、21、26、36、37、46、47 缺失)。

六、设计思考

该患者口内缺失牙较多,且余留牙无稳定的咬合关系,须行全口咬合重建。患者已佩戴覆盖义齿5个月余,咀嚼肌及颞下颌关节均无不适,故参考患者佩戴覆盖义齿正中咬合时面下 1/3 的垂直距离,确定颌位关系。由于患者美观需求较高,强烈要求前牙采用全瓷冠修复。因此,我们为患者提供了两种治疗方案。

1. 方案一 余留牙均行全瓷冠修复,缺失牙行种植义齿修复。因患者畏惧种植手术,拒绝该治疗方案。
2. 方案二 余留牙及上颌中切牙行冠、桥修复,缺失磨牙行可摘局部义齿修复。经与患者沟通,此方案能满足患者的美观和功能需求,且创伤小,治疗周期相对较短,患者最终选择该治疗方案。

七、治疗计划

本病例拟采用冠、桥与可摘局部义齿联合的修复方式。13—23 行 Lava 氧化锆全瓷固定桥修复,33—43 行 Lava 氧化锆全瓷单冠修复,14—15、24—25、34—35、44—45 行烤瓷联冠修复,27 行烤瓷单冠修复。16、17、26、36、37、46、47 行可摘局部义齿修复。

八、治疗步骤

1. 术前数字化设计

(1) 面弓转移,记录颌位关系:对患者进行面弓转移(图 2-4-25-7),测定患者 ICP 位的面下 1/3 垂直距离为 61mm,息止颌位时面下 1/3 垂直距离为 67mm(图 2-4-25-8),而戴入覆盖义齿正中咬合时面下 1/3 垂直距离为 66mm。因患者已适应该颌位关系,且咀嚼肌和颞下颌关节无不适,故参考此位置将其面下 1/3 垂直距离恢复至 66mm,记录此时的颌位关系。

(2) 上𬌗架:模型上可调𬌗架,通过前伸咬合记录获取前伸髁导斜度为 30°,通过 Hanau 经验公式计算得到侧方髁导斜度为 15.5°(图 2-4-25-9)。

(3) 数字化微笑设计(digital smile design,DSD)辅助构建诊断蜡型外形轮廓:参考 Ward 关于上颌前牙正面投影宽度比例及上颌中切牙宽高比的审美标准,确定中切牙的牙冠高度和宽度,设计上颌前牙及其余牙齿的外形轮廓(图 2-4-25-10)。

(4) 计算机辅助设计(computer aided design,CAD)得到诊断蜡型形态,3D 打印制作诊断蜡型:采用模型扫描仪获取模型的三维外形数据,在软件中结合之前的 DSD 及在虚拟𬌗架上设计、调整咬合,得到诊断蜡型形态,采用 3D 打印技术制作诊断蜡型(图 2-4-25-11)。

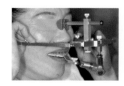   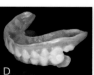 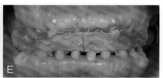

图 2-4-25-7 面弓转移

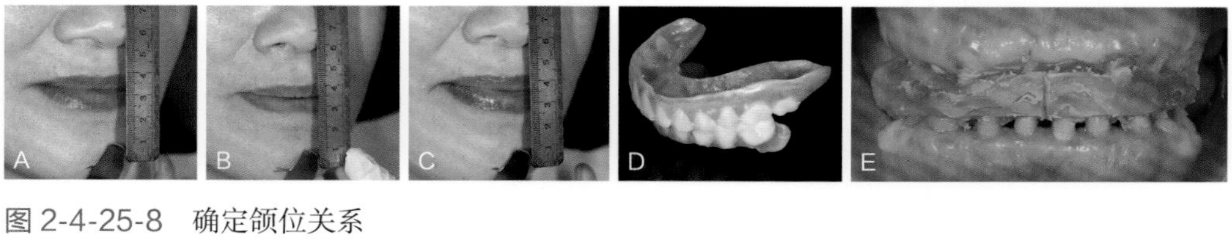

图 2-4-25-8 确定颌位关系
A. ICP 位时面下 1/3 垂直距离;B. 息止颌位时面下 1/3 垂直距离;C. 戴入覆盖义齿正中咬合时面下 1/3 垂直距离;D. 覆盖义齿;E. 记录颌位关系。

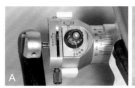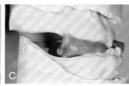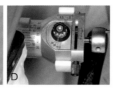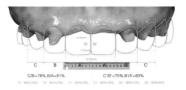

图 2-4-25-9　上𬌗架

A、D. 设定前伸及侧方髁导斜度；B. 模型上可调𬌗架；C. 前伸咬合记录。

图 2-4-25-10　DSD 辅助设计诊断蜡型外形轮廓

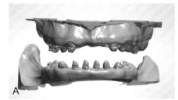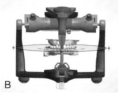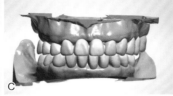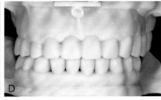

图 2-4-25-11　CAD 设计诊断蜡型，3D 打印制作诊断蜡型

A. 数字化模型；B. 设计诊断蜡型；C. 设计完成的诊断蜡型；D. 3D 打印制作完成诊断蜡型。

2. Mock-up、牙体预备和临时冠修复

（1）mock-up：采用硅橡胶复制诊断蜡型形态，制作 mock-up 导板（图 2-4-25-12）。使用该导板和临时冠树脂材料制作 mock-up，检查患者唇齿关系协调，咬合关系良好（图 2-4-25-13），发音检查示前牙长度及切端位置关系适宜（图 2-4-25-14），患者对 mock-up 外观表示满意。

（2）牙体预备：硅橡胶复制诊断蜡型形态，制作牙体预备导板（图 2-4-25-15），在导板指导下分区进行牙体预备，并记录咬合关系（图 2-4-25-16）。

（3）比色、排龈和制取硅橡胶印模（图 2-4-25-17）。

（4）戴入临时冠，再次取模、上𬌗架：患者戴入临时冠后，在口内检查临时冠咬合合适后（图 2-4-25-18、图 2-4-25-19），取模、面弓转移，并进行前伸咬合记录。将临时冠模型上𬌗架，通过前伸咬合记录，获得更为准确的髁导参数，指导正式修复体的制作（图 2-4-25-20）。

3. 冠、桥修复体数字化设计、制作

（1）DSD 辅助设计正式冠、桥修复体外形轮廓：患者对修复体形态提出新的意见，要求切端加长、中切牙增宽，更加贴近其年轻时的前牙形态及唇齿关系（图 2-4-25-21）。针对患者的要求，再次进行 DSD，参考 Ward 关于上颌前牙正面投影宽度比例及上颌中切牙宽高比美学原则，设计最终冠、桥修复体外形轮廓（图 2-4-25-22）。

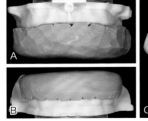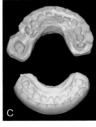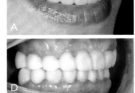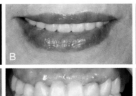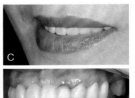

图 2-4-25-12　制作 mock-up 导板

A、B. 硅橡胶复制诊断蜡型形态；C. mock-up 导板。

图 2-4-25-13　患者戴入 mock-up 后的唇齿关系及咬合状态下的牙列形态

A~C. 唇齿关系；D~F. 牙列咬合状态。

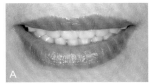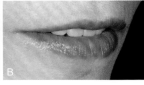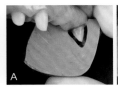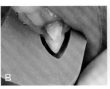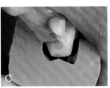

图 2-4-25-14　发音法辅助检查 mock-up 前牙长度及切端位置是否合适

A. 发"s"音；B. 发"f"音。

图 2-4-25-15　牙体预备导板指导牙体预备

A. 牙体预备导板指导 22 牙体预备；B. 牙体预备导板指导 23 牙体预备；C. 牙体预备导板指导 24 牙体预备。

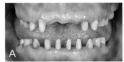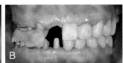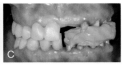

图 2-4-25-16　牙体预备及咬合记录

A. 牙体预备完成后牙列正面观；B、C. 分区进行咬合记录。

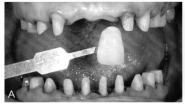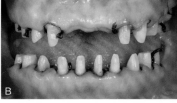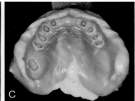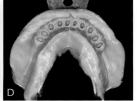

图 2-4-25-17　比色、排龈和取模

A. 比色；B. 排龈；C. 上颌印模；D. 下颌印模。

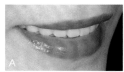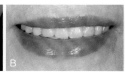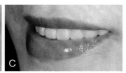

图 2-4-25-18　戴入临时冠后口唇像

A. 右侧面观；B. 正面观；C. 左侧面观。

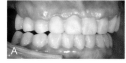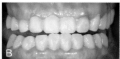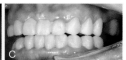

图 2-4-25-19　戴入临时冠后检查咬合

A. 下颌右侧方运动；B. 下颌前伸运动；C. 下颌左侧方运动。

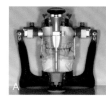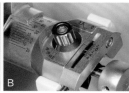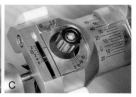

图 2-4-25-20　临时冠模型上𬌗架

A. 临时冠模型上𬌗架；B、C. 设定前伸及侧方髁导斜度。

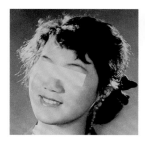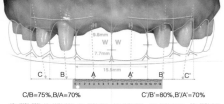

图 2-4-25-21　患者年轻时面像

图 2-4-25-22　DSD 辅助设计正式冠、桥修复体外形

（2）设计、制作正式冠、桥修复体：工作模型上𬌗架（图 2-4-25-23），并根据前述临时冠模型咬合记录获取的髁导参数，设置前伸及侧方髁导斜度。将工作模型连同𬌗架放置在模型扫描仪中进行扫描（图 2-4-25-24），得到工作模型的三维外形数据（图 2-4-25-25），以及模型在虚拟𬌗架中的位置关系和髁导、切导参数，导入至修复体设计软件中。将 DSD 设计图与模型的三维外形数据拟合在一起（图 2-4-25-26），并在虚拟𬌗架上设计、调整修复体的咬合，确保没有早接触及𬌗干扰（图 2-4-25-27），得到冠、桥修复体形态（图 2-4-25-28）。3D 打印冠、桥修复后的牙列模型（图 2-4-25-29），硅橡胶复制牙列外形生成上瓷导板（图 2-4-25-30）。在软件中对冠、桥修复体外形进行回切，设计得到修复体底冠形态（图 2-4-25-31）。采用计算机辅助设计与制造（computer-aided design and manufacturing，CAD/CAM）技术切削得到氧化锆全瓷底冠，采用 3D 打印技术制作后牙烤瓷底冠蜡型，并包埋铸造得到烤瓷底冠（图 2-4-25-32）。上瓷导板指导饰面瓷的堆塑，制作得到符合软件设计外形的最终冠、桥修复体（图 2-4-25-33）。

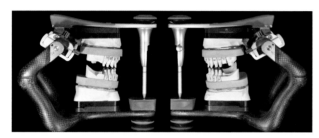

图 2-4-25-23　工作模型上𬌗架

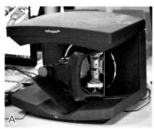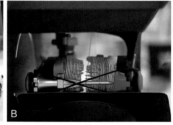

图 2-4-25-24　工作模型仓扫
A. 工作模型及𬌗架放入扫描仓；B. 模型扫描过程。

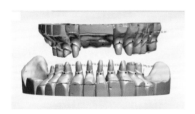

图 2-4-25-25　工作模型三维外形数据

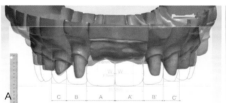

图 2-4-25-26　冠、桥修复体设计
A. 将 DSD 设计图与模型拟合；B. DSD 指导设计冠、桥修复体形态。

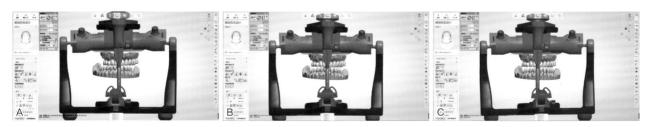

图 2-4-25-27　采用虚拟𬌗架设计冠、桥修复体咬合
A. 下颌向右侧方运动；B. 下颌前伸运动；C. 下颌向左侧方运动。

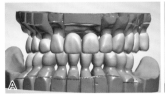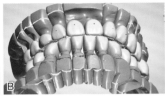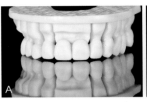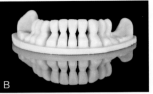

图 2-4-25-28 设计完成的冠、桥修复体形态
A. 正面观；B. 咬合情况。

图 2-4-25-29 3D 打印冠、桥修复后的牙列模型
A. 上颌模型；B. 下颌模型。

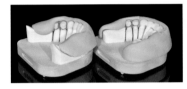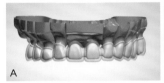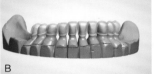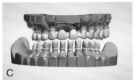

图 2-4-25-30 上瓷导板

图 2-4-25-31 设计冠、桥修复体底冠形态
A、B. 在设计的冠、桥修复体外形上进行回切；C. 设计完成的修复体底冠形态。

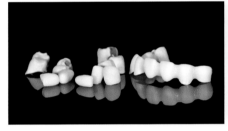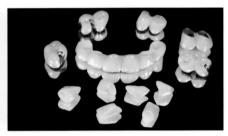

图 2-4-25-32 制作完成的冠、桥修复体底冠

图 2-4-25-33 制作完成的冠、桥修复体

九、治疗结果

1. 戴入冠、桥修复体　患者复诊，试戴冠、桥修复体，修复体就位良好（图 2-4-25-34~图 2-4-25-36），检查咬合无早接触与𬌗干扰（图 2-4-25-37），发音检查示前牙长度及切端位置适宜（图 2-4-25-38），患者对戴入修复体后外观满意，采用自粘接树脂水门汀粘接修复体。

2. 制作、戴入可摘局部义齿　取模（图 2-4-25-39），设计制作卡环固位金属支架式上下颌可摘局部义齿。试戴支架，记录咬合关系（图 2-4-25-40）。完成可摘局部义齿制作（图 2-4-25-41）并戴入（图 2-4-25-42、图 2-4-25-43），修复治疗完成，患者的上唇丰满度及面型均得到明显改善（图 2-4-25-44）。

3. 复查随访　患者戴入修复体 1 年后复查，修复体完整、无损坏，颞下颌关节及咀嚼肌无不适，牙龈健康（图 2-4-25-45）。

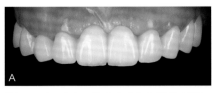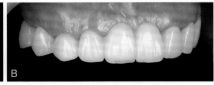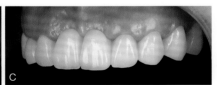

图 2-4-25-34 戴入上颌冠、桥修复体
A. 正面观；B. 右侧面观；C. 左侧面观。

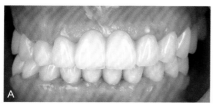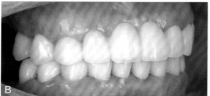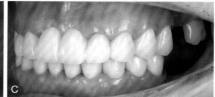

图 2-4-25-35　戴入冠、桥修复体后咬合状态
A. 正面观；B. 右侧面观；C. 左侧面观。

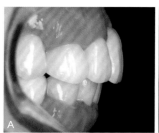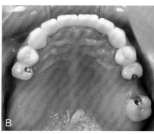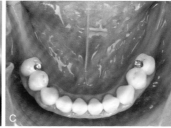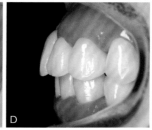

图 2-4-25-36　戴入冠、桥修复体后口内像
A、D. 覆𬌗、覆盖观；B、C. 𬌗面观。

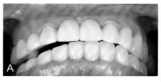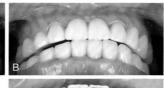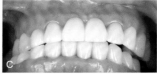

图 2-4-25-37　检查冠、桥修复体咬合无早接触、𬌗干扰
A. 下颌左侧方运动；B. 下颌前伸运动；C. 下颌右侧方运动；D、E. 咬合纸检查修复体咬合情况。

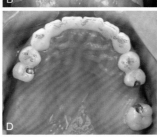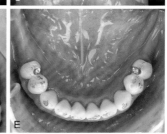

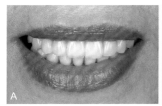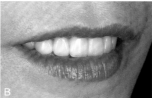

图 2-4-25-38　发音检查
A. 发"s"音；B. 发"f"音。

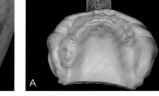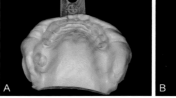

图 2-4-25-39　可摘局部义齿印模
A. 上颌印模；B. 下颌印模。

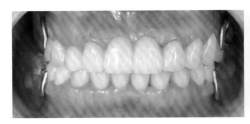

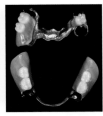

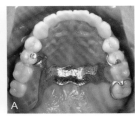

图 2-4-25-40　试戴支架,并记录咬合关系

图 2-4-25-41　制作完成的上下颌可摘局部义齿

图 2-4-25-42　戴入上下颌可摘局部义齿
A. 上颌可摘局部义齿𬌗面观;B. 下颌可摘局部义齿𬌗面观。

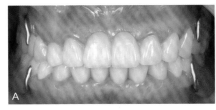

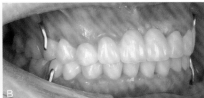

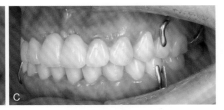

图 2-4-25-43　修复治疗完成后牙列正、侧面像
A. 正面观;B. 右侧面观;C. 左侧面观。

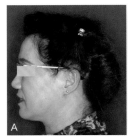

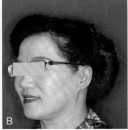

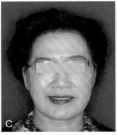

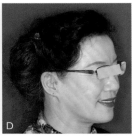

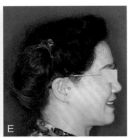

图 2-4-25-44　修复治疗完成后患者微笑像
A. 左侧 90° 面像;B. 左侧 45° 面像;C. 正面像;D. 右侧 45° 面像;E. 右侧 90° 面像。

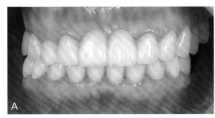

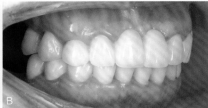

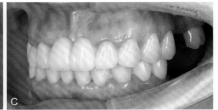

图 2-4-25-45　戴入修复体 1 年后复查口内像
A. 正面观;B. 右侧面观;C. 左侧面观。

十、小结

本病例综合运用了多种数字化技术,采用冠、桥与可摘局部义齿相结合的修复方式对患者进行咬合重建,获得了令人满意的治疗效果(图 2-4-25-46~图 2-4-25-48)。下面就本病例中的几个关键问题作一小结。

1.“以终为始”的设计理念　针对复杂牙列缺损、牙体缺损患者的咬合重建修复,术前的全面分析尤为重要。咬合重建修复治疗在恢复患者咀嚼、发音功能的前提下,还要尽量满足患者的美学诉求。在本病例中,通

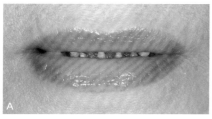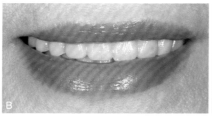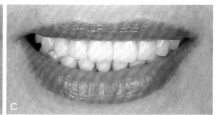

图 2-4-25-46 治疗前、后患者微笑口唇像对比
A. 治疗前口唇像；B. 治疗中（戴入临时修复体）口唇像；C. 治疗完成后口唇像。

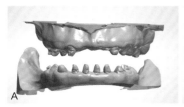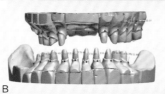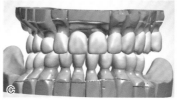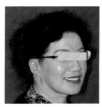

图 2-4-25-47 治疗前、后患者数字化模型对比
A. 初诊时的牙列模型；B. 牙体预备完成后的牙列模型；C. 冠、桥修复体设计完成后的牙列模型。

图 2-4-25-48 患者微笑面像

过二维的数字化微笑设计修复体形态，结合修复体设计软件，从三维层面精细化调整完成目标修复体形态设计。再采用 3D 打印的方式制作诊断蜡型，进而指导后续 mock-up、临时冠及牙体预备导板的制作。术前充分利用数字化技术，"以终为始"，是修复治疗取得成功的关键一步。

2. 三次上𬌗架 该病例将初诊时的模型、戴入临时冠后的模型及牙体预备后的最终工作模型分别上𬌗架，得到了愈加精确的髁导参数，结合软件中的虚拟𬌗架，更加真实地模拟了患者的下颌运动情况，在设计最终冠、桥修复体时能够避免出现早接触及𬌗干扰，确保了冠、桥修复体达到美观与功能的协调一致。

3. 数字化技术将"图纸"变为现实 行百里者半九十，尽管医师、技师花费了大量的精力设计目标修复体形态，但是如何确保最终修复体与设计"图纸"保持一致，也是不容忽视的问题。本病例中，冠、桥修复体均需要技师手工进行饰面瓷修饰。如何保证饰面完成的修复体形态与设计的形态一致，是需要解决的难点问题。在采用 CAD/CAM 技术切削得到前牙氧化锆全瓷底冠、采用 3D 打印技术制作后牙烤瓷底冠蜡型并包埋铸造得到烤瓷底冠的同时，技师根据设计的目标修复体外形，3D 打印出冠、桥修复后的牙列模型，并复制其外形制作上瓷导板，在导板指导下完成冠、桥修复体饰面瓷的堆塑，最终按照设计的外形制作完成了冠、桥修复体。数字化技术落实在细节之处，是将"图纸"变为现实的关键。

点评

该病例为冠、桥修复与活动义齿修复结合进行咬合重建的病例。病例以传统修复技术为主，以数字化二维 DSD 与数字化修复体加工为辅，并进行了 1 年的随访观察，获得了较好的临床效果。

病例还有一些可以提升的方面。

1. 在术前设计方面，该病例使用了二维的 DSD 与数字化打印模型，可以选择在修复体设计软件中进行面像与模型的匹配，进行三维的修复体设计。这样既可以进行立体的形态设计，又可以避免在二维设计的匹配误差及二维向三维转换的误差。

2. 在前牙设计过程中，医师进行了前牙美学设计，但是忽视了咬合引导设计。无论在实体𬌗架还是在虚拟𬌗架中,均可以根据髁导设计匹配的前伸侧方切导,而后在临时修复中就可以让患者适应设计的前伸与侧方引导并不断验证调整,最后在永久修复阶段复制经过了一段时间验证调整的咬合引导形态而不是重新设计,以保证患者能快速适应永久修复体。

3. 在最终修复时,进行了上颌前牙美学的重新设计而不是遵循临时修复的设计,可以观察到中切牙与侧切牙的比例稍有失调。

福建医科大学口腔医院　郑明

病例 26:数字化治疗思路引导——全口牙列咬合重建

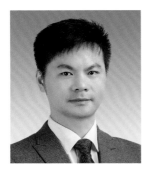

作者:苏州园区牙博士口腔门诊部　吕昊昕副主任医师
合作者:苏州园区牙博士口腔门诊部　高健医师
苏州固锐德医疗器械有限公司　陈远高级口腔修复工
病历开始时间:2020 年 7 月 2 日
病历结束时间:2020 年 11 月 17 日

一、患者基本情况

姓名:崔某某。

性别:女。

年龄:60 岁。

职业:已退休。

二、主诉

数年来牙冠变短,冷热不适,咀嚼费力。

三、病史

1. 现病史　口内多数牙齿磨耗多年,牙冠变短,数月来咀嚼费力,偶感酸痛。现影响进食。
2. 专科病史　患者多年牙齿酸软,不敢咀嚼硬物;未接受系统性口腔科治疗,每日刷牙 2 次。
3. 既往史　胃病,多年前存在胃食管反流,经治痊愈。
4. 家族史　无特殊。

四、检查

1. 临床检查

（1）口外检查：左右面部丰满度对称，微笑时鼻翼线、口角线偏斜，上下颌中线偏左。开口度正常，开口型异常（向右侧偏斜）；颞下颌关节无压痛，功能运动范围正常（图 2-4-26-6~图 2-4-26-8），无弹响、杂音，未见咀嚼肌松弛或明显肿胀压痛及结节。检查姿势位时后牙间隙大于 3mm，颌间距减小，此时面下 1/3 距离正常，鼻唇沟较深。

上下唇距离 E 线较近，鼻唇角稍大，前牙轴向偏内，面突角稍大（图 2-4-26-1~图 2-4-26-3）。

（2）口内检查

1）美学检查：中线向左侧偏斜，龈缘、切缘线平直，前牙比例协调度较差。软组织为薄龈高弧型。13—23、43—33，牙龈退缩 Miller I 类，质地健康（图 2-4-26-4）。

2）牙列检查：患者前牙局部反𬌗。上下颌前牙舌侧牙釉质均匀丧失，表面呈光滑曲面，龈端形成肩台形态，唇侧基本完整。Lussi 酸蚀指数：舌侧 2（重度酸蚀，牙本质暴露）。18、17、27、28 缺失。后牙𬌗面尖窝形态丧失，

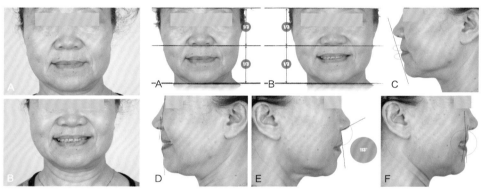

图 2-4-26-1　术前面像
A. 术前正面像；B. 术前正面微笑像。

图 2-4-26-2　面部检查
A. 面部三等分检查；B. 面部三等分检查；C. E 线；D. 面突角；E. 鼻唇角；F. 切牙长轴。

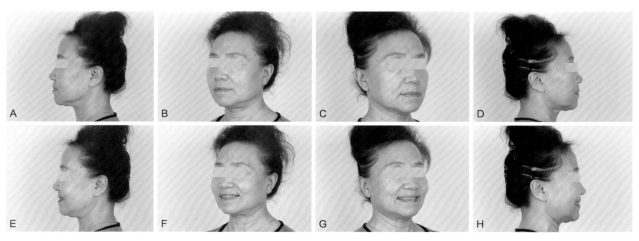

图 2-4-26-3　术前面像
A. 左侧 90° 面像；B. 左侧 45° 面像；C. 右侧 45° 面像；D. 右侧 90° 面像；E. 左侧 90° 微笑像；F. 左侧 45° 微笑像；G. 右侧 45° 微笑像；H. 右侧 90° 微笑像。

牙表面凹陷,临床牙冠减短。磨耗程度:3~4级(牙釉质丧失超1/3,牙本质缺损大于2mm²,达继发性牙本质),46合金全冠修复体完好。37、47龋坏,探诊疼痛,牙髓温度测验敏感。

颌间距减小,咬合紧密。13、23可见龈裂,14—24牙颈部硬组织楔状缺损。可见充填物或部分残损充填材料(图2-4-26-5)。

2.影像学检查 口腔锥形束CT(cone beam computed tomography,CBCT)示双侧颞下颌关节未见关节骨病及位变。颌骨密度均匀正常(图2-4-26-9)。

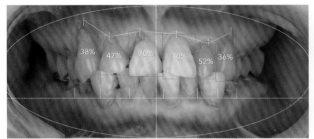

图2-4-26-4 美学检查

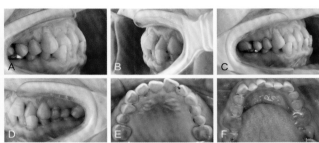

图2-4-26-5 牙列检查
A.前牙局部右侧面观;B.前牙局部左侧面观;C.咬合右侧面观;D.咬合左侧面观;E.上颌牙列𬌗面观;F.下颌牙列𬌗面观。

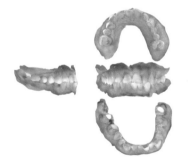

图2-4-26-6 口内扫描模型

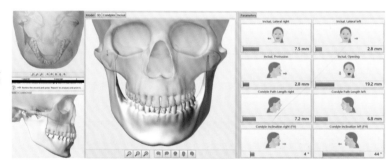

图2-4-26-7 检查下颌运动轨迹

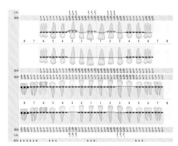

图2-4-26-8 牙周检查

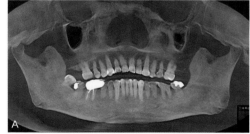

图2-4-26-9 影像学检查
A.全景片;B.CT关节影像。

五、诊断

(1)上颌Kennedy Ⅰ类牙列缺损。

（2）牙酸蚀症。

（3）牙列重度磨耗。

（4）16—26、43—45、47、37—33 牙体缺损。

六、设计思考

在进行口腔科的临床治疗中,关于累及全口多颗牙齿重度磨耗或缺损需要进行全口咬合重建治疗的环节里,我们理应在水平颌位上尽量寻找理想的正中关系位。也有一些学者提出,在未确认获得正中关系位时,由于颞下颌关节结构的个体差异性,以及人体本身拥有一定的可适应范围,将咬合重建的颌位关系确定在满足美观、生理和功能的无症状功能位,应该也可以获得成功的治疗效果。不过我们在患者未受到颞下颌关节结构限制,以及可以通过 MRI 确定髁突位置时发现,在通过不同方法诱导寻找确定的正中关系位上,髁突的位置并不一致。

为了确定在咬合重建中,不同阶段的治疗情况符合预期治疗效果,在其中加入一些数字化设备来直观地呈现,就是一种很好的捷径。同时这些数字化设备带来的功能,也可以帮助我们完善整个治疗过程,在美学传递、功能运动检查、验证治疗结果、筛查潜在风险等方面提供相对准确和直观的帮助。

本病例患者因多年前胃食管反流、喜食坚果硬物等情况,造成口内天然牙过度磨耗、垂直距离降低、咀嚼效率变差,面形、美观等均受到一定影响。根据情况我们将数字化治疗的元素加入整体的临床诊疗中,预设并引导治疗走向,并印证治疗结果,以求尽量实现科学合理的咬合重建。

在此情况下我们将患者的治疗目标确定为:①解决患者进食不适。②抬高咬合,恢复颌间距离。③重塑牙体形态。④协调牙弓,改善美观。⑤治疗结果健康稳定。⑥规避风险,积极维护。

我们根据患者的主诉、病史采集、数据采集、各项检查、制订治疗目标并临床分析之后,选择了一些治疗措施来解决患者存在的一些问题(表 2-4-26-1),并希望运用合适的方法使治疗结果直观、可靠、准确。

表 2-4-26-1 临床问题和解决思路

临床问题	解决策略
咀嚼偶感疲劳,效率减弱	恢复牙冠解剖外形,增加颌龈距
颌间距减少,没有足够修复的颌龈距离	在正中关系位升高垂直距离,获得修复空间
牙齿损耗后影响牙列及面型美观	恢复美观协调性
开口型终末位偏斜,偏侧咀嚼习惯	建立可靠颌位和咬合
牙体损耗引起冷、热、机械刺激牙齿不适	牙体修复
预防复发胃食管反流病史	全冠修复,减少牙体显露及边缘线长度
牙体大面积缺损,硬化牙本质较多	CAD/CAM 玻璃陶瓷制作最终修复体,增加固位力
薄龈高弧生物型	平龈或龈上肩台避免软组织萎缩
低位笑线	粉色美学的外科手段优先度可降低

我们以下颌运动轨迹描记举例。在传统的机械式面弓和数字化的电子测量装置的各项测量均值中发现,由于传统机械面弓的外部装置受到联动部件及解剖因素的影响,各项数据均有偏差(表 2-4-26-2),所以我们想要获得更接近理想治疗效果的有效手段——把数字化治疗的可印证性和低偏差性的优势加入临床程序中,以此来制订治疗计划。

表2-4-26-2　传统机械面弓与下颌运动轨迹电子测量装置的测量数据对比

测量方式	所得的各项测量数据		
	矢状侧方髁导斜度的费氏角（Fisher）	水平侧方髁道角（Bennett）	下颌渐进侧移正中平面角度
机械式面弓	均值5°	均值19.3°	均值7.5°
电子测量装置	0°	均值15.1°	均值2.8°

七、治疗计划

1. 采集分析　面部扫描获取面部扫描数据，测量患者下颌运动轨迹，进行CT检查。评估颞下颌关节情况。咀嚼肌去程序化，记录正中关系位，在正中关系位上抬高垂直距离。口内扫描并采集上下颌位置关系。打印美学蜡型进行美学预告，打印带有天然牙轮廓诊断的蜡型指导牙体预备。

2. 初步实施　47、37行根管治疗；46根管再治疗；龈上洁治。16—26、46—36全冠预备，龈上肩台。口内扫描取模，取咬合关系、CAD/CAM（computer aided design and manufacturing）分段冠桥临时修复体，当日佩戴。

3. 修复阶段　戴临时修复体1周后，调𬌗、拍摄X线头影测量侧位片辅助参考𬌗平面和补偿曲线，3个月复查，确定最终设计数据。

4. 完成治疗　高强度玻璃陶瓷CAD/CAM单冠修复体替换临时修复体，完成修复；再次检查咬合，下颌运动轨迹。佩戴磨牙𬌗垫观察防范口腔副功能，定期维护，定期检查。

八、治疗步骤

1. 术前准备　使用GALILEOS口腔CT机进行CT检查。完成根管治疗及牙周基础治疗。进行EinScan PRO面部扫描获取面部扫描数据，CS3700口内扫描获取口内扫描数据，Jaw Motion Analyzer电子面弓获取下颌运动轨迹（图2-4-26-10）。咀嚼肌去程序化采集数据（图2-4-26-11），佩戴前牙阻断装置Lucia Jig（图2-4-26-12）后，运用电子面弓辅助确定颌位关系（定位髁突关节上前位）并获取数据（图2-4-26-13、图2-4-26-14）。姿势位上下牙间隙法加面部解剖标志参考法，初步确认垂直距离（抬高前牙2.5mm，后牙约为0.8mm）。在软件exocad dental CAD中将面部扫描与口内扫描数据比配重叠后，再代入下颌运动轨

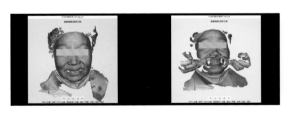

图2-4-26-10　采集面部数据

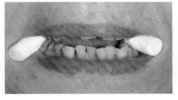

图2-4-26-11　去程序化

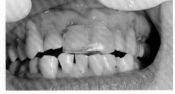

图2-4-26-12　前牙阻断（Lucia Jig）

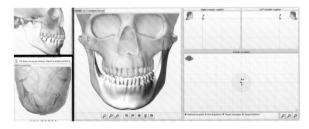

图2-4-26-13　确认颌位

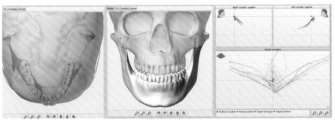

图2-4-26-14　采集下颌运动轨迹

迹。软件进行数字化美学设计和功能运动后，设计临时修复体。最后 shape1 HD 打印美学蜡型和用于指导牙体预备的诊断蜡型的模型（图 2-4-26-15、图 2-4-26-16）。同时行牙周基础治疗和 47、37 根管治疗。

2. 临时修复　必兰分次局部浸润麻醉 16—26、46—37，后牙在诊断蜡型制作的牙体预备导板指导下牙体预备，此时暂时保留前牙形态（12—22、32—42）。口内扫描模型并获取咬合关系。继续预备前牙（12—22、32—42），完成口内扫描取模。通过美学蜡型制作透明硅橡胶导板，确认牙体预备量（图 2-4-26-17）。

WORKNC DENTAL 软件排版临时冠桥修复体，代型材料 PMMA 98mm×18mm-A2 切割制作。当日佩戴临时修复体。1 周后复查咬合，并调𬌗（图 2-4-26-18~图 2-4-26-22）。

3 个月后检查患者修复情况，进行发音检查、口颌系统检查，拍摄 X 线头影测量侧位片，参考确认𬌗平面（图 2-4-26-23、图 2-4-26-24）。

3. 最终修复　口内扫描临时修复体形态和基牙形态，同时再次代入下颌运动轨迹。软件设计牙冠形态后，仅在前牙唇面回切饰瓷空间，保证强度。选用高强度 IPS e.max CAD of CEREC/inLab 瓷块玻璃陶瓷 CAD（挠曲强度/双轴向参考强度约为 500MPa）完成最终修复体。预处理最终修复体，患者到诊后试戴后粘接（图 2-4-26-25~图 2-4-26-29）。

粘接 1 周后复诊调𬌗，TeeTester 电子咬合力测试仪检查最终咬合。X 线头影测量侧位片确认𬌗平面。美学效果良好；检查前伸、侧方咬合（图 2-4-26-30~图 2-4-26-34）。

最终修复体佩戴 1 周后复诊，再次测试下颌运动轨迹，确认治疗结果（图 2-4-26-35）。

复诊当天制作上下颌𬌗垫，防范观察口腔副功能情况（图 2-4-26-36）。

4. 定期回访，跟踪状态（图 2-4-26-37~图 2-4-26-39）。

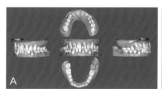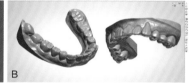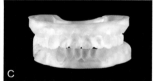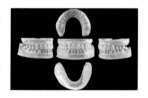

图 2-4-26-15　制作诊断蜡型
A. 保留天然牙进行排牙；B. 诊断蜡型数据；C. 打印诊断蜡型。

图 2-4-26-16　打印美学蜡型

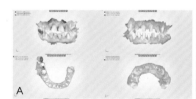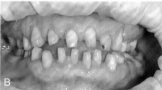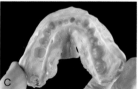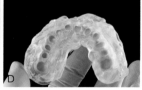

图 2-4-26-17　牙体预备取模
A. 口内扫描颌位关系及基牙；B. 预备完成；C. 上颌透明导板；D. 下颌透明导板。

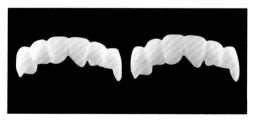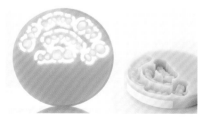

图 2-4-26-18　依照患者要求完成两种切缘曲度的临时冠试戴　图 2-4-26-19　CAD/CAM 树脂修复体

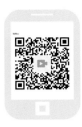

视频 32
设计美学蜡型
① 扫描二维码
② 用户登录
③ 激活增值服务
④ 观看视频

视频 33
临时修复体 CAD/CAM
① 扫描二维码
② 用户登录
③ 激活增值服务
④ 观看视频

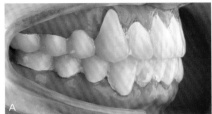
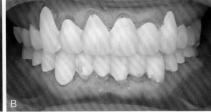
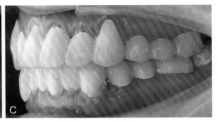

图 2-4-26-20　临时修复口内像
A. 右侧面观；B. 正面观；C. 左侧面观。

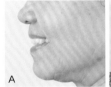
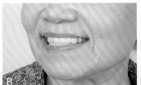
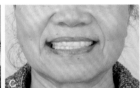
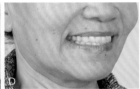
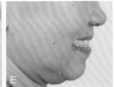

图 2-4-26-21　临时修复后面像
A. 左侧 90° 面像；B. 左侧 45° 面像；C. 正面像；D. 右侧 45° 面像；E. 右侧 90° 面像。

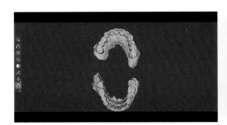
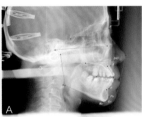
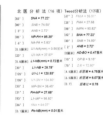
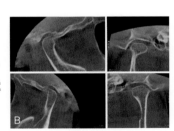

图 2-4-26-22　检查咬合，调𬌗

图 2-4-26-23　临时修复 3 个月后影像学检查
A. X 线头影测量侧位片；B. CT 关节影像。

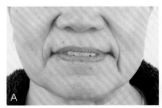
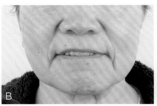
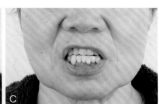

图 2-4-26-24　临时修复 3 个月后发音检查
A. "fu" 发音检查；B. "vu" 发音检查；C. "chi" 发音检查。

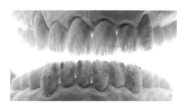

图 2-4-26-25　上瓷

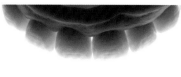

图 2-4-26-26　改进型硅酸锂材料 IPS e.max CAD 新材料理论挠曲强度（双轴向）可达 500MPa

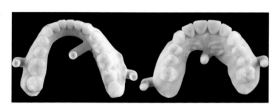

图 2-4-26-27　牙冠厚度均达 1mm 以上，以保证强度

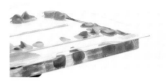

图 2-4-26-28　修复体预处理

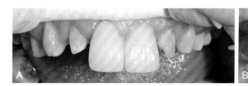

图 2-4-26-29　修复体粘接
A. 试色；B. 粘接。

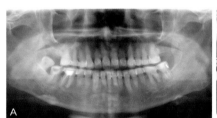

图 2-4-26-30　修复后检查
A. 全景片；B、C. X 线头影测量侧位片。

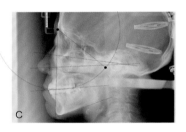

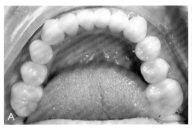

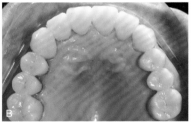

图 2-4-26-31　最终修复口内像
A. 下颌𬌗面观；B. 上颌𬌗面观。

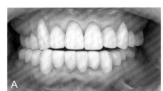

图 2-4-26-32　正面观

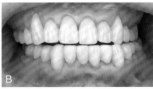

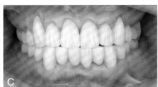

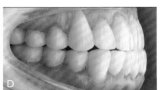

图 2-4-26-33　前伸、侧方𬌗口内像
A. 右侧方𬌗；B. 左侧方𬌗；C. 正面前伸𬌗；D. 前伸𬌗侧貌，功能运动无干扰。

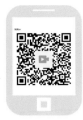

视频 34

最终修复后，动态咬合压力记录

① 扫描二维码
② 用户登录
③ 激活增值服务
④ 观看视频

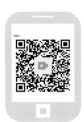

视频 35

术前、术后下颌运动轨迹对比

① 扫描二维码
② 用户登录
③ 激活增值服务
④ 观看视频

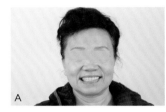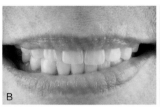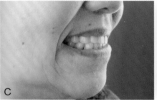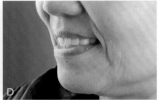

图 2-4-26-34　术后微笑像

A. 正面像；B. 局部微笑像；C. 右侧微笑像；D. 左侧微笑像。

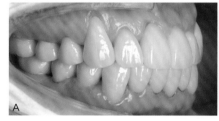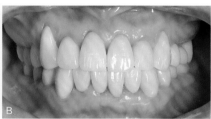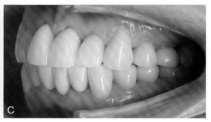

图 2-4-26-35　最终修复后 1 周口内像

A. 最终修复后 1 周右侧面观；B. 最终修复后 1 周正面观；C. 最终修复后 1 周左侧面观。

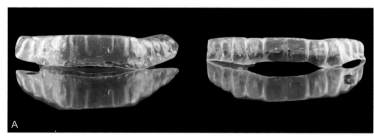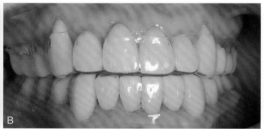

图 2-4-26-36　佩戴𬌗垫

A. 制作𬌗垫；B. 观察并预防副功能。

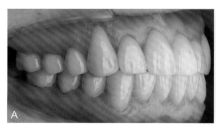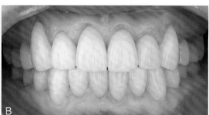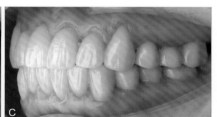

图 2-4-26-37　最终修复后 9 个月复查口内像

A. 右侧面观；B. 正面观；C. 左侧面观。

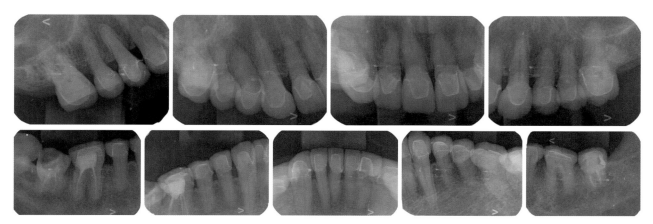

图 2-4-26-38　最终修复后 9 个月复查根尖片

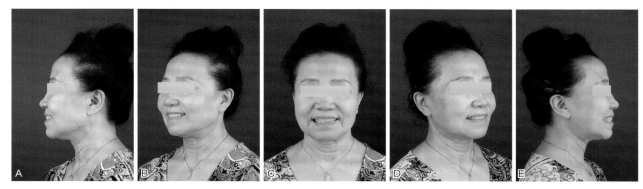

图 2-4-26-39　最终修复后 9 个月复查面像
A. 左侧 90° 面像；B. 左侧 45° 面像；C. 正面像；D. 右侧 45° 面像；E. 右侧 90° 面像。

九、治疗效果

修复结束后动态咬合测试中看到正中关系位咬合拥有均匀一致的多点接触。X 线头影测量各项数值正常。颌平面的位置符合预期，全冠修复体拥有良好的功能形态和动态接触，面容形态、切缘曲线舒适美观。

十、小结

在临床中合理运用数字化治疗思路所获得的治疗结果，相比较传统治疗方式，在理论上更为容易接近患者的最佳治疗结果。所以我们在此病例中，将患者在术前采集的各项数据逐一应用在临时修复体的设计和制作上，并经历了口内佩戴 3 个月的适应和调整。确定了这个修复状态后将其改善，制作最终修复体。从最终修复后的动态咬合、功能运动和面部及唇齿的美学协调情况来看，治疗已经达到了预期的功能与美学要求。通过对患者术后的各项数据进行检查，我们验证了患者拥有良好的治疗结果，从而确定了利用数字化技术的治疗思路来优化此类功能重建患者的传统治疗方式是切实可行的，并在每一步治疗环节中还能帮助医师和技师更直观地把控治疗走向，更容易获得较为准确、合理的治疗效果。

虽然患者可能由于常年咀嚼习惯或牙尖交错位偏右，导致左侧髁突动度稍大，但是从临时修复后开始已有改善。目前的治疗状态相对良好稳定，并无并发症及副功能情况。当然，在治疗过程中没有完善前牙粉色美学，未进行软组织手术改善龈缘高度，以及临时修复桥 CAM/CAD 倒凹过多戴入时间较长，临时修复体容差较多、最终修复时间尚短等问题，都是客观存在的。所以后续仍然会对患者的口颌系统及全身状况进行追踪检查。

点评

　　本病例在数字化思路的引导下,完成了一例牙酸蚀症伴重度磨耗患者的全口牙列咬合重建,病历记录规范,影像学资料完整,治疗过程详细。通过获取术前面部扫描数据、口内扫描数据、下颌运动轨迹,建立数字化虚拟患者病历,有助于医技沟通及全局诊疗方案的确定。运用下颌运动记录系统辅助寻找正中关系,结合息止颌间隙法、发音法、面部解剖标志参考法升高垂直距离,并在 CAD 软件中进行 3D DSD 及下颌功能运动模拟,设计临时修复体。在临床实现阶段,通过分段牙体预备和前牙阻断装置稳定上下颌位置的巧思,确保了口内扫描转移水平颌位关系及垂直距离的准确性。而 CAD/CAM 系统椅旁切削临时树脂修复体,则保证了数字化设计口内实现的精准度。患者戴用临时修复体 3 个月后,进行修复效果及口颌系统健康的再评估,通过临时修复体形态扫描及下颌运动轨迹匹配,进行最终修复体的形态设计。CAD/CAM 玻璃陶瓷完成最终修复后,借助电子咬合测试仪检查咬合,下颌运动轨迹再次采集确认治疗结果。整个修复流程体现出数字化手段在全口重建中辅助确定颌位关系,进行咬合设计,验证修复效果的可靠性和便捷性。

　　然而,在最终修复设计时,仍使用治疗前采集的下颌运动数据进行功能运动的检查和调整,可能会造成咬合设计的偏差。同时,下颌前牙唇侧面饰瓷,可能会导致前牙咬合关系的改变,从而影响最终修复体的咬合准确性。

同济大学附属口腔医院　刘伟才

点评

　　该病例的资料留存非常全面、细致,内容比较翔实,可见作者在数字化诊疗方面进行过深入地学习,也有一些自己的思考,有较大的参考价值和学习意义。但是在检查、分析和治疗的整个流程中,还有比较大的提升和改进空间。

　　1. 全流程都应多角度详细检查,相互印证,对结果应更深入细致研判　应详细询问既往史,例如双侧上颌后牙缺失的原因等,深入探讨现存口腔状况的造成原因,充分考虑可能的病因或危险因素,以期在制订治疗计划时充分规避风险,提高预后。胃食管反流应该是构成病因的一个重要环节,但是还应分析其他可能的因素,例如磨牙症等。

　　三个重要的时间节点:治疗前、临时过渡性修复、永久修复,都应收集主观症状和相应客观指标,包括关节肌肉触诊、下颌运动轨迹(包括髁突轨迹)、调𬌗记录等。以利于实时比对,校准治疗举措。

　　文中下颌运动轨迹描记示左侧方运动 2.8mm、开口 19.2mm,应考虑与实际口外检查的运动范围是否相符。数据显示了运动受限,应分析其原因,患者口内存在多处局部错𬌗。临床可以通过牙齿引导状态和分离状态的运动进行鉴别,有的患者关节结构没有问题,牙齿引导时因为排列的问题,造成运动幅度下降;也有的患者无论是否牙齿引导,运动幅度均明显减小,那么大概率提示关节存在异常。同理,进行下颌运动描记时也可以对两种状态的曲线分别进行评估。

　　关节 CBCT 示一侧髁突形态改建,双侧髁突形态不对称。下颌运动轨迹示下颌向左侧运动范围明显下降,前伸与开口运动幅度也有一定下降(图太小看不清数据),口外检查开口右偏,都指向右侧关节运动障碍,其功能运动范围应该不正常。

　　由于开口型终末位偏斜、偏侧咀嚼的原因检查分析不足,因此很难确定地说,可以通过建立颌位和可靠咬合改善或解决，且多为冠状位的问题，病例中的检查分析为矢状位，相关检查分析不足以支撑。

2. 根据检查结果提出解决思路，制订治疗方案，应细致并全面思索　该患者右侧关节应有问题，下颌属于适应性颌位，使用肌肉去程序化配合电子面弓记录正中关系位有风险。多颗牙存在局部错𬌗及运动范围障碍，说明旧轨迹有问题，治疗方案应改建旧轨迹。可考虑使用咬合板寻找治疗性颌位，并调整确定颌位与前牙引导。

修复流程先后牙后前牙，不利于𬌗曲线、冠间角及牙尖斜度的设计。本病例永久修复侧方照片示侧方运动时后牙没有足够的咬合分离间隙，应与设计的 Spee 曲线不足等多因素有关。应根据患者的髁道斜度、咬合平面、前牙美学等，重新设计前牙的前伸与侧方引导斜面，在咬合板与临时修复的阶段应反复调整检查，确定患者能适应新的前牙运动轨迹，然后再设计后牙的𬌗曲线、冠间角及牙尖斜度。

文中"牙体大面积缺损，硬化牙本质较多"，硬化牙本质会影响玻璃陶瓷的粘接效果，其解决思路应是对硬化牙本质进行处理以改善粘接，而不是应用玻璃陶瓷材料。

48 应考虑拔除。

3. 需要关注的其他细节　文中比较了"机械式"与"电子测量式"面弓的测量数值差别，此处"机械式"指代的是哪一类面弓？如果是指代接触式机械下颌运动轨迹描记和非接触式超声感应式下颌运动轨迹描记这两类装置的话，目前并没有相关文献可以证实二者测量的准确性存在差别，因为二者所测量的原理及参考系数不同。

未见术前 X 线头影测量分析的相关数据，不能把诊断蜡型和治疗后的进行横向对比，垂直距离的抬高量具体是多少，未阐述客观依据。

图 2-4-26-14 应是利用 jaw relation 制取正中关系，而非采集下颌运动轨迹。应是在图 2-4-26-13 基础上进行的哥特式弓描记，但是放大后发现习惯叩齿点分布并不一样。

图 2-4-26-22 应是口内扫描软件直接显示的咬合接触情况，容易误导读者。口内扫描的精度，还做不到对调𬌗的量和具体位置给出指导，推测应该还是通过传统咬合纸在口内进行调𬌗。

福建医科大学附属口腔医院　郑明

第五章

美学区单颗牙数字化种植修复

病例 27：前牙美学椅旁即刻修复与即刻种植

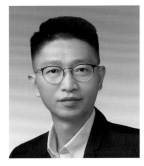

作者：深圳瑞尔齿科　彭勃医师
病例开始时间：2020 年 8 月 4 日
病例完成时间：2021 年 1 月 26 日

一、患者基本情况

性别：女。

年龄：38 岁。

二、主诉

上颌前牙牙冠松动 1 个月余。

三、简单病史

5 年前于本院行上颌前牙美学修复，无不适。近日自诉前牙牙冠松动，咬物不适，于我院就诊，要求解决牙冠松动问题。

2015 年因前牙美观问题于我院就诊，检查见前牙色泽形态不佳，21 烤瓷冠 + 金属桩冠修复，边缘不密合，14 烤瓷冠 + 金属桩核修复；21 因牙体缺损较大、根管口附近牙体组织较薄，预后不佳。在患者强烈要求保留该牙的意愿下，21 保留原金属桩核，行全瓷冠再修复，14 行全瓷冠修复，其余上下颌前牙行 CEREC CAD/CAM 瓷贴面修复,经过蜡型设计、mock-up确定修复体设计,所有修复体采用CEREC椅旁CAD/CAM系统进行了椅旁即刻修复(图2-5-27-1~图2-5-27-13)。

患者全身情况良好,无不良嗜好及习惯。

四、检查

1. 临床检查　21全瓷冠修复,牙冠略偏唇侧,Ⅱ度松动,叩痛(±)。桩冠修复体可取下,腭侧部分牙体折断,探及断面位于龈下约2mm,见隐裂纹。牙龈稍有充血,根尖区未见瘘管。邻牙全瓷贴面修复,边缘密合,形态完整,龈曲线良好。

2. 影像学检查　CBCT示21根管内见金属桩样高密度影像,根管下1/2见高密度充填物,根尖周见牙周膜增宽影。21牙根唇侧及根尖周区有低密度阴影,唇腭侧骨板完整,牙槽嵴顶处唇腭侧宽度约8.7mm,根尖区骨轮廓有狭窄倒凹,狭窄处牙槽骨唇腭侧宽度约5mm,牙槽嵴顶距鼻底约27.3mm,牙槽骨密度CT值为1 300~1 900HU(图2-5-27-14、图2-5-27-15)。

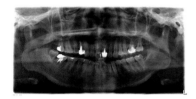

图2-5-27-1　初诊全景片

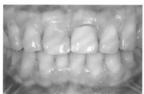

图2-5-27-2　初诊咬合正面观

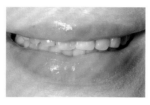

图2-5-27-3　初诊微笑像

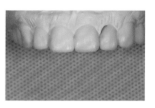

图2-5-27-4　上颌前牙蜡型设计

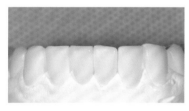

图2-5-27-5　下颌前牙蜡型设计

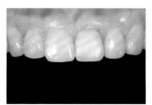

图2-5-27-6　上颌mock-up

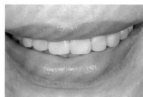

图2-5-27-7　mock-up微笑像

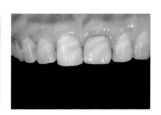

图2-5-27-8　上颌微创瓷贴面牙体预备后

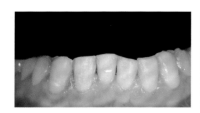

图2-5-27-9　下颌微创瓷贴面牙体预备后

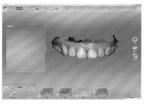

图2-5-27-10　复制mock-up模型

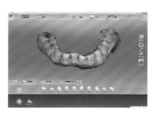

图2-5-27-11　设计瓷贴面

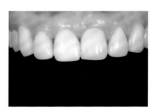

图2-5-27-12　上颌瓷贴面+全瓷冠修复后

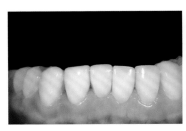
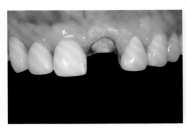
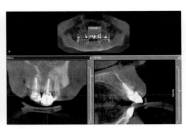

图 2-5-27-13　下颌瓷贴面修复后　图 2-5-27-14　21 残根　图 2-5-27-15　上颌修复后 5 年复诊 CBCT

五、诊断

21 冠根折。

六、设计思考

患者 21 重新冠修复尝试保留患牙 5 年后，牙体组织折断、桩冠脱落，可见剩余牙体组织较少，腭侧牙体组织存在隐裂纹，X 线根尖片示牙周膜增宽影，CBCT 示根尖周区及唇侧低密度阴影。

对于 21 残根的修复方案有两个选择。第一个方案是重新桩道预备，选用纤维桩 + 全瓷冠修复，尝试继续保留患牙。第二个方案是拔除患牙即刻种植修复。经过与患者交流沟通，患者选择拔除该牙，行种植治疗修复方案。

该病例属于上颌前牙美学区种植修复的范畴，如何实现微创精准种植及美学修复是该病例的难点和重点。由于该患者属于中厚龈生物型，软硬组织轮廓没有明显缺陷。21 牙根唇侧骨壁基本完整，厚度不低于 1mm，根尖区骨量充足，符合即刻种植即刻修复的适应证。通过术前数字化设计，打印制作种植导板及临时修复体，实现微创美学种植。待骨结合良好后，采用口内扫描等数字化技术完成最终修复。运用数字化技术可降低该病例的种植难度及减少美学风险。

七、治疗计划

1. 术前通过数字化技术采集资料，完成种植导板及临时修复体的制作。

2. 术中拔除残根，在种植导板辅助下不翻瓣完成即刻种植，跳跃间隙植骨，同期行种植体支持式树脂临时冠即刻修复。

3. 3 个月待骨结合完成后，采用数字化印模技术扫描复制种植体穿龈轮廓，设计制作个性化氧化锆基台及螺丝开孔的全瓷冠，完成最终修复。

4. 术前数字化设计 Dental System 模拟种植体植入三维位置，并打印导板（图 2-5-27-16～图 2-5-27-21）。

视频 36
21 即刻种植术前数字化设计

① 扫描二维码
② 用户登录
③ 激活增值服务
④ 观看视频

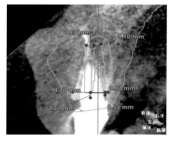

图 2-5-27-16　术前设计种植体与骨板间距离

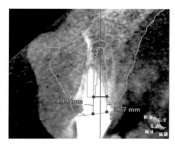

图 2-5-27-17　术前设计种植体深度位置

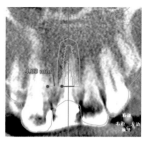

图 2-5-27-18　术前设计种植体与邻牙位置关系

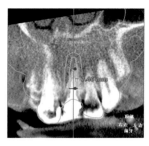

图 2-5-27-19　术前设计种植体在拔牙窝内长度

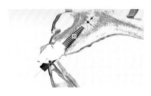

图 2-5-27-20　术前设计种植体与修复体轴向

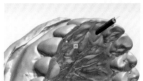

图 2-5-27-21　术前设计未来螺丝孔穿出位置

八、治疗步骤

1. 口内试戴种植导板,确保导板完全就位,稳定无翘动。局麻下微创拔除患牙,半程导板辅助下实现种植窝洞预备,植入 BLT 3.3mm × 12.0mm 种植体,跳跃间隙植骨。调磨临时基台及临时冠,流体树脂固定临时冠并实现腭侧开孔,将临时冠固定于种植体上部,加力至 15N·cm(图 2-5-27-22~2-5-27-29)。

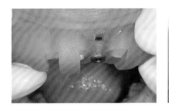

图 2-5-27-22　试戴种植导板

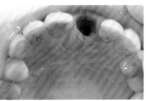

图 2-5-27-23　半程导板辅助下种植窝洞预备

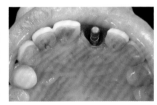

图 2-5-27-24　定位杆指示方向

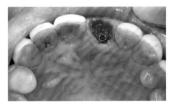

图 2-5-27-25　植入种植体,跳跃间隙植骨

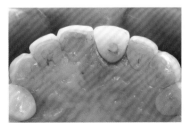

图 2-5-27-26　树脂临时冠即刻修复,腭侧螺丝开孔

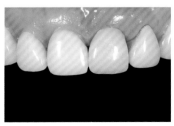

图 2-5-27-27　树脂临时冠即刻修复正面观

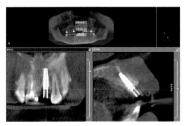

图 2-5-27-28　术后即刻 CBCT

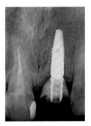

图 2-5-27-29　即刻修复后 X 线片

视频 37
21 即刻种植、即刻修复

① 扫描二维码
② 用户登录
③ 激活增值服务
④ 观看视频

2. 种植后 5 月复诊,取下临时冠,数字化口内扫描穿龈轮廓,采用数字化转移杆制取数字化印模 (图 2-5-27-30~图 2-5-27-33)。

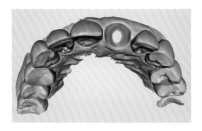
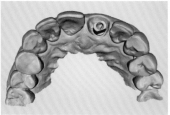
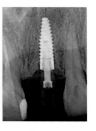
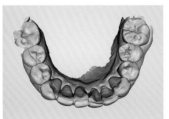

图 2-5-27-30 复制临时冠穿龈 轮廓 | 图 2-5-27-31 数字化扫描杆 | 图 2-5-27-32 数字化扫描杆 X 线片确认就位 | 图 2-5-27-33 扫描下颌牙齿

九、治疗效果

21 氧化锆个性化基台及螺丝开孔全瓷冠修复,可见龈缘形态协调一致,龈乳头充盈,唇侧软组织轮廓与邻牙基本一致(图 2-5-27-34~图 2-5-27-42)。

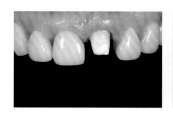
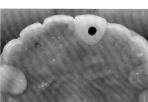
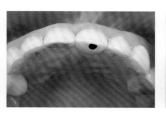

图 2-5-27-34 氧化锆个性 化基台 | 图 2-5-27-35 最终修复𬌗 面观示腭侧螺丝开孔 | 图 2-5-27-36 唇侧软组织 轮廓与邻牙基本一致 | 图 2-5-27-37 全瓷冠修复

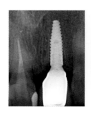
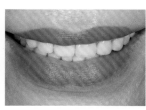
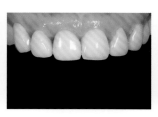
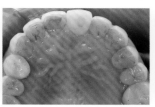
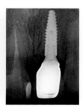

图 2-5-27-38 最终修复后 X 线片 | 图 2-5-27-39 半年复查微 笑像 | 图 2-5-27-40 半年复查上 颌正面观 | 图 2-5-27-41 半年复查上 颌𬌗面观 | 图 2-5-27-42 半年复查 X 线片

十、小结

1. 患者于 2015 年 8 月要求改善前牙美观来就诊,基于健康天然牙的椅旁 CAD/CAM 微创瓷贴面美学修复,通过 5 年的临床追踪观察,取得了比较理想的美学效果。对于牙本质肩领不足的 21 残根,桩冠修复远期效果不甚理想,最终因牙根折裂而拔除行种植修复。

2. 对于前牙区的即刻种植,如何实现微创种植,减少术后反应及制作安全舒适的过渡性临时修复体,对医师来说是很大的考验。而患者总是期望能有一个种植体支持式的临时修复体,以减少对工作和生活的影响,因此微创及精准种植尤为重要。通常前牙区即刻种植由于骨量的限制,种植体通常位于比较极限的位置,因此运用数字化技术,制作数字化种植导板,可以有效地辅助医师在术中对种植体三维位置及良好轴向的把控。全程导板从先锋钻到种植体植入提供全程引导,半程导板需要术者自助把握植入种植体这一关键步骤。对于有经验的种植医师,在窝洞预备后通常会探查窝洞内骨板的完整性,若导板出现误差,则可以通过终末钻等进行种植窝洞的修正,保证种植体植入位置与术前设计一致。

3. 前牙美学区的种植,植体的种植深度和轴向在术前设计时非常重要。按照未来龈缘下 3~4mm 的原则设计种植体深度。即刻种植过程中,如果植体具备良好的初期稳定性,种植体支持式的临时冠可以很好地维持和引导牙龈轮廓与牙龈生长方向,非常利于后期的美学效果。而良好的轴向才可能实现螺丝开孔的修复体,这非常有利于种植体的牙周健康及远期维护。该病例术前患者的牙龈厚度及轮廓与邻牙基本一致,在制作临时冠时除了要维持现有的牙龈轮廓之外,还必须要注意唇侧的穿龈形态,既能支持唇侧牙龈,又要给予一定的空间,防止牙龈收到压迫术后发生退缩,从而规避美学风险。待骨结合完成进行最终修复时,再次通过数字化技术进行口内扫描及种植体穿龈袖口的扫描复制,全面地采集患者口内信息,该病例中患者于多年前行上颌前牙贴面修复,但牙龈发生了少许退缩。通过数字化的美学分析与设计,制作个性化氧化锆基台及最终修复体,取得了良好的美学效果。

点评

病例为前牙椅旁即刻修复与即刻种植的病例,综合了数字化设计、数字化种植导板、数字化面部扫描、椅旁数字化扫描与切削设备等,病例具有一定的先进性,完成的结果较好。

病例中,患者在 6 年前使用 CEREC 进行了上下颌前牙的椅旁即刻全瓷贴面与冠修复,在随诊了多年后效果依然稳定。同时对于反复脱落的 21 进行了数字化种植设计,种植导板引导下即刻种植即刻修复,使用口内扫描复制了牙龈轮廓,获得了稳定的种植红白美学修复效果。

病例尚有一些可以提升的地方:①在瓷贴面牙体预备时,未能在邻面进行适当延伸,在复查时可以从侧面观察到明显的边缘交界;②在数字化修复体形态设计方面,瓷贴面稍显立体感不足,没有明确的边缘嵴与发育纹理形态。

福建医科大学附属口腔医院　郑明

病例 28：CEREC 导板下即刻种植即刻修复

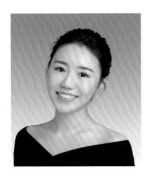

作者：北京瑞尔齿科　郭帅医师
合作者：北京瑞尔齿科　赵晖医师
病例开始时间：2020 年 1 月 3 日
病例结束时间：2020 年 5 月 6 日

一、患者基本情况

性别：男。
年龄：20 岁。

二、主诉

前牙折断 1 日，要求修复。

三、简单病史

1 天前患者跌倒，导致前牙折断，口唇及面部软组织擦伤。
患者 10 岁时 21 外伤，曾在外院行根管治疗。患者否认系统性疾病及家族遗传病史。

四、检查

1. 临床检查
（1）口外检查：面部比例匀称，开口度良好，开口型"↓"。中线无明显偏斜，中位笑线，颞下颌关节及面部肌肉未见明显异常，侧貌凸面型（图 2-5-28-1）。
（2）口内检查：11 近中切端缺损，探诊（－），叩痛（±），无松动，冷热诊（敏感）。牙髓温度测验正常。21 颈 1/3 处折断，可见根管内根充物，牙体变色，探诊（－），叩痛（±），冷热诊（无反应）。33 缺失，缺牙间隙较狭窄。口腔卫生状况一般，多个牙位见软垢。牙龈色粉质韧，未探及龈下结石（图 2-5-28-2）。
2. 影像学检查
（1）根尖片及锥形束 CT（cone beam computed tomography，CBCT）示 11 根尖未见明显异常，根尖周膜未见异常。21 根管内见高密度充填影（恰填），根尖周区可见低密度影像（3mm×3mm）伴根尖外吸收（图 2-5-28-3A、图 2-5-28-3B）。
（2）全景片示 33 缺失，18 埋伏阻生（图 2-5-28-3C）。
（3）2015—2020 年 CBCT 检查示 21 矢状位可见牙根根尖外吸收长期存在，并逐年扩大，唇侧骨壁完整并连续（图 2-5-28-4）。

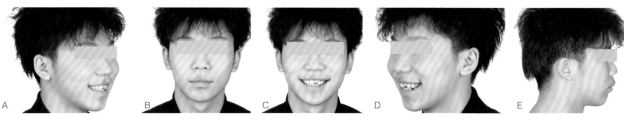

图 2-5-28-1　术前面像

A. 右侧 45° 微笑像；B. 正面像；C. 正面微笑像；D. 左侧 45° 微笑像；E. 90° 侧面像。

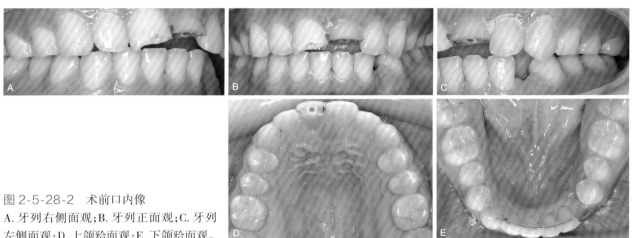

图 2-5-28-2　术前口内像

A. 牙列右侧面观；B. 牙列正面观；C. 牙列左侧面观；D. 上颌𬌗面观；E. 下颌𬌗面观。

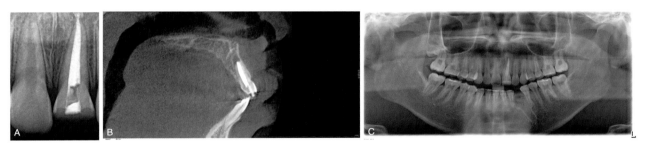

图 2-5-28-3　术前影像学检查

A. 根尖片；B. CBCT 矢状位；C. 全景片。

图 2-5-28-4　2015—2020 年 CBCT 21 矢状位

A. 2015 年 CBCT 21 矢状位；B. 2017 年 CBCT 21 矢状位；C. 2019 年 CBCT 21 矢状位；D. 2020 年 CBCT 21 矢状位。

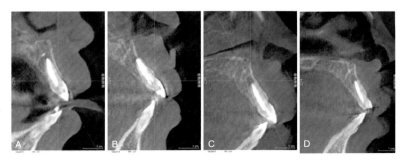

五、诊断

1. 11 牙体缺损。
2. 21 慢性根尖周炎(根管治疗后)。
3. 21 根尖外吸收。
4. 菌斑性龈炎。

六、设计思考

由于患者 11 外伤后牙体缺损,不排除后期牙髓坏死导致根管治疗及冠修复的可能性,现阶段的治疗方案有三种。

1. 方案一　11 贴面修复及 21 根管再治疗后桩核冠修复。
2. 方案二　11 贴面修复及 21 根尖手术后行桩核冠修复。
3. 方案三　11 贴面修复及 21 微创拔除后导板下即刻种植即刻修复。

2015—2020 年的 CBCT 可见根尖区持续吸收,预后不良,根尖区的外科手术是一个选择。但是由于年轻恒牙根管过于粗大,根骨壁偏薄,以后再次出现根管折断或劈裂的风险明显增大。同时,患者由于在国外读书,复诊难度大,患者选择了较为稳定和可预期的第三种治疗方案。

前牙美学区种植具有较高的风险及挑战性,不翻瓣即刻种植即刻修复可减轻对牙龈的损伤,减少手术创伤及复诊次数。为了实现“以修复为导向”的精准种植,利用 CEREC 椅旁数字化技术种植导板技术,在术前对患者的数字化影像信息进行三维重建和可视化处理后,使用登士柏西诺德种植设计软件进行种植体位点及三维方向的模拟,辅助医师将种植体的植入位点、深度、方向达到更为理想的位置,从而降低手术的风险,通过椅旁切削设备 3D 切削树脂导板,进一步缩短了患者术前等待的时间。手术过程中,完成种植手术后即刻修复,利用 CAD/CAM 设计个性化的穿龈轮廓,最大限度地保留了拔牙窝的术后形态,椅旁切削的临时修复体缩短了患者的缺牙期,提高患者的就诊体验。

在进行治疗之前对患者进行了美学风险因素的评估,通过以下 12 项评估,我们得出本病例为高风险病例(表 2-5-28-1)。

表 2-5-28-1　美学风险因素评估表

美学风险因素	风险级别评估		
	低风险	中风险	高风险
健康状况	健康合作		免疫力功能减退
吸烟习惯	不吸烟	轻度(每天 <10 支)	重度(每天≥10 支)
美学期望值	低	中	高
笑线	低	中	高
牙龈生物形态	低弧线形,厚龈	中弧线形,中厚龈	高弧线形,薄龈
牙冠形态	方圆形	卵圆形	尖圆形
邻牙骨水平	距接触点≤ 5mm	距接触点 5.5~6.5mm	距接触点 >7mm
种植区感染	无	慢性感染	急性感染
邻牙修复状态	无修复体		有修复体
缺牙间隙	单颗牙,间隙≥7mm	单颗牙,间隙 <7mm	≥2 个牙位
软组织情况	完整		缺损
骨组织情况	无骨缺损	水平向骨缺损	垂直向骨缺损

七、治疗计划

1. 基础治疗,全口超声洁治。

2. 11 贴面修复(必要时根管治疗)及 21 即刻种植即刻修复。

3. 术前数字化设计

(1) CEREC 数字化种植外科导板设计:术前数字化口内扫描及 DICOM 数据的收集,"以修复为导向"进行种植位点的设计。使用 CEREC 进行口内扫描,选定牙位设计单冠,并导出后缀为 SSI 的文件(图 2-5-28-5),将 SSI 文件导入电脑与 DICOM 格式文件进行叠加,在电脑上设计种植体的三维方向及位点,通过 CBCT 测量可用骨高度为 25mm,宽度 8.5mm,唇侧骨板厚度大于 2mm,选择 Nobel Active 4.3mm×18.0mm 种植体,导出后缀为 CMG.DXD 的文件(图 2-5-28-6)。

(2) 将 CMG.DXD 的文件再次导入 CEREC,完成牙支持式单颗牙种植导板的最终设计及椅旁切削(CEREC MC XL)。

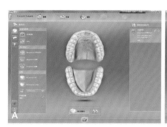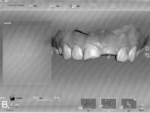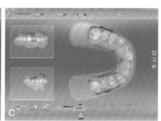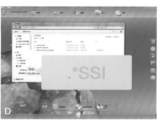

图 2-5-28-5　CEREC 选定单冠设计并导出后缀为 SSI 的文件
A. CEREC 档案建立界面;B. CEREC 口内扫描界面;C. CEREC 单冠设计界面;D. CEREC 文件导出界面。

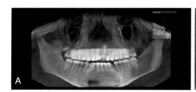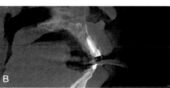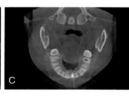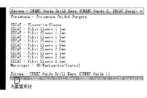

图 2-5-28-6　计算机设计种植体的三维方向及位点(轴向及深度)
A. CEREC 导出的 SSI 文件、DICOM 文件叠加后界面;B. 矢状位示种植体三维方向及位点,计算机设计种植体植入的位点及方向;C. 轴位示种植体三维方向及位点;D. 设计完成的种植体三维位置及方向数据导出 CMG.DXD 的文件。

八、治疗步骤

1. 11 的贴面预备,口内扫描,比色(图 2-5-28-7)。

2. 数字化种植外科过程　常规消毒,铺巾,术区阿替卡因肾上腺素局部浸润麻醉下,微创拔除 21,根尖可见囊肿,牙体变色。口内导板试戴,牙支持式的导板通过观察窗可以看到就位顺利并稳定(图 2-5-28-8)。半程导板引导下使用 CEREC 原厂套环进行预备,方向指示杆确认种植体植入的方向。偏腭侧植入 Nobel Active 4.3mm×18.0mm 种植体 1 颗,种植体位于骨下 1mm。初期扭矩大于 35N·cm。唇侧保持 2mm 跳跃间隙,植入低替代率的材料(Bio-oss 骨粉)0.25g。术后即刻 CBCT 及根尖片确定良好的三维位置(图 2-5-28-9)。

3. 数字化修复过程　21 即刻修复和 11 贴面修复。放置 Nobel Biocare 原厂扫描杆及扫描帽并拍摄根尖片确认扫描杆就位。口内扫描并设计 21 螺丝固位一体冠,材料使用 e.max CAD LTA3 A 16L(图 2-5-28-10)。同时设计 11 贴面,材料使用 e.max CAD LTA3(图 2-5-28-11)。

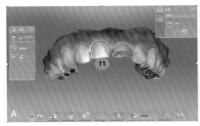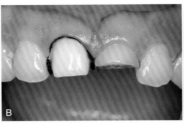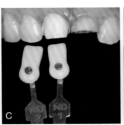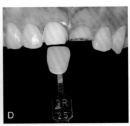

图 2-5-28-7 术前 11 牙体预备后口内扫描比色

A. CEREC 口内扫描 11；B. 牙体预备后排龈；C. 比色（基牙比色）；D. 比色（3R2.5）。

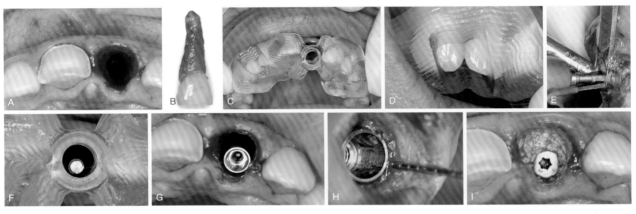

图 2-5-28-8 21 拔除后导板下即刻种植

A. 拔除后 21 拔牙窝；B. 21 根尖可见囊肿，牙体变色；C. CEREC 导板口内就位；D. CEREC 导板观察窗；E. 原厂导环先锋钻备洞；F. 种植体方向指示杆确认植入方向；G. 牙合面观示偏腭侧植入 Nobel Active 4.3mm×18.0mm 种植体；H. 牙周探针确认种植体位于骨下 1mm；I. 牙合面观示跳跃间隙，植入低替代率骨移植材料（Bio-Oss 骨粉）。

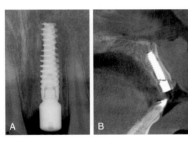

图 2-5-28-9 术后即刻影像学检查

A. 术后即刻 CBCT 确认种植体植入位点及三维方向；B. 术后即刻根尖片确认种植体植入的位置。

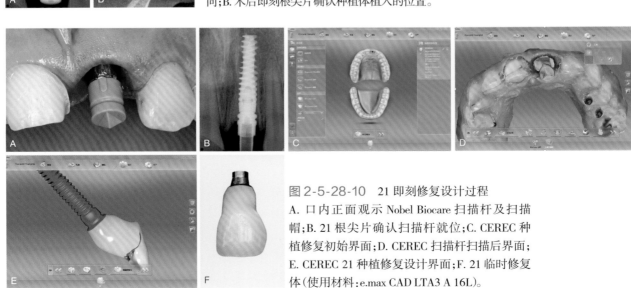

图 2-5-28-10 21 即刻修复设计过程

A. 口内正面观示 Nobel Biocare 扫描杆及扫描帽；B. 21 根尖片确认扫描杆就位；C. CEREC 种植修复初始界面；D. CEREC 扫描杆扫描后界面；E. CEREC 21 种植修复设计界面；F. 21 临时修复体（使用材料：e.max CAD LTA3 A 16L）。

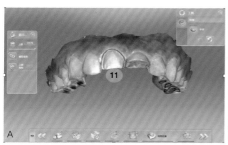
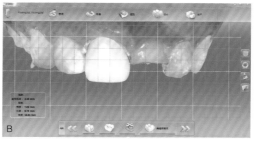
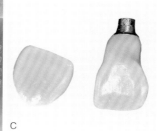

图 2-5-28-11　11 贴面制作过程
A. CEREC11 口内扫描；B. 11 贴面设计正面观；C. 11 贴面及 21 临时修复体。

　　患者戴牙口内像、术后即刻根尖片及 CBCT 示贴面及临时修复体就位良好（图 2-5-28-12、图 2-5-28-13）。
　　4. 永久修复　4 个月后进行正式修复（图 2-5-28-14）。21 穿出位点位于腭侧，最终修复体制作螺丝固位一体冠。

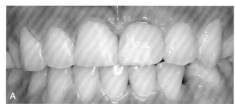
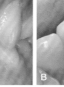

图 2-5-28-12　术后即刻口内像
A. 口内正面观；B. 口内腭侧观。

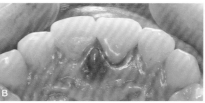
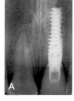
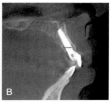

图 2-5-28-13　术后即刻影像学检查
A. 根尖片；B. CBCT 矢状位。

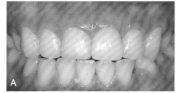
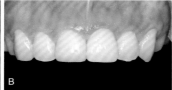
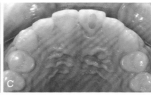

图 2-5-28-14　永久修复后口内像
A. 牙列正面观；B. 上颌牙列正面观；C. 上颌牙列腭侧观；D. 正式修复体 CBCT 矢状位；E. 正式修复体根尖片。

九、治疗效果

　　术后口内像正面观示 11、21 修复体颜色、纹理、龈乳头充盈，附着龈点彩明显，牙龈颜色质地与上颌其他牙齿自然协调。术后患者笑线与术前无明显差异，术后 CBCT 可见唇侧骨板完整，且厚度大于 1mm（图 2-5-28-15、图 2-5-28-16）。术后种植体维持了良好的三维位置，与术前设计的种植位点保持一致（图 2-5-28-17）。PES 为 13~14，WES 为 9~10，患者对最终修复结果满意（表 2-5-28-2，表 2-5-28-3）。

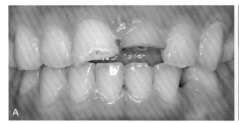
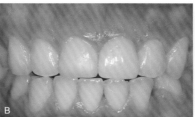
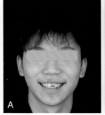
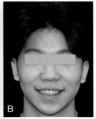

图 2-5-28-15 术前、术后治疗效果对比
A. 术前正面观；B. 术后正面观。

图 2-5-28-16 术前、术后治疗效果对比
A. 术前微笑像；B. 术后微笑像。

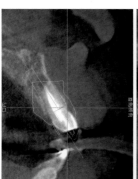
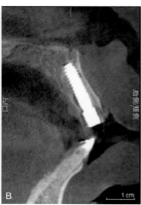
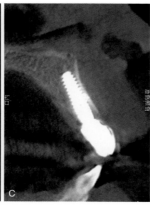

图 2-5-28-17 术前、术后 21 矢状位对比
A. 术前植入位点设计；B. 术后即刻 X线片；C. 正式修复体矢状位。

表 2-5-28-2 红色美学评分（PES）

项目	最终牙龈轮廓	等级	分数
1	近中龈乳头	0~2	2
2	远中龈乳头	0~2	2
3	唇侧龈缘曲线	0~2	2
4	唇侧龈缘最高点位置	0~2	2
5	牙根凸度	0~2	2
6	软组织颜色	0~2	1
7	软组织质地	0~2	2
分数（14 分为最佳）		合计 13	

表 2-5-28-3 白色美学评分（WES）

项目	最终牙龈轮廓	等级	分数
1	牙冠外形	0~2	2
2	牙齿轮廓和体积	0~2	1
3	牙冠颜色（色调和纯色）	0~2	2
4	修复体表面质地	0~2	2
5	透明度及个性化	0~2	2
分数（10 分为最佳）		合计 9	

十、小结

前牙美学区种植具有较高的风险性及挑战性,一直是种植手术的难点。对于前牙美学区种植时机的选择,即刻种植即刻修复由于治疗周期短、无缺牙期等优势,近年来得到了更多医师及患者的青睐。但是由于这项技术复杂,技术敏感性高,因此为了实现术中精准种植,术后良好的红白美学、轮廓美学及修复体美学的效果,术前的方案设计尤为重要。数字化技术的广泛应用,使得"以终为始"的设计理念成为现实。

本病例使用 CAD/CAM 全程数字化设计,秉承"以修复为导向"的原则,从术前导板的设计到术后即刻修复体的制作,实现了椅旁设计切削一体的全数字化流程。

本病例患者就诊时,21 骨质佳,骨量足,牙槽嵴唇侧丰满度可(大于等于 1mm),种植手术同时于跳跃间隙植入了低替代率的材料(Bio-oss 骨粉),从而避免牙槽窝唇侧骨板在愈合过程中发生骨吸收,维持了唇侧骨板厚度,种植体植入扭矩大于 35N·cm,术后进行了即刻修复。结合 CEREC 在种植修复方面的巨大优势,术中口内扫描设计螺丝固位的临时修复体,最大限度地保存拔牙窝的牙龈轮廓形态,CAD/CAM 辅助设计个性化的穿龈形态,不仅可以尽快恢复患者美学的需求,同时还有利于软组织形态的维持及植骨材料的稳定。穿龈轮廓一次成型,减少了修复体摘戴的次数,避免了反复破坏软组织封闭。最终修复体的美学效果良好,真正实现了"以终为始""以修复为导向"的治疗理念。

点评

该病例是一例前牙外伤患者。术者在导板引导下完成 21 即刻种植,通过椅旁口内扫描取模、数字化设计和切削临时修复体完成即刻修复,并在即刻修复 4 个月后完成了最终修复。该病例对于即刻种植的适应证把握是适当的,同时即刻修复有助于保留完整的龈缘轮廓、降低边缘骨吸收率。主治医师在椅旁完成了数字化种植导板、21 临时修复体及 11 贴面的设计打印制作,很大程度上节省了患者就诊次数,降低患者经济负担,体现了以人为本的治疗理念,最终美学效果也是临床可以接受的,但同时也存在一些可以改进之处。

1. 病例的记录格式可以改进,例如既往史的记录顺序、口内检查与影像学检查分开描述。

2. 病例的资料记录总体而言非常清晰完整,但是在数字化设计部分,例如最终修复体的形态设计、导板的设计、21 种植体位置和轴向的设计等,可以给出更加完整的设计思考。

3. 术后同时拍摄了 CBCT 和根尖片,这是不太鼓励的,作为临床工作者我们还是应该尽量减少患者的辐射暴露。

4. 21 最终修复的牙色略不自然。

5. 如果能够提供后期的随访记录会更加完美。

四川大学华西口腔医院 满毅

病例 29：数字化辅助下美学区引导骨再生种植修复

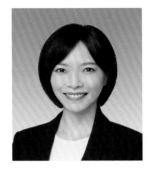

作者：杭州牙博士口腔门诊部　窦晓晨主治医师

病例开始时间：2020 年 7 月 21 日

病例完成时间：2020 年 12 月 11 日

一、患者基本情况

性别：女。

年龄：22 岁。

二、主诉

左侧上颌前牙缺失数年。

三、简单病史

1. 现病史　患者 10 年前因外伤致左侧上颌前牙折断，曾于外院治疗，后无法保留拔除，缺牙后行隐型义齿修复，每间隔 2~3 年更换一次义齿；现自觉隐型义齿影响其美观、发声、社交，要求种植修复。

2. 既往史　患者否认高血压、心脏病等重大疾病，否认结核、肝炎等传染病史，否认手术、输血史等，否认药物过敏史，无抽烟、喝酒等不良习惯。

四、检查

1. 临床检查

（1）口外检查：患者面部基本对称，面下 1/3 高度正常，关节检查无临床阳性指征；高位笑线，牙列中线与面部中线一致，开口度正常（图 2-5-29-1）。

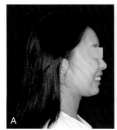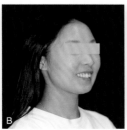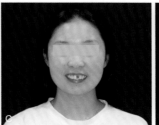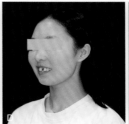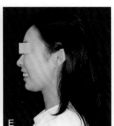

图 2-5-29-1　患者术前面像示 21 缺失，高位笑线

A. 右侧 90° 像；B. 右侧 45° 像；C. 正面像；D. 左侧 45° 像；E. 左侧 90° 像。

（2）口内检查：患者口腔卫生状况尚可，牙周健康，牙龈无充血、红肿。21 缺失，牙槽嵴唇侧明显凹陷，薄龈生物型，附着龈宽度 4~5mm，唇系带附着无异常。Ⅰ~Ⅱ度深覆𬌗、深覆盖，下颌前牙轻度拥挤。22 轻度扭转，根面软组织略有退缩（图 2-5-29-2）。

2. 影像学检查　CBCT 检查示 21 牙槽嵴菲薄，颈部骨宽度不足 4mm，未见垂直向骨吸收（图 2-5-29-3）。

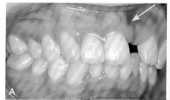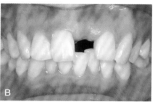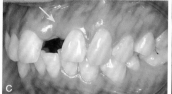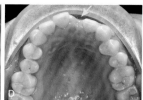

图 2-5-29-2　口内检查示缺牙区唇侧明显凹陷，薄龈生物型
A. 咬合右侧面观；B. 咬合正面观；C. 咬合左侧面观；D. 𬌗面观。

图 2-5-29-3　CBCT 检查
A. 冠状位示 21 区未见明显垂直向骨缺损；B. 矢状位示 21 区牙槽嵴唇侧明显凹陷，水平向骨缺损严重。

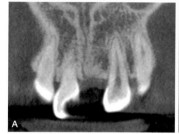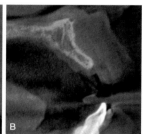

五、诊断

上颌牙列缺损（21 缺失），水平骨缺损。

六、设计思考

1. 患者诉求　该患者是一名年轻患者，自述经济情况欠佳，曾咨询多家机构，了解骨增量治疗方式，拒绝自体骨移植方案，希望尽可能缩短治疗周期，减少治疗时间。患者表示仅想恢复缺失牙，无意改变其他牙齿排列情况，拒绝正畸治疗。患者无法忍受现用隐型义齿，不接受空牙期。

2. 美学区严重骨缺损的种植考量　目前，美学区的种植修复仍然是种植治疗的难点。种植体的理想三维位置及理想的穿龈轮廓是长期功能和美学的保证。该患者因长期缺牙，且长期佩戴隐型义齿，缺牙区唇侧骨板严重凹陷，水平骨缺损严重。先行骨增量处理，延期再将种植体植入相对理想的三维位置，是该患者较稳妥的治疗方案。但是骨增量后延期种植，不仅治疗周期延长，也增加了二次手术的创伤及费用。

3. 美学风险评估　结合患者健康状况、吸烟习惯、美学期望值、唇线、牙龈生物型、牙冠形态、位点感染情况、邻牙牙槽嵴高度、邻牙修复状况、缺牙间隙宽度、软组织解剖、牙槽嵴解剖等美学风险因素，对患者进行美学风险评估，确定患者为中度美学风险（图 2-5-29-4）。

4. 数字化种植设计　结合患者临床情况及个人意愿，首先进行数字化设计，评估能否在实现以修复为导向的美学区种植的同时，尽可能地简化治疗流程，缩短治疗周期。将口内扫描的 STL 数据导入 exocad exoplan 软件中，翻制对侧同名牙，进行虚拟排牙，以确定未来修复体的外形及排列。将虚拟排牙数据与 CBCT 的 DICOM 数据拟合，避开切牙管，按照美学区理想种植体三维位置的"3A2B"原则，设计种植体的位置（图 2-5-29-5）。考虑到患者为薄龈生物型，这里种植体设计在理想龈缘下 3.5mm。因牙槽嵴宽度严重不足，唇侧需要行骨增量。

美学风险因素	风险水平		
	低	中	高
健康状况	健康，免疫功能正常		免疫功能低下
吸烟习惯	不吸烟	少量吸烟（≤10支/天）	大量吸烟（>10支/天）
患者的美学期望	低	中	高
唇线	低位	中位	高位
牙龈生物型	低弧线形，厚龈生物型	中弧线形，中厚龈生物型	高弧线形，薄龈生物型
牙冠形态	方圆形		尖圆形
位点感染情况	无	慢性	急性
邻牙牙槽嵴高度	到接触点≤5mm	到接触点5.5~6.5mm	到接触点≥7mm
邻牙修复状况	无修复体		有修复体
缺牙间隙的宽度	单颗牙≥7mm	单颗牙<7mm	两颗牙或两颗以上
软组织解剖	软组织完整		软组织缺损
牙槽嵴解剖	无骨缺损	水平向骨缺损	垂直向骨缺损

图 2-5-29-4　美学风险评估显示患者为中度美学风险

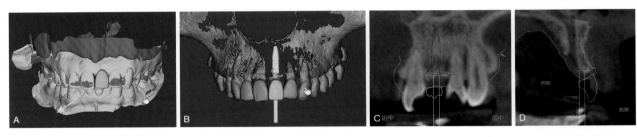

图 2-5-29-5　数字化设计
A. 翻制对侧同名牙，虚拟排牙；B. 按照美学区理想种植体三维位置的"3A2B"原则，设计种植体的位置；C. 种植体设计在缺牙区近、远中向的中间；D. 种植体位于理想龈缘下 3.5mm，唇侧骨缺损处拟行骨增量。

七、治疗计划

根据患者临床情况、美学风险、影像学检查等评估，本病例拟行数字化辅助下全程引导种植，同期骨增量，术后即刻修复，尽可能地缩短治疗流程。具体治疗流程分为七步。

1. 术前"以修复为导向"进行数字化设计，生成数字化外科导板，预成临时修复体（图 2-5-29-6）。

2. 外科导板辅助下全程引导种植。

3. 遵循 GBR 的 PASS 原则，术中同期骨增量。

4. 术后即刻戴入术前预成的临时修复体。

5. 临时修复体维持骨弓轮廓及软组织轮廓。

6. 软、硬组织轮廓稳定后永久修复。

7. 定期随访，监控软、硬组织情况，进行口腔卫生宣教。

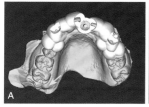
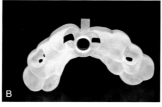
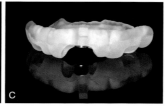
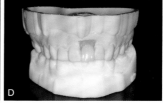

图 2-5-29-6　生成并打印数字化导板，预成临时修复体

A. 设计导板，标记观测窗；B. 导板𬌗面观；C. 导板正面观；D. 临时修复体。

八、治疗步骤

1. 全程引导植入　导板引导下平整骨面，逐级备孔，颈部成型，攻丝，植入 BLT 3.3mm×14.0mm 种植体 1 枚。种植体初期稳定性大于 35N·cm（图 2-5-29-7、图 2-5-29-8）。

2. 引导骨再生　种植体植入后可见唇侧颈部及根方骨壁完整，但是中间位置出现骨开裂。于唇侧骨量不足位置填入自体骨与低替代率骨替代材料的混合物，覆盖胶原膜，并用骨膜钉固定（图 2-5-29-9）。

3. 即刻修复　戴入术前预成的临时修复体，加力至 15N·cm，缝合关闭创面。采用全程引导的数字化种植外科流程，临时修复体戴入顺利，未经调整即可准确就位。临时修复体戴入后调整咬合，使其正中、前伸、侧方均无咬合接触。这样通过一次手术，就完成了种植和修复，恢复了患者的缺失牙及骨弓轮廓（图 2-5-29-10）。

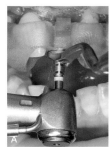
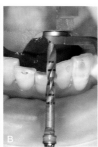
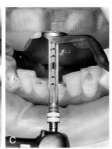
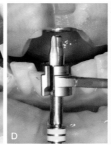
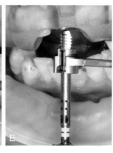
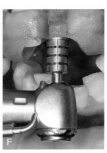

图 2-5-29-7　全程引导植入流程

A. 平整骨面；B. 2.2mm 先锋钻预备；C. 2.8mm 麻花钻预备；D. 颈部成型；E. 攻丝；F. 全程引导植入种植体。

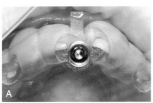
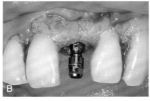

图 2-5-29-8　种植体三维位置良好

A. 种植体从导环正中穿出；B. 种植体位置与术前设计一致。

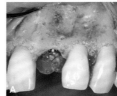
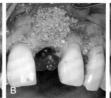
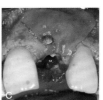

图 2-5-29-9　骨增量处理

A. 种植体植入完成后可见唇侧中间骨开裂，颈部骨壁完整，骨缺损为有利型骨缺损；B. 行 GBR 引导骨再生；C. 固定胶原膜。

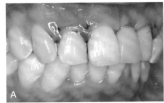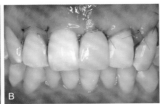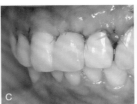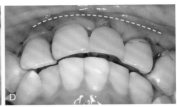

图 2-5-29-10 术后即刻修复：戴入术前预成的临时修复体，恢复缺失牙、骨弓轮廓及美观

A. 咬合右侧面观；B. 咬合正面观；C. 咬合左侧面观；D. 𬌗面观。

术后影像学检查示种植体三维位置良好，与术前设计基本一致；唇侧骨轮廓也得到了重建（图 2-5-29-11）。

4. 软、硬组织稳定阶段 术后 2 周，种植术区愈合良好，种植体及临时修复体稳定，软组织健康，拆除缝线（图 2-5-29-12）。患者对修复体功能及美观均满意（图 2-5-29-13）。

5. 永久修复 临时修复体行软组织诱导、塑形。戴入后每月复查，在整个愈合过程中，确保临时修复体无咬合接触（图 2-5-29-14）。

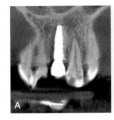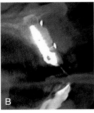 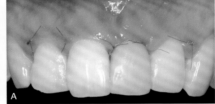 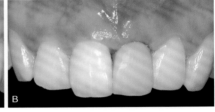

图 2-5-29-11 术后即刻 CBCT 检查 示种植体位置与术前设计基本一致

A. 冠状位；B. 矢状位。

图 2-5-29-12 术后 2 周拆线

A. 术区愈合良好；B. 拆除缝线。

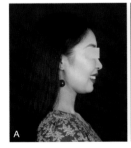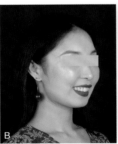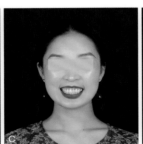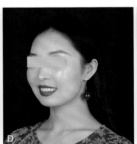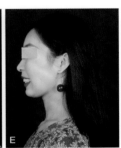

图 2-5-29-13 术后 2 周面像

A. 右侧 90° 像；B. 右侧 45° 像；C. 正面像；D. 左侧 45° 像；E. 左侧 90° 像。

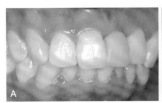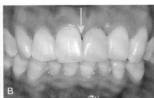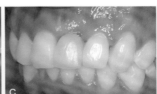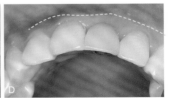

图 2-5-29-14 术后轮廓塑形阶段：术后 1 个月，种植体及临时修复体均稳定，骨轮廓维持良好；临时修复体周围可见软垢残留，对患者进行口腔卫生宣教

A. 咬合右侧面观；B. 咬合正面观；C. 咬合左侧面观；D. 𬌗面观。

待种植体骨结合完成,软组织塑形稳定后,复制临时修复体外形及软组织轮廓,选用钛 base 基台,上部氧化锆全瓷冠,进行永久修复(图 2-5-29-15~图 2-5-29-19)。

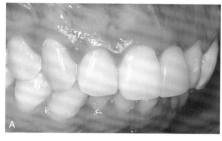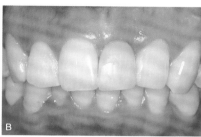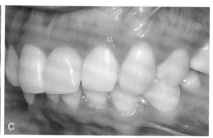

图 2-5-29-15　术后 4 个月,种植体及临时修复体均稳定,软组织塑形良好,轮廓稳定
A. 咬合右侧面观;B. 咬合正面观;C. 咬合左侧面观。

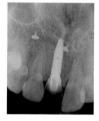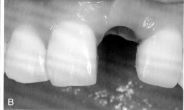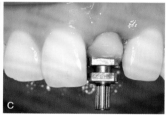

图 2-5-29-16
术后 4 个月,根尖
片示种植体骨结
合良好,种植体周
无透射影

图 2-5-29-17　　个性化取模,复制临时修复体的穿龈轮廓,制作个性化转移杆,制取终印模
A. 取模前上颌正面观;B. 软组织轮廓;C. 个性化转移杆。

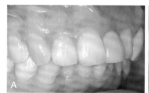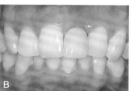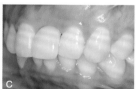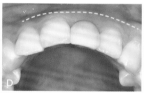

图 2-5-29-18　　戴入永久修复体,完成永久修复
A. 咬合右侧面观;B. 咬合正面观;C. 咬合左侧面观;D. 𬌗面观。

图 2-5-29-19
根尖片
根尖片示基台
及牙冠均就位
良好。

九、治疗效果

永久修复后 6 个月随访,种植体及修复体行使功能良好,种植体周软、硬组织稳定,轮廓维持良好(图 2-5-29-20)。影像学检查示种植体骨结合良好,种植体周骨组织维持稳定(图 2-5-29-21)。

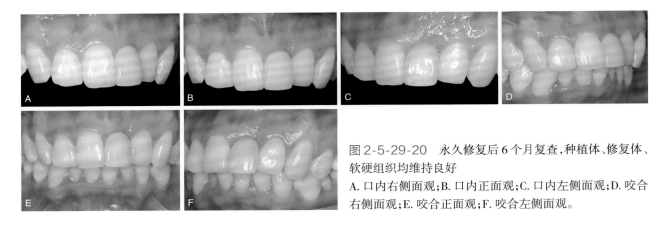

图 2-5-29-20　永久修复后 6 个月复查,种植体、修复体、软硬组织均维持良好
A. 口内右侧面观;B. 口内正面观;C. 口内左侧面观;D. 咬合右侧面观;E. 咬合正面观;F. 咬合左侧面观。

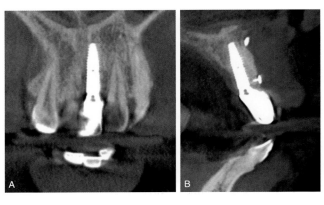

图 2-5-29-21　永久修复后 6 个月,CBCT 检查示种植体骨结合良好,种植体周骨移植材料维持稳定
A. 冠状位;B. 矢状位。

十、小结

本病例涉及美学区的严重水平向骨缺损,且因患者存在美学期望值高、高位笑线、薄龈生物型等美学高风险因素,增加了种植修复的难度。

对于骨量严重不足的种植位点,先行骨增量,再行延期种植,更有利于将种植体植入理想的三维位置。但是,随着数字化种植技术的发展,可以在术前进行"以修复为导向"的精准设计,最大限度地利用患者的剩余骨量,尽可能地将种植体植入理想的三维位置。本病例仅存在水平向骨缺损,且为有利型骨缺损,更容易实现骨移植材料的稳定性,保证创口关闭、血供和空间维持,符合引导骨再生 PASS 原则。因此,结合患者诉求及其临床情况,选择数字化辅助下种植同期 GBR 骨增量,术后即刻修复的治疗方案。

利用数字化的全程引导技术,术前预成临时修复体,将传统的术后即刻修复操作步骤转移到术前,减少术后在患者口内取模、制作临时修复体等椅旁操作时间及感染风险。术中利用全程导板引导种植体植入,降低了手术的难度和风险,将原本复杂的种植转变为较为常规的操作。术后即刻戴入临时修复体。得益于全程导板下种植体植入的精准性,以及术前临时修复体制作时的细节把控,术后临时修复体戴入顺利无偏差。

本病例基于临床考量,结合患者的诉求及经济因素,用一个简单的方法,通过一次手术完成了种植体的植入和骨增量,术后即刻恢复患者缺牙区的美观及轮廓,缩短了治疗周期,患者自身非常满意。同时,本病例尚存在一些不足:①术中受限于胶原膜的尺寸,根方与颈部均采用骨膜钉固定胶原膜,颈部骨膜钉对未来美学的影响尚待观察;②永久修复时受限于患者经济因素,采用钛 base 基台而非氧化锆基台,对穿龈轮廓及红白美学的影响仍需要进一步观察;③考虑到该患者为薄龈生物型,同时存在邻牙根面退缩情况,曾建议患者行软组织增量手术,可同时改善种植区域软组织情况及邻牙冠向复位,患者表示暂不考虑。本病例后续会继续随访观察,监控其功能及美学。

点评

病例为数字化种植导板辅助的前牙种植,这是目前最主流的美学区导板种植方式。

在前牙美学区的种植中,数字化种植设计可以最大限度地利用患者的剩余骨量,尽可能地将种植体植入理想的三维位置。术后即刻与术后半年的 CBCT 检查,也显示了引导骨再生效果良好,未见明显塌陷。

同时,在延期种植合并引导骨再生术后即刻进行临时修复,是一件比较有挑战的工作,既有一定的优点,也有一定的不足。优点在于可以大大缩短患者的缺牙时间,即刻恢复一定的美观效果。不足在于如果进行即刻修复,就不能在牙槽嵴顶,特别是唇侧牙槽骨转角区进行骨增量,但是唇侧转角区的牙槽骨是维持轮廓外形的重要区域。该病例的术后影像学检查也显示,虽然在根中部有较好的骨弓轮廓恢复,但是唇侧颈部的轮廓恢复不足。这个缺陷可以考虑通过上皮下结缔组织移植进行恢复。

福建医科大学附属口腔医院　郑明

主编点评

这是一例初始条件非常局限、治疗流程比较简洁、治疗效果比较成功的美学区种植修复病例,其中数字化设计和引导的精确手术是成功的重要因素之一。

除此之外,这个病例获得成功的另一个重要因素,是种植体的三维位点和轴向的选择。从术前设计(图 2-5-29-5D)可以看出,根据修复体美学设计所确定的种植体穿出位点,在种植体唇侧留有 1.2mm 的骨壁,并且在其冠方还有骨壁存在,而腭侧骨壁非常菲薄;因受到局部解剖条件限制,种植体轴向则较未来修复体轴向更偏腭侧,以保证种植体颈部唇侧、根方唇侧及整个腭侧均有适量的骨壁,仅为种植体唇侧中部少量骨开窗。

在这样非常局限的条件下,依靠数字化手段的支持,更容易获得精确的种植体位点和轴向的实施。

北京大学口腔医院　刘峰

病例 30：椅旁数字化助力美学区即刻种植即刻修复

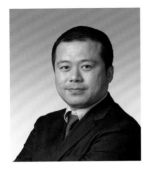

作者：复旦大学附属中山医院　王庆副主任医师
合作者：复旦大学附属中山医院　吴思远技师
病例开始时间：2019 年 10 月 21 日
病例结束时间：2020 年 5 月 24 日

一、患者基本情况

姓名：张某某。

性别：女。

年龄：29 岁。

职业：公司职员。

二、主诉

上颌前牙修复体 10 余年，破损 1 周。

三、简单病史

患者 10 余年前行上颌前牙烤瓷全冠修复，近年来修复体边缘暴露影响美观。1 周前咬硬物导致修复体破损，要求重新治疗。

患者既往体健，否认系统性疾病史，否认过敏史、药物服用史，否认特殊家族史。

四、检查

1. 临床检查　11 烤瓷全冠修复后，修复体破损、边缘严重不密合，腭侧支托不良修复。基牙唇侧暴露，牙体缺损。前牙骨弓轮廓丰满，牙龈弧线基本对称，牙龈色粉，质地正常，中厚表型，近远中邻面牙龈乳头充盈。对称同名牙呈方圆形。浅覆𬌗、浅覆盖。张口度正常，未闻及关节弹响（图 2-5-30-1～图 2-5-30-3）。

2. 影像学检查　术前根尖片和 CBCT 示 11 根管治疗后存在根尖周阴影，唇侧根方骨板部分吸收；唇侧颈缘骨板完整，厚度约 1mm；牙根轴向朝向唇侧，根尖腭侧骨量充足（图 2-5-30-4～图 2-5-30-6）。

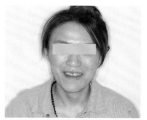
图2-5-30-1　患者术前正面像

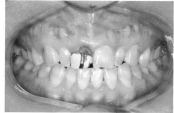
图2-5-30-2　术前口内正面观

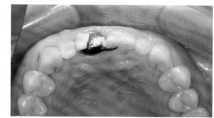
图2-5-30-3　术前𬌗面观

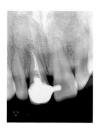
图2-5-30-4　术前根尖片

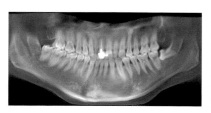
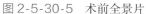
图2-5-30-5　术前全景片

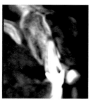
图2-5-30-6　术前CBCT矢状位

五、诊断

11根管治疗后根尖周肉芽肿,修复体折裂。

六、设计思考

本病例的治疗核心问题为11牙根是否可以保留并重新修复?如果11不保留,种植和修复何时介入?从术前影像学检查分析,如果11实施根尖切除术,则余留牙根组织太少,不足以支持冠修复;剩余牙根壁也较薄,再次治疗有根折风险,因此考虑拔除11。

从患者中厚牙龈生物型、正常对称的牙龈轮廓、颊侧颈缘骨板完整且厚度明显、根方有充足的骨量、没有急性炎症等因素考虑,此病例符合即刻种植适应证。在美学区获得可预期的即刻种植成功,除了选择较小直径种植体、将种植体放置在正确的三维位置,还需要考虑跳跃间隙植骨和轮廓封闭或维持。

术后即刻完成种植体支持的临时修复,有利于穿龈轮廓的支撑和维持。传统的即刻临时修复受到材料、加工手段等条件制约,而CEREC椅旁CAD/CAM技术可以提供快速、形态准确、生物相容性好的即刻修复体。而永久修复可以参考即刻修复时获取的相应数据,选择合适的修复体形式,可以利用临时修复体作为基牙,从而不再将临时修复体取出,不破坏上皮附着,实现一次性安装永久基台的目的,以提高前牙即刻种植的美学预期。

七、治疗计划

1. 11拔除后即刻种植,椅旁CAD/CAM即刻修复。

2. 依据即刻修复数据和患者口内情况,不再取出临时修复体,选择冠或贴面方式,对临时修复体进行牙体预备,完成永久修复体。

八、治疗步骤

1. 为了简化种植后椅旁即刻扫描的步骤,拔牙术前先使用CEREC SW进行口内印模采集,获取上下颌牙列及咬合信息。

2. 11采取阿替卡因肾上腺素注射液局部浸润麻醉,使用45°仰角高速涡轮手机和拔牙车针,在11龈缘上进行水平向截冠,然后对11牙根进行分根。分根时注意在尽可能分开牙体组织的同时,减少对牙槽窝骨壁的损伤(图2-5-30-7)。利用微创牙挺分别挺松并取出各部分牙根,注意对牙槽骨壁和牙龈软组织的保护,减少拔牙损伤(图2-5-30-8)。用挖匙搔刮牙槽窝,去除牙槽窝内的肉芽组织和碎屑,同时探查牙槽骨壁的完整性与术前影像学检查一致,颈缘牙槽骨壁完整,根尖牙槽骨壁缺损范围直径不大于2mm(图2-5-30-9)。

3. 牙槽窝腭侧骨壁中1/3定点,依次扩孔并检查,确保种植体可以偏腭侧植入(图2-5-30-10、图2-5-30-11)。植入BLT 3.3mm×12.0mm种植体,植入深度在龈缘下方4mm,初期稳定性大于35N·cm。种植体表面与颊侧牙槽骨壁之间的跳跃间隙大于2mm(图2-5-30-12~图2-5-30-14)。

4. 即刻连接数字化印模柱,并安装扫描印模帽,注意印模帽和数字化印模柱的标志对齐(图2-5-30-15、图2-5-30-16)。椅旁完成口内扫描,获得种植体位置信息和龈缘轮廓及邻牙接触面形态。扫描完成后,连接愈合基台,跳跃间隙和穿龈区致密填塞小颗粒低替代率异种骨材料Bio-Oss 0.25g(图2-5-30-17)。

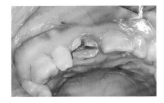
图2-5-30-7 分根

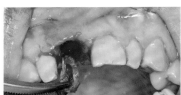
图2-5-30-8 微创拔牙

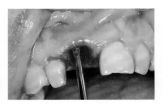
图2-5-30-9 搔刮并探查牙槽骨壁完整性,去除肉芽组织和碎屑

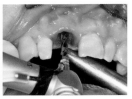
图2-5-30-10 偏腭侧备孔

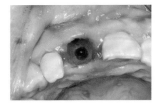
图2-5-30-11 种植窝在拔牙窝腭侧

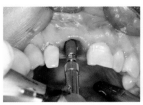
图2-5-30-12 偏腭侧植入Straumann BLT 3.3mm×12.0mm种植体

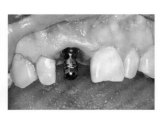
图2-5-30-13 种植体深度为龈缘下方4mm

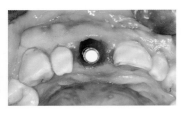
图2-5-30-14 𬌗面观示跳跃间隙大于2mm

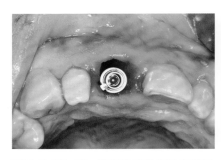
图2-5-30-15 即刻连接数字化印模柱

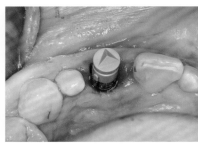
图2-5-30-16 印模帽与印模柱标志对齐

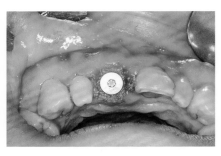
图2-5-30-17 扫描完成后,双区植骨,连接愈合基台

5. 术中数字化设计　术中建立订单,选择材料 Straumann Variobase C+IPS e.max CAD LT A3/A16(S)。按照设计流程依次设定模型中心轴、牙龈形态、选择修复体中心轴,生成修复体形态,修复体与对颌牙无咬合。注意调整穿龈轮廓的关键区和次关键区形态,关键区对龈缘形成支撑,次关键区成浅凹形。切削 IPS e.max CAD LT A3/A16(S)瓷块生成临时修复体,螺丝开孔在唇侧近切端。使用 Multilink Hybrid Abutment 种植体基台,树脂水门汀口外粘接瓷修复体和 Straumann Variobase C 金属钛基台(图 2-5-30-18~图 2-5-30-27)。

6. 临时修复效果　将螺丝固位的临时修复体在口内就位,修复体形态美观,正面观示龈缘轮廓与术前基本一致,牙龈乳头充盈完整;殆面观示骨弓轮廓与邻牙一致;拍摄根尖片确认基台连接到位,种植体周骨移植材料填塞致密(图 2-5-30-28~图 2-5-30-30)。口内检查正中咬合、前伸、侧向运动,修复体无咬合接触。基台中央螺丝 15N·cm 拧紧,光固化树脂封闭螺丝孔。术后 1 周随访,修复体稳定,牙龈无红肿,牙龈形态与对侧同名牙基本一致,牙龈乳头充盈(图 2-5-30-31)。

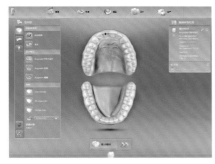

图 2-5-30-18　术中建立订单,选择材料 Straumann Variobase C + IPS e.max CAD LT A3/A16(S)

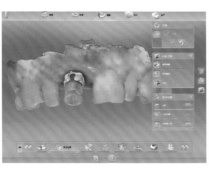

图 2-5-30-19　术中即刻口内扫描印模

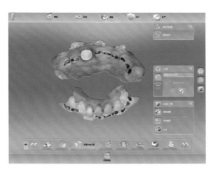

图 2-5-30-20　检查咬合记录

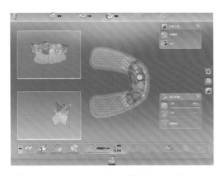

图 2-5-30-21　设定模型中心轴

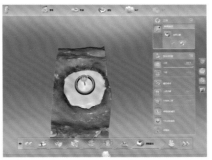

图 2-5-30-22　牙龈形态

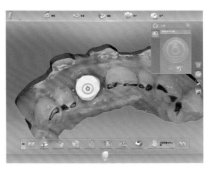

图 2-5-30-23　选择修复体中心轴

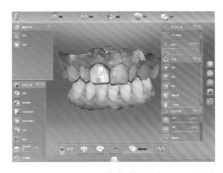

图 2-5-30-24　修复体形态正面观示无咬合接触

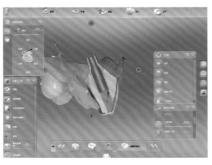

图 2-5-30-25　设计穿龈轮廓

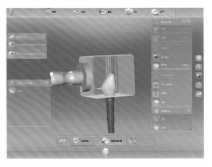

图 2-5-30-26　调整铸道

7. 永久修复 种植术后定期随访,检查修复体、咬合和软组织稳定性。术后5个月复查,正面观示修复体保持稳定,牙龈无红肿、出血,龈缘高度无明显退缩,牙龈乳头高度稳定;𬌗面观示骨弓轮廓与对侧一致;CBCT检查示种植体周无阴影,种植体颈缘唇侧的骨壁厚度达到3mm,高度达到修复基台平面以上(图2-5-30-32~图2-5-30-34)。修复体中央螺丝加力至35N·cm。结合即刻临时修复体的设计信息和患者浅覆𬌗、浅覆盖的咬合关系,最终修复采取贴面修复的形式。对临时修复体进行对接式制备(图2-5-30-35),椅旁口内扫描印模,CEREC SW设计加工贴面,瓷块IPS e.max CAD,颜色A3-mt(图2-5-30-36、图2-5-30-37)。

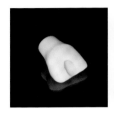 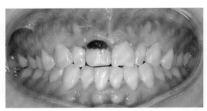 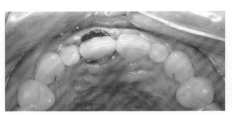 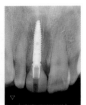

图2-5-30-27 切削临时修复体

图2-5-30-28 种植体支持的即刻修复体就位正面观

图2-5-30-29 种植体支持的即刻修复体就位𬌗面观

图2-5-30-30 即刻修复体就位根尖片

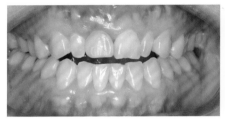 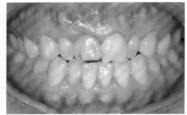 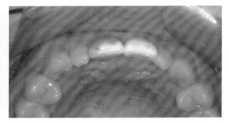

图2-5-30-31 术后1周随访

图2-5-30-32 术后5个月随访正面观

图2-5-30-33 术后5个月随访𬌗面观

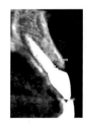 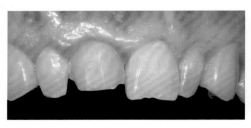 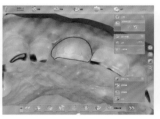 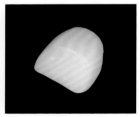

图2-5-30-34 术后5个月随访CBCT矢状位

图2-5-30-35 对即刻修复体中央螺丝加力,对接式贴面制备

图2-5-30-36 椅旁口内扫描,CEREC设计加工贴面,瓷块IPS e.max CAD,颜色A3-mt

图2-5-30-37 永久修复贴面修复体

九、治疗效果

永久修复贴面修复体口外使用IPS Ceramic Etching Gel氢氟酸凝胶处理。修复体与口内基台表面涂布Singlebond Universal通用粘接剂,使用RelyX Ultimate绿巨人水门汀透明色粘接固位(图2-5-30-38、图2-5-30-39)。仔细去除粘接剂,调整咬合,前伸运动避开接触。永久修复后1年随访,修复体在位,牙龈无红肿、出血,龈缘无退缩,牙龈乳头充盈(图2-5-30-40)。

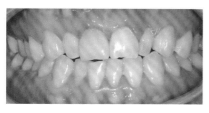
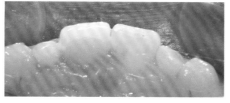
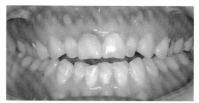

图 2-5-30-38　贴面初戴正面观　　图 2-5-30-39　贴面初戴腭侧观　　图 2-5-30-40　永久修复后 1 年随访

十、小结

在严格选择适应证和规范操作的前提下,椅旁数字化可以助力美学区即刻种植即刻修复治疗的成功。即刻种植术后即刻口内扫描印模,椅旁 CAD/CAM 制作临时修复体,可以准确地设计穿龈轮廓。高度抛光的穿龈区和生物相容性好的瓷修复材料,可以减少软组织刺激,更好地封闭和支撑拔牙窝,最大程度减少拔牙后的轮廓变化。在临时修复体的基础上设计最终修复体,简化了种植治疗最终修复的流程,也避免了反复拆卸种植配件破坏上皮封闭,进一步稳定了治疗效果。本病例随访 1 年的短期效果尚可,长期疗效有待追踪。

点评

该病例为一例前牙不良修复体破损、即刻种植即刻修复的病例。患者 11 不良修复体破损,医师首先对 11 进行了全面评估,确认 11 不能保留,符合拔牙指征,然后严格遵照即刻种植的适应证为患者选择即刻种植方案,同时进行即刻修复保留牙龈轮廓。整体治疗思路逻辑清晰,决策恰当,临床资料记录翔实,最终美学效果也非常不错。在椅旁口内扫描制作临时牙,可以实现对穿龈区精准扫描,制作精确度更高的临时修复体,减少了临床医师的工作量,同时也可以减少患者就诊次数,是本病例的一大亮点。当然,本病例也有三点可以改进之处。

1. 首先,在种植体植入部分,我们应该贯彻"以修复为导向"的种植,种植体的位置和轴向参考理想修复体确定,使用数字化引导的方式更易达成目标,而"自由手"植入则容易发生对种植方向的把握不够精准等问题。

2. 其次,术者选择使用临时修复体作为基牙,使用贴面完成永久修复,用于保护上皮附着,这种修复方式有其独到之处,但是可能还需要更多的循证医学证据来加以佐证。

3. 最后,11 达到了比较不错的美学效果,并且在 1 年内良好地维持了龈缘轮廓,美中不足的是,11 最终修复体龈缘曲线与 21 对称度略有不足。

四川大学华西口腔医院　满毅

主编点评

本病例为我们展示了依托于数字化技术而实现的"One Abutment One Time"的美学区种植修复病例,可以给同仁们带来相关的启发,具有临床指导作用。

"One Abutment One Time"理念具有非常重要的指导意义。根据这一理念,我们知道在种植修复过程中,应该尽量简化程序、减少基台反复摘戴的次数,如果有机会安放基台以后不再拆卸,会对软硬组织的稳定非常有利。但是我们也应该清楚,采用这种理念的最终修复体,通常只能是粘接固位。

　　如果根据种植修复体的需求、骨的基础条件判断,种植体轴向无法满足修复体螺丝固位的要求,采用这样的种植体设计和治疗策略会是一个很好的选择;但是如果种植体轴向可以实现螺丝固位,建议可以考虑我们提出的另一个接近的理念"Change Abutment One Time",即只拆卸一次基台完成永久修复,当然这更需要数字化手段的支持。而本病例似乎可以实现螺丝固位良好轴向(图 2-5-30-34)。

　　本病例中的一个技术细节是将基台作为基牙时,其粘接的前处理操作难度。理论上讲,二硅酸锂基台要想获得理想的粘接效果,应该进行氢氟酸处理,而这一操作在口内进行是存在一定风险的,需要非常谨慎处理。

北京大学口腔医院　刘峰

病例 31:全数字化助力的美学区单颗前牙即刻种植即刻修复

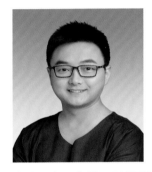

作者:武汉大学口腔医院　撒悦副主任医师
合作者:武汉大学口腔医院　林廷云医师
病例开始时间:2020 年 9 月 7 日
病例结束时间:2021 年 5 月 25 日

一、患者基本信息

姓名:彭某。

性别:男。

年龄:20 岁。

职业:大学生。

二、主诉

上颌前牙牙体缺损 5 年余,影响美观。

三、简单病史

患者儿时上颌前牙外伤,根管治疗 5 年余,一直未行修复,影响美观和功能,今来我院就诊。

患者平素体健,否认系统病史及过敏史。

四、检查

1. 临床检查

（1）口外检查：面部比例协调，直面型，面部肤色正常，低位笑线（图2-5-31-1、图2-5-31-2）。双侧关节活动度较对称，无疼痛及偏斜，开口型无偏斜，肌肉无压痛，开口度正常。

（2）口内检查：11折断，断端至龈上3~4mm，剩余牙体呈灰褐色，根管口见白色充填物。下颌前牙舌侧见牙石，牙龈未见出血，牙周未探及深牙周袋。前牙深覆𬌗，覆盖正常，牙列整齐。牙体形态为卵圆形，中厚龈生物型（图2-5-31-3）。

2. 影像学检查　锥形束CT（cone beam computed tomography，CBCT）示11牙根内吸收，根管膨大，唇侧骨板连续、完整。11牙根偏唇侧，唇舌向厚度约为7.2mm，近远中距离约为7mm，牙根长约10mm，根方骨高度约9mm（图2-5-31-4）。

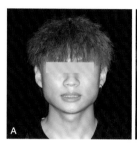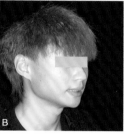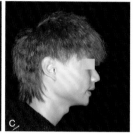

图2-5-31-1　术前口外像
A. 正面像；B. 右侧45°像；C. 右侧90°像。

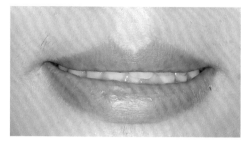

图2-5-31-2　术前微笑像

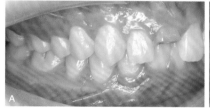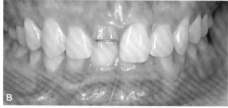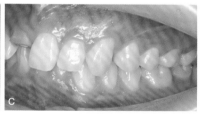

图2-5-31-3　术前口内像
A. 右侧面观；B. 正面观；C. 左侧面观。

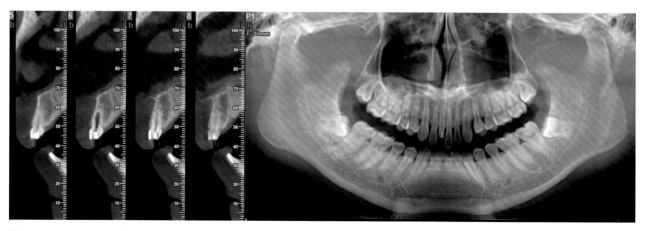

图2-5-31-4　11术前CBCT

五、诊断

11 牙体缺损。

六、设计思考

1. 治疗方案的探讨　患者 11 已缺损 5 年余,因牙根内部吸收,现已无保留价值,需要拔除患牙后进行修复。根据术前临床检查和影像学检查,我们提出了三种临床治疗方案供患者选择。

(1) 方案一:拔除 11 后即刻种植,根据术前检查可以满足即刻修复要求。

(2) 方案二:11 拔除后,择期可摘局部义齿修复。

(3) 方案三:11 拔除后,择期 11、21、22 固定桥修复。

向患者交待病情及可选的治疗方案,同时告知患者相应的治疗程序、可能出现的并发症、预后、费用、治疗过程中及治疗结束后所需的维护及预防等相关问题。患者不愿损伤邻牙,并希望尽快恢复前牙的美观,综合考虑,最终选择方案一,拔除 11 后即刻种植即刻修复。

2. 术前检查口内见牙石,需要在术前进行龈上洁治,并行口腔卫生宣教。

3. 通过 PowerPoint 进行数字化美学设计和分析,绘制出种植修复后的效果(图 2-5-31-5);通过数字化分析,见 11 的龈缘较 21 稍高,唇侧骨板丰满,因牙根仍存在,未见明显凹陷(图 2-5-31-6)。

4. 术前对患者进行种植美学风险(表 2-5-31-1)和 SAC(straightforward 简单、advanced 复杂、complex 高度复杂)分类评估,为后期种植手术提供指导。该病例为中美学风险,复杂外科和修复类。

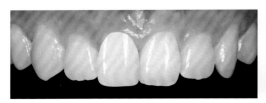
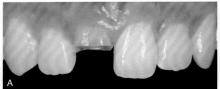
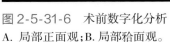
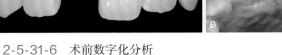

图 2-5-31-5　种植修复后效果

图 2-5-31-6　术前数字化分析
A. 局部正面观;B. 局部𬌗面观。

表 2-5-31-1　评估不同种植风险因素的美学风险分级

种植风险因素	美学风险分级		
	低	中	高
健康状态	健康,免疫功能正常		免疫功能低下
吸烟	不吸烟	<10 支 / 天	>10 支 / 天
患者的美学期望值	低	中	高
笑线	低	中	高
牙周生物型	厚龈型	中厚型	薄龈型
牙冠形态	方圆形	卵圆形	尖圆形
位点感染状态	无	慢性	急性
邻面牙槽骨高度	到接触点 <5mm	到接触点 5.5~6.5 mm	到接触点 >7.5 mm
缺牙间隙宽度	单颗牙	单颗牙(≥7mm)	≥2 颗牙
软组织解剖	软组织完整		软组织缺损
骨组织解剖	无骨缺损	水平向骨缺损	垂直向骨缺损

七、治疗计划

1. 口腔卫生宣教。

2. 全口牙龈上洁治。

3. 术前数字化设计　术前设计种植外科手术导板。

（1）将光学口内扫描数据与 DICOM 格式的 CT 数据导入 NobelClinician 软件，"以修复为导向"进行 11 的种植体和牙冠的设计，从模型、颌骨及种植体三方面检查种植体设计的合理性（图 2-5-31-7）。起初我们对种植体方向设计了三个方案：方案一，理想位点种植修复角度，偏斜角度为 0°，种植体从未来牙冠舌隆突位置穿出，但是种植体初期稳定性欠佳；方案二，种植体根尖向腭侧偏斜 15°，种植体初期稳定性充分，种植体颈部从未来牙冠的切端穿出；方案三，种植体根尖向腭侧偏斜 25°，种植体初期稳定性好，但是种植体颈部穿出位点太偏唇侧（图 2-5-31-8）。经过评估后，最终确定方案二，即种植体根尖方向比理想角度向腭侧偏斜 15°，这样既保证了种植体的初期稳定性，满足患者即刻修复的要求，又可以在最终修复时通过可最多转角 25° 的 ASC 基台的应用达到螺丝固位，有利于后期的维护。

（2）种植方案确定后，根据种植体设计生成虚拟导板及临时牙，并打印出数字化种植外科导板和 11TempShell 种植临时牙（图 2-5-31-9）。

4. 术前口外模拟演练 11 拔牙和数字化导板引导下的 11 种植窝洞的预备。行口颌区域三维 CT 扫描重建，并用 Trios 光学探头直接扫描口内软、硬组织信息。利用 3 Shape Appliance Designer 数字化软件模拟，将 11 牙根拔除（图 2-5-31-10），并 3D 打印出拔除的 11 牙根和拔完牙后的口腔模型（图 2-5-31-11）。术前在 3D 打印的口外模型上模拟 11 拔牙，试戴手术导板，并验证导板准确性（图 2-5-31-12）。同时在 11 种植术前口外演练数字化导板引导下的即刻种植手术。

5. 拔除 11，并即刻种植，即刻修复。

6. 软组织基本稳定后，11 行永久修复。

7. 定期随访、维护。

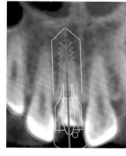
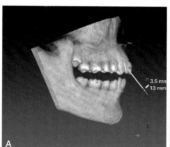
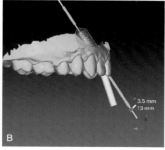

图 2-5-31-7　术前模拟设计种植位点

图 2-5-31-8　术前种植体向腭侧偏斜 0°、15°、25° 三种数字化设计方案
A. 0°；B. 15°；C. 25°。

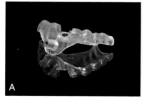
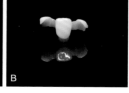
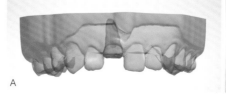
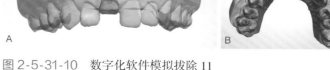

图 2-5-31-9　种植外科导板和临时牙
A. 种植外科导板；B. 种植临时牙。

图 2-5-31-10　数字化软件模拟拔除 11
A. 数字化软件分离 11 牙根；B. 分离后 11 拔牙窝。

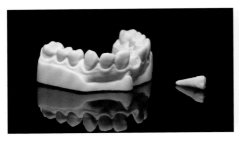
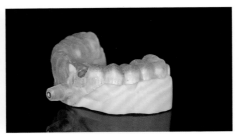

图 2-5-31-11　3D 打印 11 牙根和拔完牙后的口腔模型　　图 2-5-31-12　口外试戴数字化导板种植手术

八、治疗步骤

1. 牙周治疗　口腔卫生宣教及指导,进行全口牙周洁治,控制菌斑。

2. 种植一期手术

(1) 告知患者术中、术后注意事项及可能的并发症,患者知情同意,签署知情同意书。口内外消毒。

(2) 常规阿替卡因肾上腺素注射液局麻下,使用微创牙挺挺松 11 牙根后拔除,探查 11 牙槽窝唇侧骨壁,无骨板穿通,整个牙槽窝完整,刮匙搔刮、球钻清理牙槽窝,并用生理盐水反复冲洗。利用固位钉就位数字化全程外科导板,导板就位后利用 Nobel Active 全程导板工具盒全程备洞,导板引导下先锋钻定位,方向指示杆检测植入方向及深度无误后,逐级备洞,取下导板,利用牙周探针和方向指示杆确认种植窝方向和深度及种植窝周围骨量,最后植入 Nobel Active 3.5mm×13.0mm 种植体一枚,植入扭矩达到 35N·cm 以上。植入后可见种植体与唇侧骨板之间有 2mm 以上的跳跃间隙(图 2-5-31-13、图 2-5-31-14)。

(3) 安装封闭螺丝,在种植体与颊侧骨壁之间的跳跃间隙内植入小颗粒低替代率的 Bio-Oss 骨粉,轻度压实,变向将薄壁型唇侧骨板转为厚壁型唇侧骨板(图 2-5-31-15)。随后更换覆盖螺丝为愈合基台,以利于封闭创口。

(4) 使用可吸收缝线 PDS Ⅱ 5-0 微创间断缝合创口,压迫止血(图 2-5-31-16)。

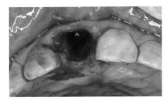
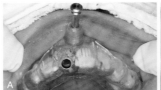
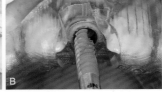
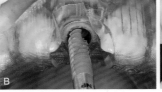

图 2-5-31-13　微创拔除 11　　图 2-5-31-14　数字化全程引导下备洞,植入 Nobel Active 3.5mm×13.0mm 一枚
A. 就位手术导板;B. 植入种植体;C. 种植体初期稳定性达到 35N·cm。

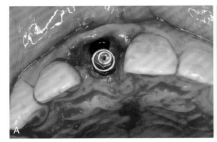
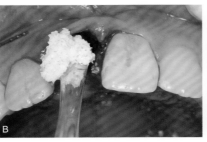
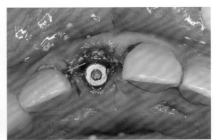

图 2-5-31-15　跳跃间隙内植入 Bio-Oss 骨粉
A. 跳跃间隙;B. 植入 Bio-Oss 骨粉。

图 2-5-31-16　利用愈合基台封闭拔牙窝

3. 制作种植支持式暂时冠　一期手术后,即刻戴入 11 种植临时基台,利用事先打印好的 TempShell 临时义齿进行临时义齿制作,调磨临时牙穿龈轮廓,并试戴临时牙,诱导牙龈生长,调𬌗使临时义齿与对颌牙无咬合接触。抛光、消毒,用 15N 的力螺丝固位种植临时牙,特氟龙、树脂封口,再次调整临时牙咬合,使其正中咬合和前伸𬌗均无接触(图 2-5-31-17、图 2-5-31-18)。

4. 拍摄种植术后 CBCT　术后 CBCT 示种植体植入方向良好,颊侧骨板厚度大于 2mm(图 2-5-31-19)。

5. 一期术后 2 周拆除缝线,定期复诊,监测牙龈恢复情况。4 个月后口内检查示牙龈愈合良好,唇侧组织丰满,可见较好的穿龈轮廓(图 2-5-31-20、图 2-5-31-21)。

6. 数字化制取印模,制作最终修复体　11 种植体周软组织基本趋于稳定后,拟行永久修复,根尖片示种植体骨结合良好(图 2-5-31-22)。取下 11 临时修复体,安装 Denracle 口内扫描杆,利用 Trios 口内扫描设备进行口内扫描,制取数字化印模,比色,拍摄比色照(图 2-5-31-23、图 2-5-31-24)。制作具有角度螺丝通道的 ASC 基台和全瓷冠,最终修复体采用螺丝固位。

7. 修复体试戴及粘接　拆除 11 临时冠,生理盐水冲洗种植窝洞,吹干,安装 NobelProcera ASC 基台全瓷冠,被动就位后,使用 Omnigrip 手用螺丝刀携带 Omnigrip 螺丝进入角度螺丝通道(图 2-5-31-25)后拧紧,并用扭力扳手加力至 35N,调整邻接及咬合,患者满意最终美观效果,抛光,消毒,螺丝固位 ASC 基台全瓷冠,特氟龙、树脂封口(图 2-5-31-26~图 2-5-31-29)。戴牙后根尖片示修复基台于种植体内连接就位,修复体被动就位良好(图 2-5-31-30)。

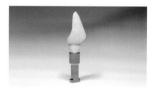
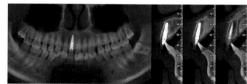

图 2-5-31-17　制作临时牙冠　　图 2-5-31-18　即刻修复　　　　图 2-5-31-19　术后 CBCT

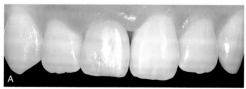
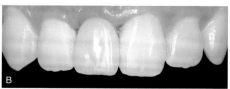

图 2-5-31-20　术后即刻修复后随访　　　　　　　　　　　　图 2-5-31-21　穿龈轮廓
A. 术后 10 天;B. 术后 4 个月。

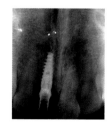
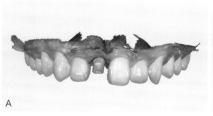
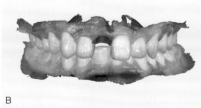

图 2-5-31-22　　图 2-5-31-23　数字化印模制取　　　　　　　　　　　　图 2-5-31-24
术后根尖片　　A. 数字化扫描杆;B. 口内咬合扫描图。　　　　　　　　　比色

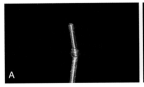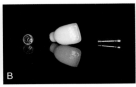

图 2-5-31-25　角度螺丝、ASC 基台和全瓷冠
A. 角度螺丝；B. ASC 基台 + 全瓷冠。

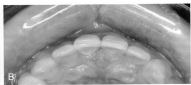

图 2-5-31-26　戴牙后局部口内像
A. 正面观；B. 殆面观。

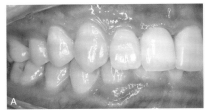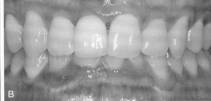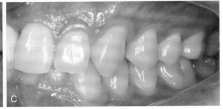

图 2-5-31-27　戴牙后咬合口内像
A. 右侧面观；B. 正面观；C. 左侧面观。

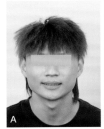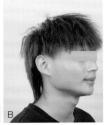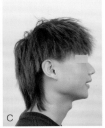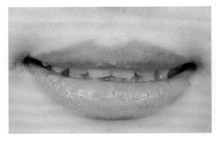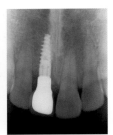

图 2-5-31-28　戴牙后口外像
A. 正面像；B. 右侧 45° 像；C. 右侧 90° 像。

图 2-5-31-29　术后微笑像

图 2-5-31-30　11
戴牙后根尖片

九、治疗效果

对比修复前，患者对修复效果感到满意，医师告知患者戴牙后注意事项，再次进行口腔卫生宣教，嘱定期复诊（图 2-5-31-31）。

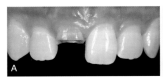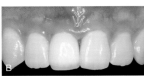

图 2-5-31-31　术前、术后 11 口内黑背景像对比
A. 术前 11 黑背景像；B. 术后 11 黑背景像。

十、小结

1. 根据 Joseph Y K Kan 教授 2011 年发表于 *The International Journal of Oral & Maxillofacial Implants* 杂志的 "Classification of Sagittal Root Position in Relation to the Anterior Maxillary Osseous Housing for Immediate Implant Placement：A Cone Beam Computed Tomography Study" 一文，该患者属于第一种牙槽骨分类，即牙根紧贴唇侧骨板，主要的剩余骨集中于根尖和腭侧。此类患者在人群中分布最广，但是由于即刻种植中初期稳定性和即刻修复的考量，医师在即刻种植时往往会选择将种植体的根部向剩余骨区域倾斜，这样会造成种植体颈部从唇侧或切端穿出，最终不得不选择粘接固位。而利用数字化手段可以在术前准确评估并模拟手术植入，预先判断种植体方向，在外科和修复之间找到平衡，最终再利用 ASC 转角基台的优势，完美实现螺丝固位，满足患者美观需求。

2. 利用数字化技术拔除 11 牙根,打印出牙根和拔牙后的口内模型。术前在口外进行 11 模拟拔除和即刻种植,不仅可以熟悉种植治疗过程、预估外科手术中的风险,同时也可以进行临床示教,对无种植经验和经验尚浅的年轻医师有较好的教学意义。

点评

如何获得令人满意的粉白美学效果,是美学区种植修复中的重点与难点。即刻种植在减少牙槽骨吸收、保存软组织量、缩短治疗周期等方面具有优势,更易获得自然的种植体周软组织美学效果,但是如何保证在即刻拔除患牙后的牙槽窝内植入的种植体具有初期稳定性是其中的难点。在上颌前牙即拔即种的病例中,医师通常会选择将种植体偏腭侧植入,使种植体的根部进入到拔牙窝腭侧和根尖部位的牙槽骨中,以保证即刻植入的种植体具有良好的初期稳定性。但是腭侧植入时,由于种植体长轴方向与天然牙之间存在一定的差异,在后期修复时往往会出现种植体螺丝通道从牙冠切端甚至唇侧穿出,而不得不采用粘接固位的种植牙冠。

本病例采用光学扫描、CBCT 等数字化技术获取患者口腔软、硬组织形态数据,综合考虑即刻种植偏腭侧植入种植体以保证初期稳定性,以及采用螺丝固位种植牙冠的要求,结合 ASC 基台的应用,在软件中设计种植体植入方案,并设计、打印种植体植入手术导板,以及切削得到 TempShell,精准实施种植手术,最终获得了良好的种植修复美学效果。具有角度螺丝通道的 ASC 基台实现了种植修复体的螺丝固位,从而避免了粘接固位种植修复中粘接剂残留的问题,为种植修复的远期效果提供了保障。

上海交通大学医学院附属第九人民医院 胥春

病例 32:导板引导下 21 即刻种植即刻修复

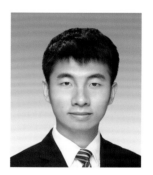

作者:北京大学口腔医院 田杰华主治医师
合作者:北京大学口腔医院 刘蓉蓉主管技师
病例开始时间:2020 年 12 月 18 日
病例结束时间:2021 年 7 月 20 日

一、患者基本情况

姓名:高某某。

性别:女。

年龄:23 岁。

职业:企业职员。

二、主诉

左侧上颌前牙外伤 3 天无法保留,要求种植修复。

三、简单病史

3 天前,患者因左侧上颌前牙"磕于玻璃门"折断,于我院急诊科就诊,诊断"21 冠根折",拔除断片后请牙体牙髓科、修复科会诊,建议拔除 21。患者来诊咨询种植修复,希望尽快恢复上颌前牙功能和美观。

患者否认高血压、心脏病、糖尿病等全身系统性疾病,否认药物过敏史。

四、检查

1. 临床检查　面部对称,双侧关节无弹响,张口度正常,高位笑线(图 2-5-32-1),牙列中线与面中线一致,𬌗平面与口角连线平行,牙齿形态为方圆形。上颌前突,上颌前牙牙槽骨丰满度良好。

口腔卫生状况良好,PLI 1,全口牙龈色粉红,质韧,无明显水肿。牙石(+),下颌前牙舌侧少量点状牙石。PD 1~3mm,BI 0~1。

21 冠根折,腭侧断端位于龈下 5mm 以上,唇侧断端位于龈上 0.5mm,叩痛(-),不松动,牙龈略红肿。21缺牙间隙较 11 宽度宽 0.5~1mm。

11 外翻,方圆形牙冠,11、21 龈缘顶点偏远中约 2mm。11、22 形态完整,叩痛(-),不松动。11—22 软组织形态良好,牙龈充盈饱满,未见龈缘退缩。低弧线形牙龈,厚龈生物型,角化龈充足。

Ⅱ度深覆𬌗,覆盖正常。

轻度氟斑牙,上下颌前牙可见少量白垩色横纹。

2. 影像学检查　CBCT 示 21 冠根折影像,断端见暂封材料高密度影,根管内未见阻射影像,根周膜稍增宽。21 唇侧骨板完整,21 唇腭向厚度约 7mm,腭侧垂直骨量约 18mm,21 近远中牙槽嵴无明显吸收。21 牙根偏远中,切牙孔及鼻腭神经管中段粗大,21 根近中面紧邻鼻腭神经管(图 2-5-32-2)。

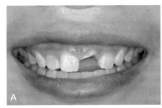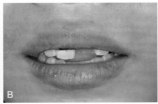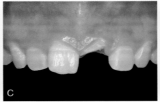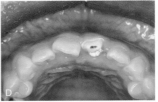

图 2-5-32-1　术前口外像和口内像

A. 术前大笑像;B. 术前微笑像;C. 术前上颌正面观;D. 术前上颌𬌗面观。

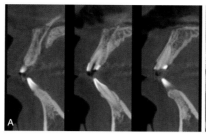
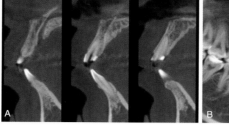

图 2-5-32-2　术前 CBCT
A. 术前 CBCT 矢状位示 21；B. 术前 CBCT
全景片示 21。

五、诊断

1. 21 冠根折。
2. 轻度氟斑牙。

六、设计思考

1. 美学风险评估　参考 ERA 风险评估表进行美学风险评估，向患者说明即刻种植即刻修复方案，以及高位笑线、氟斑牙、11 外翻、前牙拥挤等高美学风险因素，了解患者的美学及正畸需求；患者希望缩短缺牙时间，尽快完成种植修复（表 2-5-32-1）。

表 2-5-32-1　ERA 风险评估表

美学风险因素	风险水平		
	低	中	高
健康状况	健康，免疫功能正常		免疫功能低下
吸烟习惯	不吸烟	少量吸烟，<10 支 / 天	大量吸烟，>10 支 / 天
患者美学期望值	低	中	高
唇线	低位	中位	高位
牙龈生物型	低弧线形，厚龈生物型	中弧线形，中龈生物型	高弧线形，薄龈生物型
牙冠形态	方圆形	卵圆形	尖圆形
位点感染情况	无	慢性	急性
邻牙牙槽嵴高度	到接触点 ≤ 5mm	到接触点 5.5~6.5mm	到接触点 ≥7mm
邻牙修复状态	无修复体		
缺牙间隙宽度	单颗牙（ ≥7mm）	单颗牙（<7mm）	2 颗牙或 2 颗牙以上
软组织解剖	软组织完整		软组织缺损
牙槽嵴解剖	无骨缺损	水平向骨缺损	垂直向骨缺损

2. 导板手术计划的制订　根据 CBCT 检查，向患者说明鼻腭神经管粗大等解剖不利因素及风险，可考虑导板下完成即刻种植手术，最大程度利用骨量，确保种植体精准植入。

3. 21 缺牙间隙较大的修复方案　对于缺牙间隙大于对侧同名牙的现状，从整体美学设计的角度，医师提出四种方案。

（1）方案一：11 不进行牙体预备，贴面修复。

（2）方案二：11 树脂粘接修复。

（3）方案三：将 21 按缺牙间隙制作，改形改善视觉效果。

（4）方案四：将 21 按照对侧同名牙制作，21、22 间留 0.5~1.0mm 间隙。

4. 患者提出了四项要求。

（1）希望尽快完成种植修复，恢复美观，尽量没有缺牙期。

（2）对外翻 11 外观满意，不考虑改善前牙排列，因此不考虑进行正畸治疗。

（3）即刻修复时，将 21 按缺牙间隙制作。

（4）对氟斑牙外观满意，最终修复时 11 树脂粘接修复，不考虑进行邻牙瓷贴面等美学修复治疗。

七、治疗计划

1. 口腔卫生宣教，牙周系统治疗。

2. 口内扫描，在软件内虚拟诊断蜡型，根据修复体形态和龈缘位置、颌骨局部解剖条件，进行种植体位置设计和手术导板制作。

3. 21 拔除，导板引导下即刻种植。

4. 即刻修复维持软组织形态。

5. 术后 6 个月后，完成 CAD/CAM 全瓷冠修复。

6. 定期随访，评估种植体、种植体周软硬组织情况。

八、治疗步骤

1. 收集资料与术前设计

（1）口内扫描：初诊当日，对患者进行口内扫描；在导板设计软件内，设计虚拟蜡型 21 修复体，导入 CBCT 数据，进行 3 点配准，并在软件系统算法支持下进行最佳拟合配准（图 2-5-32-3A、图 2-5-32-3B）。

（2）设计制作种植导板：根据种植修复体信息及骨组织信息，设计种植体植入位置（图 2-5-32-3C）。近远中方向：确认鼻腭神经管粗大，设计种植位点避开神经管，紧邻管壁位置，并设计利用神经管管壁的皮质骨固位种植体，提高初期稳定性，确认种植体与邻牙牙根距离大于 1.5mm（图 2-5-32-3D）。唇腭方向：种植体充分利用腭侧根方骨量，顺应牙槽骨轴向，偏腭侧种植，确保螺丝通道穿出点位于预期修复体舌隆突位置。冠根方向：种植体颈部平台位于唇侧龈缘顶点下方 3~4mm。确认种植体植入方案后，三维打印手术导板（图 2-5-32-3E、图 2-5-32-3F）。

2. 导板引导下种植手术与即刻修复

（1）术前准备：初诊后 1 周，手术当日，术前 1h 嘱患者口服头孢呋辛酯 500mg，布洛芬缓释胶囊 600mg，0.2% 氯己定口腔含漱消毒 1min。

（2）导板手术：术区使用阿替卡因肾上腺素注射液局麻后，使用微创拔牙器械切割牙周膜，挺松并拔除患牙，术中避免挤压唇侧骨板。搔刮拔牙窝，用生理盐水冲洗，牙周探针检查唇颊侧骨板的完整性，明确软组织的厚龈生物型。戴入手术导板，使用 Nobel Guide 导板工具盒器械，不翻瓣，在拔牙窝腭侧骨壁逐级备洞。取下导板，植入种植体（3.5mm×18.0mm），初期稳定性良好，植入扭矩≥35N·cm。放置 5mm 愈合基台，种植体与唇侧骨壁之间的水平间隙植入骨替代材料，在种植体平台上方植入含胶原骨替代材料。使用可吸收线于远中龈乳头处缝合 1 针（图 2-5-32-4）。

术后口服头孢呋辛酯 7 天（每日 2 次，每次 500mg），替硝唑 5 天（每日 1 次，每次 500mg，首次加倍），0.1% 西吡氯铵含漱液漱口 7 天（每日 3 次，每次 30s），按需要口服布洛芬缓释胶囊（每日 2 次，每次 300mg）。

术后 CBCT 示种植体避开鼻腭神经管，紧邻管壁，利用皮质骨固位（图 2-5-32-5）。

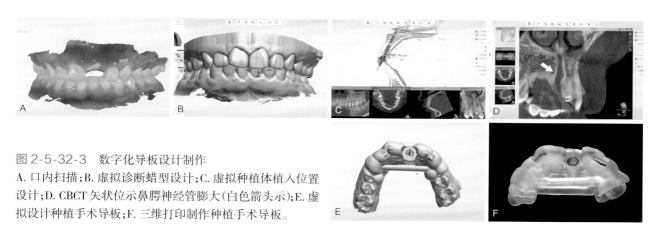

图 2-5-32-3　数字化导板设计制作
A. 口内扫描；B. 虚拟诊断蜡型设计；C. 虚拟种植体植入位置设计；D. CBCT 矢状位示鼻腭神经管膨大（白色箭头示）；E. 虚拟设计种植手术导板；F. 三维打印制作种植手术导板。

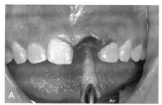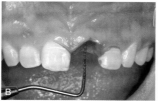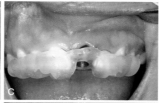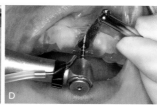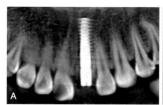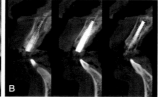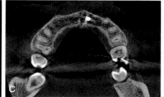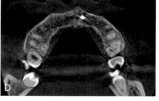

图 2-5-32-4　导板引导下种植手术与即刻修复
A. 微创拔牙；B. 牙周探针探查示厚龈生物型；C. 戴入手术导板，确认就位；D. 导板引导下备洞；E. 植入种植体；F. 植骨与缝合。

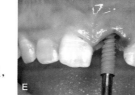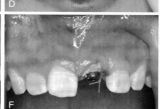

图 2-5-32-5　术后 CBCT
A. 冠状位；B. 矢状位；C. 轴位示种植体中部；D. 轴位示种植体根部。

　　（3）即刻修复：取下种植体愈合基台，插入转移杆，确认就位，硅橡胶制取闭窗式印模。技师制作螺丝固位的聚合瓷光固化复合树脂材料的即刻修复体。手术后 3h 戴入即刻修复体，近远中接触合适，调整咬合至正中𬌗、前伸𬌗及侧方𬌗脱离咬合接触，光固化树脂封闭螺丝孔。2 周复查时，可见牙龈愈合良好，红白美学恢复较为理想，患者对即刻种植即刻修复效果满意（图 2-5-32-6）。

　　3. 最终修复

　　（1）取模：即刻修复 6 个月后，取下即刻修复体，见种植体周软组织愈合良好，牙龈形态协调美观，龈乳头充盈良好。使用硅橡胶及流动树脂，制作个性化转移杆复制即刻修复体塑形完成的穿龈轮廓。硅橡胶制取闭窗式印模（图 2-5-32-7）。

　　（2）修复体设计加工：使用高精度模型扫描仪获取模型数字化信息，使用数字化设计软件进行修复体设计。在全瓷回切修复体制作完成返回后，技师进行个性化美学制作，完成螺丝固位的钛基底-氧化锆全瓷一体冠制作（图 2-5-32-8）。

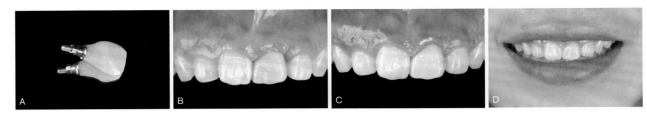

图 2-5-32-6　即刻修复
A. 即刻修复体；B. 术后上颌正面观；C. 术后 2 周上颌正面观；D. 术后 2 周微笑像。

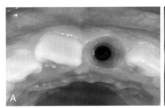
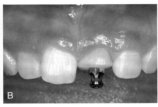

图 2-5-32-7　最终修复取模
A. 术后 6 个月穿龈轮廓；B. 个性化转移杆取模。

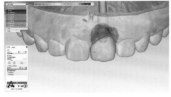
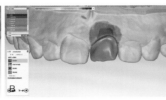
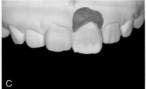
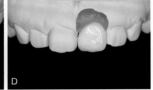

图 2-5-32-8　最终修复体设计加工
A. 软件内设计修复体外形；B. 回切；C. 分层烤瓷；D. 加工完成最终修复体。

（3）戴牙：即刻种植术后 7 个月，取下即刻修复体，戴入愈合基台封闭种植体，隔湿，磷酸酸蚀 11 近中面及近中切角，粘接，树脂塑形，精细抛光，对 11 完成改形。完成钛基底-氧化锆全瓷修复体，患者戴牙（图 2-5-32-9A～图 2-5-32-9D）。戴牙后，CBCT 示唇侧骨板厚度大于 2mm（图 2-5-32-9E、图 2-5-32-9F）。

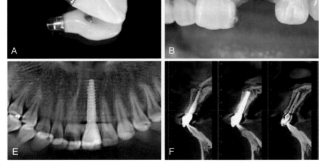
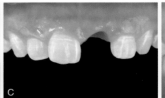
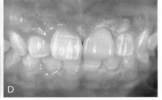

图 2-5-32-9　最终修复
A. 最终修复体；B. 酸蚀；C. 11 树脂充填改形；D. 戴牙后咬合正面观；E. 戴牙后 CBCT 冠状位；F. 戴牙后 CBCT 矢状位。

九、治疗效果

戴牙后患者恢复了前牙美观的微笑，红色美学效果较为理想。修复体与邻牙存在轻微色差，告知患者为邻牙隔湿脱水，白垩条纹更为明显所致。11 经过树脂修复，中切牙形态和宽度比例更为和谐美观（图 2-5-32-10A～图 2-5-32-10D）。

治疗前设计方案与戴牙后 CBCT 配准结果示种植体轮廓（黄色线条示）落在软件预设的 1.5mm 绿色安全边界范围之内，偏差在临床可接受范围之内（图 2-5-32-10E、图 2-5-32-10F）。

术后 1 个月复查时，发现患者口腔卫生状况良好，21 种植修复体周围无菌斑、软垢附着，种植修复体与邻牙颜色协调，软组织轮廓稳定，近远中龈乳头完全充盈间隙，粉色美学评分（PES）14 分。患者大笑时红白美学和谐自然，侧面观示外翻的上颌前牙彰显了患者活泼可爱的个性特征，患者对种植修复效果非常满意，超出预期（图 2-5-32-11）。

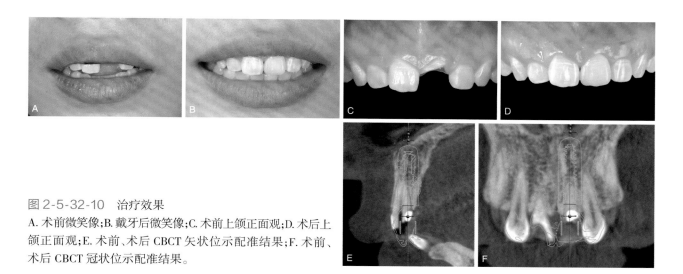

图 2-5-32-10　治疗效果
A. 术前微笑像;B. 戴牙后微笑像;C. 术前上颌正面观;D. 术后上颌正面观;E. 术前、术后 CBCT 矢状位示配准结果;F. 术前、术后 CBCT 冠状位示配准结果。

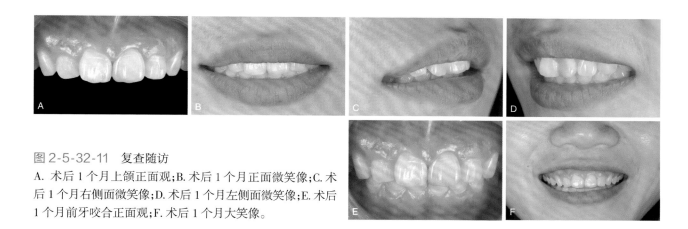

图 2-5-32-11　复查随访
A. 术后 1 个月上颌正面观;B. 术后 1 个月正面微笑像;C. 术后 1 个月右侧面微笑像;D. 术后 1 个月左侧面微笑像;E. 术后 1 个月前牙咬合正面观;F. 术后 1 个月大笑像。

十、小结

随着口腔种植学不断发展，即刻种植即刻修复理念得到众多文献的阐释。其不仅具有术后即刻恢复功能和美观、大大缩短种植修复疗程、缩短至避免患者的缺牙期等明显优势，而且近年来的诸多研究显示，符合适应证条件的即刻种植即刻修复有利于种植体周软硬组织的维持和保存，这使该技术在美学区域的应用更具临床意义和学术价值。

美学区域即刻种植即刻修复难度大，风险高，颇具挑战性。将种植体植入到理想的三维位置、确保达到即刻修复的初期稳定性要求、种植修复的红白美学实现等，均是临床医师必须面对的临床难题。而患者不利的个性化局部解剖形态，也常常给种植体植入理想位置带来额外的困难。本病例即为在个性的骨组织解剖形态下，通过序列应用"数字化术前修复设计""即刻种植即刻修复""导板手术""口内扫描""CAD/CAM 全瓷修复"等技术,充分发挥数字化技术辅助精准植入种植体及数字化修复的优势,使患者在美学风险较大的困难情况下仍获得了理想的美学效果。

> ## 点评
>
> 　　美学区种植修复难度大,风险高,具有挑战性。利用数字化技术将种植体植入到理想的三维位置,已经成为经典的途径。种植体初期稳定性是即刻修复前提条件,实现临床红白美学是医师和患者共同努力的结果。通过应用术前数字化修复设计,术中采取即刻拔牙、即刻种植、即刻修复的技术,精准进行导板手术,采用口内扫描和 CAD/CAM 全瓷修复等技术,并与患者充分沟通,使得患者在美学风险较大的情况下获得了理想的美学效果,体现了数字化技术辅助精准植入种植体及数字化修复的优势。
>
> 　　　　　　　　　　　　　　　　　　　　　　　　　　　　厦门麦芽口腔医院　姚江武

病例 33:数字化导航辅助美学区种植

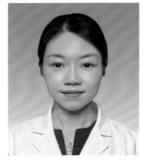

作者:四川大学华西口腔医院　杨醒眉副主任医师
合作者:四川大学华西口腔医院　姜爽医师
病例开始时间:2020 年 9 月 18 日
病例结束时间:2021 年 6 月 15 日

一、患者基本情况

性别:男。

年龄:19 岁。

二、主诉

右侧上颌前牙缺失 2 年,要求恢复美观。

三、简单病史

患者 13 先天缺失,53 滞留,2 年前因松动拔除 53,未行活动义齿及固定义齿修复,因影响美观要求种植修复。

患者有正畸治疗史;平素体健,自诉无高血压、心脏病、糖尿病等全身系统性疾病;自诉无肝炎等传染性疾病;自诉无青霉素类、头孢类、磺胺类药物过敏史;自诉无抽烟、嗜酒等不良生活习惯。

四、检查

1. 临床检查　全口咬合关系基本正常,中线对称,颞下颌关节及下颌运动检查正常,面神经功能主观检测及腭咽闭合功能无异常;13 缺失,缺牙区牙槽骨丰满度良好。缺牙区牙龈状况良好,无溃疡、红肿。缺牙区邻牙未见明显倾斜,缺牙间隙的近远中距离为 8mm。对颌牙未见明显伸长。口腔卫生状况尚可,牙龈健康,未见退缩。未见明显单侧咀嚼痕迹;开口型正常,开口度约 3 横指(图 2-5-33-1~图 2-5-33-3)。

2. 影像学检查　CBCT 示 13 缺失,骨质Ⅱ类(图 2-5-33-4)。

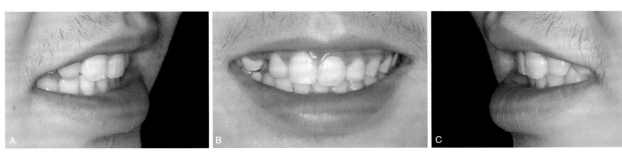

图 2-5-33-1　微笑像
A. 右侧面微笑像;B. 正面微笑像;C. 左侧面微笑像。

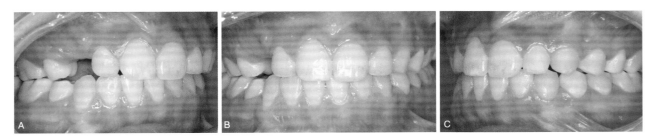

图 2-5-33-2　咬合口内像
A. 咬合右侧面观;B. 咬合正面观;C. 咬合左侧面观。

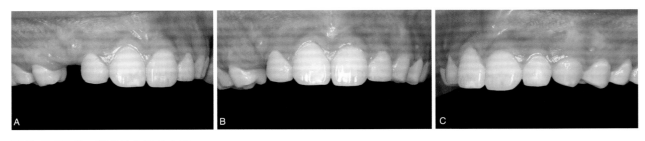

图 2-5-33-3　黑背景上颌口内像
A. 右侧面观;B. 正面观;C. 左侧面观。

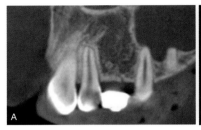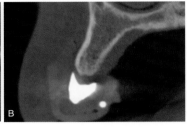

图 2-5-33-4　术前 CBCT

A. 冠状位示 13 近远中向；B. 矢状位示 13 颊腭向。

五、诊断

牙列缺损（13 缺失）。

六、设计思考

患者 13 先天缺失，首要改善的是美观问题。观察患者前牙区牙冠宽长比例及龈缘高点位置，发现 13 缺牙区的龈缘位置较同颌同名牙偏冠方，与邻牙明显不协调。与患者反复沟通后，采用"以修复为导向"的逆向设计指导手术方案。参照理想修复体的形态及龈缘位置，规划种植体理想轴向及植入深度。同时发现理想修复体的龈缘几乎与骨面平齐，说明骨高度较高，可能会影响龈缘形态塑性、基台就位及戴牙。同时，按照种植体生物学宽度，即骨上软组织高度为 3~4mm 的原则，如果骨高度较高，未来的龈缘位置也会偏冠方，与同名牙不协调。因此在一期手术时需要按照理想龈缘下 3~4mm 原则截去多余的骨，从而保证形成正确的龈缘位置。为减少植入偏差，选择数字化实时导航指导种植体植入，增强手术可视化效果，最大程度减小手术误差。

1. 构建理想修复体　术前制作 13 诊断蜡型，于患者口内 mock-up，并与之确认形态及龈缘位置是否满意。患者满意后，佩戴理想修复体与导航定位装置拍摄 CBCT，以获取理想修复体三维信息。

2. 骨增量设计　为了维持种植体周软硬组织的长期稳定性，种植体颊侧至少需要 2mm 的骨。本病例中，按照理想位置摆放种植体后，可以看到已经满足要求，因此不需要额外进行骨增量手术。

3. 重塑龈缘形态　一期手术行 13 位点骨修整后，种植体骨上软组织宽度将重新建立。为使龈缘位置及形态满足美学预期，可以利用临时修复体使龈缘向根方移动，同时诱导龈乳头生长，塑造牙龈理想弧形形态。

4. 咬合分析　患者有正畸治疗史，14 在正畸过程中拔除。术前检查患者前伸、侧方功能运动，发现患者侧方运动主要由 12、16 引导，15 无咬合接触。后期修复在保证美学效果的同时，引导区域不做明显改变，依然为对目前的天然牙进行组牙引导，以保证种植体的长期效果。

5. 固位方式分析　种植牙的固位方式分为螺丝固位和粘接固位。螺丝固位的优点是可以拆卸，没有粘接剂残留，生物学并发症少。但是前牙对植入位点精准度要求非常高，稍偏唇侧则无法形成螺丝固位，偏腭侧则可能因为咬合的关系无法获得舌侧的修复空间。在本病例中采取了数字化导航引导的精准植入，将种植体轴向设计为在理想修复体的舌隆突上穿出，在精准植入的前提下，可以达到术前设计的螺丝固位的修复方式。

七、治疗计划

1. 经术前评估，缺牙区软硬组织无缺损，满足种植适应证，拟定数字化导航辅助下进行种植手术。

2. 通过术前 mock-up 获取理想修复体形态及理想龈缘位置，与影像采集的三维牙颌信息整合，预先设计理想种植体的三维位置。

术前通过口内 mock-up 确定理想修复体形态，获得理想龈缘位置。虚拟种植体肩台位于理想龈缘下方 3mm，长轴从理想修复体舌隆突穿出，种植体肩台颊侧位于理想龈缘腭侧 2mm，以期形成螺丝固位（图 2-5-33-5~图 2-5-33-7）。三维重建模型显示缺牙区骨水平位于种植体冠方，计划磨除肩台周围部分牙槽骨，获得理想硬组织形态。

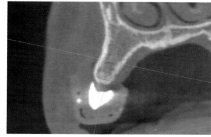

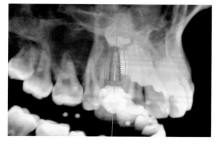

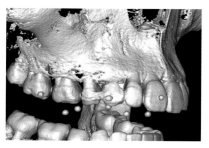

图 2-5-33-5　虚拟种植体　　　　图 2-5-33-6　邻牙安全距离　　　　图 2-5-33-7　重建骨缺损情况

采用 4.1mm×10.0mm 的 BLT 种植体按照理想位置摆放时,种植体唇侧均有 2mm 的骨,腭侧肩台处骨厚度约为 1mm。因此不需要额外的骨增量手术。

3. 一期手术后 3 个月复查,参照口内软硬组织情况选择相应二期术式。

4. 戴临时修复体行种植体周软组织塑形。

5. 获得理想龈缘位置及龈乳头形态后,复制临时修复体形态,制作最终修复体。

八、治疗步骤

1. 术前取参考模型,进行诊断排牙。

2. 口内 mock-up,获取 13 理想修复体形态及龈缘位置(图 2-5-33-8)。

3. 佩戴导航定位附件,拍摄 CBCT,获取理想修复体及牙颌的三维信息(图 2-5-33-9)。

4. 导航仪中设计理想种植体的三维位置。

5. 采用嵴顶偏唇侧水平切口 + 邻牙龈沟内切口,翻瓣暴露骨面。在数字化导航辅助下,精准进行定点对准、轴向对准、深度控制;全程导航于 13 位点植入 Straumann BLT 4.1mm×10.0mm 种植体(图 2-5-33-10、图 2-5-33-11);唇侧按照测量去除多余的骨,形成骨乳头,就位 4.5mm×2.0mm 的愈合基台。

6. 术后 3 个月复查,种植体骨结合良好,软组织轮廓轻微缺损(图 2-5-33-12)。故二期手术选择 U 型瓣恢复缺牙区唇侧丰满度,塑形种植体周软组织(图 2-5-33-13)。

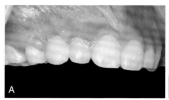

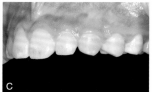

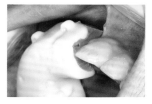

图 2-5-33-8　mock-up
A. 右侧面观;B. 正面观;C. 左侧面观。

图 2-5-33-9　U 形管口内就位

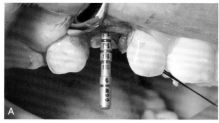

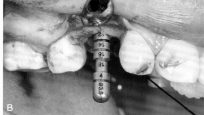

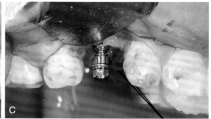

图 2-5-33-10　一期手术过程
A. 2.8mm 引导杆;B. 3.5mm 引导杆;C. 种植体植入。

447

7. 制作临时修复体,旨在逐步调整龈缘位置至与23高度一致,诱导龈乳头形成(图2-5-33-14)。

8. 制作最终修复体,检查咬合关系,获得理想美学效果(图2-5-33-15)。

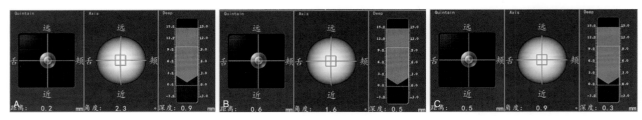

图2-5-33-11　导航视图
A. 2.8mm钻针扩孔;B. 3.5mm钻针扩孔;C. 种植体植入。

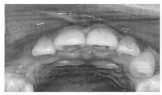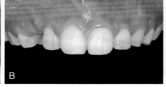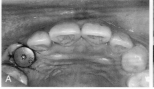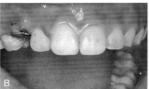

图2-5-33-12　二期手术前
A. 术前唇侧丰满度;B. 术前龈缘位置。

图2-5-33-13　二期手术后
A. 术后唇侧丰满度;B. 术后龈缘位置。

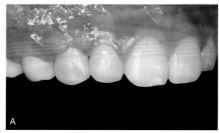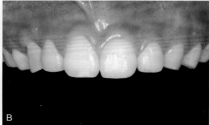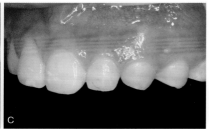

图2-5-33-14　试戴临时修复体
A. 右侧面观;B. 正面观;C. 左侧面观。

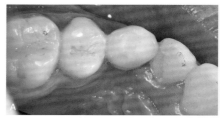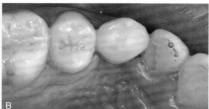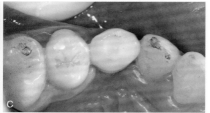

图2-5-33-15　咬合关系检查
A. 正中咬合;B. 前伸运动;C. 侧方运动。

九、治疗效果

1. 戴牙后,粉色美学评估　龈缘位置与同名牙(23)一致,近远中牙龈乳头均完全重填,龈缘曲线与邻牙协调,角化黏膜宽度良好,软组织颜色、质地、轮廓均良好(图2-5-33-16)。

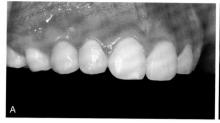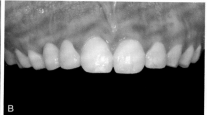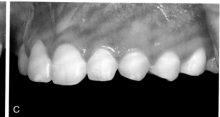

图 2-5-33-16　修复后口内像
A. 右侧面观；B. 正面观；C. 左侧面观。

2. 白色美学评估　13 牙冠轮廓、外形、颜色、透明度、个性化均较好。患者对美学效果满意。

十、小结

1. 本病例修复方案的建立是基于"以修复为导向"的逆行计划。在术前通过口内检查及诊断蜡型设计，判断软硬组织的重塑方向，并据此构建理想修复体，进一步指导种植体的植入及硬组织修整。后期对软组织形态的塑造，以及最终修复体形态的设计，也是对术前理想修复体的精准复刻。数字化设计及"以修复为导向"的理念贯穿治疗全程。

2. 对于美学区种植病例，正确的种植体三维位置是达到理想美学修复效果的重要前提，同时能在一定程度上维持种植体周软硬组织的稳定性。理想的植入位点要求完善的术前设计及精准的植入流程。数字化导航技术可有效整合口内软组织信息与颌颌硬组织数据，于术前虚拟设计理想修复体及种植体。术中种植体植入流程可于导航仪内实时成像，与术前设计信息进行对照，使种植体植入全程可视化，种植体植入精度大大增加。

3. 在本病例中，尽管最终仍然为螺丝固位，但是螺丝开孔的位置在舌隆突的冠方，其开孔颊侧边缘已经压到了饰面瓷的边缘。可能会对饰面瓷的强度产生一定的影响。螺丝开孔偏颊侧可能由两个原因导致：①理想修复体的诊断蜡型制作和 mock-up 时舌隆突形态不清晰，仅仅为一斜坡，种植体在修复体上穿出位置不明确，此时可能已经稍偏颊侧；②据文献回顾，导航的精度定点误差约 1mm，可能在植入时稍偏颊侧。两者叠加可能导致了螺丝最终的出孔位置不完全在舌隆突上。这提示我们在数字化导航引导下的种植需要在设计和操作中力求精准，不要忽略每一个细节，才能达到较为理想的效果。

点评

该病例为年轻男性患者，作者采用数字化技术进行 13 美学种植修复。术前利用 mock-up 获取理想修复体形态及位置，数字化导航技术辅助植入 13 种植体。术后 3 个月行牙龈成形及临时修复，龈乳头诱导完成后，制作最终修复体，获得了满意的美学修复效果，红白美学及牙冠美学效果良好。

存在问题为该病例的影像资料不完善，建议增加修复后咬合像及微笑像，增加种植后及修复后的 X 线影像，对病例展示更具有说服力。另外，黑背景像可见明显反光（图 2-5-33-3）。

作者采用了常规取模制作诊断蜡型等手段进行术前设计，达到了美学设计要求。但是该病例也可以采用数字化印模技术，结合 CBCT 数据进行 DSD 美学设计，3D 打印技术制作 mock-up，可以更精确快速地进行术前诊断，并能够更有效地与患者进行沟通。

作者术中采用了数字化导航技术，但是患者种植区骨量充分、角化龈厚度、宽度良好，近远中距离 8mm，满足种植空间的要求，采用数字化导航是否存在"为了使用而使用"的倾向？原因在于数字化导航技术存在一定的技术要求，对简单病例反而会增加手术准备程序，更适合复杂病例使用，例如存在手术风险区或对于植入角度深度有较为精确要求的复杂病例。此外,数字化导航用于简单病例可以采取不翻瓣植入而减少创伤,但是该病例采用翻瓣技术植入,在软硬组织良好的情况下采用此植入方式是否必要,值得商榷。

作者采用"以修复为导向"的设计理念符合该病例的具体要求,术前进行了模拟植入,但是种植体直径长度未标注,植入深度、位置并未明确设计。种植设计采用"以修复为导向"的同时,还应该符合生物学导向原则。作者并未提供缺牙区牙龈组织的厚度、宽度等数据,此外作者术中使用骨磨去除种植体周围骨组织,文中并未提到种植体颈部、唇侧及其他位置存在多余骨组织,术前 CBCT 也并未显示存在多余骨组织情况,术后 CBCT 未能提供,并不能看出去除骨组织后的种植体位置。这些软硬组织的状况,将决定种植修复后功能与美学的长期稳定性。

该病例术后 3 个月开始临床修复,经过牙龈成形、龈乳头成形等步骤后完成最终修复,美学及功能恢复良好。但是龈乳头成形过程、方法及时间并未详细说明,美学区粉色美学是修复的重点关注问题,建议作者详细说明。此外,美学区修复方式的选择也是需要重点说明的问题,而病例中未见表述。

该病例种植区条件良好,作者何不利用数字化技术进行即刻美学修复?即刻美学修复对于牙龈形态的恢复或许更为有利,而且满足了患者的美学需求。

中国人民解放军空军特色医学中心　马楚凡

病例 34:美学区垂直骨增量后导航引导下精准种植

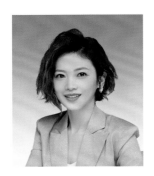

作者:北京大学口腔医院　王妙贞主治医师
合作者:北京大学口腔医院　刘峰主任医师
病例开始时间:2018 年 2 月 17 日
病例完成时间:2021 年 5 月 6 日

一、患者基本情况

性别:男。

年龄:35 岁。

二、主诉

左侧上颌前牙缺失 2 个月,要求种植。

三、简单病史

患者 2 个月前上颌前牙因松动于我院拔除,软组织已经愈合,要求种植修复。该牙 20 年前曾因外伤于外院"杀神经"治疗,后无不适。近 1 年来,患者自觉牙齿松动加重。

患者否认高血压、心脏病、糖尿病等系统性疾病;否认肝炎、结核等传染病;否认吸烟史。

四、检查

1. 临床检查

（1）口外检查:面部比例基本对称、协调。

（2）口内检查:22 缺失,软组织质韧、色粉,附着龈宽度充足,但是丰满度不足,22 龈缘高度轻微退缩（图 2-5-34-1）。近远中缺隙及𬌗龈距离可。12 舌向错位。口腔卫生状况良好,全口 PD2~3mm,BI 1~2,覆𬌗、覆盖基本正常。张口度 4 指,张口型↓,双侧颞下颌关节区无弹响,无压痛,中位笑线。

2. 影像学检查　拔牙前 CBCT 示 22 牙槽骨垂直骨吸收,邻牙无附着丧失,可以预测种植位点需要明显的垂直骨增量（图 2-5-34-2）。

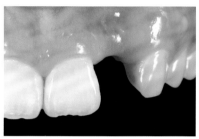
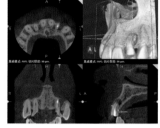

图 2-5-34-1　术前正面观示牙龈曲线不协调　　图 2-5-34-2　CBCT 示需要垂直骨增量处理

五、诊断

上颌牙列缺损（22 缺失）。

六、设计思考

对于存在垂直骨缺损的病例,存在多种治疗策略。比较理想的是进行完善的骨增量程序,完全恢复组织缺损;也可以考虑妥协的策略,采用相对微创的手术方式,通过牙龈瓷恢复缺损组织。我们应该通过评估患者全身和局部条件,从而预判手术风险和预后,结合患者的美学预期、对创伤和疼痛的耐受能力、依从性、患者的主观意愿等综合考虑。

本病例患者全身条件良好,无吸烟史,口腔卫生保持良好,邻牙无附着丧失,局部软组织条件佳,并且患者配合度高,美学需求高。因此,我们计划行水平及垂直骨增量,完全恢复骨缺损。在植骨后 9 个月进一步评估软硬组织状态,决定是否需要再次骨增量或软组织增量。并计划通过数字化辅助种植手术,尽量达到精准种植,实现理想的种植体三维位置,从而提高美学效果的可预期性。

七、治疗计划

1. 22 垂直骨增量。

2. 9 个月后种植手术,必要时则再次骨增量处理。

3. 3 个月后制作临时修复体。

4. 临时修复体塑形 2 个月后，进行最终修复。

5. 22 位点必要时进行结缔组织移植。

八、治疗步骤

1. 常规局部麻醉，翻全厚瓣。翻瓣后见明显垂直型骨缺损（图 2-5-34-3）。

2. 在同一术区唇侧根方制取自体骨屑；制取自体骨屑后，受区进行皮质骨打孔。翻开腭侧瓣，腭侧膜钉固定带有钛支架支撑的不可吸收膜；骨缺损区填塞混合骨粉，盖不可吸收膜，塑形至需要的轮廓，膜钉固定；覆盖胶原膜保护（图 2-5-34-4、图 2-5-34-5）。无张力精确对位缝合（图 2-5-34-6）。

3. 6 个月后复查，软硬组织轮廓良好；CBCT 示成骨良好，为后续种植奠定良好基础（图 2-5-34-7~图 2-5-34-9）。

4. CBCT 矢状位示 22 颊腭向经过了成功的垂直骨增量的处理，种植位点具有足够骨量，无须再次进行骨增量处理。但是骨量仍然比较有限，根尖有穿孔风险，这对植入的精确度提出了非常严格的要求，我们需要达到最精准的植入效果。

为了降低植入角度偏差的手术风险，我们决定采用数字化实时导航引导手术，达到"以修复为导向"的种植体植入。将 CBCT 数据导入数字化导航软件，设计种植体位置（图 2-5-34-10）。

5. 口内进行手机、参考板、U 形管等各种配件的连接、安装、验证和匹配，进行静态验证，为导航手术做好准备（图 2-5-34-11）。

6. 在易植美数字化导航的引导下，逐级精确备洞（图 2-5-34-12~图 2-5-34-17）。

7. 完成种植窝洞预备，植入一颗 BLT 4.1mm×12.0mm 种植体。术后 CBCT 示近远中向、唇腭向和垂直向均获得非常精确地控制，避免根尖穿孔，从而避免了二次 GBR 手术，从而减少手术创伤，降低术后反应（图 2-5-34-18、图 2-5-34-19）。数字化实时导航引导在这类条件非常严苛的手术中，发挥了重要的意义。

8. 术后 3 个月复查，可见种植体周软组织愈合良好；美学区没有瘢痕，龈缘曲线非常完美；牙弓颌面影像可见骨增量效果良好，骨轮廓、软组织轮廓均非常理想，为后期修复创造了非常好的基础（图 2-5-34-20、图 2-5-34-21）。制作并戴入临时修复体，诱导穿龈形态形成（图 2-5-34-22、图 2-5-34-23）。

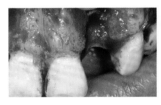 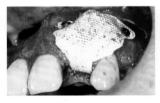 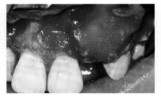 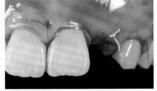

图 2-5-34-3 翻瓣后见明显垂直型骨缺损　图 2-5-34-4 盖不可吸收膜，塑形至需要的轮廓，膜钉固定　图 2-5-34-5 覆盖胶原膜保护　图 2-5-34-6 无张力精确对位缝合

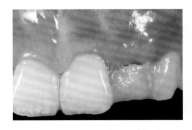 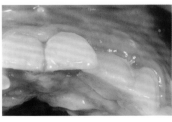 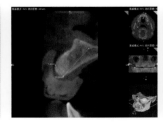 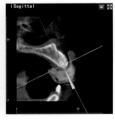

图 2-5-34-7 6 个月后复查，正面观示软硬组织轮廓良好　图 2-5-34-8 6 个月后复查，𬌗面观示软硬组织轮廓良好　图 2-5-34-9 CBCT 示成骨良好　图 2-5-34-10 以修复为导向，在导航软件内设计种植方案

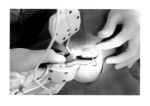

图2-5-34-11　进行参考板、U形管的验证和匹配

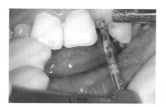

图2-5-34-12　先锋钻定点

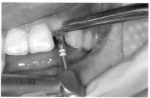

图2-5-34-13　种植窝洞逐级预备

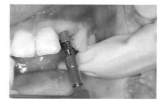

图2-5-34-14　植入种植体

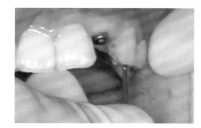

图2-5-34-15　上愈合基台

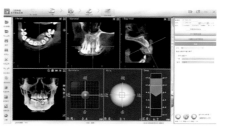

图2-5-34-16　实时导航监控预备道的三维状态

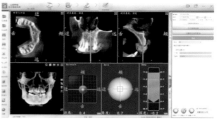

图2-5-34-17　实时导航监控预备道的三维状态

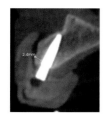

图2-5-34-18　种植体最终实现理想三维位置

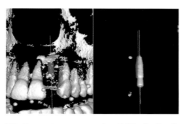

图2-5-34-19　术后精确度验证,达到了极高的种植精确度

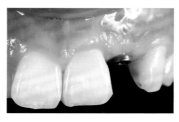

图2-5-34-20　种植体周软组织愈合良好,美学区没有瘢痕,龈缘曲线非常完美

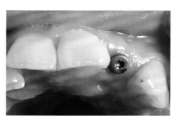

图2-5-34-21　丰满度良好

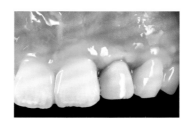

图2-5-34-22　种植后3个月,制作临时修复体诱导穿龈形态

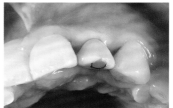

图2-5-34-23　牙弓颌面影像可见骨增量效果良好,骨轮廓、软组织轮廓均非常理想

九、治疗效果

最终修复后,粉白美学效果非常理想,患者终于获得追寻多年的理想微笑效果(图2-5-34-24、图2-5-34-25)。

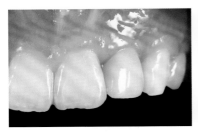 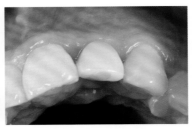

图 2-5-34-24　戴入最终修复体，可见理想的粉白美学效果　　图 2-5-34-25　殆面观示唇侧丰满度与邻牙协调

十、小结

本病例一期手术通过完善的骨增量程序，恢复缺失的硬组织，从而奠定了良好的外科基础。在二期种植前评估软硬组织俱佳，无须额外的组织增量程序，因此可以考虑不翻瓣的微创种植手术。但是不翻瓣手术的手术视野差，在备洞过程或种植体植入过程中，可能出现临床不易发现的意外骨穿孔或轴向不良等情况。为了提高手术的可预期性，选择实时动态导航系统引导下不翻瓣种植手术，为实现理想的种植体三维位点提供了可能，并提高美学的可预期性。术后精度验证显示达到了极高的种植精确度，并有效避免根尖骨开窗，实现了螺丝固位。本病例通过完善骨增量程序、数字化引导精准种植及完善的修复程序，最终实现非常理想的粉白美学效果。

点评

本病例中，作者通过完善的临床检查、诊断、评估，制订了详尽的骨增量、种植实施、临时修复、软组织塑形、最终修复的治疗计划，充分利用数字化种植外科、修复技术，达到了美学区种植修复很好的治疗效果。病例完成中，有以下值得读者借鉴学习的亮点：①诊断明确、规划详尽；②骨增量适应证选择恰当、操作规范，超过近远中 2 个牙位以上的适当的大翻瓣、不可吸收膜覆盖与稳定是本病例骨增量取得满意治疗效果的基础；③计算机辅助设计实时导航引导种植外科技术的成功应用，使可预测种植治疗的理想得以实现；④临时修复引导软组织成形获得理想的美学修复效果；⑤病例资料完整，图片规范清晰。

当然，本病例也有可进一步提升之处，与术者共勉：①不可吸收膜边缘最好与天然牙根面离开 1.0~1.5mm 距离，使黏骨膜瓣缝合复位后与自体骨面早期接触愈合，达到早期生物学封闭的作用，保障愈合的成功（图 2-5-34-4）。②"以修复为导向"在数字化软件中设计种植体的位置与轴向，美学区术前排牙后扫描导入数据，或者利用成熟的修复设计软件生成良好美学效果的修复体信息后导入软件，更容易获得理想的设计效果（图 2-5-34-9，图 2-5-34-10）。③留下美学区修复效果的咬合像及与对侧同名牙对比的照片资料，可以更好地展示临床效果（图 2-5-34-24，图 2-5-34-25）。

滨州医学院附属烟台口腔医院　柳忠豪

病例 35：镜像技术在美学区即刻种植即刻修复中的应用

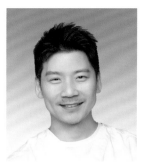

作者：首都医科大学附属北京口腔医院　王新主治医师

合作者：首都医科大学附属北京口腔医院　袁鼎翔医师　吴丹主治医师　陈溯主任医师

病例开始日期：2019 年 11 月 8 日

病例结束时间：2021 年 4 月 4 日

一、患者基本情况

姓名：刘某某。

性别：女。

年龄：23 岁。

职业：公司职员。

二、主诉

左侧上颌前牙折断 1 个月。

三、简单病史

1. 现病史　患者 1 个月前，因车祸导致面部及身体外伤，于外院治疗后康复。之后因牙冠折断来我院急诊综合科就诊，诊断为"21 复杂冠根折"，建议拔牙。现来特诊科就诊。

2. 既往史　否认全身系统性疾病，否认药物过敏史、家族遗传病史。

四、检查

1. 临床检查

（1）口外检查：患者面型左右基本对称，面部垂直比例基本协调，左侧鼻部可见表皮挫伤、色素沉着（图 2-5-35-1）。

（2）口内检查：21 牙颈部折断，劈裂片松动Ⅲ度（图 2-5-35-2），拔除劈裂片后可见断面最深处位于龈下 4mm，剩余牙体组织不松动，探及露髓孔（图 2-5-35-3）。牙龈为厚龈临床表型，无红肿及窦道。11 近中切角缺损，未探及露髓孔，叩痛（－），不松动，牙龈未见明显红肿，冷测正常。上颌前牙中线偏右 1mm，下颌前牙中线偏左 2mm。高位笑线，前牙Ⅰ度深覆𬌗。前牙牙龈曲线基本协调，𬌗面观示唇侧轮廓丰满度基本正常。口腔卫生状况一般，牙石（＋），软垢（＋），少量色素沉着。探诊结果示 PD 为 2~4mm，14% 位点为 BOP（＋）（图 2-5-35-4）。

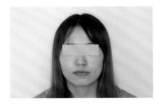
图 2-5-35-1 患者术前面像

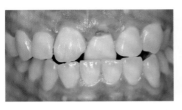
图 2-5-35-2 21 去除松动牙冠前口内正面观

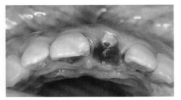
图 2-5-35-3 21 去除牙冠后口内殆面观

2. 影像学检查 锥形束 CT(cone beam computed tomography,CBCT)示 21 残根,根尖偏唇侧,根尖周未见低密度影,牙槽骨高度正常;唇侧骨板完整,厚度约 1.2mm;牙槽嵴顶宽度约 8.1mm,高度约 17.3mm。11 近中切角缺损未及髓腔,根尖周未见低密度影(图 2-5-35-5)。

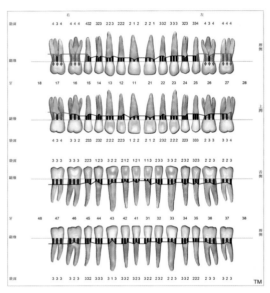
图 2-5-35-4 初诊时探诊检查结果

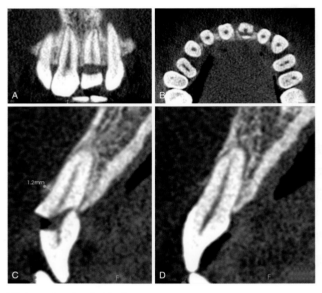
图 2-5-35-5 初诊时 CBCT
A~C. CBCT 冠状位、轴位、矢状位示 21;D. CBCT 矢状位示 11。

五、诊断

1. 21 复杂冠根折。
2. 11 冠折未露髓。
3. 深覆殆。
4. 上下颌中线偏斜。

六、设计思考

1. 根据患者临床检查及影像学检查结果判断,21 属于不能保留的牙齿,建议拔除。可提供的治疗方案包括:可摘局部义齿、固定义齿修复及种植修复。与患者进行进一步沟通后,最终选择种植修复。

2. 根据临床检查及影像学检查结果判断,患者满足即刻种植的临床标准,即厚龈临床表型、唇侧骨板大于 1mm、无急性感染、牙根唇侧倾斜。计划行 21 即刻种植修复。

3. 如果即刻种植后,种植体的初期稳定性达到 35N·cm 以上,可行即刻修复,以满足患者美观要求。

4. 此病例,我们计划在即刻修复过程中使用永久基台进行即刻修复,即"One Abutment One Time"技术。此技术的应用可避免最终修复过程中对牙龈的反复刺激,减少唇侧牙龈退缩风险,从而获得更好的美学效果。

5. 永久基台的设计是本病例的一个特色。我们将对侧同名牙牙根的组织结构,通过镜像技术复制到种植区域,在龈缘至龈缘下 1mm 处,根据 11 天然牙牙根的形态进行设计,龈缘下 1mm 至种植体肩台设计为凹陷的形态,通过数字化方式进行个性化永久基台设计,使得基台设计更加仿生化。

七、治疗计划

1. 美学风险评估。

2. 牙周系统性治疗。

3. 11 美学树脂修复。

4. 21 微创拔牙、即刻种植、永久基台设计及制作、即刻临时修复。

5. 21 半年后行最终修复。

八、治疗步骤

1. 电子探针复查牙周情况(图 2-5-35-6)。

2. 基于 CBCT 结果的导板设计及制作(图 2-5-35-7)。

3. 使用 Mimics 软件对病例进行 CBCT 三维重建。在三维重建的模型上模拟拔除 21,将 11 的牙冠及牙根通过镜像技术复制到 21,并保存为数据 1(图 2-5-35-8)。

4. 常规消毒铺巾,复方盐酸阿替卡因注射液浸润麻醉下,21 微创拔牙,然后在导板引导下制备种植体窝洞,并植入 Nobel Active 3.5mm × 13.0mm 种植体,初期稳定性大于 35N·cm(图 2-5-35-9)。

5. 将低替代率骨替代材料 Bio-Oss Collagen 植入种植体与唇侧骨板之间(图 2-5-35-10)。

6. 将 21 种植体连接扫描杆,使用 CEREC Omnicam 进行口内扫描,获取种植体三维位置,并将数据保存为数据 2(图 2-5-35-11)。

7. 术后拍摄 CBCT(图 2-5-35-12)。

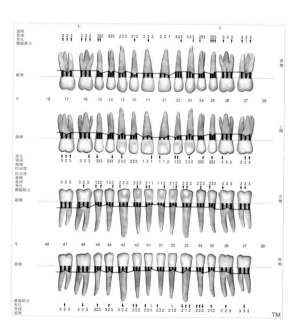

图 2-5-35-6 牙周评估后探诊检查结果

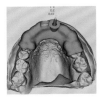 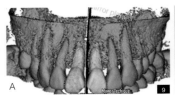 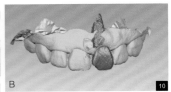

图2-5-35-7　术前数字化导板设计

图2-5-35-8　术前数字化设计　A. 模型上虚拟拔除21,再将11结构镜像至21;B. 将镜像后数据与术前口内扫描数据进行数据融合。

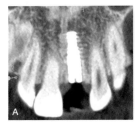 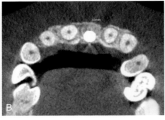 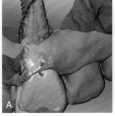

图2-5-35-9　导板引导下的种植体窝洞制备

图2-5-35-10　低替代率骨替代材料植入种植体与唇侧骨板之间

图2-5-35-11　将种植体位置扫描至计算机设备

8. 将数据1与数据2进行融合,在21上获得既有天然牙牙根的形态,又有种植体三维位置的数据,并在此数据的基础上使用 CEREC SW 进行个性化永久基台及临时冠的设计,使用 MC XL 及 SpeedFire 完成制作(图2-5-35-13)。

9. 将制作好的个性化永久基台与临时冠安装于21种植体上,并进行调𬌗(图2-5-35-14~图2-5-35-16)。

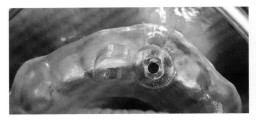 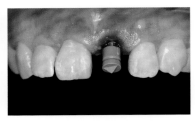

图2-5-35-12　术后即刻 CBCT 示种植体三维位置
A. 冠状位;B. 轴位;C. 矢状位。

图2-5-35-13　个性化永久基台的设计
A. 龈缘至龈缘下 1mm,遵循11天然牙牙根形态设计;B. 龈缘下 1mm 至种植体颈部设计为凹陷形态。

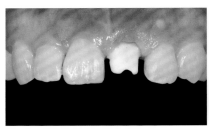 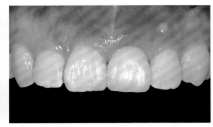 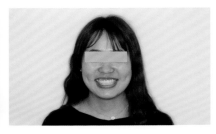

图2-5-35-14　个性化永久基台的戴入

图2-5-35-15　临时牙冠的戴入

图2-5-35-16　术后当日面像

九、治疗效果

1 年后进行最终修复,将临时冠去除后,再次进行口内光学扫描,并参考面部形貌进行最终修复体的设计与制作,戴入患者口内(图 2-5-35-17、图 2-5-35-18)。

通过术前、术后即刻修复与最终修复的对比,我们能够发现使用镜像技术进行个性化设计的永久基台进行即刻种植即刻修复后,21 的龈乳头、龈缘、唇侧轮廓得到很大程度的维持。

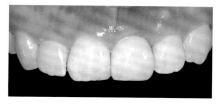
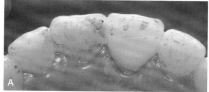
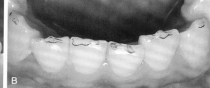

图 2-5-35-17　术后 1 年最终冠戴入　图 2-5-35-18　最终冠戴入后的咬合调整
A. 上颌牙列;B. 下颌牙列。

十、小结

1. 本病例在整个即刻种植即刻修复流程中,使用了完整的数字化流程,通过使用数字化设计软件进行 CBCT 的三维重建,并将患牙的对侧同名牙的形态镜像到种植位点,通过椅旁计算机辅助设计与制造(computer-aided design and manufacturing,CAD/CAM)系统参考其镜像后的形态,进行修复体穿龈形态的设计,配合切削仪和氧化锆快速烧结炉完成即刻修复体的制作,获得了良好的美学效果。

2. 修复体穿龈形态的设计,对前牙美学区即刻种植即刻修复后的美学效果起决定性作用。在设计穿龈形态时,有学者提出将穿龈区域划分为次关键区及关键区。关键区为修复体龈缘下 1mm 以内的区域,在此区域应将修复体设计为类似天然牙牙根的略凸形态,以维持软组织的轮廓,同时避免基台形态过凸对软组织形成压力,造成软组织根方退缩,影响长期美学效果。次关键区为修复体龈缘下 1mm 至种植体肩台的区域,此区域应将修复体设计为凹陷的形态,为软组织存留空间,获得更厚的软组织厚度,有利于远期美学效果的获得与维持。

3. 通过 CAD/CAM 系统将对侧同名牙镜像,进行设计个性化修复体设计,可避免拔牙后软组织塌陷,造成即刻修复体软组织支持不足的问题。研究发现,当牙齿拔除后,其周围软组织失去牙齿的支持,即刻会出现软组织的塌陷,基于塌陷后牙龈的形态制作临时修复体,无法维持拔牙前软组织原有的高度及轮廓。魏冬豪等研究发现,即刻种植即刻修复后 1 年对比拔牙前,唇侧龈边缘下 0~5mm 发生了 0.54~1.03mm 的唇腭向塌陷。本病例在数字化流程中参考对侧同名牙的镜像进行修复体的设计,通过在关键区设计与天然牙牙体形态一致的修复体,维持软组织的轮廓,并对龈缘及龈乳头形成良好的支持,避免牙齿拔除后牙龈塌陷对基台设计的影响,获得了良好的美学效果。

4. 本病例在即刻种植即刻修复技术中体现了数字化的种植理念,结合 CAD/CAM 系统及镜像技术,模拟对侧同名牙穿龈形态进行基台及临时冠的个性化设计,从而获得与对侧同名牙相协调的唇侧牙龈轮廓,获得了满意的美学效果。同时,此技术的应用可以为即刻修复体穿龈区域的设计提供一定的参考价值。

点评

本病例为外伤导致21冠根折、无法保留，需要拔除后行进一步治疗。该病例汇报资料、图片收集完整，设计思路清晰，最终取得了很好的治疗效果。

首先，值得肯定的是，医师为患者提出了全面的治疗方案，包括可摘局部义齿、固定义齿、种植修复，而不是只给出种植修复一种方案。这是我们很多医师容易犯的错误，而患者有知情权和选择治疗方案的权利。

其次，种植方案的选择。美学区种植方案有三种选择，分别为即刻种植、早期种植和延期种植，每一种方案都有不同的适应证。特别是即刻种植，需要严格地遵循适应证，否则很容易出现美学并发症。该病例经过仔细分析，满足厚龈临床表型、唇侧骨板完整且厚度大于1mm、无急性感染、牙根唇侧倾斜等拔牙后即刻种植的适应证。

再次，应用了"One Abutment One Time"的理念。在即刻修复过程中使用永久基台进行即刻修复，可避免后续修复过程中基台反复摘戴对软组织的不良刺激，减少唇侧牙龈退缩的风险，从而有助于获得更好的美学效果。

最后，在整个治疗过程中使用了完整的数字化流程。通过导板手术确保种植体植入理想的三维位置，使用数字化设计软件进行CBCT的三维重建，并将患牙的对侧同名牙的牙根形态镜像到种植位点，结合镜像后天然牙牙根形态及CAD/CAM的解决方案，进行永久基台穿龈形态的个性化设计和制作。从最终的修复效果来看获得了良好的美学效果，龈缘高度和轮廓基本保持稳定。

中国人民解放军空军特色医学中心　马楚凡

主编点评

这又是一例展现了"One Abutment One time"理念的病例。与前面一个病例不同的是，这个病例的即刻修复体采用了双层结构，并且在术中即刻修复过程中就采用了永久修复材料来制作基台部分。

这样的治疗流程虽然会延长术中即刻修复体的加工时间，但是也有其优势，即不需要在永久修复前针对基台材料进行牙体预备，减小了临床操作难度。

需要思考的是，如果过渡修复体的基台、修复体设计合理，永久修复前无须进行进一步的预备等工作，其实完全可以不再进行数字印模的制取，而是利用过渡修复体的数据，进一步精细调整后直接加工永久修复体。这样治疗流程可以更加简洁，冠修复体与基台的密合度也会更加有保证。

北京大学口腔医院　刘峰

病例 36：数字化动态导航用于美学区种植修复

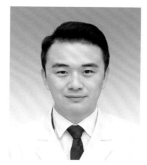

作者：武汉大学口腔医院　王亚珂副主任医师
合作者：武汉大学口腔医院　李佳芮医师　杨韵医师
病例开始时间：2019 年 10 月 9 日
病例结束时间：2021 年 5 月 12 日

一、患者基本情况

性别：女。

年龄：24 岁。

二、主诉

上颌前牙旧修复体脱落 2 天，影响美观，要求修复。

三、简单病史

患者左侧上颌前牙 5 年前于外院行冠修复，现修复体脱落 2 天，来我处就诊，要求修复上颌前牙。
患者否认系统性疾病，否认吸烟史，否认家族病史。

四、检查

1. 临床检查

（1）口外检查：患者颜面部基本对称，面部比例协调，开口度正常，关节无弹响，中位笑线（图 2-5-36-1）。

（2）口内检查：21 大面积牙体缺损，近远中颊侧断端齐龈缘，腭侧断端位于龈上 0.5mm，可见残留纤维桩核修复体，叩痛（－），不松动。后牙咬合关系为中性关系（图 2-5-36-2A～图 2-5-36-2E），覆𬌗、覆盖关系正常。21 角化龈较为充足，为厚龈生物型，唇颊舌腭侧黏膜无明显异常（图 2-5-36-2F）。口腔卫生状况一般，可见明显软

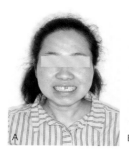
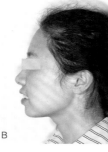
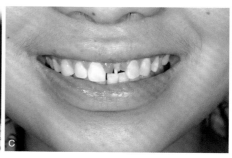

图 2-5-36-1　患者面部影像
A. 正面像；B. 侧面像；C. 面下局部像。

垢,21残根附近龈乳头红肿,探诊出血(+),其余牙位未探及明显牙石,无龈缘红肿,无探诊出血,无深牙周袋。

2. 影像学检查　CBCT示21牙体缺损,缺损位于牙槽嵴顶上方2mm,中上段见桩核影像,根尖见牙胶,无明显暗影,牙槽骨宽度约5mm(图2-5-36-3)。

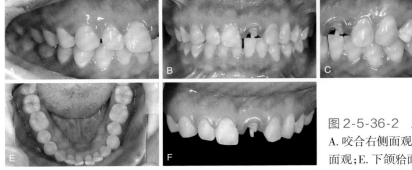

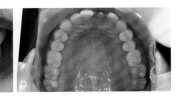

图2-5-36-2　患者术前口内像
A. 咬合右侧面观;B. 咬合正面观;C. 咬合左侧面观;D. 上颌𬌗面观;E. 下颌𬌗面观;F. 上颌前牙黑背景正面观。

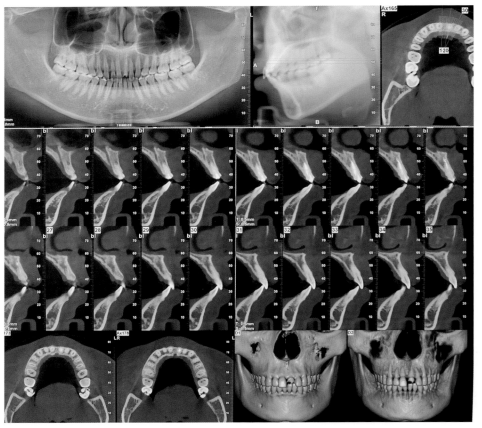

图2-5-36-3　CBCT检查结果

五、诊断

21牙体缺损。

六、设计思考

1. 21是保留,还是拔除　21牙体重度缺损,并且根管内有纤维桩核修复体,若想保留患牙,直接在残根上修复则会面临难题:纤维桩核拆除难度较大,再次行桩核冠修复后,远期固位效果难以保证。因此,与患者沟通后,决定采用拔除 21 残根后行种植修复的方案。

2. 21 行种植修复的外科风险评估与种植时机选择　　从 CBCT 检查结果可知,21 牙根在牙槽骨内的方向与牙槽骨方向基本一致。如果行即刻种植,则腭侧可用骨量不足,只能依靠根尖部分骨量获得初期稳定性,增加了治疗的难度。经种植外科 SAC 分类量表评估(surgical SAC evaluation)(表 2-5-36-1),可知该患者即刻种植为复杂病例。因此,可考虑先拔牙,同期行位点保存,再行延期种植的方式,更能降低治疗难度和风险。

表 2-5-36-1　种植外科 SAC 分类评估

全身因素	评估	备注
全身禁忌证	无	
吸烟	无	
发育因素	无	
位点因素	评估	
骨量	不足	
解剖风险	高	患者唇腭侧骨量不足
美学风险	高	水平向骨量不足,需要行翻瓣 GBR 手术
复杂程度	高	
并发症风险	中	并发症会显著影响治疗效果
负荷方案	常规负荷	
SAC 分类	复杂	

3. 21 行种植修复的美学风险评估　　上颌前牙种植修复需要充分考虑修复后的美观效果,术前行美学风险评估(esthetic risk assessment)(表 2-5-36-2),该患者的评估结果为高美学风险。为了达到最佳的美学效果,需要从三个方面进行控制:①必须保证种植体植入准确的三维位置;②必须保证种植修复后的软组织健康;③必须保证种植修复后的牙槽骨轮廓无明显塌陷。

表 2-5-36-2　种植美学风险评估表

风险因素	低	中	高
健康状态	健康,免疫功能正常		免疫功能低下
吸烟	不吸烟	<10 支 / 天	>10 支 / 天
患者的美学期望值	低	中	高
笑线	低位	中位	高位
牙龈生物型	低弧线形 厚龈生物型	中弧线形 中厚龈生物型	高弧线形 薄龈生物型
牙冠形态	方圆形	卵圆形	尖圆形
位点感染状态	无	慢性	急性
邻牙牙槽骨高度	到接触点 <5.5mm	到接触点 5.5~6.5mm	到接触点 >7.5mm
位点宽度	>5.5mm	<5.5mm	2 颗或 2 颗以上缺失
软组织解剖	软组织完整		软组织缺损
骨组织解剖	无骨缺损	水平向骨缺损	垂直向骨缺损

4. 21 种植方案的考量　通过拔牙位点保存,可以最大程度保存种植位点的骨轮廓,同时获得充分的骨量,为种植手术打下基础。为了保证种植体植入准确的三维位置,可以采用静态手术导板或动态手术导航的方式进行。动态手术导航具备实时显示手术操作与设计方案的差异、术中可随时调整植入方案等优点,可以成为本病例治疗的优选方案。

七、治疗计划

建议患者拔除 21,同期位点保存,延期行种植义齿修复患牙。患者知情并同意治疗方案。

八、治疗步骤

1. 拔牙及位点保存　局麻下拔除 21,清理拔牙窝(图 2-5-36-4A、图 2-5-36-4B)。拔牙窝内植入 Bio-Oss 骨粉,覆盖 Bio-Gide 胶原膜(图 2-5-36-4C),制取左侧上颌磨牙区腭侧软组织半厚瓣,封闭拔牙创口,严密缝合(图 2-5-36-4D~图 2-5-36-4F)。腭侧创口覆盖胶原膜,嘱患者佩戴压膜保持器压迫腭侧伤口。

2. 术后拆线及临时修复体的制作　术后 10 天复诊拆线,患者拔牙创愈合良好(图 2-5-36-5A、图 2-5-36-5B)。为了解决患者上颌前牙缺失的美观问题,采用纤维带粘接桥作为临时修复体,初步恢复患者美观(图 2-5-36-5C、图 2-5-36-5D),预约 4 个月后复诊行后续治疗。

3. 一期手术术前检查及数字化设计

(1) 术后 4 个月复查:术后 4 个月复查,患者 21 缺牙区黏膜正常,角化龈宽度正常。佩戴 U 形管定位,重新拍摄 CBCT。CBCT 示患者 21 可用牙槽骨宽度 4.7mm,可用牙槽骨高度 17mm(图 2-5-36-6)。本病例拟采用动态导航方式辅助种植手术,因此在进行 CBCT 拍摄时需要患者口内佩戴 U 形管,U 形管上有阻射的标记点,从检查结果中可以看到标记点的影像,为术中的配准提供参考。将所获得的 CBCT 文件转换为 DICOM 文件格式,用于后续数字化种植方案的设计。

(2) 口内数字化印模制取:数字化扫描患者口内情况,获得患者口内上下牙列及咬合的文件,文件导出为 STL 格式,用于数字化种植方案的设计(图 2-5-36-7)。根据 CBCT 及数字化模型设计种植动态手术方案。

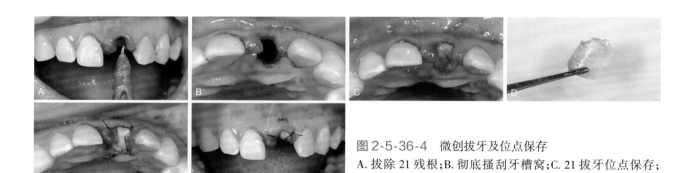

图 2-5-36-4　微创拔牙及位点保存
A. 拔除 21 残根;B. 彻底搔刮牙槽窝;C. 21 拔牙位点保存;D. 取腭侧软组织瓣;E. 缝合关闭术区;F. 缝合后术区正面观。

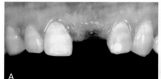
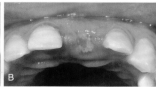
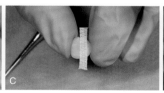
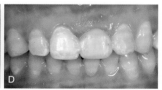

图 2-5-36-5　拆线及制作粘接固位临时义齿
A. 拆线后术区正面观;B. 拆线后术区𬌗面观;C. 纤维带粘接桥修复体;D. 纤维带粘接桥临时修复后正面观。

（3）数字化种植方案的设计：将患者 CBCT 文件及患者口内扫描文件导入种植体植入规划软件 Implant Studio，进行种植体位置的设计。根据患者 21 骨量及解剖形态，放置 Nobel Active 3.5mm×13.0mm 长度的种植体，尽可能保证中央螺丝口穿出位置位于腭侧舌窝（图 2-5-36-8）。

将设计方案导入易植美口腔种植导航系统，此时该系统集合了患者 CBCT 数据、口内扫描数据、种植体植入规划数据，以及用于导航校准的标记点信息，为种植体动态导航引导下植入做好了准备。

4. 数字化动态导航系统辅助下的种植体植入

（1）动态导航系统定位配准与调试：将参考板与 U 形夹相连接（图 2-5-36-9A），并将 U 形夹用自固化树脂材料固定在患者口内（图 2-5-36-9B）。将术前用于 CBCT 检查的 U 形管复位在患者前牙区，利用 U 形管和反射板，配合种植手机和导航仪进行配准（图 2-5-36-9C）。

根据导航屏幕上的提示，对标记点进行逐个配准（图 2-5-36-10），配准完成后，连接备洞车针，开始进行种植窝洞的制备。

（2）种植一期手术的实施：局麻下切开 21 牙槽嵴顶黏膜，垂直切口翻瓣自 11 远中至 22 远中，依据导航系统指示，小球钻定点，侧向切削钻确定种植手术的种植位置，在动态导航系统引导下，逐级预备 21 种植窝洞（图 2-5-36-11、图 2-5-36-12A、图 2-5-36-12B），植入种植体 Nobel Active 3.5mm×13.0mm，旋入覆盖螺丝（图 2-5-36-12C）。颊侧植入骨粉，胶原膜覆盖 21 颊侧及牙槽嵴顶（图 2-5-36-12D），严密缝合（图 2-5-36-12E、图 2-5-36-12F），2 周后复诊拆线。

5. 复诊拆线 2 周后患者复诊，拆除手术缝线，伤口愈合良好，无炎性渗出（图 2-5-36-13A）。根尖片示种植位置适当（图 2-5-36-13B）。纤维带 + 流动树脂制作 21 粘接桥临时牙（图 2-5-36-13C）。调空舌侧咬合，嘱患者勿用 21 临时牙咀嚼，4 个月后行二期手术。

6. 复诊二期手术及更换种植体支持式临时牙 4 个月后复诊，患者 21 术区无不适。行二期手术，沿牙槽嵴顶翻瓣，暴露骨面，见种植体稳固，无螺纹暴露，旋入愈合基台，缝合伤口，嘱患者 1 周后取模制作 21 种植支持式临时牙。复诊拆除缝线，旋下愈合基台，聚醚硅橡胶制取 21 印模。2 周后 21 种植支持式临时牙义齿制作完毕，调磨 21 颈部穿龈部位轮廓，更换 21 种植支持式临时修复体（图 2-5-36-14）。调整邻接，特氟龙胶带封闭螺丝孔，树脂充填。调𬌗、抛光，嘱患者勿用患牙咀嚼。

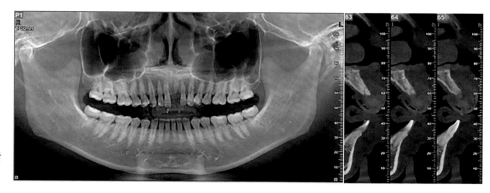

图 2-5-36-6 位点保存后 CBCT 检查结果

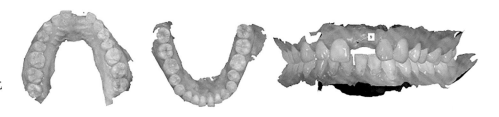

图 2-5-36-7 口内数字化印模

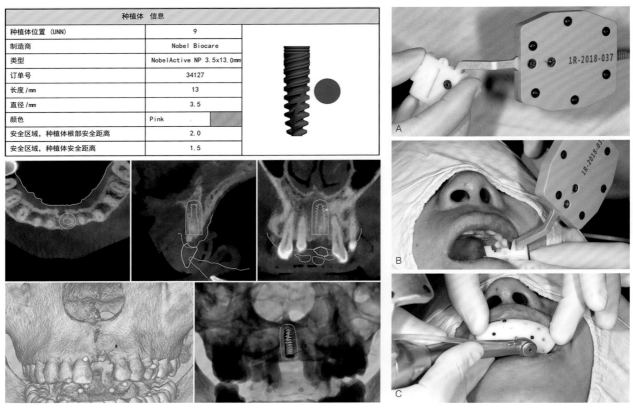

种植体 信息	
种植体位置（UNN）	9
制造商	Nobel Biocare
类型	NobelActive NP 3.5x13.0mm
订单号	34127
长度/mm	13
直径/mm	3.5
颜色	Pink
安全区域，种植体根部安全距离	2.0
安全区域，种植体安全距离	1.5

图 2-5-36-8　种植体位置设计

图 2-5-36-9　动态导航系统定位配准与调试
A. 连接参考板；B. 固定参考板；C. U 形管配准。

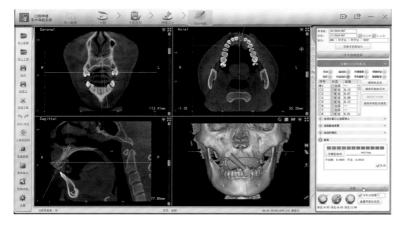

图 2-5-36-10　动态导航系统校准调试

7. 取终印模，制作最终修复体　戴临时牙后 3 个月，患者牙龈色质形态正常，龈乳头充盈邻牙间隙，无瘘管，无松动，取下 21 临时牙，穿龈轮廓稳定（图 2-5-36-15A）。CBCT 示 21 区无阴影，骨结合良好，遂制取最终修复体印模。制作 21 个性化穿龈轮廓复制印模杆，聚醚硅橡胶制取印模（图 2-5-36-15B~图 2-5-36-15D）。比色 2M2，选用个性化钛基台及氧化锆全瓷冠。

8. 戴牙完成最终修复　试戴 21 瓷基台及氧化锆全瓷冠，修复体形态良好，龈乳头丰盈，基台及边缘密合，最终加力至 35N·cm，特氟龙胶带封闭螺丝孔，自粘接树脂粘接全瓷冠（图 2-5-36-16）。去除溢出粘接剂材料，彻底固化。调整咬合，抛光。嘱患者戴牙后定期复查。

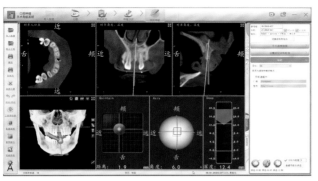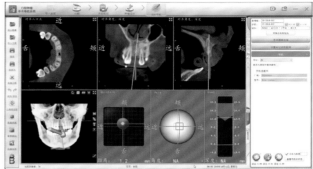

图 2-5-36-11　根据导航系统的引导和提示进行种植窝洞的制备及种植体的植入
A. 备洞及植入方向与方案一致时为绿色标识;B. 误差超出范围后红色警告提示。

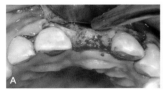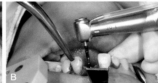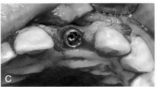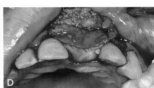

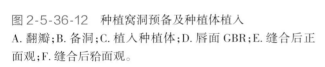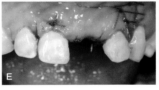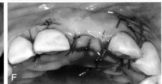

图 2-5-36-12　种植窝洞预备及种植体植入
A. 翻瓣;B. 备洞;C. 植入种植体;D. 唇面 GBR;E. 缝合后正面观;F. 缝合后𬌗面观。

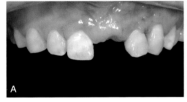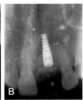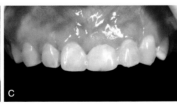

图 2-5-36-13　种植术后拆线及过渡修复
A. 种植术后拆线;B. 种植术后复查根尖片;C. 粘接桥过渡修复。

图 2-5-36-14　更换种植体支持式临时牙

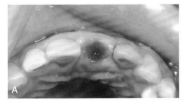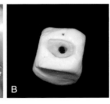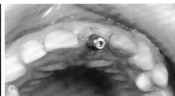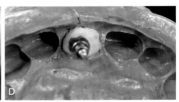

图 2-5-36-15　制取最终印模
A. 取下临时牙;B. 制作个性化印模杆;C. 个性化印模复位到口内;D. 复位个性化印模杆到模型。

九、治疗效果

经过数字化辅助的种植修复治疗后,可见患者21形态及美观得到了良好的恢复,种植牙位的牙龈质地健康,龈缘水平与邻牙协调一致(图2-5-36-17A、图2-5-36-17B),并且恢复了患者的唇齿关系,取得了从局部到宏观的良好美学效果(图2-5-36-17C、图2-5-36-17D)。

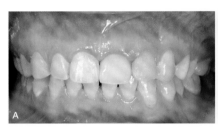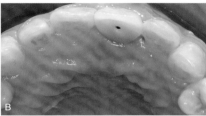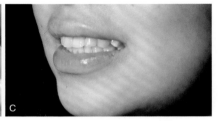

图 2-5-36-16　最终戴牙
A.最终修复体口内正面观;B.戴牙后腭面观;C.戴牙后唇齿关系。

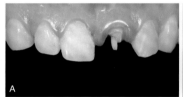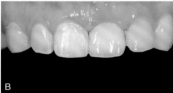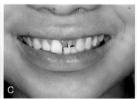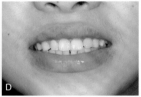

图 2-5-36-17　修复前后效果对比
A.修复前前牙黑背景正面观;B.修复后前牙黑背景正面观;C.修复前唇齿关系像;D.修复后唇齿关系像。

十、小结

本例患者为上颌前牙区的延期种植病例。本病例详细记录了患者的初诊流程、种植位点保存、延期植入种植体,以及种植导航系统在上颌前牙区的应用。

1. 位点保存及延期种植方案的优点　上颌前牙牙根与牙槽骨的位置关系有四种:第一种是牙根偏向骨板的唇侧,这种情况最常见,大约占86.5%;第二种是牙根位于唇腭侧骨中间;第三种是根尖位于偏腭侧;第四种则是根尖位置骨缩窄。患者的术前牙根形态属于第四种,唇舌侧均有所缩窄,拔牙后无足够的骨支持种植体的植入,属于即刻种植手术不利型。本病例采用拔牙后位点保存加上延期种植的方案,可以有效降低手术难度和风险,提高前牙种植效果的可预期性。

2. 种植体精准植入方案的选择　上颌前牙区种植体植入精准的三维位置直接影响种植修复后的长期使用效果,因此选用数字化种植导板辅助种植体植入,可以有效降低临床操作的难度和风险,提高植入的准确度。目前临床上常用的导板有静态导板和动态种植导航两类。本病例采用动态导航系统辅助种植体植入,可以实时观察植入方向与设计方案是否一致,并及时做出调整,从而保证最终植入的效果。与静态种植导板相比,可视化程度更高,种植方案、手术方向可以术中调整,特别适用于上颌前牙美学区种植修复目标的达成。

点评

　　该病例为一例左侧上颌前牙旧义齿脱落后剩余牙体组织不足的种植病例。医师对患者的美学分析、风险评估及即刻种植的适应证选择等,都非常标准和完善。首先通过位点保存保留牙槽嵴顶软硬组织,然后使用数字化导航引导完成"以修复为导向"的精准植入,同期行 GBR 术恢复颊侧硬组织轮廓,骨整合后行二期手术和临时牙塑形,最终通过美学区个性化取模复制穿龈轮廓,完成修复。病例呈现了清晰的治疗思路和决策把握,临床记录资料翔实,展示清晰明了,是一例优秀的美学区单颗牙缺失种植修复病例。

　　另外,美中不足之处主要有三点。

　　1. 术者在一期手术做切口时,由于行 GBR 术,增加了 11 的垂直切口。临床上我们做垂直切口时,应该尽量避开美学区,以免愈合后的瘢痕影响最终美学效果。

　　2. 使用临时冠塑形牙龈,有助于获得更对称的龈缘曲线,诱导龈乳头生长,本病例龈乳头充盈效果良好,但是龈缘曲线还有进一步调整空间,21 龈缘相比 11 略偏冠方,龈缘的调整还可以更完美。

　　3. 从记录中可见 21 修复间隙较 11 宽,这种情况我们可尽量通过技工端略加掩饰,内收 21 边缘嵴使 21 与 11 视觉上更加对称。

四川大学华西口腔医院　满毅

第六章

数字化多单位种植修复

病例 37：导航辅助下的上颌前牙多颗牙缺失种植修复

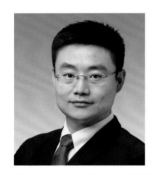

作者：北京大学口腔医院　葛严军副主任医师

病例开始时间：2019 年 6 月 28 日

病例结束时间：2020 年 6 月 27 日

一、患者基本情况

姓名：张某。

性别：男。

年龄：61 岁。

职业：退休。

二、主诉

上颌前牙烤瓷固定桥松动脱落 1 周。

三、简单病史

10 余年前,患者在外院行上颌前牙烤瓷固定桥修复,1 周前发现烤瓷固定桥松动脱落,自觉影响美观及进食,否认自发痛、夜间痛及咬物疼痛,要求种植修复口内缺牙。

患者既往无特殊,全身情况无特殊。

四、检查

15、12—21、22、27、46 缺失,牙槽嵴中度吸收,角化龈量尚可。𬌗龈距离可,15、46 近远中间隙小,邻牙向缺隙侧倾斜明显。

13、14 预备体,未探及明显继发龋坏,不松动,牙龈红肿。

23、24 残根,断面四壁齐龈,髓腔暴露,可见大量腐质。

33、34、37、43—45 颈部楔状缺损。

前牙区、左侧后牙、右侧前磨牙及右侧第一磨牙对刃,17、47 反覆盖。

34、35 低𬌗(图 2-6-37-1)。

口腔卫生状况差,牙石(+)。

关节、肌肉未见明显异常。

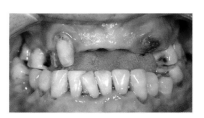

图 2-6-37-1　上颌前牙固定桥松动脱落,13、14 预备体尚可保留,23、24 残根缺损量大,无法保留

五、诊断

1. 上下颌牙列缺损。
2. 13、14、23、24、33、34、37、43—45 牙体缺损。

六、设计思考

1. 前牙区多颗牙缺失,需要更加精确的种植位点及轴向控制,以达到良好的美学效果,数字化导板和导航技术可以辅助获得更好的位点及轴向控制。

2. 在进行种植术前设计时,修复体的信息是必不可少的。此病例原有旧修复体虽然无法继续使用,但是通过将旧修复体翻制树脂临时修复体并戴入口内拍摄锥形束 CT(cone beam computed tomography,CBCT),可以将修复体信息和牙槽骨信息一次采集,同时体现在 DICOM 数据中,简化了流程,避免了 STL 数据和 DICOM 数据的整合过程,减小了配准误差,进而在导航软件中指导种植外科设计。

3. 在种植体距离较近时,导板套环及包埋树脂厚度的要求给全程数字化导板的制作带来困难。数字化导航辅助种植体植入时,由于没有物理导板的空间要求,因此可以在缺牙间隙较小或多颗连续种植,且种植体距离较近时,在导航仪引导下完成全程引导种植。

4. 本病例患者 12—22 四颗前牙缺失,23、24 残根无法保留需要拔除,因此会出现六颗牙连续缺失。而且患者牙列拥挤,上颌牙弓小,上下颌大部分区域为对刃状态,导致缺牙区近远中间隙小。利用导航引导种植窝洞预备和植入,更容易实现全程引导,实现对种植体位点及轴向的精准控制。

七、治疗计划

1. 牙周治疗。

2. 33、34、37、43—45 牙体治疗。

3. 23、24 拔除,并行 24 即刻种植,11、21 位点种植,行上颌前牙种植固定桥修复。13、14 全冠修复。

4. 术前数字化设计

(1) 精确的种植治疗离不开"以修复为导向"的设计理念,患者使用 10 余年、美观及功能已经满意的旧修复体是可以参考的最终修复目标。因此,将已经松动脱落的旧修复体翻制树脂临时修复体,戴入患者口内,拍摄 CBCT,将未来修复目标与 CBCT 影像重合,同时体现在一个 DICOM 文件中(图 2-6-37-2~图 2-6-37-4)。

(2) 将含有修复体信息及牙槽骨信息的 DICOM 文件导入易植美导航系统,利用导航软件的虚拟种植体设计功能,进行种植体植入位点及轴向设计,从而简单可靠地实现"以修复为导向"的种植修复理念(图 2-6-37-5、图 2-6-37-6)。

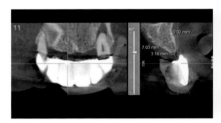 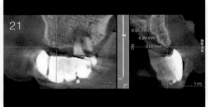 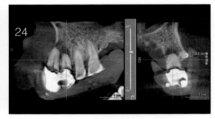

图 2-6-37-2 使用脱落固定桥翻制树脂临时桥,戴入患者口内拍摄 CBCT CBCT 示 11 修复体信息及下方牙槽骨情况,提示此区域骨量不足,需要种植同期进行骨增量。

图 2-6-37-3 使用脱落固定桥翻制树脂临时桥,戴入患者口内拍摄 CBCT CBCT 示 21 修复体信息及下方牙槽骨情况。

图 2-6-37-4 使用脱落固定桥翻制树脂临时桥,戴入患者口内拍摄 CBCT CBCT 示 24 修复体信息及下方牙槽骨情况。

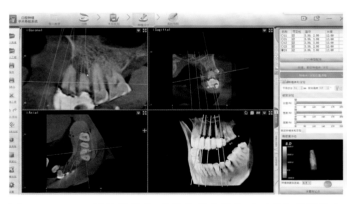 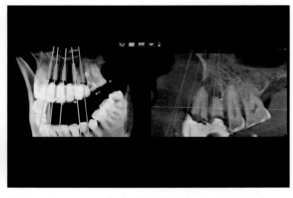

图 2-6-37-5 导航软件中,在修复信息的指引下进行种植位点的设计
不仅在设计的植入位点设计种植体,也在可能进行调整的位点设计种植体,增加手术方案的灵活性。

图 2-6-37-6 24 位点示种植体与 25 距离较近,23、24 根尖周病变范围较大

八、治疗步骤

1. 常规局部浸润麻醉下切开,翻全厚瓣,缺牙区骨缺损明显(图 2-6-37-7)。

2. 导航引导下定点,先锋钻预备,确定方向及深度后,扩孔钻逐级预备,植入 BLT 3.3mm×10.0mm 种植体 3 枚,位于 11、21、24,初期稳定性良好,连接封闭螺丝,对骨缺损位点进行骨增量。

3. 术后拍摄 CBCT,观察各位点种植体位置及骨增量情况(图 2-6-37-8、图 2-6-37-9)。

4. 将术后 CBCT 导入易植美精度验证软件,评估种植体植入精度(图 2-6-37-10)。

5. 术后 10 天拆线,种植位点未见明显异常(图 2-6-37-11、图 2-6-37-12)。

6. 术后 1 个月复查,种植位点愈合良好(图 2-6-37-13、图 2-6-37-14)。

7. 术后 4 个月进行二期手术,连接愈合基台(图 2-6-37-15、图 2-6-37-16)。

8. 二期手术 2 周后,制取开窗夹板印模,制作临时修复体,验证模型准确性及临时修复体美观功能(图 2-6-37-17~图 2-6-37-19)。

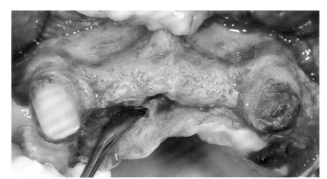

图 2-6-37-7　术区翻瓣后可见骨缺损明显

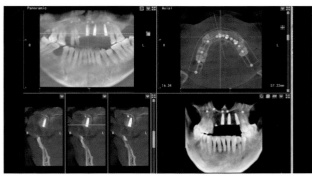

图 2-6-37-8　术后 CBCT 复查
CBCT 示各位点种植体分布情况。

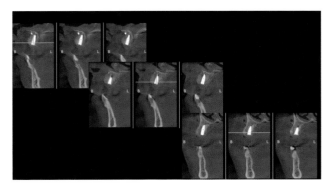

图 2-6-37-9　术后 CBCT 复查
CBCT 示各位点种植术后颊侧骨增量情况。

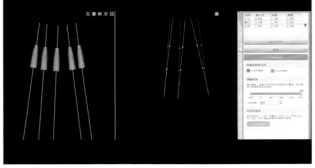

图 2-6-37-10　将术后 CBCT 导入导航软件,进行精度验证
种植体植入点误差为 0.8~1.2mm,种植体末端误差为 1.2~2.1mm,种植体轴向误差为 2.6°~6.0°。

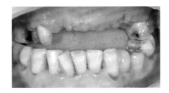

图 2-6-37-11　术后 10 天拆线正面观

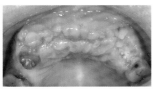

图 2-6-37-12　术后 10 天拆线𬌗面观示 23、24 位点可见少量伪膜

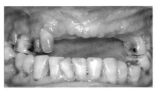

图 2-6-37-13　术后 1 个月正面观示术区愈合良好

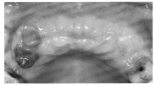

图 2-6-37-14　术后 1 个月𬌗面观示术区愈合良好

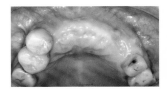
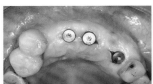
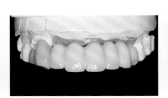
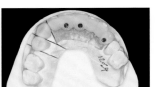

图 2-6-37-15　术后 4 个月𬌗面观示牙槽骨丰满度良好,角化龈量充足

图 2-6-37-16　术后 4 个月行二期手术,连接愈合基台

图 2-6-37-17　13、14 制作正式全冠修复体,12—24 种植固定临时桥修复体,验证主模型的准确性、桥架被动就位及口内功能和美观情况

图 2-6-37-18　12—24 种植临时桥修复体𬌗面观示螺丝孔穿出位点理想

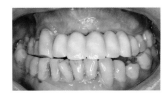

图 2-6-37-19　将 12—24 种植临时桥修复体戴入口内,维持原有的对刃咬合关系,中线及平面位置正确,牙齿比例协调

九、治疗效果

患者低位笑线,美学期望值低,在满足颊舌侧骨量、软组织厚度及角化龈宽度充足的情况下,考虑使用人工牙龈恢复垂直向软硬组织缺损(图 2-6-37-20)。正式修复体戴入后的影像学检查示修复体被动就位良好(图 2-6-37-21)。修复体戴入 1 年后复查,短期效果稳定(图 2-6-37-22~图 2-6-37-24)。

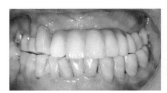
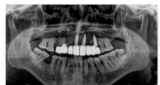
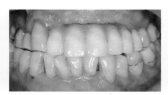
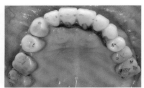

图 2-6-37-20　12—24 种植正式修复体戴入口内

图 2-6-37-21　正式修复体戴入后复查全景片

图 2-6-37-22　正式修复体戴入后 1 年复查正面观

图 2-6-37-23　正式修复体戴入后 1 年复查𬌗面观

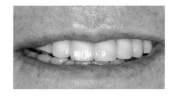

图 2-6-37-24　正式修复体戴入后 1 年复查微笑像

十、小结

本病例为前牙区多颗牙缺失。医师在导航软件中进行种植位点及轴向的设计,并在导航引导下进行种植窝洞的预备和种植体植入,实现了良好的位点及轴向控制。通过临时修复体验证功能及美观参数,最终修复效果良好,短期复查效果稳定。本病例具有三个特点。

1. 治疗设计时,简化获得修复体信息的流程　在进行种植术前设计时,未来修复体的信息是必不可少的。通常需要通过排牙制作蜡型,扫描后获得 STL 数据,然后再同牙槽骨的 DICOM 数据进行整合,指导种植体位点和轴向的设计。此病例使用原有旧修复体翻制临时修复体,修复体信息和牙槽骨信息被 CBCT 一次采集,同时体现在 DICOM 数据中,避免了 STL 数据和 DICOM 数据的整合过程,简化了流程,减小了配准误差。

2. 导航辅助下,种植位点的设计更加灵活 由于导板套环直径及导板树脂厚度的要求,近远中间隙较小或多颗种植体距离较近时,种植导板可能会使用受限。同时,导板的种植方案在导板加工完成后,便无法调整。导航由于没有物理导板的限制,可以在缺牙间隙较小或种植体距离较近时方便应用。同时,设计过程中,可以在相对更多的位点进行种植体设计,为术中种植手术实施提供了更多灵活性。

3. 通过导航的辅助获得了较好的精度和治疗效果 术后精度验证显示种植体植入点误差为 0.8~1.2mm,种植体末端误差为 1.2~2.1mm,种植体轴向误差为 2.6°~6.0°,同导板精度类似。治疗完成及 1 年复查结果显示,治疗效果良好稳定。

点评

该病例为上颌前牙区多颗牙连续缺失,同时伴随骨缺损的高风险复杂病例。作者在术前通过复制原修复体形态,以制作的树脂临时修复体为参考,在导航软件中进行种植外科方案设计,在一定程度上简化了临床流程,保证了种植体相对理想的三维位置,并最终完成种植修复。利用动态导航实现种植体精准植入是本病例的主要亮点之一。

但是该病例依然存在较为明显的局限性。首先,资料收集不够完整,尤其是缺乏种植体植入和骨增量过程的资料展示,以及临时桥修复体除验证功能外,是否考虑了牙龈诱导、塑形及结果。其次,对于美学区的种植修复病例,术前进行充分的美学评估、分析和设计对最终的治疗效果尤为关键。仅用原修复义齿作为参考,对粉色美学风险评估不足,同时,术前设计讨论中乏对笑线的判断。若该患者为中高位笑线或高位笑线,则该最终修复面临极大的美学风险。最后,缺乏对骨增量的设计和预估。这也是本病例在种植体颗数、位置及最终修复方式上尚存商榷之处。修复和咬合的设计是影响种植修复远期效果的重要因素之一。

本病例采用螺丝固位连冠修复,因此保证修复体组织面能够充分自洁尤为重要。从最终修复效果看,自洁难度较大。从最终修复体戴入的全景片可见,11、21 种植体周牙槽骨有垂直向吸收,应考虑是否与植入深度、咬合设计及骨增量的预估有关。还有需要说明的是,导航对本病例的指导意义是明确的,由于保证美学区种植体之间正确与充足的距离是必要的,所以种植体距离不是选择导航和静态导板的原因。而且由于本病例存在相对严重的骨缺损、采用原义齿作为修复信息参考,以及作者所述通过在可能调整的位点进行设计来增加灵活性等信息,恰恰导致了术后未能获得好的以修复信息为引导的种植体植入位置,而最终采取了螺丝固位的桥架修复。

当然,本病例属于美学区高风险病例,患者的美学要求和依从性也决定了最终的治疗计划、治疗过程与治疗效果。作者利用导航技术指导外科植入,以原修复义齿为参照,将种植体植入相对理想的三维位置,并进行相应的骨增量,已经是类似高风险病例的上佳之作。

南开大学口腔医院 张健

病例 38：数字化导板引导下前牙区即刻种植即刻修复

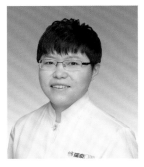

作者：北京瑞泰口腔医院　刘劭晨主治医师
合作者：北京瑞泰口腔医院　郭航主任医师
病例开始时间：2019 年 6 月 30 日
病例结束时间：2020 年 7 月 17 日

一、患者基本情况

性别：女。

年龄：47 岁。

职业：金融从业人士。

二、主诉

前牙松动 2 年，要求检查并制订治疗计划。

三、简单病史

患者 2 年前自觉上下颌前牙松动，且牙列不齐影响美观，遂于我院就诊，要求检查并制订治疗计划。患者 4 年来一直于外院行牙周定期治疗，最近一次治疗为 2 个月前。

患者平素体健，不吸烟，否认系统性疾病史及过敏史，未服用特殊药物。

四、检查

1. 临床检查

（1）口外检查：面型基本对称，面部上、中、下 1/3 比例基本协调（图 2-6-38-1A），开口度、开口型未见异常，颞下颌关节区及咀嚼肌群未见异常。患者为中位笑线，大笑时不暴露上颌前牙牙龈组织（图 2-6-38-1B）。

（2）口内检查：患者口腔卫生状况较好，未见明显色素沉着，仅 11、12 龈乳头处检查见少许龈上牙石，部分区域龈乳头稍红肿，探针出血（bleeding on probing，BOP）（+），可探及少许龈下牙石，可探及附着丧失（图 2-6-38-1C~图 2-6-38-1F）。

14、17 缺失。14 缺牙区近远中距离为 2mm。17 缺牙区牙槽黏膜未见明显异常，附着龈宽度在 8mm 以上，修复空间充足。16 远颊可见树脂充填物，充填物及充填物边缘牙体组织未见异常，叩痛（−），松动Ⅰ~Ⅱ度，远中探诊深度 PD 为 7mm。26 松动Ⅰ度，叩痛（−），远中 PD 为 6mm。27、37 叩痛（±），松动Ⅱ度，27 颊侧 PD 为 7~8mm，37 远中邻面可见树脂充填物，探及充填物悬突，37 远中 PD 为 8mm。其余位点 PD 在 4mm 左右。12—22、32—42 松动Ⅱ度，43 松动Ⅰ~Ⅱ度，12—21、31—43 可见明显根面暴露。

13、23 扭转，23 远中存在约 2mm 间隙，上下颌前牙区重度拥挤，上颌牙列中线偏右约 1.5mm，下颌牙列中线基本与面中线平齐。唇系带位置同面中线位置。

2. 影像学检查　全景片示全口牙齿牙槽骨水平性吸收（图 2-6-38-2）。锥形束 CT（cone beam computed tomography，CBCT）示右侧上颌窦黏膜增厚；17 缺牙区骨宽度为 8~9mm，骨高度约为 6mm；16 远颊充填物近髓，远中骨质吸收至近远颊根尖，根分叉及根尖周区可见低密度影像；26 根分叉区骨质吸收，根尖周未见明显异常；27 周围骨质吸收至根尖 1/3，根尖周区低密度影像；37 远中充填物近髓，根尖周区低密度影像；12—22、43 周围骨质吸收至近根尖 1/3，32—42 周围骨质吸收至根尖 1/3，根尖周区均未见明显异常。12—22 可用骨宽度为 6~7mm，根方唇侧骨存在凹陷，可用骨高度为 13~17mm。32—43 可用骨宽度为 5.5~6.5mm，可用骨高度均大于 14mm。

图 2-6-38-1　初诊临床检查
A. 患者正面自然放松像；B. 患者正面大笑像；C. 咬合正面观；D. 咬合右侧面观；E. 上颌𬌗面观；F. 下颌𬌗面观。

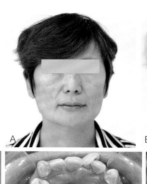
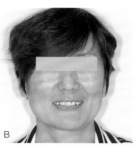
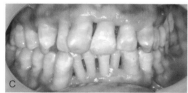
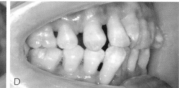
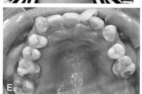
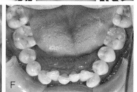

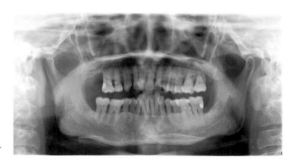

图 2-6-38-2　初诊全景片

五、诊断

1. 上颌牙列缺损。
2. 16、12—22、26、27、37、32—43 慢性牙周炎。
3. 牙列不齐。
4. 16、37 慢性根尖周炎。

六、设计思考

1. 治疗方案的选择　患者有明确的美观和功能诉求，希望能排齐牙齿，并正常行使咀嚼功能。患者前牙松动、重度拥挤，初诊检查时已基本无法行使切咬功能。有两个原因导致了前牙的松动：牙周状态和咬合创伤。鉴于目前有多项临床研究表明，牙周控制良好的牙周炎患者可以进行正畸治疗，我们首先考虑的方案是正畸治疗。请牙周医师和正畸医师共同评估患者在控制好牙周状态的情况下,是否可以行正畸治疗,以达到排齐牙齿和改善咬合状态的目的。正畸医师考虑到患者前牙在骨内的长度最长为7mm左右,向患者交代即使控制好牙周,正畸治疗仍然具有比较大的风险,且治疗周期在3年左右,患者本人表示不接受正畸治疗方案。第二种方案为拔除松动的上下颌前牙,行种植支持式固定义齿修复,患者13、23扭转,为了达到更好的美观效果,建议患者13、23行冠修复,患者要求先行种植,延后考虑冠修复的必要性。

2. 美学效果 为了获得理想的美学效果并给予患者最终修复效果的预计,我们计划术前采集患者面像资料和口内光学印模,分析唇齿关系,在导板设计软件中进行数字化美学设计和虚拟排牙,据此设计种植体的植入位点,并根据数字化排牙的结果预先打印出上下颌树脂冠,预留临时基台的通道,拟手术当日修改为种植体支持式的过渡义齿。从上颌前牙的切端位置、牙齿比例、牙齿形态、牙齿排列、唇侧丰满度、发音等方面评估过渡义齿,如有必要,在最终修复时加以改善。

3. 手术引导 种植体的位置对前牙区种植修复效果有着决定性的影响,为将术前计划准确地实施于术中,本病例采用数字化导板引导手术。患者13、15、23—25、33—36、44—47不松动,导板可设计为牙支持式,考虑到扩孔时的降温,设计的导板为先锋钻导板,仅定位第一钻的位置和方向。考虑到患者的牙周条件,为防13、23日后缺失后不便获得足够的种植体间安全距离,上颌拟在11、21位点植入种植体。下颌选择32、42作为植入位点。

4. 骨增量 患者12—21、31—43可见明显根面暴露,未来修复体,尤其是上颌修复体存在临床冠较长的美学风险,可能需要经过垂直骨增量手术才能做到理想的牙冠长宽比。患者上颌前牙根方骨宽度不足,手术时亦需要进行水平骨增量。与患者沟通以下两种手术方案:①上颌拔牙时进行垂直骨增量和水平骨增量手术,6~9个月后植入种植体,下颌可拔牙后即刻种植;②鉴于患者笑线中位,大笑时不会暴露上颌前牙牙龈组织,可不行垂直骨增量手术,上下颌均拔牙后即刻种植,唇侧骨量不足处植骨,最终修复时采用牙龈瓷来改善美观。患者表示不愿接受太过复杂的外科程序,选择第二种手术方案。

七、治疗计划

1. 牙周基础治疗。

2. 拔除12—22、32—43,数字化导板引导下即刻植入种植体,种植支持式固定义齿修复。

3. 13、23行根管治疗术,冠修复改形改善排列(患者表示延后考虑)。

4. 拔除16、27、37,择期种植修复(患者要求暂不拔除)。

5. 17种植修复(需要行经牙槽嵴提升术)。

6. 26定期检查,必要时拔除后种植修复。

八、治疗步骤

1. 牙周基础治疗。

2. 数字化导板制作准备 导板的设计需要向技师提供患者的解剖学数据和影像学数据。为了减小导板的误差,本病例解剖学数据的获取采取Trios扫描仪进行口内扫描,获取光学印模(图2-6-38-3A~图2-6-38-3C);在患者咬合空开的情况下拍摄CBCT(图2-6-38-3D),需要保证CBCT上下颌影像不重合,便于技师进行解剖学数据和影像学数据的匹配。印模和CBCT数据发送至技工室,进行数字化排牙和外科导板的设计和制作。

3. 数字化外科导板的设计和制作 于Implant studio导板设计软件中模拟拔除12—22、32—43(图2-6-38-4A)。根据唇齿关系分析确定上颌中切牙切端位置,11、21切端比原牙长0.6mm左右,患者唇系带位置同面中线位置,可根据唇系带位置确定上颌中线位置(图2-6-38-4B),考虑到未来咬合关系和唇侧丰满

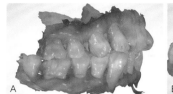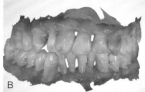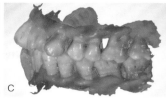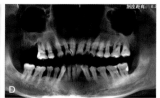

图 2-6-38-3　数字化导板制作准备

A. 口内扫描右侧面观；B. 口内扫描正面观；C. 口内扫描左侧面观；D. 患者咬合空开情况下拍摄 CBCT。

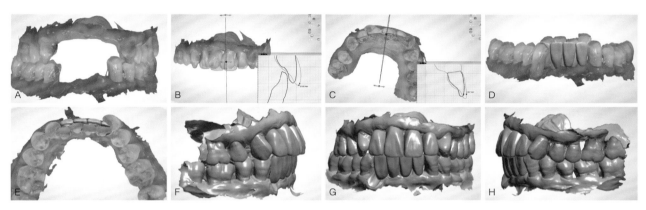

图 2-6-38-4　数字化外科导板的设计和制作

A. 于导板设计软件中模拟拔除 12—22、32—43；B. 根据唇齿关系分析确定上颌中切牙切端位置，根据唇系带位置确定中线位置；C. 上颌模拟排列时进行适当扩弓；D. 以 33 高度为基准重新排列下颌前牙；E. 下颌模拟排列时进行适当扩弓；F. 数字化排牙右侧面观；G. 数字化排牙正面观；H. 数字化排牙左侧面观。

度，进行适当扩弓，11 比原牙内收，21 切 1/3 比原牙偏唇侧 1.0~1.5mm 左右，保证牙齿比例、形态和牙弓形态的协调（图 2-6-38-4C）。下颌𬌗平面异常，通过美学分析，除需要拔除的 32—43 长度和凸度异常外，其余牙所构成的𬌗平面、𬌗曲线都正常，可以 33 高度为基准重新排列下颌前牙（图 2-6-38-4D），考虑到下颌前牙的拥挤程度，下颌拟排入 4 颗下颌切牙，并进行适当扩弓，兼顾牙齿比例、牙弓弧度和咬合（图 2-6-38-4E）。模拟排牙后上颌牙列中线与面中线平齐，下颌牙列中线偏右约 1.5~2.0mm（图 2-6-38-4F~图 2-6-38-4H），前牙区咬合为浅覆𬌗、浅覆盖。以上与患者沟通后，患者认可。

　　参考数字化模拟排牙的结果、患者局部的骨质条件、与重要解剖结构之间的安全距离，以及未来修复体螺丝孔的穿出位置，进行种植体位置的设计（图 2-6-38-5A）。为了便于即刻负重，上下颌 2 枚种植体需要尽量平行，修复平台需要尽量在同一水平面上。上颌拟在 11、21 位点植入 Roxolid BLT 4.1mm×12.0mm 种植体各 1 枚。患者上颌前牙轴向向腭侧倾斜，与上颌骨轴向夹角较大，考虑到未来种植体受力，上颌种植体的方向设计在牙轴向和颌骨轴向之间，种植体间距为 4mm 左右，唇侧需要植骨，以保证种植体唇侧有 2mm 以上骨量，未来修复螺丝开孔于修复体唇侧。下颌拟在 32、42 位点植入种植体 Straumann Roxolid BLT 3.3mm×12.0mm 各 1 枚，种植体唇舌侧均有 1mm 以上骨量，未来修复螺丝开孔于修复体舌侧。导板设计为牙支持式。上颌先锋钻导板于 13、23、25 处设置导板就位窗，腭侧设计有加强杆。下颌先锋钻导板于 33、35、44 处设置导板就位窗。导板就位窗用于术中确认导板是否完全就位，导板就位窗设计完毕后，生成并打印数字化导板。本病例的外科程序涉及骨增量，另外考虑到扩孔时的降温，设计的导板为先锋钻导板，仅定位第一钻的位置和方向（图 2-6-38-5B、图 2-6-38-5C）。为了便于手术当日即刻修复，参照数字化排牙的结果预先打印出上下颌树脂冠，预留出临时基台的通道（图 2-6-38-5D、图 2-6-38-5E）。若种植体初期稳定性理想，手术当日可将树脂冠修改为种植体支持式的过渡义齿。

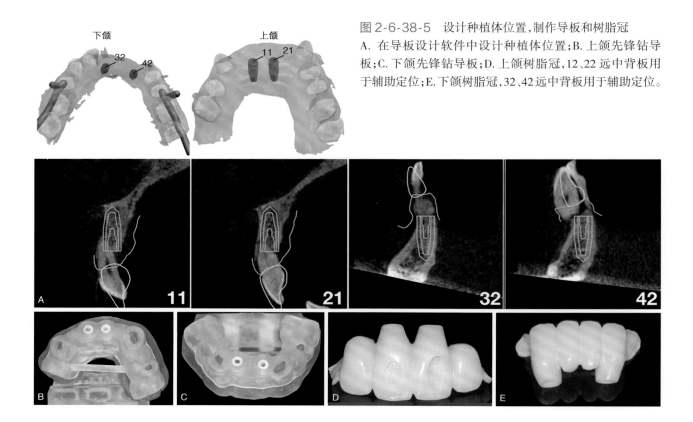

图 2-6-38-5　设计种植体位置,制作导板和树脂冠

A. 在导板设计软件中设计种植体位置;B. 上颌先锋钻导板;C. 下颌先锋钻导板;D. 上颌树脂冠,12、22 远中背板用于辅助定位;E. 下颌树脂冠,32、42 远中背板用于辅助定位。

4. 外科手术　12—22、32—43 行局部浸润麻醉,微创拔除,试戴上下颌导板,就位顺利,导板就位窗处检查见导板就位良好,无撬动(图 2-6-38-6A、图 2-6-38-6B)。导板引导下定点,入先锋钻(图 2-6-38-6C、图 2-6-38-6D),取下导板检查见首钻方向良好,扩孔,11、21 分别植入 Straumann Roxolid BLT 4.1mm × 12.0mm 种植体各 1 枚,初期稳定性 25N·cm,唇侧放置 Bio-Oss 小颗粒骨粉 0.5g,覆盖 Bio-gide 双层膜,水平褥式 + 间断减张缝合。32、42 分别植入 Straumann Roxolid BLT 3.3mm × 12.0mm 种植体各 1 枚,初期稳定性 50N·cm。术后 CBCT 检查示种植体位置和方向良好(图 2-6-38-7)。因 11、21 初期稳定性不足,改为粘接式修复体过渡修复,桥体组织面为卵圆形(图 2-6-38-8A)。下颌种植支持式树脂桥过渡修复,修复体穿龈轮廓为凹面形,桥体组织面为卵圆形,穿龈轮廓和组织面进行精细抛光(图 2-6-38-8B),下颌过渡义齿与邻牙无邻接接触和咬合接触(图 2-6-38-8C)。从上颌前牙的切端位置、牙齿比例、牙齿形态、牙齿排列、唇侧丰满度、发音等方面评估过渡义齿,患者对过渡义齿美观效果和发音功能满意。

5. 种植 2 周后拆线　检查见软组织愈合良好。

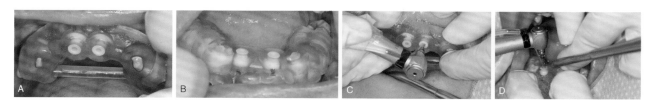

图 2-6-38-6

A. 试戴上颌导板;B. 试戴下颌导板;C. 导板引导下入上颌先锋钻;D. 导板引导下入下颌先锋钻。

6. 种植 2 个月后复查　检查见患者口腔卫生状况良好,软组织未见异常,根尖片示种植体骨结合情况良好(图 2-6-38-9)。

7. 种植半年复诊,行上颌二期手术(图 2-6-38-10),患者要求 13、23 未来冠修复改形,行 13、23 根管治疗术。

8. 上颌二期手术 6 周后复诊,检查见软组织色、形、质正常(图 2-6-38-11),12、22 组织面为卵圆形,行 13、23 牙体预备,采用个性化取模杆取模,行最终修复。

9. 戴入最终修复体　最终修复体采用 Straumann 原厂基台和氧化锆全瓷冠。基台边缘位于龈下 0.5~0.7mm,唇侧做遮色处理。上颌修复体采用牙龈瓷来改善红色美学(图 2-6-38-12A~图 2-6-38-12D)。从上颌前牙的切端位置、牙齿比例、牙齿形态、牙齿排列、唇侧丰满度、咬合接触、发音等方面评估最终修复体,修复体美观效果和功能良好,患者对最终修复体非常满意。采用 Relyx U200 自粘接树脂水门汀粘接上下颌最终修复体,粘接后行影像学检查,确保粘接剂完全去除(图 2-6-38-12E、图 2-6-38-12F)。

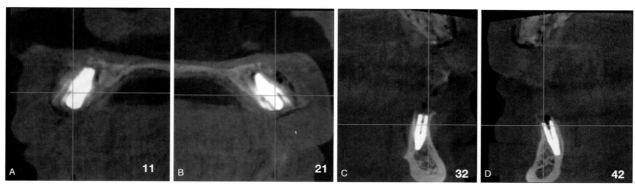

图 2-6-38-7　术后 CBCT
A. 11 种植体;B. 21 种植体;C. 32 种植体;D. 42 种植体。

图 2-6-38-8　过渡义齿
A. 上颌预成树脂冠修改为粘接式过渡义齿;B. 下颌种植支持式树脂桥,采用非抗旋临时基台;C. 术后当日戴入过渡义齿。

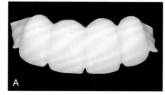

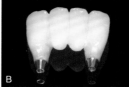

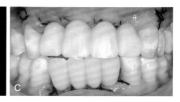

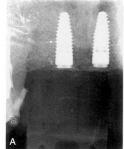

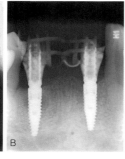

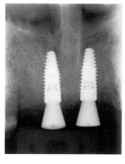

图 2-6-38-9　种植 2 个月后复查根尖片
A. 上颌种植体;B. 下颌种植体。

图 2-6-38-10　上颌二期手术术后根尖片

图 2-6-38-11　上颌二期手术 6 周后口内正面观

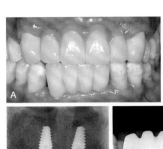
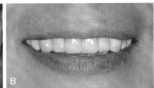
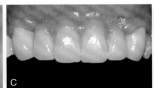
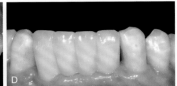
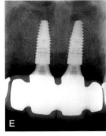
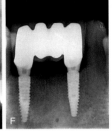

图 2-6-38-12　戴入最终修复体
A. 咬合正面观；B. 正面大笑像；C. 上颌黑背景正面观；D. 下颌黑背景正面观；
E. 上颌修复体粘接后根尖片；F. 下颌修复体粘接后根尖片。

九、治疗效果

1 年后复查,检查见患者口腔卫生状况良好,修复体未见异常,种植体周软组织健康,软硬组织水平稳定(图 2-6-38-13),咬合未见异常。

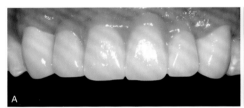
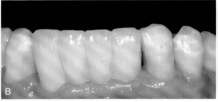
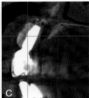
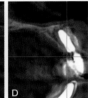

图 2-6-38-13　1 年后复查
A. 上颌黑背景正面观；B. 下颌黑背景正面观；C. CBCT 示 11 种植体；D. CBCT 示 21 种植体。

十、小结

前牙区种植修复的病例,患者的满意度主要受美观效果的影响。每个人因社会角色、文化素质等方面的差异,审美的观点往往有所不同,因此如何明确并满足患者的美观需求,是整个治疗程序的核心。本病例通过数字化模拟排牙向患者展示预计的修复效果,在获得患者认可后,以预计的修复结果为导向设计种植体的植入位点和方向,并根据数字化模拟排牙的结果预先打印出相应形态的树脂冠,以备手术当日进行即刻修复。即刻修复可采取种植体支持的局部义齿或树脂粘接桥的方式。当种植体初期稳定性良好时,可以采取种植体支持的局部义齿进行即刻修复,便于进行软组织塑形和获得理想、稳定的穿龈轮廓,并有利于最终修复时获得更好的软组织封闭。本病例在导板设计软件中设定种植体的位置时也将初期稳定性的因素考虑在内,最终上颌种植体因骨密度较低未能获得良好的初期稳定性,退而采取树脂粘接桥的方式进行即刻修复。上颌二期手术后先采取种植体支持的树脂冠桥修复,待 3~6 个月软组织完全稳定之后,再进行最终修复会更为理想。

本病例最终修复体采取粘接固位的方式,为了保证去除多余的粘接剂,基台边缘设计为龈下不超过 1mm。基台边缘区域因软组织厚度不足 3mm,可通过软组织轻微透出下方金属基台的颜色。最终修复时患者因经济因素未选用全瓷基台修复,若能采用 Ti-base+ 个性化瓷基台进行最终修复,则能获得更理想的软组织封闭和美学效果。另外,本病例取模行最终修复时,也可采取数字化扫描的方式。

点评

　　美学区多颗牙连续缺失的种植义齿修复对临床医师是巨大的挑战。如何确定植入位点？如何精确植入种植体？如何在拔除患牙、植入种植体后即刻恢复患者美观？种植义齿如何达到理想的美学和功能？这些都是种植医师在治疗中需要解决的问题。

　　本病例是一位牙列缺损合并牙周炎、牙列不齐的患者，口内多颗牙齿松动、不能保留，尤其是上下颌切牙明显松动、排列异常，严重影响患者美观和功能。作者经过与牙周、正畸医师会诊后，确定采用拔除松动患牙后即刻种植即刻修复的治疗方案。作者综合运用了口内扫描制取数字化光学印模、软件中虚拟拔牙、虚拟排牙、设计制作数字化种植手术导板、数字化技术预先制作过渡义齿等多种数字化技术手段，术中拔除患牙后在手术导板引导下在预先设计的位点植入种植体，并将预先制作的过渡义齿即刻安装至患者口内，恢复美观，避免患者发生术后前牙缺失的尴尬情况。

　　对于这种牙周炎患者多颗前牙需要拔除后进行种植修复的情况，在设计手术和修复方案时须预先设计最终的修复效果，从而"以终为始"，在最终修复方案的引导下精准植入种植体，并在之后进行上部结构修复，才能保证最终修复的效果。在设计修复体时，还可以结合电子面弓、虚拟𬌗架、面部扫描等数字化手段，进行 DSD 美学设计、虚拟咬合设计，使最终完成的修复体达到更加理想的美学和功能修复效果。

上海交通大学医学院附属第九人民医院　胥春

病例 39：自体牙冠在即刻种植即刻修复中的应用

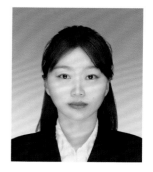

作者：空军军医大学第三附属医院　刘艳主治医师
合作者：空军军医大学第三附属医院　马静技师
病例开始时间：2020 年 8 月 16 日
病例结束时间：2021 年 10 月 20 日

一、患者基本情况

性别：女。
年龄：52 岁。

二、主诉

上颌前牙外伤后 2 天无法保留，要求种植修复。

三、简单病史

1. 现病史　患者于 2020 年 8 月楼梯摔伤,门牙松动,希望通过种植修复即刻重建美观。

2. 既往史　46 半年前因根尖周炎拔除,未行修复治疗。患者自述全身健康。

四、检查

1. 临床检查

(1) 口外检查:进行唇齿美学分析,美学评估为较高风险(表 2-6-39-1)。面部对称,面下 1/3 和谐,患者颞下颌关节无疼痛、弹响,开口度正常,高位笑线(图 2-6-39-1),牙列中线与面部中线一致,𬌗平面与口角连线平行;牙齿形态为方圆形。

(2) 口内检查:11、21 外伤,深覆𬌗、中覆盖,中线正无偏斜,牙齿形态与邻牙和谐美观(图 2-6-39-2A)。11、21 软组织颜色良好,轮廓饱满;高弧线牙龈,薄龈生物型,角化龈宽度良好,龈缘和龈乳头未见明显退缩(图 2-6-39-2B);上颌前牙区牙槽骨丰满度良好,骨弓轮廓饱满连续(图 2-6-39-3A),全口牙周状况良好。术前咬合右侧面观示外伤牙牙冠完整,与软组织过渡自然(图 2-6-39-3B)。46 缺失,近远中间隙约 10mm。

2. 影像学检查　全景片示牙列较为整齐,牙槽骨水平未见明显丧失,上颌前牙区唇侧骨板连续、完整(图 2-6-39-4A)。CBCT 示牙槽嵴顶区牙槽骨厚度良好,11、21 唇舌向厚度分别为 7.6mm、6.7mm,11、21 根中

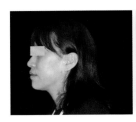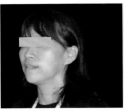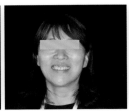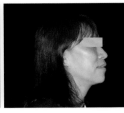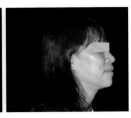

图 2-6-39-1　修复前面像
患者面像示患者为高位笑线。

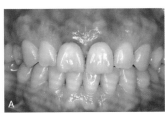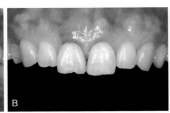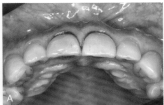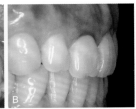

图 2-6-39-2　术前口内正面观
A. 患者上下颌牙列整齐,轻度深覆𬌗;B. 11、21 软组织弧度与邻牙和谐,龈乳头高耸,充盈良好。

图 2-6-39-3　患者上颌前牙牙弓轮廓突度
A. 前牙区骨弓轮廓饱满;B. 右侧面观示外伤牙牙冠完整,与软组织过渡自然。

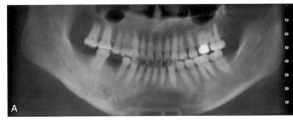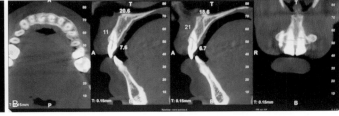

图 2-6-39-4　影像学检查示 11、21 根折,11、21 拔牙窝骨量评估与 SRP 分析
A. 全景片示牙列较为整齐,牙槽骨水平未见明显丧失;B. CBCT 示 11、21 根中 1/3 可见明显根折线,11、21 牙根偏向唇侧,唇侧骨壁完整。

1/3可见明显根折线,11、21牙根偏向唇侧,唇侧骨壁菲薄但完整,SRP分析描述I类(图2-6-39-4B)。

表2-6-39-1　患者术前美学风险评估

美学风险因素	风险水平		
	低	中	高
健康状况	健康,免疫功能正常		免疫功能低下
吸烟习惯	不吸烟	少量吸烟,<10支/天	大量吸烟,>10支/天
患者美学期望值	低	中	高
唇线	低位	中位	高位
牙龈生物型	低弧线形,厚龈生物型	中弧线形,中龈生物型	高弧线形,薄龈生物型
牙冠形态	方圆形	卵圆形	尖圆形
位点感染情况	无	慢性	急性
邻面牙槽嵴高度	到接触点≤5mm	到接触点5.5~6.5mm	到接触点≥7mm
邻牙修复状态	无修复体		有修复体
缺牙间隙宽度	单颗牙(≥7mm)	单颗牙(<7mm)	2颗牙或2颗牙以上
软组织解剖	软组织完整		软组织缺损
牙槽嵴解剖	无骨缺损	水平向骨缺损	垂直向骨缺损

五、诊断

1. 11、21根折。

2. 46缺失。

六、设计思考

1. 治疗方式选择

(1)即刻种植即刻修复的术前思考与选择:为了获得更好的可预期效果,即刻种植即刻修复术前,需要从两个方面进行评估。

1)拔牙前软组织水平评估:①与同名牙一致,或者稍偏冠方;②与邻牙和谐一致。

一旦牙龈水平较之同名牙更偏向根方,建议种植修复前行骨增量或软组织增量,进行软硬组织的补偿,联合正畸牵引促进冠向移位。

2)骨组织与牙龈组织关系评估:唇侧骨板高度最好位于拟拔牙轮廓下方3mm,或者邻牙邻接区下方4.5mm区域。如果骨壁高度不足,建议采用软硬组织增量技术进行重建或联合正畸/牙周治疗进行调整。

本病例患者牙龈形态饱满,曲线和谐,有充分的软组织高度,牙龈为中厚龈生物型,现存软组织美学满意,唇侧骨壁完整,唇侧骨板高度位于拟拔牙轮廓下方3mm左右,根尖周未见明显炎症,SPR分类显示拔牙窝腭侧骨量充足,理想种植位点根尖区可获得良好的初期稳定性。这种拔牙前唇侧骨板和软组织均较为完整的病例为I类拔牙窝,符合即刻种植即刻修复适应证。

（2）即刻修复的术前思考与选择：每颗天然牙都具有不同的拔牙窝形态，需要制作个性化基台或过渡义齿。这样既可以维持其软组织轮廓，又可以封闭拔牙窝，保证跳跃间隙的植骨材料在愈合期稳定成骨。即刻种植后软组织封闭的临床方案有三种。

1）成品愈合基台：成本较低，使用便利，但是不适合用于软组织轮廓维持，仅适合于种植体位置在龈缘下位置较浅，没有龈下轮廓需要维持的状况。

2）个性化愈合基台：适用于种植体初期稳定性≤35N·cm，进行即刻修复风险较大的患者。

3）即刻个性化穿龈轮廓过渡义齿（immediate provisional with customized emergence profile）：牙龈轮廓维持的最佳选择，适用于种植体初期稳定性≥35N·cm，美学要求高的病例。

本病例为前牙连续缺失，龈乳头如果支撑不当，后期很难恢复，美学风险高。如果种植体初期稳定性≥35N·cm，采用即刻个性化穿龈轮廓过渡义齿种植24~48h封闭拔牙窝，是软组织形态维持的最佳选择。

2. 效果评估

（1）美学效果评估：Tarnow教授提出的拔牙窝双区管理理念（the dual-zone socket management technique）有效地解决了即刻种植后期正中退缩和轮廓塌陷的问题。

拔牙窝双区管理理念包括骨区管理和软组织区管理两个部分：采用不翻瓣技术可以最大程度地保证唇侧骨板的完整性，结合偏腭侧植入种植体，在两者之间形成较宽的跳跃间隙并填入骨胶原，可以有效地支撑拔牙窝即刻种植的骨组织轮廓；在种植体上方的拔牙窝穿龈区充分填塞Bio-Oss Collagen胶原基质，可以对软组织轮廓起到良好的支撑作用。同时，个性化即刻修复体还具有封闭拔牙窝并在愈合期保护植骨材料的重要作用，保证了双区植骨效果的可预期性和稳定性。

由于本病例天然牙冠完整，术者如果可以利用天然牙冠制作自体牙冠即刻修复体，既巧妙地保存了原天然牙的牙冠外形，又可以生动再现牙釉质纹路、斑块，将拔牙前完美的红白美学传递至种植修复体上。

（2）数字化导板效果评估：微创拔牙后不翻瓣行即刻种植，是理想拔牙窝的首选。虽然不翻瓣手术可以有效避免唇侧黏膜退缩，但是无法直视术区，如果预备方向稍有偏斜，容易造成根尖穿孔，技术难度较高。Furhauser研究指出，种植位置偏差0.8mm，就会对种植美学造成影响。我们希望保证该病例即刻种植即刻修复的精准实施，因此有必要借助外科导板来实现。数字化导板具有五点优势。

1）数字化设计修复结果提前可视化，修复阶段可在手术之前或稍后完成。

2）在虚拟软件上精确地测量牙槽骨的宽度和高度，有效避开相关重要解剖结构。

3）导板引导可以实现精确种植，避免了手术的盲目性等引起的美学并发症。

4）对于多牙缺失、即刻种植、无牙颌或骨缺损的情况，降低了手术难度。

5）微创操作一定程度上减少了软组织损伤。

3. 数字化辅助设计及治疗前准备　术前制取藻酸盐印模灌注研究模型，硅橡胶记录11、21形态和龈缘位置，为即刻修复做术前准备。口内扫描仪记录患者牙列咬合关系、牙冠位置、龈缘形态（图2-6-39-5）及牙槽轮廓外形状况，并以STL格式数据于上颌前牙区CBCT中的DICOM数据图像软件中进行"best fit"重叠。以"理想修复体位置"为引导，根据3A2B原则尽量按照螺丝固位理想轴向进行种植三维位置设计（图2-6-39-6），随后生成外科导板。

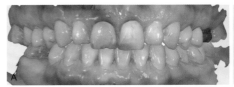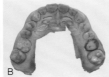

图2-6-39-5　口内扫描记录上颌前牙形态和穿龈弧度
A. 口内扫描仪记录上下颌咬合关系、牙冠及龈缘位置；
B. 口内扫描仪记录牙槽轮廓突度。

图 2-6-39-6 "以修复为导向"设计种植三维位置
A.参考螺丝固位理想轴向进行种植三维位置设计;B.在 11 拔牙窝偏腭侧设计小直径、大长度种植体,以保证初期稳定性;C.以 3A2B 原则为基准,进行种植体位点设计。

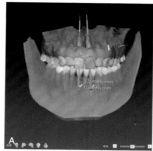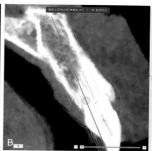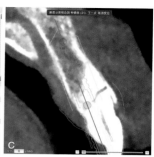

七、治疗计划

1. 即刻拔牙即刻修复　外科导板辅助下行即刻种植 + 拔牙窝双区植骨。

2. 口内 PMMA+ 取模柱转移种植体三维位置。

3. 自体牙冠 + 临时基台 + 硅橡胶导板指引下完成解剖型过渡义齿,恢复与周围天然牙一致的白色美学 + 与拔牙窝形态一致的牙龈轮廓。

4. 数字化口内扫描转移穿龈轮廓形态 + 种植体三维位置,完成 11、21 个性化氧化锆基台 +11、21 氧化锆最终修复体。

5. 定期回访,评估种植修复体 + 骨组织 + 软组织情况,并进行口腔卫生宣教。

八、治疗步骤

1. 微创拔牙　术区行阿替卡因浸润麻醉,待麻药显效后,15 号刀片伸入龈沟切除牙槽嵴顶纤维,微创拔除残冠,注意不要使用骨膜剥离子,以免损伤局部结构(图 2-6-39-7A、图 2-6-39-7B);随后远离菲薄的唇侧骨板,在骨壁较厚的舌侧牙槽窝壁与残根之间创建一个嵌入通道,轻轻撬动残根左右旋转(尽量避免颊舌向运动,保护唇侧骨板),微创拔除剩余残根(图 2-6-39-7C~图 2-6-39-7E)。刮匙确认唇侧骨壁完整性及具体高度。

2. 导板引导下精确植入　种植导板试戴,就位后导板与牙面贴合。生理盐水冲洗冷却下,预备固位针道,固位针就位。扩孔钻根据设计逐级预备种植窝(图 2-6-39-8)。反复探查唇侧骨壁完整性(图 2-6-39-9)。鉴于种植体植入后跳跃间隙呈楔形,不利于植骨操作,遂在拔牙窝根尖区先塞入部分 Bio-Oss Collagen 骨胶原并压实(图 2-6-39-10)。最终导板引导下于 11、22 偏腭侧植入 2 枚小直径种植体 NobelActive NP 3.5mm × 15.0mm(图 2-6-39-11)。检查见种植体初期稳定性良好,扭矩≥35N·cm,种植体方向和间隙良好,拆除导板。

3. 即刻修复口内印模　11、22 安装冠用临时修复基台,光固化树脂材料将取模柱与邻牙连接后固化,转移种植体三维位置(图 2-6-39-12)。取模柱取出后旋上替代体,交技工中心,在原研究模型上反向灌注超硬石膏,用以制作即刻修复体,封闭拔牙窝。

4. 拔牙窝双区植骨　种植体旋上愈合帽,保护螺丝通道,随后将骨胶原少量多次填入跳跃间隙,重复压实直到填充至游离龈水平位置(图 2-6-39-13)。稍缝合固位植骨材料(图 2-6-39-14),随后诊室试戴过渡义齿。术后 CBCT 确认种植体三维位置与术前设计一致(图 2-6-39-15)。

5. 拔牙窝即刻修复性封闭　微创拔牙后,前牙拔牙窝轮廓具有个体差异。即刻修复可以维持牙列的邻接关系,从而保持龈缘和龈乳头的高度和位置。以拔牙前的颈部形态作为种植体穿龈轮廓关键区域的形态,重新就位于拔牙窝,可以有效维持龈缘和龈乳头的形态,这对于连续缺失的薄龈生物型患者尤其重要(图 2-6-39-16)。

利用冠用临时修复基台-邻牙夹板,将种植体替代体复位于研究模型上,重现种植体口内三维位置。临时基台调磨后,在自体牙冠舌侧窝区预备圆形基台空间,在硅橡胶备板引导下复位于模型,流动树脂充填预留空

487

间。将临时牙冠适当轻微打开咬合,避免后期咬合创伤(图2-6-39-17),抛光和消毒后口内就位试戴,严密封闭拔牙窝,并对龈乳头起到良好的支撑作用(图2-6-39-18)。前伸𬌗、侧方𬌗充分缓冲。加力矩至15N·cm,树脂封闭螺丝孔。

　　6. 数字化印模与最终修复　过渡义齿塑形结束后,患者软组织轮廓自然协调,牙龈软组织质地健康,形态饱满(图2-6-39-19)。口内扫描仪记录上下颌咬合关系,11、21种植体三维位置结合11、21过渡义齿穿龈轮廓(图2-6-39-20),制作具有个性化穿龈螺丝固位的二氧化锆全瓷单冠(图2-6-39-21)。

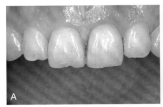
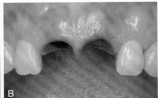
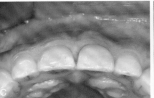
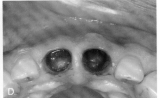
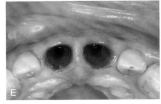

图2-6-39-7　微创拔牙,注意尽量保护唇侧骨壁
A. 拔牙前正面观;B. 微创拔牙后可见牙龈软组织无撕裂;
C. 术前𬌗面观;D. 拔除上段残冠;E. 拔除根尖区残根。

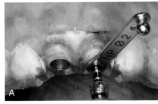
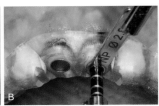
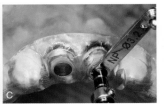

图2-6-39-8　按照导板位置行种植窝预备,注意抵抗腭侧骨壁推力
A. 先锋钻预备种植窝;B. 扩孔钻扩大种植窝;C. 逐级预备至预定理想位置。

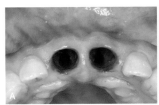
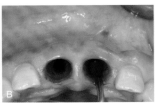

图2-6-39-9　探查唇侧骨壁完整性,并确认唇侧骨板位于龈缘下3~4mm处
A. 𬌗面观示种植窝位于拔牙窝腭侧;B. 种植前务必确认唇侧骨板高度和是否保持完整。

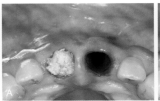
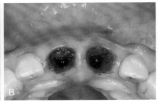

图2-6-39-10　种植体植入前拔牙窝植骨
A. 预先在拔牙窝根尖区填塞骨胶原;B. 唇侧拔牙窝区填塞骨胶原,有利于抵抗种植体植入时腭侧骨壁推挤式偏移。

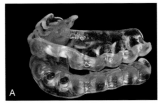
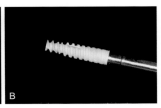

图2-6-39-11　外科导板引导下小直径锥形种植体偏腭侧植入
A. 牙支持式全程导板;B. 优选小直径锥形深螺纹种植体。

图 2-6-39-12 光固化树脂连接邻牙,临时修复基台转移种植体三维位置至模型上
A.冠用临时修复基台连接至种植体;B.利用光固化树脂参考邻牙转移种植体三维位置;C.取模柱转移种植体位置作为备用。

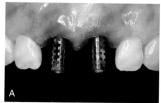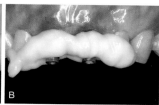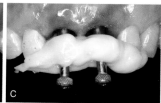

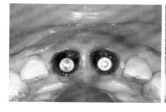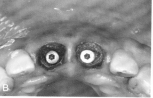

图 2-6-39-13 在跳跃间隙和软组织穿龈区植入生物相容性良好的骨胶原,进行轮廓支撑
A.种植体暂时旋上愈合帽,保护螺丝通道;B.骨区和游离龈下方的软组织区填入骨胶原并压实。

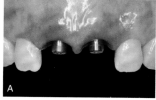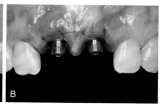

图 2-6-39-14 双区植骨后轮廓正面观
A.双区植骨后可见牙龈丰满度良好;B.为保护植骨材料,轻拉拢缝合固位植骨材料。

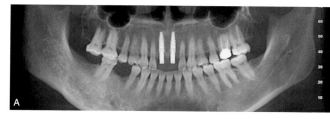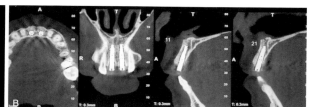

图 2-6-39-15 术后 CBCT 示种植体植入位置与术前设计一致
A. 术后 CBCT 示 11、21 唇侧骨壁饱满;B.术后 CBCT 示 11、21 种植体位置对称。

图 2-6-39-16 拔除牙冠和穿龈区完整,拟行即刻修复
A. 临时修复基台拟复位于研究模型上;B.11、21 牙冠和穿龈区形态完整。

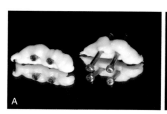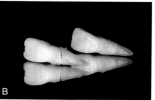

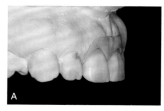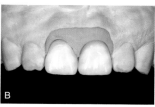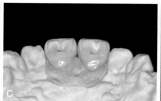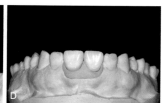

图 2-6-39-17 利用自体牙冠制作解剖义齿,保留天然牙的解剖形态及牙釉质自然纹路
A. 11、21 即刻修复体模型右侧面观;B.11、21 即刻修复体模型正面观;C.即刻修复体螺丝通道位于舌侧;D.即刻修复体形态美观,与邻牙和谐。

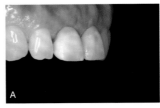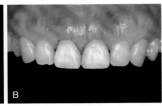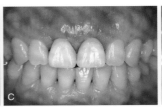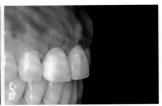

图 2-6-39-18　个性化即刻修复义齿抛光和消毒后口内就位,确认咬合轻微打开

A. 个性化即刻修复义齿口内试戴上颌右侧面观;B. 个性化即刻修复义齿口内试戴上颌正面观;C. 个性化即刻修复义齿口内试戴咬合正面观;D. 个性化即刻修复义齿口内试戴咬合右侧面观。

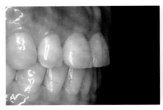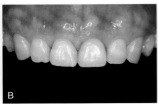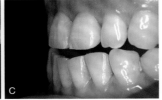

图 2-6-39-19　最终印模前复诊,患者对过渡义齿美学效果满意

A. 过渡义齿塑形 9 个月右侧面观;B. 过渡义齿塑形 9 个月正面观;C. 过渡义齿前伸殆可见咬合无接触。

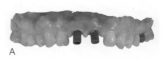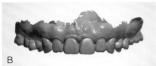

图 2-6-39-20　数字化印模拟行最终修复

A. 标准化扫描杆获取种植体三维位置;B. 将口内扫描数据重叠重建,获得兼具种植体三维位置和过渡义齿穿龈轮廓的数字化信息。

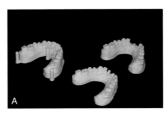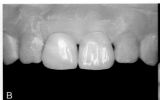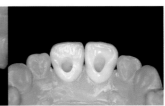

图 2-6-39-21　打印制作立体光刻模型,制作最终义齿

A. 3D 打印种植模型;B. Procera ASC 基台及二氧化锆全瓷单冠。

九、治疗效果

最终试戴修复体完全就位,牙龈轮廓支撑饱满、无透色,牙冠形态对称美观,龈乳头充盈健康(图 2-6-39-22)。患者微笑时展现了和谐的动态美学效果(图 2-6-39-23)。影像学检查示义齿完全就位,唇侧骨板完整丰满(图 2-6-39-24)。

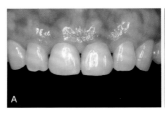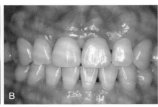

图 2-6-39-22　最终义齿就位,患者对美观效果满意

A. 最终修复体试戴就位,牙龈轮廓支撑饱满、无透色;B. 最终义齿牙冠形态对称,龈乳头充盈健康。

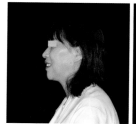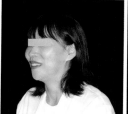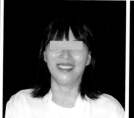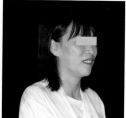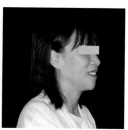

图2-6-39-23　患者微笑时展现了和谐的动态美学效果

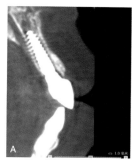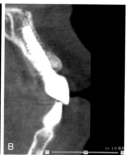

图2-6-39-24　影像学检查CBCT矢状位示义齿完全就位，唇侧骨板完整丰满。

十、小结

本病例结合即刻种植即刻修复与自体牙冠制作解剖型义齿（anatomical provisional restoration，APR）的优势，可以保留天然牙的解剖形态及牙釉质自然纹路。与聚甲基丙烯酸甲酯（PMMA）、树脂、CAD/CAM切削或PEEK材料等材质的过渡义齿相比较，自体牙冠解剖型义齿可生动地再现患者的牙釉质纹路、斑块和质地，维持天然的美学效果；还能充分利用天然牙根轮廓形态恢复并封闭种植区穿龈轮廓，支撑维持拔牙区原软组织形态。这种兼顾天然牙理想形态和牙龈轮廓曲度的修复方式是拔牙窝双区处理（the dual-zone socket management technique）理念的延伸，既能对拔牙窝软硬组织进行微创保存，获得更加具有可预期性的临床效果，又能最大程度地获得仿生意义的红白美学效果，是一种极具临床应用意义的治疗方案。

点评

随着种植技术的进一步应用，即刻种植即刻修复可以获得良好的美学及功能效果，但是在修复过程中，要充分考虑争取获得类似天然牙牙冠的美学效果。恢复修复体的轮廓美学是达到美学修复很重要的一步。

轮廓美学与种植体周软硬组织形态有很重要的联系。在轮廓美学管理中，暂时修复体的材料选择对轮廓美学的塑造有一定的影响，临床常用聚甲基丙烯酸甲酯（polymethylmethacrylate，PMMA），以及树脂、CAD/CAM切削或PEEK材料等材质制作过渡义齿，这些材料在颈部成形方面可以起到一定的作用，但是也存在精度和表面光滑度等不足等问题。

该病例利用自体牙冠制作解剖型义齿，可以保留天然牙的解剖形态及牙釉质自然纹路，较之其他材料制作的过渡义齿，可生动地再现患者牙釉质纹路、斑块和质地，维持天然的美学效果。但是该技术的临床应用，也要在掌握适应证的同时，进行美学风险的评估。对于初期稳定性不足的患者，薄生物型牙龈、牙龈及牙槽骨有感染或外伤、天然牙牙冠有缺损的病例，应严格掌握适应证，注意即刻修复过程中的严格消毒和清洁环节。术后及时进行口腔护理，精细化调𬌗，定期复查，长期观察软组织水平和唇侧骨壁厚度的变化。

福建医科大学附属口腔医院　陈江

病例 40：全数字化种植修复流程传递"软组织轮廓"　　　　在前牙连续多颗牙缺失中的应用

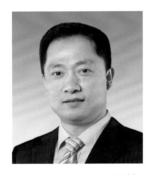

作者:空军军医大学第三附属医院　马威副主任医师
合作者:空军军医大学第三附属医院　邓再喜主任技师

病例开始时间:2017 年 12 月 29 日
病例结束时间:2018 年 10 月 18 日

一、患者基本情况

性别:女。

年龄:39 岁。

二、主诉

上颌前牙外伤后2周无法保留,要求种植修复尽量即刻恢复美观。

三、简单病史

1. 现病史 患者2017年11月外伤,就诊于牙体牙髓科,连续多颗前牙冠根折,牙体牙髓科会诊无法保留。患者希望通过种植治疗尽量即刻恢复美观。

2. 既往史 患者2015年于外院拔除双侧上颌智齿。患者全身体健。

四、检查

1. 临床检查

(1) 口外检查:面部对称,面下1/3和谐,患者颞下颌关节无疼痛弹响,开口度正常,高位笑线,牙列中线与面部中线一致(图2-6-40-1),殆平面与口角连线平行,牙齿形态为尖圆形。进行唇齿美学分析,美学评估为较高风险患者(表2-6-40-1)。

(2) 口内检查:上颌前突,中覆殆、深覆盖,中线正无偏斜。11—22软组织颜色形态良好,牙龈充盈度饱满,未见明显退缩。22、23龈缘顶点位置偏高1mm,与12、13不对称,13扭转,21邻面龋损,16、25冠修复体,高弧线牙龈,薄龈生物型,角化龈宽度良好,前牙牙槽骨丰满度良好,全口牙周状况良好,轻度四环素牙(图2-6-40-2、图2-6-40-3)。

2. 影像学检查 全景片示牙列较为整齐,牙槽骨水平未见明显丧失(图2-6-40-4A),11、21根折(图2-6-40-4B),22冠根折(图2-6-40-4C)。前牙区唇侧骨板连续、完整,牙槽嵴顶区牙槽骨厚度良好,11—22唇舌向厚度分别为5.83mm、6.63mm、5.68mm,11、21牙根根尖偏向唇侧,SRP分析描述I类(图2-6-40-5A、图2-6-40-5B),22牙根SRP分析描述为Ⅳ类(图2-6-40-5C)。

表2-6-40-1 患者术前美学风险评估

美学风险因素	风险水平		
	低	中	高
健康状况	健康,免疫功能正常		免疫功能低下
吸烟习惯	不吸烟	少量吸烟,<10支/天	大量吸烟,>10支/天
患者美学期望值	低	中	高
唇线	低位	中位	高位
牙龈生物型	低弧线形,厚龈生物型	中弧线形,中龈生物型	高弧线形,薄龈生物型
牙冠形态	方圆形	卵圆形	尖圆形
位点感染情况	无	慢性	急性
邻面牙槽嵴高度	到接触点≤5mm	到接触点5.5~6.5mm	到接触点≥7mm
邻牙修复状态	无修复体		有修复体
缺牙间隙宽度	单颗牙(≥7mm)	单颗牙(<7mm)	2颗牙或2颗牙以上
软组织解剖	软组织完整		软组织缺损
牙槽嵴解剖	无骨缺损	水平向骨缺损	垂直向骨缺损

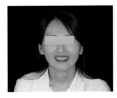
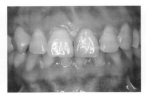
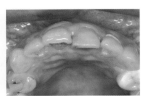

图 2-6-40-1 修复前患者面像
面像示患者为高位笑线。

图 2-6-40-2 咬合正面观

图 2-6-40-3 上颌前牙牙弓轮廓

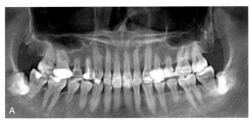
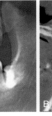
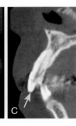
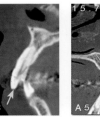
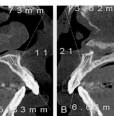
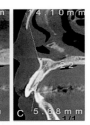

图 2-6-40-4 影像学检查示 11—22 根折
A. 全景片示牙列较为整齐,牙槽骨水平未见明显丧失;B. CBCT 矢状位示 11、21 根折;C. CBCT 矢状位示 22 冠根折,唇侧骨板连续、完整。

图 2-6-40-5 11—22 拔牙窝骨量评估与 SRP 分析
A. 11 牙根根尖偏向唇侧,SRP 分析描述Ⅰ类;B. 21 牙根根尖偏向唇侧,SRP 分析描述Ⅰ类;C. 22 牙根 SRP 分析描述Ⅳ类。

五、诊断

11、21 牙根折,22 牙冠根折。

六、设计思考

1. 治疗方式选择 上颌前牙即刻种植 + 即刻修复(immediate implant placement and immediate provisionalization,IIPP)可以最大程度地保留余留骨组织和软组织结构。大量文献已经形成共识,即刻种植即刻修复与其他种植时机相比,更有利于龈乳头高度的维持(Kan,2011;Cooper,2014;Cosyn,2016)。即刻种植即刻修复能减少手术次数、缩短疗程、降低费用,存留率达 97.6%,与传统拔牙创愈合后种植修复 3 年累计存留率相近。同时,即刻种植可以避免损伤骨膜及周围血管丛,保存了种植位点软组织血运;即刻修复可以有效支撑拔牙后的牙周组织,避免软组织轮廓塌陷,还可以有效减少种植体周牙槽骨边缘骨吸收,对于连续多颗牙缺失龈乳头的保留尤其具有临床意义。因此,当拔牙窝骨壁完整,唇侧骨壁厚度大于 1mm 的中厚龈生物型患者,在排除急性炎症并能保证初期稳定性的前提下,应首先考虑行即刻种植即刻修复。

鉴于本病例为连续多颗牙外伤,邻牙间一旦丧失支撑,龈乳头的重建难度大、可预期性低。鉴于患者 11—22 拔牙窝评估为软硬组织均较为理想的Ⅰ分类,本病例拟行 11—22 即刻种植即刻修复治疗,尝试利用细致的拔牙窝双区处理方案,对 11—22 拔牙窝软硬组织进行微创保存,获得更加具有可预期性的临床效果。

2. "以修复为导向"的种植设计方案考量

(1)美学区连续多颗牙种植位点植入三维位置设计思考:前牙美学区种植患者,尤其是多颗牙缺失患者,在种植修复时常常需要重建理想的牙冠形态和龈缘位置,这一过程可以通过使用诊断蜡型进行重建评估。在初诊模型上制作具有对称和谐的龈缘、理想的牙齿比例、和谐的切缘位置的诊断蜡型,既便于医患双方交流,又可以明确未来的龈缘位置。将 CBCT 内的骨组织信息、软组织扫描信息及诊断蜡型的位置信息导入种植设计软件里,进行重建拟合,再"以理想龈缘位置为导向"进行种植体的三维位置设计,是获得长期稳定的美学效果的必要步骤。

(2) 美学区连续多颗牙种植位点生物力学思考:本病例患者植入 3 枚种植体采取 3 颗单冠修复,可获得更好的咬合力分布。但是鉴于种植体应距离邻牙至少 1.5mm,两相邻种植体之间应至少有 3~5mm 的美学距离,才可以维持种植体肩台处骨组织和软组织充分的血供及后期稳定的美学效果,而患者近远中距离并不充分,2 枚种植体的美学可预期性优于 3 枚。

在 11、22 植入 2 枚种植体,21 中切牙区用卵圆形桥体设计的种植修复有以下优势:①避免了 22 悬臂修复产生的不良生物力学刺激;②11、22 间充分的近远中空间,为后期龈乳头的塑形提供了充分的血供;③减少了患者的经济负担。同时,鉴于大直径或过大直径的种植体,被认为是导致美学区唇侧中部牙龈退缩的危险因素,该病例在种植体选择上采用了小直径骨水平锥形种植体。

3. 数字化辅助设计及治疗前准备

(1) 术前 DSD 诊断蜡型设计与种植体位置设计:根据患者 DSD 设计位置,设计诊断蜡型恢复前牙理想形态和牙龈轮廓曲度(图 2-6-40-6),修整研究模型硅橡胶记录患者牙龈轮廓。将研究模型、诊断蜡型的扫描数据(STL 格式)及上颌前牙区 CBCT 数据,导入数字化重建软件进行重建(图 2-6-40-7);按照"以理想软组织轮廓为引导"的指引,进行种植三维位置设计(图 2-6-40-8),制作种植外科导板(图 2-6-40-9)。

(2) 术前制作过渡义齿:种植外科导板和导板锁引导下,灌注即刻修复工作模型,并恢复预设龈缘位置;临时基台就位,利用预留的硅橡胶软组织轮廓记录,辅助 11—22 即刻修复体制作(图 2-6-40-10、图 2-6-40-11)。

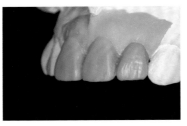 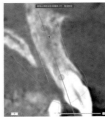 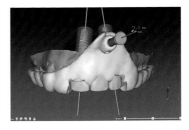

图 2-6-40-6　术前诊断蜡型　　图 2-6-40-7　数据导入数字化重建　　图 2-6-40-8　根据修复体位置设计种植体三维位置

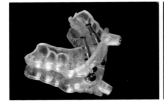 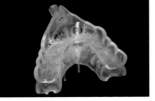 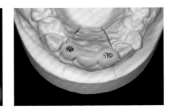

图 2-6-40-9　种植外科导板　　　　图 2-6-40-10　术前预留硅橡胶记录软硬组织轮廓　　图 2-6-40-11　过渡义齿预制作

七、治疗计划

根据以上临床分析及影像学评估,本病例拟用"即刻种植即刻修复""数字化设计""外科导板引导""数字化口内扫描"等技术,将连续多颗牙缺失最难保存的"软组织轮廓"有效地从拟拔牙传递至最终修复体,最终让患者在美学风险较大的前牙连续缺失区获得良好的美学效果。

具体治疗流程制订为六步。

1. 术前诊断模型美学分析,硅橡胶记录修复体形态和龈缘位置。

2. 按照牙龈轮廓进行种植位点设计和种植外科导板制作。

3. 即刻拔牙,种植外科导板辅助下行即刻种植。

4. 临时修复体维持牙龈轮廓。

5. 数字化口内扫描转移穿龈轮廓形态 + 种植体三维位置;完成 11、22 个性化氧化锆基台 +11—22 氧化锆最终修复体。

6. 定期回访,评估种植修复体 + 骨组织 + 软组织情况,并进行口腔卫生宣教。

八、治疗步骤

1. **外科导板引导下即刻种植即刻修复**　术区行阿替卡因浸润麻醉,待麻药显效后,轻微剥离 11—22 牙龈,微创拔除患牙(图 2-6-40-12)。种植外科导板试戴,就位后导板与牙面贴合。生理盐水冲洗冷却下,预备固位针道固位针就位。扩孔钻根据设计逐级预备种植窝(图 2-6-40-13)。最终于 11、22 植入 Nobel Active 种植体 2 枚(11 为 RP 4.3mm × 15.0mm;22 为 NP 3.5mm × 15.0mm);检查种植体初期稳定性良好,扭矩≥35N·cm(图 2-6-40-14)。种植体方向和间隙良好,拆除种植外科导板。11、22 安装临时基台,试戴过渡义齿,就位顺利,检查咬合关系良好,树脂直接充填间隙,穿龈区充分抛光后备用。11、22 旋入愈合帽暂时保护种植体,11、22 跳跃间隙及 21 拔牙窝植入 Bio-Oss Collagen 骨胶原行双区植骨,稍减张缝合固位。

即刻修复义齿试戴,过渡义齿试戴就位顺利,牙龈轮廓维持良好,前伸殆、侧方殆充分缓冲后加力矩至 15N·cm,封闭螺丝孔(图 2-6-40-15)。术后全景片示种植位置与术前设计一致(图 2-6-40-16)。

术后拆线和 1 个月复查,牙龈轮廓维持良好(图 2-6-40-17、图 2-6-40-18)。

2. **过渡义齿对软组织轮廓进行精细调整**　患者术后 3 个月复查,可见 11 和 21、12 和 22 龈缘形态不完全对称(图 2-6-40-19);旋出过渡义齿,可见粗糙的组织面对穿龈区有激惹,软组织稍有红肿(图 2-6-40-20)。拟重新制作过渡义齿进行精细调整,以获得满足美学和生物学稳定性的软组织形态。

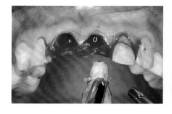
图 2-6-40-12　微创拔牙

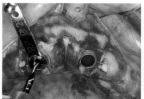
图 2-6-40-13　种植外科导板引导下备洞

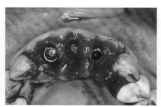
图 2-6-40-14　植入种植体

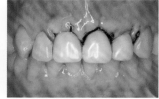
图 2-6-40-15　戴入过渡义齿

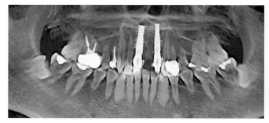
图 2-6-40-16　术后全景片

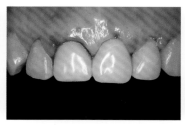
图 2-6-40-17　拆线时美学效果

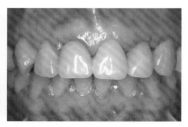
图 2-6-40-18　术后 1 个月美学效果

新过渡义齿颈部缩窄,塑造凹面型穿龈轮廓;龈底区高度抛光,桥体区重塑卵圆形穿龈形态(图 2-6-40-21A);按照 DSD 美学参数指导,将 11、21 牙冠龈缘轮廓微调至高于 12、22 牙冠约 0.5mm 处(图 2-6-40-21B)。口内就位后可见 11—22 牙弓轮廓支撑饱满(图 2-6-40-22A),龈缘曲线对称和谐,获得了更为理想的美学效果(图 2-6-40-22B)。

　　3. 数字化印模与最终修复　新过渡义齿塑形 3 个月结束后,患者软组织轮廓自然协调(图 2-6-40-23A),牙龈软组织质地健康,形态饱满(图 2-6-40-23B),患者对美学效果满意。数字化取模,将穿龈轮廓形态微创精准地记录,并传递至最终义齿。口内扫描仪记录上下颌咬合关系(图 2-6-40-24A),采用标准化扫描杆获取种植体三维位置,生成数据 STL 1(图 2-6-40-24B)。11—22 新过渡义齿穿龈轮廓进行体外扫描(图 2-6-40-24C),并与口内就位的新过渡义齿颊腭侧及邻牙数据两者结合,生成数据 STL 2;将 STL 1 与 STL 2 利用图像软件进行"best fit"重叠重建,获得种植体三维位置 + 种植体周黏膜形态 + 新过渡义齿穿龈轮廓数据 STL 3(图 2-6-40-24D)。3D 打印种植修复模型(图 2-6-40-25A),面弓𬌗架转移患者咬合关系(图 2-6-40-25B),制作具有个性化穿龈轮廓的氧化锆基台(图 2-6-40-25C)及二氧化锆全瓷冠桥,牙冠与基台精准密合(图 2-6-40-25D)。最终试戴基台完全就位,牙龈轮廓支撑饱满、无透色(图 2-6-40-26A),牙冠形态对称美观,龈乳头充盈健康(图 2-6-40-26B)。右侧面观示患者红色美学与白色美学衔接自然,曲线流畅(图 2-6-40-27A),患者微笑时展现了和谐的动态美学效果(图 2-6-40-27B)。

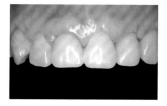
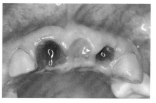
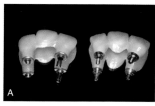
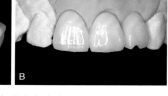

图 2-6-40-19　前牙龈缘不完全对称

图 2-6-40-20　软组织因修复体抛光不良受到激惹

图 2-6-40-21　新过渡义齿形态与穿龈调整
A. 新过渡义齿颈部缩窄,龈底区高度抛光;B. 参考 DSD 美学参数,11、21 牙龈缘轮廓微调至高于 12、22 牙冠约 0.5mm 处。

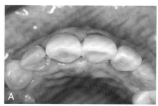
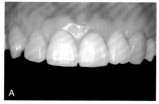
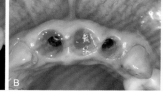

图 2-6-40-22　新过渡义齿口内就位及美学效果
A. 口内就位后可见 11—22 牙弓轮廓支撑饱满;B. 新过渡义齿龈缘曲线更加对称和谐。

图 2-6-40-23　新过渡义齿微调后最终轮廓
A. 新过渡义齿塑形 3 个月后,患者软组织轮廓自然协调;B. 新过渡义齿塑形 3 个月后,牙龈软组织质地健康,形态饱满。

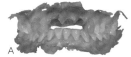
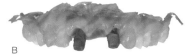
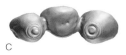
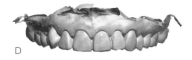

图 2-6-40-24　数字化印模获取穿龈轮廓数据
A. 口内扫描仪记录上下颌咬合关系;B. 标准化扫描杆获取种植体三维位置,生成数据 STL 1;C. 11—22 新过渡义齿穿龈轮廓进行体外扫描;D. 将 STL 1 与 STL 2 进行重叠重建,获得种植体三维位置 + 种植体周黏膜形态 + 新过渡义齿穿龈轮廓数据 STL 3。

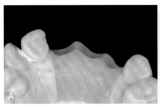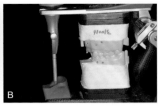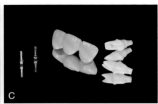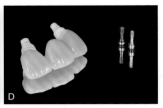

图 2-6-40-25　打印制作立体光刻模型,制作最终义齿
A. 3D 打印种植模型;B. 面弓殆架转移患者咬合关系;C. 具有个性化穿龈轮廓的氧化锆基台;D. 全瓷基台与全瓷冠桥精准密合。

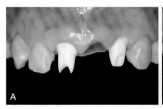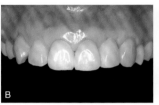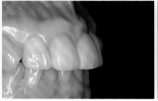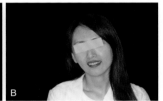

图 2-6-40-26　最终义齿戴入,获得理想的美学效果
A. 基台完全就位,可见牙龈轮廓支撑饱满、无透色;B. 牙冠形态对称美观,龈乳头充盈健康。

图 2-6-40-27　患者对美学效果满意
A. 咬合右侧面观示红色美学与白色美学衔接自然,曲线流畅;B. 患者微笑时展现了和谐的动态美学效果。

九、治疗效果

患者 2 年后复查,咬合正面观示 11—22 牙周状况良好,种植修复体完整美观(图 2-6-40-28A)。右侧面观示软组织轮廓稳定,未见明显塌陷(图 2-6-40-28B)。高风险的龈乳头区质地健康,完全充盈(图 2-6-40-28C)。

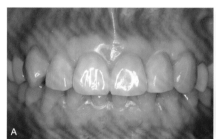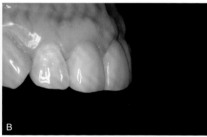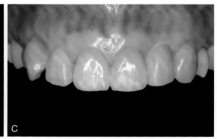

图 2-6-40-28　患者 2 年后复查,软硬组织轮廓维持良好
A. 咬合正面观;B. 上颌轮廓右侧面观;C. 上颌正面观。

十、小结

在上颌前牙连续缺失固定种植修复的病例中,连续美观的软组织轮廓,特别是种植体间龈乳头形态的获得,是非常困难的。该病例使用以 DSD 为引导的诊断蜡型和数字化口内扫描技术,在术前记录"拟拔牙穿龈轮廓",将其作为美学修复设计的起点;利用即刻种植即刻修复技术,让连续缺失的前牙有效地保留软组织轮廓;通过新过渡义齿穿龈轮廓的精细调整,优化软组织轮廓;借助数字化口内扫描技术,记录转移新过渡义齿软组织轮廓;最终用 CAD/CAM 全瓷基台精确地复制传递软组织轮廓至最终修复体上,从而获得了理想的种植美学修复。

点评

美学区的种植修复,特别是该区域多颗牙缺失的种植修复,在临床上颇具挑战性。如何实现良好的红白美学效果,是临床医师经常需要面对的敏感问题。本病例为年轻女性上颌前牙美学区 3 个牙位外伤后的种植修复决策和实施。患者存在高位笑线、牙龈高弧线形、薄龈生物型等诸多美学高风险因素。术者为该病例进行了即刻种植即刻修复,种植体周软硬组织得到较好的保存,获得了比较理想的美观效果,2 年复查时效果稳定。

本病例的亮点在于多种数字化技术的组合应用。术者综合应用了数字化微笑设计(DSD)、种植外科导板、口内扫描、穿龈轮廓形态数字化复制、CAD/CAM 全瓷修复等多种技术,提高了治疗过程的可预期性。种植方案设计之初,便利用 DSD 进行美学诊断蜡型设计,恢复理想的形态和牙龈轮廓曲度,该"软组织轮廓"信息在种植体位置设计、导板手术、临时修复体设计加工、最终修复体的设计制作上,均提供了有参考价值的信息,通过数字化流程的传递,贯穿整个治疗始终,努力做到"以终为始"。更加值得肯定的是,在对患者的检查、诊断、美学风险评估、方案制订,特别是临床问题、思辨等内容,体现了术者具备丰富的口腔种植专业知识,接受过规范的种植相关学习和培训;临床实践中具有循证医学意识,细致严谨,临床思维清晰。

而本病例促进我们进一步思考之处在于:①病例资料收集方面可以更加完善。在其最终修复戴牙时及随访阶段,如果有 X 线片确认修复体就位情况、CBCT 示种植体植入位置及其周围骨组织状况,则会使该病例的临床效果和数字化技术应用的结果更具说服力。②该病例最终修复采用了个性化氧化锆基台,支持氧化锆基底全瓷冠桥粘接修复的方式。有系统综述显示,氧化锆基台较钛基台抗折强度低,机械并发症发生率较高;也有病例报道称,种植体-基台连接方式中,基台插入种植体内部的氧化锆连接结构和钛种植体连接处内表面之间,存在相对位移趋势,有增加机械并发症和生物学并发症风险。若术者在"小结"部分增加对该问题的关注和思考,并客观地、有针对性地分析该患者最终修复的不同固位方式的利弊优劣及最终临床决策的理由和依据,将更有助于促进术者和读者对该问题的深入认识和思考,提升该病例的学术价值。③复查时对美学效果的评价方面,除主观评价外,还可进行数字化方法定量评价,具体方法附文献供参考。

北京大学口腔医院 邸萍

病例 41：美学区连续缺牙种植体三维位置精确设计与实施

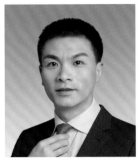

作者：武汉大学口腔医院　周毅主任医师
合作者：武汉大学口腔医院　张杰医师
病例开始时间：2019 年 8 月 13 日
病例结束时间：2021 年 4 月 20 日

一、患者基本情况

姓名：王某。

性别：女。

年龄：51 岁。

职业：公司职员。

二、主诉

上颌前牙缺失 10 个月。

三、简单病史

患者 10 个月前拔除上颌前牙，曾行活动义齿修复，自觉效果不佳，因不愿意磨切邻牙，要求种植固定修复。

患者有多年的糖尿病史，空腹血糖 6.66mmol/L，糖化血红蛋白 5.9%。患者否认药物过敏史及家族史，否认吸烟、饮酒习惯。

四、检查

1. 临床检查

（1）口外检查：上唇丰满度不足，高位笑线，面部对称，比例协调（图 2-6-41-1）。

（2）口内检查：12—21 缺失，牙槽嵴有少量水平向吸收；32—42 伸长，有散在牙间隙；22 近中颊侧扭转，22、23 之间存在小间隙；缺牙区邻牙及对颌牙无松动、叩痛（−）；口腔卫生状况不佳，菌斑指数 2，牙石指数 2，牙龈指数 2；上唇系带附着过低（图 2-6-41-2）。后牙区咬合关系未见异常。

前伸𬌗接触（红线示）和侧方𬌗接触（蓝线示）的牙位如图 2-6-41-3 所示。

微笑设计及验证：由于患者要求暂不考虑左侧上颌切牙的修复治疗，因此先对称设计右侧上颌切牙；然后参考下唇弧度和侧切牙切端位置，确定中切牙切端位置；最后确定中切牙适宜的长宽比和与邻牙协调的龈缘顶点位置；中线偏离面中线 0.5mm，无明显视觉差异；制作诊断蜡型和 mock-up，检查 mock-up 的美观、发音和唇侧丰满度（图 2-6-41-4）。

2. 影像学检查　患者戴着 mock-up 拍摄锥形束 CT（cone beam computed tomography，CBCT），CBCT 示目标修复体龈缘最高点下 4mm 处，12—21 牙槽嵴宽度分别为 4.7mm、5.5mm 和 5.6mm，可用骨高度均超过 15mm（图 2-6-41-5）。

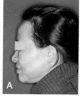 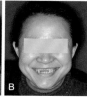 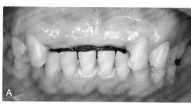 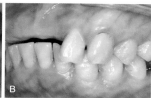

图 2-6-41-1　口外检查
A. 上唇丰满度不足；B. 高位笑线。

图 2-6-41-2　口内检查
A. 正面观；B. 左侧面观。

图 2-6-41-3　前伸
𬌗接触与侧方𬌗接触

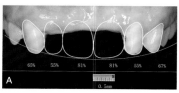 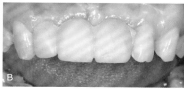 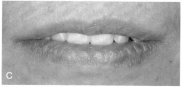 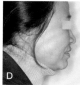

图 2-6-41-4　微笑设计及验证
A. 微笑设计；B. mock-up；C. 正面观；D. 右侧面观。

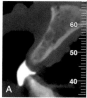 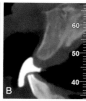 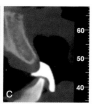

图 2-6-41-5　CBCT 检查
A. CBCT 矢状位示 12 区；B. CBCT 矢状位示 11 区；C. CBCT 矢状位示 21 区。

五、诊断

1. 上颌肯氏Ⅳ类牙列缺损（12—21 缺失）。

2. 牙列不齐。

3. 菌斑性龈炎。

六、设计思考

1. 下颌前牙伸长导致上颌前牙修复空间不足　最佳方式是通过正畸治疗压低下颌切牙，获得上颌前牙修复空间，减小切导斜度，建立正常覆𬌗、覆盖关系，同时关闭下颌切牙间隙，纠正 22 轴向。但是患者不接受正畸治疗，因此，我们对下颌切牙行根管治疗后截冠，并行正畸结扎丝连接，以稳定下颌切牙位置。

2. 种植位点选择　若在目标修复体下对应植入 3 枚种植体，无法满足种植体间距大于 3mm，种植体与邻牙间距大于 2mm 的美学要求。如果植入 2 枚种植体，则有固定桥、单端固定桥等多种方案。12 牙槽嵴骨宽度不足，若在 12 位点植入种植体，需要行牙槽嵴水平骨增量。由于患者希望尽量减小手术创伤，缩短治疗时间，因此选择骨量较好的 11 和 21 为种植位点。

3. 美学区种植风险评估　患者高位笑线，连续缺失 3 颗牙，美学风险高。在理想的三维位置上精准植入种植体，是实现种植修复粉白美学的基础（表 2-6-41-1）。

表 2-6-41-1　美学区种植风险评估

美学风险因素	低	中	高
健康状况	免疫功能正常		免疫功能异常
吸烟习惯	不吸烟	少量吸烟 （<10 支 / 天）	大量吸烟 （>10 支 / 天）
患者美学期望值	低	中	高
唇线	低位	中位	高位
牙龈生物型	厚龈生物型	中厚龈生物型	薄龈生物型
牙龈形态	方圆形	卵圆形	尖圆形
牙龈感染情况	无	慢性	急性
邻牙牙槽嵴高度	到接触点距离 ≤ 5.5mm	到接触点距离 5.5~6.5mm	到接触点距离 ≥7mm
修复体	无		有
缺牙间隙宽度	单颗牙 >5.5mm	单颗牙 ≤ 5.5mm	两颗牙及以上
软组织解剖	软组织完整		软组织缺损
牙槽嵴解剖	无骨缺损	水平向缺损	垂直向缺损

4. 种植体三维位置的精准规划与实施　mock-up 后拍摄 CBCT,将 CBCT 和口内扫描数据导入 NobelClinician 软件。在目标修复体指示下,种植体三维位置满足以下条件:种植体颈部在目标修复体颈缘下 3~4mm,唇侧骨板大于 2mm,种植体间距大于 3mm,种植体与天然牙间距大于 2mm,种植体长轴偏腭侧有利于螺丝固位。根据规划的种植体三维位置,生成数字化种植手术全程导板。此病例前牙区缺失 3 颗牙,因此在导板的颊侧设计一个固位钉,确保种植手术过程中导板稳定(图 2-6-41-6)。

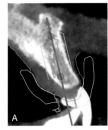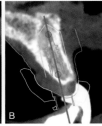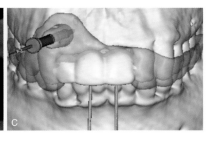

图 2-6-41-6　种植体三维位置
A. 11 种植体位置;B. 21 种植体位置;C. 数字化全程导板。

七、治疗计划

1. 牙周基础治疗。
2. 下颌切牙根管治疗并截冠。
3. 11、21 种植,12—21 种植体支持的单端固定桥修复。

八、治疗步骤

1. 牙周基础治疗,口腔卫生指导。
2. 种植一期手术　确认数字化导板在口内就位良好。常规消毒铺巾,上颌前牙区局部浸润麻醉。行缺牙区牙槽嵴顶偏腭侧切口及邻牙沟内切口,翻黏骨膜全厚瓣。全程导板引导下,在11、21位点均植入NobelActive 3.5mm×11.5mm骨水平锥形种植体。取下数字化导板,检查种植体位置与术前设计是否一致,种植体间距大于3mm,种植体与天然牙间距大于2mm,唇侧骨板大于2mm。在12—21位点"U"形修整牙槽骨,有利于形成扇贝形龈缘。保存邻面牙槽嵴高度,有利于龈乳头充盈龈外展隙。修整上唇系带,有利于维持种植体周软组织封闭。对位缝合黏膜,非埋入式愈合(图2-6-41-7)。

3. 即刻修复　11、21种植体植入扭矩分别为50N·cm、70N·cm。一期术后即刻取模,口外制作临时桥。临时牙唇侧穿龈的非关键区设计为凹形,为软组织生长提供空间。桥体区牙槽嵴水平型吸收,龈端设计为改良型卵圆形桥体。将临时牙充分抛光,以减少菌斑附着。1周后软组织肿胀基本消失,下颌切牙行根管治疗后截冠,并用正畸结扎丝连接。上颌戴种植临时桥,调𬌗,使其在正中𬌗、前伸𬌗及侧方𬌗时均无咬合接触(图2-6-41-8)。

4. 取模记录临时牙穿龈轮廓　调整临时修复体塑形牙龈至形态满意,拍摄根尖片确认种植体骨结合和种植临时牙就位。使用种植临时牙作为转移杆制取终印模,复制临时牙穿龈轮廓(图2-6-41-9)。建议患者行12区颊侧软组织移植手术以改善牙龈轮廓,患者拒绝。但是患者要求改善22外形,故行瓷贴面修复。

5. 修复　设计螺丝固位桥,以减少粘接剂残留。计算机辅助设计和制造技术(computer-aided design and manufacturing,CAD/CAM)制作钛基底的氧化锆基台,复制临时牙穿龈轮廓。口外粘接后去除粘接剂,然后口内螺丝交替上扭矩。调整咬合关系为修复体不引导下颌侧方运动,悬臂桥体不引导下颌前伸运动。根尖片示种植固定桥就位良好(图2-6-41-10、图2-6-41-11)。

九、治疗效果

患者美观和发音均得到明显改善。戴牙后1个月、2个月、6个月后复查,软组织稳定,粉白美学效果患者满意。戴牙6个月后,根尖片示骨水平较稳定,牙周检查11、12 PD为2~3mm,BOP(−)(图2-6-41-12~图2-6-41-15)。

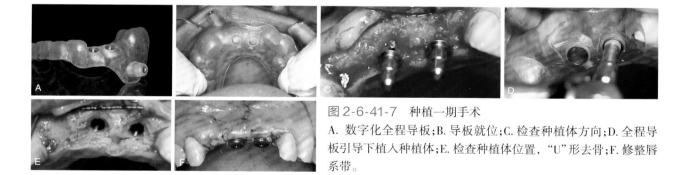

图2-6-41-7　种植一期手术
A. 数字化全程导板;B. 导板就位;C. 检查种植体方向;D. 全程导板引导下植入种植体;E. 检查种植体位置,"U"形去骨;F. 修整唇系带。

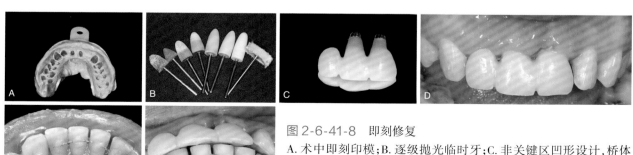

图2-6-41-8　即刻修复
A. 术中即刻印模;B. 逐级抛光临时牙;C. 非关键区凹形设计,桥体改良型卵圆形设计;D. 戴临时牙;E. 下颌切牙根管治疗和截冠后,正畸结扎丝相连;F. 临时牙无咬合接触。

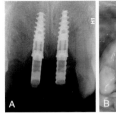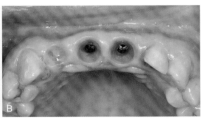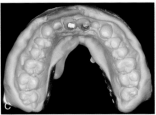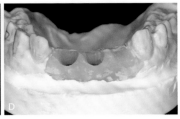

图 2-6-41-9　取模
A. 根尖片示骨结合与临时修复体就位情况；B. 临时修复体塑形完成后的牙龈形态；C. 用个性化转移杆转移临时牙穿龈轮廓；D. 工作模型记录临时牙穿龈轮廓。

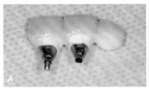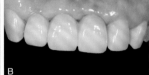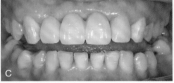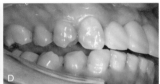
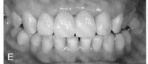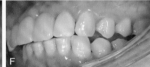

图 2-6-41-10　种植固定桥戴牙
A. 口外粘接后去除多余粘接剂；B. 修复体就位后口内情况；C. 上下颌前牙曲线协调；D. 右侧方𬌗接触；E. 前伸𬌗接触；F. 左侧方𬌗接触。

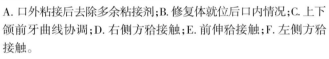
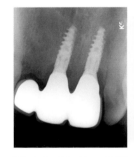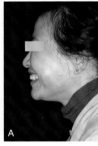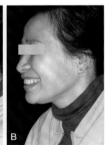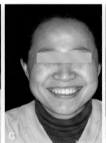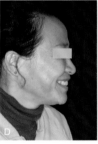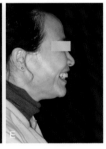

图 2-6-41-11　戴牙　图 2-6-41-12　微笑像
后根尖片　　　　A. 左侧 90° 微笑像；B. 左侧 45° 微笑像；C. 正面微笑像；D. 右侧 45° 微笑像；E. 右侧 90° 微笑像。

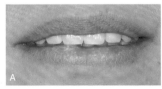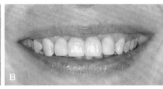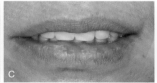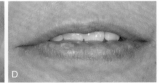

图 2-6-41-13　发音检查
A. "m"音；B. "e"音；C. "s"音；D. "f"音。

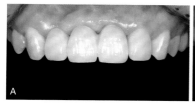
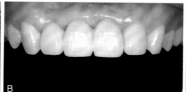
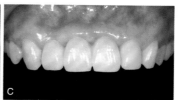
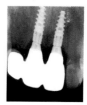

图 2-6-41-14　戴牙后复查
A. 1 个月；B. 2 个月；C. 6 个月。

图 2-6-41-15
戴牙后 6 个月
复查根尖片

十、小结

1. 本病例为美学区连续缺牙的美学高风险患者，有一些做法值得肯定　①利用经过口内验证的 mock-up 拍摄 CBCT，以"3A2B"原则为导向，精确设计种植体三维位置；②使用包含固位钉设计的数字化种植全程导板，实现种植体精准植入；③偏腭侧种植获得修复体直行的螺丝固位通道；④进行"U"形骨修整，获得良好的扇贝形龈缘形态和龈乳头；⑤制作临时修复体，行牙龈塑形，并用个性化转移杆转移软组织穿龈轮廓；⑥使用 CAD/CAM 技术制作氧化锆基台，提升白色和粉色美学。

2. 本病例可以改进之处　①患者在种植治疗后期要求调整治疗方案，选择超薄贴面修复 22。若治疗初期能对上颌 4 颗切牙同时进行微笑设计，也许可以获得更加理想的美学效果。②12 唇侧牙槽嵴轮廓凹陷，可通过软硬组织增量改善牙槽嵴轮廓。③进行"U"形去骨时，可以增加数字化导板进行准确地去骨引导。④若 21 的种植体位置向远中移动 1mm，21 远中龈乳头外形可能更好。⑤修复体白色美学细节可以进一步改善。

点评

美学区种植，首先，要求有"以美学修复为导向"的正确种植体三维位点与轴向；其次，要有能够保证种植修复长期稳定的种植体周至少 1.5mm 的余留健康骨壁，以及至少 2mm 宽度的健康附着龈，尤其在种植体颈部唇侧，健康足量的软硬组织对种植修复的轮廓美学、红色美学及美学效果的长期稳定至关重要。

本病例中，作者以科学、规范、严谨的临床流程，充分展示了美学区多牙缺失、骨量轻微不足病例的数字化微创治疗过程。病例资料完整、诊断设计规范，实施精准，效果满意，体现出术者较高的美学修复素养、较好的种植专业造诣及数字化技术应用能力，值得读者借鉴学习。

提出两点建议，供大家讨论思考：①如果 21 种植体略向远中、冠方各 0.5mm，最终的美学效果是否将更完美；②因为牙槽嵴顶去骨约 3mm，种植体颈部位置较深，所以需要尽可能减少临时修复体、（临时）基台的反复拆卸（控制在 2 次之内），以便更好地保障种植修复的生物学宽度的稳定性，更有利于减少边缘骨吸收。

滨州医学院附属烟台口腔医院　柳忠豪

病例 42："数拟"之美——以数字化思维引导种植美学修复

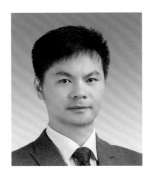

作者:苏州园区牙博士口腔门诊部　吕昊昕副主任医师
合作者:苏州园区牙博士口腔门诊部　高健医师
苏州固锐德医疗器械有限公司　陈远高级技师
病历开始时间:2021 年 5 月 15 日
病历结束时间:2021 年 7 月 21 日

一、患者基本情况

姓名:夏某某。

性别:女。

年龄:27 岁。

职业:企业职员。

二、主诉

上颌前牙外伤半日,不能咬合。

三、病史

1. 现病史　数小时前上颌前牙外伤致牙齿松动移位,触痛,不能咬牙。

2. 专科病史　46 多年前冷热痛,口腔科行根管治疗后,金属烤瓷全冠修复。

3. 既往史　患者既往体健,无不良嗜好;否认特殊家族史。

四、检查

1. 临床检查

(1) 口外检查:左右面部丰满度相对对称,微笑时鼻翼线、口角线正常。开口型、开口度正常,颞下颌关节无压痛、开闭口运动无障碍,左右均匀,无弹响杂音,功能运动范围正常。未见咀嚼肌松弛或明显肿胀、压痛及结节。面下 1/3 垂直距离正常,鼻唇沟正常。上下唇距离 E 线正常,鼻唇角正常,前牙轴向偏内,面突角正常(图 2-6-42-1~图 2-6-42-3)。

(2) 口内检查

1) 美学检查:牙齿中线正常,11、21 牙冠伸长。软组织为中厚龈型。13—23 龈缘低平,质地健康(图 2-6-42-4)。

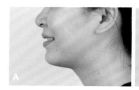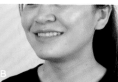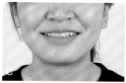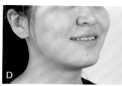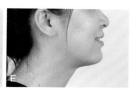

图 2-6-42-1　治疗前微笑像

A. 左侧 90° 面像;B 左侧 45° 面像;C. 正面像;D. 右侧 45° 面像;E. 右侧 90° 像。

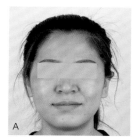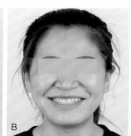

图 2-6-42-2　治疗前面像

A. 正面像;B. 微笑像。

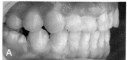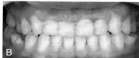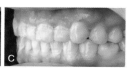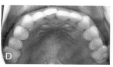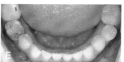

图 2-6-42-3　治疗前口内像

A. 右侧面观;B. 正面观;C. 左侧面观;D. 上颌𬌗面观;E. 下颌𬌗面观。

2）牙列检查:11、21 冠方伸长、扭转(图 2-6-42-4、图 2-6-42-5),牙周渗血,PD:4.0~4.5mm,松动Ⅱ度,轻触疼痛,无法咬合。12、22 松动Ⅰ度,叩痛(++)。13、23 叩痛(-),无松动,牙周探诊正常,牙髓电活力测验(+)。45 缺失,85 滞留,近中邻𬌗面缺损,质硬,浅着色。冷诊(-),牙髓电活力测验(+)。18、28 未见。46 金属烤瓷全冠完好。口内颊舌腭咽软组织及口腔黏膜健康无损伤(图 2-6-42-6)。

2. 影像学检查　口腔锥形束 CT(cone beam computed tomography,CBCT)示双侧颞下颌关节皮质骨连续,未见关节骨病及位变。上下颌骨密度均匀,皮质骨连续,影像正常(图 2-6-42-7)。

11 冠折,断面低点止于腭侧骨面下 1mm,12、21、22 根折,折断线均位于根中 1/3。22 腭侧牙周膜间隙增宽,根尖唇向偏移 0.5~1.0mm。13、23、43—33 影像正常。

18、28 缺失,45 缺失,未见牙胚。46 根尖周无异常,根充到位。36 充填区域无异常,(图 2-6-42-7)。

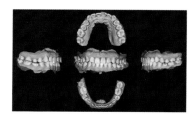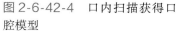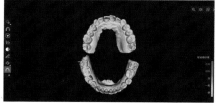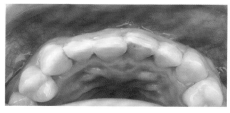

图 2-6-42-4　口内扫描获得口腔模型

图 2-6-42-5　前牙调𬌗后采集患者正常咬合

图 2-6-42-6　消除𬌗干扰后树脂夹板应急处理

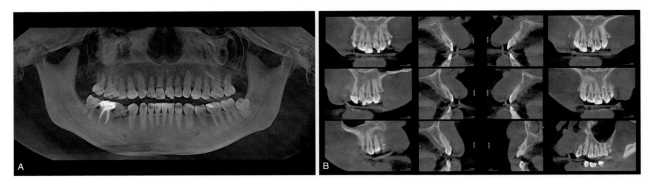

图 2-6-42-7 CBCT 检查
A. 全景片；B. 牙位 CT 视图。

五、诊断

1. 12—22 牙外伤（12 冠折露髓，11—22 根折）。
2. 85 乳牙滞留。

六、设计思考

随着口腔种植技术的发展，因牙外伤无法留存的患牙，采用即刻种植即刻修复的技术早已趋于成熟。而如何达到更好的远期美学效果、留存更多的软硬组织厚度、获得更合理的龈缘形态，以及更健康的软组织颜色，是我们更需要思考的内容。

1. 在原有的技术基础上，我们可以利用数字化技术的优势，在患者外科手术前，将天然牙颈部轮廓通过锥形束 CT（cone beam computed tomography，CBCT）数据在软件中进行模型重建，用来参考临时修复体"关键区和次关键区"的形态设计。并且，在拔除患牙后的非种植位点进行牙槽嵴保存术的同时，可以用 CAD/CAM（computer-aided design and manufacturing）临时修复体的桥底部给予术区压迫，这样将更有助于组织留存和成型。在临时修复体的 CAD/CAM 过程中，也可以让唇面和邻面的穿龈形态更精细合理。因此，数字化设计临时修复体将会在临时修复的早期，给予美学区软硬组织更多的支持和更对称的诱导。

2. 在数字化治疗过程中更是可以参考患者的面部扫描数据，对齐口内扫描数据。随后在口内扫描模型数据上设计美学蜡型，完成患者 3D 的"美学预告"，将牙齿的美学形态设计扩大到面下 1/3 或颜面部整体上。然后把理想的修复体形态作为外科植入的引导，通过种植手术导板完成设计-外科-修复的衔接，完成治疗。我们把类似这样的数字化元素加入治疗环节中，将会使患者的修复效果更直观、可控、可预期，遵循了"以修复为导向"的原则，用数字化做把控的治疗思路。

3. 如果我们在种植位点牙槽嵴骨密度良好、软组织健康的情况下，选用钛锆合金亲水表面处理的种植体，那么就可以缩短患者治疗修复周期，尽可能地发挥数字化优势，提早完成最终修复，帮助急于恢复美观和功能的类似患者尽早完成治疗。

七、治疗计划

1. 信息采集 初诊，术前采集患者面部扫描、口内扫描、CT 数据信息，将患者 12—22 调𬌗减短，松牙固定 1 周控制炎症。

2. 术前设计 我们在计划中意图改善患者现有的龈缘、切缘曲线（图 2-6-42-8），尽量恢复良好的美学效果。在第 1 周内，利用 CT 数据导入 Mimics Medical 重建天然牙形态，用于 11、21 临时修复体穿龈设计，用面部

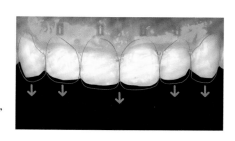

图 2-6-42-8　美学检查，意图改善龈缘、切缘曲线

扫描模型重叠口内扫描模型后，协调面部形态，将患牙牙位虚拟排牙，制作 12—22 设计最终修复体形态。将最终修复体功能形态修改，获得临时修复体的形态，并且以修复体的形态轮廓为导向，设计合理的种植体穿出位点和种植体深度，制作 11、21 的种植外科手术导板。预成临时修复体为 12—21 四个单位的种植支持式螺丝固位冠桥修复体。

3. 外科环节　第 2 次复诊，术中拔牙后即刻种植即刻修复。12、22 行牙槽嵴保存术。

4. 修复环节　第 3 次复诊，在手术后第 4 周，我们再次数字化采集患者面部扫描数据、口内扫描修复体数据、种植模型数据、穿龈数据，进行最终修复体的改良与制作。第 4 次复诊，取模后第 4 周（术后 8 周）戴入最终修复体，完成早期最终修复。

八、治疗过程

1. 采集步骤　CS3700 口内扫描获取口内模型。12—22 调𬌗，减短至牙尖交错位稳定无干扰。扫描牙尖交错位，完成口内扫描。GALILEOS 口腔 CT 机拍摄 CT 影像，重建天然牙形态。术前 EinScan Pro 面部扫描获取第 1 次面部数据（图 2-6-42-9）。

2. 术前设计

（1）修复体形态设计：使用软件 exocad Dental CAD 将口内扫描模型数据与面部扫描数据重叠，设计牙冠形态比例、切缘龈缘曲线、牙弓弧度，完成最终修复体的"美学预告"（图 2-6-42-10）。

（2）种植体及导板设计：以修复体轮廓为导向，设计种植体轴向、位点。使用软件 coDiagnostiX DWOS CAD 种植体规划 11、21 分别植入 Straumann BLT Roxolid（Ti-Zr）SLActive 4.1mm×14.0mm 种植体各 1 枚。为防止实际即刻植入的种植体较导板规划的种植体根尖顶点唇向偏移，种植体设计选择偏腭侧植入，唇侧满足余留骨量厚度大于 3mm。种植体平台深度设计在龈缘下 4mm 以下，以便抬高龈缘曲线。选用亲水种植体可以获得更早的骨结合，缩短治疗周期。

（3）输出制作：导板规划 15—25 牙支持式固位，软件内设计完成手术导板后，用 P SERIES 3D 打印机打印手术导板。安装 T 型 Straumann 5.0mm 导环。但是为了防止种植体受到外界干扰，避免早期失败，临时修复体形态设计将会暂时减短，邻接打开，最终修复体设计时再行恢复。桥体部设计卵圆形压迫。切削代型材料 PMMA 树脂冠桥，粘接 RC 桥用临时基台完成临时修复体制作（图 2-6-42-11、图 2-6-42-12）。

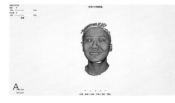

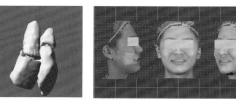

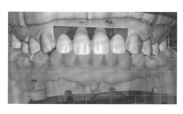

图 2-6-42-9　术前数据准备
A. 术前面部扫描；B. 重建牙根轮廓。

图 2-6-42-10　设计最终修复体形态

图 2-6-42-11　确定临时修复体形态

视频 38

对齐数据，模拟患者情况设计最终修复体形态

① 扫描二维码
② 用户登录
③ 激活增值服务
④ 观看视频

视频 39

种植规划

① 扫描二维码
② 用户登录
③ 激活增值服务
④ 观看视频

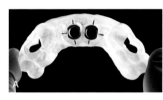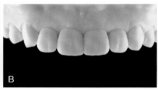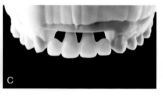

图 2-6-42-12　输出成形
A. 打印导板；B. 美学蜡型；
C. 临时修复体。

3. 外科手术　口内外常规消毒铺巾，阿替卡因肾上腺素注射液局部浸润 12—22，微创拔除 12—22，清创，探查唇侧骨壁完整。就位种植导板，按顺序选择钻针和压板，预备种植窝洞。充分提拉钻针，充分冷却。对腭侧施加对抗力，防止钻针唇向偏移。备洞结束后，导板下植入种植体，11、21 植入扭力均大于 50N·cm。检查临时修复体就位良好，取下临时修复体，11、21 跳跃间隙填塞 Bio-Oss 小颗粒骨粉 0.25g。同时将 12、22 拔牙窝紧密填入 Bio-Oss 小颗粒骨粉 0.5g，覆盖 CGF 膜，PTFE 线缝合。术后 CBCT 影像示种植体轴向、位点良好。唇侧预留骨量大于 3mm。植骨区域骨粉充填紧密（图 2-6-42-13、图 2-6-42-14）。

4. 临时修复　手术当日拍摄术后 CBCT 影像后，就位临时修复体压迫术区。临时修复体前伸、侧方𬌗无干扰，正中𬌗无接触，邻牙无接触。口腔卫生指导，常规医嘱。

5. 最终修复　术后 2 周复查（图 2-6-42-15），第 4 周拍摄发音检查影像与面像、微笑影像（图 2-6-42-16、图 2-6-42-17）。根据美学标准调整龈缘、切缘曲线、牙冠长宽比，在临时修复体基础上打开邻接，恢复正常牙冠长宽比。颈部袖口成形，抬高龈缘（图 2-6-42-18、图 2-6-42-19）。对患者进行第 2 次面部扫描（图 2-6-42-20），获得口内扫描修复体及口内软硬组织数据，口内扫描穿龈袖口数据，口内扫描种植体扫描杆数据（图 2-6-42-21、图 2-6-42-22）。

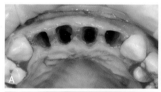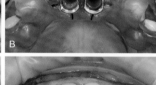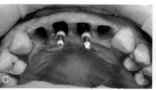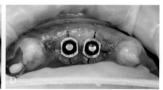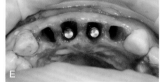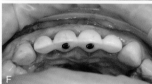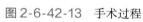

图 2-6-42-13　手术过程
A. 微创拔牙；B. 导板下制备种植窝洞；C. 检查轴向；D. 导板下植入种植体，轴向准确；E. 植入完成；F. 试戴临时修复体良好，安装大直径愈合基台植骨。

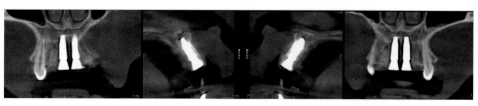

图 2-6-42-14　术后 CBCT 检查
CBCT 影像示钛锆合金种植体尾影增宽，唇侧种植体颈部的骨壁厚度达 3mm。

视频 40
种植手术
① 扫描二维码
② 用户登录
③ 激活增值服务
④ 观看视频

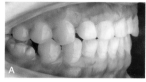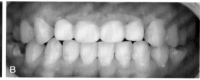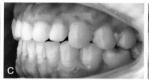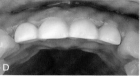

图 2-6-42-15　术后 2 周复查
A. 右侧面观；B. 正面观；C. 左侧面观；D. 牙弓轮廓正常。

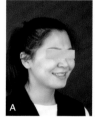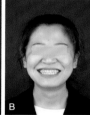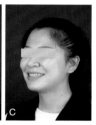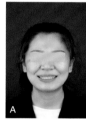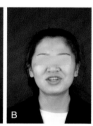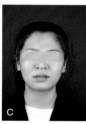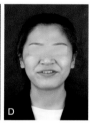

图 2-6-42-16　临时修复体面像
A. 右侧 45° 微笑像；B. 正面微笑像；C. 左侧 45° 微笑像。

图 2-6-42-17　临时修复体发音检查
A. "zi" 音；B. "chi" 音；C. "e" 音；D. "fu" 音。

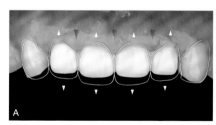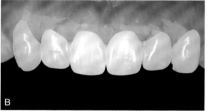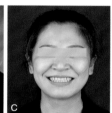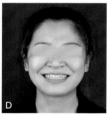

图 2-6-42-18　面部影像 DSD
A. 按照计划改善龈缘、切缘；B. DSD；C. DSD 前微笑像；D. DSD 后微笑像。

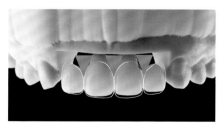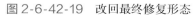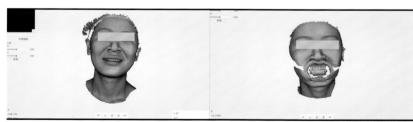

图 2-6-42-19　改回最终修复形态　　图 2-6-42-20　再次扫描临时修复体面部信息

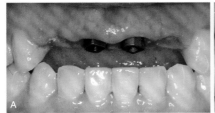
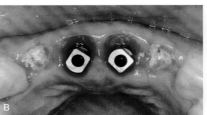

图 2-6-42-21　术后 4 周口内扫描
A. 安装扫描杆；B. 穿龈袖口。

图 2-6-42-22　口内扫描获取扫描杆、穿龈、临时修复体形态及咬合信息

在模型中对齐印模杆数据，从而加入种植体坐标，随后放置个性基台数据。将坐标一致的临时修复体数据和带有基台的模型数据一同匹配在面部扫描中，用来参考患者面貌形态恢复最终修复体形态。加长切端长度约 2mm，修改颈部轮廓计划抬高龈缘 1mm，完成最终修复体牙冠形态的确定。标记唇侧回切范围，关闭邻间隙，平整外形。最后在牙冠唇面回切 1mm 饰瓷空间，精修完成最终修复体数据设计（图 2-6-42-23）。

切割全瓷彩色氧化锆瓷块完成冠桥修复体制作，预粘接 RC 桥用修复基台完成 12—21 种植支持式螺丝固位冠桥修复体的制作。取模结束 4 周后，再次约诊患者戴牙。口内螺丝固位最终修复体，加力 35N·cm，Z350XT 光固化树脂封孔，检查咬合并进行调𬤊、抛光，完成治疗（图 2-6-42-24~图 2-6-42-26）。

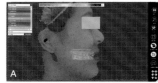
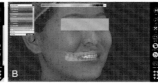
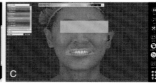
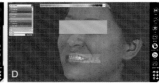
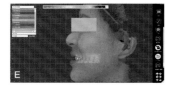

图 2-6-42-23　软件设计预览
A. 右侧 90° 面像；B. 右侧 45° 面像；C. 正面像；
D. 左侧 45° 面像；E. 左侧 90° 面像。

视频 41
将种植体坐标和基台载入模型
① 扫描二维码
② 用户登录
③ 激活增值服务
④ 观看视频

视频 42
设计最终修复体
① 扫描二维码
② 用户登录
③ 激活增值服务
④ 观看视频

视频 43
最终修复体精修
① 扫描二维码
② 用户登录
③ 激活增值服务
④ 观看视频

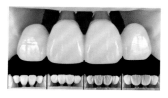

图 2-6-42-24　修复体完成

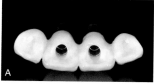
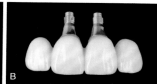
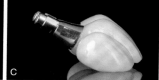

图 2-6-42-25　最终修复体

A. 穿出孔良好；B. 邻间隙打开；C. 穿龈形态重塑。

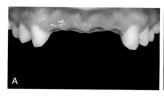
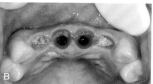

图 2-6-42-26　取模 4 周复诊戴牙

A. 牙龈形态；B. 袖口形态。

九、治疗效果

软硬组织健康，戴入修复体后丰满度良好，美观。修复体穿出孔位置良好。整体相对于预期设计，完成度较高（图 2-6-42-27~图 2-6-42-31）。

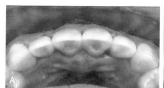
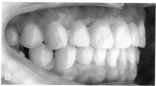
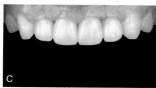
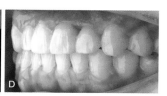

图 2-6-42-27　戴牙当日口内像

A. 𬌗面观；B. 右侧面观；C. 正面观；D. 左侧面观。

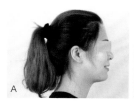
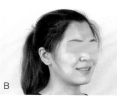
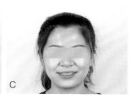
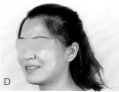
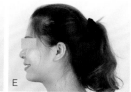

图 2-6-42-28　戴牙微笑像

A. 右侧 90° 微笑像；B. 右侧 45° 微笑像；C. 正面微笑像；D. 左侧 45° 微笑像；E. 左侧 90° 微笑像。

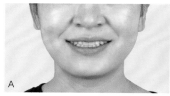
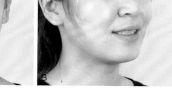
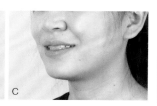
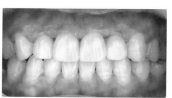

图 2-6-42-29　戴牙微笑像

A. 正面微笑像；B. 右侧 45° 微笑像；C. 左侧 45° 微笑像。

图 2-6-42-30　最终修复体戴入 2 周后复查

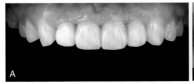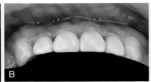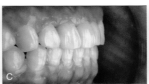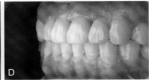

图 2-6-42-31　最终修复体戴入 4 周后复查
A. 正面观；B. 轮廓影像；C. 右侧面观；D. 左侧面观。

十、小结

本病例运用数字化思路，在治疗前模拟了患者颜面整体的虚拟情况，让最终修复体的美学设计在术前阶段就达到了面、唇、齿相协调的状态，以最终修复体形态确定了合理的种植位点，然后逐步实施并完成修复，就相应达到了"以始为终"的数字化治疗理念。在临时修复阶段，由于数字化 CAD/CAM 结合了患者自身牙颈部的数据，术后应用了预成的合理穿龈形态的临时修复体，因此直至病例修复结束，种植体及周围软硬组织形态均为良好，总体协调对称，并且将治疗周期缩短，也确定了数字化的治疗思维应用在此类病例上的可行性。

如果在病例的术前和中后期分别加入患者的下颌运动轨迹，则可以让治疗结果更加直观、可控、可预期。

患者在较短的时间内完成了最终修复。虽然患者术区软硬组织条件良好，亲水处理的种植体 6~8 周完成最终修复对种植修复的成功率并无影响，但是依然面临着后续的组织改建的问题。是否存在移植材料吸收、唇侧骨板变薄等后期美学风险，依然需要定期追踪回访，同时也值得期待效果。

点评

该病例术前记录了美学区治疗所需要的正、侧面像，口内扫描牙列并记录𬌗关系，上颌 CBCT 重建牙根轮廓与牙槽嵴形态，术前面部扫描与口内扫描数据对齐，模拟患者情况设计修复体，使用各种先进临床可用的数字化分析手段，指导完成种植导板，3D 打印预计修复效果，并按此制作了临时修复体。

术中微创拔牙，12—22 区导板下植入 11、21 种植体，戴入预成临时修复体。适时软组织塑形，口内扫描获取扫描杆、穿龈、临时修复体形态及咬合信息，结合面部扫描信息设计永久修复体，最终完成螺丝固位修复体连冠。

本病例意在治疗前将面部扫描数据、口内扫描数据重叠，并参考 CT 重建的天然牙牙颈部轮廓预先设计最终修复体。再以最终修复体的合理穿出位点和高度作为外科导向，实施手术规划，预成修复体即刻修复，第 4 周完成早期修复。本病例以各种领先的数字化手段保证效果，思路清晰，环环相扣，过程顺畅，效果满意。

本病例完成时间较短，中远期效果尚有待时间检验。

思考：本病例是年轻人外伤，4 颗上颌前牙冠根折，但是牙槽骨及软组织完整无破坏，设计无游离端的 12、22 种植或 3 颗牙种植桥，甚至 4 颗牙即拔即种单冠修复，从应力角度考虑会获得更好的远期效果。当然，从软组织维持方面考虑，当前方案有更多循证支持。

北京瑞泰口腔医院　郭航

病例 43：自主式口腔种植机器人的临床应用

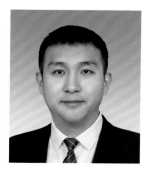

作者：空军军医大学第三附属医院　谢瑞主治医师
合作者：空军军医大学第三附属医院　李志文主治医师
病例开始时间：2020 年 9 月 25 日
病例结束时间：2021 年 1 月 27 日

一、患者基本情况

姓名：宁某某。

性别：女。

年龄：61 岁。

职业：已退休。

二、主诉

右侧下颌后牙缺失 5 年余，现要求修复。

三、现病史

患者 5 年前右侧下颌后牙因残根拔除，未行修复治疗；现因牙齿缺失影响咀嚼功能，要求修复。

患者平素体健，否认糖尿病、高血压等全身系统性疾病史，否认肝炎、结核等传染病史，否认药物过敏史，无手术史。

四、检查

1. 临床检查　口内检查示 45、46 缺失，缺牙间隙近远中向为 18mm，颊舌向为 9mm，𬌗龈距离为 6~7mm，对颌牙略伸长，邻牙无倾斜。前牙散在间隙，张口度正常，颞下颌关节无弹响、无疼痛，缺牙区角化龈充足（图 2-6-43-1）。

2. 影像学检查　CBCT 检查示 45 缺牙区牙槽嵴顶宽度为 4.30mm，高度为 17.63mm；46 缺牙区牙槽嵴顶宽度为 5.26mm，高度为 16.20mm（图 2-6-43-2）。

五、诊断

下颌牙列缺损（45、46 缺失）。

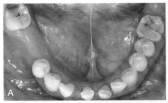
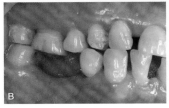
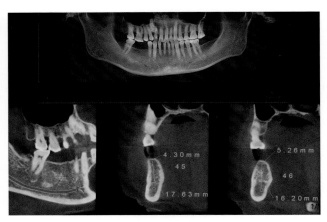

图 2-6-43-1　术前口内像　　图 2-6-43-2　术前 CBCT 骨量分析
A. 下颌𬌗面观；B. 右侧面观。

六、设计思考

综合考虑患者缺牙区软硬组织情况及修复空间，决定行种植义齿修复。虽然患者 45、46 缺牙区牙槽嵴顶宽度略窄，但是高度充足，可适当增加植入深度，从而避免骨增量。由于患者对手术疼痛有较多顾虑，希望采取更加微创、精准的手术方式，所以我们计划使用自主式口腔种植机器人来完成种植手术。

自主式口腔种植机器人系统，为空军军医大学第三附属医院赵铱民教授团队于 2013 年自主研发的世界首款自主式机器人种植系统。该系统能够在医师的监控下，根据指令自主地完成口腔种植的主要手术操作，并可以融合感知到的视觉信息与力觉信息，对手术操作精度进行判断，实时发出指令进行调整，以保证实现精准、微创、安全的手术效果。为了使机器人更好地完成口腔种植手术，该款系统还配备了一款强大的软件系统 Dental Navi。同时该系统还制订了详细的安全策略，例如主动吸唾装置、坐姿种植、随动功能，以及安全急停设计等。前期机器人临床种植病例显示，种植精度约为 0.3mm。

这位患者计划在缺牙区植入 2 枚种植体，术后使用扫描杆进行精度评估。

七、治疗计划

种植义齿修复 45、46 缺失。45 缺牙区植入 1 枚 4.0mm×11.0mm 柱型种植体，46 缺牙区植入 1 枚 5.0mm×11.0mm 柱型种植体。

八、治疗步骤

1. 术前数字化设计

（1）口内扫描：利用口内扫描仪获取患者口内的软硬组织数据（图 2-6-43-3）。

（2）CBCT 颌骨重建：将 CBCT 数据导入 Dental Navi 软件，重建颌骨三维模型，添加全景曲线（图 2-6-43-4）。

（3）颌骨模型与口内扫描数据进行配准：将口内扫描数据导入软件中，依据牙齿形态特征与颌骨三维模型进行配准（图 2-6-43-5）。

（4）绘制下颌神经管：绘制右侧下颌神经管，明确神经管在下颌骨中的位置（图 2-6-43-6）。

（5）设计 45、46 修复体：在牙库中选择形态适合的牙冠，调整牙冠位置、形态、邻接和咬合（图 2-6-43-7）。

（6）规划种植体位置：在种植体库中选择适合的种植体，45 为 4.0mm×11.0mm 柱型种植体，46 为 5.0mm×11.0mm 柱型种植体，再根据牙冠穿出点和骨量，确定 45、46 种植体的位置（图 2-6-43-8）。

（7）规划机器人种植步骤：根据种植体型号，规划机器人种植的下钻次序，在这一过程中，可以调整每一钻下钻的转速、起点、终点，同时要调整种植手机的姿态，避免种植手机柄部同邻牙发生碰撞，同时避开软组织（图2-6-43-9）。

（8）设计机器人种植手术配件：设计用于辅助机器人种植的手术配件，包括开口装置、视觉标记携带器、吸唾配件及注册孔等（图2-6-43-10）。

（9）配件加工和消毒：使用高精度3D打印机加工手术配件，配件术前进行低温等离子灭菌（图2-6-43-11）。

（10）设计精度验证修复体：术中种植体植入后，利用精度验证修复体，可实时判断植入精度（图2-6-43-12）。

2. 术前准备

（1）末端执行器标定：末端执行器沿着X、Y、Z轴各旋转一定角度，以此来定位末端执行器在视觉范围内的精准空间位置，并消除末端执行器自身重力对力传感器的影响，这一步又叫作机器人的"手眼标定"（图2-6-43-13）。

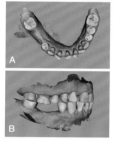 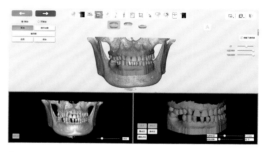

图2-6-43-3　口内扫描
A. 下颌殆面观；
B. 右侧面观。

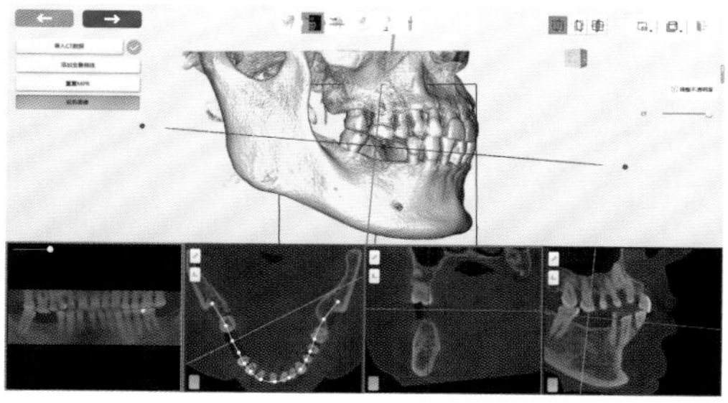

图2-6-43-4　重建颌骨三维模型

图2-6-43-5　颌骨模型和口内扫描数据的配准

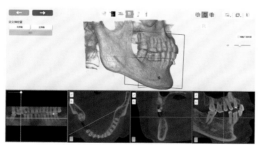 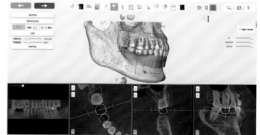

图2-6-43-6　绘制右侧下颌神经管

图2-6-43-7　设计45、46修复体

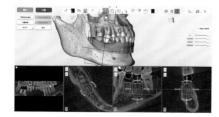 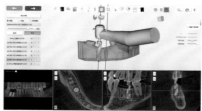 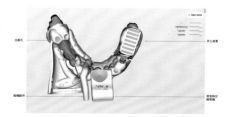

图2-6-43-8　规划种植体位置

图2-6-43-9　规划机器人种植步骤

图2-6-43-10　设计机器人种植手术配件

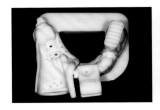

图 2-6-43-11　3D 打印机加工完成后的配件

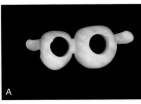

图 2-6-43-12　设计精度验证修复体
A. 精度验证修复体;B. 精度验证修复体在模型上就位。

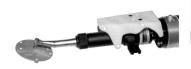

图 2-6-43-13　末端执行器标定

(2) 针尖标定:通过标定,确定末端执行器和种植马达末端之间的空间位置关系(图 2-6-43-14)。

(3) 探针标定:探针的精度关系到机器人手术的精度,所以每次使用前,需要对其进行较准,通过探针标定来消除探针末端的形变(图 2-6-43-15)。

3. 术中流程

(1) 口内注册:将探针依次置于 5 个预设的注册孔内,视觉完成 5 次标记,这样就完成了定位托盘和颌骨的注册。注册完成后,视觉通过识别定位托盘,就明确了颌骨的空间位置(图 2-6-43-16)。

(2) 录制路径:在力伺服模式下,医师拖动末端执行器进行进出口路径的录制。末端执行器将严格按照录制的进出口路径自主运动到种植路径的起点,因记录的是患者和末端执行器的相对位置关系,所以即使运动过程中患者发生移动,也会确保机器人末端可以安全地进出患者口腔。

(3) 逐级预备种植窝洞:机器人安全进入患者口内,并自主进行种植窝洞的逐级制备,通过视觉伺服和力伺服精准控制末端执行的运动,保证机器人的种植精度和安全性(图 2-6-43-17)。

(4) 植入种植体:在窝洞制备完成后,机器人按照规划路径自主植入种植体。当到达预设深度时,自动抬起并退出到患者口外(图 2-6-43-18)。

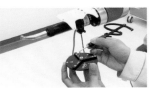

图 2-6-43-14　针尖标定

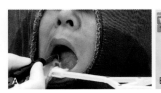

图 2-6-43-15　探针标定

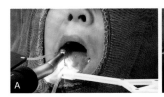

图 2-6-43-16　口内注册
A. 探针于口内探点注册;B. 导航界面,实时显示注册过程中的精度信息。

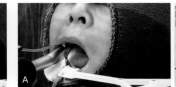

图 2-6-43-17　逐级预备种植窝洞
A. 球钻定位;B. 扩孔钻逐级备洞。

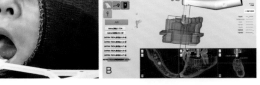

图 2-6-43-18　机器人自主植入种植体
A. 备洞完成后机器人自主植入种植体;B. 导航实时显示植入的位置、角度及深度。

九、治疗效果

1. 术后精度分析

（1）精度验证：术后即刻拧入临时基台，戴入术前制作的精度验证修复体，修复体顺利就位，种植体植入角度和位置均较为理想（图2-6-43-19）。

（2）精度评价：术后即刻拧入扫描杆，口内扫描数据导入Dental Navi软件，进行术后精度评价。结果显示，45、46种植位置偏差均小于0.3mm，角度偏差小于0.8°（图2-6-43-20）。

（3）术后影像学检查（图2-6-43-21）。

2. 永久修复　一期手术后3个月复诊，患者自述种植区无明显不适，口内检查种植体无明显松动，叩诊清音，牙龈愈合良好，根尖片示种植体周无明显阴影（图2-6-43-22），骨愈合良好。卸下愈合基台，穿龈形态良好，连接扫描杆进行口内扫描，氧化锆联冠修复，常规完成修复体制作与戴牙（图2-6-43-23）。

3. 随访　术后6个月后随访，修复体稳定，黏膜未见红肿退缩，根尖片示牙槽嵴顶边缘骨未见明显吸收（图2-6-43-24）。

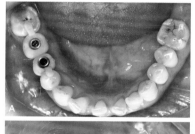
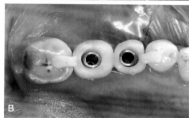

图2-6-43-19　术后精度验证
A. 精度验证修复体；B. 精度验证修复体的近远中定位翼与牙面紧密贴合。

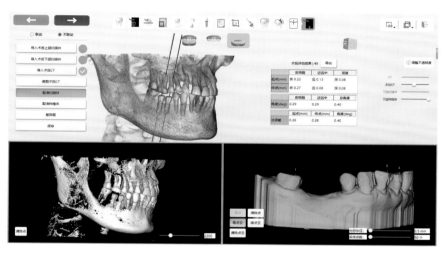

图2-6-43-20　术后精度评价

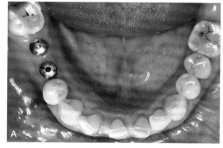

图2-6-43-21　术后影像学检查
A. 术后下颌𬌗面观；B. 术后CBCT。

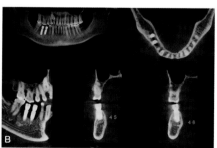

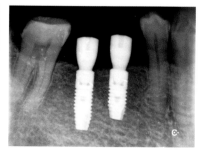

图2-6-43-22　术后3个月根尖片

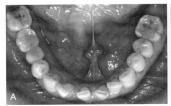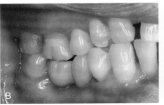

图 2-6-43-23　修复后口内像
A.戴牙后下颌𬌗面观;B.右侧面观。

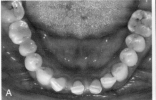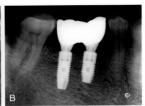

图 2-6-43-24　术后 6 个月随访
A.口内像;B.根尖片。

十、小结

理想的种植位点,有利于获得更好的咬合功能及美学效果,同时也是实现软硬组织长期健康稳定的基础。精准地控制种植体植入的位置、角度和深度,实现"以修复为导向"的种植体植入,是广大医师一直追求的目标。

自主式口腔种植机器人手术系统综合应用视觉传感、力传感、三维可视化和微型模块化机器人等技术,实现了机器人自主完成种植窝洞预备和种植体植入的操作。配套的软件具有术前配准、种植体位置及机器人运动路径的规划、配件设计、术中实时导航及安全监测、术后精度评估等功能。同时系统中还增加了安全防护策略,包括随动校准、力反馈、急停设计和安全防护座椅四个安全保障,多重安全策略确保机器人手术的安全进行。

从本病例的结果可以看出,自主式口腔种植机器人的种植精度较高,其精准、高效、微创、安全的特点得到了充分地展示。

点评

人工智能、机器人技术在医学中的应用已经越来越广泛,越来越深入。目前,已有多个品牌的手术机器人投入到临床手术治疗中,极大地便利了术者的操作,也更好地保证了手术的精准度。虽然手术机器人在口腔医学中的应用尚处于起步阶段,但是目前已有国内、外多个品牌的口腔手术机器人(包括种植手术机器人、牙体预备机器人)处于研发阶段,甚至开始应用于临床。值得国人骄傲的是,国内自主开发的口腔种植手术机器人已经正式投入临床使用,经报道后也在国际口腔医学界上引起了巨大轰动。

本病例使用了口腔种植手术机器人技术,在患者右侧下颌后牙缺失牙位植入 2 枚种植体。作者较详细地介绍了使用种植手术机器人进行种植体植入手术的术前检查、术前手术规划、3D 打印手术配件、设备的标定和注册、植入手术的全过程,并且利用术后拍摄的 CBCT 数据及扫描杆口内扫描数据,对种植体的植入精度进行了分析,使读者对于口腔种植手术机器人这一"高大上"的先进数字化治疗技术有了一个直观的认识。

当然,目前口腔种植手术机器人还存在着缺陷,例如患者张口度对种植牙位的限制、术前准备程序较复杂、前期准备时间长等。相信今后随着数字化技术的进步,包括口腔种植手术机器人在内的口腔手术机器人技术,将会越来越成熟,造福于广大患者。

上海交通大学医学院附属第九人民医院　胥春

第七章

数字化骨增量种植修复

病例 44：数字化栅栏技术修复前牙缺失

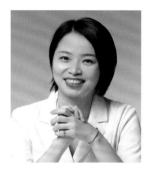

作者：四川大学华西口腔医院　伍颖颖副主任医师
病例开始时间：2019 年 10 月 15 日
病例结束时间：2021 年 3 月 25 日

一、患者基本情况

性别：女。

年龄：27 岁。

二、主诉

上颌前牙缺失 5 个月，要求种植修复。

三、简单病史

患者因右侧上颌前牙根尖周区病变，于 5 个月前拔除右侧上颌前牙，未行义齿修复，现因影响美观到我科就诊，要求种植修复。

患者平素体健，自诉无高血压、心脏病、糖尿病等全身系统性疾病，否认肝炎等传染性疾病，否认药物、食物过敏史，自诉无抽烟、嗜酒等不良生活习惯。

四、检查

1. 临床检查　12缺失,缺牙区牙槽嵴明显凹陷,唇侧牙槽骨丰满度差。对颌牙伸长,邻牙未见明显倾斜及扭转。全口牙龈未见明显退缩。咬合关系尚可,中线对称,牙齿磨耗轻度。口腔卫生状况尚可。开口型正常,开口度约三横指,中位笑线(图2-7-44-1)。

2. 影像学检查　CBCT检查示13近中骨吸收明显,12骨高度明显不足(图2-7-44-2)。

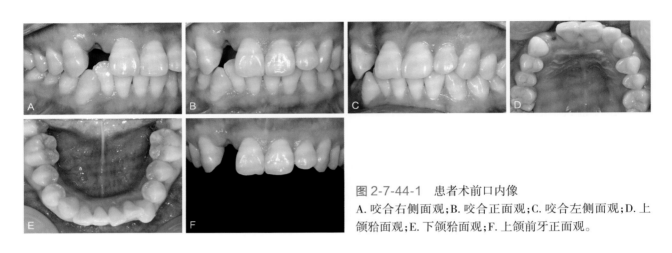

图2-7-44-1　患者术前口内像
A.咬合右侧面观;B.咬合正面观;C.咬合左侧面观;D.上颌𬌗面观;E.下颌𬌗面观;F.上颌前牙正面观。

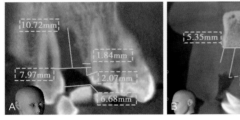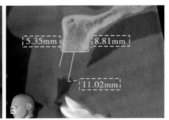

图2-7-44-2　术前CBCT检查
A.CBCT矢状位示12缺牙位点测量;B.CBCT冠状位示12缺牙位点测量。

五、诊断

上颌牙列缺损(12缺失)。

六、设计思考

计划先进行垂直向骨增量手术,恢复术区骨高度及骨宽度,等待半年复诊时,再行种植。由于此病例骨缺损范围较大,骨代用品无法获得来自颊侧和腭侧的骨壁支撑,所以我们考虑设计钛板来支撑成骨空间,以期获得较为良好的骨增量效果。设计思路共有六点。

1. 首先进行虚拟排牙,获得理想的修复体形态及轴向。

2. 根据理想的修复体形态来设计种植体的三维位置。

3. 在获得了理想的种植体三维位置后,设计骨增量的范围,以此保证种植体周有足够的骨宽度。

4. 在进行了虚拟骨增量模型的打印后,我们根据打印出的模型弯制钛金属条,消毒后术中备用。未来钛板撑起的空间,就是术前所设计的理想骨增量范围。

5. 钛金属条需要在颊、舌两侧各使用1颗骨膜钉来固定。术前设计的骨膜钉位置需要和术中实际的位置基本相同,这样才能精确地将预弯的钛金属条固定在理想骨增量的位置。本病例设计了牙支持式导板的主体,以及骨膜钉导板的附件,二者配合来在模型上和真实术区进行重复定位。

6. 总结来说,就是使用理想的修复体来指导种植体三维位置设计,使用种植体位置来指导骨增量范围的设计,并使用预弯钛板来支撑颊舌侧的成骨空间,以及牙支持式导板和骨膜钉导板附件,实现骨增量模型上预弯钛板在真实术区的重复定位。

七、治疗计划

1. 12 栅栏技术(fence technique) 骨增量手术。
2. 6 个月后,12 种植手术。
3. 5~6 个月后,进行二期手术及种植修复。

八、治疗步骤

1. 术前数字化设计　首先,需要采集患者 CT 的 DICOM 格式数据,以及口内扫描的 STL 格式数据,拟合口内扫描数据及 CT 数据,在 Implant Studio 软件中进行设计。然后,复制 22 形态,镜像翻转至 12 术区,形成 12 的理想修复体,在此修复体引导下进行种植设计(图 2-7-44-3)。

种植设计时参考 12 龈缘位置,将 12 种植体放置在龈缘下 3mm 处,轴向平分近远中修复间隙,颊舌向的轴向从修复体的切端穿出(图 2-7-44-4)。本病例选择了 Nobel CC 种植体,将来配合 Nobel ASC 基台进行螺丝通道的转角度,使其开口于牙冠腭面。

在种植体位置设计完成后,进行虚拟骨增量的设计,设计原则为种植体唇、腭侧各增量 2~3mm,牙槽嵴顶增量 1~2mm。在虚拟骨增量完成后,需要打印骨增量模型(图 2-7-44-5)。

由于需要使用骨膜钉进行钛金属条的固定,所以在骨增量模型上,上颌真实术区的骨膜钉位置需要尽可能一致。并且为避开术区邻牙牙根、鼻底、鼻腭神经管等解剖结构,本病例设计了牙支持式导板进行固位,使用骨膜钉附件来指示骨膜钉位置和方向,以此来实现在模型上和术区的重复备孔。

导板设计包括牙支持式导板主体,以及 3 个导板附件,包括唇侧骨膜钉定位附件、腭侧骨膜钉定位附件、原位取骨范围指示导板等。此导板仅用于植骨术中,后期复诊种植时,需要重新制作种植导板。

由于患者术区原位骨量较为充足,为避免开辟第二术区带来的创伤,本病例选择了原位取自体骨。为避开邻牙牙根及鼻底等解剖结构,同样在这个牙支持式导板上设计了取骨导板附件,目的是在导板指示的安全范围内进行自体骨的获取(图 2-7-44-6)。

首先,在模型上试戴导板,就位无误的情况下,在模型上进行骨膜钉钉道的预备。预备了骨膜钉钉道后,在此模型上进行 0.5mm 厚度的钛金属条的预弯,要求为钛金属条通过唇腭侧的骨膜钉钉位,以及钛金属条能较好地贴附在骨增量模型上(图 2-7-44-7)。弯制完成后,消毒备用,术中先进行骨膜钉钉道的预备,之后将此预弯钛金属条架在术区固定后进行植骨,以此来实现虚拟到现实骨增量的转换。

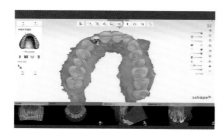

图 2-7-44-3　数字化虚拟排牙

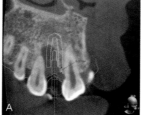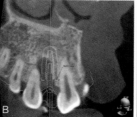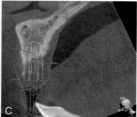

图 2-7-44-4　虚拟种植体设计及虚拟骨增量设计
A. 虚拟种植体设计;B. 种植体轴向平分近远中修复间隙;C. 根据种植体摆放位置进行虚拟骨增量。

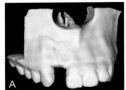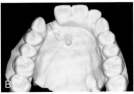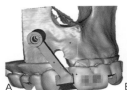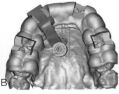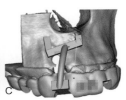

图 2-7-44-5 打印的骨增量模型

A. 骨增量模型颊面观；B. 骨增量模型𬌗面观。

图 2-7-44-6 骨膜钉定位导板及取骨导板设计

A. 骨膜钉附件颊面观；B. 骨膜钉附件𬌗面观；C. 取骨导板附件。

2. 切开翻瓣，暴露骨缺损区，去净术区肉芽组织附着，对 13 近中暴露的根面进行根面平整，使用 EDTA 处理 3 次，每次 1min，目的是去除根面玷污层，促进新生骨和结缔组织的附着，去净玷污层后使用铒激光进行消毒。接下来安放植骨导板，检查牙支持式导板就位无误后，使用骨膜钉导板附件进行骨膜钉钉道的预备（图 2-7-44-8，图 2-7-44-9）。

3. 在取骨导板附件指示的安全范围内，应用直径 4.2mm 的取骨车针进行自体骨的制备，与 0.5g Bio-Oss 骨代用品进行混合（图 2-7-44-10）。

4. 使用 2 颗 6mm 长的骨膜钉，将术前在骨增量模型上弯制好的钛金属条固定在术区，此时钛金属条组织面形成的空间即为理想的骨增量范围。填入预先准备的混合骨代用品，植骨完成后在骨代用品表面覆盖 13mm×25mm Bio-Gide 胶原膜，使用缝线固定胶原膜后，进行减张后完成缝合。术后 CBCT 检查示骨增量效果良好（图 2-7-44-11~图 2-7-44-14）。

5. 骨增量术后半年复诊，CBCT 检查示骨增量效果良好，计划取出钛板，进行种植手术。种植的设计同骨增量手术前（图 2-7-44-15~图 2-7-44-17）。

6. 复诊后采集新的 CT 数据，并与此前设计中所用的口内扫描数据进行拟合，用来制作数字化种植导板，进行导板引导下的种植窝洞预备，避免植入深度及轴向出现偏差。植入 Nobel CC 种植体 1 枚，种植完成后，再次进行植骨手术（图 2-7-44-18~图 2-7-44-21）。

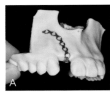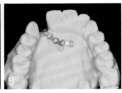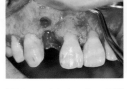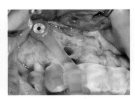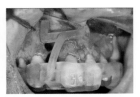

图 2-7-44-7 根据虚拟骨增量模块外形来弯制钛金属条

A. 钛金属条通过唇侧的骨膜钉钉位；B. 钛金属条通过腭侧的骨膜钉钉位，并贴附在骨增量模型上。

图 2-7-44-8 切开翻瓣，暴露骨缺损区

图 2-7-44-9 导板下完成骨膜钉备孔

图 2-7-44-10 取骨导板指示下制取自体骨

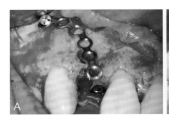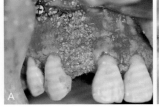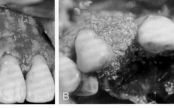

图 2-7-44-11 固定钛板

A. 摆放钛板后，在唇侧利用骨膜钉固定；B. 腭侧打入 1 枚骨膜钉，固定钛板。

图 2-7-44-12 填入骨代用品

A. 颊侧填塞骨代用品；B. 骨代用品填塞完成。

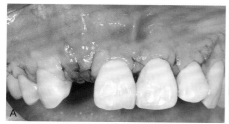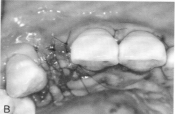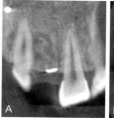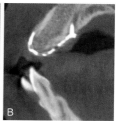

图 2-7-44-13 进行减张后完成缝合
A. 关闭创口严密缝合;B. 牙槽嵴顶间断缝合。

图 2-7-44-14 骨增量术后 CBCT 检查
A. 骨增量术后 CBCT 矢状位;B. 骨增量术后 CBCT 冠状位。

Implant Information		
Implant position (FDI)	12	
制造商	Nobel Biocare	
Type	NobelReplace□ Conical Connection NP 3.5mm x11.5mm	
Order number	36701	
Length, mm	11.5	
Diameter (□), mm	3.5	
Color	Pink	
Safety zone - apical distance	2.0	
Safety zone - radial distance	1.5	

图 2-7-44-15 计划植入 Nobel CC 3.5mm×11.5mm 种植体 1 枚

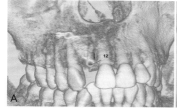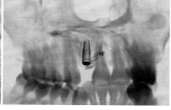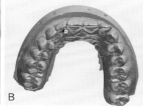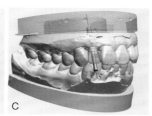

图 2-7-44-16 虚拟排牙,进行种植体设计
A. 虚拟种植体设计;B. 种植体轴向平分近远中修复间隙;C. 颊舌向的轴向从修复体的切端穿出。

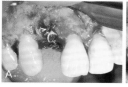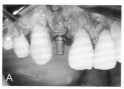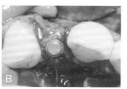

图 2-7-44-17 翻瓣后取出钛板
A. 切开翻瓣;B. 取出钛板。

图 2-7-44-18 导板引导下备洞

图 2-7-44-19 检查轴向无误后植入种植体
A. 颊面观示确定近远中位置及轴向正确;B. 𬌗面观示定位正确。

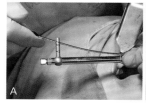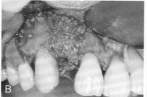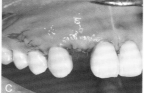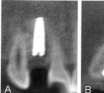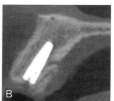

图 2-7-44-20 检查种植体初期稳定性良好,再次进行植骨
A. 初期稳定性良好;B. 再次进行植骨;C. 缝合。

图 2-7-44-21 种植术后 CBCT 检查
A. 术后 CBCT 矢状位;B. 术后 CBCT 冠状位。

7. 二期复查,CBCT检查示种植体颈部基本无骨阻力,为避免切开龈乳头造成龈乳头退缩,进行牙槽嵴顶"一"字形小切口,将覆盖螺丝取出后更换小直径愈合帽。由于患者拒绝种植支持式临时义齿修复进行牙龈塑形,因此在二期术后,软组织稳定后直接进行取模及比色(图2-7-44-22,图2-7-44-23)。

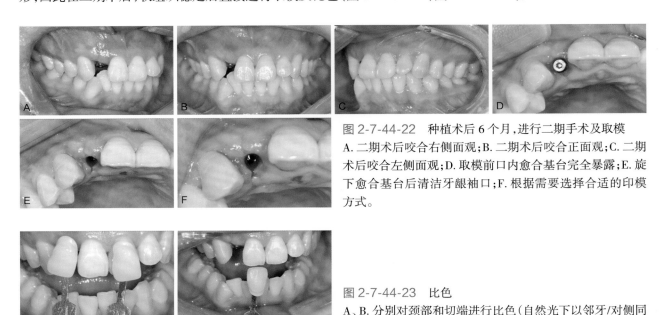

图2-7-44-22　种植术后6个月,进行二期手术及取模
A.二期术后咬合右侧面观;B.二期术后咬合正面观;C.二期术后咬合左侧面观;D.取模前口内愈合基台完全暴露;E.旋下愈合基台后清洁牙龈袖口;F.根据需要选择合适的印模方式。

图2-7-44-23　比色
A、B.分别对颈部和切端进行比色(自然光下以邻牙/对侧同名牙为参考)。

九、治疗效果

在进行钛金属条支撑的垂直骨增量后,本病例在12位点获得了较为理想的骨量。6个月后复诊,CBCT检查示骨增量效果良好,再次进行数字化导板的种植设计,导板下植入的种植体位置较为理想。

后期修复采用角度螺丝通道基台,将螺丝孔穿出位置从牙冠切端转移至舌侧,在修复后获得了与对颌同名牙较为接近的龈缘位置、牙龈形态,以及牙齿外形等。修复完成后,患者对红白美学效果表示满意(图2-7-44-24~图2-7-44-28)。

总的来说,在种植手术前利用数字化技术进行模拟设计,能提供一个更直观的图像及治疗流程,有利于医师团队和技师及患者的交流沟通,以最终模拟为导向进行植骨、种植手术及最终修复制作,能尽可能做到精准、美观的满意效果。

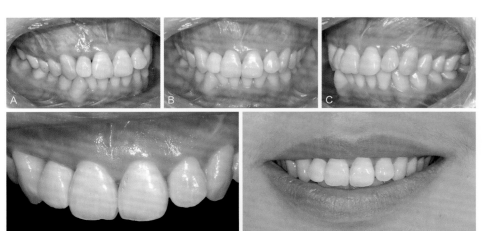

图2-7-44-24　完成最终修复
A.修复后咬合右侧面观;B.修复后咬合正面观;C.修复后咬合左侧面观;D.修复后上颌前牙正面观;E.修复后正面微笑像。

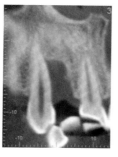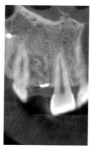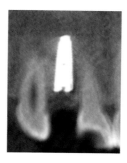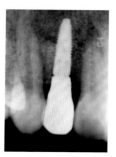

图 2-7-44-25　植骨术前　图 2-7-44-26 植骨术后　图 2-7-44-27　种植术后　图 2-7-44-28　戴牙后

十、小结

在面对垂直向骨缺损病例时,我们需要为骨增量手术提供足够的空间稳定性。此病例中我们选择了栅栏技术,为 12 骨增量提供了稳定的空间支撑。

同时,使用了数字化虚拟排牙,获得理想修复体形态及位置,在理想的修复体的指导下完成种植体三维位置设计,并在理想种植体位置周围设计骨增量范围。利用设计数字化骨膜钉导板的方法,避开重要解剖位置,实现模型和真实术区的重复定位,并打印出虚拟骨增量模型,在此模型上弯制钛金属条来实现术区中理想植骨范围的指示。

此外,取骨导板的设计也为取自体骨这一步,带来了进一步的安全性。

以虚拟排牙、虚拟种植体设计、虚拟骨增量设计、骨膜钉导板设计、取骨导板设计、种植导板设计等多种技术配合,达到了精准进行骨增量手术及种植手术的目的。

总结来说,修复指导种植、种植指导骨增量范围的设计思路,可以减少骨增量手术的误差,并带来良好的治疗效果。

点评

该病例从术前设计、术中操作到最终修复效果,都有较为完整地呈现。采用数字化栅栏技术对美学区垂直向骨缺损进行精准骨增量,是本病例的创新点。在垂直向骨增量中,稳定的成骨空间是保证最终成骨效果的重要因素,也是主要难点之一。作者通过数字化技术预先设计出取骨导板、骨膜钉导板,并利用术前模拟骨增量模块预先弯制钛金属条,保证了安全取骨和理想成骨。种植阶段"以修复为导向"设计数字化导板,实现种植体的精准植入,并最终完成修复。总体来说,该病例方案设计合理,手术效果理想。随着数字化、3D 打印等技术的快速发展,口腔种植修复的诊疗手术也在不断创新。该病例就是利用数字化技术辅助骨增量、实现种植体精准植入的典型病例。

但是本病例依然存在不足之处,例如采用弯制成品钛金属条,其精准度和个性化吻合程度是相对有限的,有时会出现难以弯制出理想形状或术中就位困难等情况,导致影响成骨效果或增加手术难度等。这也是类似方法的适应证尚局限并存在较高技术敏感度的原因。同时,在最终修复阶段未进行软组织改善和塑形,导致最终修复体可见"黑三角"存在,也是本病例的美中不足之处。

但是本病例属于美学区严重骨缺损病例,垂直向骨缺损是临床上骨增量难度大且不易获得满意的美学效果的主要原因,患者的美学要求和依从性也决定了最终的治疗计划和治疗过程与效果。作者采用数字化栅栏技术,对美学区垂直向骨缺损进行精准骨增量,并获得相对满意的修复效果,已实属不易,也为临床上解决此类病例提供了非常好的一种思路和选择。

南开大学口腔医院　张健

主编点评

在数字化手段的辅助下,传统的栅栏技术(fence technique)获得了新的生命力。

栅栏技术操作的一个难点,就在于钛板的弯制,使之既与基骨贴合、有利于坚固固定,又能创造出适宜的成骨空间。术前数字化设计,打印出理想植骨效果的三维模型,以此为基础预弯制钛板,将这一步工作提前到手术前完成,并进一步通过固位钉导板协助钛板固定,这些改进大大降低了操作难度,提升了手术的预期性。

虽然没有进行进一步的软组织移植、修复前的软组织塑形等更精细的美学处理,但是最终仍然获得了相当不错的美学效果,这得益于优秀的骨增量效果,为美学效果打下了很好的基础。

这个病例中有一个亮点,作者并没有给予笔墨描述,但是值得同仁们思考。术前远中邻牙的近中面牙槽嵴降低非常明显,达到约 11mm(图 2-7-44-2),而在骨增量术后,可见骨的垂直高度获得了非常明显的提升,这令我们对这种类型骨缺损的处理充满了信心。当然,在操作中对天然牙暴露的牙根如何进行处理,如何避免骨增量术后感染,如何保证稳定的远期效果,是在处理这一类骨缺损病例中,我们需要认真思考的问题。

视频 44
手术视频

① 扫描二维码
② 用户登录
③ 激活增值服务
④ 观看视频

北京大学口腔医院　刘峰

病例 45:3D 打印个性化钛网 +GBR 技术修复上颌前牙区多颗牙连续缺失复杂骨缺损

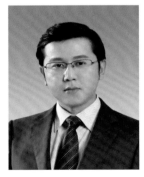

作者:重庆医科大学附属口腔医院　黄元丁主任医师
合作者:北京航空航天大学生物医学工程高精尖创新中心　王超副研究员
重庆医科大学附属口腔医院　喻娜主管技师

病例开始时间:2019 年 3 月 1 日
病例结束时间:2020 年 7 月 27 日

一、患者基本情况

性别:女。

年龄:21 岁。

二、主诉

上颌前牙因外伤缺失 7 年,要求种植修复。

三、简单病史

患者 7 年前因外伤导致 2 颗上颌前牙根折,在我院口腔颌面外科门诊拔除残根。2 年前,因缺牙区间隙缩小,于我院正畸科门诊行正畸治疗,目前已基本完成。患者既往未行活动或固定义齿修复,现无明显不适,要求种植修复。

患者平素健康状况良好,否认以下系统性疾病:高血压、糖尿病、骨质疏松症、心肌梗死、冠心病、心律不齐。患者自述无过敏史、吸烟史,未服用特殊药物(双膦酸盐类、皮质激素类、抗凝血类),无外伤史、精神病史,无紧咬牙习惯,无磨牙症。

四、检查

1. 临床检查

(1) 口外检查:患者颌面部对称,开口度三指,开口型正常,无关节弹响,无咀嚼肌压痛。口腔无黏膜病损,咬合关系情况正常。

(2) 口内检查:如图 2-7-45-1 和图 2-7-45-2 所示。

1) 前牙美学情况:中位笑线,中厚牙龈生物型。

2) 牙列缺损情况:11、21 缺失,角化龈宽度正常,牙槽嵴丰满度欠佳,对颌牙位无伸长,缺牙间隙宽度与高度正常。

3) 邻牙情况:12、22 未见修复体,无扭转、倾斜或移位,无龋坏,PD 为 2~3mm,牙龈无红肿,龈乳头高度正常。

4) 口腔卫生状况:无色素,牙结石(-)。

2. 影像学检查 CBCT 检查示 11 鼻嵴距为 17.46mm,牙槽骨宽度为 3.06mm;21 鼻嵴距为 15.82mm,牙槽骨宽度为 2.88mm;11、21 位点骨密度正常,未见残留牙根及其他异常。邻牙 12、22 未见根尖周病变,未见牙槽骨垂直吸收,未见牙周膜间隙增宽,其余无异常(图 2-7-45-3)。

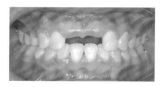 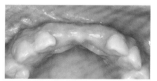

图 2-7-45-1 缺牙位点口内正面观　图 2-7-45-2 缺牙位点口内𬌗面观

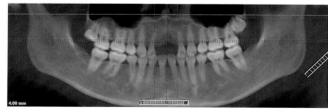 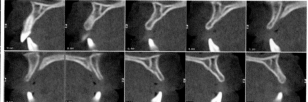

图 2-7-45-3 初诊 CBCT 检查

五、诊断

牙列缺损(11、21 缺失)。

六、治疗计划

1. "以修复为导向"设计并制作 3D 打印个性化钛网。

2. 3D 打印个性化钛网 +GBR 技术进行 11、21 复杂骨增量。

3. 6 个月后移除 3D 打印个性化钛网,在数字化牙科种植导板引导下行 11、21 种植体植入术。

4. 4 个月后行修复治疗。

七、治疗步骤

1. 术前数字化设计　以患者初诊 CBCT 检查的 DICOM 数据为基础,采用 3-Matic 软件 3D 重建牙槽骨缺损模型(图 2-7-45-4),并进行 11、21 的虚拟排牙(图 2-7-45-5)。"以修复为导向"设计 11、21 2 枚种植体的大致植入位置(图 2-7-45-6),并以其暴露区域为参考,评估牙槽骨的缺损范围,依照种植体周骨壁的厚度要求和近、远中邻牙的骨弓轮廓,进行 11、21 牙槽骨缺损区域的数字化虚拟重建(图 2-7-45-7,图 2-7-45-8)。确定数字化骨增量模型的边缘轮廓(图 2-7-45-9),完成个性化钛网的数字化模型设计(图 2-7-45-10);牙科激光选区熔化钛合金粉末,使用激光 3D 打印设备制造出个性化钛网实物(图 2-7-45-11),完成打印后处理工艺,送往无菌消毒中心进行消毒和细菌培养实验后备用。

2. 3D 打印个性化钛网 +GBR 技术行 11、21 复杂骨增量。

(1)患者含漱氯己定,面部消毒后铺洞巾。

(2)阿替卡因肾上腺素注射液局部浸润麻醉,制备 12—22 梯形软组织全厚瓣,双侧辅助切口位于 12、22 远中侧,剥离黏骨膜瓣,暴露植骨区(图 2-7-45-12A),大球钻去除骨面剩余纤维组织。

(3)在唇侧植骨受区用小球钻制备若干滋养孔,试戴 3D 打印个性化钛网(图 2-7-45-12B),并按照钛网的固位孔位置在骨面制备固位钉孔;通过骨膜减张技术和唇系带修整,充分实现唇侧黏骨膜瓣减张(图 2-7-45-12C)。

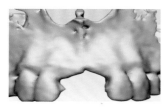 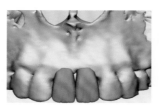 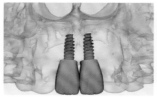

图 2-7-45-4　牙槽骨缺损模型的 3D 重建　　图 2-7-45-5　11、21 的虚拟排牙　　图 2-7-45-6　11、21 种植体植入计划　　图 2-7-45-7　数字化修复牙槽骨缺损

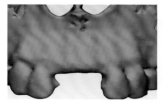 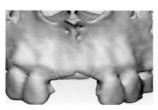 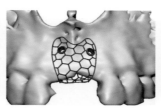 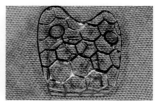

图 2-7-45-8　数字化重建后的牙槽骨形态　　图 2-7-45-9　确定骨增量区域的轮廓　　图 2-7-45-10　个性化钛网数字化模型设计　　图 2-7-45-11　3D 打印个性化钛网实物

（4）下颌支供区骨皮质取适量自体骨屑，将 Bio-Oss 骨粉和自体骨屑的混合物（比例为 1∶1）与患者外周血制备的可注射型富血小板纤维蛋白（injectable platelet rich fibrin，i-PRF）混合，形成黏性骨团（sticky bone）；将部分骨粉铺设于受植区上，一部分置于钛网组织面，并将钛网精准复位于植骨床上，用 2 枚 1.5mm×5.0mm 钛钉进行钛网坚强固位（图 2-7-45-12D）；最后，在钛网表面及周围铺设薄层 Bio-Oss 骨粉，将其通过钛网孔隙进行压实。

（5）在 3D 打印个性化钛网、骨粉表面铺设 Bio-Gide 生物膜，上方再放置患者外周血制备的浓缩生长因子（concentrated growth factors，CGF）胶原基质膜（图 2-7-45-12E）。

（6）复位唇、腭侧黏骨膜瓣，牙槽嵴顶切口用 4-0 薇乔丝线行改良水平褥式减张缝合，龈乳头处用 4-0 薇乔丝线行改良垂直褥式减张缝合，其余部位行间断缝合，双侧辅助切口以 5-0 薇乔丝线行间断缝合（图 2-7-45-12F）。

（7）纱布压迫，术后复查 CBCT（图 2-7-45-12G）。

3. 术后 6 个月复查，设计制作数字化牙科种植导板。

（1）口内复查：未见 3D 打印个性化钛网暴露，未见软组织裂开（图 2-7-45-13A，图 2-7-45-13B）。

（2）患者 CBCT 复查：未见 3D 打印个性化钛网移位，钛网下方骨粉区域的 HU 值明显增高（图 2-7-45-13C）。

（3）口内光学扫描：配合术后 6 个月 CBCT 复查数据，采用 3Shape implant studio 软件进行种植体虚拟植入设计，以及数字化牙科种植导板的设计和打印（图 2-7-45-13D，图 2-7-45-13E）。

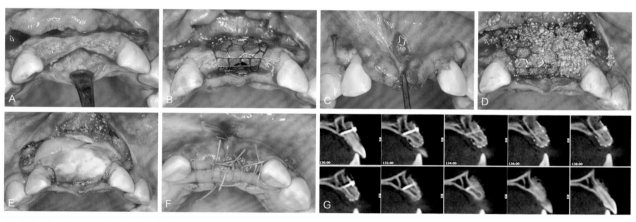

图 2-7-45-12　3D 打印个性化钛网 +GBR 技术行 11、21 复杂骨增量
A. 切开翻瓣，暴露 11、21 植骨区；B. 11、21 植骨区试戴个性化钛网；C. 唇侧黏骨膜瓣减张及唇系带修整；D. 植入 Bio-Oss 自体骨混合物，钛钉坚强固定；E. Bio-Gide 膜 +CGF 双层覆盖；F. 黏骨膜瓣复位，无张力缝合；G. 3D 打印个性化钛网 +GBR 骨增量术后 CBCT 复查。

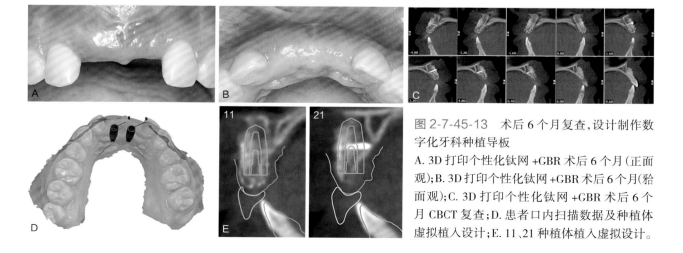

图 2-7-45-13　术后 6 个月复查，设计制作数字化牙科种植导板
A. 3D 打印个性化钛网 +GBR 术后 6 个月（正面观）；B. 3D 打印个性化钛网 +GBR 术后 6 个月（骀面观）；C. 3D 打印个性化钛网 +GBR 术后 6 个月 CBCT 复查；D. 患者口内扫描数据及种植体虚拟植入设计；E. 11、21 种植体植入虚拟设计。

4. 取出 3D 打印个性化钛网，数字化牙科种植导板下植入 11、21 种植体。

(1) 患者含漱氯己定，面部消毒后铺洞巾。

(2) 阿替卡因肾上腺素注射液局部浸润麻醉下翻瓣，可见 3D 打印个性化钛网及新生骨组织，钛网局部下方可见假骨膜组织（图 2-7-45-14A）。

(3) 取出固位钛钉，完整取出个性化钛网，清理假骨膜（pseudo-periosteum）样纤维组织，可见牙槽骨宽度及牙槽嵴顶高度增量明显（图 2-7-45-14B）。

(4) CAD/CAM 种植导板引导下，分别于 11、21 植入 3.4mm×12.0mm 种植体 2 枚，21 种植体颈部有少量暴露（图 2-7-45-14C）。

(5) Bio-Oss 骨粉少量植骨 + 海奥口腔修复膜覆盖，复位黏骨膜瓣，严密缝合（图 2-7-45-14D）。

(6) 术后行 CBCT 复查（图 2-7-45-14E）。

5. 种植术后 4 个月，11、21 行二期牙龈成形术及义齿修复。

(1) 11、21 行二期牙龈成形术，安装愈合帽，术中采用"门型瓣"技术，增加颊侧角化牙龈厚度（图 2-7-45-15A，图 2-7-45-15B）。

(2) 经临时树脂冠袖口成形后 2 个月（图 2-7-45-15C，图 2-7-45-15D）。

视频 45
11、21 位点个性化钛网取出 + 同期植入种植体

① 扫描二维码
② 用户登录
③ 激活增值服务
④ 观看视频

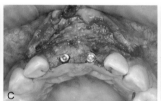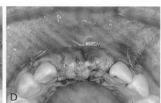
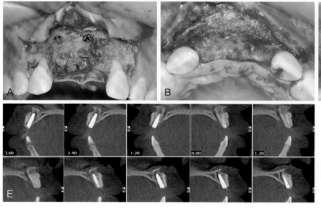

图 2-7-45-14 取出 3D 打印个性化钛网，数字化牙科种植导板下植入 11、21 种植体
A. 翻瓣暴露 3D 打印个性化钛网；B. 3D 打印个性化钛网取出后；C. 11、21 植入 3.4mm×12.0mm 种植体；D. 软组织瓣复位缝合；E. 11、21 种植体植入术后 CBCT 复查。

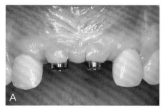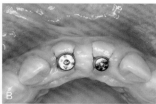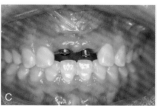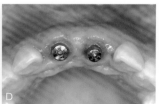

图 2-7-45-15 种植术后 4 个月，11、21 行二期牙龈成形术及义齿修复
A. 二期牙龈成形正面观；B. 二期牙龈成形𬌗面观；C. 临时树脂义齿戴 2 个月后，袖口形态正面观；D. 临时树脂义齿戴 2 个月后，袖口形态𬌗面观。

八、治疗效果

钛合金标准基台＋全瓷单冠粘接固位,完成 11、21 单冠修复(图 2-7-45-16,图 2-7-45-17)。与植骨术前(图 2-7-45-18,图 2-7-45-19)相比,软组织颊腭侧轮廓均有明显改善,11、21 之间的龈乳头得以部分恢复。

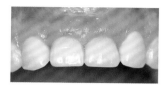 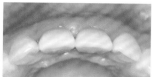 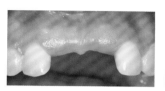 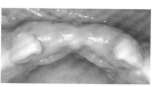

图 2-7-45-16　11、21 最终修复效果正面观　　图 2-7-45-17　11、21 最终修复效果殆面观　　图 2-7-45-18　术前口内正面观　　图 2-7-45-19　术前口内殆面观

九、小结

与可吸收的屏障膜材料(例如生物胶原膜)、不可吸收的聚四氟乙烯膜(PTFE)相比,钛网具有弹性模量高、抗挤压、维持成骨空间能力强的优势。在复杂的牙槽骨缺损病例中,使用钛网配合自体骨屑和颗粒状骨替代材料进行引导骨再生术,其良好的骨增量效果可与经典的自体骨块上置法(Onlay 技术)相媲美。以患者 CBCT 数据为基础,以修复为导向,联合数字化建模技术与 3D 打印技术设计制作的 3D 打印个性化钛网,能够紧密贴合牙槽骨骨面形态,对骨粉进行精确塑形,减低钛网暴露的并发症发生率,实现骨增量的数字化、可视化和精准化。

该病例为前牙美学区连续缺失病例,且具有典型的水平-垂直型混合型牙槽骨缺损,属于复杂牙槽骨缺损范畴。基于美学与功能考量,本病例选择了 3D 打印个性化钛网修复牙槽骨缺损＋延期种植体植入方案,通过数字化 3D 骨增量的技术,完成了美学区种植修复所需要的牙槽骨量,重建了龈乳头,获得了良好的美学区骨弓轮廓与较好的美学修复效果。本病例的不足之处在于,最终修复体的龈缘位置较低,切缘较短,但是患者对美学效果总体满意。

点评

应用 3D 打印个性化钛网进行复杂牙槽骨缺损的骨增量,是目前口腔种植领域的研究热点之一。本病例是一例非常标准的利用个性化钛网进行骨增量,并最终获得良好修复效果的典型病例。术者"以修复为导向"设计种植体位置,并利用虚拟种植体重建颌骨形态、确定骨增量区域,最终完成个性化钛网制作,实现了较为理想的骨增量效果。3D 打印个性化钛网在口腔种植领域具有广阔的应用前景,其个性化程度高,应用范围广。目前的临床研究结果表明,该技术可以实现精准的骨增量,尤其是在复杂骨缺损病例中。

但是该技术依然有需要思考和发展的地方,例如进一步减少和解决钛网暴露等并发症问题。同时,在本病例中,可以看到钛网实际安放位置与术前模拟设计位置并不一致。从侧面也反映出,受植入区骨质的复杂情况及目前钛网的材质情况,使钛网在实际临床操作中吻合固位难度仍然较大。由于不能实现理想位置的就位,也会影响最终的成骨效果,因此从本病例中可以看到,当种植体植入完成后,21 种植体牙槽嵴顶唇侧存在相对骨量不足的问题,这与钛网最终安放位置向右侧偏移有直接关系。另外,该病例的种植体植入过程和软组织塑形过程未详细展示。

本病例属于美学区伴骨缺损的高风险病例,患者的美学要求和依从性也决定了最终的治疗计划和治疗过程与效果。本病例利用个性化钛网进行骨增量,并最终获得良好修复效果,已经为临床上解决此类病例提供了一种非常好的思路和选择,也是目前 3D 打印个性化钛网在口腔种植领域逐步显示其应用前景的体现。

南开大学口腔医院　张健

主编点评

　　采用数字化辅助的 3D 打印个性化钛网技术,是高度体现数字化应用的种植外科技术。近年来,很多专家将之应用到临床工作中,针对复杂的骨缺损重建病例,获得了良好的治疗效果。本病例以水平骨缺损为主,经过术前"以修复为导向"的种植体设计、骨增量设计,达到了良好的骨增量效果,为同仁们展示了这一现代技术对临床工作的帮助。

　　这个非常成功的临床案例中有两个细节问题,值得同仁们深入思考。

　　最终修复体是粘接修复形式,有可能是骨增量的能力和效果局限,不能实现螺丝固位需要的轴向。从术前设计就可以看出,术者并未设定螺丝固位的种植体轴向(图 2-7-45-7)。这提示我们需要通过不断积累,力争明确每一种骨增量形式可以获得的"极限"增量效果,以此作为术前设计的依据。

　　另外,最终修复体的临床冠高度较短、宽长比的美学效果略受影响。这个问题通常可以在后期软组织塑形阶段进一步改善,但是其效果和安全性也受限于种植体的植入位点和深度。从本病例愈合基台的暴露情况来看,种植体植入位点和深度是允许进行软组织塑形的。

北京大学口腔医院　刘峰

病例 46:前牙区牙槽突裂伴软硬组织缺损数字化骨增量及美学修复

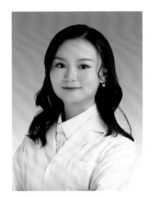

作者:四川大学华西口腔医院　刘菁晶医师
合作者:四川大学华西口腔医院　满毅主任医师
病例开始时间:2019 年 6 月 18 日
病例结束时间:2020 年 11 月 9 日

一、患者基本情况

性别:男。

年龄:36 岁。

二、主诉

右侧上颌前牙先天缺失 30 余年,要求种植修复。

三、简单病史

患者右侧上颌前牙缺失 30 余年,曾于外院诊断为牙槽突裂并行活动义齿修复,自诉美观及功能性欠佳,希望行种植治疗,恢复缺牙区美观及功能。

患者全身体健,否认高血压、心脏病、糖尿病等全身系统性疾病,否认肝炎等传染性疾病,否认药物、食品、材料等过敏史,否认抽烟、嗜酒等不良习惯,无特殊家族史。

四、检查

1. 临床检查　12 缺失,水平修复距离约 7mm,对颌牙未见明显伸长。牙龈轻微红肿,质地稍松软,BOP(+),CAL(−)。浅覆𬌗,浅覆盖,咬合关系未见明显异常(图 2-7-46-1,图 2-7-46-2)。缺牙区颊侧及垂直向轮廓均有塌陷,丰满度严重不足(图 2-7-46-3,图 2-7-46-4)。

2. 影像学检查　CBCT 示 12 缺失,上颌牙槽骨不连续,局部水平及垂直骨量严重缺损,为不利型骨缺损(图 2-7-46-5,图 2-7-46-6)。

五、诊断

1. 牙列缺损(12 缺失)。
2. 龈炎。

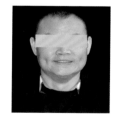
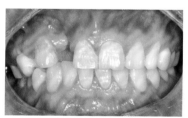
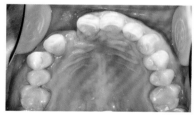
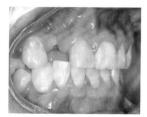

图 2-7-46-1　术前正面微笑像　　图 2-7-46-2　术前咬合正面观示 12 缺失,浅覆𬌗,浅覆盖　　图 2-7-46-3　术前上颌𬌗面观示缺牙区颊侧塌陷　　图 2-7-46-4　术前缺牙区正面观示垂直向轮廓塌陷

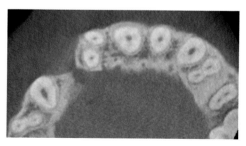
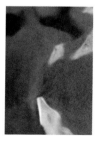

图 2-7-46-5　术前 CBCT 检查示上颌牙槽骨不连续　　图 2-7-46-6　术前 CBCT 检查示缺牙区垂直及水平骨缺损

六、设计思考

该患者为一个上颌前牙区先天缺牙伴牙槽突裂的患者,局部水平及垂直骨量都存在较严重的缺损,无法支持采用超短种植体等更微创、简单的手术来进行种植修复治疗,同时也无法恢复局部美观。因此,该患者需要软硬组织的增量来辅助恢复前牙区美观及功能。

我们首先采集了患者全部数字化信息,包括面部扫描、口内扫描、CBCT,在设计软件中进行了数字化排牙,并使用虚拟殆架进行了咬合调整,设计出三维的虚拟修复体(图2-7-46-7~图2-7-46-9)。打印模型用于口内mock-up观察龈缘位置及唇侧丰满度,与患者沟通确认修复效果后,再"以修复为导向"进行后续治疗设计(图2-7-46-10,图2-7-46-11)。

在理想位置进行种植体植入设计后,可以发现种植体大部分无骨包绕,且骨缺损形态不利于成骨,那么骨增量术式的选择就密切关系着后续的治疗效果。由于基骨缺失,牙槽骨呈不连续的形态,采用Onlay植骨技术在局部固定骨块困难,并且需要在口内开拓第二术区来获取自体骨块,创伤较大,患者舒适度较低(图2-7-46-12);而采用单纯引导骨再生(guided bone regeneration,GBR)术,局部成骨空间维持能力较差,并且在垂直骨增量方面起到的治疗效果有限,并不适用于该病例(图2-7-46-13)。因此我们想到了栅栏技术(fence technique),该技术采用钛板支撑成骨空间,并且钛板固定位置可固定于骨缺损区以外,极大减小对基骨的要求(图2-7-46-14)。

七、治疗计划

1. 12骨增量手术(栅栏技术)。
2. 延期12种植体植入+小范围GBR。
3. 二期软组织增量手术。
4. 12美学修复。

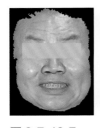

图2-7-46-7 面部扫描

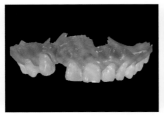

图2-7-46-8 口内扫描

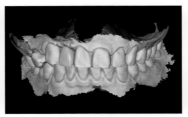

图2-7-46-9 虚拟修复体设计

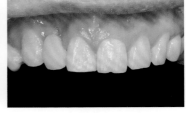

图2-7-46-10 口内mock-up,龈缘高度与对侧同名牙基本一致

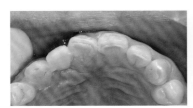

图2-7-46-11 口内mock-up,修复体轮廓与牙弓弧度基本一致

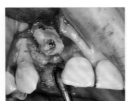

图2-7-46-12 Onlay自体骨块骨增量技术

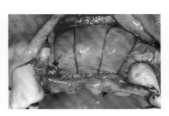

图2-7-46-13 GBR骨增量技术

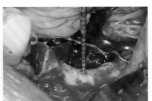

图2-7-46-14 栅栏骨增量技术

八、治疗步骤

1. **术前设计** 根据患者满意的数字化排牙结果进行种植体植入设计,种植体植入位点"以修复为导向"进行设计(图2-7-46-15),然后根据种植体位置虚拟设计骨增量轮廓,需要保证种植体周至少有2mm骨包绕,并且预防性过增量,以预防术后吸收(图2-7-46-16)。将模拟骨增量后的颌骨模型进行3D打印,在模型上弯制钛板,使钛板弧度形状完全适应缺牙区骨增量后的形态,精准支撑成骨空间(图2-7-46-17)。

2. **植骨手术** 术前抽血离心获取液体生长因子,用于混合颗粒状骨代用品,制作黏性骨块(图2-7-46-18)。口内12牙槽嵴顶偏唇侧切口 + 邻牙龈沟内切口延伸2个牙位,翻起唇腭两侧的全厚黏骨膜瓣(图2-7-46-19)。避开骨膜钉固定位点,于骨缺损区域附近取得自体骨屑,混合于骨代用品中。将已经弯制好的钛板放于骨缺损区域,使用骨膜钉于唇腭两侧进行固定(图2-7-46-20)。在支撑好的成骨空间内填入骨代用品,并覆盖可吸收胶原膜30mm×40mm(图2-7-46-21,图2-7-46-22)。按照引导骨再生术要求减张,达到黏膜瓣无张力对位缝合(图2-7-46-23)。

3. **种植手术** 栅栏技术骨增量术后6个月进行复查,口内局部塌陷得到改善(图2-7-46-24);CBCT检查示局部骨宽度及高度相比术前都得到良好改善(图2-7-46-25,图2-7-46-26)。按照原本的种植体设计生成种植导板及计划,进入种植手术阶段。术中切开翻瓣,暴露钛板并取下(图2-7-46-27,图2-7-46-28);就位导板进行种植体植入(图2-7-46-29);植入后再次在种植体周骨面覆盖骨代用品及可吸收胶原膜(图2-7-46-30);无张力对位缝合(图2-7-46-31)。

4. **软组织手术** 种植术后6个月复查,口内检查示唇侧软组织丰满度欠佳,垂直向高度良好,但是前庭沟浅,角化黏膜不足(图2-7-46-32,图2-7-46-33)。种植体周骨结合良好,未见明显低密度影像(图2-7-46-34),故为该患者进行局部角化龈增量。于膜龈联合处行弧形切口,并片起半厚瓣,将半厚瓣固定于根方区域,形成角化组织生长空间(图2-7-46-35);于上颌腭侧切取带上皮结缔组织条带,固定于受区根方(图2-7-46-36);于上颌腭侧取不带上皮结缔组织,固定于受区唇侧增加丰满度;最后利用凝胶状生长因子覆盖创面,缝合

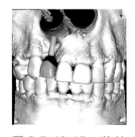
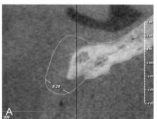
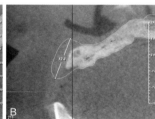
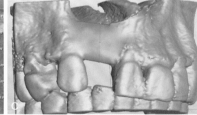

图 2-7-46-15 种植体虚拟设计

图 2-7-46-16 缺牙区模拟骨增量轮廓
A. 模拟骨增量轮廓牙槽嵴顶处骨宽度为5.28mm;B. 模拟骨增量轮廓骨高度为12.3mm;C. 模拟骨增量轮廓三维示意图。

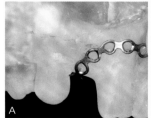
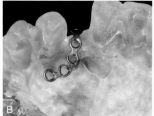
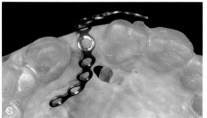

图 2-7-46-17 打印模拟骨增量后模型,并于模型上弯制钛板
A. 弯制钛板颊面观;B. 弯制钛板腭面观;C. 弯制钛板𬌗面观。

（图 2-7-46-37）。术后复查,唇侧丰满度恢复至与邻近牙弓轮廓一致（图 2-7-46-38）。

　　5. 修复　采用数字化取模制取模型,与术前数字化排牙设计匹配,完成临时修复体制作,历经 3 个月时间进行调改,得到最终的理想修复体形态（图 2-7-46-39,图 2-7-46-40）。按照临时修复体形态及穿龈部分制作最终修复体。

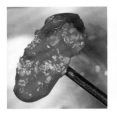
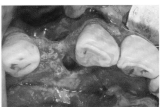
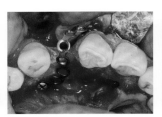
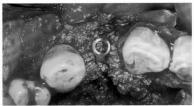

图 2-7-46-18　黏性骨块　图 2-7-46-19　翻瓣后暴露植骨区域,颊腭侧缺损贯通　图 2-7-46-20　固定弯制好的钛板于计划区域　图 2-7-46-21　填入骨代用品

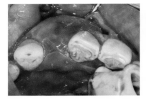
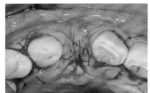
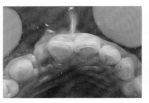
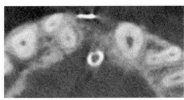

图 2-7-46-22　覆盖可吸收胶原膜　图 2-7-46-23　无张力对位缝合　图 2-7-46-24　骨增量术后 6 个月,缺牙区颊侧轮廓得到明显改善　图 2-7-46-25　骨增量术后 6 个月,CBCT 检查示水平骨宽度增加

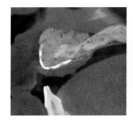
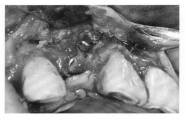
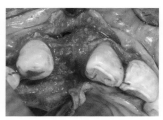
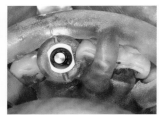

图 2-7-46-26　骨增量术后 6 个月,CBCT 检查示骨宽度及高度均得到增加　图 2-7-46-27　翻瓣,暴露钛板　图 2-7-46-28　取下钛板　图 2-7-46-29　导板引导下进行种植体植入

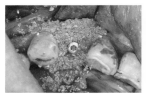
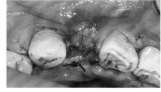
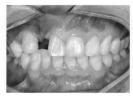
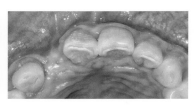

图 2-7-46-30　种植体周再次填塞骨代用品　图 2-7-46-31　无张力对位缝合　图 2-7-46-32　种植术后 6 个月,垂直向高度良好　图 2-7-46-33　种植术后 6 个月,唇侧软组织丰满度欠佳

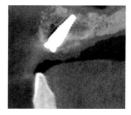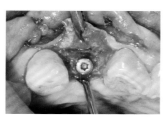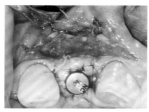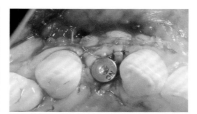

图 2-7-46-34 种植术后 6 个月,CBCT 检查示骨宽度及高度维持良好　　图 2-7-46-35 牙槽嵴顶切口暴露种植体,膜龈联合处半厚瓣　　图 2-7-46-36 固定带上皮结缔组织条带　　图 2-7-46-37 固定去上皮结缔组织及 CGF

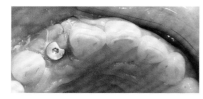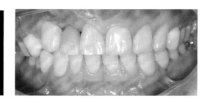

图 2-7-46-38 术后 2 周,唇侧丰满度良好　　图 2-7-46-39 数字化取模　　图 2-7-46-40 临时修复体

九、治疗效果

口内试戴,患者满意后完成戴牙,可见局部唇侧丰满度协调,龈缘高度基本一致(图 2-7-46-41,图 2-7-46-42)。

完成最终修复体戴牙后,患者美观及发音功能良好,咬合功能良好无干扰,并且最终修复效果与术前 mock-up 基本一致,患者满意。戴牙后 4 个月复查,龈缘高度稳定,牙周健康(图 2-7-46-43)。

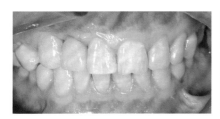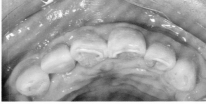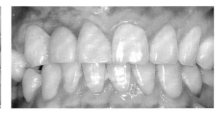

图 2-7-46-41 最终戴牙,患者对形态、颜色满意　　图 2-7-46-42 最终戴牙,唇侧丰满度良好　　图 2-7-46-43 戴牙后 4 个月复查,龈缘高度稳定,牙龈无红肿出血

十、小结

1. 传统栅栏技术依靠经验在缺损颌骨模型上进行钛板弯制,技术敏感性高,无法术前预估修复效果、术前规划植骨范围,而在本病例中采用了全程数字化设计,并将虚拟转换为现实,在这样一个软硬组织均大量缺损的患者中,达到了最终修复效果与术前设计一致,获得了患者的满意和认可。

2. 栅栏技术拥有一些其他技术不具备的优势。首先,当基底骨缺损无法原位固定自体骨块等块状移植物时,可以通过在骨缺损区域以外固定骨膜钉来达到良好的成骨空间构建。其次,相比钛网技术来说,单钛板栅栏技术在较窄小牙位中更具优势,不会出现距离邻牙过近影响天然牙健康的情况。同时,由于体积较小、边缘光滑圆润,我们也在一定程度上期待栅栏技术的暴露率较钛网技术更低。但是,该项技术也同时属于复杂三维骨增量技术,在缺损范围较大时,也会面临技术难度高、术后并发症发生风险等现实因素,需要临床医师具备一定的经验。

3. 在该病例中,采用全程数字化设计和数字化操作,达到精准植骨、精准种植,才能获得最后较好的修复效果。因此在每一步操作时,都需要注意规范化,例如规范化收集数据、规范化操作,尽最大努力减小误差,达到以终为始、真正的修复指导种植。

点评

该病例为一例先天侧切牙缺失伴牙槽突裂及软硬组织缺损的病例,修复难度极大。难点在于如何修复牙槽突裂并重建理想的软硬组织轮廓,然后在理想的三维位置植入种植体,才能获得理想的美学效果。

先天牙槽突裂由于缺乏基骨的支持,在进行骨增量手术时存在风险大、成骨效果不佳的问题,就这个病例来讲,主要有四个问题。

1. 患者缺牙区骨缺损范围大,唇腭侧贯通,存留牙槽骨少,作者使用大量骨粉进行骨增量,虽然使用 CGF,但是 CGF 在该病例中的成骨作用尚不明确。此外,术中获得少量自体骨屑,但是数量似乎不多,远不能达到与人工骨 1∶1 比例混合的要求。患者自体骨存留较少,成骨细胞来源有限,恐短期内成骨或骨增量有限。一期手术后 6 个月,从口内像可以发现,植骨区骨吸收较多,骨增量效果似乎改善不大,这也可以从作者植入种植体后再次行大范围 GBR 得到证实。CBCT 检查示植入骨粉与自体骨分界清楚,部分区域骨密度显著降低。一期骨增量手术后的成骨效果还有待进一步证实。种植体植入术后 6 个月,CBCT 检查示种植体唇侧还可见低密度影及散在骨粉颗粒,似乎骨增量或者骨改建尚未完成。

2. 作者术中使用钛板形成栅栏,但是钛板操作不易、较难固定、存在更大暴露风险;为了有助于成骨,是否可以考虑使用不可吸收生物膜或个性化钛网,建议作者解释和讨论;此外,为什么不使用 X 型钛板,其成骨效果是否更好?

3. 该病例使用自体骨块移植,同期 GBR,或许更为合适,骨增量效果可能更好。

4. 作者行最终修复前,最好进行种植体动度测量,明确种植体骨整合效果后,再进行最终修复。但是作者仅观察到戴牙后 4 个月,基于影像学结果,种植体长期稳定性尚需要更长时间的观察,才更有说服力。

总之,对于这样一例难度极大的先天侧切牙缺失伴牙槽突裂及软硬组织缺损的病例,作者使用数字化诊断、设计,3D 打印模拟,个性化弯制钛板,取得了较好的短期种植与美学修复效果,值得长期观察并进一步探讨。

中国人民解放军空军特色医学中心　马楚凡

病例47:数字化取骨植骨

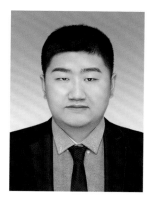

作者:四川大学华西口腔医院　王磊医师
合作者:四川大学华西口腔医院　虞牧桥医师
　　　　四川大学华西口腔医院　满毅主任医师
病例开始时间:2020年9月16日
病例结束时间:2021年6月21日

一、患者基本情况

性别:女。

年龄:59岁。

二、主诉

左侧下颌后牙缺失1年。

三、简单病史

1年前拔除左侧下颌后牙,未行活动义齿修复,现因左侧无法进行咀嚼,希望重建牙列,恢复咀嚼功能。患者否认拔牙术后感染、疼痛等病史,否认磨牙症病史。

患者约5年前曾行右侧上颌后牙及左侧下颌后牙烤瓷冠修复,1个月前洁牙。患者否认慢性疾病史,否认传染性疾病史,否认食物及药物过敏史。

四、检查

1. 临床检查　35—37缺失,缺牙区牙槽嵴顶宽度为3~4mm,角化黏膜宽度约4mm,26明显伸长,对颌牙牙尖至牙龈的距离为5~6mm。16、33、34为烤瓷冠修复,冠边缘密合度尚可,修复体无明显磨耗及缺损。上下颌前牙切端明显磨耗。口腔卫生状况尚可,牙龈无明显退缩及充血肿胀。开口度及开口型正常,关节区扣诊检查无明显异常(图2-7-47-1,图2-7-47-2)。

2. 影像学检查　CBCT检查示35、36颊侧存在明显骨缺损,37位点骨量充足(图2-7-47-3~图2-7-47-5)。

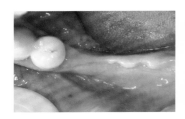 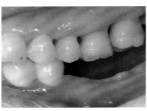 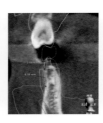 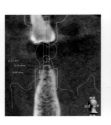 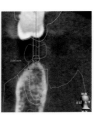

图 2-7-47-1　术前左侧下颌后牙殆面观

图 2-7-47-2　术前后牙咬合左侧面观

图 2-7-47-3　35骨缺损情况

图 2-7-47-4　36骨缺损情况

图 2-7-47-5　37牙槽骨情况

五、诊断

下颌牙列缺损（35—37缺失）。

六、设计思考

口内检查及 CBCT 检查的初步分析发现，患者 27 殆面明显位于殆平面根方，左侧下颌骨缺牙区牙槽骨宽度明显不足。为了进一步明确缺牙区骨缺损的程度，接下来进行虚拟排牙及虚拟种植体排放，将理想种植体位置周围少于 1.5mm 骨壁厚度的区域定义为骨缺损区域。由于患者拒绝通过正畸治疗将 27 重新调整至后牙区殆平面，所以在种植治疗设计中，不计划进行 37 的种植修复。

在修复引导的种植设计中，35 种植体颊侧存在 6~7mm 的螺纹暴露，36 种植体颊侧存在 4~5mm 的螺纹暴露。

明确了 35、36 存在 5~7mm 的水平骨缺损后，下一步需要选择植骨方式。考虑到患者为左侧下颌游离端缺失且 37 骨量充足，可以取到相对大小合适的块状骨；术者希望能够在同一个术区进行取骨，避免开辟第二术区，降低对患者的创伤，故选择了进行原位取块状骨移植的骨增量手术。

为了减小损伤解剖结构、制取骨块大小不适等风险，以及达到精确制取块状骨并将其固定在最佳位置的目的，本病例选择了使用数字化导板来进行手术。

在骨增量导板的数字化设计中，首先需要确定所需骨块的大小。骨块的近远中径长度需要达到支撑 35、36 2 枚种植体的成骨空间，所以长度至少需要等于 2 枚种植体的直径加上 2 枚种植体之间的距离。骨块的宽度则需要参考骨缺损的冠根向距离，如图 2-7-47-6，图 2-7-47-7 所示，骨块冠根向的宽度在近中至少需要 8mm，远中至少需要 4.7mm。

确定了骨块大小后，下一步便是制作取骨导板来为术者指示安全的取骨范围。取骨导板的设计可以增加手术效率，提高手术的安全性。术中的使用方法为安放取骨导板，并在确认就位后，使用超声骨刀沿着取骨导板边缘进行切割。

为了将制取的骨块固定在最理想的位置，同样需要制作的是植骨导板。植骨导板在安放到位后，可以为术者在术区指示出术前设计的最佳植骨位置。术中的使用方法为就位植骨导板后，使用骨膜钉将骨块固定在其指示出的矩形范围内（图 2-7-47-6~图 2-7-47-8）。

七、治疗计划

1. 首先 37 制取块状骨，并将其固定在 35、36 颊侧，为其骨增量手术提供成骨空间的支撑。

2. 等待骨增量术后半年复诊，再行 35、36 种植及后期修复。

八、治疗步骤

　　按照以上设计思路,首先使用 Trios 软件获取患者口内扫描信息;接着在 Implant Studio 软件中导入口内扫描数据及 CT 数据,拟合数据后进行种植体设计;设计完成后,将数据导入 Mimics 软件中进行下一步设计,根据骨缺损范围设计骨块大小及骨块固定位置;接下来自 37 供骨区确定制取骨块的范围,并使用牙支持式导板配合取骨、植骨附件来实现从数字化至真实术区的转换(图 2-7-47-9~图 2-7-47-11)。

　　1. 设计完成后打印导板,并进行牙支持式的主体导板的试戴,送消备用(图 2-7-47-12~图 2-7-47-14)。

　　2. 术中进行下颌阻滞麻醉加局部浸润麻醉,切开翻瓣,暴露取骨及植骨区域;在取骨导板的指示下,使用超声骨刀进行骨块的切割制取(图 2-7-47-15,图 2-7-47-16)。

　　3. 完成骨块的制取后,修整边缘,安放植骨导板,使用 2 枚 8mm 长度的骨膜钉将骨块固定在植骨导板矩形框内后,取下植骨导板(图 2-7-47-17)。

　　4. 随后进行骨代用品的充填(图 2-7-47-18),完成植骨后进行减张,确保在无张力情况下进行缝合,关闭创口,术后伤口愈合良好(图 2-7-47-19~图 2-7-47-22)。

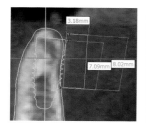 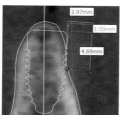 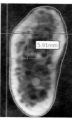 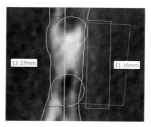 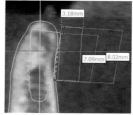

图 2-7-47-6　35 块状骨移植设计　图 2-7-47-7　35 块状骨移植设计　图 2-7-47-8　37 骨形态　图 2-7-47-9　骨块近远中向长度　图 2-7-47-10　35 骨块设计

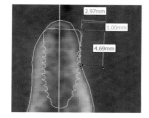 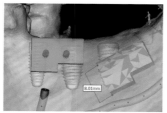 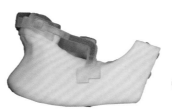

图 2-7-47-11　36 骨块设计　图 2-7-47-12　数字化骨增量设计　图 2-7-47-13　取骨导板设计　图 2-7-47-14　植骨导板设计

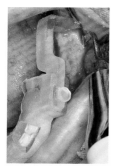 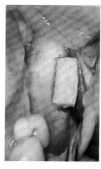 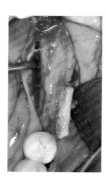 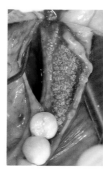 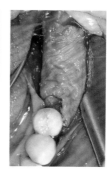 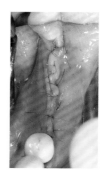

图 2-7-47-15　取骨导板就位　图 2-7-47-16　制取块状骨　图 2-7-47-17　固定块状骨　图 2-7-47-18　植入骨代用品　图 2-7-47-19　覆盖胶原膜　图 2-7-47-20　植骨术后缝合

5. 骨增量手术 6 个月后患者复查，CBCT 检查示骨增量效果良好，再次设计种植导板。种植手术中切开翻瓣，暴露原先的移植骨块，取出固定骨块的骨膜钉后，进行备孔并植入 ITI BLT 种植体 2 枚，35 的种植体尺寸为 4.1mm × 10.0mm，36 的种植体尺寸为 4.8mm × 10.0mm。在块状骨移植术后 6 个月进行种植手术后，种植体周获得了较为理想的骨壁厚度（图 2-7-47-23~图 2-7-47-30）。

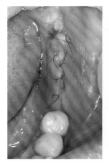 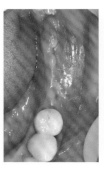 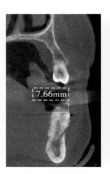 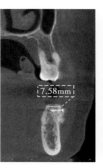 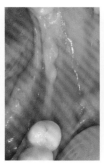 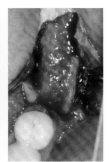

图 2-7-47-21 术后 10 日拆线前 　图 2-7-47-22 术后 10 日拆线后 　图 2-7-47-23 35 植骨术后 6 个月 CBCT 检查 　图 2-7-47-24 36 植骨术后 6 个月 CBCT 检查 　图 2-7-47-25 种植术前口内𬌗面观 　图 2-7-47-26 暴露骨块

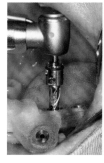 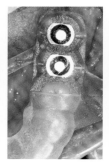 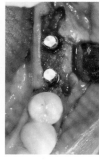 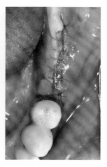

图 2-7-47-27 导板下种植 　图 2-7-47-28 完成导板种植 　图 2-7-47-29 取下种植导板 　图 2-7-47-30 种植术后缝合

九、治疗效果

从术前初诊记录及 CBCT 检查来看，患者的牙槽嵴宽度明显不足（图 2-7-47-3~图 2-7-47-5），在进行了块状骨移植后，骨宽度明显增加，在种植体植入术后，患者获得了较为理想的骨壁厚度（图 2-7-47-31~图 2-7-47-34）。数字化导板的精确性，大大提高了安全性及预后治疗效果，实现了精准进行骨增量及精准的种植体植入的目标。

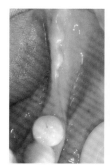 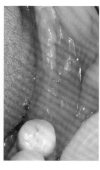 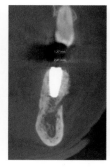 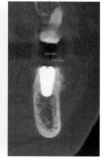

图 2-7-47-31 初诊术前 　图 2-7-47-32 种植术后 　图 2-7-47-33 35 种植术后 　图 2-7-47-34 36 种植术后

十、小结

1. 手术方案的确定,需要在通过数字化排牙及种植体设计,明确骨缺损的范围及程度后进行。

2. 能够再在同一个术区制取自体骨时,优先选择原位取骨,尽量不开辟第二术区。

3. 设计取骨、植骨导板时,导板附件连接杆的位置尽量避让术区,避免影响器械操作。

4. 块状骨移植手术中,为了良好地固定块状骨,最好使用2枚骨膜钉来稳定骨块,避免出现松动。并且为了种植体颈部能获得更好的骨增量效果,块状骨的固定需要更靠近冠方来支撑牙槽嵴顶处的成骨空间。

5. 植骨后应当充分减张,进行无张力缝合,关闭创口并尽量形成外翻式创口。这样除了能够形成良好的创面对位效果外,还为将来的组织肿胀留出缓冲的空间,以免出现术后创口裂开的并发症。

点评

该病例为下颌后牙缺失并伴有水平骨量不足的临床病例。下颌后牙区由于有颏神经及其分支、手术视野及操作空间有限、皮质骨较厚、肌肉附丽丰富等不利因素,一直都是牙槽骨增量的难题。

术者顺利完成了左侧下颌后牙区的自体块状骨移植,在牙槽骨重建成功后,又成功完成了种植体植入。这体现了术者有较为扎实的外科技术,对块状骨移植及牙槽骨再生原理有深入的理解。同时,作者充分利用了数字化技术进行术前种植修复设计,利用37位点获取自体骨,精确设计了取骨位置和骨块大小,再通过个性化的牙支持式导板引导手术操作,使获取自体骨块的手术过程更加安全和精确,有利于保护下牙槽神经和降低取骨手术技术敏感度。

该病例尚可商榷之处包括:①病例资料不完整,未见种植系统类型的部分信息;未见全口牙齿健康状况资料,无法分析判断37种植的必要性等一系列问题,建议增强口腔整体全局意识。另外,未见修复效果资料,如果有修复完成效果甚至随访情况,则作为病例报告较为完整,以不同于临床技术报告。②术者采用了块状骨移植的临床决策需要进行讨论。从术前设计可见,种植体植入后仅表现为唇侧牙槽骨开裂及可能的螺纹暴露。对于这种类型的骨缺损,术前可初步判断种植体植入能够获得初期稳定性,这种情况下种植同期行骨增量(GBR)是公认的临床策略。而术者则选择了取骨、植骨、延期种植的方式,需要针对该患者的具体情况进行深入的讨论说明。

北京大学口腔医院 邸萍

病例 48：个性化骨块治疗下颌前牙区骨缺损

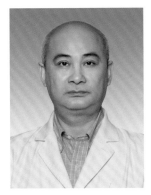

作者：四川大学华西口腔医院　莫安春主任医师
合作者：四川大学华西口腔医院　王茂夏主治医师
病例开始时间：2020 年 6 月 30 日
病例结束时间：2021 年 6 月 3 日

一、患者基本情况

性别：男。

年龄：28 岁。

二、主诉

左侧下颌前牙缺失 1 年。

三、简单病史

1 年前，患者左侧下颌前牙Ⅲ度松动，于我院拔除，现来我科就诊，要求修复缺失牙。3 年前，患者因慢性牙周炎于我院牙周科行牙周治疗。

患者全身体健。

四、检查

1. 临床检查　口内检查示 31 缺失，41、32 近中附着丧失，牙龈退缩（图 2-7-48-1，图 2-7-48-2）。
2. 影像学检查　CBCT 检查示 31 牙槽骨垂直型骨缺损（图 2-7-48-3～图 2-7-48-10）。

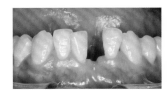 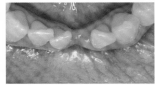 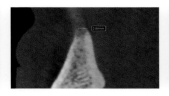 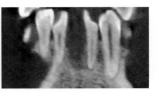

图 2-7-48-1　术前下颌前牙正面观　　图 2-7-48-2　术前下颌前牙𬌗面观　　图 2-7-48-3　术前 CBCT 矢状位　　图 2-7-48-4　术前 CBCT 冠状位

五、诊断

1. 下颌牙列缺损(31 缺失)。
2. 慢性牙周炎。

六、设计思考

数字化骨增量设计应遵循"修复导向下骨增量"的理念。通过光学扫描获得患者牙列模型并进行虚拟上𬌗架,设计理想修复体。随后在理想修复体引导下确定种植体三维位置,从而确定骨缺损类型,并选择合适的骨增量方式。根据《国际口腔种植学会(ITI)口腔种植临床指南》中骨缺损类型的分类标准,该病例属于 3/4 型骨缺损。对于该类骨缺损而言,块状自体骨移植、"骨环"技术、"贝壳"技术、GBR 联合不可吸收屏障膜、GBR联合钛网/个性化钛网等都是可选择的骨增量方式。除此之外,使用数字化技术进行骨增量效果模拟,并切削个性化骨块以进行 GBR,也是一种可能的骨增量方式。与以上技术相比,个性化骨块的使用能获得理想的骨移植物形态,避免开辟第二术区,降低技术敏感性,并减少手术时间,因此考虑利用个性化骨块进行骨增量。

此外,该患者骨缺损区域邻牙的邻面存在附着丧失,通过骨增量及软组织增量进行恢复的可预期性不高。同时,患牙为下颌前牙,"黑三角"的存在对美学效果的影响较低。与患者充分沟通后,患者选择不进行邻牙邻面牙周组织的恢复。

七、治疗计划

利用个性化骨块骨增量后种植修复 31(图 2-7-48-11,图 2-7-48-12)。

八、治疗步骤

1. 根据术前数字化骨增量设计,通过 CAD/CAM 切削个性化骨块(图 2-7-48-13)。
2. 翻瓣见骨缺损区尚残留一薄层骨壁,水平向骨宽度不足。颊舌侧减张,植入个性化骨块,骨钉固定。于个性化骨块周围填入颗粒状骨替代材料,覆盖胶原膜,缝合(图 2-7-48-14~图 2-7-48-19)。
3. 术后 2 周拆线,检查见软组织愈合良好(图 2-7-48-20)。

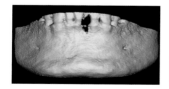

图 2-7-48-5　术前 CBCT 重建颌骨模型

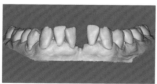

图 2-7-48-6　术前口内扫描模型正面观

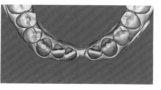

图 2-7-48-7　术前口内扫描模型𬌗面观

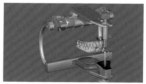

图 2-7-48-8　口内扫描模型虚拟上𬌗架

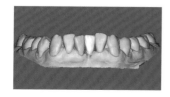

图 2-7-48-9　数字化虚拟排牙

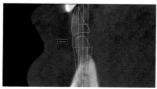

图 2-7-48-10　数字化虚拟植入种植体,确定骨缺损情况

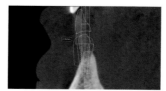

图 2-7-48-11　"以修复为导向"下的数字化骨增量设计蓝色线示个性化骨块轮廓。

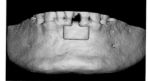

图 2-7-48-12　数字化设计个性化骨块

4. 术后 6 个月复诊,检查见骨增量效果良好。数字化导板引导下植入 BLT 3.3mm×12mm 种植体 1 枚(图 2-7-48-21~图 2-7-48-30)。

5. 保留龈乳头切口,进行二期手术,临时修复后最终修复(图 2-7-48-31,图 2-7-48-32)。

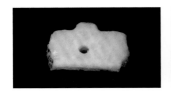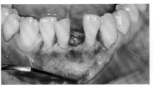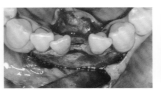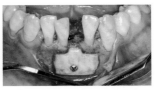

图 2-7-48-13　通过 CAD/CAM 切削个性化同种异体骨骨块　　图 2-7-48-14　翻瓣暴露骨缺损区　　图 2-7-48-15　水平向唇舌侧骨量均不足　　图 2-7-48-16　植入个性化骨块

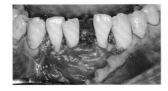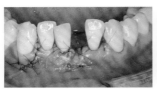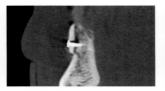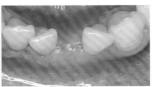

图 2-7-48-17　填充颗粒状骨替代材料,覆盖胶原膜　　图 2-7-48-18　减张缝合　　图 2-7-48-19　骨增量术后即刻 CBCT 检查　　图 2-7-48-20　骨增量术后 2 周拆线

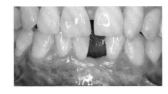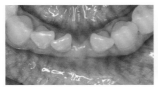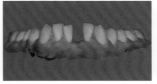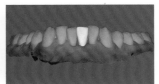

图 2-7-48-21　骨增量术后 6 个月正面观　　图 2-7-48-22　骨增量术后 6 个月𬌗面观　　图 2-7-48-23　骨增量术后 6 个月口内扫描　　图 2-7-48-24　将骨增量术前排牙重叠至术后 6 个月口内扫描以进行种植体设计

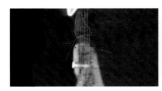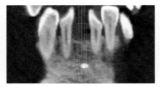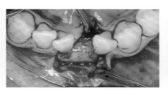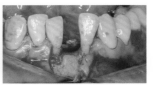

图 2-7-48-25　设计种植体位置,制作手术导板　　图 2-7-48-26　虚拟种植体近远中向位置　　图 2-7-48-27　水平向骨宽度充足　　图 2-7-48-28　骨增量效果良好

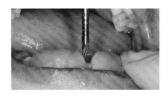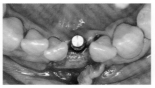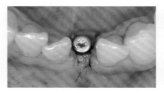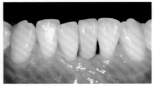

图 2-7-48-29　导板引导下植入种植体　　图 2-7-48-30　导板引导下植入种植体　　图 2-7-48-31　二期手术　　图 2-7-48-32　最终修复

九、治疗效果

1. 骨增量效果（图2-7-48-33~图2-7-48-37）。
2. 修复效果（图2-7-48-38,图2-7-48-39）。

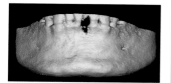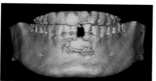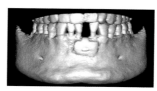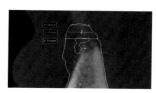

图2-7-48-33　术前CBCT重建颌骨模型 | 图2-7-48-34　术后即刻CBCT重建颌骨模型 | 图2-7-48-35　术后6个月CBCT重建颌骨模型 | 图2-7-48-36　术前、术后6个月CBCT重叠结果
白色线示术后6个月牙槽骨轮廓。

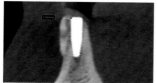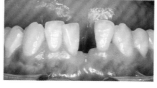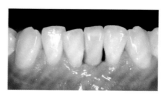

图2-7-48-37　种植术后CBCT检查 | 图2-7-48-38　术前正面观 | 图2-7-48-39　最终修复后正面观

十、小结

在该病例中,GBR联合个性化骨块获得了较为理想的骨增量效果,然而个性化骨块的长期临床效果仍有待更长时间的随访。此外,该病例最终修复后仍存在一定的"黑三角",其术前邻牙存在的邻面附着丧失是"黑三角"形成的原因。二期手术时软组织增量或利用树脂充填/贴面修复邻牙,可能有助于"黑三角"的减小。然而,下颌前牙区并非关键的美学区,少量"黑三角"的存在对美学效果影响甚微。保留一些不完美,也许对患者和医师都是更好的选择。

点评

　　该病例为下颌前牙美学区域水平、垂直向复合骨缺损病例,缺牙间隙小,近远中邻牙小,有附着丧失,种植修复难度较大。该病例病史及临床资料收集详细,临床照片清楚,完成度较高,很好地展示了整个治疗过程,数字化技术的应用是该病例的亮点。医师的临床决策过程逻辑清晰,有较好的种植修复重建及牙槽骨再生临床功底,术前通过口内扫描、虚拟𬤇架,以及虚拟排牙模拟理想修复体的空间位置和形态,参考修复体位置设计种植体的三维空间位置,再通过种植体的位置设计所需要的牙槽骨增量的体积和轮廓,最后通过CAD/CAM技术,按照临床需求定制同种异体骨块,完成骨增量手术及后续的导板引导下种植体植入手术。术者贯彻了"以修复为导向"种植修复重建理念和"全程数字化"的治疗模式,每一步治疗更加精细化、个性化,最终也获得了满意的修复效果。

　　该病例需要讨论的是,同种异体骨在牙槽骨再生及种植修复领域的应用,目前在国际上尚未达成共识,建议对该病例进行长期临床随访及观察。如果在种植窝洞预备时,获取再生骨组织标本,提供新骨再生及同种异体骨再血管化的组织学证据,将使该病例的临床效果更有说服力。另外,最终修复体的外形设计,特别是修复体颈部形态还可进一步优化,以获得更好的美学效果,以及更加有利的清洁间隙。

北京大学口腔医院　邱萍

病例 49：上颌前牙骨壳技术数字化骨增量种植修复

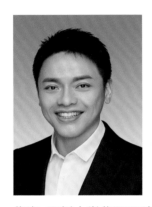

作者:四川大学华西口腔医院　满毅主任医师
四川大学华西口腔医院　赵香琪住院医师
合作者:四川大学华西口腔医院种植科　王婧住院医师
病例开始时间:2020 年 6 月 17 日
病例结束时间:2021 年 4 月 9 日

一、患者基本情况

性别:女。
年龄:45 岁。

二、主诉

双侧上颌前牙缺失数年。

三、简单病史

　　患者数年前上颌前牙缺失,未行修复,已于正畸科完成正畸治疗,今来我科要求种植修复,自诉有口腔正畸治疗史、牙周治疗史。

　　患者全身健康,否认心血管疾病、自身免疫病、糖尿病及肝炎等传染性疾病,否认药物、金属、牙用材料及其他过敏史,否认家族史。

四、检查

1. 口外检查　面部左右基本对称,中线无偏斜,面下 1/3 垂直距离尚可,微笑时为中位唇线。

2. 口内检查　13、23 缺失,13 缺牙间隙较 23 小,拔牙窝愈合良好;22 牙龈退缩,叩(-),无明显松动;32 牙冠变色,叩(-),无明显松动;上下颌前牙覆𬌗、覆盖基本正常,中线对齐;口腔卫生状况良好,牙龈无充血红肿(图 2-7-49-1~图 2-7-49-3)。

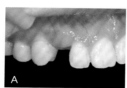
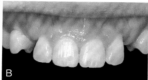
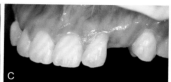

图 2-7-49-1　术前上颌前牙像
A. 右侧面观;B. 正面观;C. 左侧面观。

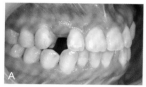
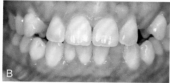
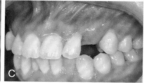
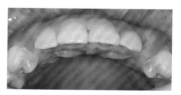

图 2-7-49-2　术前前牙咬合像
A. 右侧面观;B. 正面观;C. 左侧面观。

图 2-7-49-3　术前上颌前牙𬌗面观

五、诊断

上颌牙列缺损(13、23 缺失)。

六、设计思考

1. 根据修复指导种植的原则,首先使用 3Shape Dental System 软件为患者设计未来修复体的外形及位置,再根据虚拟排牙的信息和锥形束 CT(cone beam computed tomography,CBCT)骨量信息,规划设计种植体位置方向及骨增量手术。患者 13、23 间隙不等,由于患者不愿调磨天然牙,故按现有间隙大小进行排牙(图 2-7-49-4)。

2. 进行口内 mock-up,患者对外观满意,无咬合高点,无前伸、侧方𬌗干扰(图 2-7-49-5)。

3. 根据虚拟排牙的结果设计种植体位置,13 种植体平台距离理想龈缘高度 3mm,距离理想龈缘舌侧 2mm,种植体距离 12、14 牙根 1mm;23 种植体平台距离理想龈缘高度 3mm,距离理想龈缘舌侧 2mm,种植体距离 22 牙根 1.1mm,距离 24 牙根 1.2mm(图 2-7-49-6~图 2-7-49-8)。

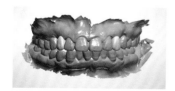
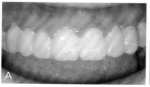
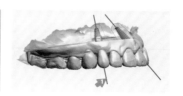

图 2-7-49-4　数字化排牙正面观

图 2-7-49-5　口内 mock-up
A. 上颌前牙 mock-up 正面观;B. 上颌前牙唇齿关系。

图 2-7-49-6　数字化种植设计侧面观

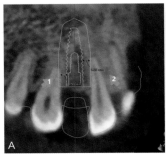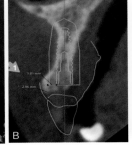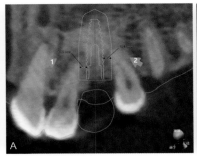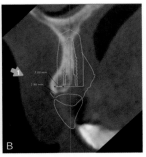

图 2-7-49-7　13 种植位点种植设计
A. 冠状位；B. 矢状位。

图 2-7-49-8　23 种植位点种植设计
A. 冠状位；B. 矢状位。

4. 根据种植体设计位置，患者主要为唇腭侧水平骨缺损，故计划行腭侧骨壳技术恢复水平骨量，使用 exocad Dental CAD 软件进行取骨设计。一区取骨范围为 7.8mm×4.9mm×2.4mm，取骨边界距离 24 牙根 2mm，距离 22 根尖 3.5mm，距离 21 牙根 2.3mm，距离切牙管 1.5mm，距离鼻底血管 0.8mm；二区取骨范围为 5.7mm×8.5mm×3.5mm，取骨边界距离 14 牙根 1.6mm，距离 12 根尖 4.0mm，距离 11 牙根 2.5mm，距离切牙管 1.5mm，距离鼻底血管 1.3mm（图 2-7-49-9）。

5. 术中计划行 13、23 种植位点腭侧区植骨，取得骨块放置于理想种植体位置的颈部上方 1mm，维持成骨空间为距离种植体 3mm（图 2-7-49-10，图 2-7-49-11）。

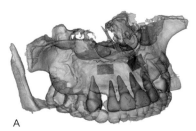

图 2-7-49-9　取骨设计
A. 取骨三维视图；B. 一区取骨设计；C. 二区取骨设计。

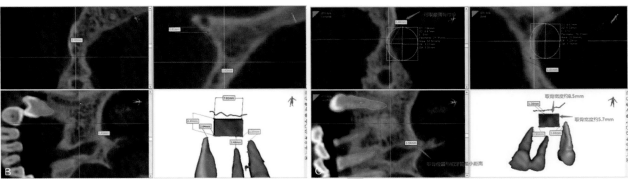

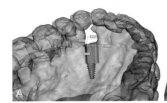

图 2-7-49-10　植骨设计
A. 一区；B. 二区。

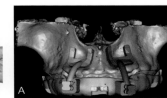

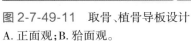

图 2-7-49-11　取骨、植骨导板设计
A. 正面观；B. 腭面观。

七、治疗计划

1. 13、23 腭侧骨壳技术, GBR。

2. 13、23 一期种植手术。

3. 临时修复,软组织成形。

4. 最终修复。

八、治疗步骤

1. 根据以上设计,通过 3D 打印技术制作数字化导板,试戴,准备手术。术前抽血,离心,混合 Bio-Oss 制作 sticky bone,刮治邻牙,去除术区邻牙菌斑。常规消毒铺巾,在阿替卡因肾上腺素注射液局部浸润麻醉下,做术区偏颊侧切口,14、24 远中唇腭侧垂直切口及龈沟内切口,翻瓣暴露 13 及 23 位点(图 2-7-49-12)。

2. 13、23 位点超声骨刀原位取骨,就位植骨导板,取下骨块,球钻打磨锐利边角。由于骨块过小,固定过程中容易打滑,因此使用脉镊将骨块放置于术区,用球钻定点后再使用骨膜钉套装钻针预备,使用 1.5mm × 8.0mm 骨膜钉固定骨壳于腭侧(图 2-7-49-13,图 2-7-49-14)。

3. 唇侧减张(骨膜切口 + 剥离弹性纤维),唇腭侧填塞 sticky bone,分别覆盖 25mm × 25mm 胶原膜,4-0 水平褥式缝合固定胶原膜(图 2-7-49-15,图 2-7-49-16)。

4. 关闭创口,缝合。垂直水平褥式缝合中断应力,垂直褥式缝合固定 13、23 唇腭侧龈乳头,根方用水平-垂直褥式缝合中断应力,冠方用水平褥式 + 间断缝合,斜向下间断缝合关闭垂直切口,腭侧加强的间断缝合轴角龈乳头处(图 2-7-49-17~图 2-7-49-19)。

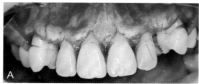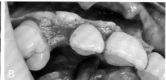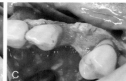

图 2-7-49-12　切开翻瓣
A. 正面观;B. 一区𬌗面观;
C. 二区𬌗面观。

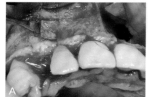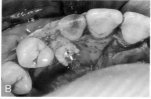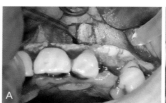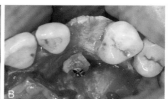

图 2-7-49-13　一区骨块获取及固定
A. 取骨;B. 固定骨块。

图 2-7-49-14　二区骨块获取及固定
A. 取骨;B. 固定骨块。

图 2-7-49-15　一区植入骨代用品
A. 填塞骨代用品颊面观;
B. 填塞骨代用品𬌗面观;
C. 固定胶原膜。

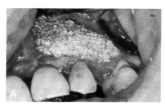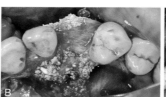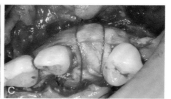

5. 13、23 腭侧骨壳骨增量手术后 6 个月,拍摄 CBCT 检查患者骨增量情况,显示骨增量效果较好。CBCT 分析示 13 水平修复距离为 4.08mm,牙根间距为 6.17mm;23 水平修复距离为 7.17mm,牙根间距为 6.33mm(图 2-7-49-20)。

6. 根据 CBCT 数据利用计算机辅助设计种植体位置及轴向,设计并打印导板,试戴,准备一期种植手术。术前刮治邻牙,去除术区邻牙菌斑。常规消毒铺巾,在阿替卡因肾上腺素注射液局部浸润麻醉下,做双侧牙槽嵴顶及龈沟内切口,翻瓣暴露腭侧骨膜钉(图 2-7-49-21A),取下骨膜钉,就位导板,利用通用工具盒先锋钻导板预备,再用 Straumann BLT 全程导板工具盒继续完成全程预备,取下导板后使用测量杆确认种植窝方向和深度,一区自由手植入 BLT 3.3mm×12.0mm 种植体,二区导板引导下植入 BLT 3.3mm×12.0mm 种植体,植入扭矩达到 45N·cm(图 2-7-49-21B~图 2-7-49-21D)。

7. 颈部骨密度较低,术中连接覆盖螺丝,间断缝合关闭创口,1 周后拆除缝线(图 2-7-49-22)。

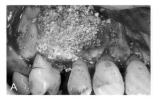
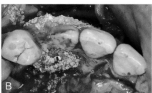
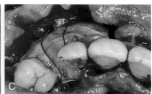

图 2-7-49-16 二区植入骨代用品
A. 填塞骨代用品颊面观;B. 填塞骨代用品 船面观;C. 固定胶原膜。

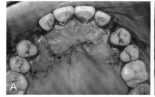
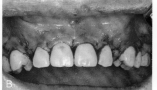

图 2-7-49-17 缝合
A. 船面观;B. 正面观。

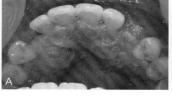

图 2-7-49-18 拆线前
A. 船面观;B. 正面观。

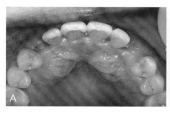
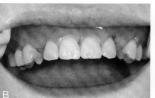

图 2-7-49-19 拆线后
A. 船面观;B. 正面观。

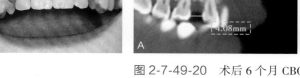
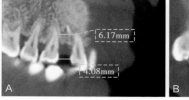

图 2-7-49-20 术后 6 个月 CBCT 分析
A. 一区 CBCT 分析;B. 二区 CBCT 分析。

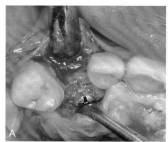
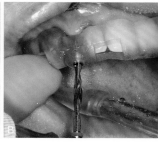
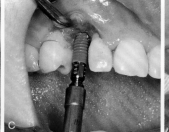
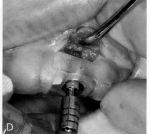

图 2-7-49-21 一期种植手术
A. 一区切开翻瓣;B. 一区先锋钻预备;C. 一区植入种植体;D. 二区植入种植体。

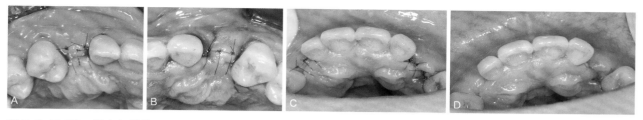

图 2-7-49-22 缝合与拆线
A. 一区间断缝合；B. 二区间断缝合；C. 拆线前；D. 拆线后。

九、治疗效果

13、23 腭侧骨壳骨增量手术后 6 个月,拍摄 CBCT 检查患者骨增量情况,显示唇腭侧骨缺损恢复,骨增量效果较好(图 2-7-49-23)。

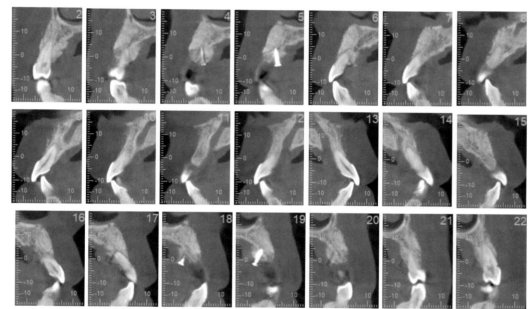

图 2-7-49-23 植骨术后 6 个月 CBCT 检查

十、小结

1. 本病例通过自体块状骨移植,实现了 13、23 水平骨增量,为一期种植提供骨量条件。本病例尚未完成二期手术及最终修复,由于 22 牙龈退缩,二期手术时可考虑冠向复位术调整龈缘高度。

2. 根据修复指导种植的原则,先为患者设计未来修复体的外形及位置,根据虚拟排牙的结果设计种植体位置及骨增量方式。

3. 供骨区的位置及范围的确定应在满足骨量的前提下,尽量减小并发症的发生。考虑到植骨后不可避免的骨吸收,移植骨块量的选择要遵循"矫枉过正"原则,即植入的骨壳要稍大于缺损的骨量。

4. 为确保成骨空间的维系,需要使用骨膜钉固定移植骨壳,以达到良好的骨结合效果。由于骨块过小,固定过程中容易打滑,因此使用脉镊将骨块放置于术区,用球钻定点后,再使用骨膜钉套装钻针预备。

5. 植骨区覆盖生物膜,可减少骨壳在愈合期的吸收。在膜不暴露的情况下,不可吸收膜可以较好地维持骨量。

点评

本病例通过上颌前牙骨壳技术和 GBR 进行骨增量,获得良好的效果。

本病例的亮点在于,遵循以最终修复为导向的种植原则,利用 CAD 为患者设计未来修复体的外形及位置,根据虚拟排牙的结果,设计种植体位置及取骨块的导板。该方法的优点是降低手术风险,节约手术时间;缺点是在取自体骨块时增加了手术创伤,而使用骨导板也增加了费用。术后 6 个月,CBCT 检查示上颌前牙缺牙区骨增量效果明显,行数字化导板下种植手术。

本病例的缺点是没有提供最终完成修复的照片,我们期待的美学修复效果没有呈现;另外,未显示种植前的 13 和 23 的 CBCT 检查。根据我们的判断,骨增量的部位应在唇侧,而不是在腭侧,因此骨块应该置于唇侧。

厦门麦芽口腔医院　姚江武

第八章

数字化无牙颌种植修复

病例 50：上颌半口数字化设计、即刻种植即刻修复

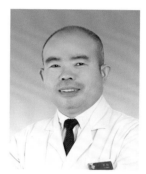

作者：北京瑞泰口腔医院　郭航主任医师
合作者：北京瑞泰口腔医院　刘劲晨主治医师
病例开始时间：2018 年 7 月 25 日
病例结束时间：2020 年 1 月 21 日

一、患者基本情况

性别：女

年龄：55 岁

二、主诉

多颗牙缺失多年，要求种植修复。

三、简单病史

患者口内多颗牙缺失多年，因恐惧牙科治疗一直未修复，经朋友介绍于我院就诊，要求检查并制订种植治疗计划。

平素体健，不吸烟，否认系统性疾病史和过敏史。

四、检查

1. 临床检查

（1）口外检查：面部基本对称，面部上、中、下 1/3 比例基本协调，开口度、开口型未见异常，颞下颌关节区及咀嚼肌群未见异常。患者中位笑线，大笑时基本不会暴露上颌前牙牙龈组织。上颌牙列中线与面中线平齐（图 2-8-50-1A~C）。

（2）口内检查：口腔卫生状况一般，牙石Ⅰ度，色素（++），部分区域牙龈红肿，探针出血（bleeding on probing，BOP）（+），可探及少量龈下牙石、附着丧失。

16、25—27、31、41、46、47 缺失，缺牙区牙槽黏膜未见明显异常，修复空间充足。17、37 松动Ⅲ度。15、14、12—22、24、32、42 松动Ⅱ度。13 松动小于Ⅰ度，23 松动Ⅰ度。36 远中邻𬌗查见大面积树脂充填物，叩痛（－），松动（－）。34、35、44、45 牙颈部见树脂充填物，叩痛（－），松动（－），充填物表面染色，充填物及周围牙体未见其他异常。33、43 叩痛（－），不松动。上颌前牙唇倾、深覆盖，颌骨骨性关系为Ⅰ类（图 2-8-50-1D、E）。

2. 辅助检查　锥形束 CT（cone-beam computed tomography，CBCT）示 16、25、26、27 缺牙区牙槽骨宽度充足、高度不足，31、41、46、47 缺牙区骨量充足；17、37 周围骨质吸收至根尖；15、14、12—22、24、32、42 周围骨质吸收至根尖 1/3；13、23 周围骨质吸收至根中 1/3；36 髓腔及根管内高密度影像，根分叉区骨质吸收，近中根尖稍有低密度影，远中根骨质吸收至根尖；34、35、44、45 根尖未见异常；18、28 骨内埋伏（图 2-8-50-2）。

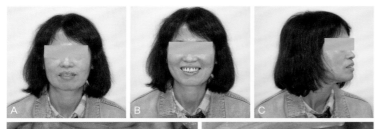
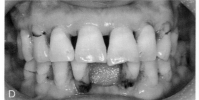
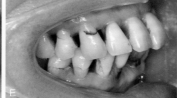

图 2-8-50-1
A. 正面放松像，上下唇无法闭合；B. 正面大笑像；C. 侧面放松像，上颌前牙唇倾，上下唇无法闭合；D. 正面观；E. 侧面观。

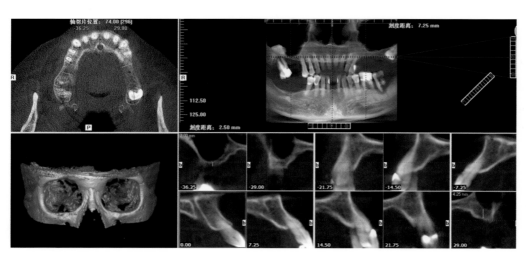

图 2-8-50-2　初诊 CBCT 影像

五、诊断

1. 上下颌牙列缺损。

2. 慢性牙周炎。

3. 17、15—24、32、37、42 松动牙。

4. 36 根尖炎。

5. 34、35、44、45 充填术后。

6. 18、28 阻生牙。

六、设计思考

1. 治疗方案的选择　对于多颗牙缺失,咨询修复计划的患者,在制订治疗计划前需要充分考虑患者的需求。初诊初步沟通后,本病例的患者提出了以下要求:①采取固定修复方式;②无缺牙期;③尽量微创,减轻术中不适和术后反应;④保证美观效果,内收上颌前牙。

患者颌骨骨性关系为Ⅰ类,剩余牙槽嵴比较丰满,无需唇侧基托来恢复唇侧丰满度,可选择固定修复的方式。笑线基本偏中位,大笑时并不会暴露过多牙龈组织,美学风险较低。上颌未来修复间距在 12~14mm,保证空间足够容纳即刻修复体。

目前上颌余留牙基本处于Ⅰ~Ⅱ度松动的状态,且上颌磨牙区明显骨高度不足。在与患者商定后,我们决定拔除患者上颌松动的余留牙,在前牙区和前磨牙区行即刻种植,采用螺丝固位式的一体式修复体进行即刻修复和美学预评估,3~6 个月后再更换为正式修复体。为了保证获得理想的种植位点,计划术前采集患者的光学印模,在导板设计软件中进行数字化美学设计和虚拟排牙,并据此设计种植体的植入位点。

2. 正式修复体的材料选择　患者对美观要求较高,平日喜好饮茶,从耐着色的角度考虑,正式修复体的上部冠制作应选择全瓷材料。义齿支架可选计算机辅助设计与制造(computer aided design and manufacturing,CAD/CAM)的纯钛支架、CAD/CAM 氧化锆支架、高性能聚合物(high performance polymer,HPP)支架(Bredent)。氧化锆支架和高性能聚合物支架需要修复间距至少在 15mm 以上,以保证支架的强度,本病例患者上颌的未来修复空间在 12~14mm,需要截骨才能创造出更多的修复空间,与患者沟通后,拟正式修复体选用 CAD/CAM 纯钛支架和 E.max 全瓷冠(Ivoclar Vivadent)。

七、治疗计划

1. 牙周基础治疗。

2. 上颌治疗计划　拔除 11—15、17、21—24,即刻种植,种植支持式固定义齿即刻修复上颌缺失牙,3~6 个月后更换为正式修复体,最终修复体为螺丝固位修复体(CAD/CAM 纯钛支架 + 全瓷冠修复,咬合恢复至第一磨牙)。

3. 拔除 36、37(患者要求暂不拔除 36),与患者沟通后决定定期复查 36,必要时及时拔除,种植修复。

4. 46 种植修复。

5. 拔除 32、42,种植支持式固定义齿修复 32—42。

6. 18、28 观察。

八、治疗步骤

1. 留初诊模型,记录患者的咬合垂直距离(vertical occlusal dimension,VOD)。

2. 牙周基础治疗。

3. 数字化导板制作准备　36 颊侧粘接树脂标记点,16、26、46 局麻下植入标记骨钉以增加重合精度,二次印模法制取患者口内硅橡胶印模,精确记录咬合关系。患者微张口情况下拍摄 CBCT(图 2-8-50-3),印模和 CBCT 数据送往技工室进行数字化排牙和外科导板的设计和制作。

4. 数字化导板的设计和制作 数字化排牙以上颌中切牙切端为美学设计的起点,上颌前牙内收的同时保证患者唇部丰满度(图 2-8-50-4A)。种植体位置的设计、牙槽骨修整量以数字化排牙的结果为导向,手术当日的过渡义齿根据数字化排牙的结果预成。

基于患者的年龄、性别、饮食需求、上颌骨密度、植体 A-P 距、悬臂长度以及对颌牙日后固定修复的考虑,上颌拟植入 6 颗 Replace Conical Connection 种植体(Nobel Biocare)。种植体位置的设计需要考虑以下 6 个因素:未来修复体螺丝孔的穿出位置、种植体颊舌侧骨量、种植体周围骨密质的量、种植体与重要解剖结构的安全距离、种植体之间的角度偏差、修复平台是否在同一水平面上。种植体模拟植入的位置如图 2-8-50-4B 所示,设计植入 6 颗种植体,前部 4 颗种植体为直立植入,后部 2 颗种植体为倾斜 30° 植入,6 颗种植体的角度偏差控制在 5° 以内。

种植体位置设计完毕后需要设计导板固位钉的位置,无牙颌导板应至少使用 3 颗固位钉进行固位,固位钉入骨深度应≥5mm,且固位钉最好有一部分骨密质固定。本病例在颊侧设计 2 个固位钉,腭侧设计 1 个固位钉,固位钉位点尽量分散分布,全部设计完毕后可以生成并打印导板(图 2-8-50-4C、D),并制作咬合记录(图 2-8-50-4E)以便于术中引导导板就位。

5. 导板引导下行上颌种植手术 上颌局部浸润麻醉,11—15、21—24 微创拔除,导板通过与对颌牙之间的咬合记录引导就位,检查见导板与黏膜的贴合性良好,而后通过固位钉固定导板,固定后见导板的稳定性良好,在导板引导下确定植入位点和方向(图 2-8-50-5A),植入 6 颗 Replace Conical Connection 种植体(15:4.3mm×13mm、13:5.0mm×11.5mm、11:4.3mm×11.5mm、21:4.3mm×11.5mm、23:5.0mm×11.5mm、25:4.3mm×13mm),初期稳定性为 30~50N·cm,平整牙槽骨,15、25 置入 30° 复合基台,13、11、21、23 置入 0° 复合基台(图 2-8-50-5B),角度复合基台加力至 15N·cm,0° 复合基台加力至 30N·cm,植体与牙槽骨间隙内植 Bio-Oss 人工骨粉(Geistlich),覆盖 Bio-Gide 生物膜(Geistlich),缝合(图 2-8-50-5C)。术后 CBCT 示种植体的位置和方向良好(图 2-8-50-5D)。

去复合基台保护帽,置入开窗式取模杆,口内成形树脂连接取模杆,取模,记录颌位关系(保持原有的 VOD 不变),上𬌗架,技师将预成的上颌胶托义齿修改为种植体支持的过渡义齿,全景片示过渡义齿完全就位(图 2-8-50-6A)。从上颌前牙切端位置、龈缘线、人工牙形态、上颌前牙排列、患者嘴唇丰满度、颊廓等方面评估过渡义齿的美学效果,患者对过渡义齿的美观效果满意(图 2-8-50-6B~G)。然后调𬌗,使过渡义齿咬合为 13—23 与对颌牙均匀一致接触,14、15、24、25 与对颌牙不接触。

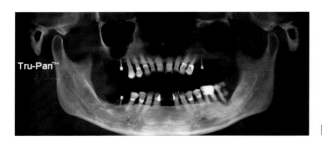

图 2-8-50-3 患者微张口状态下拍摄的 CBCT 影像

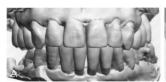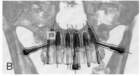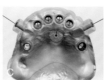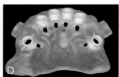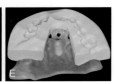

图 2-8-50-4
A. 在导板设计软件中模拟排牙;B. 在导板设计软件中模拟植入种植体;C. 设计出的数字化导板影像;D. 上颌数字化导板;E. 制作上颌导板与下颌牙之间的咬合记录。

6. 术后 1 周拆线。

7. 上颌植体植入 2 个月后复查,患者口腔卫生状态良好,修复体未见异常,周围软组织未见异常(图 2-8-50-7A),X 线检查示植体周围骨质未见异常(图 2-8-50-7B~E)。

8. 种植 46,32、42 拔除后即刻种植,过渡义齿修复。

9. 上颌植体植入 7 个月后复诊,去除上颌过渡义齿,置入开窗式复合基台水平印模柱,口内成形树脂连接印模柱,个别托盘取模,记录颌位关系(图 2-8-50-8A),标记中线位置,面弓转移(图 2-8-50-8B),上𬌗架,送技工室制作试排牙修复体。

10. 试戴试排牙修复体　试排牙修复体用以评估终印模的准确性、美观效果和咬合关系(图 2-8-50-9A)。首先进行模型放大镜检查,见试排牙修复体与复合基台间密合性良好,单螺丝试验未见翘动。戴入口内行 X 线检查,见修复体完全就位(图 2-8-50-9B)。从上颌前牙切端位置、龈缘线、人工牙形态、上颌前牙排列、患者嘴唇丰满度、颊廓等方面评估试排牙修复体的美学效果,患者对修复体的美观效果满意。将试排牙修复体返回技工室,用以参考制作 CAD/CAM 的纯钛支架(图 2-8-50-10)。

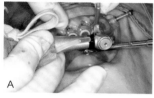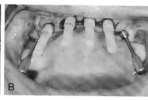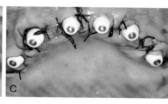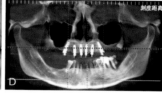

图 2-8-50-5
A. 导板引导下定植入位点;B. 植体植入完毕后放入复合基台;C. 放入复合基台保护帽,缝合;D. 术后 CBCT 示种植体的位置和方向良好。

图 2-8-50-6
A. 戴入过渡义齿全景片;B. 戴入过渡义齿正面放松像,上下唇可以自然闭合;C. 戴入过渡义齿侧面 45° 放松像;D. 戴入过渡义齿侧面 90° 放松像,侧面得到明显改善;E. 戴入过渡义齿正面大笑像,唇齿关系良好,未暴露过渡义齿和牙槽嵴的交界处;F. 戴入过渡义齿侧面 45° 大笑像;G. 戴入过渡义齿侧面 90° 大笑像,示上颌前牙唇腭向排列理想。

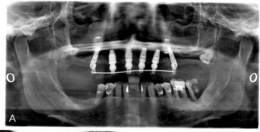

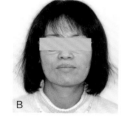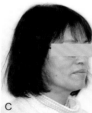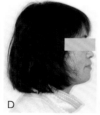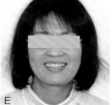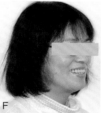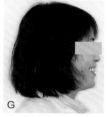

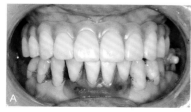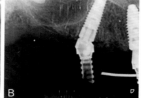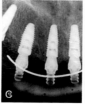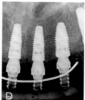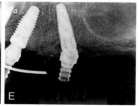

图 2-8-50-7
A. 2 个月复查口内像;B. 15 根尖片;C. 13、11 根尖片;D. 21、23 根尖片;E. 25 根尖片。

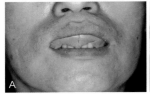
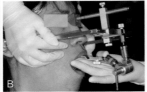
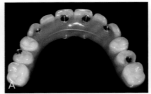
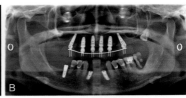

图 2-8-50-8

A. 硅橡胶记录颌位关系；B. 面弓转移。

图 2-8-50-9

A. 技师制作的试排件；B. 影像学检查示试排牙修复体完全就位。

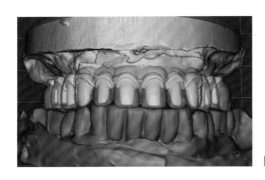

图 2-8-50-10　根据试排牙修复体形态设计正式修复体的支架

11. 口内试戴支架（图 2-8-50-11A），支架就位顺利，单螺丝试验未见支架翘动，根尖片显示支架完全就位（图 2-8-50-11B~E），然后行牙龈比色，将支架返回技工室，制作上部牙冠。

12. 戴入上颌正式修复体　正式修复体 15 螺丝开孔在颊侧，为保证美观效果，设计为单冠粘接，其余牙冠直接粘接在 CAD/CAM 支架上（图 2-8-50-12A），组织面设计为卵圆形，复合基台修复平台周围均预留清洁通道，便于采用牙间隙刷清洁（图 2-8-50-12B）。单螺丝试验和影像学检查见被动就位良好（图 2-8-50-12C）。同样从上颌前牙切端位置、龈缘线、人工牙形态、上颌前牙排列（图 2-8-50-12D~F）、患者嘴唇丰满度、颊廓（图 2-8-50-12G~L）等方面评估正式修复体的美学效果，患者对美观效果满意。然后封闭螺丝孔，调𬌗，确保正中𬌗上下颌牙的咬合至平衡𬌗状态，侧方𬌗调至组牙功能𬌗，抛光。

13. 戴入下颌修复体（图 2-8-50-13），嘱患者注重清洁，定期复诊，常规配戴夜磨牙𬌗垫。

九、治疗效果

本病例借助数字化导板获得了理想的种植体位置和医患双方均满意美学效果，患者的咬合功能也得到了极大的改善。

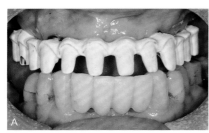
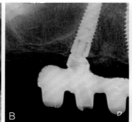
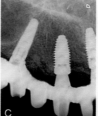
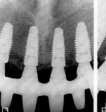
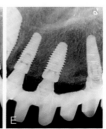

图 2-8-50-11

A. 口内试戴 CAD/CAM 支架，支架表面经遮色处理；B. 15 复合基台处支架密合性良好；C. 13 复合基台处支架密合性良好；D. 11、21、23 复合基台处支架密合性良好；E. 25 复合基台处支架密合性良好。

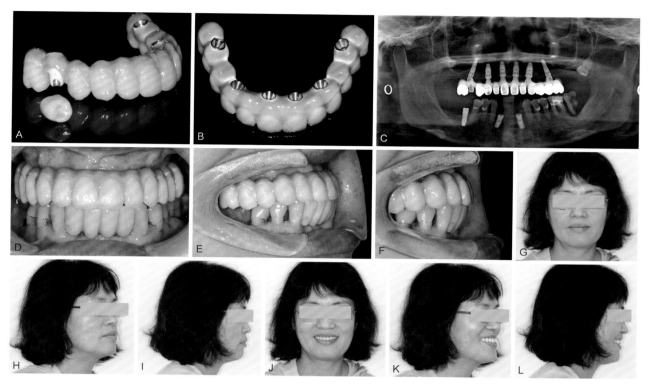

图 2-8-50-12　正式修复体戴入

A. 正式修复体图像(右侧面观);B. 正式修复体图像(组织面观);C. 影像学检查示修复体完全就位;D. 正式修复体戴入(正面观);E. 正式修复体戴入(侧面 45°观);F. 正式修复体戴入(侧面 90°观);G. 正式修复体戴入,正面放松像;H. 正式修复体戴入,侧面 45°放松像;I. 正式修复体戴入,侧面 90°放松像;J. 正式修复体戴入,正面大笑像;K. 正式修复体戴入,侧面 45°大笑像;L. 正式修复体戴入,侧面 90°大笑像。

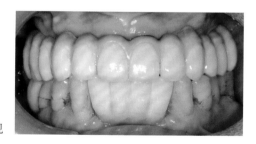

图 2-8-50-13　上下颌修复完毕正面观

十、小结

临床上我们经常可以见到很多人多数牙齿,甚至全口牙齿缺失,或者是余留牙松动,严重影响健康和美观。如何完美解决此类问题,是每一个医生都必须思考的问题。美学和功能是必须考虑的两大因素,同时,良好的远期效果、微创和高效也是重要的关键点。综上所述,即刻负重的修复方式备受患者青睐。对于多颗牙、全口牙缺失的种植修复,以修复为导向的精准植入尤其重要。现今的数字化时代,导板、导航、手术机器人都可以作为种植手术的辅助方式。其中,导板技术在现阶段最易切入临床工作,数字化导板可将美学设计的理念方便地应用于数字化排牙的过程中,据此规划种植体位置,并将术前规划实施到术中,对于种植临床工作的指导意义是非常肯定的。本病例借助数字化导板获得了理想的种植体位置和医患双方均满意的临床效果。数字化导板设计、制作和应用涉及一系列临床程序,不可避免会产生误差,为了尽量减小误差和保证术中良好的降温,对于无牙颌或者潜在无牙颌的病例,一般仅采用导板定位先锋钻的位置,若首钻出现位置偏差,可在直视下利用侧切钻改正方向。本病例设计的导板为部分引导导板,实际仅借助导板定位了先锋钻的位置和方向,虽未出现明显位置偏差,但若直接设计为先锋钻导板,则能实现首钻更精准的定位。对于此类多数牙缺失或者无牙颌的病例,笔者更推荐采用先锋钻导板。

点评

该病例为一例上颌多颗牙缺失、松动,进行上颌半口数字化设计,即刻种植即刻修复的病例。对于这位看似并非终末期牙列缺损的患者,医生首先对患者口内余留牙状态进行评估,确认余留牙保留价值不大,因此这是一位潜在牙列缺失患者。进一步对软硬组织情况以及患者需求进行综合评估,为患者制订了较为完善的治疗计划,即上颌数字化设计指导下即刻种植即刻修复。医生使用数字化光学印模,结合影像学数据进行虚拟排牙,完成数字化种植导板的设计制作,在数字化导板引导下完成了以修复为导向的上颌 6 颗种植体精准植入,即刻修复确保了患者无缺牙期,最终在种植体完成骨整合后完成最终修复。

本病例治疗思路完整清晰,体现了以人为本的治疗理念,病例资料记录完整,最终获得了不错的修复效果,但还有一些可以改进之处,比如该潜在上颌牙列缺失患者,医生在进行虚拟排牙时主要使用光学印模结合影像学数据,缺失患者面部信息,如果能够结合患者面部扫描数据辅助进行微笑美学设计可以帮助我们更好地对美学效果进行预测。

四川大学华西口腔医院 满毅

病例 51:虚拟患者建立及全牙弓数字化种植修复重建

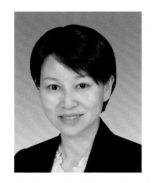

作者:北京大学口腔医院 陈琰副主任医师
合作者:北京和胜义齿制作有限公司 徐勇高级技师,张磊工程师;北京为开数字科技有限公司 王俊杰工程师
病例开始时间:2017 年 12 月 4 日
病例结束时间:2019 年 12 月 28 日

一、患者基本情况

姓名:刘某

性别:女

年龄:55 岁

职业:律师

二、主诉

牙齿逐渐松动并向外侧伸展 10 年余。

三、简单病史

现病史:近 10 年牙齿逐渐松动无法正常咀嚼,并出现牙齿外展突出、面容改变、开唇露齿,要求治疗。
既往史:既往体健,否认高血压,心血管疾病、糖尿病等系统性疾病,无长期服药及过敏史。

四、检查

1. 临床检查　11、21、26—28、37、47 缺失,余留牙除 13、14、23、24、33、34、43、44 为Ⅱ度松动外,其余牙齿松动Ⅲ度及以上松动,17、16、24、25、45、46、48 牙颈部深龋,牙龈轻度红肿,不同程度牙周袋,侧切牙对刃𬌗,17、25 锁𬌗位于牙弓颊侧,Ⅲ类𬌗关系。11、21 近远中间隙增加,37、47 近远中间隙减小至 2~3mm,前牙散在间隙,31、41 树脂充填关闭间隙。上下颌牙槽骨前突、前牙唇倾,开唇露齿。面部基本对称,开口度、开口型无异常,双侧颞下颌关节无弹响,关节区及肌肉无压痛(图 2-8-51-1,图 2-8-51-2)。

2. 辅助检查　治疗前全景片及 CBCT 显示口内余留牙牙根周围骨吸收严重,除 13、14、23、24、33、34、43、44、38 牙周骨吸收至根尖 1/3~1/2 外,其余牙齿骨吸收均达到根尖 1/3 以内,上颌窦底垂直骨高度为 1~2mm,上颌窦底黏膜增厚,右侧黏膜增厚达 13~15mm。双侧颞下颌关节对称,关节间隙及髁突位置正常(图 2-8-51-3)。

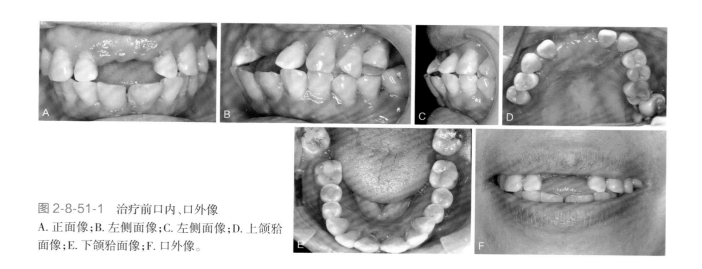

图 2-8-51-1　治疗前口内、口外像
A. 正面像;B. 左侧面像;C. 左侧面像;D. 上颌𬌗面像;E. 下颌𬌗面像;F. 口外像。

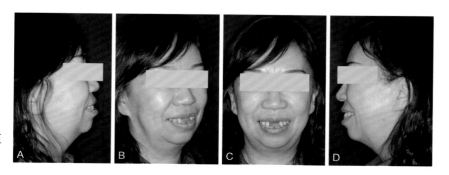

图 2-8-51-2　治疗前面像
A. 右侧面像;B. 右斜侧面 45° 像;C. 正面像;D. 左侧面像。

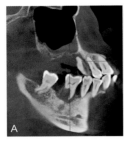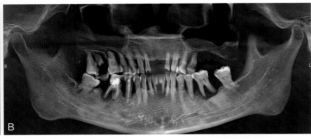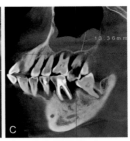

图 2-8-51-3 治疗前影像
A. 右侧 CT 截图;B. 全景片;C. 左侧 CT 截图。

五、诊断

1. 上下牙列缺损(11、21、26—28、37、47 缺失)。
2. 重度牙周病。
3. 错𬌗畸形。
4. 17—15、24、25、45、46、48 牙颈部深龋。

六、设计思考

保留目前牙周及牙体状况尚可的 13、14、23、24、33、34、43、44,拔除其余严重松动及牙颈部龋的牙齿,暂时配戴局部可摘义齿修复牙列缺损。严重感染拔牙窝愈合的同时,观察患者对整体面部美观和咀嚼的需求,确定后续方案。

1. 方案一 缺损部位进行分段种植分段修复。该方案可以保留患者现有部分牙齿,但是由于牙槽突整体突出,修复后患者牙齿位置排列及面部丰满度不会发生很大变化,无法纠正其开唇露齿的状况。同时,由于保留了 13、14、23、24,需行双侧上颌窦囊肿摘除后再行上颌窦外提术,后期完成种植手术及修复,治疗周期长且无法进行即刻负重。

2. 方案二 拔除所有余留牙行种植支持咬合重建,全牙弓种植可避免上颌窦囊肿及外提升植骨手术创伤、不干扰上颌窦的同时,可以采用临时义齿即刻负重恢复美观及部分咀嚼功能。

患者为 50 多岁女性,经过 1 年余的局部可摘义齿配戴期,对固定修复、面下 1/3 形态及开唇露齿状态改变的愿望强烈,同时由于工作和社交需要不愿经历术后的牙列缺损期和恢复期,经充分思考权衡利弊后,患者决定采取方案二行全牙列种植支持咬合重建。

七、治疗计划

1. 分阶段拔牙,首先拔除 18—15、12、22、25、38、36、35、32—42、45、46、48,保留牙周及牙体状况尚可的 13、14、23、24、33、34、43、44。

2. 拔牙后用余留牙固位局部可摘义齿,暂时修复缺失牙列。

3. 根据患者需求采取方案二,利用剩余的 13、14、23、24、33、34、43、44 制作并固定外科固位钉导板,术中拔除余留牙行导板引导的即刻种植即刻负重。

4. 临时修复后半年进行永久修复,采用全数字化流程,通过 CBCT、口扫、面扫、电子面弓和数字化印模等数字化信息采集,建立虚拟患者,完成全牙弓 Procera 种植整体桥(Procera Implant Bridge,PIB)修复。

5. 术前种植数字化设计 利用 GuideMia 软件(概美)进行术前数字化设计。虚拟排牙后根据牙列位置设计 Nobel Active 种植体(Nobel Biocare)位置及桥体螺丝孔穿出方向。患者上颌窦底骨高度不足,尽可能利用现有骨量,向近中及远中分别倾斜 4 枚种植体,上颌设计 8 枚种植体,下颌设计 6 枚直立种植体,使种植修复体螺丝开孔位置尽量避免颊舌向和近远中向悬臂。从图 2-8-51-4 中可看出虚拟排牙位置与现有牙槽骨相比向舌腭侧内收,螺丝开孔位于后牙殆面及前牙舌腭侧。

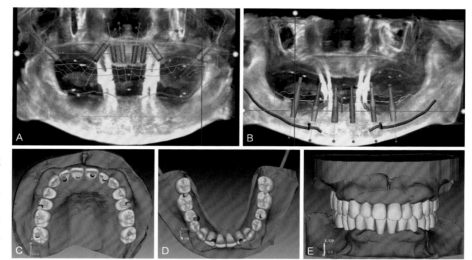

图 2-8-51-4 修复体及种植体位置设计
A. 上颌种植体位置设计;B. 下颌种植体位置设计;C. 上颌虚拟排牙;D. 下颌虚拟排牙;E. 虚拟排牙唇侧观。

八、治疗步骤

1. 拔除无法保留患牙 18—15、12、24、25、38、36、35、32—42、45、46、48,暂时保留 13、14、23、24、33、34、43、44 制作临时义齿(图 2-8-51-5)。

2. 戴临时修复体 1 年余后,患者自觉几颗剩余的牙齿恰位于口角并突出于口外,严重影响美观,要求拔除所有余留牙进行种植整体桥修复。用暂基托确定颌位关系,制作带咬合记录的放射导板,双扫描拍摄 CBCT,确保放射导板口内就位准确、稳定,如图 2-8-51-6 所示。

3. 制作固位钉导板及外科导板(图 2-8-51-7)。

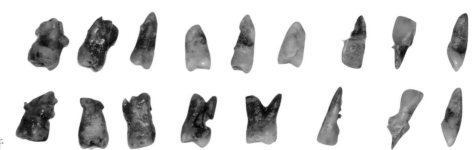

图 2-8-51-5 拔除的患牙

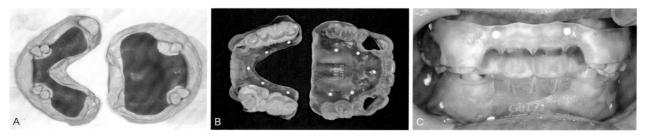

图 2-8-51-6 放射导板
A. 放射导板咬合树脂基托;B. 带咬合记录的放射导板;C. 放射导板口内咬合。

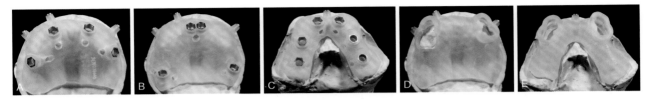

图 2-8-51-7　外科导板及固位钉导板

A. 分组式上颌外科导板 1；B. 分组式上颌外科导板 2；C. 下颌外科导板；D. 上颌固位钉导板；E. 下颌固位钉导板。

4. 外科手术实施及即刻临时义齿制作　在局部浸润麻醉下，首先采用牙和黏膜共同支持式固位钉导板制备的钉道固定外科导板，去骨并完成种植床预备，观察近中 4 枚种植体相邻过近，考虑到整体桥修复上颌 6 枚种植体可满足需要，上下颌在半程导板引导下分别植入了 6 枚种植体（图 2-8-51-8）。分别利用上下颌近中 4 枚种植体制作即刻临时义齿，配戴被动就位良好（图 2-8-51-9）。患者双颌前突及开唇露齿改善（图 2-8-51-10）。

5. 永久修复数字化设计及加工　即刻临时义齿戴后半年，更换为上下各 6 颗种植体负重的第 2 副临时义齿，再戴 3 个月，患者对咀嚼、美观及发音满意，遂进行全流程数字化永久修复。

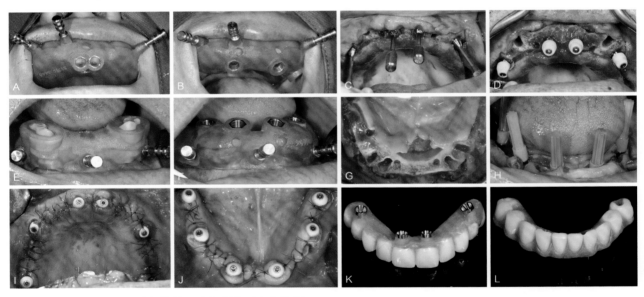

图 2-8-51-8　导板引导种植体植入和即刻临时义齿修复

A. 上颌外科导板 1 就位；B. 上颌外科导板 2 就位；C. 上颌植入种植体；D. 安放复合基台；E. 下颌固位钉导板就位；F. 下颌外科导板就位；G. 下颌备洞去骨后；H. 安放复合基台；I. 上颌复合基台保护帽；J. 下颌复合基台保护帽；K. 上颌即刻临时义齿；L. 下颌即刻临时义齿。

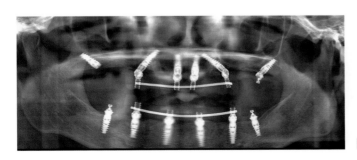

图 2-8-51-9　戴即刻临时义齿后全景片

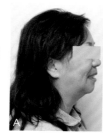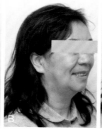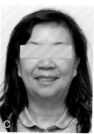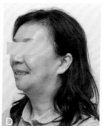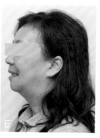

图 2-8-51-10　戴即刻临时义齿后面像
A. 右侧面像；B. 右侧 45° 面像；C. 正面像；D. 左侧 45°面像；E. 左侧面像。

（1）数字化信息采集：用 Trios（3Shape）口内扫描仪获取口内黏膜信息（图 2-8-51-11），并获取临时牙列形态及临时牙咬合位置数据。用静态面部扫描仪 ObiScanner（Fifthingenium）获取未戴牙和戴牙后静息及大笑的面部信息（图 2-8-51-12）。然后分别与牙列形态的口扫数据和 CBCT 数据配准，采用 PIC（PIC Dental）数字化照相系统通过带密码点的扫描旗获得准确的种植体位置信息（图 2-8-51-13），弥补了口内扫描由于图像拼接而造成的无牙颌种植体位置误差，使用电子面弓 Jaw Motion Analyzer（Zebirs）获得稳定颌位和个性化的下颌运动轨迹（图 2-8-51-14）。

图 2-8-51-11　口内扫描采集软组织信息
A. 口内扫描；B. 上颌口内扫描图像；C. 下颌口内扫描图像。

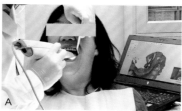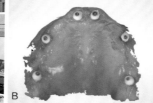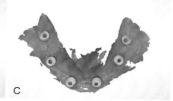

图 2-8-51-12　台式面扫仪进行面部扫描
A. 不戴牙静息状态面扫；B. 戴牙大笑状态面扫。

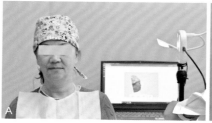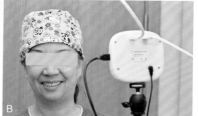

图 2-8-51-13　口外摄影技术制取上下颌数字化印模
A. 数字化印模制取；B. 上颌扫描旗就位；C. 下颌扫描旗就位。

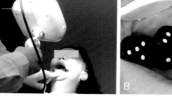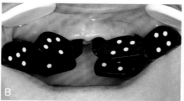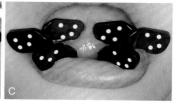

图 2-8-51-14　电子面弓记录𬌗平面位置及正中关系位𬌗记录
A. 戴电子面弓行功能运动；B. 上下颌叉口内固定；C. 上下颌叉及硅橡胶平导。

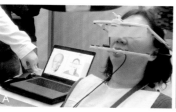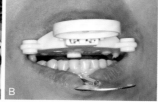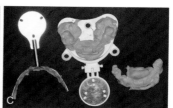

（2）数字化印模精度验证：本病例为了验证数字化印模的精度，常规制取了传统的刚性连接开口式印模。在完成数字化信息采集后，在 Exocad Dental CAD（Align）软件中进行口扫数据和 PIC 种植体位置数据匹配，分别用 3Shape 3D Viewer（3Shape）（图 2-8-51-15A、B）和 Geomagic Studio 软件（Geomagic）（图 2-8-51-15C、D）进行数字化印模精度验证，证实数字化印模精度与传统无牙颌连接式印模法印模误差在可接受范围内，并再次在物理模型上进行切削支架精度验证，口内试戴支架并用切削树脂牙列验证咬合精度（图 2-8-51-16）。

（3）设计软件中进行虚拟患者建立和修复体设计：完成数字化印模精度验证后，在 Exocad Dental CAD（Align）技工室设计软件中导入口扫、面扫、CBCT 影像学数据、数字化印模及电子面弓数据，进行数据匹配，形成了兼具美学设计和功能设计的虚拟患者（图 2-8-51-17），面部形态结合患者笑线和下颌位置信息确定永久修复排牙的合理中线、牙齿大小、牙齿排列，切缘位置、微笑曲线及咬合等（图 2-8-51-17），同时对比临时修复体和永久修复体的位置、形态、𬌗平面差异，根据虚拟𬌗架咬合参数进行支架设计及数字化回切（图 2-8-51-18）。出于对美观、强度、自洁能力、应力吸收等因素的考量，上下颌永久修复体采用了不同材料和设计的 PIB 整体桥（图 2-8-51-19）。

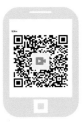

视频 46
种植体位置和软组织数据匹配
① 扫描二维码
② 用户登录
③ 激活增值服务
④ 观看视频

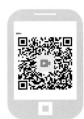

视频 47
虚拟患者的建立及下颌功能运动
① 扫描二维码
② 用户登录
③ 激活增值服务
④ 观看视频

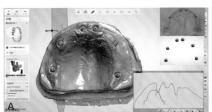
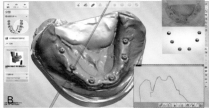
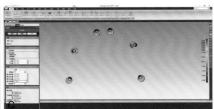
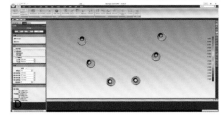

图 2-8-51-15　软件中进行数字化印模及模型扫描精度分析
A. 上颌；B. 下颌；C. 上颌；D. 下颌。

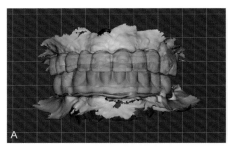
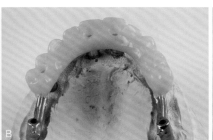
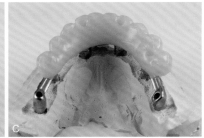

图 2-8-51-16　数字化印模切削钛杆及切削 PMMA 树脂牙列
A. 数字化设计；B. 上颌切削支架及树脂牙列；C. 下颌切削支架及树脂牙列。

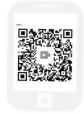

图 2-8-51-17　虚拟患者建立及牙列设计
A.虚拟患者;B.临时修复体和永久修复体位置形态差异。

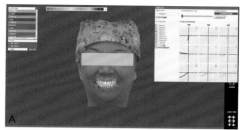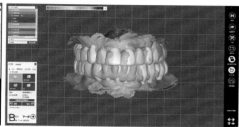

图 2-8-51-18　虚拟𬌗架及支架数字化回切
A.虚拟𬌗架,设置咬合参数;
B.数字化回切支架设计。

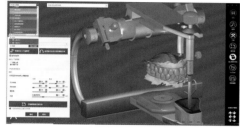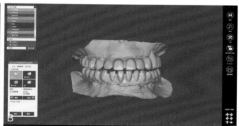

图 2-8-51-19　上下颌永久修复体
A.上颌氧化锆支架烤瓷;
B.上颌氧化锆支架组织面;
C.下颌纯钛支架树脂排牙。

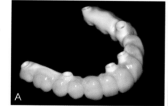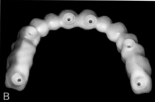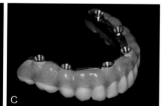

九、治疗效果

经历局部可摘义齿配戴 1 年多和种植固定临时修复 8 个月,最终患者配戴了种植支持 PIB 整体桥。上颌采用氧化锆支架烤瓷,利于美观和自洁。下颌采用纯钛支架树脂牙,质轻并最大程度吸收咀嚼应力,形成缓冲,更好地保护下方种植体及骨结合界面。咬合形成了交互保护𬌗,第二副临时修复及永久修复后全景片显示种植体分布均匀,骨水平稳定,支架被动就位良好(图 2-8-51-20～图 2-8-51-23)。患者对美观及功能满意,面下 1/3 形态得到了极大改善,切缘位置、微笑曲线理想,双颌前突及开唇露齿消失(图 2-8-51-24,图 2-8-51-25),永久修复 1 年半后随访,口腔卫生良好,无崩瓷崩塑,骨水平稳定,双侧颞下颌关节间隙正常(图 2-8-51-26)。使用 3dMD face system(3dMD)动态面部扫描仪对永久修复后 1 年半患者的面部形态与无牙颌时的面扫结果相比较,可以看出其面下 1/3 容量的变化(图 2-8-51-27)。

视频 50
治疗前、治疗后面扫对比

① 扫描二维码
② 用户登录
③ 激活增值服务
④ 观看视频

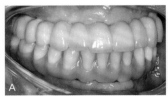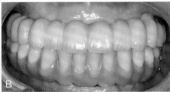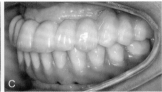

图 2-8-51-20 戴牙后咬合口内像
A.右侧面观;B.正面观;C.左侧面观。

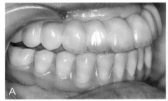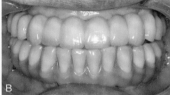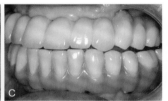

图 2-8-51-21 戴牙后前伸及侧方运动口内像
A.右侧尖牙引导;B.前伸前牙引导;C.左侧尖牙引导。

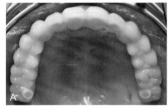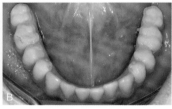

图 2-8-51-22 戴牙后上下颌𬌗面像
A.上颌𬌗面观;B.下颌𬌗面观。

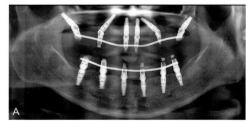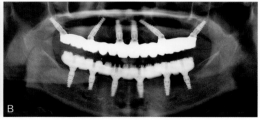

图 2-8-51-23 全景片
A.二次临时修复后;B.永久修复后。

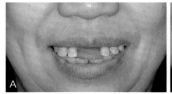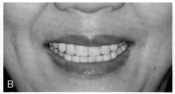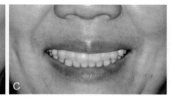

图 2-8-51-24 面下 1/3 影像
A.术前;B.临时修复后;C.永久修复后。

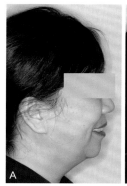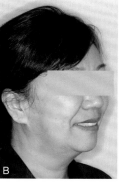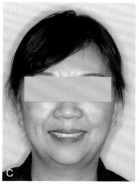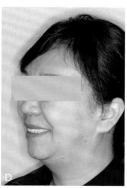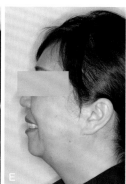

图 2-8-51-25　戴永久修复体后面部影像
A. 右侧面像；B. 右侧 45°面像；C. 正面像；D. 左侧 45°面像；E. 左侧面像。

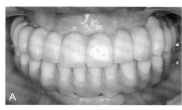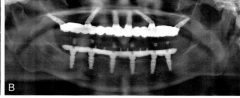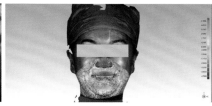

图 2-8-51-26　术后 1 年半随访
A. 口内正面观；B. 全景片。

图 2-8-51-27　面下 1/3 容量变化

十、小结

1. 本病例患者重度牙周炎导致持续性牙槽骨吸收、前牙牙槽骨代偿性增生和唇倾，导致开唇露齿和面容改变。经过 1 年多临时局部可摘义齿过渡修复的考虑后，患者在保留余留牙行双侧外提升植骨后分段种植和拔除余留牙种植整体桥修复两个方案之间，选择了不植骨、时间短并可以即刻负重的种植整体桥方案。通过拔除牙周病患牙及余留重度唇倾的余留牙，改善了面容，恢复了咀嚼功能。永久修复后经 1 年半时间随访，种植体周围骨水平稳定，未出现任何生物、机械和工艺并发症，提示患者的要求在种植方案设计时也是需要纳入的考量因素之一。

2. 本病例全部采用不同的设备及软件，EXOCAD 软件可实现各类数据的兼容与整合，以往未有报道。将数字化印模数据与传统印模技术相比较，进行精度分析和对比后，认为可以满足无牙颌印模的精度要求。

3. 无牙颌种植的数字化流程涵盖了术前数据采集、以修复为导向的种植体植入位置设计、引导外科（导板、导航、种植机器人），永久修复数字化信息采集、数据整合，修复体设计（形态及功能）及数字化切削技术等步骤。本病例从种植体植入设计开始即采用数字化导板外科技术，永久修复阶段通过采集及整合数字化信息包括口扫、面扫、电子面弓、数字化印模数据及 CBCT 影像学数据，建立一个兼具颜面部美观及功能咬合设计方案的虚拟患者，从而实现由终自始的无牙颌全流程数字化治疗。

4. 由于病例开始较早，缺乏术前面扫，未从初诊开始进行微笑设计及面容分析，是本病例的遗憾之处。同时，由于上下无牙颌同时行全氧化锆整体桥修复目前仍缺乏循证医学证据，永久修复体仍然需要在物理𬌗架上完成烤瓷、排牙等技工步骤，目前仍不能够完全脱离物理𬌗架，期待随着增材及减材制造材料学的进一步发展，未来能够脱离物理𬌗架，实现无牙颌修复临床及技工加工的全流程数字化。

点评

　　获取完整准确的患者口颌系统信息,据此设计制作精密且个性化的修复体,一直是种植修复的目标。在无牙颌种植修复患者中,由于其缺失牙较多、咬合关系不稳定、面形变化大等因素,简单地制取上下颌印模无法全面反映患者的口颌情况。利用各种数字化手段建立虚拟患者,口腔医生能获得立体形象和准确动态的软硬组织信息,从而制订个性化且准确的种植修复方案。在该病例中,作者将 CBCT 影像学信息、口内扫描信息及排牙信息配准,进行术前种植设计,并利用手术导板,将种植体植入到术前设计的位置。在永久修复阶段,作者创新性地将 PIC 口外摄影、口内扫描、面部扫描和电子面弓获取的数字信息配准融合,在计算机上建立了 4D 虚拟患者。因此,医生在无牙颌永久修复设计时既能根据面部形态设计前牙排列,又能根据下颌动态描记设计咬合关系,大大优于传统的石膏模型排牙。正如作者提到的内容,这些数字化技术分属不同品牌商,其文件的格式及配准方式均未统一,将诸多数据准确整合并建立 4D 虚拟患者是探索性的工作,是本病例最大的亮点。

　　在该病例中,患者因为牙周病前牙扇形散开,上下唇较突。经过上下颌全口种植修复,患者的面形及微笑像均有极大的改善。这也提示无牙颌种植修复对患者的面形和前牙外观影响很大,术前设计中考虑面形(面部扫描)是必要的。将无牙颌患者面部扫描融入种植修复术前设计是治疗的趋势。

　　虽然该病例基于 4D 虚拟患者进行了良好的修复设计,但上颌的最终修复体选择了氧化锆基底烤瓷桥,下颌为钛支架树脂牙,这两种修复体均需在传统模型上制作,无法准确地复制电脑中牙齿排列和咬合面形态。从数字化修复设计到数字化修复体制作,仍有较多数据传输和材料加工问题待解决。另外,虽然该病例中口外摄影制取的数字化印模精准度较高,但口外摄影制取全牙弓种植体印模的精确性仍未有共识,2021 年 Marta Revilla-Leónet 等人的 2 篇文章指出其精确性仍低于传统印模(附文献供参考),应用时宜充分考虑整个数字化过程各个步骤及数据信息转换中的误差。

北京大学口腔医院　邱萍

主编点评

　　多种现代化数字化手段应用在同一个病例中,从术前设计到全口种植修复印模的制备、修复体的结构设计和加工,都体现了最新的数字化技术在临床中的前沿应用,将数字化技术在全牙列种植中的应用非常全面地进行了展示。

　　唯一略显遗憾的是,最终修复体的饰面部分回归了传统的烤瓷、烤塑技术,这要求技师具备非常高的理论水平和技术能力。

　　这个病例另一个有意思的地方在于,术前设计上颌 8 枚植体,并因此分成了 2 个手术导板。术中考虑植体间距过近,修改了方案、放弃了 2 个位点,只植入了 6 枚植体。数字化设计的优势在于术前可进行全面、精确的分析,从而确定最适宜的治疗方案。建议同仁们在方案设计阶段更加明确,可以减少术前准备的难度,简化手术操作的程序。

北京大学口腔医院　刘峰

病例 52：以功能为导向的数字化种植支持式咬合重建

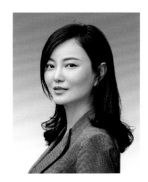

作者：福建医科大学附属口腔医院 张思慧主治医师
合作者：福建医科大学附属口腔医院 黄诗颖医师
病例开始时间：2020 年 9 月 10 日
病例结束时间：2021 年 6 月 11 日

一、患者基本情况

性别：男

年龄：48 岁

二、主诉

口内多牙渐进性松动 10 余年，影响进食，要求种植修复。

三、简单病史

自诉 10 余年前因牙龈红肿易出血，曾于外院行牙周洁治，具体不详。10 年前左侧上颌磨牙因松动拔除，其余磨牙也因松动陆续脱落。随后 5 年期间，口内多牙快速脱落，余留牙松动移位。自觉影响咀嚼、美观和言语，现就诊要求种植治疗。

患高血压 10 年，服药控制血压正常，否认白血病、心血管疾病、糖尿病、肝脏疾病等系统性疾病，否认传染性疾病，否认放疗史、化疗史，否认药物过敏史。偶有饮酒。患者身高、体重分别为 180cm、100kg，打鼾情况严重，曾发现睡眠呼吸暂停。未发现家族遗传病史。

四、检查

1. 临床检查

（1）口外检查：颌面部左右对称，面部比例协调（图 2-8-52-1），侧面观呈正常面型（图 2-8-52-2），低位笑线（图 2-8-52-3），双侧颞下颌关节区无触压痛，颌面部及下颌下淋巴结、颈部淋巴结未触及，开口度正常，开口型垂直向下，开口末可闻及左侧关节弹响，关节和肌肉触诊无明显不适。

（2）口内检查：12—17、26—27、31、34—37、41、44、46—47 缺失，缺牙区牙龈未见明显红肿溃疡（图 2-8-52-4）。21—25、43、4 松动（Ⅲ度），32—33、42 松动（Ⅲ度），32—33 叩痛（+），32 冷诊（+），探诊敏感。11—25、32、33、42、43、45 探及深牙周袋 6~8mm，牙石（Ⅲ度），牙龈红肿溢脓，探诊出血。

2. 辅助检查 CBCT 示 12—17、26、27、31、34—37、41、44、46、47 缺失，全口余留牙根吸收至根尖 1/3，32、

33 根尖区见烧瓶状骨吸收影像(图 2-8-52-5A),右侧髁突位于关节窝正中位,左侧髁突位于关节窝前上位,双侧髁突皮质骨连续,未见明显毛糙、穿孔(图 2-8-52-5B)。

五、诊断

1. 上下颌牙列缺损(12—17、26—27、31、34—37、41、44、46—47 缺失)。
2. 慢性牙周炎(重度)。

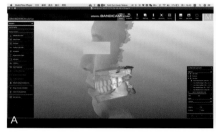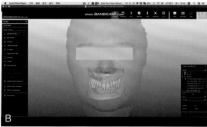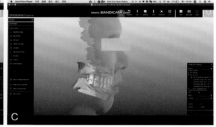

图 2-8-52-1　术前数字化影像采集

A. 左侧面影像;B. 正面影像;C. 右侧面影像。

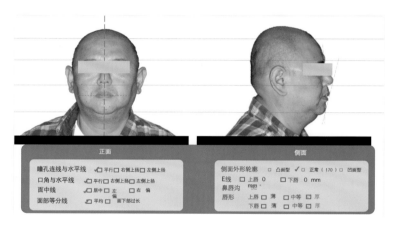

图 2-8-52-2　口外检查

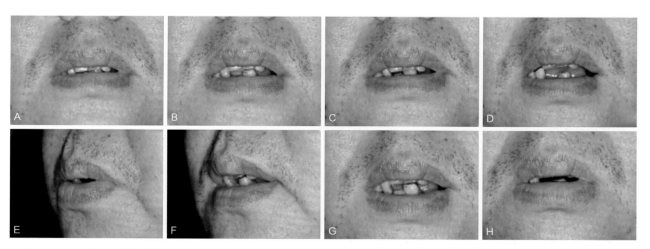

图 2-8-52-3　发音及微笑照

A. 息止颌位时上颌切牙下缘暴露 1mm;B. 息止颌位时下颌切牙上缘暴露 2mm;C. 微笑无法引出;D. 大笑无法引出;E. 发"F"音时上颌切牙切缘位于下唇干湿交界线舌侧;F. 发"S"音时切牙间隙 1mm;G. 发"E"音时上颌牙占唇间比例 20%;H. 发"Me"音时上颌前牙暴露 0mm,下颌前牙暴露 1mm。

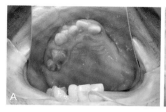
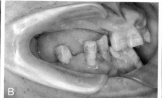
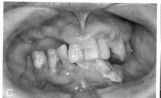
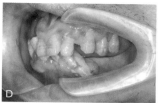
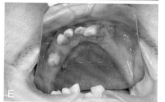

图 2-8-52-4　术前患者口内像
A.术前上颌𬌗面观;B.术前右侧面观;C.术前正面观;D.术前左侧面观;E.术前下颌𬌗面观。

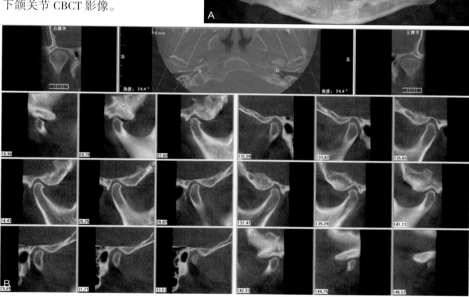

图 2-8-52-5　术前 CBCT 影像
A. 术前全牙列 CBCT 影像;B. 术前颞下颌关节 CBCT 影像。

六、设计思考

1. 是否能做种植固定修复　模拟拔牙后上下颌间距离为 18~20mm(图 2-8-52-6),测量上颌骨为Ⅳ类骨,下颌骨为Ⅲ类骨,拟种植位点骨量充足(图 2-8-52-7),满足种植体支持的一体固定桥修复条件。

2. 患者长期缺牙,下颌位置不稳定,无法确定患者恢复咀嚼、言语和美观功能时的下颌位置,考虑先做治疗义齿稳定下颌位置,同时恢复患者口颌系统功能后再进行种植方案设计。

3. 患者上颌穹窿高且深,又有严重打鼾史,在种植前应精准寻找下颌位置和垂直距离,防止造成气道进一步狭窄。在牙列修复时,上颌后牙应按序列引导设计,后期夜间应考虑做阻鼾器,平缓气流,保护种植体和修复体健康。

4. 患者自洁习惯不佳,应加强卫生宣教,嘱患者定期复诊,维护种植体健康。

七、治疗计划

1. 感染控制期,对慢性牙周炎进行控制,行系统牙周洁治,对患者进行口腔健康宣教。根据牙周检查大表

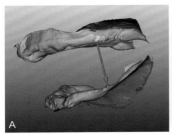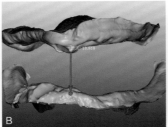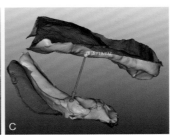

图 2-8-52-6　模拟拔牙后修复空间
A. 左侧面观；B. 正面观；C. 右侧面观。

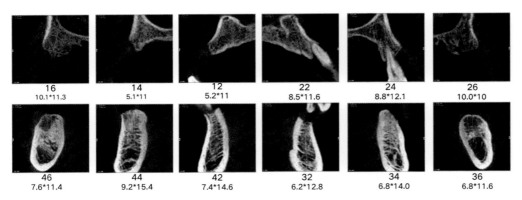

图 2-8-52-7　拟种植位点骨量充足

及序列拔牙评估余留牙情况，拔除余留牙。

2. 种植术前和术中，通过全口义齿确定患者的垂直距离、水平关系和牙齿形态。以修复为导向确定种植位点及数目，拟采取在牙及黏膜支持式半程导板引导下，上下颌各植入 6 颗种植体，术中观察当扭力值大于 35N·cm、种植体稳定系数大于 60 时行即刻修复，未达到扭力值则行埋入式愈合。

3. 永久修复期，对过渡义齿进行咀嚼效率、美学、发音、吞咽、数字化动态咬合分析系统（T-scan novus core，Tekscan）及运动轨迹的评估，各项参数均达到理想状态后，数字化取终模，利用运动轨迹调整牙齿形态，制作种植支持的一体固定桥永久修复体。

4. 术前数字化设计　将面扫（Face Hunter，Zirkonzahn）、口扫（CS3600，锐珂）等数据在虚拟𬌗架上融合，按美学标准排牙（图 2-8-52-8），3D 打印治疗义齿。试戴 3 个月后，将治疗义齿做成放射导板（图 2-8-52-9）。患者戴放射导板拍摄 CBCT，利用 CBCT 数据和放射导板扫描数据融合，设计上下颌种植位点（图 2-8-52-10，图 2-8-52-11）。设计即刻修复钛支架和即刻修复体，供技师弯制钛丝和焊接时参考（图 2-8-52-12）。打印数字化导板和即刻修复体（图 2-8-52-13，图 2-8-52-14）。

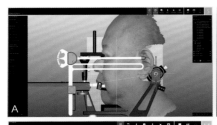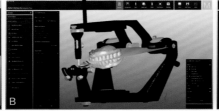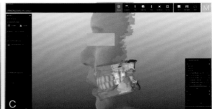

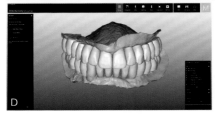

图 2-8-52-8　虚拟排牙
A. 虚拟𬌗架与面扫匹配；B.𬌗平面确定；C. 虚拟排牙与面扫结合；D. 虚拟排牙正面观。

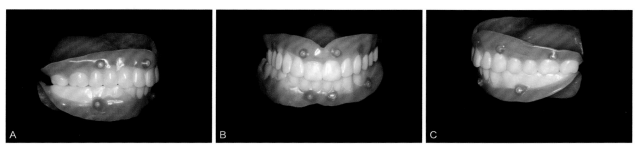

图 2-8-52-9　3D 打印放射导板

A. 放射导板右侧面观；B. 放射导板正面观；C. 放射导板左侧面观。

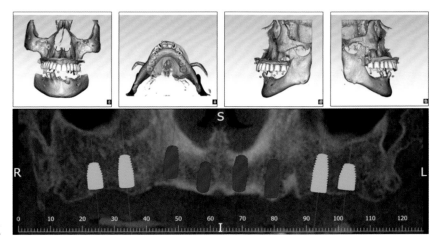

图 2-8-52-10　拟设计上颌种植位点

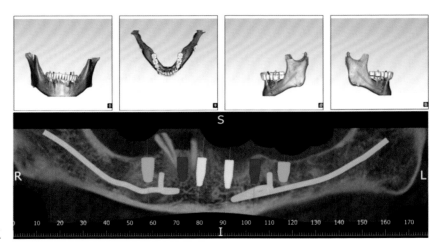

图 2-8-52-11　拟设计下颌种植位点

八、治疗步骤

1. 分次拔除松动牙，彻底搔刮拔牙创。

2. 局部浸润麻醉，戴手术导板至正确就位，固位钉固位，去导板翻全厚瓣，固位的重新固位导板按种植体植入流程完成窝洞预备，植入 6 颗 BLT（Straumann）种植体：12、22 为 3.3mm×12mm，14 为 4.1mm×10mm，16 为 4.8mm×10mm，24 为 4.1mm×12mm，26 为 4.8mm×12mm（图 2-8-52-15），上颌多颗植体扭矩值未达到 35N·cm，上封闭螺丝后缝合。

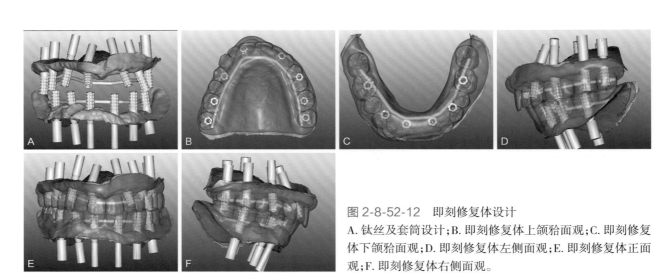

图 2-8-52-12　即刻修复体设计
A. 钛丝及套筒设计；B. 即刻修复体上颌𬌗面观；C. 即刻修复体下颌𬌗面观；D. 即刻修复体左侧面观；E. 即刻修复体正面观；F. 即刻修复体右侧面观。

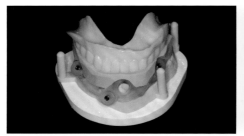

图 2-8-52-13　数字化导板

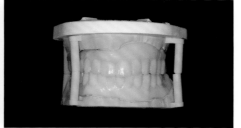

图 2-8-52-14　打印即刻修复体

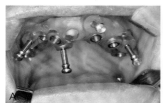
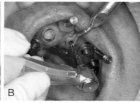
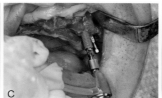
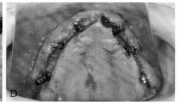

图 2-8-52-15　上颌种植体植入术
A. 种植导板就位；B. 逐级备洞；C. 种植体植入；D. 术后上颌𬌗面观。

下颌植入 6 颗 BLT（Straumann）种植体，32、42 为 3.3mm×12mm，34、44 为 4.1mm×10mm，36 为 4.8mm×10mm，46 为 4.8mm×8mm。6 颗种植体初期稳定性达到 35N·cm，旋入直角多牙基台，扭矩值均为 35N·cm，旋入钛临时基底，扭矩值为 10N·cm，32 种植体远中、34 种植体近中填塞骨粉 Bio-Oss（Geistlich Bio-Oss）0.25g，覆盖 Bio-Gide 可吸收生物膜 Bio-Gide（Geistlich Bio-Gide）13mm×25mm，严密缝合（图 2-8-52-16）。

3. 上颌采用全口义齿行过渡修复。下颌满足即刻修复的条件，使用电阻焊接技术行下颌即刻修复（图 2-8-52-17）。

4. 3 个月后，上颌做二期手术后上多牙基台，数字化印模（图 2-8-52-18）获取种植体的位置和方向、牙龈形态及咬合关系，制作上颌义齿。

5. 6 个月后，患者戴过渡修复体发音清晰，全景片检查种植体周围无骨质吸收，咀嚼效率提高，T-scan 检测咀嚼力分布均匀，髁突轨迹描记仪（Zebris for ceramill，Amann Girrbach）测量运动轨迹曲线及功能状态下的下颌运动曲线，均更趋近正常牙列曲线，可重复性高。PIC（PIC Dental）取下颌印模。利用髁突轨迹描记仪获取临时修复体运动轨迹，并在虚拟𬌗架调整牙齿形态（图 2-8-52-19），制作螺丝开孔的一体化固定桥。

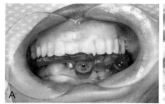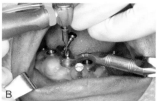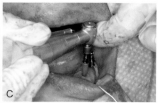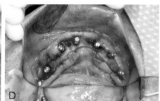

图 2-8-52-16 下颌种植体植入术

A. 种植导板就位;B. 逐级备洞;C. 种植体植入;D. 术后下颌𬌗面观。

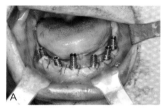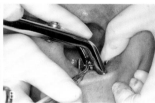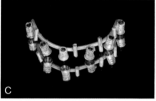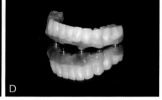

图 2-8-52-17 用电阻焊接技术行下颌即刻修复

A. 口内套筒就位;B. 口内焊接钛丝;C. 套筒及钛丝整体支架完成;D. 即刻义齿完成。

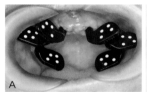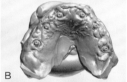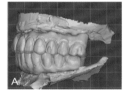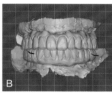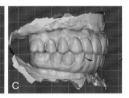

图 2-8-52-18 数字化印模

A. 口内扫描杆就位;B. 获取植体三维位置。

图 2-8-52-19 虚拟𬌗架调整牙齿形态

A. 虚拟设计修复体左侧面观;B. 虚拟设计修复体正面观;C. 虚拟设计修复体右侧面观。

九、治疗效果

术后患者咬合稳定(图 2-8-52-20),术后 3 个月、6 个月种植体周围无骨质吸收(图 2-8-52-21),咀嚼效率逐步恢复正常(图 2-8-52-22),咬合力分布均匀,侧向运动无干扰(图 2-8-52-23),运动轨迹对称(图 2-8-52-24),神经肌肉牙医学分析系统(K7,Myotronics)检测肌电正常(图 2-8-52-25)。

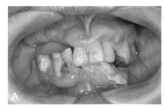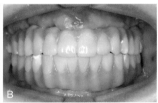

图 2-8-52-20 术前及术后口内像

A. 术前口内像;B. 术后口内像。

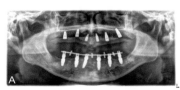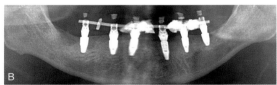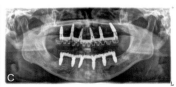

图 2-8-52-21 术后下颌全景片

A. 下颌术后即刻;B. 下颌术后 3 个月;C. 下颌术后 6 个月。

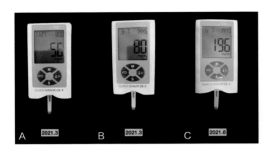

图 2-8-52-22 咀嚼效率测定
A. 术前;B. 术中;C. 术后。

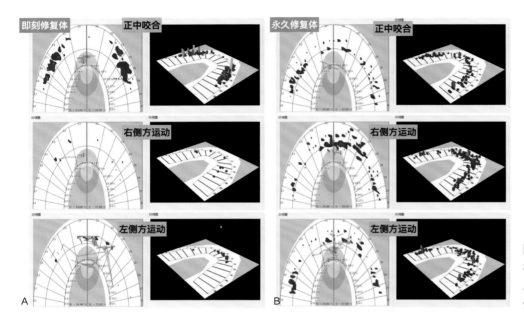

图 2-8-52-23 T-scan
检测咀嚼力分布均匀
A. 即刻修复体;B. 永久
修复体。

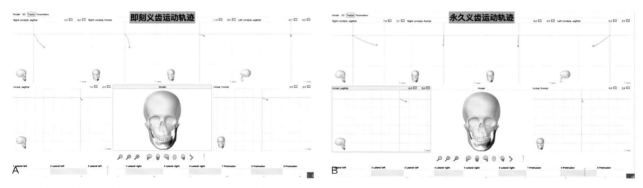

图 2-8-52-24 髁突轨迹描记仪测量运动轨迹曲线
A. 即刻修复体运动轨迹;B. 永久修复体运动轨迹。

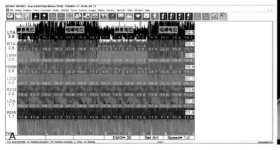

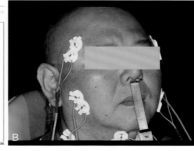

图 2-8-52-25 神经肌肉牙医
学分析系统检测肌电恢复正常
A. 测量咀嚼肌肌电电位;
B. 患者戴神经肌肉牙医学分
析系统。

十、小结

以功能为导向的数字化种植修复,可以保证种植手术、即刻修复与最终修复时的精准度;与传统的靠经验为主的全口种植方法比较,可以获得更加满意的美学效果,更理想地实现患者的咀嚼功能,因此值得在临床上推广应用。但该方法存在技术敏感性高、设备昂贵等缺陷,在修复体制作方面,应注意适时回到𬌗架和患者口内进行调整。

点评

　　这是一例数字化技术辅助下的全口种植病例,从术前评估、设计、数据获取,到术中导板手术实施,再到最终的义齿修复,数字化概念基本贯穿了整个治疗过程,使用了目前可以获取的所有数字化工具,包括:面扫、口扫、CBCT、数字化面弓、数字化软件规划、3D 打印、数字化导板、数字化运动轨迹描记、T-scan 等,这是一个很好的探索。但难点在于如何将这些数字化工具进行合理的整合,以获得理想的效果。目前临床上发现很多数字化信息仅能提供参考,还不能替代临床上的常规操作。

　　这位患者就诊时口内为牙列缺损状态,同时已经丧失正确的颌位关系,作者选择了先拔除患牙,然后利用面部扫描与口内软组织信息配准的方法得到了需要重建的上下颌 的颌位关系。目前这种数字化颌位记录方法已逐渐成熟,但其准确性仍需要探讨,颌位关系的最终确定仍然应该以修复体在口内试戴为准。在病例汇报中未阐述清楚最终的面形评估、种植后的临时修复体是否使用的是数字化设计、3D 打印的上下颌修复体。

　　种植手术在无牙颌种植导板引导下完成,缺憾在于应用了这么多数字化工具,手术仅使用了半程导板和翻瓣手术,且手术后上颌没能实现即刻修复。

　　在本病例中,术后取模制作了临时修复体,却未使用术前打印好的临时修复体。作者的最终修复采用了现在较为流行的数字化光学印模,这种方法缩短了种植取模的时间,但对于无牙颌全口种植来讲,这种方法的准确性和稳定性还需要进一步验证,所以在最终修复体制作前应检查预成修复体的被动就位情况。

　　总体来说,这个全口种植病例完成度较好,使用了多种数字化工具,治疗过程规范,病历记载详细,具有参考价值。

中国人民解放军空军特色医学中心　马楚凡

病例 53：序列手术导板辅助重度牙周炎终末期牙列患者全牙列即刻种植即刻修复

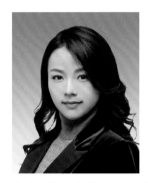

作者：北京大学口腔医院 杨静文副主任医师
合作者：泰康拜博医疗集团有限公司 刘琦副主任医师
北京大学口腔医院 岳兆国医师 王勇教授级高级工程师
病例开始时间：2020 年 9 月 30 日
病例结束时间：2021 年 4 月 1 日

一、患者基本情况

性别：女

年龄：38 岁

二、主诉

上颌多牙缺失，余留牙松动，考虑种植修复。

三、简单病史

7 年前诊断为"侵袭性牙周炎"并进行一系列牙周基础治疗和手术治疗。近年来，试保留牙齿松动逐渐加重，缺失牙数量增加。考虑种植修复。既往曾患扁平苔藓，有拔牙史（12、17、25—27、38、48）、牙周手术史（下颌后牙翻瓣术以及 45 引导组织再生术）。

四、检查

1. 临床检查 口腔卫生状况一般，菌斑中量，牙石（++）；牙龈普遍色暗红，形态圆钝，质地水肿，牙龈退缩 2~4mm；全口 PD 普遍 5~8mm，16、36 部分位点 PD 可深达 10mm；12、17、25—27 已缺失，余牙多数不同程度松动，前牙唇向扇形移位，牙间隙增 2~4mm（图 2-8-53-1）。

2. 辅助检查 治疗前根尖片显示上颌 16 牙槽骨吸收至根尖，11—24 牙槽骨吸收至根尖 1/3，13—15 牙槽骨吸收至根中 1/3（图 2-8-53-2）。

五、诊断

1. 牙周炎（Ⅳ期 C 级）——2018 年新分类。

2. 侵袭性牙周炎（广泛型）——1999 年旧分类、上颌牙列缺损。

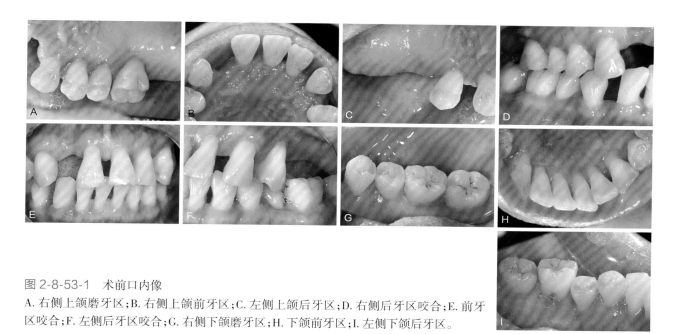

图 2-8-53-1　术前口内像

A. 右侧上颌磨牙区；B. 右侧上颌前牙区；C. 左侧上颌后牙区；D. 右侧后牙区咬合；E. 前牙区咬合；F. 左侧后牙区咬合；G. 右侧下颌磨牙区；H. 下颌前牙区；I. 左侧下颌后牙区。

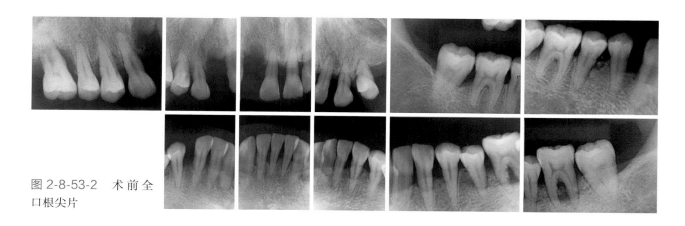

图 2-8-53-2　术前全口根尖片

六、设计思考

1. 牙周基础治疗控制炎症，评估余留牙预后　记录全口牙周探诊深度及出血指数并拍摄全口根尖片，通过炎症程度、附着丧失量以及牙槽骨吸收的量和形态对全口牙进行初步评估。16 以及 36 附着丧失已经超过 75%，且伴有Ⅲ~Ⅳ度根分叉病变和Ⅲ度的松动度，预后无望，予以拔除。余牙附着丧失均大于 50%，预后不确定，予以基础治疗控制炎症后 3 个月再评估。图 2-8-53-3、图 2-8-53-4 为再评估时的临床资料，炎症已得到基本控制，余留部分邻面位点探诊深度仍达 4~6mm。

2. 根据牙周情况选择种植修复方案　患者年龄较轻，牙周破坏重，局部刺激因子与牙周破坏程度不相符，整体预后较差。患者多数牙齿有较大的附着丧失及骨吸收，并由于牙齿移位造成紊乱的咬合关系，多数牙的个别预后较差。其中上颌多数牙缺失，余留牙移位明显，散隙明显，美观效果差，为终末期牙列。

综上所述，患者有 3 种治疗方案：①牙周基础治疗后再评估，拔除预后无望牙齿，余留牙酌情行牙周手术后试保留，可摘义齿修复缺失牙后定期维护；②拔除上颌牙齿后行上颌全牙列种植修复，下颌牙齿牙周系统治疗后种植修复 36；③上颌试保留 13、14、15，拔除 11、21、22、23、24 后种植修复缺失牙（需大范围植骨）。患者考虑方案 3 需长时间缺牙且 14、15 松动的状态将导致进食效率不佳，远期亦有拔除可能，故选择方案 2。

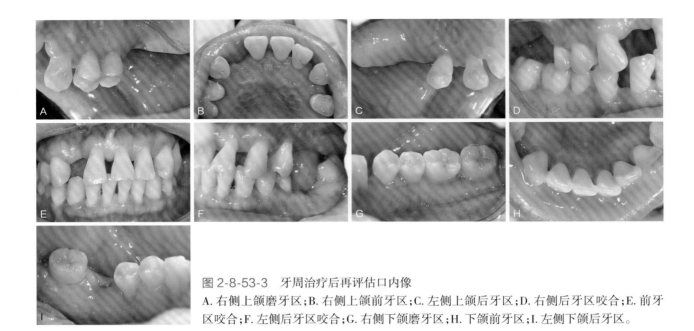

图 2-8-53-3 牙周治疗后再评估口内像
A. 右侧上颌磨牙区;B. 右侧上颌前牙区;C. 左侧上颌后牙区;D. 右侧后牙区咬合;E. 前牙区咬合;F. 左侧后牙区咬合;G. 右侧下颌磨牙区;H. 下颌前牙区;I. 左侧下颌后牙区。

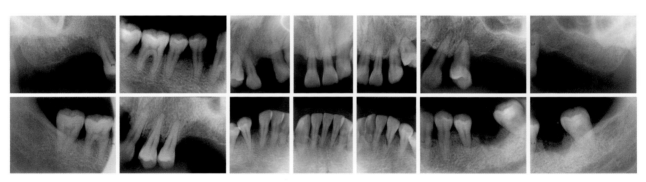

图 2-8-53-4 牙周治疗后再评估全口根尖片

3. 数字化技术的考量 根据构建虚拟患者进行美学、咬合、颌骨条件及修复空间的分析,有利于制订详细的治疗计划。但如何将数字化设计的骨修整位置、种植体植入位置、修复体带入位置准备转移到患者口内是一件挑战的事情。本病例利用𬌗支托式共享固位钉组合导板将虚拟患者的数字化设计治疗方案转移到患者口内。

七、治疗计划

1. 对上颌余留的松动天然牙进行牙周夹板固定。

2. 在牙支持式定位导板的引导下行上颌全牙列即刻种植即刻修复,完成 6 颗种植体支持的整体桥修复。

3. 36 单牙种植修复。

4. 术前数字化设计

(1)根据面部扫描数据[FaceScan(3D-Shape Corp)]、口扫数据[Trios(3 Shape)]和 CBCT 进行美学分析(图 2-8-53-5)和修复体排牙设计[EXOCAD DentalCAD(Align)](图 2-8-53-6)。

(2)以修复为导向进行种植方案设计(杭州六维齿科医疗技术有限公司)(图 2-8-53-7)。

(3)根据种植方案确定骨修整位置并设计带有骨修整指示线的基础导板[Geomagic Control X(3D System)](图 2-8-53-8)。

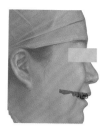 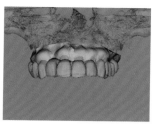 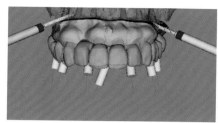 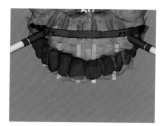

图 2-8-53-5　牙列数据与面部扫描数据配准后进行美学分析

图 2-8-53-6　根据美学分析结果进行虚拟排牙

图 2-8-53-7　根据虚拟排牙进行种植方案设计

图 2-8-53-8　根据种植体平台位置设计基础导板

（4）提取余留天然牙的形态特征设计由𬌗支托支持的定位导板（图 2-8-53-9）。

（5）根据理想的种植体三维位置设计种植导板（图 2-8-53-10）。

（6）检查基础导板、定位导板和种植导板之间的装配关系（图 2-8-53-11，图 2-8-53-12），确认导板形态与黏膜形态和牙体形态的位置关系。

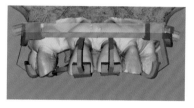 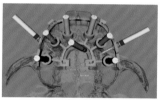 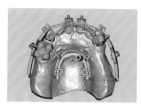 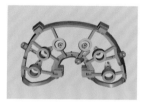

图 2-8-53-9　设计与基础导板相匹配的定位导板

图 2-8-53-10　设计与基础导板相匹配的种植导板

图 2-8-53-11　定位导板和基础导板组装后

图 2-8-53-12　种植导板和基础导板组装后

八、治疗步骤

1. 打印钴铬金属导板［Profeta Ti200（南京前知智能科技有限公司）］，在体外验证导板各部件之间的装配与固位。

2. 14 与 15、11、21、22 和 23 均进行牙周夹板固定。

3. 口内试戴定位导板（图 2-8-53-13），检查定位导板在天然牙表面的就位情况。确认就位后取下导板。

4. 局部麻醉下行余留天然牙沟内切口，缺牙区域行嵴顶切口，唇侧翻开全厚黏骨膜瓣至膜龈联合根方。装配定位导板和基础导板组成第一幅组合导板，戴入患者口内。待就位完全后在基础导板的固位钉位置进行预备，放置固位钉（图 2-8-53-14），固定基础导板。

5. 基础导板固定完成后，取下定位导板，拔除余留牙。在基础导板的骨修整指示线的引导下进行骨修整（图 2-8-53-15）。

6. 骨修整完成后，在基础导板上装配种植导板，在导环引导下进行种植窝洞预备和种植体植入——BLT（Straumann）植体 6 枚：4.1mm×10mm、4.1mm×12mm、3.3mm×12mm、3.3mm×12mm、3.3mm×12mm、4.1mm×10mm（图 2-8-53-16）。

7. 种植体植入完成后取下种植导板，放置螺丝固位基台（图 2-8-53-17）。

8. 在基础导板上装配切削完成的 PMMA 临时桥（图 2-8-53-18），确认临时桥位置符合美学和咬合的要求后，在螺丝固位基台上连接钛基底，并将钛基底与树脂桥粘接在一起（图 2-8-53-19）。确认粘接稳固后，将临时桥和 6 个钛基底一同取下。

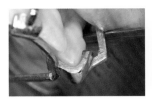
图 2-8-53-13　定位导板
拾支托在牙面就位

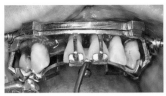
图 2-8-53-14　定位导板与基
础导板装配后一起就位

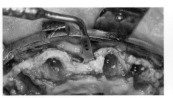
图 2-8-53-15　在基础导板指
示下进行骨修整

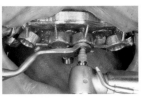
图 2-8-53-16　导板引导
下种植窝洞预备

9. 修整黏膜,用不可吸收缝线缝合创口。技工室制作临时修复体(图 2-8-53-20)。

10. 临时修复体口内像如图 2-8-53-21 所示。

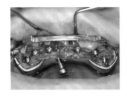
图 2-8-53-17　种植
体植入后口内像

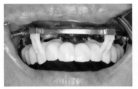
图 2-8-53-18　临时义齿
在口内试戴

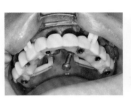
图 2-8-53-19　临时义
齿与钛基底粘接

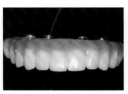
图 2-8-53-20　临时义
齿抛光后

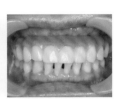
图 2-8-53-21　临时
义齿戴入后口内像

九、治疗效果

1. 术后 X 线检查　全景片可见骨嵴顶形态平整(图 2-8-53-22),CBCT 示种植体角度理想(图 2-8-53-23)。

2. 术后 CBCT 所示与术前设计比较(图 2-8-53-24)。

3. 最终修复选择氧化锆人工牙的整体桥修复。患者对美观满意,咀嚼功能良好(图 2-8-53-25)。

十、小结

既往研究证实,牙支持种植导板具有较高的就位精度。终末期牙列中的待拔余留牙可以作为导板定位的解剖结构,为导板的精确定位提供标记。使用牙周夹板固定松动牙能够避免余留牙松动,辅助天然牙为导板提供坚强支撑。治疗效果评估证实,序列导板引导下植入的种植体三维位置偏差在临床可接受的安全范围内,满足以修复为导向的种植设计需求。

目前,国内外尚无用于重度牙周炎终末期牙列全牙列即刻种植的同类型导板。拔牙后进行无牙颌种植是该类患者采用导板手术的替代方案。因此,本病例所述技术能够拓展导板手术的适应证范围,解决临床相关病例导板使用受限的问题。

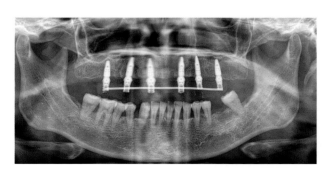
图 2-8-53-22　临时修复后全景片

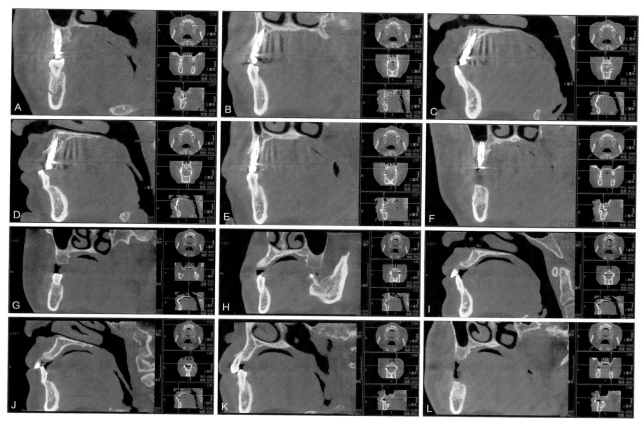

图 2-8-53-23 临时修复后 CBCT 检查

A. 右侧上颌磨牙区种植体;B. 右侧上颌前磨牙区种植体;C. 右侧上颌前牙区种植体;D. 左侧上颌磨牙区种植体;E. 左侧上颌前磨牙区种植体;F. 左侧上颌前牙区种植体;G. 右侧上颌磨牙区术前骨条件;H. 右侧上前磨牙区术前骨条件;I. 右侧上颌前牙区术前骨条件;J. 左侧上颌磨牙区术前骨条件;K. 左侧上颌前磨牙区术前骨条件;L. 左侧上颌前牙区术前骨条件。

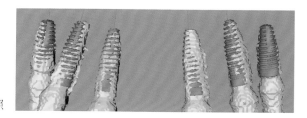

图 2-8-53-24 术后 CBCT 与术前设计比照

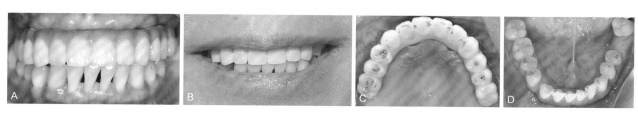

图 2-8-53-25 戴牙后检查

A. 口内正面观;B. 口外正面观;C. 咬合检查(上颌);D. 咬合检查(下颌)。

　　尽管如此,本技术依然具有一定的局限性,包括:①由于缺乏商用配套软件,导板的设计需要专业的导板设计工程师来完成。目前正处于合作开发阶段的导板软件有望降低导板设计门槛,助力本技术的推广;②该技术正处于临床应用初步探索阶段,还需要在后续研究中扩大样本量进行随机对照临床试验,为医生的临床决策提供科学依据。

结论:牙周夹板结合序列手术导板辅助重度牙周炎患者行全牙列即刻种植即刻修复,能够拓展全牙列导板种植手术的适应证范围,满足在临床应用的安全性要求。

点评

牙支持式数字化种植导板引导种植具有较高的临床植入精度。本病例中作者利用终末牙列中的待拔余留牙,为拔牙后的无牙颌种植导板的精确定位提供基础支撑,支持了数字化导板引导下的牙槽突修整、数字化导板引导下的无牙颌种植体植入、术前制作好的 CAD/CAM 临时修复体修复,完成了拔牙后无牙颌种植的整体数字化治疗流程,体现了安全、精准、微创、可预测的种植治疗效果。

有几个方面值得讨论思考:

1. 为保证导板的精度和顺利准确就位,治疗流程中是否应把松牙固定安排在资料采集、导板设计与制作之前?

2. 因为种植体的植入位点尤其是垂直位点很难达到小于 0.5mm 的误差精度,PMMA 临时修复体就位能否达到修复体边缘与基台肩台的精密接触,是否会影响种植体的组织愈合及生物学宽度稳定?

3. PMMA 材料用于无牙颌临时修复体是否能达到咬合稳定的强度要求? 修复后的咬合如何保障无干扰实现?

4. 无牙颌一段式修复体的种植体周近远中如何预留清洁通道,便于患者种植体周维护?

滨州医学院附属烟台口腔医院　柳忠豪

病例 54:应用全程数字化为牙周炎患者实现全口即刻种植即刻修复

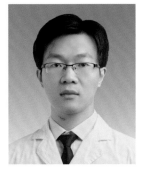

作者:天津市口腔医院　李笑班主治医师

合作者:南开大学口腔医院(天津市口腔医院)　张健主任医师

病例开始时间:2019 年 3 月 29 日

病例结束时间:2019 年 9 月 23 日

一、患者基本情况

性别:女

年龄:40 岁

二、主诉

口内多颗牙松动影响咀嚼,要求种植修复。

三、简单病史

现病史:患者5年前发现口内牙齿松动,曾行牙周系统治疗,未见明显好转,来我科要求种植修复。
既往史:平素体健,否认系统性疾病史,否认药物过敏史。

四、检查

1. 临床检查

(1)口外检查:面部左右基本对称,中线无偏斜,面下1/3垂直距离尚可(图2-8-54-1),微笑时中位唇线。颞下颌关节无弹响及疼痛,开口度3指。

(2)口内检查:17、37、32—42、37缺失。前牙区牙齿扇形移位,口腔卫生状况较差,菌斑指数为2,牙石指数为3,色素(+),牙龈颜色暗红、肿胀、质地松软,口内余留牙松动度Ⅱ~Ⅲ度,16、26、27、36、46、47根分叉病变Ⅲ~Ⅳ度(图2-8-54-2)。

2. 辅助检查 CBCT检查显示口内余留牙牙槽骨吸收至根尖1/3,上颌双侧后牙区上颌窦底可用骨高度不足,下颌双侧后牙区下颌神经管上方可用骨高度不足(图2-8-54-3)。

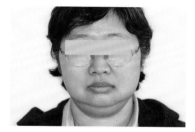

图2-8-54-1 术前正面像

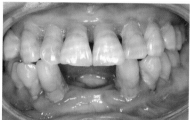

图2-8-54-2 术前口内像

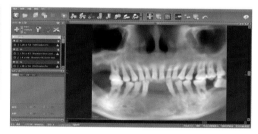

图2-8-54-3 术前CBCT检查

五、诊断

1. 上下颌牙列缺损。
2. 慢性牙周炎。

六、设计思考

在临床工作中,对于罹患牙周病的患者,首选牙周治疗保留牙齿。但是该患者牙周系统治疗后未见明显好转,且在请牙周科医生会诊后认为仅上颌前牙区牙齿预后相对较好。女性患者对美观要求较高,扇形移位的上颌前牙会对后期的美学修复提出很高的挑战,而且需要进行双侧上颌窦提升,这会大大增加种植外科的创伤和延长治疗周期。因此在权衡利弊之后,患者决定拔除口内余留牙后行全口种植修复。

该患者上颌前牙区和前磨牙区剩余骨的高度和宽度尚可,能够满足6颗种植体(远中2颗沿上颌窦前壁倾斜种植)植入,且A-P距离合适。下颌颏孔前区的骨高度和宽度尚可,可以满足常规的4颗种植体(远中避开下颌颏孔区倾斜种植)的植入。为了减少患者的缺牙期,我们决定行全口即刻种植即刻修复。但是,牙周炎患者的即刻种植增加了数字化导板的设计难度,无法应用常规的牙支持式或者黏膜支持式导板进行种植。因此,我们计划设计共享固位钉位置的两副导板进行种植引导。首先在不拔牙的状态下用牙支持式导板确定固位钉的位置,然后在拔牙后通过固位钉将种植导板就位。

七、治疗计划

1. 整体治疗计划 通过临床以及影像学检查对患者进行修复和外科两方面的评估。修复方面评估患者的咬合关系、颞下颌关节状态、修复空间、预期修复体的自洁形态、笑线以及前牙切缘的位置等。外科方面评估患者的骨量以及种植体颗数、种植时机、是否需要截骨或骨增量以及种植导板的就位方式等。最终决定数字化导板引导下行上颌 6 颗种植体,下颌 4 颗种植体全口即刻种植即刻修复,种植体完成骨结合后行整体桥永久修复。

2. 术前数字化设计 在 keynote(Apple)中通过对患者术前面部微笑照片和口内照片的拟合进行数字化微笑设计(图 2-8-54-4),确定患者前牙的形态及大小比例,以此为基础指导虚拟排牙,最后根据排牙信息和 CBCT 骨量信息在导板设计软件 coDiagnostiX(Straumann)中规划种植体位点及方向(图 2-8-54-5)。通过 3D 打印技术制作数字化导板,分别制作上下颌的牙支持固位钉导板、固位钉支持种植导板、固位钉辅助就位的临时修复体。

八、治疗步骤

1. 种植手术

(1) 上颌种植手术:常规消毒铺巾,在局部浸润麻醉下,利用牙支持式导板确定固位钉位置后取下导板(图 2-8-54-6)。然后分离牙龈,于牙槽嵴颊腭侧略翻瓣暴露牙根与牙槽骨间隙,切除龈瓣边缘炎性肉芽组织,拔除上颌 16—27,用球钻清理拔牙窝,并用大量生理盐水冲洗(图 2-8-54-7)。通过先前固位钉位置安放固位钉支持式种植导板,因拔牙前后软硬组织变化较大,需耐心寻找先前固位钉位置(图 2-8-54-8)。导板就位后利用 Straumann BLT 全程导板工具盒全程备洞(图 2-8-54-9),取下导板后利用测量杆确认种植体窝方向和深度以及种植窝周围骨量,植入 6 颗 BLT(Straumann)种植体,16、26 为 4.1mm × 14mm,14、24 为 4.1mm × 12mm,12、22 为 3.3mm × 12mm,植入扭矩均达到 45N·cm 以上。安装 SRA 基台,16、26 为 RC 30°4mmA 型,14、24 为 RC 17°2.5mmA 型,12、22 为 NC17°2.5mmA 型,均加力至 35N·cm。旋入 SRA 基台保护帽,修整黏膜,缝合。

(2) 下颌种植手术:常规消毒局麻下,利用牙支持式导板确定固位钉位置后取下导板(图 2-8-54-10)。然后分离牙龈,于牙槽嵴颊舌侧略翻瓣暴露牙根与牙槽骨间隙,切除龈瓣边缘炎性肉芽组织,拔除下颌余留牙,用球钻清理拔牙窝,并用大量生理盐水冲洗(图 2-8-54-11)。通过先前固位钉位置安放固位钉支持式种植导板(图 2-8-54-12)。导板就位后利用 Straumann BLT 全程导板工具盒全程备洞,取下导板后利用测量杆确认种植体窝的方向和深度,以及种植窝周围骨量,植入 4 颗 BLT(Straumann)种植体,35、45 为 4.1mm × 14mm,32、42 为 3.3mm × 12mm,植入扭矩均达到 45N·cm 以上。安装 SRA 基台,35、45 为 RC30°4mmA 型;32、42 为 NC 直型 2.5mm,均加力至 35N·cm。旋入 SRA 基台保护帽,修整黏膜,缝合(图 2-8-54-13)。

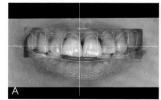 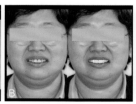 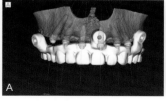 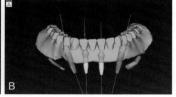

图 2-8-54-4 数字化微笑设计
A. 数字化微笑设计;B. 数字化微笑设计前后对比。

图 2-8-54-5 coDiagnostiX 种植规划
A. 上颌种植规划;B. 下颌种植规划。

视频 51

上颌种植手术 (1)：全程导板引导下备洞

① 扫描二维码
② 用户登录
③ 激活增值服务
④ 观看视频

视频 52

上颌种植手术 (2)：种植体植入

① 扫描二维码
② 用户登录
③ 激活增值服务
④ 观看视频

视频 53

下颌种植手术

① 扫描二维码
② 用户登录
③ 激活增值服务
④ 观看视频

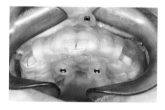

图 2-8-54-6　上颌牙支持固位钉导板口内就位

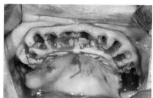

图 2-8-54-7　上颌拔牙及牙槽窝修整后

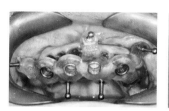

图 2-8-54-8　上颌固位钉支持种植导板口内就位

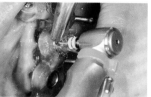

图 2-8-54-9　导板引导下备洞

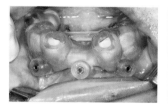

图 2-8-54-10　下颌牙支持固位钉导板口内就位

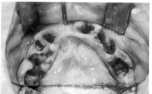

图 2-8-54-11　下颌拔牙及牙槽窝修整后

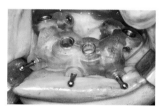

图 2-8-54-12　下颌固位钉支持种植导板口内就位

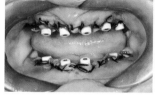

图 2-8-54-13　种植手术完成

2. 即刻修复　因手术后无麻醉情况下寻找并安放固位钉会增加患者的痛苦，所以放弃应用固位钉引导修复体就位，改用传统 pick-up 技术进行即刻修复（图 2-8-54-14）。在 SRA 基台上旋入钛基底并调改至适宜长度，将术前准备好的临时义齿戴入，上颌义齿借助有观察窗的腭托确认就位，下颌义齿借助与上颌的咬合记录确认就位，确保就位无阻挡后用自凝树脂 Luxatemp（DMG）将钛基底与临时义齿连接。从口内取下临时义齿后将组织面修整抛光，然后戴入患者口内调𬌗（图 2-8-54-15）。戴牙后拍摄全景片验证修复体就位情况（图 2-8-54-16），拍摄 CBCT 获得种植体植入后的三维数据与术前设计拟合验证种植精度（图 2-8-54-17）。

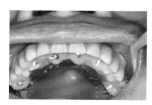

图 2-8-54-14　pick-up 技术即刻修复

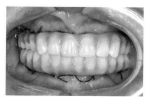

图 2-8-54-15　即刻修复后口内像

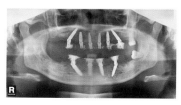

图 2-8-54-16　即刻修复后全景片

593

3. 第2副过渡义齿　术后2个月复查口内软组织愈合良好,种植体周围角化龈充足(图2-8-54-18)。复查CBCT显示上下颌种植体周围骨量良好。用成型树脂将转移杆在口内刚性连接,取夹板开窗印模(图2-8-54-19),灌注石膏模型后在模型上将转移杆断开并用石膏连接制作石膏夹板,将石膏夹板转移到口内验证模型的精确度(图2-8-54-20)。利用即刻义齿取正中关系位咬合记录,面弓转移(Sam)上𬌗架后送技工室制作CAD/CAM树脂桥(图2-8-54-21,图2-8-54-22)。树脂桥戴入(图2-8-54-23)口内后面部丰满度及微笑曲线满意,然后进行咬合调整,调𬌗至正中咬合时后牙均匀接触,前牙及远中悬臂轻接触;前伸运动前牙引导,后牙脱离接触;侧方运动时尖牙引导,后牙脱离接触。

4. 永久修复　利用原模型口外制作个性化转移杆及个别托盘,在患者口内将转移杆用成型树脂刚性连接后取开窗印模。面弓转移上颌相对关节的位置关系,用第2副过渡义齿取正中咬合、前伸至切牙对切牙、左右侧方至尖牙对尖牙的咬合记录,然后利用过渡义齿将模型上𬌗架,并根据前伸及侧方运动咬合记录确定前伸和侧方的切导斜度。扫描过渡义齿三维数据信息并根据此信息设计钛支架,送艾克康(Straumann)切削服务中心进行原厂支架切削,切削钛支架后在口内试戴并拍摄全景片确认就位(图2-8-54-24,图2-8-54-25)。钛支架确认无误后由技术进行烤塑及染色,同时按照种植体保护𬌗的原则进行精细咬合调整。另外,桥体设计为卵圆形,种植体龈外展隙处留间隙刷通道,以利于后期清洁维护。最后,最终修复体戴入患者口内并调𬌗,美观效果满意,咬合关系满意(图2-8-54-26,图2-8-54-27)。

5. 日常护理及随访　对患者进行日常护理指导,桥体及种植体两侧通过牙间隙刷结合冲牙器进行清洁,上颌腭侧及下颌舌侧用弯头牙刷进行清洁(图2-8-54-28)。分别于修复后1周、1个月、3个月、6个月复诊检查,后期每隔6个月复诊检查,酌情进行调𬌗及种植体周维护。

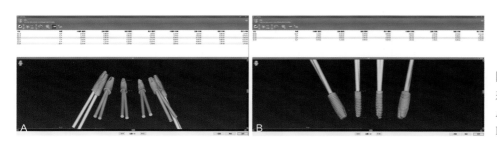

图2-8-54-17　种植术后误差分析
A.上颌种植术后误差分析;
B.下颌种植术后误差分析。

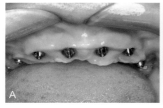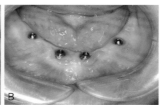

图2-8-54-18　术后2个月口内软组织影像
A.术后2个月上颌软组织影像;B.术后2个月下颌软组织影像。

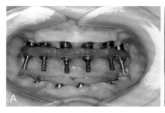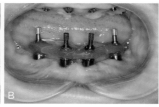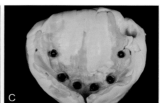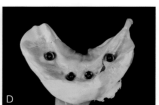

图2-8-54-19　夹板开窗印模
A.上颌转移杆夹板连接;B.下颌转移杆夹板连接;C.上颌印模;D.下颌印模。

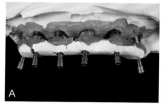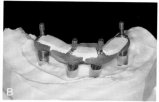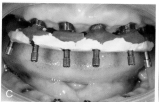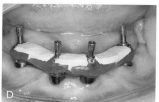

图 2-8-54-20　石膏夹板验证模型精确度

A.上颌模型石膏夹板；B.下颌模型石膏夹板；C.上颌石膏夹板口内就位；D.下颌石膏夹板口内就位。

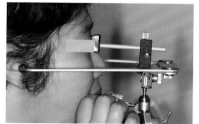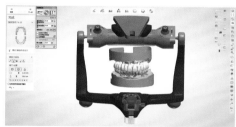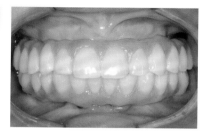

图 2-8-54-21　面弓转移　　　　图 2-8-54-22　修复体形态 CAD　　　　图 2-8-54-23　第 2 副过渡义齿戴入

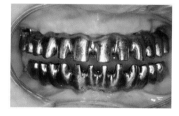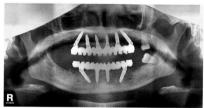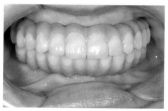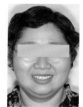

图 2-8-54-24　CAD/CAM 钛支架口内被动就位良好　　图 2-8-54-25　钛支架就位后全景片　　图 2-8-54-26　永久修复后口内像　　图 2-8-54-27　永久修复后正面像

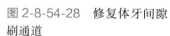

图 2-8-54-28　修复体牙间隙刷通道

A.上颌修复体牙间隙刷通道；
B.下颌修复体牙间隙刷通道。

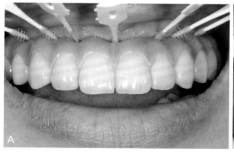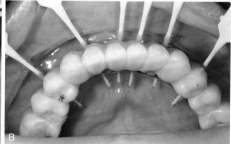

九、治疗效果

本病例对重度牙周炎患者应用数字化流程，实现了可预期的全口种植修复效果。

术前的数字化微笑设计和虚拟排牙不仅可以让患者直观地看到种植修复后的美观效果，而且可以结合 CBCT 信息指导种植体的虚拟设计。共享固位钉位置的双导板设计实现了对终末牙列的全程种植引导，依靠牙支持导板获得固位钉位置后，可以在拔牙前后软硬组织变化很大的情况下精确就位种植导板，完成重度牙周炎患者的拔牙后即刻种植即刻修复，避免了缺牙期及可摘义齿的戴用。

CAD/CAM 树脂桥可以在最终修复前获得满意的咬合关系及美观效果,并在此基础上指导最终修复体的形态和咬合设计。Straumann Pro-Arch 原厂 CAD/CAM 钛支架的应用可以获得最终修复体精准的被动就位,为种植修复的长期稳定性提供保障。

十、小结

本病例应用了术前的数字化诊疗方案设计,包括数字化微笑设计(DSD)、数字化虚拟排牙、在导板软件中设计种植体的方向和位置、3D 打印数字化导板等。在种植之后的修复程序中,应用 CAD/CAM 技术设计修复体形态,并最终制作原厂切削钛支架烤塑修复体,完成了种植修复,并且印证了术前的设计方案,基本实现了牙周炎患者即刻种植即刻修复的数字化流程。相信在不久的将来,随着面部轮廓扫描、口扫取模、下颌运动轨迹分析等技术的应用,该流程会更加完善。

点评

本病例对重度牙周炎患者应用全程数字化流程,实现可预期的全口种植修复效果。术前的 DSD 和虚拟排牙不仅可以让患者直观地看到种植修复后的美观效果,而且可以结合 CBCT 信息指导种植体的虚拟设计。依靠牙支持导板获得固位钉位置后,可以在拔牙前后软硬组织变化很大的情况下精确就位种植导板,完成重度牙周炎患者的拔牙后即刻种植即刻修复。

该病例患者患严重的牙周炎,对于牙周炎患者进行全口无牙颌种植,认真考虑拔牙前软组织的处理。牙周炎患者的软组织处理是至关重要的,这类患者口腔微环境中有大量的细菌残留在软组织内,影响牙龈健康,继而影响种植区域的健康。特别是在无牙颌种植中,伤口大,种植范围广,即使要拔除的牙也应该进行拔牙前的牙周洁治,改善口腔局部微环境,进而减少手术感染风险,促进术后伤口愈合。完成了即刻修复后,由于修复体的存在,影响了口腔护理的规范执行,应注意对修复体下部的牙龈组织护理。本病例显示在修复体下端留出了足够空间,让牙间隙刷可轻松地进出软组织间隙,这体现了作者具有很好的种植体周围组织的维护意识。这类考量有助于种植体及修复体的健康,使修复体长期稳定发挥功能。

福建医科大学附属口腔医院　陈江

主编点评

通过术前全面、完善的数字化修复设计和种植设计,在数字化导板的辅助之下,获得了符合术前设计的种植体植入效果。工作模型采用石膏夹板验证也对最终修复体的精确性提供了充分的保证,最终获得了成功的修复效果。

对于很多相对复杂的修复相关病例,临床医生都会应用面弓𬌗架进行颌位关系的转移,以进行精确的修复体设计和制作。但在操作过程中,有一个小小的问题,在其他病例中也有体现,值得同仁们注意和思考。

此问题为参考平面的确定。不同的面弓𬌗架系统的参考平面是不同的。如果参考平面的掌握不完全准确,可能对最终模型在𬌗架上的模拟产生影响,按照参数设置的𬌗架不能再现口内运动状态,不能完全发挥𬌗架对于修复体精细加工的指导作用,对于重建的𬌗平面设计也会有影响。如果是 ICP 位置修复,相对影响较小;如果是重建抬高,若直接在𬌗架上抬高,则可能会出现设计咬合与口内咬合的偏差。

北京大学口腔医院　刘峰

病例 55：数字化指导的多学科联合颌骨缺损后种植修复

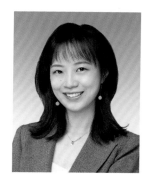

作者：空军军医大学第三附属医院　王菁副主任医师
合作者：中国人民解放军空军特色医疗中心　马楚凡主任医师
空军军医大学第三附属医院　陈莉主治医师
北京瑞佳义齿　刘海林技师
病例开始时间：2018 年 8 月 1 日
病例结束时间：2020 年 4 月 1 日

一、患者基本情况

性别：男

年龄：63 岁

二、主诉

活动义齿戴用 10 余年，咀嚼及美观效果不佳，要求种植修复。

三、简单病史

患者戴可摘义齿容易松动，出现压痛，要求种植修复。患者对美学要求高，自述面容苍老，鼻唇沟、颏唇沟加深。患者口内多颗牙由于龋坏、松动拔除缺失 10 余年，于外院行可摘义齿修复。

自述无心脏病、高血压、糖尿病等系统性疾病。

四、检查

1. 临床检查

（1）口外检查：面容略显苍老，鼻唇沟明显加深，鼻唇角、颏唇角、上下唇距离 E 线的位置均不在正常值范围内（图 2-8-55-1）。

（2）口内检查：口内情况检查，上颌余留 13—11、22—23。松动度Ⅱ~Ⅲ度，下颌牙槽嵴低平（图 2-8-55-2）。

2. 辅助检查　全景片显示患者双侧上颌窦气化，后牙区发生了骨吸收，与口内刃状牙槽嵴一致（图 2-8-55-3）。肌电图、下颌功能运动及关节 CT 评估口颌系统功能，没有明显异常（图 2-8-55-4）。

五、诊断

上颌终末期牙列缺损、下颌牙列缺失。

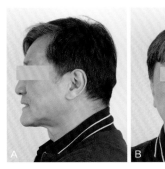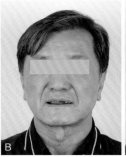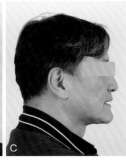

图 2-8-55-1　术前面像
A. 左侧面像；B. 正面像；C. 右侧面像。

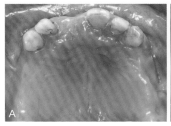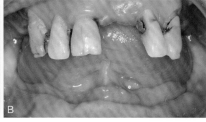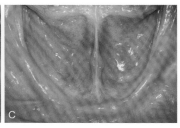

图 2-8-55-2　术前口内像
A. 上颌𬌗像；B. 正面像；C. 下颌𬌗像。

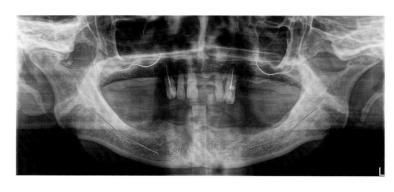

图 2-8-55-3　全景片

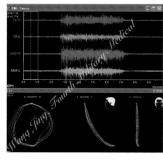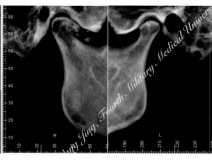

图 2-8-55-4　口颌系统功能评估
左上图为肌电图；左下图为下颌运动轨迹描记；
右图为颞下颌关节区 CBCT 截图。

六、设计思考

牙列缺失患者的种植修复方案设计需要综合考虑多方面因素，包括面形、颌位关系、骨量分析、经济水平等。全口种植义齿按照固位方式可以分为种植固定全口义齿和种植覆盖全口义齿。

种植固定全口义齿接近天然牙列，能有效保存剩余牙槽骨，恢复垂直距离改善面部美观，缩小修复体尺寸增加修复体使用寿命，因此长期成功率和患者满意度较高。种植覆盖全口义齿使用种植体支持和辅助固位，唇侧基板的存在显著改善患者唇部塌陷，同时摘戴方便利于患者清洁，经济成本较低。

利用 CBCT 和表面扫描数据能够系统分析牙列缺失患者的颌间距离,一般全口种植覆盖义齿至少需要 12mm 的修复空间,对于全口种植固定义齿首先要分析患者是仅有牙列缺损(需要 8~12mm 的修复空间),还是有软硬组织混合型缺损(至少需要 12~15mm 的修复空间)。然后利用 CBCT 数据截取患者的侧位片,分析颌位,一般 ANB>5° 为上颌前突、下颌后缩关系,ANB<2° 为反殆关系,种植设计方案为种植覆盖义齿。2°<ANB<5° 为中性关系,种植设计方案为种植固定义齿或种植覆盖义齿。

除了这些因素,对于牙列缺失患者,特别需要考虑患者的面形。近年来,患者的侧貌美学开始受到临床医师的关注。对于种植覆盖义齿,唇侧基托的厚度可以有效调节患者的面部美学和侧貌(图 2-8-55-5A)。但是对于种植固定义齿,上颌切牙的排列位置就会很大程度上影响患者的面部美学和侧貌,在颌骨位置关系正常、颌骨吸收不显著的病例中,合理的上颌切牙排列位置不会导致义齿与义齿下方颌骨形成明显的夹角(图 2-8-55-5B)。但是在种植固定义齿修复的病例中,如果为了实现侧貌美学,将上颌切牙的位置向唇侧排列过多,义齿与义齿下方颌骨形成明显的夹角(图 2-8-55-5C),这会导致应力不能沿颌骨方向传导以及清洁维护工作的困难。

我们对患者进行头影测量,同时描记 GALL 线,发现患者 ANB<2°,按 GALL 线预设排牙的位置位于上颌前牙区颌骨的距离 >7mm(图 2-8-55-6)。

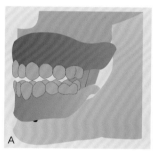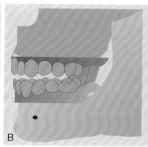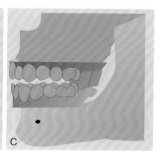

图 2-8-55-5　唇侧基托的存在与上颌切牙的位置共同决定了患者的侧貌美学
A. 全口义齿基托支持唇面形态;
B. 上颌切牙的排列位置与牙槽嵴长轴未形成明显夹角;C. 上颌切牙的排列位置与牙槽嵴长轴。

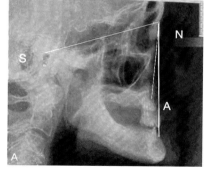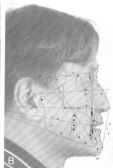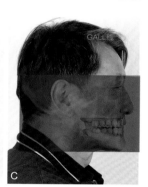

图 2-8-55-6　患者头影测量及侧貌
A. 侧位片;B. 头影测量;C. 按 GALL 线确定上颌前牙的位置。

七、治疗计划

1. 上颌 4 枚种植体支持的种植覆盖义齿修复,下颌 6 枚种植体支持的种植固定义齿修复。

2. 术前数字化设计

(1) 获得数码照片,包括面部正面像、唇边放松时的侧面和 45° 侧面像。取上下颌印模。获得水平颌位关系和垂直距离。将印模和颌位关系记录转移到技师工作室,制作诊断性可摘义齿。口内试戴包含小放射点的诊断性可摘义齿,检查水平颌位关系和垂直距离,并验证美学和功能效果(图 2-8-55-7)。

(2) 根据双扫描程序,使用放射诊断性可摘义齿进行锥形束计算机断层扫描(cone-beam computed tomography, CBCT,Orthophos XG 3D,Dentsply Sirona)。获取医学数字成像和通信(digital imaging and communications in medicine, DICOM)文件。使用 CAD 实验室扫描仪(D2000 3D scanner,3Shape)扫描诊断义齿,获得标准语言(standard tessellation language,STL)文件。

（3）将 STL 和 DICOM 文件叠加到种植规划软件程序中（GuideMia Technologies,INC）。建立具有骨/软组织信息和义齿诊断信息的三维虚拟模型（图 2-8-55-8）。根据诊断义齿的扫描数据，设计黏膜支持的外科导板，同时获得导板间稳定的咬合记录。

（4）以修复为导向设计种植外科导板，规划种植体放置的位置。设计截骨定位标志点，标志点的设计要使未来修复体的𬌗面与骨面之间至少有 14mm 的颌间距离，同时使 prosthesis-tissue-junction 过渡区隐藏在最大笑线以下（图 2-8-55-9）。

（5）规划侧方固位针，确保外科导板的稳定性，同时依据诊断义齿的数据，设计预成的临时修复体，使得外科导板和预成修复体拥有相同的侧方固位针。设计三种不同颜色的套筒，紫色用于种植定位，银色用于截骨定位，绿色用于固位（图 2-8-55-10）。

（6）导出外科导板和预成的临时修复体（STL 文件）。使用 3D 打印机（3D System Project MJP 3600 Dental），使用外科导板树脂（VisiJet MP200,VisiJet M3 StonePlast）和 PMMA 树脂（Ivobase CAD,Ivoclar vivant,Schaan,列支敦士登）制作手术导板和临时修复体（图 2-8-55-11）。

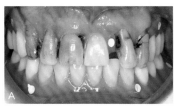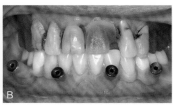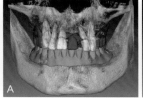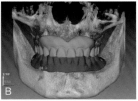

图 2-8-55-7　术前诊断义齿及预成修复体就位
A. 诊断义齿就位；B. 下颌临时修复体术前就位。

图 2-8-55-8　术前 CBCT 和诊断义齿的拟合
A. 诊断义齿与 CBCT 拟合；B. 上颌模拟拔除余留牙后全口义齿设计。

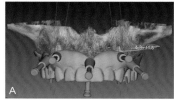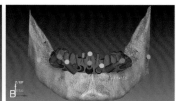

图 2-8-55-9　种植规划软件设计"三位一体"种植导板
A. 设计完成的上颌导板；B. 设计完成的下颌导板。

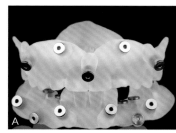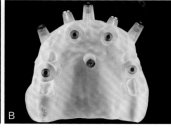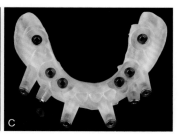

图 2-8-55-10　"三位一体"导板的构成
银色导环为截骨位置，绿色导环为固位针位点，粉色导环为种植位点。
A. 导板正面观；B. 上颌导板𬌗面观；C. 下颌导板𬌗面观。

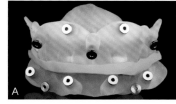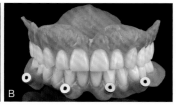

图 2-8-55-11　"三位一体"导板与预成修复体的固位针孔一致，从而保证了临时修复体制作流程的便利性和义齿就位的精确性
A. 上下颌导板；B. 上下颌临时义齿。

八、治疗步骤

1. 临床检查和局部麻醉后,插入固位针将手术导板固定在患者颌骨(图2-8-55-12)。在插入固位针时,保持患者咬合稳定。使用带有种植体定位和截骨定位标志的手术导板将软件规划设计转移到患者口中。使用初始的先导钻完成种植定位及截骨定位,移除外科导板。此时,翻瓣后可清晰地看到牙槽骨上引导种植体钻孔的深度、方向和引导截骨位置的标志,然后开始使用自由手完成截骨及种植窝洞预备。植入种植体,植入力矩为35N·cm(图2-8-55-13)。

2. 将复合基台连接到种植体上部并按说明加力,连接临时钛基底到复合基台上。使用侧方固定针,将临时修复体就位在口腔内设计的位置上。在口内使用加成型硅胶印模材料(Virtuat Light Body,Ivoclar Vivadent AG)记录矫正位置,用热聚合丙烯酸树脂(Trevalon,Dentsply Sirona)将预成的临时义齿连接到临时钛基底上(图2-8-55-14)。

3. 抛光后,通过影像学检查和临床检查,检查临时修复体的被动就位,调整咬合(图2-8-55-15)。

4. 6个月后制作正式修复体,上颌采用个别托盘制取上无牙颌压力印模,下颌采用二次连接法制取基台水平印模(图2-8-55-16,图2-8-55-17)。复制临时修复体确定的咬合关系,制作评估义齿(图2-8-55-18)。将上下颌评估义齿戴入患者口内,正式修复前应用软件及临床检查评价颌位关系、中线是否准确,牙齿大小、颜色、形态,牙齿排列,𬌗平面等是否协调,结合患者意见调整并试戴评估桥(图2-8-55-19,图2-8-55-20)。

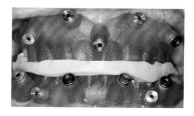

图2-8-55-12　口内就位"三位一体"导板

图2-8-55-13　种植窝的预备及种植体的植入
A. 15位点先锋钻备孔;B. 12位点先锋钻备孔;C. 22位点先锋钻备孔;D. 25位点先锋钻备孔;E. 按指示孔指示的截骨标志点截骨及平整骨面;F. 预备14位点种植窝;G. 预备12位点种植窝;H. 植入种植体;I. 15位点上颌窦提升;J. 15位点上颌窦提升;K. 15位点上颌窦提升;L. 皮质成型;M. 植入种植体;N. 预备22位点种植窝;O. 植入种植体;P. 25位点上颌窦提升。

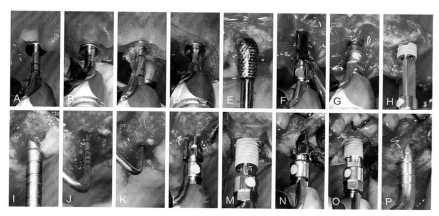

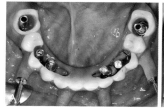
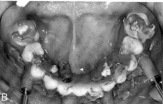
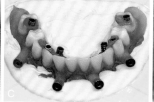
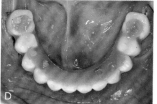

图2-8-55-14　下颌螺丝固位临时修复体的制作
A. 利用侧方固位针就位临时修复;B. 硅橡胶获取种植体位置;C. 快速模型灌制;D. 椅旁修整后戴入患者口内。

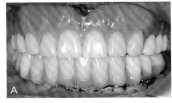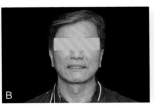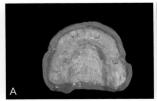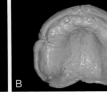

图 2-8-55-15 临时修复体戴入
A. 口内像;B. 正面像。

图 2-8-55-16 上颌印模制取
A. 边缘整塑;B. 终印模。

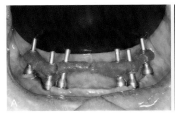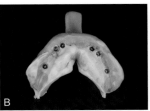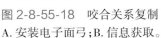

图 2-8-55-17 下颌印模制取
A. 口内连接转移杆;B. 终印模。

图 2-8-55-18 咬合关系复制
A. 安装电子面弓;B. 信息获取。

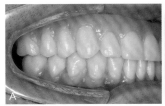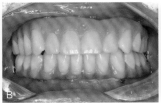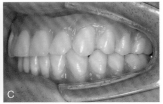

图 2-8-55-19 试戴评估桥的口内像
A. 右侧咬合像;B. 正面咬合像;C. 左侧咬合像。

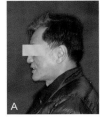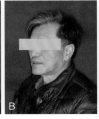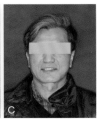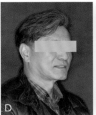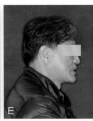

图 2-8-55-20 试戴评估桥的面像
A. 左侧 90° 像;B. 左侧 45° 像;C. 正面像;D. 右侧 45° 像;E. 右侧 90° 像。

5. 技师利用硅橡胶复制评估桥外形,上颌制作全口义齿,下颌回切,制作成型树脂扫描桥架,下颌 CAD/CAM 切削完成纯钛桥架,并在其上完成树脂牙的复位粘接以及牙龈树脂的堆塑,由此产生自然仿真的修复结果,最后抛光完成(图 2-8-55-21)。精确被动就位,修复体组织面与软组织轻接触,无压迫疼痛,唇颊舌与修复体轮廓适宜,运动自如,发音正常,紧固修复体螺丝。通过 T-SCAN 结合咬合纸检查并调整咬合(图 2-8-55-22,图 2-8-55-23)。

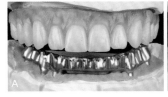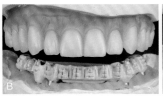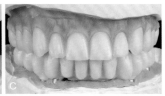

图 2-8-55-21 正式修复体的制作
A. 抛光完成的纯钛桥架;B. 遮色剂的涂布;C. 正式修复体。

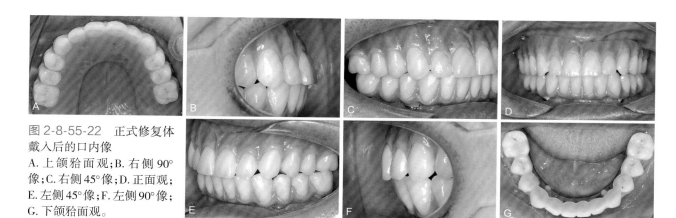

图 2-8-55-22　正式修复体戴入后的口内像
A. 上颌𬌗面观；B. 右侧 90°像；C. 右侧 45°像；D. 正面观；E. 左侧 45°像；F. 左侧 90°像；G. 下颌𬌗面观。

图 2-8-55-23　正式修复体戴入后的面像
A. 左侧 45°面像；B. 正面像；C. 右侧 45°面像。

九、治疗效果

通过数字化设计，获得了功能和美学良好的修复体，简化了临床流程，提高了牙列缺失种植修复方案的可预测性。

十、小结

该病例的设计和实施贯彻了全程数字化理念。牙列缺失患者前牙区往往需要进行骨修整，数字化技术设计的截骨导板有利于精确地确定截骨位置。然而在手术过程中，需要更换导板的同时提高了加工成本。该病例使用了我们团队开发的一种集先锋钻和截骨于一体的导板，同时导板上的定位针孔与临时修复体一致，可以指导术后临时修复体快速准确就位，提高工作效率，节约成本。

该技术发表于国际修复学杂志 *The Journal of Prosthetic Dentistry*。

Jing W, Ming F, He X, et al. Use of a digitally guided triple technique for bone reduction, implant placement, and immediate interim prostheses in complete-arch implant surgery. The Journal of Prosthetic Dentistry, 2021.

点评

该病例为上颌终末期牙列缺损，下颌牙列缺失数字化引导种植修复病例。患者上颌为终末期牙列缺损，下颌牙列缺失，同时面临鼻唇沟加深、面中份塌陷等美学问题，治疗难度较大。

医生对患者进行了系统、完善的术前评估，得出上颌种植支持式覆盖义齿修复、下颌种植支持式固定义齿修复的治疗方案，对适应证和患者的诉求把握合理。之后，医生通过诊断义齿确认了修复体的美学和功能效果，以修复为导向设计上下颌数字化导板，在导板引导下完成种植、临时修复，6个月后行最终修复，最终可见患者的面部美学得到了明显改善。该病例的亮点在于上颌采用截骨-种植一体导板，对于同时有截骨和种植需求的病例，该导板设计可同时指示截骨位置和种植位置，极大提高工作效率，降低成本，是一项具有实用意义的创新突破。

该导板目前能够完成对截骨水平的指示和种植先锋钻的引导，随后需要用自由手完成截骨和种植体植入，如果运用在多牙种植支持式固定义齿等对种植位置的精确度有更高要求的情况下，如何完成对种植位置和轴向的精准引导，在这方面该设计可能还具有一定提升空间。

四川大学华西口腔医院　满毅

病例56：面部美学引导的半口无牙颌全数字化流程种植修复

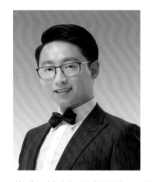

作者：杭州口腔医院　黎曙光副主任医师
合作者：杭州口腔医院　李小凤主任医师
杭州口腔医院　王楠主治医师
杭州口腔医院　张宏旗主治医师
病例开始时间：2019年9月17日
病例结束时间：2020年6月14日

一、患者基本情况

姓名：李某某

性别：女

年龄：70岁

职业:退休教师

二、主诉

上颌前牙松动1年。

三、简单病史

现病史:8年前于外院行上下颌固定、可摘义齿修复,使用尚可。1年前自觉上颌前牙固定牙松动,可摘义齿无法正常使用,咬物无力,偶有肿痛,无夜间痛,无冷热刺激痛,求诊。

既往史及全身情况:全身体健。

四、检查

1. 临床检查

(1)口外检查:面部无明显肿胀畸形,无明显不对称,面部比例基本协调,中位笑线,唇齿关系基本协调,发音检查无明显异常。双侧颞下颌关节区无明显压痛,未闻及弹响及杂音。咀嚼肌打诊无明显压痛,双侧咀嚼肌收缩基本对称,张口度3横指,张口型无明显异常(图2-8-56-1)。

(2)口内检查:上下颌牙列缺损,14、15、17、24—27缺失,13—23烤瓷固定桥修复,Ⅲ度松动。16伸长,根面探及龋坏,叩痛(+),18、48无松动。36、37、44、45、46、47缺失,33—43烤瓷固定桥,无明显松动(图2-8-56-2)。

牙列中线右偏2~3mm,上颌前牙区牙龈曲线不协调。浅覆𬌗,浅覆盖。息止颌位上颌前牙暴露约2mm,息止𬌗间隙约2mm。正中颌位稳定,前伸、侧方运动轨迹卡顿,无明显𬌗干扰。RCP位与ICP位一致。

2. 辅助检查

(1)CBCT检查:13、12、11、23牙周膜增宽,16牙槽骨吸收至根尖1/3。双侧关节无明显异常(图2-8-56-3)。

五、诊断

1. 上下颌牙列缺损(14、15、17、24—27、36、37、44—47缺失)。

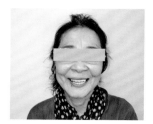

图2-8-56-1　术前正面微笑像

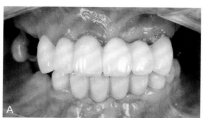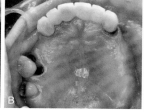

图2-8-56-2　术前口内像
A.正面观;B.上颌𬌗面观;C.下颌𬌗面观。

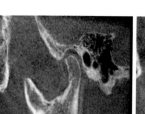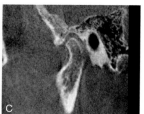

图2-8-56-3　术前影像学检查
A.全景片;B.左侧关节CBCT;C.右侧关节CBCT。

2. 13—23 不良修复体。

3. 12、13 慢性根尖周炎。

4. 16 根面龋。

5. 48 继发龋。

6. 18、48 阻生牙。

7. 慢性牙周炎。

六、设计思考

本病例中上颌前牙修复体Ⅲ度松动,16 腭根暴露约 2/3,无保留价值,余牙牙周情况尚可,考虑针对性治疗后保留。18 与 48 咬合稳定且无明显松动,选择保留 18,便于确定垂直距离。患者上颌前牙区牙龈曲线不佳,粉白美学缺陷,侧貌较突,考虑控制上颌前牙种植位点,矢状向内收上颌前牙,以减少对上唇的过度支撑,改善侧貌。以面部美学为导向,确定美学区牙齿排列,以牙列美学指导后牙排列,以终为始,设计导板指导种植外科及修复,以求全程数字化引导,达到精准复制术前设计,完成上颌的美学和功能重建。

七、治疗计划

1. 经过多学科会诊,制订治疗计划。

方案一:拔除 13—23、16,行 16、13、11、21、23、26 区种植,上颌行种植支持式固定义齿修复;36、44、46 区种植,下颌缺失区行 44—46 种植固定桥修复。

方案二:拔除 13—23、16,行 16、13、11、21、23、26 区种植,上颌行种植支持式固定义齿修复;下颌暂时维持不变。

方案三:拔除 13—23、16,上颌行可摘活动义齿修复。

方案四:拔除 13—23、16,13、23 区种植,上颌行种植支持式覆盖义齿修复。

患者选择方案二。

2. 术前数字化设计

(1) 用口内扫描仪 3Shape Dental System(3Shape)采集数字化印模获取口内牙列信息,使用数字化微笑设计软件 DSDApp(DSDApp LLC)拟合照片和数字化印模,进行面部美学引导的三维美学设计(3D digital smile design,3D DSD),确定上颌 12 颗修复体的形态和位置(图 2-8-56-4)。

(2) 将 DSD 方案与患者沟通,针对患者的建议进行改善,协调美学计划。种植设计软件 Implant studio(3Shape)将 DSD 与 CBCT 数据进行叠加拟合和分析,获得最理想的种植位点设计(图 2-8-56-5)。

(3) 根据种植计划设计 3D 打印手术导板(Clic Guide System):①基础导板、截骨导板;②牙支持式定位导板;③种植手术导板;④多功能导板(图 2-8-56-6,图 2-8-56-7),制作聚甲基丙烯酸临时修复体。

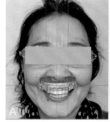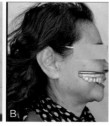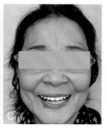

图 2-8-56-4 术前数字化微笑设计
A. 数字化设计修复体冠状面;B. 数字化设计修复体矢状面;C. DSD 模拟后面影像。

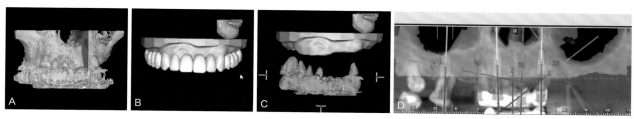

图 2-8-56-5　术前种植设计

A. CBCT 数据；B. DSD 数据；C. DSD 与 CBCT 数据拟合；D. 设计理想种植位点。

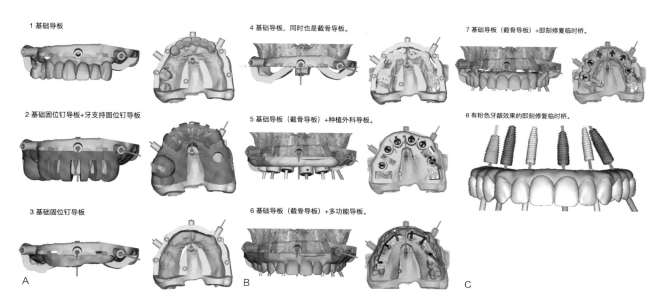

图 2-8-56-6　术前手术导板设计

A. 基础导板在牙支持式导板基础上定位，完成拔牙；B. 基础导板引导截骨，安装种植导板完成种植，多功能导板验证种植位点；C. 安装临时修复体。

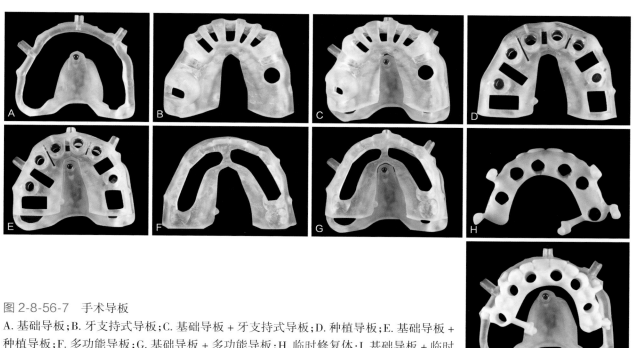

图 2-8-56-7　手术导板

A. 基础导板；B. 牙支持式导板；C. 基础导板 + 牙支持式导板；D. 种植导板；E. 基础导板 + 种植导板；F. 多功能导板；G. 基础导板 + 多功能导板；H. 临时修复体；I. 基础导板 + 临时修复体。

八、治疗步骤

1. 上颌常规消毒,在 4% 阿替卡因局部麻醉下,做上颌软组织切口并松解。

2. 使用牙齿支持定位导板辅助固定基础导板,4 枚固位钉(唇侧 3 枚,腭侧中央 1 枚)固定(图 2-8-56-8A~C)。

3. 拔除 13—23、16,清除牙槽窝内炎性肉芽组织,用大量生理盐水冲洗。基础导板同时作为截骨导板,咬骨钳 + 大球钻 + 超声骨刀完成牙槽骨骨成型(图 2-8-56-8D、E)。

4. 骨成型之后,将种植外科导板固定在基础导板上,用于全程引导种植,利用 Straumann BLT 全程导板工具盒备洞,植入 BLT(Straumann)种植体 6 枚,16 为 4.8mm × 10mm,13、26 为 4.1mm × 14mm,11 为 3.3mm × 14mm,21 为 4.1mm × 12mm,23 为 3.3mm × 12mm,22 初期扭力为 0,余牙均大于 35N·cm(图 2-8-56-8F~J)。

5. 使用多功能导板检查种植体位点与术前设计无明显偏差(图 2-8-56-8K)。在多牙复合基台和临时钛基台上修整和粘接即刻负重临时修复体,缝合(图 2-8-56-8L)。

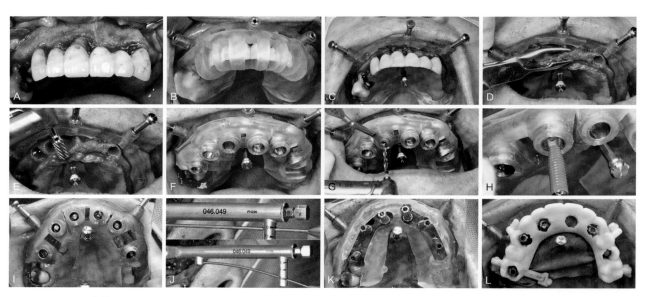

图 2-8-56-8　种植过程

A. 翻瓣;B. 牙支持式导板引导固定基础导板;C. 基础导板固定;D. 基础导板引导截骨;E. 截骨;F. 安装种植导板;G. 导板引导下种植备洞;H. 植入种植体;I. 植入种植体即刻;J. 加初期扭力;K. 多功能导板检查种植位点;L. 即刻修复。

九、治疗效果

术前设计与术后 CBCT 比较,种植体最终位点与设计位点基本接近一致(图 2-8-56-9,图 2-8-56-5D)。面部美学效果也获得了患者的认可(图 2-8-56-10)。

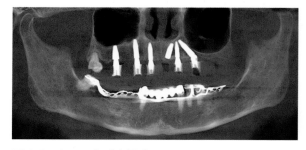

图 2-8-56-9　术后全景片

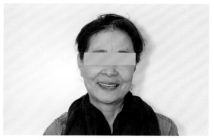

图 2-8-56-10　术后正面微笑像

经过系统牙周及牙体牙髓治疗半年后复诊,进行数字化扫描,转面弓上𬌗架,制作纯钛支架 + 爱尔创氧化锆(爱尔创)全瓷冠,完成最终修复。

1 年后复查,种植体的稳定性良好,修复体的美观、咬合功能保持稳定(图 2-8-56-11)。"牙好胃口好",阿姨开心的笑容无疑是对医生最大的肯定。

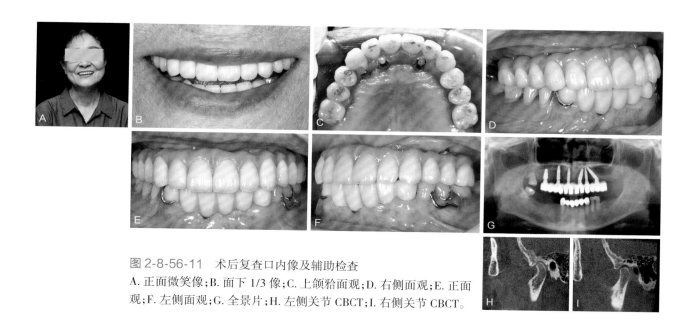

图 2-8-56-11　术后复查口内像及辅助检查

A. 正面微笑像;B. 面下 1/3 像;C. 上颌𬌗面观;D. 右侧面观;E. 正面观;F. 左侧面观;G. 全景片;H. 左侧关节 CBCT;I. 右侧关节 CBCT。

十、小结

对比术前术后照片,本病例展示了数字化方式进行复杂牙科种植修复治疗的全过程。其优势在于快速、精准的复制术前设计。因此,复杂的种植修复治疗,尤其是无牙颌患者,整体术前设计十分重要,从功能恢复到美学重建,数字化在整个过程中起着至关重要的作用。在传统的以牙列美学为导向的种植治疗基础上,本病例把面部美学引导作为整个治疗计划的起点,亦是治疗方案的终点,获得了较为合理的美学和功能效果,也得到了患者的认可。

本病例中使用微笑设计软件和种植设计软件,将二维照片、三维数字化印模、三维 CBCT 数据叠加和整合,所获得的面部美学引导的全局种植治疗计划、全程数字化设计及导板引导,在提高种植手术安全性、可预测性、提升医患沟通质量等方面都有非常重要的作用。

点评

本病例展示了使用数字化方式进行复杂牙科种植修复治疗,复杂的种植修复治疗(无牙颌患者)要考虑整体的美学和功能设计。在以往的以修复为导向的种植治疗基础上,将面部美学引导作为整个治疗计划的起点,可以获得合理的美学和功能效果。对于无牙颌即拔即种需要以美学修复为导向的种植计划。

作者使用 Nemo 微笑设计软件,将二维照片、三维数字化印模、三维 CBCT 数据进行叠加和整合,获得的信息资料在促进医患沟通方面和提高种植手术安全性、美学效果可预测性方面都有非常重要的作用,也是本病例的亮点之一。

　　本病例使用 3D 打印技术制作了四个不同作用的导板,分别为基础导板(同时也为截骨导板)、牙支持定位导板、种植手术导板和多功能导板。这些导板都具有不同的作用,在种植手术的不同阶段使用。因此四个导板的设计及序次使用,对于这类术中要进行骨修整的病例尤为重要,拔牙后、骨修整后,种植位点相对发生改变,难以把握准确的种植轴向及深度,就需要不同的导板来适用不同的情况。而且在不同导板的制作过程中,更容易增加导板的误差范围。多导板引导种植手术也是本病例的难点和亮点。

　　此外在术后的随访中要注意患者软组织的变化,同时要求患者进行自我口腔健康维护。

福建医科大学附属口腔医院　陈江

主编点评

　　1. 本病例为全数字化流程种植修复,但实际上主要讲述的是通过数字化技术设计种植方案、设计手术导板指导种植体植入,而上部结构修复则描述过于简略,且并未实现全数字化流程,题文不符,建议增加对上部结构修复部分的描述。

　　2. 上部结构修复也是治疗的一部分,修复过程应放在治疗步骤中,而不应该放在治疗效果中。

　　3. 病例资料本身存在前后不一致的情况,初诊检查中描述下颌为牙列缺损,未描述下颌缺牙区有无修复体,治疗方案中所述为下颌维持原状,而术后全景片中则显示下颌存在可摘局部义齿修复。

上海交通大学医学院附属第九人民医院　肖春

第九章

数字化正畸正颌及赝复体修复

病例 57：双牙弓前突露龈微笑使用种植体支抗及个性化舌侧矫治

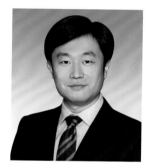

作者：北京大学口腔医院　柳大为副主任医师
病例开始时间：2008 年 9 月 18 日
病例结束时间：2012 年 5 月 5 日

一、患者基本情况

姓名：鹿某

性别：女

年龄：16 岁

职业：学生

二、主诉

患者自觉嘴突、露龈微笑，要求矫治。

三、简单病史

现病史：通过交流得知患者来诊主要想解决美观问题。否认口腔不良习惯，食物结构未见异常，患者未接受过正畸治疗，否认错𬌗畸形等相关家族史。

既往史:全身体健,否认系统性疾病、药物过敏史。

四、检查

1. 临床检查

(1) 口外检查:

1) 正面观:面部基本对称,双侧下颌角略有不对称,颏部稍右偏,垂直向比例正常,开唇露齿。

2) 侧面观:侧貌凸;鼻唇角约90°;开唇露齿,颏唇沟深。

3) 露龈微笑:最大微笑时露龈为5~6mm(图2-9-57-1~图2-9-57-3)。

(2) 口内检查:

1) 恒牙列17—27,37—47。牙齿形态、大小未见异常,未见龋齿。

2) 前牙覆𬌗覆盖正常。

3) 左侧尖牙远中关系,右侧尖牙中性关系,双侧磨牙中性关系。

4) 上颌牙列轻度拥挤,约4mm;下颌牙列轻度拥挤,约4mm。

5) 双牙弓前突、上下颌牙弓稍狭窄。

6) 上颌中线左偏1mm,下颌中线基本正(图2-9-57-4~图2-9-57-9)。

7) 牙周检查:口腔卫生一般,唇侧牙龈龈缘稍红肿。

8) 颞下颌关节检查:双侧关节无弹响,无疼痛,开口型↓,开口度正常。

2. 辅助检查

(1) 头颅侧位片:骨性Ⅱ类高角,上颌切牙唇倾(图2-9-57-10)。

(2) 全景片:牙列完整,双侧髁突基本对称;第三磨牙牙胚均存在,38、48近中阻生(图2-9-57-11)。

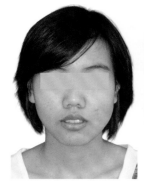 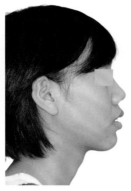 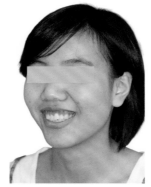

图2-9-57-1 治疗前正面像　图2-9-57-2 治疗前侧面像　图2-9-57-3 治疗前45°微笑像

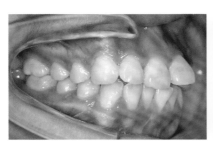 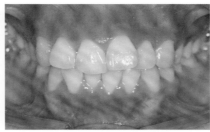 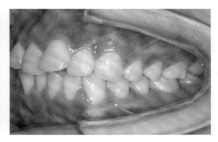

图2-9-57-4 治疗前右侧面观　图2-9-57-5 治疗前正面面观　图2-9-57-6 治疗前左侧面观

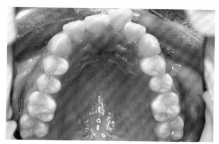

图 2-9-57-7　治疗前上颌𬌗面观

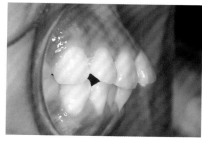

图 2-9-57-8　治疗前侧面观（测量覆盖关系时）

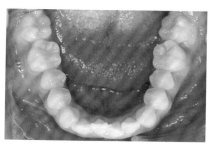

图 2-9-57-9　治疗前下颌𬌗面观

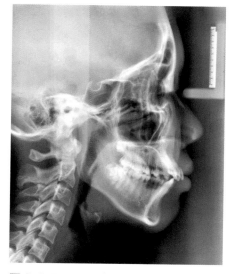

图 2-9-57-10　治疗前头颅侧位片及测量值

测量项目	正常值		治疗前
	均值	标准差	
SNA	82.8	4.0	81.96
SNB	80.1	3.9	76.37
ANB	2.7	2.0	5.59
U1-NA/mm	3.5	6.5	8.95
U1/NA	22.8	5.7	32.90
L1-NB/mm	6.7	2.1	8.69
L1/NB	30.5	5.8	32.79
U1/L1	124.2	8.2	109.72
UI/SN	105.7	6.3	114.86
MP/SN	32.5	5.2	42.51
MP/FH	31.1	5.6	37.37
L1/MP	93.9	6.2	92.91

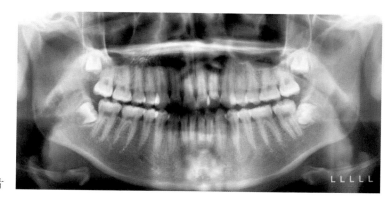

图 2-9-57-11　治疗前全景片

五、诊断

1. 安氏Ⅰ类。

2. 毛氏Ⅱ + Ⅰ类。

3. 骨型Ⅱ类高角。

六、设计思考

(一) 个性化舌侧矫治器

舌侧矫治技术的想法始于20世纪70年代,因为矫治器精确度差,操作复杂而未能在正畸领域推广。21世纪初德国舌侧正畸专家Dr.Wiechmann创造性地将计算机辅助设计与制造技术用于舌侧矫治技术,开发了个性化舌侧矫治系统。该系统使用口扫获得牙列数字化模型,在计算机辅助下,模拟正畸后牙齿的排列情况,并以此设计数字化托槽,进而采用金属3D打印技术制造托槽,采用机械手臂根据患者牙弓形态弯制个性化矫治弓丝。最终应用数字化间接粘接技术,将舌侧矫治器粘接于患者口内。

可以说通过三维数字化技术,个性化舌侧矫治系统使制造复杂、矫治技术要求高的舌侧矫治技术成为一种制造精确、临床操作简便的正畸手段。患者对治疗中的美观性要求很高,因此本病例采用了个性化舌侧矫治器。

(二) 露龈微笑与舌侧矫治

1. 露龈微笑常见的情况

(1) 如由于上颌前突、上颌牙槽骨垂直向发育过多造成的露龈微笑,可采用种植体支抗压低或正颌外科的方式解决。

(2) 当上唇过短和上唇提肌功能亢进时,注射肉毒素或做上唇成形手术进行上唇长度的调整或上唇肌功能的改善。

(3) 在上颌切牙牙龈缘随牙齿萌出向根方退缩缓慢(临床冠短)时,可通过冠延长术使临床冠暴露量增加,改善露龈微笑。在本病例中,拟采用种植体支抗压低上颌前牙的方式改善露龈微笑。

2. 在舌侧矫治中,托槽位置接近牙齿抗力中心,拔牙矫治回收时容易出现"拱形效应"。上颌切牙伸长且转矩丢失,相对来说利用舌侧矫治改善露龈微笑的治疗难度较大。在垂直向控制上,由于舌侧矫治托槽到牙齿抗力中心的距离大于唇侧矫治托槽,因此在内收前牙时易获得更大的力矩。在本例中,上颌前牙采用正13°转矩托槽,通过增加舌侧托槽正转矩角度的方式避免前牙舌倾。

(三) 种植支抗压低上颌前牙在舌侧矫治中的应用

舌侧矫治托槽粘接靠近抗力中心,拔牙内收时,需要加强上颌前牙转矩控制(图2-9-57-12)。针对舌侧矫治中前牙种植体支抗转矩加力,有两种方式可以选择。

加力方式一:链状圈套扎于舌侧弓丝上,前牙邻接点处用流动树脂暂时粘接,链状圈绕过邻接点后挂于种植体支抗。此方法的特点是较为美观,前牙唇倾分力大,能够有效增加前牙转矩,但是对后牙支抗的要求高(图2-9-57-13)。

加力方式二:树脂舌侧扣直接粘接于唇侧牙面的颈部,链状圈从种植体支抗牵拉于舌侧扣。此方法的上颌前牙唇倾分力小,可控制转矩,同时对后牙支抗的要求低(图2-9-57-14)。

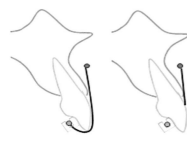

图2-9-57-12　舌侧矫治前牙转矩控制示意图

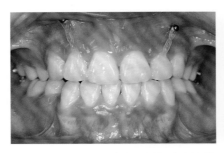

图2-9-57-13　舌侧矫治前牙种植体支抗转矩的加力方式一

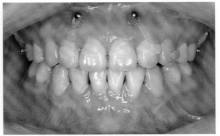

图2-9-57-14　舌侧矫治中前牙种植体支抗转矩的加力方式二

（四）高角病例的治疗控制

1. 防止磨牙伸长　在进行高角病例的正畸治疗时，不仅要防止磨牙伸长，必要时需进行磨牙压低，以避免加重高角趋势，而舌侧矫治的磨牙伸长量较少。

2. 支抗控制　一般来说增强支抗的方式可考虑种植体支抗或口外力支抗，同时拔牙牙位也是影响支抗的重要因素。在此例舌侧矫治中，采用种植体支抗的方式进行治疗。

3. 牙弓宽度的协调　在进行高角拔牙病例的治疗时，要注意牙弓宽度的协调性。通常对于上颌牙弓不足者需要扩弓治疗，而本例双牙弓狭窄且采用拔牙矫治，采用舌侧矫治对于扩弓更高效。

4. 下颌平面的逆时针旋转　在高角病例的治疗中，要控制下颌平面角，必要的时候逆时针旋转下颌平面以减轻高角。在控制下颌平面角的时候要通过𬌗平面的控制来达到对下颌平面的控制。

5. 软组织侧貌改善　本例中患者为凸面型，在进行正畸治疗时要对软组织侧貌进行改善，通过内收下颌前牙来改善侧貌，充分考虑鼻、唇、颏的协调性。

七、治疗计划

1. 个性化舌侧矫治技术。
2. 减数 14、24、34、44，择期拔除 18、28、38、48。
3. 排齐牙列，内收前牙，改善凸度。
4. 上颌种植体增强支抗。
5. 上颌前牙区种植体支抗压低上颌前牙改善露龈微笑。

八、治疗步骤

1. 排齐整平(图 2-9-57-15~图 2-9-57-20)。
2. 关闭拔牙间隙，压低上颌前牙改善露龈微笑(图 2-9-57-21~图 2-9-57-26)。
3. 精细调整(图 2-9-57-27~图 2-9-57-32)。

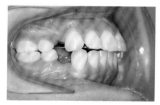
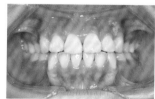
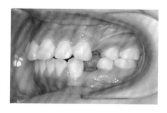
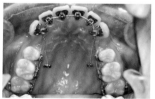

图 2-9-57-15　排齐整平阶段右侧面观　　图 2-9-57-16　排齐整平阶段正面面观　　图 2-9-57-17　排齐整平阶段左侧面观　　图 2-9-57-18　排齐整平阶段上颌𬌗面观

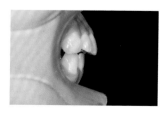
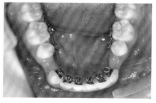
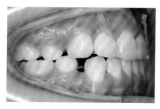
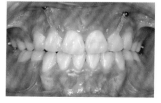

图 2-9-57-19　排齐整平阶段侧面观（测量覆盖关系时）　　图 2-9-57-20　排齐整平阶段下颌𬌗面观　　图 2-9-57-21　关闭间隙阶段右侧面观　　图 2-9-57-22　关闭间隙阶段正面面观

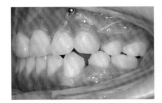
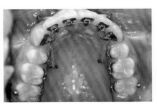
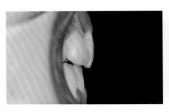
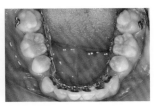

图 2-9-57-23 关闭间隙阶段左侧面观 | 图 2-9-57-24 关闭间隙阶段上颌𬌗面观 | 图 2-9-57-25 关闭间隙阶段侧面观(测量覆盖关系时) | 图 2-9-57-26 关闭间隙阶段下颌𬌗面观

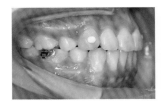
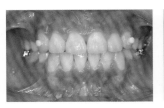
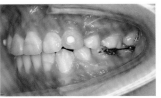
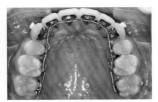

图 2-9-57-27 精细调整阶段右侧面观 | 图 2-9-57-28 精细调整阶段正面面观 | 图 2-9-57-29 精细调整阶段左侧面观 | 图 2-9-57-30 精细调整阶段上颌𬌗面观

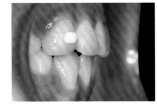
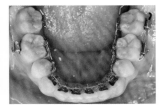

图 2-9-57-31 精细调整阶段侧面观(测量覆盖关系时) | 图 2-9-57-32 精细调整阶段下颌𬌗面观

九、治疗效果

1. 治疗后效果如图 2-9-57-33~图 2-9-57-41 所示。

2. 露龈微笑改善对比(图 2-9-57-42,图 2-9-57-43)。

3. 治疗前后对比

(1) 面像对比:见图 2-9-57-1、图 2-9-57-2、图 2-9-57-33、图 2-9-57-34。

(2) 𬌗像对比:见图 2-9-57-4~图 2-9-57-6、图 2-9-57-36~图 2-9-57-38。

(3) 𬌗面像对比:见图 2-9-57-7~图 2-9-57-9、图 2-9-57-39~图 2-9-57-41。

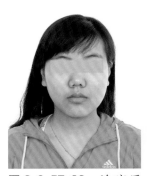
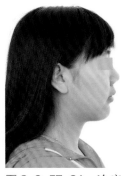
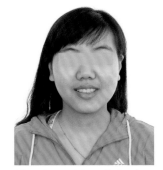

图 2-9-57-33 治疗后正面像 | 图 2-9-57-34 治疗后侧面像 | 图 2-9-57-35 治疗后正面微笑像

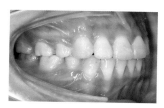
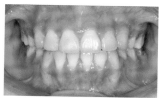
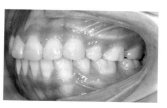
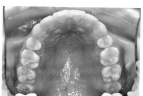

图 2-9-57-36 治疗后右侧面观 | 图 2-9-57-37 治疗后正面观 | 图 2-9-57-38 治疗后左侧面观 | 图 2-9-57-39 治疗后上颌𬌗面观

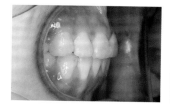
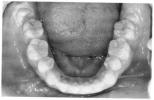
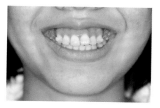
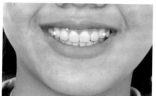

图 2-9-57-40 治疗后侧面观（测量覆盖关系时） | 图 2-9-57-41 治疗后下颌𬌗面观 | 图 2-9-57-42 露龈微笑改善前正面观 | 图 2-9-57-43 露龈微笑改善后正面观

（4）侧貌变化：如图 2-9-57-44 所示。

（5）头影测量描记重叠：如图 2-9-57-45 所示。

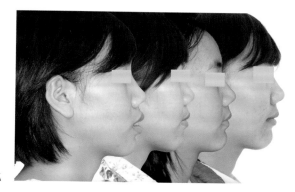

图 2-9-57-44 治疗不同阶段侧貌变化

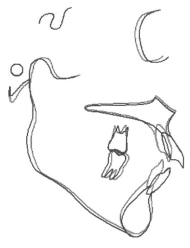

图 2-9-57-45 治疗前后头颅侧位重叠图及头影测量值变化

测量项目	正常值		治疗前	治疗后
	均值	标准差		
SNA	82.8	4.0	81.96	81.58
SNB	80.1	3.9	76.37	76.80
ANB	2.7	2.0	5.59	4.78
U1-NA/mm	3.5	6.5	8.95	1.81
U1/NA	22.8	5.7	32.90	19.52
L1-NB/mm	6.7	2.1	8.69	3.29
L1/NB	30.5	5.8	32.79	19.39
U1/L1	124.2	8.2	109.72	137.62
UI/SN	105.7	6.3	114.86	101.10
MP/SN	32.5	5.2	42.51	41.39
MP/FH	31.1	5.6	37.37	36.85
L1/MP	93.9	6.2	92.91	84.02

十、小结

1. 本例中的患者为凸面型，为了改善面部凸度，采用减数拔牙方案，且患者为高角面型，为了进行垂直向控制且更好地改善面形，故采用种植体增强支抗且减数牙位靠前的方案。舌侧矫治托槽粘接靠近抗力中心，拔牙内收时，需要加强上颌前牙转矩控制。

2. 舌侧矫治辅助种植支抗可提供有效转矩控制及牙齿压低来改善露龈微笑。本例患者露龈微笑 5~6mm，在前牙区唇侧植入种植体，通过链状圈套扎结合流动树脂暂时粘接的方式可以较为美观地改善露龈微笑，同时前牙唇倾分力大，能够有效增加前牙转矩的控制。

点评

　　双牙弓前突伴有露龈笑的患者多是因上颌骨矢状向前突及垂直向发育过度引起的。该类患者多需要拔除上下颌前磨牙来解决前突问题，进而可能由于前牙内收过程中的钟摆效应导致垂直向高度增加，加重患者的露龈笑。因此该类患者单纯通过正畸治疗解决是非常困难的。该病例中主诊医师通过应用数字化舌侧矫治器对该患者进行治疗，利用舌侧矫治器的优势并辅助种植体支抗对上颌前牙垂直向进行控制，达到了较为理想的矫治效果，基本解决了患者的露龈笑问题。

　　主诊医师在该病例的报告中缺少上颌前牙托槽转矩设计、前牙转矩控制的细节介绍。另外，在治疗过程中前牙区应用结扎圈进行结扎，未采用环绕结扎等能够更好地控制前牙转矩的方式。尽管采用唇侧高位种植体除了压低上颌前牙解决了露龈笑的问题，且可缓解前牙转矩的丧失，但该病例治疗结束后前牙转矩仍有些丢失。同时，在应用种植体压低上颌前牙的治疗中，上颌前牙的牙根健康是非常重要的问题之一，应提供治疗后的影像资料，便于牙根健康及内收效果的评价。

上海交通大学医学院附属第九人民医院　房兵

病例 58：全数字化设计在多学科治疗复杂骨性Ⅱ类错殆畸形中的交流与精准实现

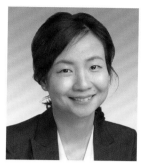

作者：上海交通大学医学院附属第九人民医院　王宇华副主任医师
合作者：上海交通大学医学院附属第九人民医院口腔颅颌面科　蔡鸣副主任医师
口腔正畸科　冯齐平主治医师；牙周病科　林智恺主治医师
病例开始时间：2018 年 4 月 18 日
病例结束时间：2020 年 9 月 18 日

一、患者基本情况

性别：女

年龄：27 岁

二、主诉

前牙不美观多年，闭唇困难加重，要求改善。

三、简单病史

7 年前在外院行上颌前牙烤瓷牙修复，感觉过突，近年来闭唇越发困难。

自幼牙齿发黄，有一胞弟与其情况类似。父母及同龄伙伴牙齿未见异常。10 年前有外院正畸史，否认牙体治疗史、否认系统性疾病、否认过敏史与手术史。

四、检查

1. 临床检查

（1）口外检查：面部对称，颏点无明显偏斜，侧面观为凸面型，面下 1/3 高度略长。开口度与开口型正常，张闭口无弹响。口外检查见微笑时牙龈暴露至上颌前牙颈缘以上 4mm，上下唇不能自然闭合，用力闭唇颏部皮肤见高尔夫球状皱纹（图 2-9-58-1）。

（2）口内检查：14、24 缺失，15—17、25—27 及左右侧下颌后牙牙体缺损。上下颌牙列中线一致，双侧磨牙完全远中错殆关系，前牙深覆盖Ⅰ度，后牙区Ⅲ度磨耗（图 2-9-58-2）。全口卫生状况一般，下颌后牙舌侧龈上牙石覆盖牙面 1/3 以上。牙龈暗红，探诊出血、菌斑指数等牙周检查情况见图 2-9-58-3。

2. 辅助检查

（1）根尖片：13、23 根尖低密度影（图 2-9-58-4）。

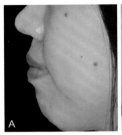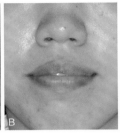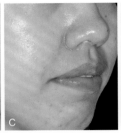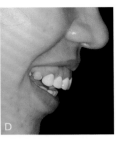

图 2-9-58-1 口外检查
A. 侧面像；B. 正面像；C. 侧面 45° 像；D. 侧面微笑像。

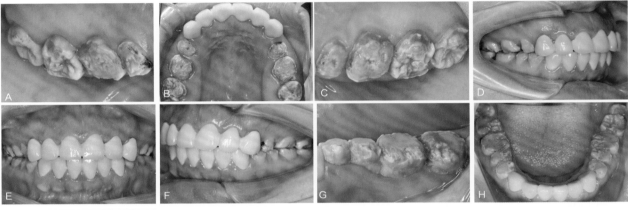

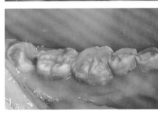

图 2-9-58-2 口内检查
A. 右侧上腭侧面观；B. 上颌𬌗面观；C. 左侧上腭侧面观；D. 右侧面观；E. 正面观；F. 左侧面观；
G. 右侧下舌侧面观；H. 下颌𬌗面观；I. 左下舌侧面观。

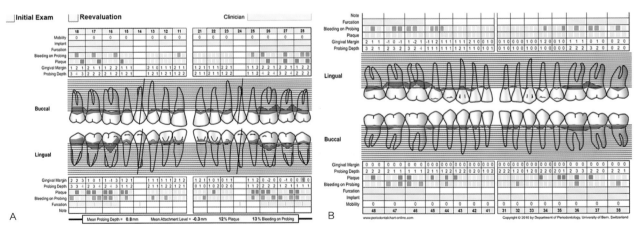

图 2-9-58-3 牙周检查
A. 上颌；B. 下颌。

（2）全景片：38 水平阻生，48 近中阻生（图 2-9-58-5）。

（3）CBCT：进行冠修复的上下颌前牙唇面牙体缺损近髓腔（图 2-9-58-6）。

（4）头影测量分析：SNA=86.7°，SNB=80.7°，ANB=6.0°，Wits 值 =4.0mm，U1-SN=113.2°，覆盖 =4.2mm，下唇突点到 e 线距离为 4.2mm（图 2-9-58-7）。

（5）关节 MRI：双侧关节盘前内移位（图 2-9-58-8）。

（6）模型分析：上下颌后牙磨损严重，上颌𬌗平面低平、上颌补偿曲线和下颌 Spee 曲线不协调（图 2-9-58-9）。

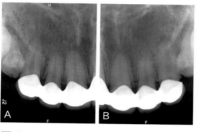
图 2-9-58-4 根尖片
A. 右侧；B. 左侧。

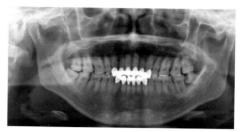
图 2-9-58-5 全景片

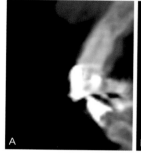
图 2-9-58-6 CBCT
A. 13 牙拆冠前；B. 13 牙拆冠后。

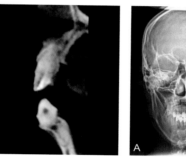
图 2-9-58-7 头影测量记录
A. 头颅冠状位片；B. 头影测量分析；C. 头颅侧位片。

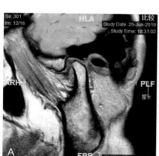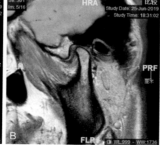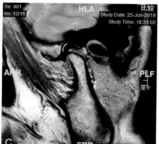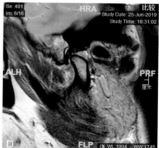
图 2-9-58-8 关节 MRI
A. 左侧闭口位；B. 右侧闭口位；C. 左侧张口位；D. 右侧张口位。

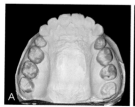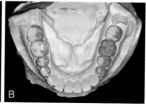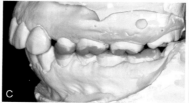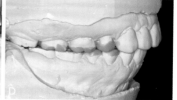
图 2-9-58-9 模型分析
A. 上颌模型；B. 下颌模型；C. 左侧面观；D. 右侧面观。

五、诊断

1. 骨性Ⅱ类畸形。

2. 安氏Ⅲ类错𬌗。

3. 釉质发育不全。

4. 全口牙龈炎。

5. 牙体缺损(13—23、33—43)。

6. 牙列缺损(14、24)。

7. 慢性根尖周炎(13、23)。

8. 可复性关节盘前移位。

六、设计思考

1. 患者经外院掩饰性正畸及上下颌前牙区冠修复后,一定程度上掩盖了其复杂的骨性Ⅱ类错𬌗畸形的问题。设计思路是按照从简单到复杂,从单学科或者个别学科来思考,看能否解决患者的主诉问题。

2. 患者的主诉重点是近年来闭唇困难加重。为了达到患者微笑时不露牙龈、闭唇时颏肌不紧张的效果,从正畸角度会考虑通过内收前牙、压低后牙来改善。由于患者已经拔除上颌14、24,同时术前CBCT显示上颌前牙已经非常直立,且唇侧骨板薄,因此正畸缺少进一步内收空间。由于患者后牙已经严重磨耗,临床牙冠短,发育不全的牙体组织难以形成良好的牙龈附着,也不适合通过正畸压低后牙。从修复角度来说,临床上一般会先通过加大牙预备量进一步内收前牙,但对于该患者,旧修复体的牙备已经近髓,因此不具有可行性。

3. 经过上述口腔评估综合分析,此患者需要联合牙周科、正颌外科、正畸科、修复科进行多学科治疗。正颌手术设计前,如果后牙具有稳定的尖窝咬合关系,以及理想的前牙长宽,就能更精确地指导手术。该患者由于前牙为不良修复体联冠,后牙已经磨耗至无牙尖,因此术前的暂时修复体越接近术后的正式修复体,正畸的精度越高。通过数字化技术,可以术前预知截骨的部位,以及骨块移动方向。本病例术中13—23骨块是整体移动,提示可以通过13—23不变的正面投影距离设计临时修复体理想的宽度和高度。

4. 牙周手术导板的设计思考　患者后牙由于磨耗,导致临床牙冠短小。锥形束CT(cone-beam computed tomograph,CBCT)显示,部分后牙产生代偿性骨增生。通过牙周冠延长手术去除部分增生的牙槽骨,增加临床牙冠高度,有助于术后的冠修复。通过数字化技术,整合口扫、CBCT数据,可以在同一三维坐标轴获得牙龈软组织、牙列、牙槽支持组织,并模拟术后冠修复形态信息。通过以上信息,可以更精确地设计牙周手术的去骨量,保证术后获得安全的冠根比。

七、治疗计划

1. 牙周基础治疗及序列治疗。

2. 根管治疗(13、23)。

3. 牙周冠延长术。

4. 正颌前修复治疗。

5. 正颌手术。

6. 正颌术后正畸治疗。

7. 正畸后修复治疗。

八、治疗步骤

理想的上颌前牙形态和重建稳定的后牙咬合,有助于正颌手术的成功。临时义齿越接近终末修复体,正颌的精度越高。

1. 通过 SimPlant(Materialize)分析正颌手术方案发现,术前、术后双侧上颌尖牙间距离固定不变。通过该距离逆推出前牙修复体的理想投影宽度,并通过宽度推算出理想高度,完成暂时性前牙修复(图 2-9-58-10)。

2. 利用 3Shape Dental System(3Shape)进行口扫与 CBCT 信息制作数字化模型,恢复理想的后牙尖窝形态(图 2-9-58-11)。在整合牙根、牙槽骨及未来修复体形态信息的三维坐标系中,确定牙周手术方案,保证术后及未来冠修复后,仍具有安全的冠根比。3D 打印出牙周导板(图 2-9-58-12),进行牙周手术(图 2-9-58-13)。

3. 正颌术前戴入后牙临时冠(图 2-9-58-14),制订正颌手术方案。通过上颌 Le Fort I 上抬后退,13—23 分块截骨,上抬后退上颌,下颌前牙 33—43 根尖下截骨 +BSSRO 前移匹配咬合,术中拔除 34、44(图 2-9-58-15)。

4. 正颌术后进行正畸治疗,稳定咬合,调整间隙(图 2-9-58-16)。由于术前的精确设计,术后正畸仅需关闭少量截骨后间隙,及微调咬合,故正畸时间短。

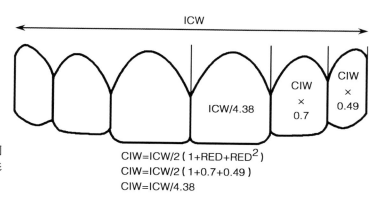

$$CIW=ICW/2\,(1+RED+RED^2)$$
$$CIW=ICW/2\,(1+0.7+0.49)$$
$$CIW=ICW/4.38$$

图 2-9-58-10 前牙理想正面投影宽度设计
使用牙齿美容重复比例(RED=0.7)通过尖牙间正面投影宽度(ICW)确定正常中切牙正面投影宽度(CIW)。

图 2-9-58-11 理想的后牙形态
A. 左侧面观;B. 正面观;C. 右侧面观。

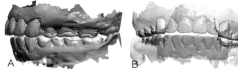
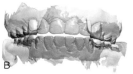
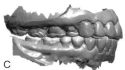

图 2-9-58-12 牙周手术设计以及导板打印
A. 数字化恢复功能牙尖;B. 整合牙槽信息的 CT 重建;C. 下颌牙周导板;D. 上颌牙周导板;E. 牙周手术导板的设计。

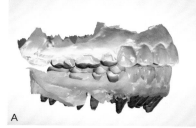
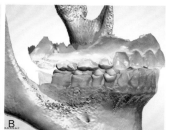
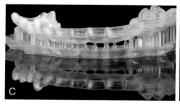
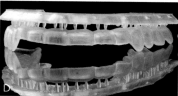
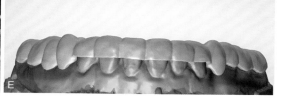

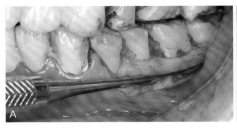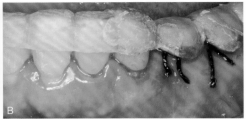

图 2-9-58-13 牙周手术
A. 牙周手术;B. 导板戴入。

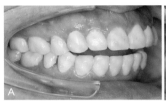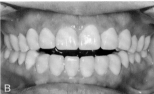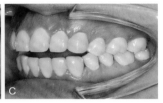

图 2-9-58-14 正颌术前临时冠戴入
A. 右侧面观;B. 正面观;C. 左侧面观。

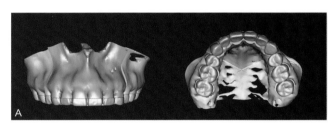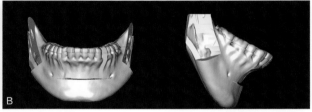

图 2-9-58-15 正颌手术方案
A. 上颌采用 Le Fort Ⅰ 型截骨术,13—23 分块截骨;B. 下颌采用下颌升支矢状截骨术,拔除 34、44。

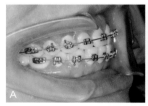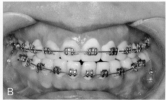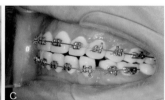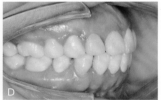

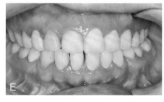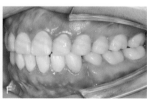

图 2-9-58-16 正颌术后正畸治疗
A. 术中右侧面观;B. 术中正面观;C. 术中左侧面观;D. 术后右侧面观;E. 术后正面观;F. 术后左侧面观。

5. 正式修复前评估 患者具有良好的息止颌间隙、唇齿关系,发音情况良好(图 2-9-58-17~图 2-9-58-19),修复前将口扫、CBCT 信息与面扫 3dMDvultus (Atlanta) 信息结合来进行微调(图 2-9-58-20)。打印过渡性义齿,继续佩戴半年。复查过渡性义齿使用情况,采用 Zebris for ceramill(Amann Girrbach)进行电子面弓记录(图 2-9-58-21)。参考最后一副过渡性义齿形态,利用 Exocad Exoplan(Align)进行数字化设计,并以魅影(Upcera)氧化锆全瓷完成正式修复(图 2-9-58-22,图 2-9-58-23)。

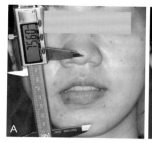
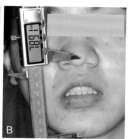

图 2-9-58-17　息止颌间隙
A. 咬合位垂直距离；B. 息止位垂直距离。

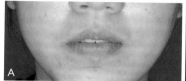
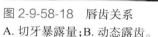

图 2-9-58-18　唇齿关系
A. 切牙暴露量；B. 动态露齿。

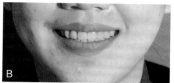

图 2-9-58-19　发音关系
A. 发"E"音；B. 发"F"音；C. 发"S"音。

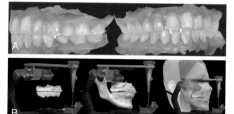

图 2-9-58-20　修复前微调
A. 修复体间隙；B. 结合面扫微调。

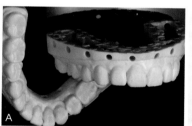

图 2-9-58-21 电子面弓记录
A. 3D 打印过渡义齿；B. 电子面弓观察髁突、切端的运动轨迹。

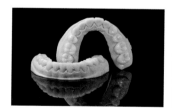
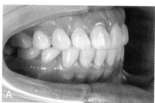
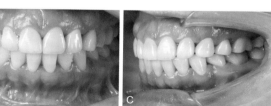

图 2-9-58-22　CAD/CAM
切削完成

图 2-9-58-23　正式修复的口内照
A. 右侧面观；B. 正面观；C. 左侧面观。

九、治疗效果

本病例由于之前掩饰性的正畸治疗及前牙牙冠修复治疗，使后续矫正骨性 Ⅱ 类错𬌗畸形难度增大。通过全程数字化诊疗技术在正颌外科、正畸科、牙周科、修复科多学科交流中的应用，患者颌面部和牙齿的美观度得到了极大的改善（图 2-9-58-24，图 2-9-58-25）。采用魅影氧化锆全瓷修复，兼顾了功能与美观性，提示多层渐变色氧化锆适合用于前牙美学区修复。

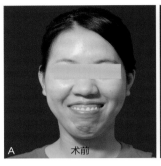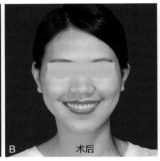

图 2-9-58-24　术前后正面观对比
A. 术前正面像；B. 术后正面像。

图 2-9-58-25　患者术前、模拟、术后侧面像

十、小结

　　本病例是联合了牙周科、正畸科、正颌外科、修复科多学科诊疗的复杂疑难病例。通过全数字化患者数据库的建立，探索形成一套通用的多学科诊疗设计流程，提高牙周科、正颌外科、正畸科、修复科多学科协作治疗的精度。通过面扫、口扫以及 CBCT 数据进行处理和整合，将患者的资料进行数字化保存与分析，这是在牙周、正颌、修复设计中采用同一坐标系进行诊疗设计的前提。其次，在正颌术前，通过数字化模拟骨块移动提前预判最佳的前牙长度，精确指导露齿量，提高正颌外科与修复科合作的精准性。然后，将修复体咬合设计与牙龈、牙冠、牙根数据整合，促进了牙周科、正畸科与修复科的协作精度。最后，通过计算机辅助设计与制造（computer-aided design and manufacturing，CAD/CAM）设备对接，完成全数字化修复的输出，实现全面涵盖软硬组织设计、预测到修复体完成的一整套数字化诊疗流程（图 2-9-58-26）。

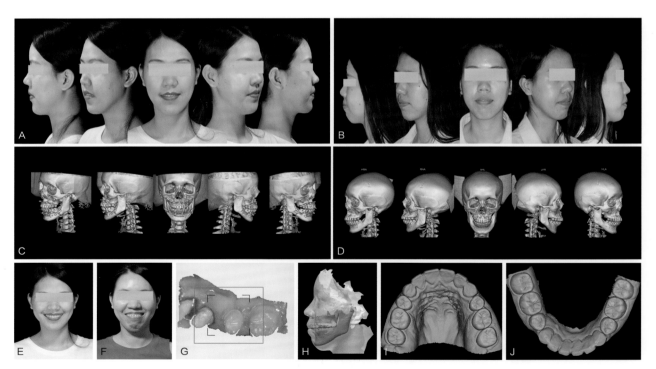

图 2-9-58-26　构建患者数据库
A. 术后面部影像；B. 术前面部影像；C. 术后 CBCT；D. 术前 CBCT；E. 术后正面微笑像；F. 术前正面微笑像；G. 数字化口扫；H. 颌骨重建与面扫配准；I~N. 计算机辅助设计

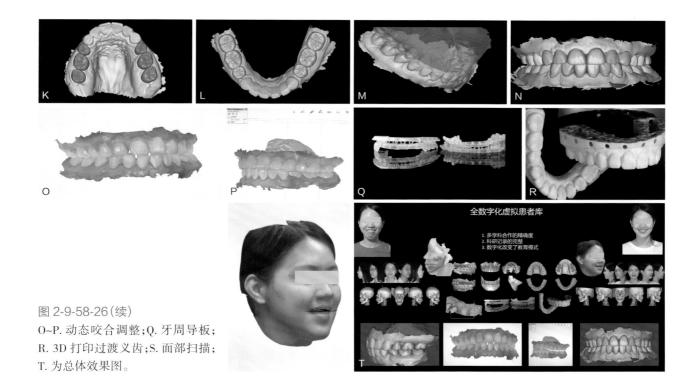

图 2-9-58-26（续）

O~P. 动态咬合调整；Q. 牙周导板；
R. 3D 打印过渡义齿；S. 面部扫描；
T. 为总体效果图。

点评

　　本病例应用数字化手段，对具有前牙冠修复史及正畸治疗史的复杂骨性 Ⅱ 类错𬌗畸形患者，进行了多学科治疗方案的设计、交流与精准实现。通过分析正颌手术方案确定上颌 13—23 的理想唇侧形态，利用口扫及 CBCT 信息恢复后牙理想的咬合关系以指导正颌手术的准确实施，并进行数字化牙周导板的设计及打印，保证牙周术后的安全冠根比。通过建立数字化患者信息库，使得多学科信息交流简单便捷，多学科诊疗方案相互引导，提高了治疗效果的可预测性。这不仅恢复了患者的咬合功能及牙周健康，更让患者重拾自信美丽的笑容，达到了良好的治疗效果。

　　然而，在病例记录中，口内检查未见术前咬合状况的记录。术后正畸结束，进行临时修复体效果评估时，也没有全口咬合关系的相关记录。术前对于颞下颌关节轻微前内移位的诊断，并未在后续结束治疗，恢复理想的咬合后进行再次评估。术后正畸完成后，利用虚拟𬌗架及面扫对修复体形态进行微调，若能在此步骤结合下颌运动记录，转移个性化上颌位置到虚拟𬌗架，加入对前导的设计考量，并借助下颌运动记录系统进行术后咬合评估及关节分析，会让病例更加完整充分，更具说服力。

同济大学附属口腔医院　刘伟才

病例 59：单侧上颌骨大面积缺损的数字化赝复治疗

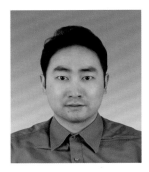

作者：上海交通大学医学院附属第九人民医院　顾晓宇副主任医师
病例开始时间：2020 年 4 月 2 日
病例结束时间：2020 年 5 月 10 日

一、患者基本情况

性别：男
年龄：21 岁

二、主诉

右侧上颌骨大面积缺损半年。

三、简单病史

半年前因右侧上颌骨恶性肿瘤切除口内大面积软硬组织，造成咀嚼、发音、吞咽等功能障碍。1 个月前进行术后复查，创口愈合状况良好，肿瘤无复发迹象，由口腔外科转诊建议行上颌骨赝复体修复。

目前全身健康状况尚可，否认糖尿病、高血压等慢性病史，否认肝炎、结核等传染病史，否认药物过敏史。否认放疗史，在肿瘤治疗中接受辅助化疗。

四、检查

12—17 缺失，右侧上颌骨大面积缺损，口鼻腔穿通，下鼻甲完整，软腭完整。缺损腔周围黏膜无明显红肿、糜烂或溃疡，未见明显炎性分泌物。

25 位置乳牙滞留，无明显龋坏，不松动，叩痛（-），牙龈无明显红肿。口内余留牙无明显龋坏，不松动。前牙开𬌗约 2mm，后牙反𬌗，牙尖交错位稳定。

口腔卫生状况可，牙石（+），牙龈无明显红肿。右侧面部软组织轻微凹陷，可见手术瘢痕，面部基本对称，颞下颌关节区无明显压痛，张闭口无明显弹响。开口度正常，开口型↓。

患者术前口内照片及 CT 数据三维重建图片如图 2-9-59-1~图 2-9-59-5 所示，通过三维视角检查患者口腔软硬组织缺损的情况。

五、诊断

1. 右侧上颌骨缺损（Aramany Ⅰ类）。
2. 上颌牙列缺损。

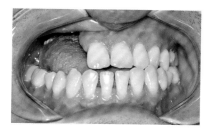
图 2-9-59-1 术前正面观

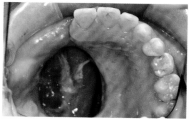
图 2-9-59-2 术前上颌𬌗面观

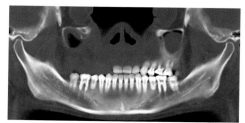
图 2-9-59-3 术前全景片

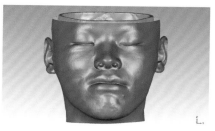
图 2-9-59-4 术前软组织三维重建

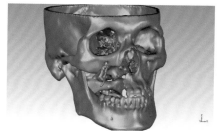
图 2-9-59-5 术前骨组织三维重建

六、设计思考

患者右侧颌骨大面积缺损,口鼻腔穿通,造成其咀嚼、发音、吞咽等重要的口腔功能障碍。因此,修复治疗的关键是重新形成有效的口鼻腔分离,恢复功能状态下正常的解剖结构,促进患者正常口腔生理功能的恢复。目前这种口腔重建的方法主要有两种,一种是通过外科手术方法利用移植组织瓣修复颌骨缺损;另一种是利用口腔修复方法制作阻塞器修复颌骨缺损,形成口鼻腔分离的结构。手术不仅会对患者造成更大的创伤,延长治疗周期,而且不利于肿瘤术区的长期随诊观察。口腔修复方法成熟稳定,对患者创伤小,效果明显,有利于肿瘤术区的长期监测,而且能够同时完成患者牙列缺损的修复。因此,本患者的治疗计划选择了制作含有阻塞器的赝复体修复患者的颌骨缺损及牙列缺损区域。

传统颌骨缺损的赝复体制作过程复杂,技术敏感性高,尤其是取模过程。本例患者的颌骨缺损特征是区域大,而且鼻腔内正常结构无明显破坏,这意味着用传统方法取模时,印模材料极易嵌入患者鼻腔内的空隙,造成操作困难,甚至会因为印模材料堵塞呼吸道而发生危险。同时,用传统一体式赝复体的制作方法会使整个修复体过于庞大和笨重,不仅影响患者的配戴舒适感,而且可能影响修复体的固位效果。因此,本患者在赝复体制作中采用数字化技术,先利用 CT 重建数据设计硅橡胶材料的阻塞器,然后在患者戴阻塞器的状态下取印模,制作可摘局部义齿,形成阻塞器——义齿分体式结构,同时在两者之间设计机械式固位结构。这种数字化方法可以有效避免患者取模时的意外情况,同时使得修复体的整体固位力达到更加理想的效果。

颌骨缺损赝复体设计时要尽量利用患者剩余的健康基牙达到固位、支持及稳定的效果。由于患者 25 牙位为滞留乳牙,稳定性相对较差,因此在可摘局部义齿制作时设计 23、24、26、27 间隙卡环。在材料选择上设计选择性激光熔附技术(selective laser melting, SLM)制作纯钛支架,可以充分减轻修复体的重量,同时达到更好的生物相容性。由于患者牙尖交错位基本稳定,因此在修复右侧上颌缺失牙时按照患者目前的咬合状态排牙,并不改变其颌位关系,以最小的干扰恢复其牙列完整性。

七、治疗计划

1. 利用数字化技术设计并制作硅橡胶材料的阻塞器,恢复患者口鼻腔分离结构。

2. 在阻塞器配戴状态下制取牙列缺损的印模,制作 SLM 可摘局部义齿。

3. 临床配戴阻塞器和可摘局部义齿,完成可摘局部义齿与连接体的粘接,使阻塞器与义齿间产生机械固位力。

4. 随访观察,为患者进行必要的调改。

5. 术前数字化设计 首先设计和制作硅橡胶材料的阻塞器,采用 Mimics10.01 软件(Materialise)对患者的螺旋 CT 数据进行三维重建,分别按照骨组织密度及软组织密度进行阈值设定,三维重建后获得原始三维数据(见图 2-9-59-4,图 2-9-59-5)。用 Geomagic Studio 2013 软件(Geomagic)对软组织三维重建图形进行处理,获取缺损腔及周围软组织三维数据用于阻塞器设计(图 2-9-59-6)。

在缺损腔鼻腔侧及口腔侧分别设计边缘线,作为阻塞器的终止线。要求口腔侧边缘线位于正常的颊黏膜及牙龈黏膜位置。构造曲面模拟正常上腭形态,作为阻塞器的底部(图 2-9-59-7)。

通过偏移运算(Offset)设计阻塞器的内部形态,要求侧壁及底壁厚度为 5~6mm,以保证阻塞器足够的强度和弹性。在软件中导入阻塞器与义齿的连接结构,调整位置及尺寸,通过布尔运算(Boolean)将阻塞器与连接结构合并,同时形成连接体,用于粘接到可摘局部义齿组织面(图 2-9-59-8,图 2-9-59-9)。

通过反求方法设计用于加工硅橡胶阻塞器的三维阴模,其形态为方形圆角的长方体,主分模面为盒盖方式固位,附分模面设计锥柱状固位结构,最后设计多余材料的排溢孔道(图 2-9-59-10,图 2-9-59-11)。

利用 Projet 3510 三维打印机(3D Systems)制作树脂材料的阴模及连接体,并进行装配试验(图 2-9-59-12)。将赝复用硅橡胶材料(Bredent)缓慢注射入树脂阴模,防止产生气泡,然后将各部分阴模紧密装配、固定。待硅橡胶材料硬固后脱模,获得最终的硅橡胶阻塞器(图 2-9-59-13)。

八、治疗步骤

将连接体装入阻塞器内,在患者口内试戴,如图 2-9-59-14 所示,可见阻塞器与患者缺损腔密合程度佳,仅在颊侧边缘存在少量间隙。其原因是患者拍摄螺旋 CT 时颊黏膜未充分推开,可由可摘局部义齿的边缘伸展充填,以达到良好的口鼻腔分离效果。

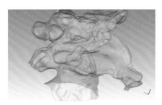

图 2-9-59-6　缺损腔及周围软组织三维数据

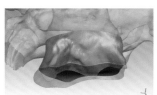

图 2-9-59-7　阻塞器的外部形态设计

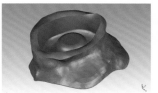

图 2-9-59-8　阻塞器的内部形态及连接结构

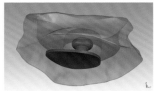

图 2-9-59-9　阻塞器底部连接结构

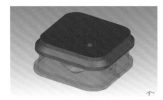

图 2-9-59-10　主分模面与排溢孔

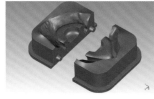

图 2-9-59-11　附分模面

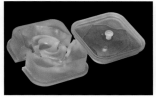

图 2-9-59-12　三维打印阴模

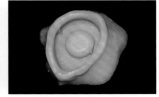

图 2-9-59-13　硅橡胶阻塞器

在患者配戴阻塞器时制取藻酸盐印模(图 2-9-59-15),灌注超硬石膏模型(图 2-9-59-16)。通过模型三维扫描,可摘局部义齿支架三维设计和三维打印加工纯钛材料的义齿支架。经过临床试戴、颌位记录、排牙、装胶、打磨和抛光等步骤完成可摘局部义齿的制作(图 2-9-59-17)。

为患者进行修复体临床试戴,可摘局部义齿就位良好,固位力佳,卡环及大连接体密合,后牙咬合关系准确(图 2-9-59-18~图 2-9-59-21)。

按可摘局部义齿组织面的痕迹将三维打印的连接体就位,用树脂粘接剂完成粘接操作,使可摘局部义齿与连接体结合,并与阻塞器形成弹性连接,方便患者自行拆装,以及对赝复体进行分体清洁(图 2-9-59-22~图 2-9-59-25)。

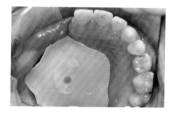
图 2-9-59-14 阻塞器在口内试戴

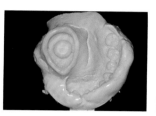
图 2-9-59-15 制取牙列缺损印模

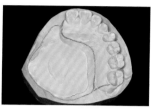
图 2-9-59-16 牙列缺损的石膏模型

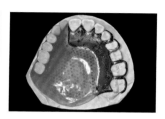
图 2-9-59-17 可摘局部义齿加工完成

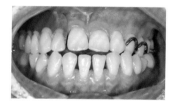
图 2-9-59-18 义齿配戴后正面观

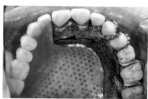
图 2-9-59-19 义齿配戴后上颌𬌗面观

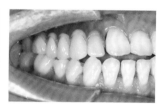
图 2-9-59-20 义齿佩戴后右侧咬合关系

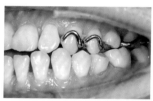
图 2-9-59-21 义齿佩戴后左侧咬合关系

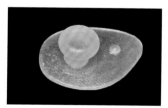
图 2-9-59-22 三维打印的连接体

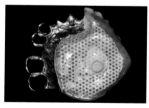
图 2-9-59-23 连接体与义齿完成粘接

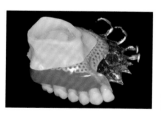
图 2-9-59-24 最终赝复体正面观

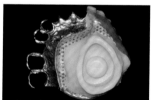
图 2-9-59-25 最终赝复体组织面观

九、治疗效果

患者配戴赝复体后,口鼻腔分离状态得到了良好的恢复,患者自述进食及饮水状态下无明显鼻腔渗漏。发音得到了很好的恢复,治疗前发音不清、鼻音过重情况得到了良好的改善。上颌缺损的牙列得到了恢复,右侧咀嚼功能得到了一定程度的恢复,可以咀嚼较软的食物,由于缺损腔缺乏骨组织支持,患者尚无法咀嚼过硬的食物。

患者修复后 3 个月复查时,自述修复体无明显压痛,口腔黏膜检查无明显红肿、糜烂或溃疡。由于患者对阻塞器清洁不善,造成表面有少量食物残渣,嘱咐患者注意口腔卫生及修复体清洁,定期复查。

患者对最终的修复效果满意,不仅口腔功能得到了极大的恢复,而且牙列恢复完整,面部美学状态也得到了改善。修复前后效果对比如图2-9-59-26~图2-9-59-29所示。

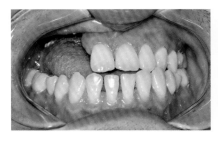

图2-9-59-26 修复前正面观

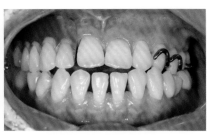

图2-9-59-27 修复后正面观

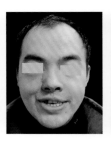

图2-9-59-28 修复前正面像

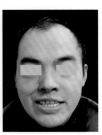

图2-9-59-29 修复后正面像

十、小结

口腔颌面部缺损包括颌骨缺损及颜面部缺损,均为口腔修复临床操作中的难点。颌骨和面部联合大面积缺损的患者,用传统取模的方法制作赝复体几乎是难以实现的。利用数字化方法设计和制作赝复体,可以获取常规印模难以达到的缺损区三维形态,对患者进行个性化设计,能完成更加复杂的病例。因此,数字化赝复技术是颌面部缺损修复的重要发展方向之一。

在本病例的操作中,我们仅采用数字化技术设计阻塞器,在患者配戴阻塞器的情况下制取牙列缺损的印模,避免了印模材料渗入患者鼻腔而带来的不适感和操作风险,较传统直接取模制作赝复体的方法有了很大的改进。但也许会有人提出为什么不将口内扫描牙列缺损的数字模型与缺损腔三维模型融合后一起设计赝复体。这是因为口内光学扫描技术对缺损腔扫描的效果不佳,存在很多盲区,这样在光学印模和CT重建三维模型配准的过程中会存在一定的误差,可能影响最终三维模型的精度。同时在实践中也可以看到,由于颊黏膜等软组织存在不可预估的动度,在CT扫描状态下获取的软组织形态不一定是最终修复体的合理外形。因此在硅橡胶阻塞器制作完成后,再次制取牙列缺损印模,可以弥补这些软组织形态的漏洞,使得最终修复体的封闭效果更加理想。

本课题组在前期研究中提出了数字化赝复技术的基本流程和原理,并且在临床实践中不断改进和发展,目前已经形成了数字化赝复体制作的完整路径,完成了一系列复杂病例的修复治疗,并且也完成了中华口腔医学会团体标准《功能性数字化上颌骨缺损赝复指南》的制定,标志着数字化颌面缺损赝复技术从研发向实践的转化,为越来越多的患者带来福音。

点评

这是一例单侧上颌骨大面积缺损的病例,作者采取了数字化技术辅助下的分体式赝复体修复方式,获得了不错的治疗效果。

传统的颌骨缺损修复对取模质量要求较高,需要保证缺损腔边缘的密合性,操作不易掌握。这个病例首先采用CT重建的方法获得缺损腔的软组织轮廓,利用该轮廓制作硅橡胶阻塞器,然后再取口内印模制作可摘局部义齿,降低了印模的难度。硅橡胶阻塞器部分和可摘局部义齿部分通过机械式固位结构连接,连接部分位于缺损腔边缘,边缘的密合性依然由可摘局部义齿的树脂基托来实现,这种方式同传统的赝复体一致。硅橡胶阻塞器和可摘局部义齿之间"按扣"式连接长期应用后不知是否依然能保持较好的固位效果。

这个赝复体修复病例融入了作者的数字化思维,是非常好的探索。同时,该病例记录完整,思路清晰,较好地阐述了作者的治疗目的和效果。

空军军医大学第三附属医院　白石柱

病例 60:颧种植支持式个性化美学赝复体数字化修复流程

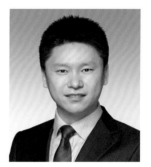

作者:上海交通大学医学院附属第九人民医院　王震主治医师
合作者:上海交通大学医学院附属第九人民医院口腔颌面头颈肿瘤科　曲行舟主任医师
北京大学口腔医院门诊部综合科　赵旭医师
病例开始时间:2020 年 10 月 14 日
病例结束时间:2021 年 2 月 22 日

一、患者基本情况

性别:男

年龄:31 岁

二、主诉

上腭缺损致语音、进食困难 2 年余。

三、简单病史

现病史:患者 2018 年 10 月因上颌骨放射性骨髓炎于当地医院行"双侧上颌骨次全切除术 + 颏下岛状瓣修补术",术后皮瓣危象行局部清创,术后患者饮水鼻漏,进食语音困难。3 个月后于我院口腔颌头颈肿瘤种植赝复专科就诊,全麻下植入颧种植体 3 枚,翼突种植体 2 枚,现种植体植入后 4 月余,于门诊就诊要求赝复体修复。

既往史:患者 2018 年 10 月于当地医院行双侧上颌骨次全切除术 + 颏下岛状瓣修补术"补术术骨次全象行局部清创。2018 年 12 月于我院全麻下行颧种植体植入术 + 翼突斜行植体植入术。

全身情况:健康状况一般。患白血病 8 年、放疗病史 7 年余,否认心脏病、高血压、糖尿病等慢性疾病;否认肝炎、结核病等传染性疾病。否认食物、药物过敏史,否认输血史。预防接种史不详。

四、检查

颌面部基本对称,开口度2指半,开口型↓。颞下颌关节区未及明显异常。面中部可见凹陷,双侧鼻翼塌陷,鼻唇沟对称、加深。下颌下及颈部皮肤可及术后瘢痕改变,左侧下颌皮肤可及术后局限性隆起,未及明显肿大淋巴结。口内可见上颌骨部分切除后观,硬腭大部分缺损,软腭尚完整,直视可见下鼻甲及鼻底部组织。腭部缺损两侧可见颧种植体及翼突植体穿出端,周围黏膜轻度红肿。口内黏膜无明显异常,上颌牙列缺失,上颌缺损前部与唇相延续,软腭动度可。下颌恒牙列46缺失,余未见异常。

CT可见双侧上颌骨缺损,上牙槽嵴及腭板缺失,鼻底结构丧失。双侧颧骨、蝶骨翼突外侧板尚完整,颧骨宽度及厚度尚可(图2-9-60-1)。

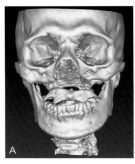 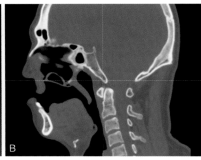

图2-9-60-1　术前影像学资料
A. CT重建可见患者双侧上颌牙槽嵴缺失,颧骨颧弓完整;B. CT矢状面可见上颌牙槽嵴及大部分腭板缺失。

五、诊断

1. 上颌骨缺损。
2. 双侧上颌骨次全切除术后。
3. 颧种植体、翼突斜行植体植入术后。

六、设计思考

1. 双侧上颌骨缺损是一类最为严重的颜面部软硬组织缺损,对患者的口颌功能、容貌以及社会心理均带来巨大的危害,严重影响患者的日常生活以及社会活动。传统卡环固位式赝复体修复单侧上颌骨缺损具有一定优势,也是临床应用最广泛的修复方式。但在双侧上颌骨缺损的病例中,传统活动赝复体无法通过卡环获得固位力,口颌功能的恢复效果极差。应用游离移植骨瓣完成上颌骨重建是较为理想的修复方案,然而在现实中早期完成重建的患者极少,一方面由于手术难度较大,对外科医生的要求较高,难以大范围开展;另一方面骨瓣供区将形成二次创伤,部分患者也难以接受。此外,许多诸如钛网暴露、游离骨的移位、鼻腔内分泌物潴留等难以预测的并发症也一定程度上影响了部分外科医生的手术决心。最为重要的是部分原发于上颌的伴广泛侵袭的恶性肿瘤患者多无法接受一期上颌骨重建手术,而后期修复时鉴于上颌面部软组织的大范围缺损、塌陷、致密瘢痕的形成,常不具备完成游离骨瓣修复的条件。目前颧种植联合赝复治疗已较为成熟且效果显著。

目前已有部分临床病例报告证实颧种植支持式赝复治疗可获得较为理想的修复效果。根据我们团队前期临床工作及课题研究发现,采用颧种植体支持式数字化切削立体环形连接体设计在修复双侧上颌骨缺损有许多明显优势。联合个性化美学赝复体的应用,口颌功能恢复状况与上颌骨重建后无明显差别。

2. 不同于下颌骨,上颌骨三维结构复杂且存在多个重要的生理性腔隙,其三大力学支柱对咀嚼力在颅底的传导和分布也有重要意义。合并钛网或单独骨折叠重建后组织稳定性有限且最重要的颧突支柱力传导缺失。种植体支持式赝复体通过颧种植体+翼突支柱植体的形式直接完成修复体与重要骨结构间的应力连接,可以较合理地分散咀嚼力。

3. 骨瓣修复后术区软组织遮盖,复查时无法直视检查,不仅如此,肿瘤复发或其他原因二次手术时骨瓣可能牺牲。颧种植体支持式赝复体则可以通过 IBO(Implant Borne Overdenture) 的形式修复缺损区,可自由摘戴,后期根据二次手术的状况进一步修整也较为方便。

七、治疗计划

1. 颧种植体 + 翼突植体植入。
2. 种植体支持式赝复体的个性化全数字化流程制作。
3. 功能评估及随访。

八、治疗步骤

1. 全麻下根据上颌余留颧骨及翼突外侧板植骨床情况,分别植入右侧 1 枚 Zygoma 40mm,左侧 2 枚 Zygoma 42.5mm 及 Zygoma 47.5mm 颧种植体(Nobel Biocare) + 左右各一枚 Nobel Active 3.5mm × 11.5mm(Nobel Biocare)翼突植体植入(图 2-9-60-2)。

2. 3 个月后行双侧翼突种植体显露术,更换复合基台。待植体周围软组织愈合改建稳定后,运用摄影测量以及口扫方式采集数字化印模。整合数据后切削钛杆,翻制石膏板口内验证数字化印模准确与否(图 2-9-60-3~图 2-9-60-9)。

3. 设计测𬌗中间体结构,3D 打印树脂𬌗堤板,口内硬质模型蜡堤测𬌗。仓扫𬌗记录后与数字化模型配准拟合,按照上下颌空间坐标虚拟排牙,3D 打印树脂代型,完成口内试戴,确定口内口鼻漏封闭情况及正中颌位关系。与此同时,拍摄患者戴入树脂代型后正侧面数码照片,正面数码照片分析患者虚拟牙列前牙区切端曲线与面中线关系,牙齿大小及形态是否协调。电子面弓采集配戴代型后的下颌运动轨迹,后期再次虚拟排牙,调整𬌗平面,确定侧方𬌗类型,纠正首次代型中不调的切端曲线和牙齿形态,并再次打印和试戴 3D 打印树脂代型(图 2-9-60-10~图 2-9-60-19)。

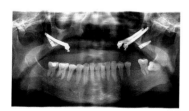
图 2-9-60-2　种植术后全景片

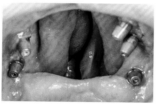
图 2-9-60-3　口内缺损照示口鼻腔相通,直视见鼻甲,软腭完整

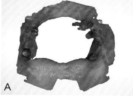
图 2-9-60-4　Trios(3Shape)口内黏膜扫描 +ICam4D(Imetric4D)摄影测量植体空间位点捕获
A. 口扫上颌数字化印模;B. 口扫下颌数字化印模。

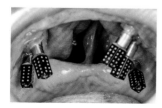
图 2-9-60-5　ICam4D 摄影测量数字化取模,调整密码子至最佳位置

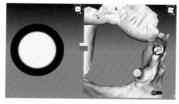
图 2-9-60-6　ICam4D 摄影测量与口扫数据融合

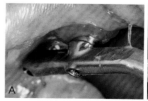
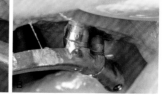
图 2-9-60-7　根据摄影测量植体位点结果切削支架验证植体间被动就位情况,切削杆验证被动就位
A. 右侧面观;B. 左侧面观。

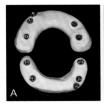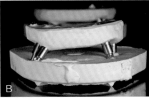

图 2-9-60-8 切削支架翻制石膏板
A. 组织面观;B. 切削支架翻制石膏板正面观。

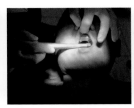

图 2-9-60-9 采用石膏板验证种植体间应力状况

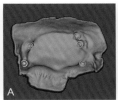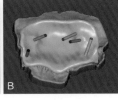

图 2-9-60-10
A. 数字化印模填去上部倒凹;B. 设计测殆板。

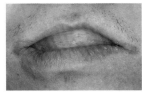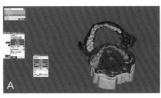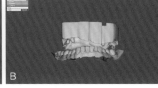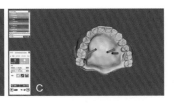

图 2-9-60-11 利用 3D 打印殆板蜡堤测殆

图 2-9-60-12
A. E4(3Shape)仓扫殆记录并配准;B. EXOCAD(Align)软件配准后;C. EXOCAD 虚拟排牙。

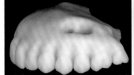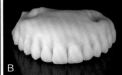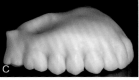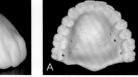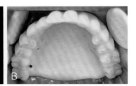

图 2-9-60-13 3D 打印数字化树脂代型
A. 右侧面观;B. 正面观;C. 左侧面观。

图 2-9-60-14 3D 打印树脂代型戴入后口内封闭效果
A. 3D 打印数字化树脂代型(殆面);B. 口内试戴 3D 打印数字化树脂代型检查缺损部封闭状况。

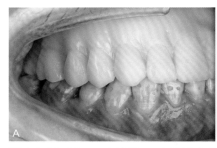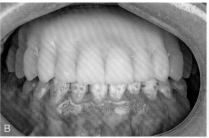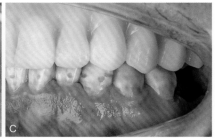

图 2-9-60-15 口内试戴 3D 打印数字化树脂代型检查牙尖交错殆情况
A. 右侧面观;B. 正面观;C. 左侧面观。

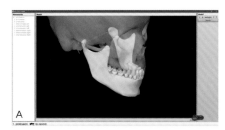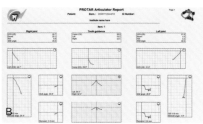

图 2-9-60-16 电子面弓检测报告
A. 戴入 3D 打印树脂代型后 PROTAR digma(KaVo)电子面弓记录下颌运动;B. 试戴代型后 PROTAR digma 电子面弓记录下颌运动轨迹。

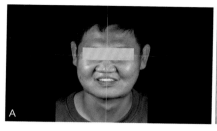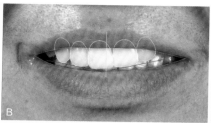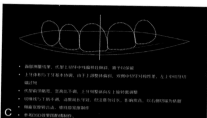

图 2-9-60-17　戴入 3D 打印树脂代型后 DSD 分析
A. 中线；B. 代型与唇线𬌗平面关系；C.DSD 分析意见。

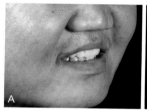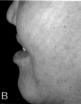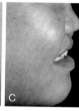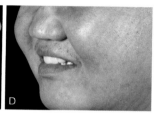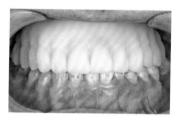

图 2-9-60-18　由于缺乏骨性支撑，上唇卷曲，鼻底支撑丧失，侧貌面中部仍塌陷
A. 试戴代型后右侧 45° 像；B. 试戴代型后左侧面像；C. 试戴代型后右侧面像；D. 试戴代型后左侧 45° 像。

图 2-9-60-19　按照 DSD 分析结果修改并重新打印代型后试戴（口内观）

　　4. 根据二次代型数据回切设计环形 Dolder-bar+ 钛切削支架，生产桥架并完成后期个性化美学烤塑流程，将虚拟𬌗架位置关系转移至 Artex CR（Amann Girrbach）全可调𬌗架，设置个性化侧方及前伸髁导斜度，设置机械切导盘，精细调𬌗。临床戴入赝复体后检查口鼻漏封闭情况，语音、咀嚼功能，杆卡固位力，稳定性以及美观效果。口内调𬌗后验证前伸侧方运动𬌗型与虚拟设计是否一致，T-scan（Tekscan）检测赝复体牙尖交错位咬合力动态平衡状况。指导患者后期使用注意事项以及维护复查原则（图 2-9-60-20~图 2-9-60-29）。

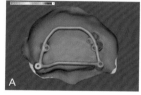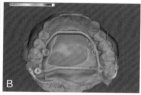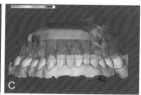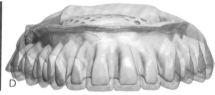

图 2-9-60-20　EXOCAD 设计 Dolder-bar 及上方修复体
A. EXOCAD 软件设计环形 Dolder-bar；B. EXOCAD 软件融合上部代型数据；C. EXOCAD 软件融合上部代型及杆卡数据（正面观）；D. Dolder-bar 及上方切削支架数字化设计。

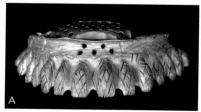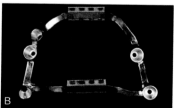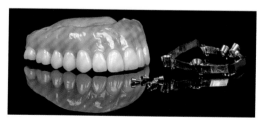

图 2-9-60-21　切削支架，Dolder-bar 及黄金卡
A. 钛切削支架正面观；B. Dolder-bar 及黄金卡。

图 2-9-60-22　切削支架义龈部分个性化分层烤塑及染色后

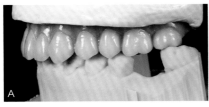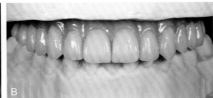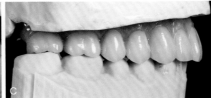

图 2-9-60-23　全可调𬌗架调𬌗抛光后观
A. 左侧面观；B. 正面观；C. 右侧面观。

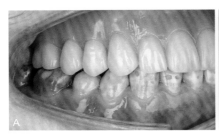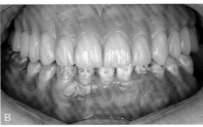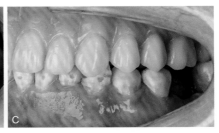

图 2-9-60-24　赝复体牙尖交错位𬌗架与口内戴入后对比
A. 右侧面观；B. 正面观；C. 左侧面观。

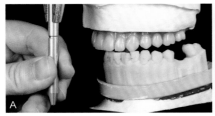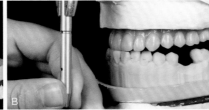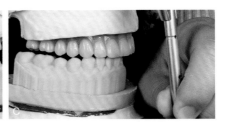

图 2-9-60-25　全可调𬌗架侧方𬌗
A. 左侧面观；B 正面观；C. 右侧面观。

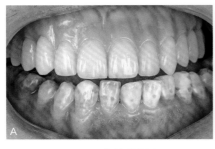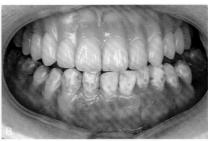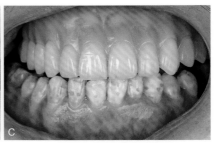

图 2-9-60-26　口内前伸侧方𬌗
A. 赝复体侧方（尖牙保护𬌗）𬌗架与口内戴入后对比（左侧）；B. 赝复体前伸位𬌗架与口内戴入后对比；C. 赝复体侧方（尖牙保护𬌗）𬌗架与口内戴入后对比（右侧）。

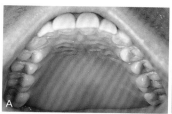
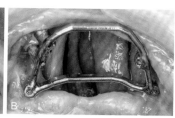

图 2-9-60-27　戴入赝复体后口内观
A.最终赝复体戴入口内后口鼻漏封闭情况;B.环形 Dolder-bar 戴入口内观。

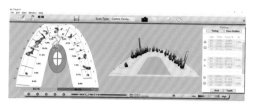

图 2-9-60-28　戴牙后 T-scan 检测结果

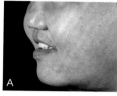
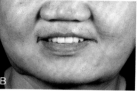
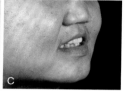

图 2-9-60-29　戴入赝复体后面像
A.左侧面像;B.正面像;C.右侧面像。

视频 54
未配戴赝复体语音情况
① 扫描二维码
② 用户登录
③ 激活增值服务
④ 观看视频

视频 55
戴入赝复体后语音情况
① 扫描二维码
② 用户登录
③ 激活增值服务
④ 观看视频

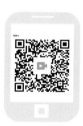

视频 56
赝复体固位力情况
① 扫描二维码
② 用户登录
③ 激活增值服务
④ 观看视频

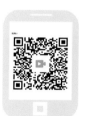

视频 57
配戴赝复体后即刻进食情况
① 扫描二维码
② 用户登录
③ 激活增值服务
④ 观看视频

九、小结

双侧上颌骨缺损患者的口颌功能恢复一直是口腔肿瘤术后重建修复的难点,尽管通过颧种植赝复体的修复方案有过部分横断面研究以及个案报道,但现阶段尚无系统的临床指南,采用何种连接体作为固位和支持结构也无定论。磁性固位体、分段式杆卡、套筒等结构均可见报道,赝复体在功能运动中的美观、稳定和封闭情况可能因此也不尽相同。

此病例所应用的环形 Dolder bar 的连接体结构和全数字化的修复流程是我科 5 年来临床研究优化和总结出的最佳方案,相关临床研究已经发表,患者最长的随访时间已有 4 年余,种植体及修复体功能状况均良好,已形成成熟的修复方案且长期稳定性可期。

此病例植体设计方案中同时应用了翼突斜行植体和颧种植体,此方式可将赝复体负载时所承受的咀嚼力经由翼突和颧突较为均匀地分散于颅底,最大程度上与正常上颌骨结构中三大力学支柱相一致。虽缺乏尖牙支柱,但鉴于咀嚼力的主要功能区磨牙与颧突、翼突关系更为密切,咀嚼力及植体的承载仍稳定可靠。

随着软硬件的不断迭代,数字化印模技术已日臻成熟。尤其是摄影测量技术的应用,合并口扫、面扫、电子面弓,虚拟𬌗架等技术已经可以将所有传统流程完全虚拟化。在本次修复过程中,仅测𬌗一步应用蜡堤测量垂直距离记录颌位关系,其他步骤全面虚拟化。利用 3D 打印及数字化切削技术,精准的数字化打印代型可以完全替代传统的蜡型代型,极大减少人为和物料转化环节中所带来的误差。在设计阶段数字化手段使得医技沟通更方便顺畅,代型修改的人力成本也更低,医生通过软件操作可参与到过去仅能在技工端完成的步骤,更好地整合临床与技工端进而保障修复方案的最终落实。上颌骨缺损患者还存在缺损内倒凹区传统印模材料断裂的风险,数字化印模在保证精度的情况下不仅更为舒适且完全无风险,患者的接受度更高。DSD 与数码摄影不仅为患者后期修复的美学测量提供了形态和数据的参考,同时在医患沟通环节也起到了重要作用。

现阶段数字化方案基本已经涵盖了种植修复的整个环节,然而为了获得更好的修复体色彩空间以及形态,在修复体最终的个性化美学成型及咬合堆塑环节仍需要技术精湛的技师。此病例后期将虚拟模型 3D 打印后按照空间定位支架的位置,将模型转移至 Artex CR 全可调𬌗架,按照电子面弓的测量结果调整下颌运动数值,完成个性化的美学堆塑、打磨、外染,按照患者的年龄及牙尖磨耗程度重建尖牙保护𬌗,从功能到美学全程践行数字化与经典的融合重塑。

点评

这是一例采用颧种植支持式赝复体修复双侧上颌骨缺损的病例。双侧上颌骨缺损是一类极为严重的颌面组织缺损,对于无法使用外科手术完成上颌骨重建的病例,其修复对于医生来说是极具挑战的。

对于此类病例,传统活动赝复体赝法获得良好固位,恢复效果极差,目前采用颧种植联合赝复治疗是较为理想的修复方式。本病例通过全数字化流程,使用颧种植体支持式数字化切削立体环形连接体,联合个性化美学赝复体,取得了非常好的修复效果。

在修复过程中,此病例综合使用了数字化设计、3D 打印、数字化切削、口内扫描、Icam 4D 摄影测量、电子面弓、DSD 美学分析、T-scan 咬合分析等多种数字化技术手段,使得整个修复过程中,除使用蜡堤确定记录垂直距离、最终修复体美学成型及咬合堆塑环节外,其余步骤均通过数字化技术完成,极大地减小了各个环节的误差,降低了人力和材料成本,促进了医技、医患交流沟通,提高了患者就诊的舒适性和安全性,最终实现了良好的美学和功能重建。

空军军医大学第三附属医院　白石柱

病例 61：数字外科技术结合血管化腓骨瓣功能性重建上颌骨缺损

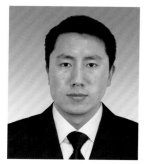

作者：空军军医大学第三附属医院　杨新杰副教授、副主任医师
合作者：空军军医大学第三附属医院颌面肿瘤科　王维戚讲师、主治医师
病例开始时间：2020 年 07 月 28 日
病例结束时间：2022 年 01 月 15 日

一、患者基本情况

姓名：李某

性别：女

年龄：15 岁

职业：学生

二、主诉

左侧上颌无痛性肿物 1 年余。

三、简单病史

现病史：2019 年 3 月患者发现左侧上颌肿物，无疼痛和麻木感觉，曾在我院行左侧上颌肿物切取活检术，术后病理提示"左侧上颌骨骨化纤维瘤"，后未行治疗，其间肿物逐渐长大，无疼痛和麻木的感觉，为进一步检查和治疗在我院就诊，门诊以"左侧上颌骨骨化纤维瘤"收治入院。患者目前精神尚可，体力正常，食欲正常，睡眠正常，无发热、咳嗽，体重无明显变化。

既往史：否认肝炎、结核病、疟疾等传染病史，否认高血压、糖尿病、血液病、心脏病等病史，否认其他手术史，否认重大外伤史，否认输血史，否认明确药物、食物过敏史。

家族史：父母体健，家族中无传染病、遗传病史及类似病史。

四、检查

1. 临床检查　面部略不对称，面部比例略不协调，面部皮肤感觉无异常，面部表情肌运动功能无异常，左侧眶下区邻近颧骨可见明显膨隆，范围约 4cm×4.5cm，质地中等偏硬，偶有触痛，口内可见全口恒牙列。

牙列式：17—27，37—47，左侧上颌前庭沟明显膨隆，前至 21，后至 27，腭部膨隆明显，26、27 Ⅲ度松动，叩痛（+），其余未见明显异常（图 2-9-61-1）。

2. 辅助检查　颌面部 CT 提示肿瘤向上挤压眶下壁,向内侧突入鼻腔,向外侧挤压上颌骨的外侧及后外侧面(图 2-9-61-2)。

双下肢 CTA 检查提示双侧腘动脉、胫前后动脉、腓动脉及足底、足背动脉走行自然、显示清晰,未见局限性狭窄、扩张及异常血管团,管壁均匀,余未见异常;双下肢胫腓骨骨质结构完整,未见明显骨质破坏征象(图 2-9-61-3)。

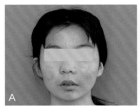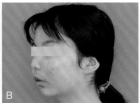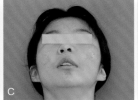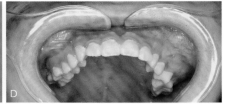

图 2-9-61-1　术前基本情况
A. 正面像;B. 侧面像;C. 仰面像;D. 口内像。

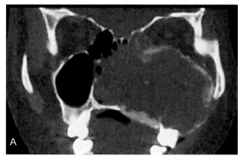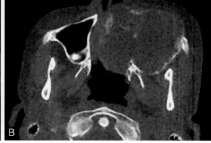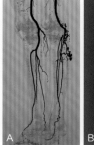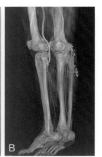

图 2-9-61-2　颌面部 CT 显示左侧上颌骨病变范围
A. 冠状位;B. 轴位。

图 2-9-61-3　双侧下肢 CTA
A. 动脉造影;B. 血管及骨三维重建。

五、诊断

左侧上颌骨骨化纤维瘤伴局部动脉瘤样骨囊肿。

六、设计思考

1. 利用数字化技术精准完成病变切除。

2. 利用数字化镜像技术恢复患侧正常骨形态,并以咬合为导向,完成腓骨塑形及植入。

3. 术前应用 3D 打印技术制作头颅模型,根据镜像技术恢复患侧上颌骨形态,术前预成型钛网,可减少手术时间,并且精准恢复上颌骨缺损的形态。

七、治疗计划

1. 左侧上颌骨全切除术、腓骨肌皮瓣切取转移修复术、钛网植入术。

2. 腭黏膜瓣切取转移修复术。

3. 种植体植入。

4. 术前数字化设计

（1）通过医学图像处理软件 ProPlan 软件（3.0，Materialise）读取颌面部和双下肢 CT 扫描数据，对扫描的断层序列图像进行三维重建。

（2）根据镜像技术获得患侧上颌骨牙槽突位置，将三维重建的腓骨进行多角度旋转，并与患侧上颌骨的形态反复进行比较，选择形态与其最为匹配的一部分（图 2-9-61-4）。

（3）镜像技术设计患侧眶底和上颌骨前壁位置，以备术前预成型钛网。

（4）数字化设计腓骨塑形导板（图 2-9-61-5）。

利用 3D 打印技术制作颌骨缺损模型、截断导板、腓骨的塑形导板和就位导板（图 2-9-61-6）。

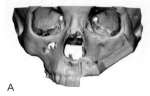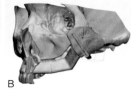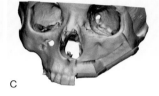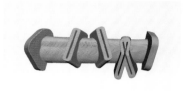

图 2-9-61-4
A~B. 模拟左侧上颌骨切除范围，确定截骨线；C. 设计腓骨就位导板。

图 2-9-61-5 模拟的腓骨塑形导板

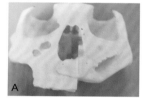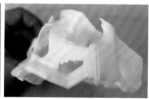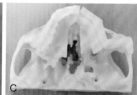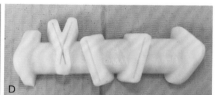

图 2-9-61-6 术前通过 3D 打印技术制作的模型与导板
A、B. 上颌骨切除的截骨导板；C、D. 就位及腓骨塑形导板。

八、治疗步骤

采用 Weber 切口，先切开皮肤及部分肌层，再从黏膜切至肌层，掀开上唇，从前庭沟切开黏骨膜向上颌结节处延伸，沿骨面向上剥离，显露肿瘤组织，暴露上颌骨与相邻骨的连接，暴露上颌骨额突和鼻骨的连接，顺梨状孔向上翻瓣，暴露眶内侧缘和上颌骨额突，并向眶下缘向眶内掀开眶内容物。暴露颧颌缝，拔除左侧上颌切牙，暴露前鼻嵴。截骨导板固定就位，来复锯切开相关的骨连接，弯骨刀凿开翼上颌连接，上颌骨性结构已基本完全截开，组织剪锐性离断周围软组织，完整切除病变（图 2-9-61-7）。

耳屏前设计切口，解剖颞浅动静脉，备受区血管吻合。

腓骨瓣断蒂后，使用腓骨塑形导板进行截骨，完成塑形和就位导板相匹配（图 2-9-61-8）。

将腓骨瓣转移至上颌骨缺损，腓骨远端与对侧牙槽突紧密贴合，近端与颧骨紧密贴合，钛板固定，眶下区及眶底植入已预制好的钛网，维持面部外形及防止眶内容物下沉，腓动静脉穿隧道与颞浅动静脉吻合（图 2-9-61-9）。

九、治疗效果

面部基本对称，面中部丰满，面下 1/3 居中（图 2-9-61-10），钛板及钛网固定良好（图 2-9-61-11），口内皮瓣愈合良好，开口度和咬合关系正常（图 2-9-61-12）。

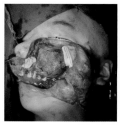
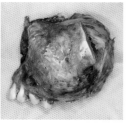
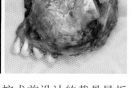
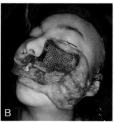

图 2-9-61-7　用电锯按术前设计的截骨导板
行左上颌骨全切除

图 2-9-61-8　腓骨肌皮
瓣塑形

图 2-9-61-9　术中情况
A. 将已塑形好的腓骨肌皮瓣坚强内固定于颧骨
和牙槽突之间；B. 完成钛网植入，恢复患侧面中
部的突度和眶底支撑。

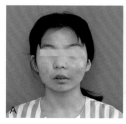
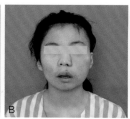
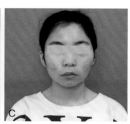

图 2-9-61-10　术后情况
A. 术前正面像；B. 术后正面像；C. 术后半年正面
像。

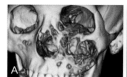
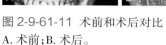
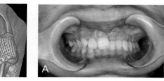
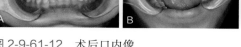
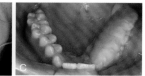

图 2-9-61-11　术前和术后对比
A. 术前；B. 术后。

图 2-9-61-12　术后口内像
A. 口内咬合像；B. 口内张口像；C. 口内皮岛像。

十、小结

上颌骨位于面中部，具有独特的解剖形态和复杂的生理功能，其缺损严重影响咀嚼、发音、吞咽等功能，其
缺损的修复重建成为颌面外科医师的巨大挑战，其修复的主要目标为：①修复缺损，隔离口鼻腔，以利于发音、
吞咽和防止食物反流；②支持眶内容物，防止复视和眼球内陷；③支撑面部组织，恢复面容，修复咬合关系，实
现咀嚼功能重建；④帮助患者重树信心，回归社会。

1. 本病例通过 CT 扫描数据，建立患者硬组织三维数字模型，结合数字化辅助设计、逆向工程和 3D 打印技
术的外科导板，可将手术规划在实际手术中实现，即术前制订手术方案，设计并制作外科手术导板，术中将导板
准确定位于受区，根据截骨沟槽进行截骨，以确保肿瘤在最小范围内被扩大切除。

2. 近些年来，血管化游离带蒂腓骨瓣因为长度充分、血运丰富、血管蒂长和可携带较大的皮岛等优点，更
广泛应用在上颌骨缺损的功能性重建，术前根据镜像技术获得患侧上颌骨牙槽突位置，将三维重建的腓骨进行
多角度旋转，并与患侧上颌骨的形态反复进行比较，选择形态与其最为匹配的一部分，确定拟切取的腓骨长度
和塑形的目标，术前在上颌骨实体模型上精确塑形，预制钛网，提高了制作精确度和效率。几项技术的结合高
效解决了封闭口鼻相通、支持眶内容物、恢复面部外形等缺损难题。

3. 该患者下一步治疗拟完成重建角化龈及植入牙种植体，恢复患者咀嚼功能。

4. 数字化外科作为一门新兴技术，可以为上颌骨缺损提供准确的诊断以及优化治疗方案，对于大范围、复

杂的上颌骨缺损的数字化辅助技术临床应用还需进一步探索。

点评

　　数字外科技术目前在口腔颌面外科手术中的应用中得到了快速的发展。上颌骨全切术是口腔颌面外科中难度较大的手术,其缺损的修复重建也是颌面外科医生所面临的巨大挑战。该病例由于左侧上颌骨骨化纤维瘤伴局部动脉瘤样骨囊肿,导致患者必须行左侧上颌骨的全切术及修复重建,如采用传统的手术方法,无论是截骨范围及重建方式均依赖手术者的经验,且无法与对侧进行镜像比较。

　　针对该病例,术者通过数字化外科技术设计手术导板,精准切除病变结构;血管化游离带蒂腓骨瓣是目前上颌骨功能重建的常用组织,术者通过数字化的方法对腓骨的截骨长度和角度等均进行了术前的精确模拟,设计了塑形导板,并通过镜像技术恢复患侧正常骨形态,完成腓骨塑形及植入。同时根据患侧颌骨形态,术前弯制钛网,实现术区外形的恢复。该患者的手术效果佳,术后患者面形的恢复也较为理想。

　　该病例较好地展示了数字化技术在复杂口腔颌面外科手术中的应用。

上海交通大学医学院附属第九人民医院　房兵

病例 62：隐形正畸联合正颌手术矫治反𬌗偏颌

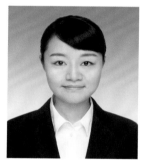

作者:上海交通大学医学院附属第九人民医院　袁玲君主治医师
合作者:上海交通大学医学院附属第九人民医院口腔正畸科　房兵主任医师
上海交通大学医学院附属第九人民医院口腔颅颌面科　史俊主任医师
病例开始时间:2016 年 7 月 8 日
病例结束时间:2019 年 10 月 17 日

一、患者基本情况

性别:女
年龄:19 岁

二、主诉

"地包天"9 年余。

三、简单病史

9 年前发现"地包天",缓慢加重,要求矫正面形和咬合。

数年前左侧颞下颌关节曾有弹响,未经治疗,症状消失。否认口腔相关治疗史,否认面部外伤史,否认家族史。平素健康。

四、检查

1. 临床检查

（1）口外检查：面部不对称,面中部平坦,下颌左偏,口角平面、𬌗平面倾斜（右低左高）,微笑露齿不足；侧面观凹面型,鼻唇角 80°,上唇后缩,下颌前突（图 2-9-62-1）。

（2）口内检查：恒牙列,双侧尖牙及磨牙均为近中关系,前牙反𬌗,覆𬌗 2mm。下中线左偏,下颌前牙呈代偿性向右倾斜。上颌牙弓形态不对称,右侧呈方圆形、左侧呈卵圆形,下颌牙弓呈卵圆形。上颌拥挤度为 6mm,下颌拥挤度为 4mm。下颌 Spee 曲线右侧 2mm,左侧 4mm（图 2-9-62-2）。

双侧颞下颌关节检查：开口度、开口型正常,关节区域无压痛,张闭口时未触及弹响和杂音。

2. 辅助检查　术前全景片示 18、28、38 和 48 阻生（图 2-9-62-3）。头颅侧位片如图 2-9-62-4 所示。头影测量数据如表 2-9-62-1 所示,显示骨性Ⅲ类错𬌗畸形,上颌骨矢状向发育和上颌切牙唇倾度正常范围,下颌骨前突,下颌切牙舌倾。双侧颞下颌关节 MRI 示双侧髁突形态不对称,右侧盘髁关系正常,左侧不可复性关节盘前移位伴部分外移位（图 2-9-62-5）。

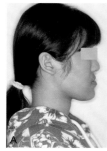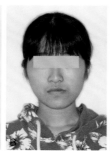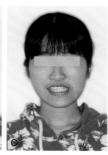

图 2-9-62-1　治疗前面像
A. 侧面像；B. 正面像；C. 正面微笑像。

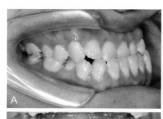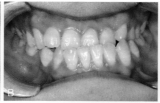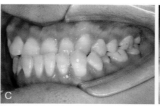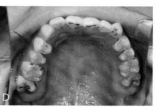
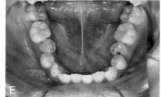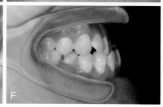

图 2-9-62-2　治疗前口内像
A. 右侧面观；B. 正面观；C. 左侧面观；D. 上颌𬌗面像；E. 下颌𬌗面像；F. 侧面观（测量覆𬌗关系时）。

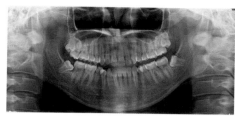
图 2-9-62-3 治疗前全景片

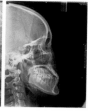
图 2-9-62-4 治疗前头颅侧位片

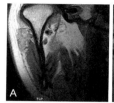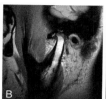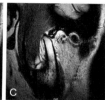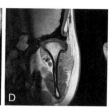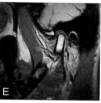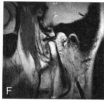

图 2-9-62-5 治疗前颞下颌关节 MRI
A. 右侧冠状位;B. 右侧闭口位;C. 右侧最大开口位;D. 左侧冠状位;E. 左侧闭口位;F. 左侧最大开口位。

五、诊断

1. 偏突颌畸形,上颌发育不足、下颌发育过度。

2. 安氏Ⅲ类错𬌗,伴前牙反𬌗、中线不齐、牙列拥挤。

3. 左侧颞下颌关节内紊乱。

六、设计思考

1. 患者的问题　①口角平面倾斜;②微笑时露齿不足、𬌗平面倾斜;③下颌前突,右侧比左侧严重;④面部偏斜;⑤尖牙、磨牙近中关系、前牙反𬌗;⑥下中线左偏;⑦下颌前牙舌倾、右倾代偿;⑧上颌中度拥挤,下颌轻度拥挤;⑨左侧不可复性关节盘前移。

2. 设计方案

(1) 正畸 - 正颌联合治疗:①术前正畸拔除 18、28、38、48,排齐整平去代偿,匹配牙弓,上颌磨牙远移提供间隙,下颌前牙唇倾去代偿;②双颌手术;③术后正畸精细调整咬合。

(2) 正畸 - 正颌联合治疗,手术优先:①拔除 18、28、38、48,安装正畸矫治器,双颌手术;②术后正畸,排齐整平去代偿,匹配牙弓,精细调整咬合。

七、治疗计划

患者同意正畸 - 正颌联合治疗,选择手术优先,选择无托槽隐形矫治器。

1. 术前准备　拔除 18、28、38、48,全口粘接矫治器附件,上颌植入种植支抗,远移磨牙,下颌前牙唇倾去代偿。

2. 双颌手术　上颌 Le Fort Ⅰ型截骨术前移和摆正,双侧下颌升支矢状劈开术(BSSRO)旋转后退。

3. 术后正畸　稳定颌位,上下颌进一步排齐整平,纠正上颌不对称牙弓,精细调整尖窝关系。

4. 术前数字化设计　隐形矫治器方案设计:采用 Clincheck 正畸软件(Align)根据口扫数据进行模拟排牙,使用正颌术后的颌骨关系上传资料;上颌双侧磨牙远移 3~4mm,间隙用于排齐整平、内收切牙 2mm,维持中线;

下颌磨牙不远移,前牙增加冠唇向转矩10°,排齐整平,维持中线;前牙创造6mm反覆盖,通过咬合跳跃获得中性尖牙、磨牙关系(图2-9-62-6~图2-9-62-9)。

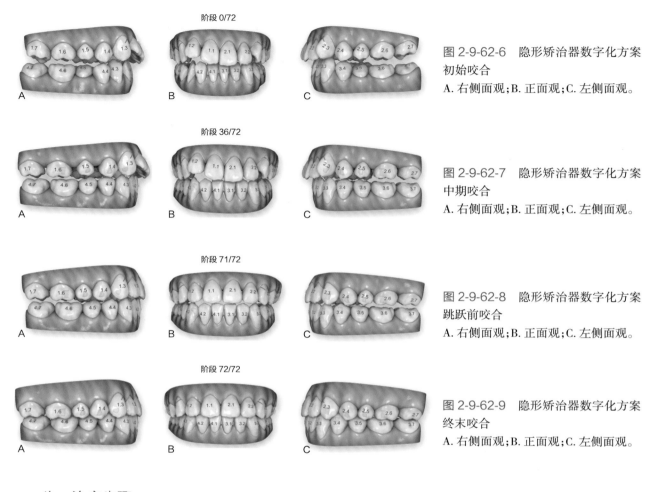

阶段0/72

图2-9-62-6　隐形矫治器数字化方案初始咬合
A. 右侧面观;B. 正面观;C. 左侧面观。

阶段36/72

图2-9-62-7　隐形矫治器数字化方案中期咬合
A. 右侧面观;B. 正面观;C. 左侧面观。

阶段71/72

图2-9-62-8　隐形矫治器数字化方案跳跃前咬合
A. 右侧面观;B. 正面观;C. 左侧面观。

阶段72/72

图2-9-62-9　隐形矫治器数字化方案终末咬合
A. 右侧面观;B. 正面观;C. 左侧面观。

八、治疗步骤

1. 拍摄治疗前面殆像、口腔扫描,收集影像学资料,进行三维模拟设计,定制透明矫治器。

2. 术前准备,拔除第三磨牙。全口粘接矫治器附件,16、26颊侧局部麻醉下植入8mm种植支抗钉(Ormco),上颌矫治器与支抗钉进行7.9mm、3.5oz橡皮圈弹性牵引(图2-9-62-10)。透明矫治器共72副,常规10~14天更换一副矫治器,至正颌术前方案设计时停止更换,继续全天配戴作为保持器。

3. 取硬石膏模型,拍摄颌骨螺旋CT,进行数字化模型外科,模拟正颌手术。全麻下行双颌手术。术后即刻头颅侧位片及全景片如图2-9-62-11所示。

4. 术后1个月,拆除手术稳定殆板,戴透明矫治器。术后3个月,面部肿胀全部消退,颌骨初步愈合(图2-9-62-12,图2-9-62-13)。

5. 术后正畸,评价面形、咬合与初始矫治器方案不完全一致,第一次重启、修改矫治器方案。上颌磨牙远移至中性关系,内收上颌前牙,压低整平下颌前牙,对齐上下颌中线。生产透明矫治器40副,上颌种植支抗与矫治器进行6.4mm、4.5oz弹性牵引,辅助排齐内收(图2-9-62-14~图2-9-62-16)。

6. 第1次重启的矫治器戴完后,为了改善后牙开殆,双侧磨牙进行4.6mm、3.5oz垂直牵引(图2-9-62-17,图2-9-62-18)。为最终精细调整和改善中切牙"黑三角",第二次重启矫治器方案。生产矫治器14副,未行弹性牵引。

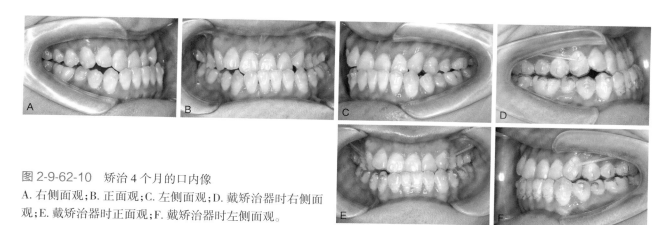

图 2-9-62-10　矫治 4 个月的口内像
A. 右侧面观；B. 正面观；C. 左侧面观；D. 戴矫治器时右侧面观；E. 戴矫治器时正面观；F. 戴矫治器时左侧面观。

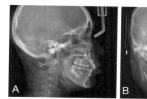
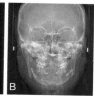
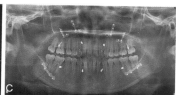

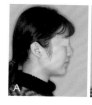
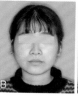

图 2-9-62-11　正颌术后 3 天 X 线检查
A. 头颅侧位片；B. 头颅正位片；C. 全景片。

图 2-9-62-12　正颌术后隐形方案阶段重启时的面像
A. 侧面像；B. 正面像；C. 正面微笑像。

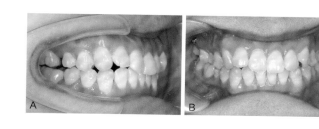
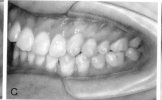
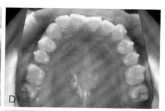

图 2-9-62-13　正颌术后隐形方案阶段重启时的口内像
A. 右侧面观；B. 正面观；C. 左侧面观；D. 上颌𬌗面观；E. 下颌𬌗面观。

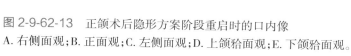
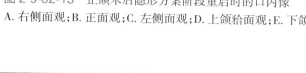

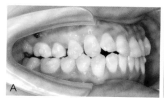
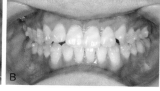
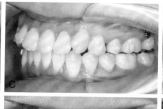
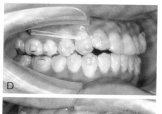
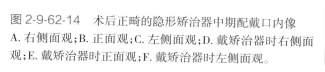
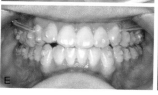
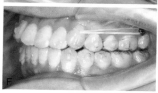

图 2-9-62-14　术后正畸的隐形矫治器中期配戴口内像
A. 右侧面观；B. 正面观；C. 左侧面观；D. 戴矫治器时右侧面观；E. 戴矫治器时正面观；F. 戴矫治器时左侧面观。

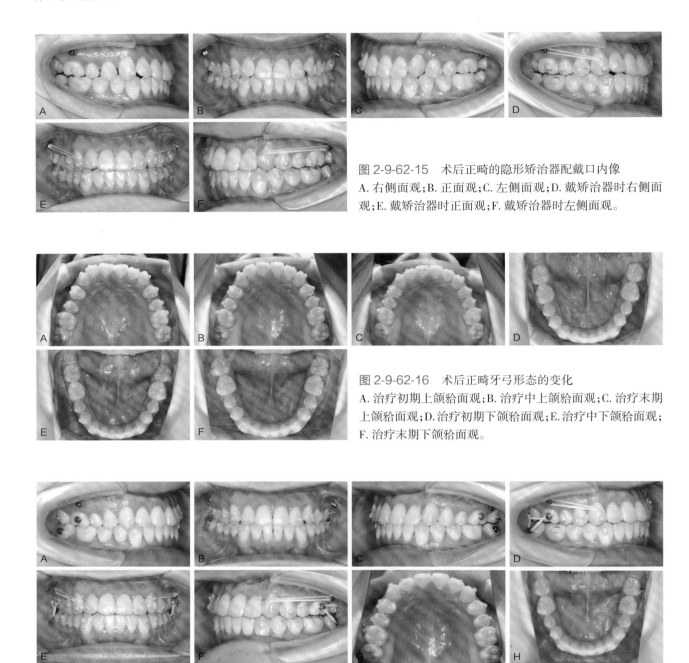

图 2-9-62-15　术后正畸的隐形矫治器配戴口内像
A. 右侧面观；B. 正面观；C. 左侧面观；D. 戴矫治器时右侧面观；E. 戴矫治器时正面观；F. 戴矫治器时左侧面观。

图 2-9-62-16　术后正畸牙弓形态的变化
A. 治疗初期上颌𬌗面观；B. 治疗中上颌𬌗面观；C. 治疗末期上颌𬌗面观；D. 治疗初期下颌𬌗面观；E. 治疗中下颌𬌗面观；F. 治疗末期下颌𬌗面观。

图 2-9-62-17　阶段重启矫治器配戴完成的口内像
A. 右侧面观；B. 正面观；C. 左侧面观；D. 戴矫治器时右侧面观；E. 戴矫治器时正面观；F. 戴矫治器时左侧面观；G. 上颌𬌗面观；H. 下颌𬌗面观。

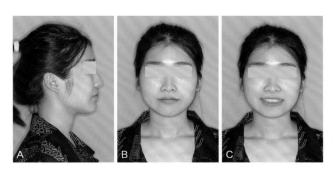

图 2-9-62-18　阶段重启矫治器配戴完成的面像
A. 侧面像；B. 正面像；C. 正面微笑像。

7. 术中数字化设计　术后正畸阶段第 1 次隐形矫治器重启方案为根据口扫数据进行排牙。上颌双侧磨牙远移至中性关系,间隙用于排齐整平、内收前牙,维持中线。压低下颌前牙,排齐整平、对齐中线。咬合跳跃,达到尖牙、磨牙 I 类关系,前牙覆𬌗覆盖 1mm。使用紧凑型磨牙远移动画。上颌尖牙 Class II 牵引钩开窗(图 2-9-62-19~图 2-9-62-22)。

隐形矫治器第 2 次阶段重启,进行最终咬合精细调整:11 和 21 增加 0.4mm 邻面去釉,23 近中旋转 10°,左侧磨牙伸长有尖窝咬合接触,41 和 31 增加 0.3mm 邻面去釉(图 2-9-62-23,图 2-9-62-24)。

阶段 0/40

图 2-9-62-19　隐形方案阶段重启的初始咬合
A. 右侧面观;B. 正面观;C. 左侧面观。

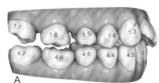
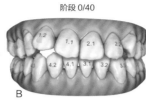
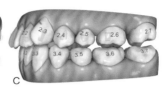

阶段 20/40

图 2-9-62-20　隐形方案阶段重启的中期咬合
A. 右侧面观;B. 正面观;C. 左侧面观。

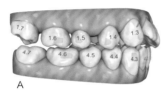
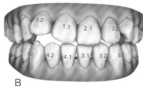
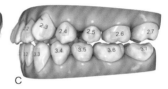

阶段 39/40

图 2-9-62-21　隐形方案阶段重启跳跃前的咬合
A. 右侧面观;B. 正面观;C. 左侧面观。

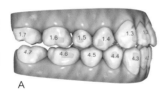
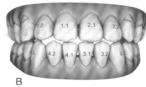
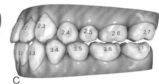

阶段 40/40

图 2-9-62-22　隐形方案阶段重启的终末咬合
A. 右侧面观;B. 正面观;C. 左侧面观。

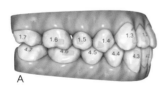
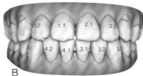
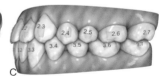

阶段 0/14

图 2-9-62-23　隐形最终精细调整方案的初始咬合
A. 右侧面观;B. 正面观;C. 左侧面观。

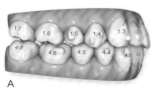
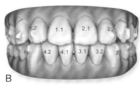
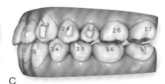

阶段 7/14

图 2-9-62-24　隐形最终精细调整方案的中期咬合
A. 右侧面观;B. 正面观;C. 左侧面观。

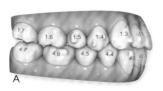
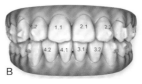
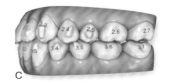

九、治疗效果

正颌 - 隐形正畸联合治疗后,患者面部偏斜、微笑口角倾斜及殆平面倾斜获得纠正,静态、微笑时软组织面形均对称,侧貌良好。上颌双侧磨牙向远中移动提供间隙,上颌前牙内收去代偿,下颌前牙唇倾竖直去代偿,上下颌牙列排齐整平,牙弓形态匹配,最终建立了尖牙及磨牙中性关系,前牙覆殆覆盖正常,中线对齐(图 2-9-62-25~图 2-9-62-34,表 2-9-62-1)。

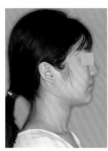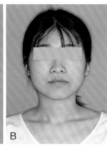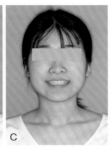

图 2-9-62-25　治疗后面像
A. 右侧面像;B. 正面像;C. 正面微笑像。

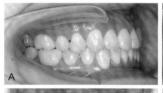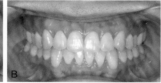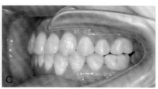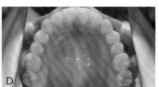
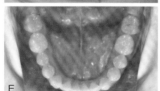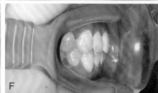

图 2-9-62-26　治疗后口内像
A. 右侧面观;B. 正面观;C. 左侧面观;D. 上颌殆面像;E. 下颌殆面像;F. 侧面观。

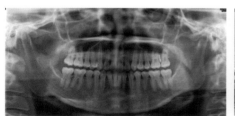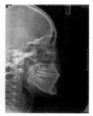

图 2-9-62-27　治疗后全景片

图 2-9-62-28　治疗后头颅侧位片

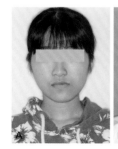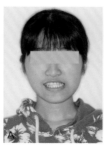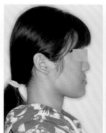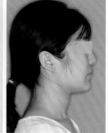
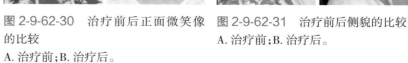

图 2-9-62-29　治疗前后正面像的比较
A. 治疗前;B. 治疗后。

图 2-9-62-30　治疗前后正面微笑像的比较
A. 治疗前;B. 治疗后。

图 2-9-62-31　治疗前后侧貌的比较
A. 治疗前;B. 治疗后。

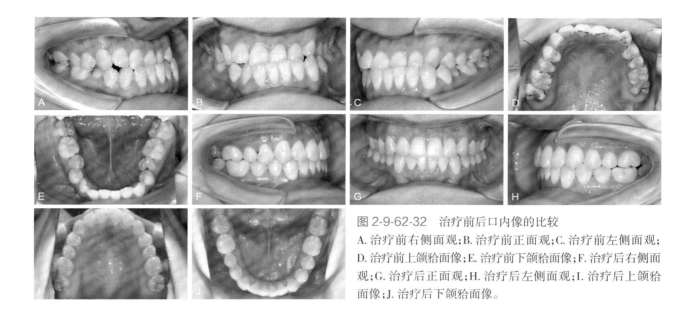

图 2-9-62-32　治疗前后口内像的比较

A. 治疗前右侧面观;B. 治疗前正面观;C. 治疗前左侧面观;
D. 治疗前上颌𬌗面像;E. 治疗前下颌𬌗面像;F. 治疗后右侧面观;G. 治疗后正面观;H. 治疗后左侧面观;I. 治疗后上颌𬌗面像;J. 治疗后下颌𬌗面像。

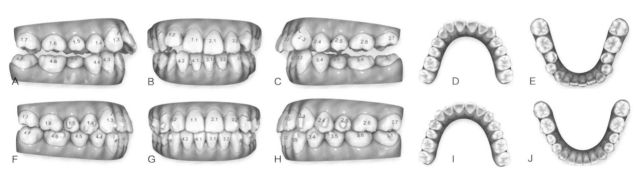

图 2-9-62-33　治疗前后隐形矫治器数字化模型的比较

A. 治疗前右侧面观;B. 治疗前正面观;C. 治疗前左侧面观;D. 治疗前上颌𬌗面像;E. 治疗前下颌𬌗面像;F. 治疗后右侧面观;
G. 治疗后正面观;H. 治疗后左侧面观;I. 治疗后上颌𬌗面像;J. 治疗后下颌𬌗面像。

图 2-9-62-34　治疗前后头影测量图的比较

A. 治疗前头影测量图;B. 治疗后头影测量图;C. 头影测量重叠图(黑色为治疗前,红色为治疗后)

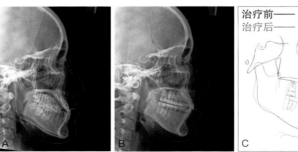

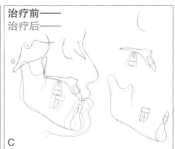

表 2-9-62-1　治疗前后头影测量数据比较

测量项目	治疗前	治疗后	正常值
SNA/°	83.5	85.0	82.8 ± 4.1
SNB/°	87.0	82.3	80.1 ± 3.9
ANB/°	−3.6	2.7	2.7 ± 2.0
Wits 值 /mm	−12.5	−3.5	0.0 ± 2.0
MP-FH/°	30.4	34.0	27.3 ± 6.1
UI-SN/°	110.7	106.0	105.7 ± 6.3
UI to N-A/°	27.2	21.1	22.8 ± 5.2
UI to N-A/mm	6.6	4.9	5.1 ± 2.4
LI-MP /°	77.1	81.5	93.2 ± 13.3
LI to N-B/°	16.5	20.8	30.3 ± 5.8
LI to N-B/mm	4.4	5.5	6.7 ± 2.1
UI-LI/°	139.8	135.5	124.0 ± 8.2
覆盖 /mm	−2.1	3.2	2.0 ± 1.0
覆𬌗 /mm	1.9	1.4	3.0 ± 2.0
上颌𬌗平面 -FH/°	12.5	12.8	9.3 ± 1.0
零子午线 to Sn/mm	2.4	6.4	8.0 ± 2.0
零子午线 to Pog/mm	8.4	1.9	0.0 ± 2.0

十、小结

该病例是最常见的骨性Ⅲ类错𬌗之一，这类病例的特点通常是以下颌前突为主诉，临床检查显示上下颌骨不对称畸形，上颌露齿不足、上唇后缩显示上颌骨发育不足，头影测量数据 UI-SN、LI-MP、ANB 角、Wits 值显示上颌前牙唇倾、下颌前牙舌倾的代偿程度以及Ⅲ类关系的严重程度，结合正畸模型分析，正畸医生可给予完整的治疗方案。同时，该病例需要与正颌外科医师会诊，会诊内容包括前牙去代偿后可获得多少毫米反覆盖，正畸治疗能够匹配上下颌弓形。此外，正面容貌的对称性是通过双颌手术摆正、下颌轮廓修整和颏成型手术获得，必要时为了侧貌的协调会设计颌骨顺时针或者逆时针旋转。该病例仅涉及双颌手术摆正，未做下颌轮廓修整和颏成型。

数字化技术的应用对于骨性Ⅲ类错𬌗的正畸 - 正颌联合治疗具有优势。该病例利用隐形矫治技术在非拔牙正畸方面的适应证，数字化隐形矫治方案使治疗目标位可视化，能够完全与正颌数字化模型外科相衔接。数字化正畸 - 正颌联合治疗的病例更需要强大的诊断和设计，需要更紧密的多学科联合治疗，从目标位引导的美学出发，并且熟悉透明矫治器生物力学特点，才能让患者正颌手术优先，尽早获得美貌，实现精美的咬合关系。

点评

　　该病例为 19 岁女性患者，骨性Ⅲ类，偏凸颌畸形，基本停止生长，需要采用正畸 - 正颌联合治疗。

　　传统正畸 - 正颌联合治疗通常采用术前正畸去代偿 - 正颌手术 - 术后正畸的流程，而术前正畸则往往导致患者的外貌进一步恶化。对于上下颌前牙排列整齐或有轻度拥挤、前牙较直立、上下牙弓中至少有 3 个以上的稳定咬合接触点、上下颌牙弓宽度适宜、横向差异较小、相对平缓的 Spee 曲线的患者，可以采用手术优先的方法。

　　该病例有效利用了数字化技术的优点，将治疗目标可视化。

　　术前短暂正畸，在达到正颌术后形成稳定的咬合的情况下，减少术前正畸的时间，尽早改善患者的外貌。术后正畸充分利用隐形矫治器的生物力学特点，推上颌磨牙向远中，排齐上颌牙列，排齐、整平下颌牙列，精细调整咬合。

　　利用数字化技术进行精确、可视化的诊断和设计是本病例最大的优点和难点，通过美学引导的可视化正畸目标位，设计正颌手术的位置、支抗类型、牙齿移动步骤，缩短术前正畸的时间，让患者尽早恢复美貌。

苏州大学附属独墅湖医院　张卫兵

病例 63：数字化技术在牙颌畸形矫治中的常规临床应用

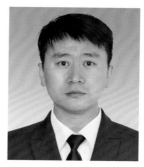

作者：空军军医大学第三附属医院　丁明超主治医师
合作者：空军军医大学第三附属医院　魏建华主任医师
　　　　空军军医大学第三附属医院　刘彦普主任医师
病例开始时间：2016 年 11 月 6 日
病例结束时间：2018 年 9 月 23 日

一、患者基本情况

姓名：才仁某

性别：女

年龄：18 岁

职业：学生

二、主诉

面型偏斜、大笑露牙龈约 10 年。

三、简单病史

患者自述逐渐发现自己"地包天",大笑牙龈外露影响美观,2016 年 11 月开始在空军军医大学第三附属医院(原第四军医大学口腔医院)进行术前正畸治疗,2018 年 1 月入院行正颌手术治疗,术后给予正畸治疗,2018 年 9 月完成正畸 - 正颌联合治疗。

平素体健,否认系统性疾病史及过敏史。

四、检查

1. 临床检查

(1)口外检查:患者正畸矫治前,面部不对称,面中部略凹陷,面下 1/3 向左偏斜,大笑时上颌牙龈外露,高位笑线,左侧口角上扬,咬合平面左高右低(图 2-9-63-1)。开口度约 4cm,开口型向左侧偏斜,双侧颞下颌关节无弹响、无压痛。患者正颌外科术前正畸治疗结束时,面部不对称加重,面中部凹陷,面下 1/3 向左偏斜加重,大笑时上颌牙龈外露增多,左侧口角上扬,咬合平面左高右低(图 2-9-63-2)。

(2)口内检查:患者正畸治疗前,全口恒牙列,牙列为 17—27、38—48。下颌牙列中线位于面中线左侧,前牙对刃、开𬌗,双侧第一磨牙安氏Ⅲ类关系(图 2-9-63-3)。患者正颌外科术前正畸治疗结束时,全口恒牙列,牙列为 7—15、13—23、25—27、37—47。双侧下颌第一前磨牙已被拔除,拔牙间隙被关闭。下颌牙列中线位于面中线左侧,前牙反覆盖距离增大,双侧第一磨牙安氏Ⅲ类关系(图 2-9-63-4)。

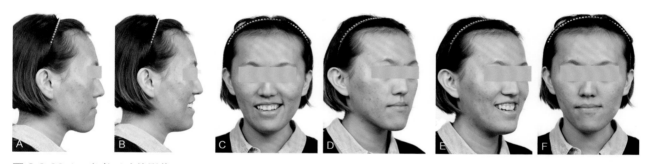

图 2-9-63-1 患者正畸前影像
A. 侧面像;B. 侧面微笑像;C. 正面微笑像;D. 侧面 45° 像;E. 侧面 45° 微笑像;F. 正面像。

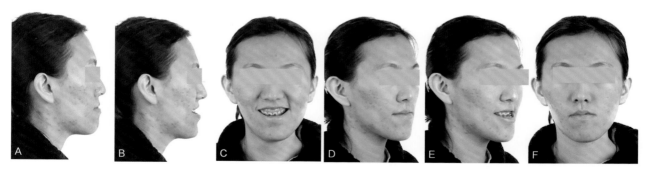

图 2-9-63-2 患者正畸后、正颌外科手术前影像
A. 侧面像;B. 侧面微笑像;C. 正面微笑像;D. 侧面 45 ° 像;E. 侧面 45 ° 微笑像;F. 正面像。

2. 辅助检查

（1）患者正畸前标准头颅正侧位片：双侧面部发育不对称，下颌发育过度，磨牙安氏Ⅲ类关系，应用 Dolphin Imaging 软件（11.95 版本，Dolphin Imaging & Management Solutions）行头影测量分析显示颌骨Ⅲ类错 𬌗畸形（图 2-9-63-5）。

（2）患者正颌术前标准头颅正侧位片：双侧面部发育不对称，下颌骨向左侧偏突，咬合平面偏斜，磨牙安氏 Ⅲ类关系，上下颌前牙反覆盖距离比正畸前增大明显（图 2-9-63-6）。

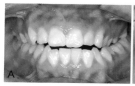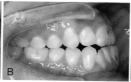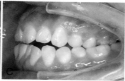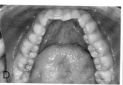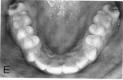

图 2-9-63-3 患者正畸前口内咬合影像
A. 正面观；B. 右侧面观；C. 左侧面观；D. 下颌𬌗面观；E. 上颌𬌗面观。

图 2-9-63-4 患者正畸后、正颌外科手术前口 内咬合影像
A. 正面观；B. 右侧面观；C. 左侧面观。
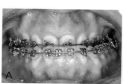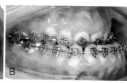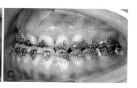

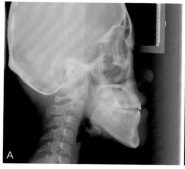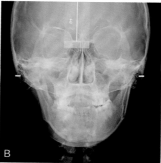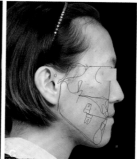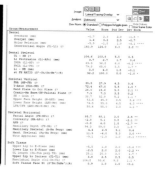

图 2-9-63-5 正畸前 X 线检查及头影测量分析
A. 标准头颅侧位片；B. 标准头颅正位片；C. 正畸前应用 Dolphin 软件行头影测量分析。

图 2-9-63-6 患者正畸后、正颌外科手术前 X 线检查
A. 标准头颅侧位片；B. 标准头颅正位片。
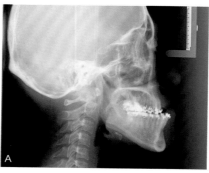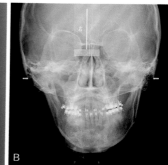

五、诊断

上颌后缩,下颌偏突。

六、设计思考

1. 患者首诊诊断为牙颌畸形,适合正畸联合正颌外科治疗,影像学和临床专科检查显示上下颌骨矢状向可移动空间有限,不利于纠正面中部凹陷和面下 1/3 发育过度,因此可考虑通过术前正畸增大矢状向反覆盖距离,为颌骨矢状向位移制造空间。

2. 患者颌骨矢状向发育异常,且伴有咬合平面偏斜,需通过正颌手术三维方向移动颌骨位置纠正颌骨畸形,考虑病例的复杂性,不适合手术优先治疗,故采取术前正畸、正颌手术、术后正畸的传统正畸 - 正颌联合治疗。

3. 应用数字化辅助外科完成正颌外科手术设计,应用 Mimics(19.0 版本,Materialise)、ProPlan(3.0 版本,Materialise)、Dolphin Imaging(11.95 版本,Dolphin Imaging & Management Solutions)等软件进行头影测量分析、将 CT DICOM 数据与扫描 STL 数据匹配、分割、镜像、虚拟移动、色差分析等,完成正颌手术方案的制订和手术辅助导板的制作,以及最终手术效果的分析。

七、治疗计划

1. Ⅰ期正畸治疗 拔除双侧上颌第一前磨牙、双侧下颌第三磨牙,内收上颌前牙,关闭拔牙间隙,排齐牙列,匹配上下颌牙弓,增加上下颌反覆盖距离,去代偿双侧下颌后牙,增大左侧下颌后牙反覆盖距离,为正颌纠正偏颌畸形创造侧向移动空间。

2. Ⅱ期正颌手术治疗 上颌骨 Le Fort Ⅰ型截骨术,下颌骨矢状劈开术,颏成形术准备,根据情况进行轮廓成形手术。

八、治疗步骤

1. 正颌外科术前正畸 2016 年 11 月开始术前正畸治疗,拔除双侧上颌第一前磨牙、双侧下颌第三磨牙,内收上颌前牙,关闭拔牙间隙,排齐牙列,匹配上下颌牙弓,增加上下颌反覆盖距离,去代偿双侧下颌后牙,增大左侧下颌后牙反覆盖距离,见图 2-9-63-2 和图 2-9-63-4。

2. 正颌外科手术治疗 2018 年 1 月进行正颌外科手术,手术方案为上颌骨 Le Fort Ⅰ型截骨术,双侧下颌骨矢状劈开术,颏成形术准备。

(1)患者数字化信息(面形和咬合关系)的获取:应用口腔扫描仪和模型扫描仪分别获取正颌术前患者的口腔咬合关系 STL 文件(图 2-9-63-7)和虚拟正颌术后的模型最终咬合关系 STL 文件(图 2-9-63-8)。拍摄全头颅螺旋 CT 和大视野 CBCT 获取患者的颅颌面软硬组织 DICOM 原始数据,应用 Mimics 软件、ProPlan 软件进行匹配和分离,进一步应用 Dolphin Imaging 软件和 ProPlan 软件进行头影测量分析和手术虚拟设计,并应用 Geomagic 等软件完成正颌术中手术导板(包括颌骨支持导板、牙和颌骨联合支持导板、牙支持咬合导板等)的打印。

(2)头影测量分析和虚拟二维手术设计:应用 Dolphin 软件完成正颌术前标准头颅侧位片的头影测量分析,并虚拟矢状向正颌手术,辅助制订矢状向上颌骨、下颌骨的手术方案(图 2-9-63-9)。

(3)3D 分析和虚拟三维手术设计:应用 Proplan 软件进行模型配准和分析。将 CT/CBCT 数据进行阈值分割、重建,并与模型扫描仪扫描的咬合相关 STL 文件进行配准,重建气道和软硬组织轮廓(图 2-9-63-10)。3D 分析颌骨的对称性,虚拟上颌骨 Le Fort Ⅰ型截骨术、下颌骨矢状劈开术、颏成形,根据 Dolphin 虚拟方案以及颌骨的对称性进行三维方向的移动,制订虚拟手术方案(图 2-9-63-11)。

（4）验证最终手术方案：根据虚拟手术方案进行远心骨段的移动，最后分别对上颌骨和下颌骨进行镜像处理，分析颌骨的对称性，根据轮廓对称性进一步行 Roll、Yaw 和 Pitch 方向的旋转，最终制订治疗方案（图 2-9-63-11），应用三维软件对颌骨标志点进行测量并记录标记点空间坐标的变化，记录位移数值（表 2-9-63-1），并根据相对咬合关系进行正颌外科手术导板的制作（图 2-9-63-12）。

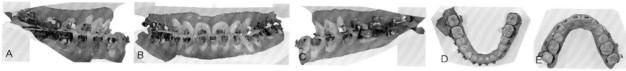

图 2-9-63-7　患者正颌术前口内咬合关系扫描影像
A. 右侧面观；B. 正面观；C. 左侧面观；D. 下颌𬌗面观；E. 上颌𬌗面观。

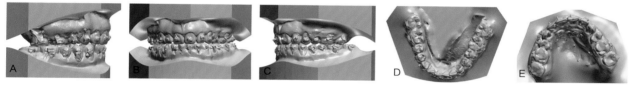

图 2-9-63-8　虚拟正颌术后的模型最终咬合关系扫描图片
A. 右侧面观；B. 正面观；C. 左侧面观；D. 下颌𬌗面观；E. 上颌𬌗面观。

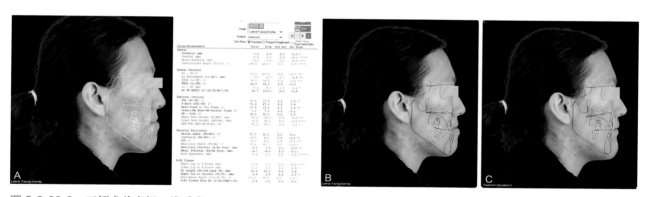

图 2-9-63-9　正颌术前虚拟二维手术
A. 正颌术前应用 Dolphin 软件进行头影测量分析；B. Dolphin 软件虚拟手术前侧貌；C. Dolphin 软件虚拟手术后侧貌。

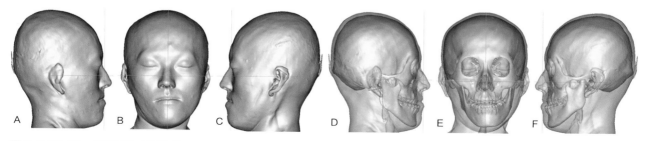

图 2-9-63-10　CT 数据三维重建
A. 颌面软组织三维重建右侧面像；B. 颌面软组织三维重建正面像；C. 颌面软组织三维重建左侧面像；D. 颌面软硬组织及气道重建右侧面像；E. 颌面软硬组织及气道重建正面像；F. 颌面软硬组织及气道重建左侧面像。

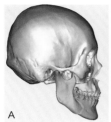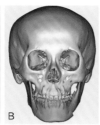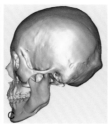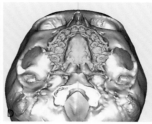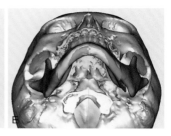

图 2-9-63-11　三维方向验证手术方案
A. 颌骨移动后硬组织三维重建右侧面像；B. 颌骨移动后硬组织三维重建正面像；C. 颌骨移动后硬组织三维重建左侧面像；D. 上颌骨移动后镜像底面观察对称性；E. 下颌骨移动后镜像底面观察对称性。

表 2-9-63-1　正颌手术方案中颌骨标志点的位移距离

方向	11—21 牙上颌前牙中点	R-AP 右侧鼻旁	R-ZA 右侧颧上颌	R-SSR 右下颌截骨线	L-AP 左侧鼻旁	L-ZA 左侧颧上颌	L-SSR 左下颌截骨线	Pog 颏前点
X 轴	左移 0.5mm	左移 1.12mm	左移 0.96mm	右移 3mm	左移 1.11mm	左移 0.9mm	右移 3mm	右移 3mm
Y 轴	前徙 3mm	后退 2mm	后退 0.85mm	后退 3.47mm	后退 1.89mm	后退 0.48mm	后退 3.81mm	后退 2.06mm
Z 轴	上抬 3mm	上抬 2.73mm	上抬 1mm	上抬 1.05mm	上抬 2.4mm	下降 0.66mm	上抬 1.32mm	上抬 4.42mm

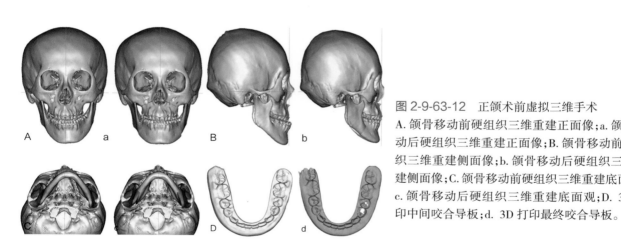

图 2-9-63-12　正颌术前虚拟三维手术
A. 颌骨移动前硬组织三维重建正面像；a. 颌骨移动后硬组织三维重建正面像；B. 颌骨移动前硬组织三维重建侧面像；b. 颌骨移动后硬组织三维重建侧面像；C. 颌骨移动前硬组织三维重建底面观；c. 颌骨移动后硬组织三维重建底面观；D. 3D 打印中间咬合导板；d. 3D 打印最终咬合导板。

3. 正颌外科术后正畸治疗　正颌术后 3~4 周开始进行正畸治疗，2018 年 9 月完成治疗（图 2-9-63-13，图 2-9-63-14）。

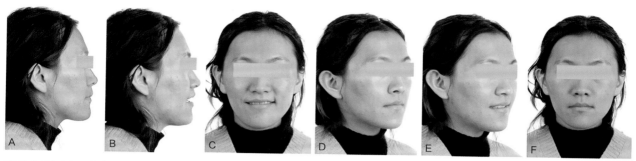

图 2-9-63-13　患者正畸正颌联合治疗结束时影像

A.侧面像；B.侧面微笑像；C.正面微笑像；D.侧面 45° 像；E.侧面 45° 微笑像；F.正面像。

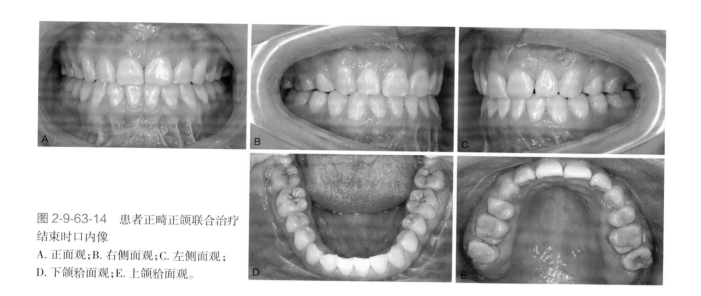

图 2-9-63-14　患者正畸正颌联合治疗
结束时口内像

A.正面观；B.右侧面观；C.左侧面观；
D.下颌𬌗面观；E.上颌𬌗面观。

九、治疗效果

1. 正畸 - 正颌联合治疗结束时患者面像、口内咬合像　患者治疗结束，面部对称，颏部居中。面中部丰满，鼻唇角、颏唇角形态均理想，微笑时牙龈外露症状消失（图 2-9-63-13）。口裂与眼裂基本平行，全口恒牙列，牙列式为 17—15、13—23、25—27、37—47。双侧上颌第一前磨牙已被拔除，拔牙间隙被关闭，牙列中线居中，咬合关系稳定（图 2-9-63-14）。

2. 手术效果分析　术后定期复查，拍摄面部扫描和完善 CT/CBCT 检查。可以将术后扫描数据与术前扫描数据匹配，分析颌面软组织变化程度，匹配结果显示该患者术前、术后面下 1/3 软组织轮廓发生明显变化（图 2-9-63-15），双侧鼻翼、口周和下颌颈部软组织均发生大幅度移位，大部分区域移动距离超出色谱界定 3mm 的范围。此外，还可以将术后颌骨轮廓与术前颌骨移动的手术方案进行匹配，分析手术误差。根据色谱界定的范围，可见虚拟手术方案与术后颌骨 STL 文件匹配度良好，右侧下颌骨升支、左侧下颌骨冠突及右侧上颌骨后段误差值偏大，其余误差空间界定于 1mm 之内（图 2-9-63-16）。此外，也可以应用软件针对某个解剖位置点进行位移误差分析。

3. 呼吸道容积变化分析　数字化分析软件还可以辅助测定呼吸道容积，在传统的二维影像截面测量的基础上，针对呼吸道变化增加了新的评定方法，对临床数据量化分析具有重要意义。

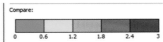

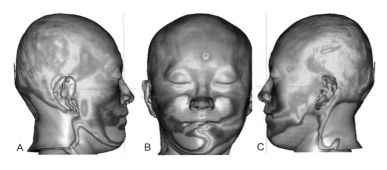

图 2-9-63-15　正颌术前、术后颌面软组织轮廓色谱图匹配分析

A. 术前术后软组织色谱对比右侧面像；B. 术前术后软组织色谱对比正面像；C. 术前术后软组织色谱对比左侧面像。

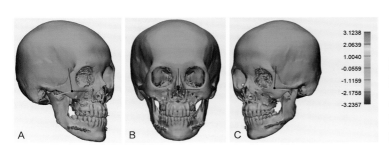

图 2-9-63-16　术前虚拟方案和术后骨组织色谱图对比分析

A. 术前虚拟与术后硬组织色谱对比右侧面像；B. 术前虚拟与术后硬组织色谱对比正面像；C. 术前虚拟与术后硬组织色谱对比左侧面像。

术前和术后上呼吸道容积对比分析显示应用 Dolphin 软件分别重建该患者术前、术后的上呼吸道，测定容积分别为 30 041mm³ 和 31 272mm³，评定结果证实该患者上呼吸道容积变大（图 2-9-63-17）。

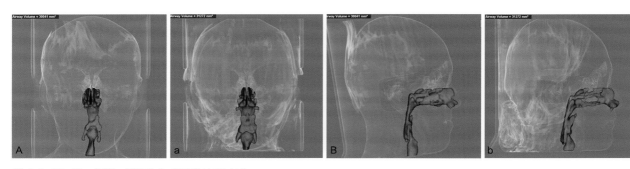

图 2-9-63-17　评价正颌手术呼吸道容积变化

A. 术前气道重建正面像；a. 术后气道重建正面像；B. 术前气道重建侧面像；b. 术后气道重建侧面像。

十、小结

数字化技术已经广泛应用于正畸和正颌外科领域，该病例呈现了临床普及应用的牙颌畸形治疗流程。数字化外科技术可以辅助正颌外科完成手术方案的虚拟和制订，有利于可视化术前交流、手术方案的确认，还可以辅助手术导板的制作，包括牙支持咬合导板、牙和颌骨联合支持导板、颌骨支持导板。导板根据材质又可以分为树脂打印导板、金属打印导板等。该项技术节约了临床工作时间，减少了医疗污染，提高了手术精确度。此外，还可以辅助验证术后的治疗效果，有利于评估手术的精确度、评估术前和术后软硬组织的变化情况。编者认为该病例难点在于术前正畸方案，包括拔除双侧上颌第一前磨牙、正畸关闭拔牙间隙、去代偿、增大反覆盖距离，为后续的正颌矢状向移动创造了条件。没有经验的医师可能无法做出这样的决策，必然会影响正颌术后的结果。

目前隐形矫治也广泛应用于正畸专业，虽然本病例没有涉及数字化辅助正畸治疗的内容，但国外以及国内的部分高校已经开始将隐形矫治技术与数字化正颌外科辅助设计联合应用于牙颌畸形患者的治疗前虚拟设计，可以为临床制订治疗方案提供参考。数字化技术的应用改变了传统正畸 - 正颌联合治疗牙颌畸形的评估手段和治疗方法。

点评

数字化技术在正畸-正颌联合治疗中的应用已经越来越广泛。其应用贯穿整个治疗过程,包括治疗前的诊断、治疗效果的预测和模拟、手术前术式的模拟、手术导板的设计及制备等过程。数字化技术的应用可以提高正畸-正颌联合治疗诊断及治疗效果的可视化及精确度。

该病例为骨性Ⅲ类高角开殆患者,同时患者还有明显的露龈微笑及下颌偏斜问题。通过诊断分析,采用正畸-正颌联合治疗是较为理想的治疗方案。主诊医生在整个诊疗过程中采用了多种数字化的技术,包括头影测量、术前二维及三维的分析和虚拟手术设计、手术后的面形及呼吸道容积分析等。经过治疗,最终实现了较为理想的面形及咬合。

患者目前18岁,自述逐渐发现自己"地包天",且存在下颌偏斜。该类患者在正畸-正颌联合治疗前最好通过应用放射性同位素标记判断两侧髁突的生长是否停止,并确定两侧髁突的生长是否对称,或者采用随访的方法直至患者上下颌骨关系稳定后再行正畸-正颌联合治疗,且应对该患者进行定期的术后随访,以保证治疗结果的长期稳定性。

上海交通大学医学院附属第九人民医院　房兵

图书在版编目（CIP）数据

中国口腔数字化：从临床技术到病例精选 / 刘峰，
满毅，陈亚明主编 . —北京：人民卫生出版社，2023.3
ISBN 978-7-117-34608-5

Ⅰ.①中…　Ⅱ.①刘…②满…③陈…　Ⅲ.①数字技
术 - 应用 - 口腔科学 - 中国　Ⅳ.①R78-39

中国国家版本馆 CIP 数据核字（2023）第 045162 号

人卫智网　www.ipmph.com　医学教育、学术、考试、健康，
　　　　　　　　　　　　　　购书智慧智能综合服务平台
人卫官网　www.pmph.com　人卫官方资讯发布平台

中国口腔数字化——从临床技术到病例精选
Zhongguo Kouqiang Shuzihua——Cong Linchuang Jishu Dao Bingli Jingxuan

主　　编　刘　峰　满　毅　陈亚明
出版发行　**人民卫生出版社**（中继线 010-59780011）
地　　址　北京市朝阳区潘家园南里 19 号
邮　　编　100021
E - mail　pmph @ pmph.com
购书热线　010-59787592　010-59787584　010-65264830
印　　刷　北京盛通印刷股份有限公司
经　　销　新华书店
开　　本　889×1194　1/16　　印张：44
字　　数　1324 千字
版　　次　2023 年 3 月第 1 版
印　　次　2023 年 4 月第 1 次印刷
标准书号　ISBN 978-7-117-34608-5
定　　价　518.00 元

打击盗版举报电话：010-59787491　E-mail: WQ @ pmph.com
质量问题联系电话：010-59787234　E-mail: zhiliang @ pmph.com
数字融合服务电话：4001118166　　E-mail: zengzhi @ pmph.com

52检